བོད་ཀྱི་གསོ་བ་རིག་པའི་མིང་ཚིག་བོད་རྒྱ་ཤན་སྦྱར་མ།

藏汉对照藏医药学名词

མཚོ་སྔོན་ཞིང་ཆེན་བོད་ཀྱི་གསོ་རིག་ཞིབ་འཇུག་གླིང་དང་
བོད་ལྗོངས་སྨན་རྩིས་ཁང་གིས་རྩོམ་སྒྱུར་བྱས།
青海省藏医药研究院　西藏自治区藏医院　编译

U0213701

མི་རིགས་དཔེ་སྐྲུན་ཁང་།
民族出版社

བོད་ཀྱི་གསོ་བ་རིག་པའི་མིང་ཚིག་བོད་རྒྱ་ཤན་སྦྱར་མའི་རྩོམ་སྒྱུར་ཚོགས་པ།

གཙོ་སྒྲིག་པ། རྡོ་རྗེ།

གཙོ་སྒྲིག་གཞོན་པ། སྨིའུ་སྨན་ཉི་མ་དོན་གྲུབ། ལྷ་མོ་ཚེ་རིང་། རྡོ་རྗེ་རབ་བརྟན།
སྐལ་བཟང་སྟོབས་རྒྱལ།

ཚོགས་མི། གདུགས་དཀར། ཟླ་བ། ཀླུ་མོ་མཚོ། དབང་ཕྱུག དབང་གྲགས། སྐལ་བཟང་ཕུན་ཚོགས་ཆུང་བ། མཁའ་འགྲོ་སྐྱབས། ཕུར་བུ་བཀྲ་ཤིས། བོད་གཞུག་སྐྱིད། དགྲ་འདུལ། བཀྲ་ཟླ། བུ་ཆུང་ཚེ་རིང་། རིན་ཆེན་མཚོ། བློ་བཟང་དར་རྒྱས། ཞ་བོ་གཡང་འབུམ། བསོད་ནམས་ཕུན་ཚོགས། ལྷུགས་ཐར་རྒྱལ། ཚེ་དབང་རིག་འཛིན། དཔལ་ཆེན་གསང་བདག ཟླ་བ་ཚེ་རིང་། ཕུན་ཚོགས་རྡོ་རྗེ། མིག་དམར་སྒྲོལ་དཀར། པད་མ་ཚེ་རིང་། བསྟན་དར། འབྲུག་མོ་སྐྱིད། ལྷག་ཕན། ཚེ་འཛིན་སྒྲོལ་མ། རྒྱ་མཚོ། བསམ་འགྲུབ་རྒྱལ། པ་སངས་ཆུང་བ། བཀྲ་ཤིས་དོན་གྲུབ། བཀྲ་ཤིས་དབང་འདུས། འབྲུག་སངས་རྒྱལ། བསམ་ནོར། ལྷ་ཆེན་ཚེ་རིང་། ཚེ་སྟོབས། ཉི་མ་ཚེ་རིང་། བཀྲ་ཤིས། དོན་འགྲུབ་རྡོ་རྗེ། བསོད་ནམས་ཚེ་རིང་། གསེར་བཟང་སྐྱབས། ཚེ་རིང་གཡུ་སྒྲོན། རྡོ་རྗེ་རབ་བརྟན། བསོད་ནམས། བསོད་ནམས་བདེ་སྐྱིད།

《藏汉对照藏医药学名词》编译委员会

主　编： 多　杰

副主编： 柳门·尼玛顿珠　拉毛才让　多杰拉旦　格桑多吉

编　委：

星全章	达娃（骨科）	李毛措	旺　久	项　知
格桑平措（小）	卡着杰	普布扎西	我杰吉	占　堆
扎　巴	普琼次仁	仁青措	洛桑塔杰	夏吾杨本
索朗平措	吉太加	次旺仁增	华欠桑多	达瓦次仁
彭措多杰	米玛卓嘎	班玛才仁	旦　达	周毛吉
拉　片	才增卓玛	加　措	三智加	小巴桑
扎西东珠	扎西旺堆	周桑加	桑　罗	拉青才让
才　多	尼玛才让	扎　西	东主多杰	索朗次仁
赛桑杰	次仁玉珍	多杰拉旦	索　朗	索　娣

བོད་ཀྱི་གསོ་བ་རིག་པའི་མིང་ཚིག་བོད་རྒྱ་ཤན་སྦྱར་མའི་ ཞིབ་བཤེར་གཏན་འབེབས་ཚོགས་པ།

བསྟན་འཛིན་བཀྲ་ཤིས། དབང་ཆེན་ཚེ་བརྟན། དབང་འདུས། བདུད་འདུལ།
དགའ་བའི་རྡོ་རྗེ། སངས་རྒྱས་དོན་འགྲུབ། སྒྲོལ་དཀར་སྐྱབས། རིན་ཆེན་རྒྱལ།
སངས་རྒྱས། སྐལ་བཟང་ཕུན་ཚོགས། བྱ་མདོ་ཀླུ་བྱམས་རྒྱལ། བཀྲ་ཤིས་རྡོ་རྗེ།
དཀོན་མཆོག་རྒྱལ་མཚན། དོན་གྲུབ། བློ་བཟང་ཚེ་རིང་། སྒྲོལ་མ་དོན་འགྲུབ།
རྒྱལ་བ། དཔལ་ལྡན་རྒྱ་མཚོ། དོན་གྲུབ་ཚེ་རིང་། བདུད་མགོན་ཚེ་རིང་།
ལྷ་མཁར་རྒྱལ། པ་སངས་ལྷུན་གྲུབ། ཟླ་བ། དབང་སྟོབས།

《藏汉对照藏医药学名词》审定委员会

旦增扎西	昂青才旦	旺　堆	邓　都	嘎务多吉
桑吉东珠	仲格嘉	仁青加	桑　杰	格桑平措
香多·李先加	扎西多吉	贡却坚赞	顿　珠	姚晓武
卓玛东珠	佳　哇	华旦尖措	端智才让	东国才让
兰科加	巴桑伦珠	达娃(文献所)	旺　多	

སྔོན་འགྲོའི་གཏམ།

ཀོ་ལ་རྫིལ་པོའི་སྲིད་འཚོར་རིག་གསུམ་གྱི་འཕེལ་རྒྱས་ཤིན་ཏུ་མགྱོགས་པའི་དུས་འདིར། རྒྱལ་ཁབ་ཕྱི་ནང་ཀུན་ཏུ་བོད་ཀྱི་གསོ་བ་རིག་པ་ལ་སློབ་སྦྱོང་དང་། ཞིབ་འཇུག དང་ལེན། ཡིད་ཆེས་གནང་མཁན་རིམ་བཞིན་ཇེ་མང་ནས་ཇེ་མང་དུ་ཕྱིན་ཏེ། རྒྱུད་བཞི་སོགས་གཞུང་ལུགས་ཁུངས་བཙུན་མང་དག་ཅིག་ཀྱང་མི་རིགས་གཞན་དང་རྒྱལ་ཁབ་གཞན་གྱི་ཡིག་རིགས་ལ་ཕབ་སྟེ་མིའི་རིགས་ཀྱི་ལུས་སེམས་བདེ་ཐང་ལ་ཕན་བདེ་བསྐྲུན་དང་སྐྲུན་བཞིན་ཡོད། དེ་ལྟ་ན་ཡང་། འགྱུར་ཕལ་མོ་ཆེ་ལ་ལོ་རྩའི་ཚད་གཞི་གཅིག་གྱུར་ཞིག་ཆགས་མེད་སྐབས་བོད་ཀྱི་གསོ་རིག་གི་བརྗོད་བྱ་ངོ་མ་དེ་ཕ་རོལ་དག་ལ་ཇི་བཞིན་བརྡ་སྤྲོད་མ་ཐུབ་པར་ཆད་ལྷག་ལོག་གསུམ་གྱི་སྐྱོན་གང་མང་ཞིག་འབྱུང་བཞིན་པ་ནི་ཀུན་གྱིས་ཤེས་གསལ་ལྟར་རེད།

དེའི་ཕྱིར་བོད་ཀྱི་གསོ་བ་རིག་པའི་མིང་ཚིག་གམ་བརྡ་ཆད་རྣམས་ཀྱི་འགྱུར་ཡིག་ཚད་ལྡན་ཅན་དུ་གཏན་འབེབས་བྱ་རྒྱུ་ནི་བོད་ཀྱི་གསོ་བ་རིག་པ་འདི་ཉིད་དེང་རབས་ཅན་དང་རྒྱལ་སྤྱི་ཅན་ལ་ཁ་ཕྱོགས་པའི་རྨང་གཞིའི་ལས་དོན་གྱི་གོམ་པ་དང་པོ་ཡིན་ལ། ལས་དོན་དེ་ནི་བོད་ཀྱི་གསོ་བ་རིག་པའི་ཤེས་བྱ་ཁྱབ་སྤེལ་དང་མཉམ་རོལ། རིག་གཞུང་སྤེལ་རེས། ཞིབ་འཇུག་གྲུབ་འབྲས་ཁྱབ་བརྡལ་དང་བཀོལ་སྤྱོད། ཐོན་སྐྱེད་ལག་རྩལ་གོང་སྤེལ། ལྷག་པར་དུ་དེང་རབས་ཆ་འཕྲིན་ལག་རྩལ་དང་གྲངས་མཛོད་འཛུགས་སྐྲུན་བེད་སྤྱོད་སོགས་ལ་ཆ་མཚོན་ན་གལ་འགངས་ཧ་ཅང་ཆེ་བའི་བྱ་གཞག་ཅིག་རེད།

གནས་ཚུལ་དེ་ལ་དམིགས་ནས་མཚོ་སྔོན་ཞིང་ཆེན་བོད་ཀྱི་གསོ་རིག་ཞིབ་འཇུག་གླིང་གིས་སྤྱི་ལོ་༢༠༡༢ལོ་ནས་བཟུང་བོད་ཀྱི་གསོ་བ་རིག་པའི་མིང་ཚིག་ཚད་གཞི་ཞིབ་འཇུག་གི་ལས་གཞི་འདི་སྒྲུབ་འགོ་བརྩམས་ཤིང་། མཚོ་སྔོན་བོད་ལུགས་གསོ་རིག་སློབ་གླིང་དང་མཚོ་སྔོན་ཞིང་ཆེན་བོད་སྨན་ཁང་གི་ཆེད་ལས་མི་སྣ་བསྡུས་ཏེ་ལས་དོན་འདི་སྒྲུབ་པར་གྲོས་མཐུན་སྒོས་རྩོམ་སྒྲུར་ཚོགས་ཆུང་བཙུགས། དུས་ཐོག་ཏུ་བྱ་བའི་གོ་རིམ་དང་། མིང་ཚིག་གདམ་གསེས་དང་མིང་འགྲེལ་རྩ་དོན་སོགས་གཏན་ལ་ཕབ། དེ་ནས་ལོ་ངོ་གཉིས་རིང་གསོ་རིག་རྒྱུད་བཞི་དང་འགྲེལ་པ་བཻ་སྔོན། ཤེལ་གོང་ཕྲེང་སོགས་བོད་ཀྱི་གསོ་བ་རིག་པའི་གཞུང་ཁུངས་བཙུན་དག་ལས་མིང་ཚིག་ལྔ་སྟོང་ལྷག་གདམ་གསེས་དང་མིང་འགྲེལ་བྲིས་ཤིང་། ཞིང་ཆེན་ནང་ཁུལ་གྱི་གསོ་རིག་ཆེད་མཁས་པས་མིང་ཚིག་དང་འགྲེལ་པ་དེ་དག་ལ་ཞུ་དག་ཀྱང་གནང་།

མིང་ཚིག་ཚད་གཞི་ཞིབ་འཇུག་གི་ལས་གཞི་འདི་ནི་བོད་ཀྱི་གསོ་བ་རིག་པའི་ལས་དོན་སྤྱི་ལ་ཕན་པའི་ཐུན་མོང་གི་བྱ་གཞག་ཅིག་ཡིན་སྟབས། སྤྱི་ལོ་༢༠༡༥ལོའི་རྒྱལ་ཁབ་སྨན་མཛོད་ཨུ་ཡོན་ལྷན་ཚོགས་ཀྱི་ཚོགས་འདུའི་སྐབས་སུ་མཚོ་སྔོན་གྱི་འཐུས་མི་སྐྱེ་མཚོ་སྔོན་ཞིང་ཆེན་བོད་ཀྱི་གསོ་རིག་ཞིབ་འཇུག་གླིང་གི་ཀན་ཛོ་རྗེ་ལགས་དང་བོད་ལྗོངས་ཀྱི་འཐུས་མི་སྐྱེ་བོད་ལྗོངས་སྨན་རྩིས་ཁང་གི་ཀན་ཉི་མ་དོན་གྲུབ་ལགས་གཉིས་མ་གྲོས་རང་མཐུན་གྱིས་ལས་གཞི་འདི་མཉམ་བསྒྲུབ་བྱ་བར་མོས་མཐུན་བྱུང་ཞིང་། ལྷ་ས་དང་མཚོ་སྔོན་གྱི་ཤེས་ཡོན་མི་སྣ་ལས་གྲུབ་པའི་རྩོམ་སྒྲུར་ཚོགས་པ་བསྐྱར་འཛུགས་བྱས་ཏེ་བོད་ཀྱི་གསོ་བ་རིག་པའི་མིང་ཚིག་དང་མིང་འགྲེལ་ལ་བཟོ་བཅོས་གང་ལེགས་བྱས། དེའི་རྗེས་སྡེ་ཚན་ཐེངས་གསུམ་ལ་བོད་ལྗོངས་དང་མཚོ་སྔོན། ཀན་སུའུ། སི་ཁྲོན། ཡུན་ནན། པེ་ཅིན་བཅས་ནས་གསོ་རིག་ཆེད་མཁས་པ་མང་པོ་གདན་ཞུས་མཛད་དེ་མིང་ཚིག་ལྔ་སྟོང་ལྷག་དང་དེའི་མིང་འགྲེལ་ལ་ཞུས་ཆེན་གནང་མཐར་སྤྱི་ལོ་༢༠༡༨ལོར་བོད་ཀྱི་གསོ་བ་རིག་པའི་མིང་ཚིག་ཅེས་པའི་བོད་ཡིག་གི་པར་གཞི་ཐོག་མ་དངོས་སུ་དཔེ་སྐྲུན་བྱས།

བོད་ཀྱི་གསོ་བ་རིག་པའི་མིང་ཚིག་ཅེས་པའི་དེབ་འདི་རྨང་གཞི་བྱས་ཐོག་སྤྱི་ལོ་༢༠༡༨ལོའི་ཟླ་༨པ་ནས་བཟུང་རྩོམ་སྒྲུར་ཚོགས་པས་མིང་ཚིག་དང་མིང་འགྲེལ་དེ་དག་རྒྱ་ཡིག་ལ་རྩོམ་སྒྲུར་བྱ་བའི་ལས་འགོ་བརྩམས། རྒྱ་བོད་གཉིས་ཀྱི་རིག་གནས་ཀྱི་རྒྱབ་ལྗོངས་མི་འདྲ་བ་དང་། གསོ་རིག་རིག་གཞུང་གི་མ་ལག་མི་འདྲ་བ་སོགས་ཀྱིས་བོད་ཀྱི་གསོ་བ་རིག་པའི་མིང་ཚིག་ལ་དེ་འཚམ་གྱི་རྒྱ་འགྱུར་གྱི་མིང་ཞིག་འགོད་རྒྱུ་ནི་ཤིན་ཏུ་ཁག་པོ་འདུག་ཀྱང་། ང་ཚོས་ལོ་ངོ་གསུམ་གྱི་རིང་ལ་བོད་ཀྱི་གསོ་བ་རིག་པའི་ཆེད་མཁས་པ་དང་ལོ་ཙཱའི་ཆེད་མཁས་པ་མང་པོ་ལ་བཀའ་འདྲི་ཐེངས་མང་ཞུས་ཤིང་ཚོགས་འདུ་རབ་དང་རིམ་པ་བརྒྱུད་བོད་ཀྱི་གསོ་བ་རིག་པའི་མིང་ཚིག་༥༣༢༩ཡི་རྒྱ་འགྱུར་གྱི་མིང་དང་དེའི་མིང་འགྲེལ་གཏན་ལ་ཕབ་པ་ཡིན།

བོད་ཀྱི་གསོ་བ་རིག་པའི་མིང་ཚིག་གི་ཚད་གཞི་ཞིབ་འཇུག་ལས་གཞི་འདི་ནི་མཚོ་སྔོན་དང་བོད་ལྗོངས་ཚན་རྩལ་ཐིང་གི་རྒྱབ་སྐྱོར་འོག མཚོ་སྔོན་ཞིང་ཆེན་བོད་ཀྱི་གསོ་རིག་ཞིབ་འཇུག་གླིང་དང་། བོད་ལྗོངས་སྨན་རྩིས་ཁང་། མཚོ་སྔོན་བོད་ཀྱི་གསོ་རིག་སློབ་གླིང་། མཚོ་སྔོན་ཞིང་ཆེན་བོད་སྨན་ཁང་། བོད་ལྗོངས་གསོ་རིག་སློབ་གྲྭ་ཆེན་མོ། མགོ་ལོག་ཁུལ་བོད་སྨན་རྩིས་ཁང་། དེ་བཞིན་ཀན་ལྷོ་དང་། ཐེ་ཁྲོན། ཡུན་ནན། པེ་ཅིན་བཅས་ཀྱི་འབྲེལ་ཡོད་ཆེད་མཁས་པ་རྣམས་ཀྱི་རྒྱབ་སྐྱོར་དང་རོགས་རམ་ལ་བརྟེན་ནས་ལས་གཞི་བར་མ་ཆད་པར་སྒྲུབ་ཐུབ་པ་བྱུང་ལ། ད་ལྟ་བོད་ཀྱི་གསོ་བ་རིག་པའི་མིང་ཚིག་བོད་རྒྱ་ཤན་སྦྱར་མ་འདི་ཡོངས་སུ་ལེགས་འགྲུབ་བྱུང་བ་ཡིན། དེ་ལ་རྩོམ་སྒྲུར་ཚོགས་པས་སྡེ་ཕྱི་ལོ་ངོ་དྲུག་ལྷག་གི་རིང་ལ་འབད་པ་ལྷུར་ལེན་དང་། ངལ་བ་ཁྱད་བསད་ཀྱིས་

རྩོམ་སྒྲུར་བགྲིས་ཀྱང་ད་དུང་འགྲེལ་ཉེར་བ་དང་འགྱུར་མི་ལེགས་པ། ཚིག་སྦྱོར་མི་འཚམ་པ་སོགས་ཀྱི་སྐྱོན་གང་མང་ཡོད་སྲིད་པས་ཆེད་ལས་མཁས་པ་དང་རྒྱ་ཆེའི་ཀློག་པ་པོ་རྣམས་ཀྱིས་སློབ་སྟོན་དང་ལེགས་བཅོས་དགོངས་འཆར་གནང་བར་དགའ་བསུ་ཡོད་པ་མ་ཟད། པར་གཞི་རྗེས་མ་སྐྲུན་དུས་དག་པར་འཚོས་པའི་མཐུན་རྐྱེན་སྦྱོར་བའི་རེ་བའང་སྙིང་ནས་ཞུ།

མཐར་མཚོ་སྔོན་དང་བོད་ལྗོངས་ཚན་རྩལ་ཐིང་། དེ་བཞིན་འབྲེལ་ཡོད་ལས་ཁུངས་དང་ཆེད་མཁས་པ། ལྷག་པར་དུ་མཚོ་སྔོན་ཞིང་ཆེན་བོད་ཀྱི་གསོ་རིག་ཞིབ་འཇུག་གླིང་དང་བོད་ལྗོངས་སྨན་རྩིས་ཁང་གཉིས་ཀྱིས་ལས་དོན་འདི་སྤེལ་པར་དགོས་ངེས་ཀྱི་ཆ་རྐྱེན་གང་ལེགས་བསྐྲུན་པ་སོགས་ལ་འདིར་ང་ཚོས་སྙིང་དབུས་ནས་ཐུགས་རྗེ་ཆེ་ཞུ་རྒྱུ་ཡིན་ནོ། །

བོད་ཀྱི་གསོ་བ་རིག་པའི་མིང་ཚིག་བོད་རྒྱ་ཤན་སྦྱར་མའི་རྩོམ་སྒྲུར་ཚོགས་པ་ནས།

སྤྱི་ལོ་༢༠༡༩ ལོའི་ཟླ་༡༠པར།

序　言

在全球政治、经济、文化快速发展的今天，国内外关注、学习、研究和应用藏医药学的人日益增多，《四部医典》等众多权威经典名著已被翻译成其他民族文字正在为人类身心健康提供服务。即便如此，众所周知，许多译文由于没有统一的翻译标准而存在漏译、多译、错译等多种问题，从而使读者不能完整理解藏医药理论内涵。

因此，藏医药学名词术语的翻译规范化和标准化的制定是藏医药学顺应现代化、国际化的基础性工作的第一步。该工作对藏医药学知识的宣传和共享、国内外学术交流、科技成果的推广和应用、产业技术的发展，尤其对藏医药现代信息技术和数字化建设等工作而言是一项至关重要的工作。

鉴于此，青海省藏医药研究院于2012年正式启动了藏医药基本名词术语的规范化工作，并组织青海大学藏医学院和青海省藏医院的相关专业人员组建了藏医药基本名词术语规范编译小组，制定了工作流程，筛选、注释、翻译、审定等原则，历时2年从《四部医典》《蓝琉璃》《晶珠本草》等权威经典文献中筛选出5000余条基本名词术语进行注释，并组织省内藏医药专家对名词和注释进行了审校。

藏医药基本名词术语规范化是一项有益于整个藏医药规范化、标准化的基础性工作。在2015年召开的国家药典委员会会议期间，药典委员会委员青海省藏医药研究院多杰院长和西藏自治区藏医院柳门•尼玛顿珠就共同承担此项工作达成共识，并由西藏和青海两地高端专业人员重建了编译委员会，对藏医药基本名词术语及其注释进行修改完善。此后，前后三次邀请西藏、青海、甘肃、四川、云南、北京等地区藏医药学专家对5000余条名词术语及其注释作了审定。2016年《藏医药学名词》藏文版得以出版。

在藏文版《藏医药学名词》基础上，2016年6月编译委员会开始对藏医药基本名词术语及其注释进行汉文编译工作。由于藏汉文化的背景不同，医学理论体系不同，把藏医药名词术语作出恰当的汉译是有很大难度的。但我们通过3年时间，广泛征询藏医药专家和翻译专家的意见，多次组织权威专家召开审定会，确定5329条藏医药基本名词术语的汉文名及注释。

藏医药基本名词术语规范化工作是在青海和西藏自治区科技厅的支持下，青海省藏医药研究院、西藏自治区藏医院、青海大学藏医学院、青海省藏医院、西藏藏医学院、果洛州藏医院，以及甘南、四川、云南、北京等地有关专家的帮助和支持下，编译人员6年的辛勤付出和不懈努力下才得以顺利完成。目前，《藏汉对照藏医药学名词》的编译工作已完成。在编译过程中仍可能出现翻译错误和不当，语句不规范等不足之处，希望有关专家和广大读者给予指导和修改意见，为再版工作的纠错改正提供帮助为谢！

最后，对青海和西藏自治区科技厅、以及相关单位和专家，尤其对青海省藏医药研究院和西藏自治区藏医院为此项工作的开展所提供的条件和大力支持，致以衷心谢忱！

《藏汉对照藏医药学名词》编译委员会

2019年10月

རྩོམ་སྒྲུར་གསལ་བཤད།

བོད་ཀྱི་གསོ་བ་རིག་པའི་མིང་ཚིག་བོད་རྒྱ་ཤན་སྦྱར་མ་ཞེས་པ་འདི་ནི་བོད་ཀྱི་གསོ་བ་རིག་པའི་ཆེད་སྤྱོད་མིང་ཚིག་རྣམས་ཕྱོགས་བསྡུས་མཛད་ཅིང་། ལྗོངས་དང་ཞིང་ཆེན་ལྔའི་བོད་ཀྱི་གསོ་རིག་གི་ཆེད་མཁས་དག་མཉམ་འཛོམས་ཐོག་ཞུས་དག་ཐེངས་མང་བགྱིས་ནས་གཏན་ལ་ཕབ་པའི་ཚད་ལྡན་གྱི་ཡིག་ཆ་གལ་ཆེན་ཞིག་ཡིན། དེ་ལ་དེབ་འདིའི་རྩོམ་སྒྲུར་བྱེད་སྟངས་གཤམ་གསལ་ཏེ།

༡ དེབ་འདིར་ནང་དོན་ས་བཅད་ཆེ་བ་༣༡ཡོད་པ་ནི། སྤྱི་བཤད་དང་། གསོ་རིག་ལོ་རྒྱུས། རྩ་བ་མདོའི་གནས། གྲུབ་པ་ལུས་ཀྱི་གནས། འཕེལ་འགྲིབ་ནད་ཀྱི་གནས། བྱ་བ་སྤྱོད་ལམ་གྱི་གནས། འཚོ་བ་ཟས་ཀྱི་གནས། ཆ་བྱད་དཔྱད་ཀྱི་གནས། ཐ་མལ་ནད་མེད་ཀྱི་གནས། ངེས་བཟུང་རྟགས་ཀྱི་གནས། གསོ་བྱེད་ཐབས་ཀྱི་གནས། བྱ་བྱེད་སྨན་པའི་གནས། སྦྱོར་བ་སྨན་གྱི་གནས། ཞི་བྱེད་སྨན་སྦྱོར། སྦྱོང་བྱེད་ལས། འཇམ་རྩུབ་དཔྱད། ཉེས་གསུམ་གསོ་བ། ཁོང་ནད་གསོ་བ། ཚད་པ་གསོ་བ། ལུས་སྟོད་ཀྱི་ནད་གསོ་བ། དོན་སྣོད་ཀྱི་ནད་གསོ་བ། གསང་ནད་གསོ་བ། ཐོར་ནད་གསོ་བ། ལྷན་སྐྱེས་རྨ་གསོ་བ། བྱིས་པའི་ནད་གསོ་བ། མོ་ནད་གསོ་བ། གདོན་ནད་གསོ་བ། མཚོན་རྨ་གསོ་བ། དུག་ནད་གསོ་བ། རྒས་པ་གསོ་བ། རོ་ཙ་གསོ་བ་བཅས་ཡིན་ཞིང་། ཁྱོན་བསྡོམས་མིང་ཚིག་༥༣༢༨བསྡུས་ཡོད།

༢ ས་བཅད་སྒྲིག་སྐབས་གསོ་རིག་རྒྱུད་བཞི་དང་བོད་ལུགས་གསོ་རིག་སློབ་གྲྭ་ཆེན་མོའི་བསླབ་གཞིའི་ས་བཅད་སྒྲིག་སྟངས་གཞིར་བཟུང་ནས་མིང་ཚིག་རྣམས་ལེའུ་སོ་སོའི་གོ་རིམ་བཞིན་བསྒྲིགས་པ་མ་ཟད་མིང་ཚིག་རེ་ལ་ཨ་རབ་ཨང་གི་རེ་བཀོད་ནས་ས་བཅད་དེ་དང་དེའི་ནང་གསེས་མཚོན་ཡོད་པ་དཔེར་ན། 02གསོ་རིག་ལོ་རྒྱུས། 02.01མི་སྣ། 02.02བརྩམས་ཆོས། 02.03ས་མིང་སོགས་ལྟ་བུ།

༣ མིང་ཚིག་གདམ་གསེས་བྱེད་སྐབས་གཞུང་ལུགས་དང་ནད་ཐོག་ལག་ལེན་རིམ་པའི་མིང་ཚིག་རྣམས་གསོ་རིག་རྒྱུད་བཞི་དང་འགྲེལ་པ་བི་སྟོན་གཉིས་གཙོར་བཟུང་བ་དང་། དེ་བཞིན་གསོ་རིག་མི་སྣའི་སྐོར་གྱི་མིང་ཚིག་རྣམས་བྱམས་པ་འཕྲིན་ལས་མཆོག་གིས་མཛད་པའི་གངས་ལྗོངས་མཁས་དབང་རིམ་བྱོན་གྱི་རྣམ་ཐར་དང་། བརྩམས་ཆོས་ཀྱི་མིང་ཚིག་རྣམས་བོད་ཀྱི་གསོ་རིག་ཀུན་བཏུས་ལས་ཀུན་གྱིས་ཚད་མར་འཛིན་པའི་བརྩམས་ཆོས་གྲགས་ཆེན་ཁག་དང་། སྨན་རྫས་ཀྱི་མིང་ཚིག་རྣམས་བཤད་རྒྱུད་དང་དེའུ་དམར་པའི་ཤེལ་ཕྲེང་། སྨན་སྦྱོར་གྱི་མིང་ཚིག་རྣམས་ཕྱི་མ་རྒྱུད་

དང་ཀོང་སྤྲུལ་ཟེན་ཏེག མཁྱེན་རབ་ནོར་བུའི་སྨན་སྦྱོར་བདུད་རྩིའི་བུམ་བཟང་བཅས་གཙོར་བཟུང་ནས་བདམས་ཡོད་ལ། གོང་དུ་མ་འདུས་པའི་ས་མིང་དང་ཡུལ་མིང་སོགས་ཀྱི་མིང་ཚིག་རྣམས་འབྲེལ་ཡོད་ཁུངས་བཙུན་གྱི་གཞུང་དག་ལས་གདམ་གསེས་བྱས་ཡོད།

༤ མིང་འགྲེལ་སྐབས་གོང་གསལ་གྱི་གཞུང་དག་ལ་ཁུངས་བཙལ་ནས་ཁ་གསལ་གོ་བདེར་འགྲེལ་ཡོད་ལ། མིང་གཅིག་དོན་དུ་མར་འཇུག་ཚེ་གསོ་རིག་སྐབས་ཀྱི་གོ་དོན་མ་གཏོགས་རིག་གནས་གཞན་པའི་གོ་དོན་འགྲེལ་བ་བྱས་མེད།

༥ ཡིག་སྒྱུར་བྱེད་སྐབས་བོད་ཀྱི་གསོ་བ་རིག་པའི་ཁྱད་ཆོས་འཛིན་ཕྱིར་དོན་སྒྱུར་དང་ཐད་སྒྱུར། སྒྲ་སྒྱུར་བཅས་ཀྱི་ཐབས་ལམ་བཀོལ་ནས་གང་ལ་གང་འཚམ་གྱིས་བསྒྱུར་ཡོད། སྤྱིར་ས་མིང་དང་མི་མིང་། གཟུངས་སྔགས། ཕྱི་ཡོང་མིང་བརྡ། མིང་གི་རྣམ་གྲངས། མིང་གཅིག་དོན་དུ་མར་འཇུག་པའི་སྐོར་རྣམས་ལ་སྒྲ་སྒྱུར་གཙོ་བོར་བཟུང་ཡོད་ཀྱང་། དམིགས་བསལ་རེ་འགའ་ལ་དོན་བསྒྱུར་བྱས་ཡོད་དེ། དཔེར་ན། སྨན་ལ་益/药དང་ལྟེ་བ་ལ中心/脐ཅེས་དང་། ཕྱི་ཡོང་མིང་ཚིག་ལ་བོད་རང་གི་སྐད་ཡོད་ཀྱང་སྤྱོད་སྒོ་ཆུང་བའི་སྐོར་རྣམས་ལ་དོན་སྒྱུར་དང་ཡང་ན་ཐད་སྒྱུར་བྱས་ཡོད་པ་དཔེར་ན། སིནྡྷུ་ར་ལ་禹粮土། སོ་མ་རཱ་ཛ་ལ་黄葵子། ཤྲཱི་ཁཎྜ་ལ་干漆ལྟ་བུ་དང་། རྒྱ་གར་ཚོའི་རིག་བྱེད་ལས་བྱུང་བའི་བརྗོད་ཆད་རྣམས་སྟོན་བསྒྱུར་ཟིན་པའི་རྒྱ་ཡིག་གི་ནང་ཆོས་ཀྱི་བརྗོད་ཆད་ལྟར་སོར་གཞག་བྱས་ཡོད་པ་ཡང་དཔེར་ན། ཀུན་དགའ་བོ་ལ阿难陀尊者། འཚོ་བྱེད་གཞོན་ནུ་ལ་耆婆ལྟ་བུ།

༦ སྒྲ་སྒྱུར་བྱེད་སྐབས་སྐད་གདངས་ནི་དབུས་གཙང་གི་སྐད་དང་བསྟུན་ཡོད་ལ། བལྟ་ཀློག་བདེ་བའི་ཕྱིར་འགྲེལ་པའི་སྐབས་ཀྱི་སྒྲ་སྒྱུར་གྱི་འགྱུར་ཡིག་རྣམས“ ”རྟགས་འདིའི་ནང་བཀོད་ཡོད། དཔེར་ན། རླུང་ནད་དང་མཁྲིས་པའི་ནད་ལ“隆”病、“赤巴”病ལྟ་བུ།

༧.གྲུབ་པ་ལུས་ཀྱི་སྐོར་དང་ནད་མིང་། ནད་རྟགས་སོགས་ཀྱི་མིང་ཚིག་ལས་བོད་རང་དང་དེང་རབས་གསོ་རིག་གི་ངོས་འཛིན་གཉིས་ཕན་ཚུན་མཐུན་ཏེ་གཅུ་ཁ་སྦྱར་ལྟ་བུའི་ངོ་འཕྲོད་ཐུབ་པ་དག་ནི་དེ་བཞིན་དུ་བསྒྱུར་ཡོད། དཔེར་ན། སྣ་ནད་ཤ་ལུ་ལ་鼻息肉དང་སྙིང་གཟེར་ལ་心绞痛། དབུགས་མི་བདེ་བའི་ནད་ལ་哮喘ལྟ་བུ།

༨ ཡོངས་གྲགས་རྒྱུན་འབྱམས་སུ་སོང་བའི་འགྱུར་མིང་ལ་ལ་ནི་དོན་ལ་འགྱུར་སྐྱོན་ཅུང་ཙམ་མཆིས་ནའང་། ལུགས་གོམས་པའི་རྗེས་སུ་འབྲངས་པའི་དཔེ་བཞིན་སོར་བཞག་བྱས་ཡོད། དཔེར་ན། གསོ་རིག་རྒྱུད་བཞི་ལ་四部医典ལྟ་བུ།

༩ སྨན་སྦྱོར་དང་སྨན་རྫས་སྐོར་གྱི་འགྱུར་མིང་རྣམས་ཀྱང་ཧྭ་མི་དམིངས་སྤྱི་མཐུན་རྒྱལ་ཁབ་

ཀྱི་སྨན་མཛོད་(༢༠༡༥ལོའི་པར་གཞི་)དང་ཀྲུང་ཧྭ་མི་དམིགས་སྤྱི་མཐུན་རྒྱལ་ཁབ་འཕྲོད་བསྟེན་པུའུ་སྨན་རྫས་ཚད་ལྡན་(༡༩༩༥ལོའི་པར་གཞི་)དང་བསྡུར་གང་ཐུབ་བྱས་ཡོད་ཀྱང་། དམིགས་བསལ་ཁ་ཤས་ནི་དེ་གཉིས་དང་མ་བསྟུན་པར་རང་ལུགས་ཀྱི་ཁྱད་ཆོས་གཙོ་བོར་བཟུང་ནས་བཅོས་ཡོད།

༡༠ སྦྱོར་སྡེའི་ཁྲོད་ཀྱི་སྨན་རྫས་ཀྱི་མིང་གཞན་ཡིག་བསྒྱུར་སྐབས་འགྱུར་ཡིག་གི་ཟུར་དུ་དངོས་མིང་ཡང་བཀོད་ཡོད། དཔེར་ན། རི་རྩོས་ལ་“如萃”(藏紫草)ཞེས་པ་ལྟ་བུ་སྟེ། ཀུག་རྟགས་ཆུང་བ་( )འདིའི་ནང་གསལ་བཤད་ཀྱི་ཡི་གེ་བཀོད་ཡོད།

༡༡ ཀློག་པ་པོ་རྣམས་ཀྱིས་མིང་ཚིག་འཚོལ་བདེ་ཡོང་ཕྱིར་དཔེ་དེབ་ཀྱི་མཇུག་ཏུ་ཟུར་བཀོད་དཀར་ཆག་གཉིས་བཀོད་ཡོད། གཅིག་ནི་བོད་ཡིག་གི་མིང་ཚིག་རྣམས་ཀ་མད་ལྟར་དང་། ཅིག་ཤོས་ནི་འགྱུར་ཡིག་རྣམས་རྒྱའི་སྒྲ་ཚིག་ལྟར་རིམ་པར་བཀོད་ཡོད།

编译说明

《藏汉对照藏医药学名词》汇集藏医药学日常专用名词，是由五省藏区藏医药专家多次荟萃一堂商讨修订而成的可谓标准化的重要工具书，现将此书的编译事宜作如下说明：

1.此书内容有31个大章，分总论、医学史、总纲论、人体论、病机论、起居论、饮食论、医疗器械论、保健论、诊断论、治疗论、医德论、药物论、平息药方、泄疗法、外治法、三邪诊疗、内科诊疗、热病诊疗、上体病诊疗、脏腑病诊疗、阴部病诊疗、杂病诊疗、自生疮诊疗、儿病诊疗、妇女病诊疗、魔病诊疗、创伤诊疗、毒病诊疗、养老益寿、性保健等，共筛选名词5329条。

2.章节编制方面，依照《四部医典》及藏医高等院校藏医学专业教材的章节编制方式进行排次，并在每个名词术语前标以阿拉伯数字序号来表示该章节及其内部层次，如02医学史，02.01人物，02.02著作，02.03地方名等。

3.名词筛选方面，理论及临床名词主要依据《四部医典》和《蓝琉璃》，人物名主要依据强巴赤列所著《藏族历代名医略传》，著作名主要依据《藏医药大典》中众所认同享誉盛名的著作，药物名主要依据《论述部》、帝玛尔所著《无垢晶珠》，方剂名主要依据《后续部》《贡珠秘诀札记》、钦绕诺布所著《方剂甘露宝瓶》进行筛选。此外，关于地方名和人物名主要依据证据可靠著作进行筛选。

4.注解方面，依据上述典籍作了简明易懂的注解。对一词多义的名词术语，只对医学相关内含进行了注解，而对于其他知识内含并未作注解。

5.翻译方面，在不影响藏医学特色的前提下采用了意译、直译和音译的方式作了恰当的翻译。对于地方名、人物名、咒语、舶来词、一词多义等以音译为主，但也有些例外，如སྨན译为益/药，ལྟེ་བ译为中心/脐。舶来词有藏语命名但少用者采用意译或直译，如སེ་རྒྱུ་ར译为禹粮土，སོ་མ་རཱ་ཛ译为黄葵子，སྟི་ཁཏྲ译为干漆；来自印度医学的名词直接采用已译佛学名词，如ཀུན་དགའ་བོ译为阿难陀尊者，འཚོ་བྱེད་གཞོན་ནུ译为耆婆等。

6.音译方面，按卫藏语发音为主进行音译，为了便于阅读，注释中的音译名词均置于“”内，如“隆”病、“赤巴”病等。

7.人体生理、疾病名称及症状等方面的名词与现代医学名词之义相吻合时直接采用该名词，如སྣ་ནད་ཤ་ལུ译为鼻息肉，སྙིང་གཟེར译为心绞痛，དབུགས་མི་བདེ་བའི་ནད译为哮喘等。

8. 对于约定俗成的译名，有的意译虽略有出入，仍保留了俗成的译法，如གསོ་རིག་རྒྱུད་བཞི译为《四部医典》等。

9. 方剂和药材名词，以中华人民共和国药典（2015年版）和中华人民共和国卫生部药品标准（1995年版）为主要依据，部分名词则以符合藏医本药身的特色进行翻译。

10. 处方药材的别名翻译时，为了便于理解，在音译名旁小括号（）内注明其正名，如རི་རྩིས་ལ“如萃”（藏紫草）。

11. 为方便读者查阅，词典末尾以附录的形式编有藏汉、汉藏两个索引，藏汉索引按藏文字母顺序进行排序，汉藏索引按汉语拼音顺序进行排序。

དཀར་ཆག 目 录

01 སྤྱི་བཤད། 总论

01.0001 བོད་ཀྱི་གསོ་དཔྱད། 藏医

བོད་ཡུལ་དུ་དར་ཁྱབ་བྱུང་ཞིང་འབྱུང་བ་ལྔ་དང་ཉེས་པ་གསུམ་སོགས་ཀྱི་རྨང་གཞིའི་རིག་གཞུང་ཐོག་བོད་ཡུལ་གྱི་ས་གཤིས་དང་ཡུལ་བབས། རིག་གནས་སོགས་ཀྱི་ཁྱད་ཆོས་འབུར་དུ་ཐོན་པའི་གསོ་དཔྱད་ཅིག

广传于藏族地区。以五原和三邪等基本理论为基础，结合藏区地理条件和人文环境等形成的一种医学。

01.0002 བོད་སྨན། 藏药

བོད་ཀྱི་གསོ་བ་རིག་པའི་རིག་གཞུང་གི་མཚོན་ཁྲིད་འོག་བེད་སྤྱོད་པའི་སྨན་སྤྱིའི་མིང་སྟེ། སྨན་རྫས་དང་། ཐང་། ཕྱེ་མ། རིལ་བུ། ལྡེ་གུ། སྨན་མར་སོགས་སྦྱོར་སྡེའི་རིགས་རྣམས་སོ། །

藏医应用药物的总称，包括药材和汤、散、丸、糊、药油等剂型。

01.0003 བོད་ཀྱི་གསོ་བ་རིག་པ། 藏医药学

བོད་ཀྱི་གསོ་རིག་གི་རིག་པའི་གཞུང་ལུགས་དང་ནད་ཐོག་ལག་ལེན་གཙོ་བོར་བཟུང་ནས་འགྲོ་བ་མིའི་རིགས་མི་ན་བར་ཡུན་དུ་གནས་པ་དང་ན་བ་གསོ་བར་བྱ་བའི་བྱ་གཞག་ལ་ཞིབ་འཇུག་དང་ཕྱོགས་སྟོན་གྱི་བྱེད་ནུས་ལྡན་པའི་ཕྱོགས་བསྡུས་རང་བཞིན་གྱི་ཚན་རིག་ཅིག

以藏医学理论和临床实践为主体，研究和指导人类无病延寿和有病医治的综合性科学。

01.0004 བོད་ཀྱི་སྨན་སྦྱོར་རིག་པ། 藏药方剂学

བོད་ཀྱི་གསོ་བ་རིག་པའི་རིག་གཞུང་གི་རྨང་གཞིའི་ཐོག་ནས་སྨན་རྫས་དང་སྨན་སྦྱོར་ཁག་གི་འབྱུང་ཁུངས་དང་། རོ་ནུས་ཞུ་རྗེས། བསིལ་དྲོད་ཀྱི་ཁྱད་པར། ཕན་ནུས་དང་། བེད་སྤྱོད་ཁྱབ་ཁོངས་སོགས་གསལ་བར་སྟོན་པའི་རིག་ཚན་ཞིག

以藏医学理论为基础，阐述药材和方剂的来源、味觉、性能、消后、寒热、功效、应用范围等的一门学科。

01.0005 སྨན་རྩིས་ཟུང་འབྲེལ། 医算结合

བོད་ཀྱི་གསོ་བ་རིག་པ་དང་སྐར་ནག་རྩིས་ཀྱི་རིག་པ་གཉིས་ཟུང་དུ་འབྲེལ་བ།

藏医学与天文历算相结合。

01.0006 བོད་ཕྱི་ཟུང་འབྲེལ། 藏西医结合

བོད་ཀྱི་གསོ་བ་རིག་པ་དང་ནུབ་ལུགས་གསོ་རིག་གཉིས་ཟུང་དུ་འབྲེལ་བ།

藏医学与现代医学相结合。

01.0007 བོད་ཀྱི་གསོ་རིག་གི་རྨང་གཞིའི་རིག་གཞུང་། 藏医学基础理论

བོད་ཀྱི་གསོ་བ་རིག་པའི་གཞི་རྩའི་ལྟ་བ་དང་། གཞི་རྩའི་ཆོས་ཉིད། གཞི་རྩའི་རྩ་དོན་སོགས་ལ་ཞིབ་འཇུག་དང་གསལ་འགྲེལ་བྱེད་པའི་རིག་ཚན་ཞིག

研究和阐述藏医学的基本理论、基本

规律、基本原则等的一门学科。

01.0008 བདུད་རྩི། 甘露

བདུད་ཅེས་སྐྱེས་བུའི་ལུས་སྲོག་ལ་འཚེ་བར་བྱེད་པའི་ནད་དང་། རྩི་ཞེས་ནད་དེ་འཛོམས་པར་བྱེད་པའི་སྨན།

“都”为危害生命的疾病，“孜”为治疗疾病的药物。

01.0009 སྙིང་པོ། 精髓

འགྲོ་བའི་གཞིའམ། བཅུད་དམ། དམ་པའི་མཆོག་ལ་འཇུག

精华或精粹。

01.0010 ཡན་ལག་བརྒྱད། 八支

ལུས་ནད་དང་། བྱིས་པའི་ནད། མོ་ནད། གདོན་ནད། མཚོན་རྨ། དུག་ནད། རྒས་པ། རོ་ཙ་གསོ་བ་བཅས་ཀྱི་བསྡུས་མིང་།

诊疗身病、儿病、妇女病、神志病、创伤、毒病、养老益寿、性保健等的合称。

01.0011 གསང་བ། 秘密

ཤེས་སུ་མི་འཇུག་པ།

不让他人知晓。

01.0012 མན་ངག 秘诀

གཞུང་དོན་གཏན་ལ་ཕབ་པ་དང་གདམས་ངག་ཉེ་བར་བསྟན་པ།

教授理论和传授秘法。

01.0013 རྒྱུད། 续

སྡུད་ཅིང་རྒྱུན་མ་ཆད་པར་གནས་པའི་དོན།

汇集理论且连续之意。

01.0014 ལེའུ། 章

ཡི་གེ་དུ་མ་འདུས་པའི་བདག་ཉིད་ཅན་གྱི་གཞུང་དོན་ལེ་ཚན་ཆུང་ངུ་ཞིག་སྟོན་བྱེད་མཚམས་ཀྱི་མིང་།

根据文字写成的文章内容划分的段落。

01.0015 རྩ་བའི་རྒྱུད། 根本部

དཔལ་ལྡན་རྒྱུད་བཞིའི་གནད་རྣམས་བསྡུས་ཤིང་། རྩ་བའམ་ས་བོན་ལྟ་བུར་གྱུར་པ་ལེའུ་དྲུག་གི་བདག་ཉིད་ཅན།

《四部医典》之根本部，喻为根或种子，共6章。

01.0016 བཤད་པའི་རྒྱུད། 论说部

དཔལ་ལྡན་རྒྱུད་བཞིའི་དོན་ཐམས་ཅད་གསལ་བར་བྱེད་ཅིང་། ཡལ་ག་ལྟ་བུར་གྱུར་པ་ལེའུ་སུམ་ཅུ་རྩ་གཅིག་གི་བདག་ཉིད་ཅན།

《四部医典》之论说部，主要阐述了基础理论，喻为树枝，共31章。

01.0017 མན་ངག་རྒྱུད། 秘诀部

དཔལ་ལྡན་རྒྱུད་བཞིའི་དམར་ཁྲིད་ལག་ལེན་ཁྲིགས་སུ་བསྡེབས་ཤིང་། ལོ་འདབ་ལྟ་བུར་གྱུར་པ་ལེའུ་གོ་གཉིས་ཀྱི་བདག་ཉིད་ཅན།

主要阐述了《四部医典》之临床实践，喻为树叶，共92章。

01.0018 ཕྱི་མ་རྒྱུད། 后续部

དཔལ་ལྡན་རྒྱུད་བཞིའི་ལག་ལེན་སྙིང་པོར་བསྒྲིལ་ཞིང་། མེ་ཏོག་ལྟ་བུར་གྱུར་པ་ལེའུ་ཉི་ཤུ་རྩ་ལྔའི་བདག་ཉིད་ཅན།

主要阐述了《四部医典》之实践精要，喻为花朵，共25章。

01.0019 གནས་བཅུ་གཅིག 十一论

བཤད་པའི་རྒྱུད་ཀྱི་བརྗོད་བྱ་རྩ་བ་མདོ་ཡི་

གནས་དང་། གྲུབ་པ་ལུས་ཀྱི་གནས། འཕེལ་འགྲིབ་ནད་ཀྱི་གནས། བྱ་བ་སྤྱོད་ལམ་གྱི་གནས། འཚོ་བ་ཟས་ཀྱི་གནས། སྦྱོར་བ་སྨན་གྱི་གནས། ཆ་བྱད་དཔྱད་ཀྱི་གནས། ཐ་མལ་ནད་མེད་ཀྱི་གནས། ངེས་བཟུང་རྟགས་ཀྱི་གནས། གསོ་བྱེད་ཐབས་ཀྱི་གནས། བྱ་བྱེད་སྨན་པའི་གནས་བཅས་བཅུ་གཅིག་གི་བསྡུས་མིང་།

论说部所诠内容总纲论、人体论、病机论、起居论、饮食论、药物论、医械论、保健论、诊断论、治疗论、医者论等十一论之合称。

01.0020 རྩ་བ་མདོ་ཡི་གནས། 总纲论

བཤད་པའི་རྒྱུད་ཀྱི་བརྗོད་བྱའི་དོན་རྣམས་བསྡོམས་སུ་བྱས་པའི་རྩ་བ་ལྟ་བུར་གྱུར་པའི་གནས་ཞིག

《四部医典》之论说部内容的总纲。

01.0021 གྲུབ་པ་ལུས་ཀྱི་གནས། 人体论

བཤད་པའི་རྒྱུད་ཀྱི་བརྗོད་བྱ་གནས་བཅུ་གཅིག་ལས་མི་ལུས་ཀྱི་ཆགས་ཚུལ་དང་། འདྲ་དཔེ། གནས་ལུགས། མཚན་ཉིད། དབྱེ་བ། ལས། འཇིག་ལྟས་བཅས་ལུས་ཀྱི་རྣམ་གཞག་རྣམ་པར་བཤད་པའི་གཞུང་ལུགས་ཞིག

论说部所诠内容十一论之阐述人体形成、比喻、生理、性相、分类、业、灭兆等的基本知识。

01.0022 འཕེལ་འགྲིབ་ནད་ཀྱི་གནས། 病机论

བཤད་པའི་རྒྱུད་ཀྱི་བརྗོད་བྱ་གནས་བཅུ་གཅིག་ལས་ནད་གཞིའི་རྒྱུ་དང་། རྐྱེན། འཇུག་ཚུལ། མཚན་ཉིད། དབྱེ་བ་བཅས་ནད་ཀྱི་རྣམ་གཞག་རྣམ་པར་བཤད་པའི་གཞུང་ལུགས་ཞིག

论说部所诠内容十一论之阐述疾病的内因、外缘、侵入方式、性相以及分类等的基本知识。

01.0023 བྱ་བ་སྤྱོད་ལམ་གྱི་གནས། 起居论

བཤད་པའི་རྒྱུད་ཀྱི་བརྗོད་བྱ་གནས་བཅུ་གཅིག་ལས་ཉིན་རེ་བཞིན་རྒྱུན་དུ་བསྟེན་པའི་སྤྱོད་ལམ་དང་། དུས་བཞིའི་འགྱུར་བའི་འགྲོས་དང་བསྟུན་པའི་དུས་ཀྱི་སྤྱོད་ལམ། འཕྲལ་རྐྱེན་ཆུང་ངུའི་ཉེན་སྲུང་ཆེད་དུ་བསྟེན་པའི་གནས་སྐབས་སྤྱོད་ལམ་སོགས་སྤྱོད་ལམ་གྱི་རྣམ་གཞག་རྣམ་པར་བཤད་པའི་གཞུང་ལུགས་ཞིག

论说部所诠内容十一论之阐述日常行为起居、时令行为起居、随发性行为起居等的基本知识。

01.0024 འཚོ་བ་ཟས་ཀྱི་གནས། 饮食论

བཤད་པའི་རྒྱུད་ཀྱི་བརྗོད་བྱ་གནས་བཅུ་གཅིག་ལས་ཟས་སྐོམ་བྱེ་བྲག་པ་སོ་སོའི་རོ་ནུས་སོགས་ཀྱི་ཚུལ་དང་། དུག་ལྡན་དང་མི་འཕྲོད་པའི་ཟས་སྐོམ་ཅི་ལྟར་བསྡམ་པའི་ཚུལ། རྣམ་པ་ཀུན་ཏུ་ཟས་ཚོད་རན་པར་བཟའ་བའི་ཚུལ་སོགས་ཟས་སྐོམ་གྱི་རྣམ་གཞག་རྣམ་པར་བཤད་པའི་གཞུང་ལུགས་ཞིག

论说部所诠内容十一论之阐述饮食的性味、功效、禁忌、食量方法等的基本知识。

01.0025 སྦྱོར་བ་སྨན་གྱི་གནས། 药物论

བཤད་པའི་རྒྱུད་ཀྱི་བརྗོད་བྱ་གནས་བཅུ་

གཅིག་ལས་སྨན་གྱི་རོ་ནུས་ཞུ་རྗེས་དང་། ངོ་བོ། སྡེ་ཚན། སྦྱོར་ཐབས་ཀྱི་ཆ་ག་སོགས་གཉེན་པོ་སྨན་གྱི་རྣམ་གཞག་རྣམ་པར་བཤད་པའི་གཞུང་ལུགས་ཤིག

阐述药物的味、功效、消后、性质、分类、配伍方法等的基本知识。

01.0026 ཆ་བྱད་དཔྱད་ཀྱི་གནས། 医械论

བཤད་པའི་རྒྱུད་ཀྱི་བརྗོད་བྱ་གནས་བཅུ་གཅིག་ལས་དཔྱད་ཀྱི་ངོས་འཛིན་དང་། དབྱེ་བ། ཆ་བྱད་ཀྱི་དབྱིབས། ཚད་གཞི། བེད་སྤྱོད་ཁྱབ་ཁོངས་སོགས་དཔྱད་དང་ཆ་བྱད་ཀྱི་རྣམ་གཞག་རྣམ་པར་བཤད་པའི་གཞུང་ལུགས་ཤིག

论说部所诠内容十一论之阐述藏医外治疗法及其分类，外治器械形状、规格以及临床应用范围等的基本知识。

01.0027 ཐ་མལ་ནད་མེད་ཀྱི་གནས། 养生保健论

བཤད་པའི་རྒྱུད་ཀྱི་བརྗོད་བྱ་གནས་བཅུ་གཅིག་ལས་མི་ན་བར་གནས་པར་བྱེད་པའི་ཐབས་བདེ་སྲུང་གི་རྣམ་གཞག་རྣམ་པར་བཤད་པའི་གཞུང་ལུགས་ཤིག

论说部所诠内容十一论之阐述养生保健的基本知识。

01.0028 ངོས་བཟུང་རྟགས་ཀྱི་གནས། 诊断论

བཤད་པའི་རྒྱུད་ཀྱི་བརྗོད་བྱ་གནས་བཅུ་གཅིག་ལས་བལྟ་རེག་དྲི་གསུམ་གྱི་ལམ་ནས་ནད་གཞིའི་རྣམ་པ་མ་ལུས་ངོས་འཛིན་པའི་ཐབས་ཀྱི་རྣམ་གཞག་རྣམ་པར་བཤད་པའི་གཞུང་ལུགས་ཤིག

论说部所诠内容十一论之阐述以望、闻、触为诊断方法的基本知识。

01.0029 གསོ་བྱེད་ཐབས་ཀྱི་གནས། 治疗论

བཤད་པའི་རྒྱུད་ཀྱི་བརྗོད་བྱ་གནས་བཅུ་གཅིག་ལས་ནད་གཞི་སྤྱི་དང་བྱེ་བྲག་རྣམས་ཇི་ལྟར་གསོ་བའི་ཚུལ་དང་གསོ་ཐབས་དངོས་སོགས་ཀྱི་རྣམ་གཞག་རྣམ་པར་བཤད་པའི་གཞུང་ལུགས་ཤིག

论说部所诠内容十一论之阐述疾病的治疗原则与具体方法等的基本知识。

01.0030 བྱ་བྱེད་སྨན་པའི་གནས། 医者论

བཤད་པའི་རྒྱུད་ཀྱི་བརྗོད་བྱ་གནས་བཅུ་གཅིག་ལས་སྨན་པའི་རྒྱུ་དང་། ངོ་བོ། ངེས་ཚིག དབྱེ་བ། ལས། འབྲས་བུ་བཅས་གསོ་བ་པོ་སྨན་པའི་རྣམ་གཞག་རྣམ་པར་བཤད་པའི་གཞུང་ལུགས་ཤིག

论说部所诠内容十一论之阐述诊治者品德、性质、定义、分类、职责、业报等的基本知识。

01.0031 སྐབས་བཅོ་ལྔ། 十五篇

མན་ངག་རྒྱུད་ཀྱི་བརྗོད་བྱ་ནད་དང་གཉེན་པོ་སྦྱོར་བའི་སྡེ་ཚན་ཏེ། ཉེས་གསུམ་གསོ་བའི་སྐབས་དང་། ཁོང་ནད་གསོ་བའི་སྐབས། ཚད་པ་གསོ་བའི་སྐབས། ལུས་སྟོད་ཀྱི་ནད་གསོ་བའི་སྐབས། དོན་སྣོད་ཀྱི་ནད་གསོ་བའི་སྐབས། གསང་ནད་གསོ་བའི་སྐབས། ཐོར་ནད་གསོ་བའི་སྐབས། ལྷན་སྐྱེས་རྨ་གསོ་བའི་སྐབས། བྱིས་པ་གསོ་བའི་སྐབས། མོ་ནད་གསོ་བའི་སྐབས། གདོན་ནད་གསོ་བའི་སྐབས། མཚོན་རྨ་གསོ་བའི་སྐབས། དུག་ནད་གསོ་བའི་སྐབས། རྒས་པ་གསོ་བའི་སྐབས། རོ་ཙ་གསོ་བའི་སྐབས་བཅས་ཀྱི་སྤྱི་མིང་།

《秘诀部》所述疾病对治章节，即三邪诊疗篇、内病诊疗篇、热症诊疗篇、上体病诊疗篇、脏腑病诊疗篇、阴部病诊疗篇、杂病诊疗篇、自生疮诊疗篇、儿病诊疗篇、妇女病诊疗篇、神志病诊疗篇、疮伤诊疗篇、毒病诊疗篇、养老益寿篇、性保健篇等十五篇的总称。

01.0032 ཉེས་གསུམ་གསོ་བའི་སྐབས། 三邪诊疗篇

མན་ངག་རྒྱུད་ཀྱི་བརྗོད་བྱ་སྐབས་བཅོ་ལྔ་ལས་ཉེས་པ་རླུང་དང་མཁྲིས་པ། བད་ཀན་གསུམ་གྱི་ནད་དང་། འདུས་པའི་ནད་བཅས་ཀྱི་རྒྱུ་རྐྱེན། དབྱེ་བ། བརྟག་བཅོས། སྔོན་འགོག་བཅས་རྣམ་པར་བཤད་པའི་གཞུང་ལུགས་ཤིག

秘诀部所诠内容十五篇之阐述“隆”病、“赤巴”病、“培根”病及聚合病的病因、分类、诊治、预防等的临床实践知识。

01.0033 ཁོང་ནད་གསོ་བའི་སྐབས། 内病诊疗篇

མན་ངག་རྒྱུད་ཀྱི་བརྗོད་བྱ་སྐབས་བཅོ་ལྔ་ལས་མ་ཞུ་བ་དང་སྐྲན་ནད། སྐྱ་རབ་སོགས་ཀྱི་ནད་གཞིའི་རྒྱུ་རྐྱེན། དབྱེ་བ། བརྟག་བཅོས། སྔོན་འགོག་བཅས་རྣམ་པར་བཤད་པའི་གཞུང་ལུགས་ཤིག

秘诀部所诠内容十五篇之阐述不消化病、痞瘤、浮肿等疾病的病因、分类、诊疗、预防的临床实践知识。

01.0034 ཚད་པ་གསོ་བའི་སྐབས། 热病诊疗篇

མན་ངག་རྒྱུད་ཀྱི་བརྗོད་བྱ་སྐབས་བཅོ་ལྔ་ལས་ཁྲག་མཁྲིས་ཚ་བའི་ནད་གཞི་ཚ་བ་མ་སྨིན་རྒྱས་སྟོངས་དང་བལ་ནད་འབྲུམ་བུ་སོགས་ཀྱི་རྒྱུ་རྐྱེན། དབྱེ་བ། བརྟག་བཅོས། སྔོན་འགོག་བཅས་རྣམ་པར་བཤད་པའི་གཞུང་ལུགས་ཤིག

秘诀部所诠内容十五篇之阐述未熟热、盛热、虚热等热病和天母瘟、痘瘟等疠瘟的病因、分类、诊疗、预防的临床实践知识。

01.0035 ལུས་སྟོད་ཀྱི་ནད་གསོ་བའི་སྐབས།

上体病诊疗篇

མན་ངག་རྒྱུད་ཀྱི་བརྗོད་བྱ་སྐབས་བཅོ་ལྔ་ལས་ནམ་ཚོང་ཡན་གྱི་མགོ་དང་། མིག རྣ་བ། སྣ། སྐེ་སོགས་ཀྱི་ནད་གཞིའི་རྒྱུ་རྐྱེན་དང་། དབྱེ་བ། བརྟག་བཅོས། སྔོན་འགོག་བཅསརྣམ་པར་བཤད་པའི་གཞུང་ལུགས་ཤིག

秘诀部所诠内容十五篇之阐述头、眼、耳、鼻、颈等“南寸”以上部位疾病的病因、分类、诊治、预防的临床实践知识。

01.0036 དོན་སྣོད་ཀྱི་ནད་གསོ་བའི་སྐབས།

脏腑病诊疗篇

མན་ངག་རྒྱུད་ཀྱི་བརྗོད་བྱ་སྐབས་བཅོ་ལྔ་ལས་དོན་ལྔ་སྣོད་དྲུག་གི་ནད་གཞིའི་རྒྱུ་རྐྱེན་དང་། དབྱེ་བ། བརྟག་བཅོས། སྔོན་འགོག་བཅས་རྣམ་པར་བཤད་པའི་གཞུང་ལུགས་ཤིག

秘诀部所诠内容十五篇之阐述五脏六腑疾病的病因、分类、诊治、预防的临床实践知识。

01.0037 གསང་ནད་གསོ་བའི་སྐབས།

阴部病诊疗篇

མན་ངག་རྒྱུད་ཀྱི་བརྗོད་བྱ་སྐབས་བཅོ་ལྔ་ལས་ཕོ་མོའི་མཚན་མ་ལ་འབྱུང་བའི་ནད་གཞིའི་རྒྱུ་རྐྱེན་དང་། དབྱེ་བ། བརྟག་བཅོས། སྔོན་འགོག་བཅས་རྣམ་པར་བཤད་པའི་གཞུང་ལུགས་ཤིག

秘诀部所诠内容十五篇之阐述男女阴部疾病的病因、分类、诊治、预防的临床实践知识。

01.0038 ཐོར་ནད་གསོ་བའི་སྐབས། 杂病诊疗篇

མན་ངག་རྒྱུད་ཀྱི་བརྗོད་བྱ་སྐབས་བཅོ་ལྔ་ལས་ཐོར་བུའི་ནད་གཞི་སྐད་འགགས་ནད་དང་། ཡི་ག་འཆུས་པའི་ནད། སྐོམ་དད་ནད། པགས་ནད། གླང་ཐབས་ནད་སོགས་ཀྱི་རྒྱུ་རྐྱེན་དང་། དབྱེ་བ། བརྟག་བཅོས། སྔོན་འགོག་བཅས་རྣམ་པར་བཤད་པའི་གཞུང་ལུགས་ཤིག

秘诀部所诠内容十五篇之阐述声哑、无食欲、渴症、皮肤病、绞痛症等杂病的病因、分类、诊疗、预防的临床实践知识。

01.0039 ལྷན་སྐྱེས་རྨ་གསོ་བའི་སྐབས།

自生疮诊疗篇

མན་ངག་རྒྱུད་ཀྱི་བརྗོད་བྱ་སྐབས་བཅོ་ལྔ་ལས་ནང་གི་འདུ་བ་འཁྲུགས་པའི་ནད་གང་དག་དང་ལྷན་ཅིག་ཏུ་བྱུང་བའི་རྨ་ངན་ཅན་གྱི་ནད་གཞི་འབྲས་ནད་དང་། གཞང་འབྲུམ། མེ་དབལ་སོགས་ཀྱི་རྒྱུ་རྐྱེན་དང་། དབྱེ་བ། བརྟག་བཅོས། སྔོན་འགོག་བཅས་རྣམ་པར་བཤད་པའི་གཞུང་ལུགས་ཤིག

秘诀部所诠内容十五篇之阐述“哲”病、痔疮、丹毒等自生疮的病因、分类、诊治、预防的临床实践知识。

01.0040 བྱིས་པ་གསོ་བའི་སྐབས། 儿病诊疗篇

མན་ངག་རྒྱུད་ཀྱི་བརྗོད་བྱ་སྐབས་བཅོ་ལྔ་ལས་བྱིས་པ་བཙའ་ཐབས་སོགས་ཉེར་སྤྱོད་དང་བྱིས་པའི་ནད་ཕྲ་རགས་རྣམས་ཀྱི་རྟགས་བཅོས་རྣམ་པར་བཤད་པའི་གཞུང་ལུགས་ཤིག

秘诀部所诠内容十五篇之阐述接生、护养及小儿疾病诊治方法的临床实践知识。

01.0041 མོ་ནད་གསོ་བའི་སྐབས། 妇女病诊疗篇

མན་ངག་རྒྱུད་ཀྱི་བརྗོད་བྱ་སྐབས་བཅོ་ལྔ་ལས་ཁྲག་ཚབས་དང་རླུང་ཚབས་སོགས་མོ་ནད་སྤྱི་དང་། བྱེ་བྲག ཕལ་བ་སོགས་ཀྱི་ནད་གཞིའི་རྒྱུ་རྐྱེན་དང་། དབྱེ་བ། བརྟག་བཅོས། སྔོན་འགོག་བཅས་རྣམ་པར་བཤད་པའི་གཞུང་ལུགས་ཤིག

秘诀部所诠内容十五篇之阐述血“娱”病、“隆娱”病等妇女病的病因、分类、诊治、预防的临床实践知识。

01.0042 གདོན་ནད་གསོ་བའི་སྐབས། 神志病诊疗篇

མན་ངག་རྒྱུད་ཀྱི་བརྗོད་བྱ་སྐབས་བཅོ་ལྔ་ལས་འབྱུང་པོ་དང་། སྨྱོ་བྱེད། གཟའ། ཀླུ་གདོན་སོགས་ཀྱི་ནད་གཞིའི་རྒྱུ་རྐྱེན་དང་། དབྱེ་བ། བརྟག་བཅོས། སྔོན་འགོག་བཅས་རྣམ་པར་བཤད་པའི་གཞུང་ལུགས་ཤིག

秘诀部所诠内容十五篇之阐述邪魅、癫狂症、星曜病、龙魔等疾病的病因、分类、诊治、预防的临床实践知识。

01.0043 མཚོན་རྨ་གསོ་བའི་སྐབས། 创伤诊疗篇

མན་ངག་རྒྱུད་ཀྱི་བརྗོད་བྱ་སྐབས་བཅོ་ལྔ་ལས་ཕྱི་རྐྱེན་མདའ་རྡོ་གྲི་མདུང་སོགས་ལས་བྱུང་བའི་མགོ་དང་། སྐེ། བྱང་ཁོག ཡན་ལག་སོགས་ཀྱི་རྨ་རིགས་རྣམ་པར་བཤད་པའི་གཞུང་ལུགས་ཞིག

秘诀部所诠内容十五篇之阐述外伤引起的头、颈、躯干、肢体等部位创伤的临床实践知识。

01.0044 དུག་ནད་གསོ་བའི་སྐབས། 毒病诊疗篇

མན་ངག་རྒྱུད་ཀྱི་བརྗོད་བྱ་སྐབས་བཅོ་ལྔ་ལས་སྦྱར་དུག་དང་། གྱུར་དུག དངོས་དུག་སོགས་ལས་གྱུར་པའི་ནད་གཞིའི་རྒྱུ་རྐྱེན་དང་། དབྱེ་བ། བརྟག་བཅོས། སྔོན་འགོག་བཅས་རྣམ་པར་བཤད་པའི་གཞུང་ལུགས་ཞིག

秘诀部所诠内容十五篇之阐述配制毒、转化毒、实毒等中毒引发疾病的病因、分类、诊治、预防的临床实践知识。

01.0045 རྒས་པ་གསོ་བའི་སྐབས། 养老益寿篇

མན་ངག་རྒྱུད་ཀྱི་བརྗོད་བྱ་སྐབས་བཅོ་ལྔ་ལས་ལུས་ཀྱི་མདངས་སྟོབས་སྐྱེ་ཞིང་དབང་པོ་དང་དྲན་པ་གསལ་བ། ཚེ་རིང་ཞིང་ན་ཚོད་དར་ལ་འཛེག་པར་བྱེད་པ་སོགས་བཅུད་ལེན་གྱི་ཐབས་ལམ་རྣམ་པར་བཤད་པའི་གཞུང་ལུགས་ཞིག

秘诀部所诠内容十五篇之阐述增强体质、提升记忆力、延年益寿等滋养方法的临床实践知识。

01.0046 རོ་ཙ་གསོ་བའི་སྐབས། 性保健篇

མན་ངག་རྒྱུད་ཀྱི་བརྗོད་བྱ་སྐབས་བཅོ་ལྔ་ལས་འདོད་པ་སྤྱོད་པར་ནུས་ཤིང་རིགས་རྒྱུད་སྤེལ་བར་བྱེད་པའི་ཐབས་ལམ་གྱི་ཤེས་བྱ་རྣམ་པར་བཤད་པའི་གཞུང་ལུགས་ཞིག

秘诀部所诠内容十五篇之阐述行性生活及繁衍子嗣方法的临床实践知识。

01.0047 མདོ་བཞི། 四经

ཕྱི་མ་རྒྱུད་ཀྱི་བརྗོད་བྱ་བརྟག་པ་རྩ་ཆུའི་མདོ་དང་ཞི་བྱེད་སྨན་གྱི་མདོ། སྦྱོང་བྱེད་ལས་ཀྱི་མདོ། འཇམ་རྩུབ་དཔྱད་ཀྱི་མདོ་བཅས་ཀྱི་སྤྱི་མིང་།

后续部所诠内容诊脉诊尿经、平息药剂经、泄疗经、外治经之总称。

01.0048 བརྟག་པ་རྩ་ཆུའི་མདོ། 诊脉诊尿经

ཕྱི་མ་རྒྱུད་ཀྱི་བརྗོད་བྱ་མདོ་བཞི་ལས་རིག་པ་རྩ་དང་མཐོང་བ་ཆུ་ལ་བརྟག་པའི་ཐབས་གསལ་བར་བསྟན་པའི་མདོ།

后续部所诠内容四经之阐述脉诊和尿诊的诊断方法知识。

01.0049 ཞི་བྱེད་སྨན་གྱི་མདོ། 平息药剂经

ཕྱི་མ་རྒྱུད་ཀྱི་བརྗོད་བྱ་མདོ་བཞི་ལས་ཐང་དང་། ཕྱེ་མ། རིལ་བུ། ལྡེ་གུ། སྨན་མར་སོགས་ནད་གཞི་རང་གནས་སུ་ཞི་བར་བྱེད་པའི་སྨན་གྱི་སྦྱོར་བ་གསལ་བར་བསྟན་པའི་མདོ།

后续部所诠内容四经之阐述用汤剂、散剂、丸剂、糊剂、药油剂等配制方法知识。

01.0050 སྦྱོང་བྱེད་ལས་ཀྱི་མདོ། 泄疗经

ཕྱི་མ་རྒྱུད་ཀྱི་བརྗོད་བྱ་མདོ་བཞི་ལས་སྣུམ་

འཚོས་དང་། བཤལ། སྐྱུགས། སྣ་སྨན་སོགས་ནད་གཞི་ཁྲེན་དུ་འདྲེན་པ་དང་། ཐུར་དུ་བཤལ་བ། རྩ་ལམ་ནས་ཕྱིར་སྦྱོང་བར་བྱེད་པའི་ཆ་ག་གསལ་བར་བསྟན་པའི་མདོ།
后续部所诠内容四经之阐述用油疗、泄下、催吐、鼻泄等泄疗方法知识。

01.0051 འཇམ་རྩུབ་དཔྱད་ཀྱི་མདོ། 外治经

ཕྱི་མ་རྒྱུད་ཀྱི་བརྗོད་བྱ་མདོ་བཞི་ལས་ནད་གཞི་གང་དག་ལུས་ཀྱི་ཕྱི་ནས་ཐད་ཀར་འབྱིན་པའམ་ཞི་བར་བྱེད་པའི་འཇམ་དཔྱད་དང་། རྩུབ་དཔྱད། དྲག་པོའི་དཔྱད་བཅས་ཀྱི་ཆ་ག་གསལ་བར་བསྟན་པའི་མདོ།
后续部所诠内容四经之阐述通过缓外治法、峻外治法、猛外治法将病原直接排出体外的疗法。

01.0052 མཇུག་དོན་ཡོངས་གཏད། 结语诫言

དཔལ་ལྡན་རྒྱུད་བཞིའི་མཇུག་མཐའི་ལེའུ་གཉིས་ཏེ། གསོ་དཔྱད་ཐམས་ཅད་ཀྱི་དོན་རྣམས་མདོར་དྲིལ་བ་དང་། རྒྱུད་དོན་ཡོངས་སུ་གཏད་པའི་ལེའུ་གཉིས་ཀྱི་བསྡུས་མིང་།
《四部医典》总结要义与告诫两章的合称。

01.0053 སྙིར་ཏ། 诵韵

བོད་ཀྱི་གསོ་རིག་གི་གཞུང་ཚིག་རྣམས་ངག་ལ་སྙིར་བདེ་བའི་དབྱངས་ཏ།
便于诵读《四部医典》等著作的韵律。

01.0054 སྡོང་འགྲེམས། 树喻

བོད་ཀྱི་གསོ་བ་རིག་པའི་གཞུང་དོན་དག་དཔག་བསམ་ལྗོན་ཤིང་གི་རྩ་བ་དང་། སྡོང་པོ། ཡལ་ག ལོ་མ་སོགས་ཀྱི་གཟུགས་སུ་བཀོད་ཅིང་དཔེ་རིས་ཀྱི་ལམ་ནས་གཞུང་དོན་གསལ་བར་བྱེད་པའི་ཐུན་མོང་མ་ཡིན་པའི་སློབ་གསོའི་ཐབས་ལམ་ཞིག
将《四部医典》内容按顺序喻为如意树之根、茎、枝、叶、花、果等，以图案的形式加以解释的教学方法。

01.0055 བྱང་ཁོག་ཡུལ་ཐིག 体腔区位线

ལུས་ཀྱི་ཕྱི་ངོས་ནས་ཐིག་བཏབ་སྟེ་བྱང་ཁོག་ནང་གི་དོན་སྣོད་སོགས་ཀྱི་གནས་ཡུལ་དང་། དབྱིབས། ཆེ་ཆུང་སོགས་མཚོན་པར་བྱེད་པའི་ཐིག་ལེན་ཚད་གཞལ་བྱེད་ཐབས་ཤིག
通过体表画线，测定体内脏腑的部位、形状、大小的一种方法。

01.0056 སྨན་ཐང་། 曼唐

གསོ་རིག་རྒྱུད་བཞིའི་དགོངས་དོན་ཐང་གའི་ལམ་ནས་གསལ་སྟོན་བྱེད་པའི་སློབ་གསོའི་ཐབས་ལམ་ཞིག
描绘《四部医典》主要内容的唐卡。

01.0057 ངོས་དྲག་ནད་གསོ་བ། 急病诊疗

གློ་བུར་ཉེན་ཆེའི་ནད་རིགས་ལ་མྱུར་སྐྱོབ་ཆ་ག་སྤྱད་དེ་གསོ་བཅོས་བྱ་བའི་ནད་ཐོག་ལག་ལེན་གྱི་གཞུང་ལུགས་ཤིག
采用急救方法医治危重疾病的临床实践知识。

01.0058 ནད་གཡོག་རིག་པ། 护理学

ནད་གཡོག་པའི་རྒྱུ་དང་། ངོ་བོ། ངེས་ཚིག དབྱེ་བ། ལས། འབྲས་བུ་སོགས་ཀྱི་རྣམ་གཞག་གསལ་བར་སྟོན་པའི་རིག་ཚན་ཞིག

阐述护理人员素质、本质、定义、分类、职责及业报等的一门学科。

01.0059 སྨན་རྫས་ངོས་འཛིན་རིག་པ། 药材识别学

བོད་ཀྱི་གསོ་བ་རིག་པའི་སྨན་རྫས་ཁག་གི་རོ་ནུས་ཞུ་རྗེས་དང་ངོ་བོ། མདོག་དབྱིབས་སོགས་ངོས་འཛིན་དང་། ཞིབ་འཇུག་བྱེད་པའི་རིག་ཚན་ཞིག

阐述和研究藏药材性味、消后、本质、颜色、形状等的一门学科。

01.0060 སྨན་རྫས་རྫས་འགྱུར་རིག་པ། 药物化学

རྫས་འགྱུར་རིག་པའི་གནས་ལུགས་དང་ཐབས་ཤེས་སྤྱད་ནས་སྨན་གྱི་རྫས་འགྱུར་གྲུབ་ཆར་ཞིབ་འཇུག་བྱེད་པའི་རིག་ཚན་ཞིག

运用化学原理和方法来研究药物成分的一门学科。

01.0061 སྨན་ནུས་རིག་པ། 药效学

དེང་རབས་ཚན་རིག་གི་ཐབས་ལམ་ལ་བརྟེན་ནས་སྨན་གྱི་སྦྱོར་ཐབས་དང་ཕན་ནུས་ལ་ཞིབ་འཇུག་བྱེད་པའི་རིག་ཚན་ཞིག

运用现代科学研究藏药配伍和性效的一门学科。

01.0062 བོད་སྨན་དབྱེ་འབྱེད་རིག་པ། 藏药鉴别学

བོད་ཀྱི་གསོ་བ་རིག་པའི་སྨན་རྫས་དབྱེ་འབྱེད་ལ་ཞིབ་འཇུག་བྱེད་པའི་རིག་ཚན་ཞིག

研究藏药材鉴别的一门学科。

01.0063 བོད་སྨན་འདུལ་སྦྱོང་རིག་པ། 藏药炮制学

བོད་ཀྱི་གསོ་བ་རིག་པའི་སྨན་རྫས་རིག་གཞུང་ལ་བརྟེན་ནས་སྨན་རྫའི་དུག་འདོན་དང་། ནུས་པ་ རྗེ་འདོན། ལས་སྟོན། ཐུན་ཚད་གཏན་འབེབས་སོགས་ལ་ཞིབ་འཇུག་བྱེད་པའི་རིག་ཚན་ཞིག

依据藏药学理论研究药材的去毒除杂、增强药效、加工工艺、制剂规格等的一门学科。

01.0064 བོད་སྨན་སྦྱོར་བཟོའི་རིག་པ། 藏药制剂学

བོད་སྨན་སྦྱོར་ཐབས་རིག་གཞུང་དང་། ཐོན་སྐྱེད་ལག་རྩལ། སྤུས་ཚད་འགན་ལེན། བེད་སྤྱོད་གནད་འཕེལ་སོགས་ལ་ཞིབ་འཇུག་བྱེད་པའི་རིག་ཚན་ཞིག

研究藏药方剂的配伍理论、生产技术、质量保障与对症应用等的一门学科。

01.0065 བོད་སྨན་སྨན་སྦྱོར་དབྱེ་ཞིབ།

藏药制剂分析

དེང་རབས་ཚན་རྩལ་གྱི་དབྱེ་ཞིབ་རིག་པའི་རིག་གཞུང་དང་ཐབས་ལམ་སྤྱད་དེ་བོད་ཀྱི་སྨན་སྦྱོར་གྱི་སྤུས་ཚད་ལ་ཞིབ་འཇུག་བྱེད་པའི་རིག་ཚན་ཞིག

运用现代科技的分析学研究藏药制剂质量的方法。

01.0066 བོད་ཀྱི་གསོ་རིག་ལོ་རྒྱུས། 藏医学史

བོད་ཀྱི་གསོ་བ་རིག་པའི་འཕེལ་རིམ་དང་དེའི་ཆོས་ཉིད་ལ་ཞིབ་འཇུག་བྱེད་པའི་རིག་ཚན་ཞིག

研究藏医学的发展过程及其规律的一门学科。

01.0067 བོད་ཀྱི་གསོ་རིག་གི་ཡིག་ཚང་རིག་པ།

藏医药文献学

བོད་ཀྱི་གསོ་རིག་གི་གནའ་དེང་ཚད་ལྡན་ཡིག་ཆ་རྣམས་ལ་ཞིབ་འཇུག་བྱེད་པའི་རིག་ཚན་ཞིག

研究藏医药学古今经典文献的一门学科。

01.0068 གནམ་རིག་སྐར་རྩིས། 天文历算学

གཟའ་སྐར་དུས་ཚིགས་སོགས་བརྩི་ཚུལ་གྱི་དང་ཅེ་ཐིག་ཏུ་རྒྱ་གར་ནས་དར་བའི་དུས་འཁོར་གྱི་རྩིས་སོགས་ཕྱི་དུས་ཀྱི་འགྱུར་བ་ལ་ཞིབ་འཇུག་བྱེད་པའི་རིག་ཚན་ཞིག

研究日月星辰等天体在宇宙中的分布、运行和宇宙的结构和发展的科学。

01.0069 བོད་ཀྱི་གསོ་རིག་གི་སེམས་ཁམས་རིག་པ།

藏医心理学

བོད་ཀྱི་གསོ་བ་རིག་པའི་རིག་གཞུང་གཞིར་བཟུང་སྟེ་མིའི་སེམས་ཁམས་ཀྱི་འགྱུར་བ་ལས་ལུས་ཁམས་དང་ནད་གཞིར་འགྱུར་ལྡོག་ཅི་ལྟར་བྱུང་བའི་བརྒྱུད་རིམ་དང་དེ་དག་སོ་སོའི་དབར་གྱི་འབྲེལ་བར་ཞིབ་འཇུག་བྱེད་པའི་རིག་ཚན་ཞིག

依据藏医药学理论研究人的心理因素对人体健康和疾病变化过程及其关系的一门学科。

01.0070 བོད་ཀྱི་གསོ་རིག་གི་མི་ཆོས་རིག་པ།

藏医人文学

བོད་ཀྱི་གསོ་བ་རིག་པའི་མི་ཆོས་ལྟ་བའི་ལམ་ནས་མི་དང་མིའི་དབར་དང་། མི་དང་སྤྱི་ཚོགས་དབར། མི་དང་རང་བྱུང་ཁམས་དབར་གྱི་ཀུན་སྤྱོད་གནད་དོན་དང་ཀུན་སྤྱོད་སྣང་ཚུལ་སོགས་ལ་ཞིབ་འཇུག་བྱེད་པའི་རིག་ཚན་ཞིག

依据藏医药学的人文观点研究人与人、人与社会、人与大自然之间的道德问题和道德现象等的一门学科。

01.0071 བོད་ཀྱི་གསོ་རིག་མཁས་ཅན་གྱི་བཞེད་སྲོལ།

藏医名家学说

ལོ་རྒྱུས་ཐོག་བྱོན་པའི་བོད་ཀྱི་གསོ་རིག་མཁས་པ་དག་གི་རིག་གཞུང་བསམ་བློ།

历代著名藏医药学家的学术思想。

01.0072 སྨན་བཅོས་ཡིག་ཚགས། 医案

ནད་གཞིའི་གནས་ཚུལ་དང་སྨན་བཅོས་ཀྱི་བརྒྱུད་རིམ་གསལ་བའི་ཉར་ཚགས་ཡིག་རིགས།

记录病历及治疗过程的存档文书。

01.0073 བོད་ལུགས་སྨན་པ། 藏医医师

རྒྱལ་ཁབ་ཀྱི་ཁྲིམས་ལུགས་ལྟར་ལས་གཉེར་སྨན་པའམ་རམ་འདེགས་ལས་གཉེར་སྨན་པའི་ཐོབ་ཐང་ལྡན་ལ། ཐོ་བཀོད་ཟིན་པའི་སྨན་བཅོས་དང་། སྔོན་འགོག བདེ་སྲུང་སོགས་ཀྱི་སྒྲིག་གཞིའི་ཁྲོད་ལས་གཉེར་བྱེད་པའི་བོད་ཀྱི་གསོ་བ་རིག་པའི་ཆེད་ལས་སྨན་དོན་མི་སྣ།

依法取得执业医师资格或执业助理医师资格，经注册经营在医疗、预防、保健等机构中执业的专业藏医医务人员。

01.0074 བོད་ལུགས་སྨན་གཉེར་བ། 藏药师

རྒྱལ་ཁབ་ཀྱི་ཁྲིམས་ལུགས་ལྟར་སྨན་གཉེར་སྨན་པའི་ཐོབ་ཐང་ལྡན་ལ། ཐོ་བཀོད་ཟིན་པའི་ཐོན་སྐྱེད་དང་། ཚོང་གཉེར། སྨན་བཅོས། སྔོན་འགོག བདེ་སྲུང་སོགས་ཀྱི་སྒྲིག་གཞིའི་ཁྲོད་ལས་གཉེར་བྱེད་པའི་བོད་ཀྱི་གསོ་བ་རིག་པའི་ཆེད་ལས་སྨན་གཉེར་མི་སྣ།

依法取得执业药师资格，经注册经营

在生产、销售、医疗、预防、保健等机构中执业的专业藏药人员。

01.0075 རྒྱལ་ཁབ་ཀྲུང་ལུགས་གསོ་རིག་དོ་དམ་ཅུས།

国家中医药管理局

ཀྲུང་གོའི་ཀྲུང་ལུགས་གསོ་རིག་གི་སྲིད་འཛིན་དོ་དམ་གཙོ་གཉེར་སྡེ་ཁག

中国中医药的行政主管部门。

01.0076 ཀྲུང་གོའི་མི་རིགས་གསོ་རིག་སློབ་ཚོགས།

中国民族医药学会

ཀྲུང་གོའི་གྲངས་ཉུང་མི་རིགས་གསོ་རིག་གི་རྒྱལ་ཁབ་རིམ་པའི་རིག་གཞུང་ཚོགས་པ།

中国少数民族医药全国性学术团体。

01.0077 ཀྲུང་གོའི་མི་རིགས་གསོ་རིག་སློབ་ཚོགས་བོད་ཀྱི་གསོ་རིག་ཡན་ལག་སློབ་ཚོགས།

中国民族医药学会藏医药学分会

ཀྲུང་གོའི་མི་རིགས་གསོ་རིག་སློབ་ཚོགས་ཀྱིས་བཙུགས་པའི་བོད་ཀྱི་གསོ་བ་རིག་པའི་རིག་གཞུང་ཚོགས་པ།

中国民族医药学会创办的藏医药学学术团体。

01.0078 བོད་ཀྱི་གསོ་རིག་དོ་དམ་ཅུས།

藏医药管理局

བོད་ཀྱི་གསོ་བ་རིག་པའི་སྲིད་འཛིན་དོ་དམ་གཙོ་གཉེར་སྡེ་ཁག

藏医药的行政主管部门。

02 གསོ་རིག་ལོ་རྒྱུས། 医学史

02.01 མི་སྣ། 人物

02.0001 སངས་རྒྱས་སྨན་བླ། 药师佛

སྐུ་མདོག་མཐིང་ག་ལ་ཕྱག་གཡས་ཨ་རུ་ར་དང་ཕྱག་གཡོན་ལྷུང་བཟེད་བསྣམས་ཤིང་། རྒྱུ་འབྲས་ཀྱི་ནད་ཐམས་ཅད་སེལ་བའི་སངས་རྒྱས་སྨན་གྱི་བླ་མ་བཻ་ཌཱུརྱ་འོད་ཀྱི་རྒྱལ་པོའི་མཚན།

佛身深蓝色，右手持诃子，左手执佛钵，能医治一切因果疾病的药师佛琉璃光王之名称。

02.0002 དྲང་སྲོང་ཡིད་ལས་སྐྱེས། 意生大仙

སངས་རྒྱས་སྨན་བླའི་གསུང་ལས་སྤྲུལ་པའི་རྒྱུད་བཞི་ཞུ་བ་པོའི་ཚུལ་མཛད་པའི་དྲང་སྲོང་གི་མཚན།

由药师佛佛语幻变的祈请《四部医典》的仙人之名称。

02.0003 དྲང་སྲོང་རིག་པའི་ཡེ་ཤེས། 明智大仙

སངས་རྒྱས་སྨན་བླའི་ཐུགས་དང་། སྐུ། ཡོན་ཏན། འཕྲིན་ལས་བཅས་སོ་སོ་ལས་སྤྲུལ་པའི་རྒྱུད་བཞི་གསུང་བ་པོའི་ཚུལ་མཛད་པའི་དྲང་སྲོང་ཞིག་གི་མཚན།

由药师佛佛心、佛身、佛慧、佛业等各自幻变的讲授《四部医典》的仙人之总称。

02.0004 བུདྡྷ། 布达

ལེགས་སྦྱར་སྐད་དེ་བོད་སྐད་དུ་བསྒྱུར་ན་སངས་རྒྱས་ཞེས་པའོ། །

梵语，藏译为佛陀。

02.0005 ལྷའི་སྨན་པ་སྐྱེ་རྒུའི་བདག་པོ་སྨུར་བ། 神医毕宿

སེམས་ཅན་ཐམས་ཅད་རང་གིས་བྱས་པར་རློམ་པའི་གཟུགས་ཁམས་ཀྱི་ལྷ་ཞིག

自以为众生皆是自己创造的色界之神。

02.0006 ལྷའི་སྨན་པ་ཐ་སྐར། 神医娄宿

སྐར་མ་ཐ་སྐར་ལས་སྐྱེས་པའི་འདོད་ཁམས་ཀྱི་ལྷ་ཞིག

生于娄宿星的欲界之神。

02.0007 ལྷའི་དབང་པོ་བརྒྱ་བྱིན། 天王帝释

སུམ་ཅུ་རྩ་གསུམ་གྱི་ལྷའི་དབང་པོ་མིག་སྟོང་ཅན་གྱི་མིང་།

三十三天天王千眼之名称。

02.0008 ལྷ་མོ་བདུད་རྩི་མ། 甘露天母

སྟོན་པ་སྨན་གྱི་རྒྱལ་པོ་ལ་ཨ་རུ་ར་འབུལ་བ་པོ་ལྷ་མོ་འཕྲོག་མའི་མིང་།

为药师佛供奉诃子的天母之名。

02.0009 རྒྱུན་ཤེས་ཀྱི་བུ། 恒知子

སེམས་ཅན་གྱི་རྒྱུན་ཤེས་པའི་དྲང་སྲོང་གང་དེའི་བུའི་མིང་།

洞悉众生因果轮回仙人之子。

02.0010 མེ་བཞིན་འཇུག 如入火

ཤེས་རབ་རྣོ་མྱུར་གསལ་བ་མེ་བཞིན་འཇུག་

པའི་དྲང་སྲོང་ཞིག

智力犹火串行样敏捷的仙人。

02.0011 ཙུ་ཁྱུད་འཛིན། 持辐

འགྲོ་བ་སྐྱབས་ཕྱིར་སྲིད་པའི་སྒྲོམ་བུ་ཙུ་ཁྱུད་ཅན་འཛིན་པའི་དྲང་སྲོང་ཞིག

为救度众生而手持宇宙轮辐的仙人。

02.0012 འརྡོབ་སྐྱོང་གི་བུ། 笞育之子

བྱིས་པའི་སྐབས་སྤྱོད་པ་ཤིན་ཏུ་རྩུབ་པས་ལྕག་ཚན་སོགས་ཀྱིས་བྲབས་ནས་སྐྱོང་དགོས་པར་གྲགས་པ་དེའི་བུའི་མིང་།

孩童时很顽劣需用马鞭等来笞打的仙人之子。

02.0013 གཤོལ་འགྲོ་སྐྱེས། 犁行生

དམངས་རིགས་གཤོལ་ཐོགས་པ་ཞིག་ཏུ་སྐྱེས་པའི་དྲང་སྲོང་ཞིག

一位生于杂工使犁家庭的仙人。

02.0014 དཀའ་གཉིས་སྤྱོད། 二苦行

བཅུད་ལེན་དང་སྔགས་ལ་བརྟེན་ནས་དཀའ་བ་སྤྱོད་པའི་དྲང་སྲོང་ཞིག

一位靠采精和咒语等来修苦行的仙人。

02.0015 ཐང་ལ་འབར། 原居自燃

གྲོགས་མེད་ཐང་ལ་གནས་ཤིང་ཟློས་སྔགས་ལ་འབད་པའི་སྟོབས་ཀྱིས་ལུས་ནས་རང་བྱུང་གི་མེ་འབར་བའི་དྲང་སྲོང་ཞིག

独处于平原，苦修咒术威力使体内天然火燃烧的仙人。

02.0016 ནབས་སོ་སྐྱེས། 井宿生

རྒྱུ་སྐར་ནབས་སོ་དང་ཟླ་བ་གཉིས་མཉམ་དུ་འཛོམས་དུས་སྐྱེས་པའི་དྲང་སྲོང་ཞིག

一位井宿星与月亮相聚时出生的仙人。

02.0017 ཚངས་པ། 梵天

དྲང་སྲོང་མཛེས་པའམ་རྐང་མིག་པས་བྱས་པའི་ཆོས་ཀྱི་རྗེས་སུ་འབྲངས་པའི་རིག་བྱེད་པ་རྣམས་ཀྱིས་སྟོན་པར་འཛིན་པའི་མུ་སྟེགས་པའི་ལྷ་ཞིག

一位传承“泽巴”仙人或“冈目巴”仙人教法的吠陀派弟子们视为祖师的外道神。

02.0018 མ་ཧཱ་དེ་བ་ཤྲཱི་རལ་པ་ཅན། 吉祥螺髻

ལྷ་དབང་ཕྱུག་ཆེན་པོ་སྟེ་དྲང་སྲོང་སེར་སྐྱ་བས་བྱས་པའི་ཆོས་ཀྱི་རྗེས་སུ་འབྲངས་པའི་སེར་སྐྱ་བའམ་གྲངས་ཅན་པ་རྣམས་ཀྱིས་སྟོན་པར་འཛིན་པའི་མུ་སྟེགས་པའི་ལྷ་ཞིག

一位传承大自在天或迦毗罗仙人教法的迦毗罗派或数论派弟子们视为祖师的外道神。

02.0019 ཁྱབ་འཇུག 遍入天

དྲང་སྲོང་རྒྱས་པས་བྱས་པའི་ཆོས་ཀྱི་རྗེས་སུ་འབྲངས་པའི་གྲངས་ཅན་པའམ་གཅེར་བུ་བ་རྣམས་ཀྱིས་སྟོན་པར་འཛིན་པའི་མུ་སྟེགས་པའི་ལྷ་ཞིག

一位传承广成子仙人教法的数论派或裸形派弟子们视为祖师的外道神。

02.0020 གཞོན་ནུ་གདོང་དྲུག 六面童子

དྲང་སྲོང་འཇིག་རྟེན་མིག་ཅན་གྱིས་བྱས་པའི་ཆོས་ཀྱི་རྗེས་སུ་འབྲངས་པའི་རྒྱང་འཕེན་པ་རྣམས་ཀྱིས་སྟོན་པར་འཛིན་པའི་མུ་སྟེགས་པའི་ལྷ་ཞིག

一位传承世间眼仙人教法的顺世派弟子们视为祖师的外道神。

02.0021 འཕགས་པ་འཇམ་དཔལ། 文殊菩萨

སངས་རྒྱས་ཐམས་ཅད་ཀྱི་སྐུ་རྡོ་རྗེར་གྱུར་པ་གསུང་དབྱངས་ཀྱི་བདག་ཉིད་ཅན།

诸佛金刚之体的化身，具无上妙音者。

02.0022 སྤྱན་རས་གཟིགས་དབང་ཕྱུག 观音菩萨

སངས་རྒྱས་ཐམས་ཅད་ཀྱི་གསུང་རྡོ་རྗེར་གྱུར་པ་བརྩེ་བའི་བདག་ཉིད་ཅན།

诸佛金刚之语的化身，具无上慈悲者。

02.0023 ཕྱག་ན་རྡོ་རྗེ། 金刚手菩萨

སངས་རྒྱས་ཐམས་ཅད་ཀྱི་ཐུགས་རྡོ་རྗེར་གྱུར་པ་མཐུ་སྟོབས་ནུས་པའི་བདག་ཉིད་ཅན།

诸佛金刚之心的化身，具无上本领威势者。

02.0024 ཀུན་དགའ་བོ། 阿难陀尊者

སངས་རྒྱས་བཅོམ་ལྡན་འདས་ཀྱི་སྐུའི་ཉེ་གནས་དང་ཉན་ཐོས་མཆོག་བརྒྱད་ཀྱི་ཡ་གྱལ་ཞིག

释迦牟尼佛的近住弟子或八大声闻弟子之一。

02.0025 འཚོ་བྱེད་གཞོན་ནུ། 耆婆

རྒྱ་གར་མ་ག་དྷའི་རྒྱལ་པོ་གཟུགས་ཅན་སྙིང་པོའི་སྲས་ཏེ། སྨན་པའི་རྒྱལ་པོར་ལན་གསུམ་དུ་དབང་བསྐུར་ཞིང་སངས་རྒྱས་ཤཱཀྱ་ཐུབ་པའི་སྐུའི་ལྷ་སྨན་པ་མཛད།

天竺“玛嘎达”王国频婆娑罗王之子，三次受药王灌顶，曾任释迦牟尼佛御医。

02.0026 དྲང་སྲོང་དཔྱད་བྱེ་ཁྲི་ཤེས། 常松杰普赤西

སྤྱི་ལོའི་སྔོན་གྱི་ལོ་༡༨༠༠ཡས་མས་སུ་སྐུ་འཁྲུངས། བོན་གྱི་སྟོན་པ་གཤེན་རབ་མི་བོ་ཆེའི་སྐུའི་གདུང་སྲས་བརྒྱད་ཀྱི་བགྲེས་པ་དེ་ཡིན། བདུད་རྩི་དཔྱད་ཀྱི་མདོ་དགུའི་བརྒྱུད་པ་སྤེལ། དུག་བཅོས་གཡུང་དྲུང་འཁྲིལ་བ་བརྩམས།

诞生于公元前1800年左右，为苯教祖师辛饶弥沃齐八大嫡子中的长子，他传承了《甘露九经外治疗法》，著有《治毒雍仲集》。

02.0027 སྨན་པ་དྲུང་གི་ཐོར་ཅོག་ཅན།

曼巴童格托觉坚

དུས་རབས་གསུམ་པར་སྐུ་འཁྲུངས། སྤུར་རྒྱལ་བཙན་པོའི་རྒྱལ་རབས་ཀྱི་བླ་སྨན་ཐོག་མ་སྟེ་ཡོངས་གྲགས་བོད་རྒྱལ་ཉེར་བརྒྱད་པ་ལྷ་ཐོ་ཐོ་རི་གཉན་བཙན་དང་དེའི་སྲས་ཁྲི་གཉན་གཟུང་བཙན་ཡབ་སྲས་གཉིས་ཀྱི་བླ་སྨན་པ་མཛད། ཕ་མེས་ཀྱིས་གནང་བའི་སྨན་དཔྱད་འཚོ་བའི་མདོ་སོགས་ཀྱི་བརྒྱུད་པ་སྤེལ།

诞生于公元三世纪，为吐蕃赞普时期的首任御医，先后担任了吐蕃第二十八代赞普拉托托日年赞和其子赤年松赞的御医，他传承了祖辈遗书《医疗经》等。

02.0028 འ་ཞའི་སྨན་པ། 阿夏曼巴

དུས་རབས་ལྔ་པའི་ནང་རྒྱལ་ཁབ་འ་ཞའི་ཡུལ་ནས་བོད་དབུས་སུ་གདན་དྲངས། བོད་རྒྱལ་སྟག་རི་གཉན་གཟིགས་ཀྱི་སྤྱན་འགྲིབ་པ་གསེར་གྱི་ཐུར་མས་ཕྱེ།

公元五世纪时期从阿夏国（吐谷浑）迎请至吐蕃，用金针拔除了吐蕃赞普达日宁色的眼障。

02.0029 ཧྭ་ཤང་མ་ཧཱ་དེ་བ། 和尚马哈帝瓦

མཚན་གཞན་དགེ་འདུན་ལྷ་ཆེན་པོ་ཞེས་ཀྱང་ཞུ། དུས་རབས་བདུན་པར་རྒྱ་ནག་ནས་བོད་དུ་ཕེབས། བོད་ཀྱི་ལོ་ཆེན་དྷརྨ་ཀོ་ཁ་དང་མཉམ་དུ་རྒྱའི་སྨན་དཔྱད་ཆེན་མོ་ཞེས་པ་བོད་ཡིག་ཏུ་བསྒྱུར།

又名更登拉钦蕃，公元七世纪时期从汉地来到吐蕃，与吐蕃大译师达玛郭喀一同将中医的《医疗大全》译成藏文。

02.0030 ཧན་ཝན་ཧད། 韩文海

དུས་རབས་བདུན་པའི་ནང་རྒྱ་ནག་ནས་བོད་དུ་གདན་དྲངས། རྒྱ་དཔྱད་ཕོར་བུ་ཆེ་ཆུང་ཞེས་པ་བོད་ཡིག་ཏུ་བསྒྱུར།

公元七世纪时期从汉地迎请至吐蕃，将中医的《大小中医零散诊疗集》译成藏文。

02.0031 བྷ་ར་དྷ་ཛ། 巴拉达札

དུས་རབས་བདུན་པར་རྒྱ་གར་ནས་བོད་དུ་ཕེབས། འཕགས་ཡུལ་གྱི་སྨན་གཞུང་འབུ་ཤག་མ་བུ་ཆེ་ཆུང་དང་སྦྱོར་བ་མར་གསར་ཞེས་པ་གཉིས་བོད་ཡིག་ཏུ་བསྒྱུར།

公元七世纪时期从天竺来到吐蕃，将天竺医典《大小布夏母子卷》和《新酥油配方》译成藏文。

02.0032 ག་ལེན་ནོས། 嘎林诺

དུས་རབས་བདུན་པའི་ནང་སྟག་གཟིག་གམ་ཁྲོམ་གྱི་ཡུལ་ནས་བོད་དུ་གདན་དྲངས། མགོ་སྡོན་བསྡུས་པ་སོགས་བོད་ཡིག་ཏུ་བསྒྱུར། དེ་ཉིད་དང་ཧན་ཝན་ཧད། བྷ་ར་དྷ་ཛ་གསུམ་མཉམ་དུ་བཀའ་བགྲོས་མི་འཇིགས་མཚོན་ཆ་བརྩམས།

公元七世纪时期从大食国或“冲”地迎请至吐蕃，将《果恩精要》等译成藏文，与韩文海和巴拉达札一同著有《无畏武器》。

02.0033 དྷརྨ་ཀོ་ཁ། 达玛郭喀

དུས་རབས་བདུན་པར་སྐུ་འཁྲུངས་པའི་བོད་ཀྱི་ལོ་ཙཱ་བ་ཕུལ་བྱུང་ཞིག་ཡིན། ཧྭ་ཤང་མ་ཧཱ་དེ་བ་དང་མཉམ་དུ་སྨན་དཔྱད་ཆེན་མོ་ཞེས་པ་བོད་ཡིག་ཏུ་བསྒྱུར།

诞生于公元七世纪的一名杰出的吐蕃译师，与和尚马哈德瓦一同将《医疗大全》译成藏文。

02.0034 ཧྭ་ཤང་མ་ཧཱ་ཡ་ན། 和尚玛哈亚那

མཚན་གཞན་ཐེག་པ་ཆེན་པོ་ཞེས་ཀྱང་ཞུ། དུས་རབས་བརྒྱད་པའི་ནང་རྒྱ་ནག་ནས་བོད་དུ་གདན་དྲངས། རྒྱ་ནག་གི་སྨན་རྩིས་བོད་དུ་བསྒྱུར་ཅིང་སྤེལ་བར་གྲགས།

又名塔巴钦蕃，公元八世纪时期从汉地迎请至吐蕃，将汉地的医典和历算译成藏文并进行了传扬。

02.0035 རྒྱལ་པོའི་བླ་སྨན་དགུ། 九御医

དུས་རབས་བརྒྱད་པར་རྒྱལ་པོ་ཁྲི་སྲོང་ལྡེའུ་བཙན་གྱིས་གདན་དྲངས་པའི་ཕྱོགས་རིགས་ཀྱི་སྨན་པ་མཁས་པ་མི་དགུ་སྟེ། འཕགས་ཡུལ་གྱི་ཤནྟི་གརྦྷ། ཁ་ཆེའི་གུ་ཧྱ་བཛྲ། རྒྱ་ནག་གི་སྟོང་གསུམ་གང་བ། ཧྭ་ཤང་བ་ལ། ཧང་ཏི་པ་ཏ་གསུམ། ཏ་ཟིག་གི་ཧ་ལ་ཤནྟ། གྲུ་གུའི་སེང་མདོ་འོད་ཆེན། དོལ་པོའི་ཁྱེའུ་མ་རུ་ཙེ། བལ་པོའི་དྷརྨ་ཤཱི་ལ་བཅས་ཀྱི་བསྡུས་

མིང་།

公元八世纪时期由吐蕃赞普赤松德赞从四方迎请的九位名医，即天竺的辛狄嘎巴、克什米尔的古雅巴札、汉地的东松岗瓦、和尚巴拉、杭迪巴达三位名医以及大食国的哈拉辛达、突厥的森多奥钦、多波的却玛如孜、尼泊尔的达玛希拉等的合称。

02.0036 སྤྲུལ་པའི་སྨན་གསུམ། 三神医

དུས་རབས་བརྒྱད་པའི་ནང་རྒྱལ་པོ་ཁྲི་སྲོང་ལྡེའུ་བཙན་གྱིས་གདན་དྲངས་པའི་སྨན་པ་གྲགས་ཅན་གསུམ་སྟེ། རྒྱ་གར་གྱི་སྨན་པ་དྷརྨ་རཱ་ཛ་དང་། རྒྱ་ནག་གི་ཧྭ་ཤང་མ་ཧཱ་ཀྱིན་ད། ཁྲོམ་གྱི་ཙན་པ་ཤི་ལ་ཧ་བཅས་ཀྱི་བསྡུས་མིང་།

公元八世纪时期由吐蕃赞普赤松德赞迎请的三位名医，即天竺名医达玛热札、汉地名医和尚马哈金达、“冲”地名医赞巴西拉哈的合称。

02.0037 ཙན་པ་ཤི་ལ་ཧ། 赞巴西拉哈

དུས་རབས་བརྒྱད་པར་རྒྱལ་པོ་ཁྲི་སྲོང་ལྡེའུ་བཙན་གྱིས་གདན་དྲངས་པའི་སྤྲུལ་པའི་སྨན་གསུམ་གྱི་ཡ་གྱལ་ཞིག བསྒྱུར་གཅིག་འདུས་ལྷ་དཔྱད་ཀྱི་གཞུང་འཚོ་བའི་མདོ་བསྒྱུར་ཞིང་བི་ཇིའི་པོ་ཏི་ཁ་སེར་མཛད།

公元八世纪时期由吐蕃赞普赤松德赞迎请的三位神医之一，著有医典《布其黄皮医卷》和译著集《国王养生经》。

02.0038 སྟོང་གསུམ་གང་བ། 东松岗瓦

དུས་རབས་བརྒྱད་པར་རྒྱལ་པོ་ཁྲི་སྲོང་ལྡེའུ་བཙན་གྱིས་རྒྱ་ནག་ནས་གདན་དྲངས་པའི་ལྷ་སྨན་དགུའི་ཡ་གྱལ་ཞིག གསོ་བ་དཀར་པོ་ལམ་གྱི་སྒྲོན་མ་དང་མཐའ་བཞིའི་ལུགས་ཁྲུ་བ་བཞི་ལྡན་སོགས་མཛད།

公元八世纪时期由吐蕃赞普赤松德赞从汉地迎请的九位御医之一，著有《圣洁医学指路明灯》《四方派医典》等。

02.0039 སློབ་དཔོན་པདྨ་འབྱུང་གནས། 莲花生大师

དུས་རབས་བརྒྱད་པར་རྒྱལ་པོ་ཁྲི་སྲོང་ལྡེའུ་བཙན་གྱིས་ཨོ་རྒྱན་ཡུལ་ནས་བོད་དུ་གདན་དྲངས། བོད་བརྒྱུད་ནང་བསྟན་དར་སྤེལ་མཛད། བདུད་རྩི་བུམ་པ་ཆེ་ཆུང་སོགས་མཛད།

公元八世纪时期由吐蕃赞普赤松德赞从邬仗那国迎请至吐蕃，弘扬了藏传佛教，著有《大小甘露宝瓶》等医学著作。

02.0040 བཻ་རོ་ཙ་ན། 毗卢遮那

སྤྱི་ལོ་༧༢༧ལོར་སྐུ་འཁྲུངས་པའི་བོད་ཀྱི་ལོ་ཙཱ་བ་ཆེན་མོ་ཞིག རྒྱལ་བའི་བཀའ་བསྟན་མང་དུ་བསྒྱུར་ཞིང་བཻ་རོའི་སྔོའི་འཁྲུངས་དཔེ་དང་མིང་དོན་བརྡ་སྤྲོད་རྣམ་ལྔ་སོགས་མཛད།

诞生于公元727年，是吐蕃一位杰出的大译师，翻译了诸多佛经，著有《毗卢本草药鉴》《词义注释五部》等著作。

02.0041 བོད་སྨན་མཁས་པ་མི་དགུ། 吐蕃九圣医

དུས་རབས་བརྒྱད་པ་ནས་བཅུ་གཅིག་པའི་

བར་དུ་བྱོན་པའི་བོད་སྨན་མཁས་པ་མི་དགུ་སྟེ། སྟོད་ན་ཆེར་རྗེ་ཞིག་པོ་དང་། འུག་པ་ཆོས་བཟང་། བི་ཛི་ལེགས་མགོན་གསུམ། བར་ན་གཡུ་ཐོག་ཡོན་ཏན་མགོན་པོ་དང་། མི་ཉག་རོང་རྗེ། བྲང་ཏི་རྒྱལ་བཟང་གསུམ། སྨད་ན་གཉའ་པ་ཆོས་བཟང་དང་། མཐའ་བཞི་དར་པོ། སྟོང་པ་གྲགས་རྒྱལ་གསུམ་བཅས་ཀྱི་བསྡུས་མིང་།

公元八世纪至公元十一世纪期间诞生的九位吐蕃名医，即上部的齐吉悉布、吾巴曲桑和布其勒贡；中部的宇妥·云丹贡布、米娘荣吉和昌迪杰桑；下部的涅巴曲桑、塔西达布和东巴札杰等的合称。

02.0042 གཡུ་ཐོག་རྙིང་མ་ཡོན་ཏན་མགོན་པོ།

宇妥宁玛·云丹贡布

སྤྱི་ལོ་༧༠༨ལོར་ལྷ་སའི་ཉེ་འདབས་སྟོད་ལུང་སྐྱིད་སྣ་ཞེས་པའི་ས་ཆར་སྐུ་འཁྲུངས། རྒྱལ་པོ་མེས་ཨག་ཚོམ་གྱི་སྐུ་ཚེའི་སྨད་དང་ཁྲི་སྲོང་ལྡེ་བཙན་གྱི་སྐུ་ཚེའི་སྟོད་ཀྱི་བླ་སྨན་པ་མཛད། ཀོང་པོ་སྨན་ལུང་དུ་སྨན་གྱི་དགོན་པ་ལྟ་ན་སྟུག་ཅེས་བྱ་བ་ཕྱག་བཏབ། རྒྱུད་བཞིའི་མ་ཕྱི་དང་བཅས་པ་མཛད།

公元708年诞生于拉萨附近的堆龙吉纳，曾任吐蕃赞普美阿匆的下半生和赤松德赞的上半生的御医，在工布曼隆地方创建了“达那斗”药城，撰著了《四部医典》原本。

02.0043 བི་མ་ལ་མི་ཏྲ། 布玛拉米扎

ལེགས་སྦྱར་སྐད་དེ། བོད་སྐད་དུ་བསྒྱུར་ན་དྲི་མེད་བཤེས་གཉེན་ཟེར། དུས་རབས་བརྒྱད་པའི་ནང་རྒྱ་གར་ནས་བོད་དུ་གདན་དྲངས། བི་མ་ལའི་སྦྱོར་བ་མཛད།

此为梵语，藏语译为无垢恩师，公元八世纪时期从天竺迎请至吐蕃，研发了“布玛拉”配方。

02.0044 ལོ་ཆེན་རིན་ཆེན་བཟང་པོ།

仁钦桑布大译师

སྤྱི་ལོ་༩༥༨ལོར་སྟོད་མངའ་རིས་གུ་གེའི་ཚ་ཝཾ་ཞེས་པར་སྐུ་འཁྲུངས། ཡན་ལག་བརྒྱད་པའི་སྙིང་པོ་བསྡུས་པ་དང་འགྲེལ་པ་ཟླ་ཟེར་སོགས་བོད་ཡིག་ཏུ་བསྒྱུར།

公元958年诞生于阿里古格的恰旺地区，将《八支精要集》和《注释月光》等译成藏文。

02.0045 ཇོ་བོ་རྗེ་དཔལ་ལྡན་ཨ་ཏི་ཤ 阿底峡尊者

སྤྱི་ལོ་༩༨༢ལོར་སྐུ་འཁྲུངས། ལྷ་བླ་མ་ཡེ་ཤེས་འོད་ཀྱིས་རྒྱ་གར་ནས་བོད་དུ་གདན་དྲངས། ནག་ཚོ་ལོ་ཙཱ་བ་དང་མཉམ་དུ་ཤ་སྦྱོར་དར་ཡ་ཀན་ཞེས་པ་སོགས་བོད་ཡིག་ཏུ་བསྒྱུར།

诞生于公元982年，由拉喇嘛益希沃从天竺迎请至阿里，与纳措译师一同将《食肉解毒达亚甘》等译成藏文。

02.0046 གཏེར་སྟོན་དབོན་གསས་ཁྱུང་རྒོད།

掘藏师温赛琼贵

དུས་རབས་བཅུ་པར་སྟོད་ལྷ་རྩེའི་ཡུལ་དུ་སྐུ་འཁྲུངས། བདུད་རྩི་བུམ་པ་འབྲིང་བ་གཏེར་ནས་དྲངས།

公元十世纪诞生于拉孜地区，发掘出《甘露中瓶》伏藏。

02.0047 གཏེར་སྟོན་ཀུ་ས་སྨན་པ།

掘藏师古萨曼巴

མཚན་གཞན་ཀུན་སྤང་ཟླ་འོད་དང་སྨན་པ་པདྨ་སྐྱབས་ཞེས་ཀྱང་ཞུ། དུས་རབས་བཅུ་པའི་ནང་ལྷོ་བྲག་སྐྱེ། དེང་ལྷོ་ཁ་ལྷོ་བྲག་རྫོང་ཁོངས་སུ་སྐུ་འཁྲུངས། ཆོས་བོན་སྨན་གསུམ་གྱི་ཟབ་གཏེར་མང་དུ་བཞེས།

又名贡邦达奥或曼巴白玛杰，公元十世纪诞生于洛扎，今山南地区洛扎县，发掘出许多有关佛教、苯教及医学等的伏藏典籍。

02.0048 གཏེར་སྟོན་རྡོར་འབུམ་ཆོས་ཀྱི་གྲགས་པ།

掘藏师多绷确吉札巴

དུས་རབས་བཅུ་པར་སྐུ་འཁྲུངས། བདུད་རྩི་བུམ་ཆེན་བུམ་ཆུང་ཁ་སྐོང་ཟུར་བཀོལ་སོགས་གཏེར་ནས་དྲངས།

诞生于公元十世纪，发掘出《甘露大瓶》《甘露小瓶》及其增补本等伏藏。

02.0049 གཏེར་སྟོན་གྲྭ་པ་མངོན་ཤེས།

掘藏师扎巴恩西

སྤྱི་ལོ་༡༠༡༢ལོར་གཡོ་རུ་གྲའི་སྐྱིད་རུ་སྟེ་དེང་ལྷོ་ཁ་གྲ་ནང་རྫོང་དཀྱིལ་རུ་ཤང་དཀྱིལ་རུ་གྲོང་ཚོའི་གནས་སྒོ་ཞེས་པའི་དུད་ཁྱིམ་དུ་སྐུ་འཁྲུངས། བསམ་ཡས་དབུ་རྩེའི་ཀ་བ་བུམ་པ་ཅན་ནས་གསོ་རིག་རྒྱུད་བཞི་གཏེར་ལས་བཞེས། རྒྱུད་ཀྱི་བསྡུས་དོན་སོགས་མཛད།

公元1012年诞生于玉如扎吉如，今山南地区扎囊县吉如乡吉如村称奈部的家庭，从桑耶吾孜发掘出《四部医典》的伏藏，撰著了《医学集义》等。

02.0050 དབུས་པ་དར་གྲགས། 卫巴·达札

དུས་རབས་བཅུ་གཅིག་པར་སྐུ་འཁྲུངས། གསོ་རིག་རྒྱུད་བཞི་ཚིག་བརྒྱུད་ཀྱི་གདམས་པ་སྤེལ།

诞生于公元十一世纪，传播了《四部医典》的单传秘诀。

02.0051 སྟོད་སྟོན་དཀོན་ཅོག་སྐྱབས།

堆敦·贡觉嘉

མཚན་གཞན་རོག་སྟོན་དཀོན་ཅོག་སྐྱབས་ཞེས་ཀྱང་ཞུ། དུས་རབས་བཅུ་གཅིག་པར་སྟོད་ལྷ་རྩེ་མང་མཁར་ཚ་ལུང་དུ་སྐུ་འཁྲུངས། རྩོད་བཟློག་གེགས་སེལ་འཁོར་ལོ་དང་ཡན་ལག་བརྒྱད་པའི་བསྡུས་དོན་རིན་ཆེན་དྲྭ་བ། གཞུང་གི་མཆན་བུ་སོགས་མཛད།

又名若敦·贡觉嘉，公元十一世纪诞生于堆拉孜芒卡擦龙地区，著有《回诤除障之轮》《八支精要集义珍宝网》及其注释等。

02.0052 ཞང་གཟི་བརྗིད་འབར། 祥·斯吉巴

དུས་རབས་བཅུ་གཅིག་པའི་དུས་དཀྱིལ་དུ་ཡུལ་ཡར་ལུང་གད་པ་སྟེང་སྟེ། དེང་སྣེ་གདོང་རྫོང་ཕོ་བྲང་ཤང་ཁོངས་གད་པ་སྟེང་དུ་སྐུ་འཁྲུངས། གཞུང་དྲི་མེད་གཟི་བརྗིད་མ་བུ་སོགས་མཛད།

公元十一世纪中期诞生于雅隆苛巴邓，今山南地区乃东县颇章乡苛巴邓，著有《无垢威严母子卷》等。

01.0053 མཉམ་མེད་དྭགས་པོ་ལྷ་རྗེ།

娘麦·塔波拉吉

མཚན་གཞན་དྭགས་པོ་ཟླ་འོད་གཞོན་ནུ་

དང་། རྗེ་སྒམ་པོ་པ། བསོད་ནམས་རིན་ཆེན་ཞེས་ཀྱང་ཞུ། སྤྱི་ལོ་༡༠༧༩ལོར་ལྷོ་ཁ་གཉལ་བོད་སྙི་སྙེ། དེང་ལྷོ་ཁ་ལྷུན་རྩེ་རྫོང་རི་ཐང་གྲོང་རྡལ་བོད་སྙི་ཞེས་པའི་གྲོང་དུ་སྐུ་འཁྲུངས། དྭགས་པོའི་ཐོར་འབུམ་སོགས་མཛད་ཅིང་། དབང་རིལ་གྱི་ལག་ལེན་ལ་ཁྱད་དུ་སོན་ཞིང་དྭགས་སྨན་བཅོ་ལྔ་གསར་བཟོ་མཛད།

又名塔波达奥旬奴或杰·甘布巴、索郎仁青，公元1079年诞生于山南聂伯尼，今山南地区隆孜县日当镇伯尼村，著有《塔波零散医集》，研发了十五味黑药散的配伍，擅长“旺布日布”制作实践。

02.0054 དགེ་སྦྱོང་ཕྱ་རྭ་རཏྣ། 格迥扎巴然纳

དུས་རབས་བཅུ་གཅིག་པར་སྐུ་འཁྲུངས། དྭགས་པོ་ལྷ་རྗེའི་གསུང་སྒྲོས་ཕན་བྱེད་རིག་པའི་མཛོད་སོགས་མཛད།

诞生于公元十一世纪，著有《塔波拉吉言论利益智慧宝库》等。

02.0055 ཡ་ཡ་བོན་པོ་ལྷ་འབུམ། 阿雅苯波拉蚌

དུས་རབས་བཅུ་གཅིག་པར་སྐུ་འཁྲུངས། སྨན་རྩིས་ཆོས་བོན་སོགས་ཀྱི་ཟབ་གཏེར་མང་དུ་བཞེས།

诞生于公元十一世纪，发掘出许多有关佛教、苯教、医学、历算等的伏藏典籍。

02.0056 རྭ་རོ་ཕྱག་རྡུམ། 巴如恰董

མཚན་གཞན་སྐྱེས་བུ་མི་ལྷ་ཞེས་ཀྱང་ཞུ། དུས་རབས་བཅུ་གཅིག་པར་ཨོ་རྒྱན་ཡུལ་ནས་བོད་དུ་ཕེབས། སྙན་བརྒྱུད་བེ་བུམ་ནག་པོ་དང་ཆུང་དཔྱད་བེ་བུམ་སྔོན་པོ་སོགས་མཛད།

又名杰布米拉，公元十一世纪从邬仗那国迎请来吐蕃，著有《耳传黑卷》《童诊蓝卷》等。

02.0057 གཙང་སྟོད་དར་མ་མགོན་པོ།

藏堆·塔玛贡布

དུས་རབས་བཅུ་གཅིག་པར་སྐུ་འཁྲུངས། གཙང་སྟོད་ཟིན་ཐིག་དང་ཡང་ཐིག་མཛད།

诞生于公元十一世纪，著有《藏堆札记和札记精要》。

02.0058 གཡུ་ཐོག་གསར་མ་ཡོན་ཏན་མགོན་པོ།

宇妥萨玛·云丹贡布

སྤྱི་ལོ་༡༡༢༦ལོར་གཙང་ཉང་སྟོད་ཀྱི་སའི་ཆ་སྒོ་བཞི་རེ་ཐང་དུ་སྐུ་འཁྲུངས། རྒྱུད་བཞིའི་བཀའ་རྒྱ་བཀྲོལ་ཏེ་ཁ་སྐོང་གཏན་ལ་ཕབ་ཅིང་ལུས་ཅན་ཀུན་གྱི་སྤྱི་ནོར་དུ་སྤེལ། བུ་དོན་མ་སོགས་མཛད།

公元1126年诞生于藏娘堆的古喜日塘地方，对《四部医典》做了释秘，即进行了补充和修订，使之成为众生公共财富而广为流传，著有《布顿玛》等著作。

02.0059 སུམ་སྟོན་ཡེ་ཤེས་གཟུངས།

颂敦·益西松

དུས་རབས་བཅུ་གཉིས་པའི་ནང་སྙེ་མོའི་མདའ་སུམ་པར་སྐུ་འཁྲུངས། གཡུ་ཐོག་གསར་མ་ཡོན་ཏན་མགོན་པོའི་ཐུགས་སྲས་ཡིན་ཞིང་། གཡུ་ཐོག་པའི་རྣམ་ཐར་བཀའ་རྒྱ་མའམ་སྐུ་ལྔ་ལྷུན་གྲུབ་མ་ཞེས་པ་དང་

བཤད་རྒྱུད་ཀྱི་འགྲེལ་པ་འབུམ་ནག་གསལ་སྒྲོན་སོགས་མཛད།

公元十二世纪诞生于尼木的达松巴，为宇妥萨玛・云丹贡布的心传弟子，著有《宇妥秘传》或称《五身天成》和《论说部注释十万言驱暗明灯》等。

02.0060 གཡུ་ཐོག་བཀྲ་ཤིས་མགོན།

宇妥・扎西贡

དུས་རབས་བཅུ་གཉིས་པར་སྐུ་འཁྲུངས། གཡུ་ཐོག་གསར་མའི་དངོས་སློབ་ཡིན་ཞིང་། ནི་རུ་ཧའི་ལས་རིམ་དང་མཚན་ཉིད་ཉི་ཤུ་ལ་སོགས་པའི་ཤོག་ཁྲ་མཛད།

诞生于公元十二世纪，为宇妥萨玛・云丹贡布的亲传弟子，著有《尼如哈操作规程》和《二十性相》等书卷。

02.0061 འཁྲུལ་ཞིག་སྨན་པ། 赤秀曼巴

དུས་རབས་བཅུ་གཉིས་པར་སྐུ་འཁྲུངས། གཡུ་ཐོག་བཀྲ་ཤིས་མགོན་གྱི་དངོས་སློབ་ཡིན་ཞིང་། གཡུ་ཐོག་ལུགས་ཀྱི་མཁས་པའི་ཕྱག་བཞེས་ཟུར་བཀོད་མཛད།

诞生于公元十二世纪，为宇妥扎西贡的亲传弟子，著有《宇妥派智者实践附录》。

02.0062 རྒྱལ་མཚན་དཔལ་བཟང་། 坚参白桑

དུས་རབས་བཅུ་གཉིས་པར་སྐུ་འཁྲུངས། རྡོ་རྗེ་དབྱུག་པའི་མན་ངག་ཅེས་པ་མཛད།

诞生于公元十二世纪，著有《金刚棍疗秘诀》。

02.0063 མངའ་བདག་ཉང་རལ་ཉི་མ་འོད་ཟེར།

额达娘热・尼玛奥色

སྤྱི་ལོ་༡༡༢༤ལོར་ལྷོ་བྲག་གཏམ་ཤུལ་ཏེ། དེང་ལྷོ་ཁ་མཚོ་སྨད་རྫོང་གནས་གཞི་ཤང་འཇོང་པོའམ་འཇུ་པའི་ཡུལ་ཁོངས་སུ་སྐུ་འཁྲུངས། སྨྱོ་འདུལ་སྲི་བཟློག་གི་ལས་ཚོགས་མང་པོ་གཏེར་ནས་བཞེས།

公元1124年诞生于洛扎旦雪，今山南地区措美县乃西乡具巴村，发掘出不少治疯防魔仪轨方面的伏藏典籍。

02.0064 རྗེ་བཙུན་གྲགས་པ་རྒྱལ་མཚན།

至尊札巴坚参

སྤྱི་ལོ་༡༡༤༧ལོར་སྐུ་འཁྲུངས། གསོ་དཔྱད་རྒྱལ་པོའི་དཀོར་མཛོད་སོགས་མཛད།

诞生于公元1147年，著有《医疗国王宝库》等。

02.0065 ས་སྐྱ་པཎྜི་ཏ་ཀུན་དགའ་རྒྱལ་མཚན།

萨迦班智达・贡噶坚参

སྤྱི་ལོ་༡༡༨༢ལོར་སྐུ་འཁྲུངས། རིག་གནས་བཅུའི་རྣམ་གཞག་གཏན་ལ་ཕབ། ཡན་ལག་བརྒྱད་པའི་དོན་བསྡུས་མཛད།

诞生于公元1182年，确立了十明学的论述，著有《八支集义》。

02.0066 བཅོམ་ལྡན་རིག་པའི་རལ་གྲི།

君丹日贝热智

སྤྱི་ལོའི་དུས་རབས་བཅུ་གཉིས་པའི་དུས་འགོར་ཕུ་ཐང་སྟེ་དེང་ལྷོ་ཁ་འཕྱོངས་རྒྱས་རྫོང་རྒྱལ་སྨན་ཤང་ཁོངས་ཀྱི་ཕུ་ཐང་ཞེས་པར་སྐུ་འཁྲུངས། གསོ་བ་རིག་པ་རྒྱན་གྱི་མེ་ཏོག་མཛད།

公元十二世纪诞生于普堂，今山南地区琼结县加麻乡境内的普堂，著有《医学美饰之花》。

02.0067 གཏེར་སྟོན་གུ་རུ་ཆོས་ཀྱི་དབང་ཕྱུག

掘藏师谷如确吉旺久

སྐྱེ་ལོ་༡༢༡༢ལོར་སྔར་ལྷོ་བྲག་ཁོངས་དེང་ལྷོ་ཁ་མཚོ་སྨད་རྫོང་གནས་གཞི་ཤང་གནས་གཞི་གྲོང་དུ་སྐུ་འཁྲུངས། སྨན་དཔྱད་ཀྱི་ཟབ་གཏེར་མང་དུ་བཞེས།

公元1212年诞生于洛扎，今山南地区措美县乃西乡乃西村，发掘出许多医疗伏藏典籍。

02.0068 གྲུབ་ཆེན་ཨོ་རྒྱན་པ། 珠钦邬坚巴

མཚན་དངོས་ཨོ་རྒྱན་པ་རིན་ཆེན་དཔལ་ཞེས་ཞུ། སྐྱེ་ལོ་༡༢༣༠ལོར་སྐུ་འཁྲུངས། དངུལ་ཆུ་གྲུབ་པའི་བསྟན་བཅོས་བེ་བུམ་སོགས་མཛད།

实名为邬坚巴仁钦白，诞生于公元1230年，著有《水银炼制论典手册》等。

02.0069 ཀརྨ་རང་བྱུང་རྡོ་རྗེ། 噶玛·让琼多吉

སྐྱེ་ལོ་༡༢༨༤ལོར་མངའ་རིས་གུང་ཐང་གངས་ཞུར་མོའི་འགྲམ་ཙ་ཕུ་ལྷུང་ཤོད་ཅེས་པར་སྐུ་འཁྲུངས། སྨན་མིང་རྒྱ་མཚོ་སོགས་མཛད།

公元1284年诞生于阿里贡塘康旭莫附近的杂普隆雪，著有《药名之海》等。

02.0070 གཏེར་སྟོན་ར་མོ་ཤེལ་སྨན།

掘藏师饶摩西曼

དུས་རབས་བཅུ་གསུམ་པའི་དུས་དཀྱིལ་དུ་ཡར་སྟོད་ར་མོ་སྨན་ཆུ་ཁ་སྟེ། དེང་ལྷོ་ཁ་སྣེ་གདོང་རྫོང་ཡར་སྟོད་ཤང་ར་མོ་ནང་གྲོང་ཚོར་སྐུ་འཁྲུངས། དམུ་ཆུའི་བཅོས་ཐབས་སོགས་གཏེར་ནས་བཞེས།

公元十三世纪中期诞生于亚堆饶摩曼曲卡，今山南地区乃东县亚堆乡饶摩囊村，发掘出《腹水疗法》等伏藏。

02.0071 བྱར་རོང་ཨེ་ཡི་སྨན་པ་ཉི་འོད་གསལ།

恰荣艾益曼巴·尼奥赛

མཚན་གཞན་སྨན་སྟོན་གྲུབ་ཐོབ་ཅེས་ཀྱང་ཞུ། དུས་རབས་བཅུ་གཉིས་པའི་དུས་སྨད་ཙམ་ལ་ལྷོ་ཕྱོགས་བྱར་གྱི་རོང་ཨེ་ཡུལ་རིག་པའི་འབྱུང་གནས་སུ་སྐུ་འཁྲུངས། བདུད་རྩི་སྨན་གྱི་རྫོང་འཕྲང་ཆེན་མོ་ཆེ་འབྲིང་ཆུང་གསུམ་སྙིང་པོ་དང་བཅས་པའི་སྐོར་བཞི་གཏེར་ནས་བཞེས།

又名曼顿智托，公元十二世纪末诞生于藏南的切吉荣艾地区，发掘出《甘露药宗昌钦莫卷》及其大、中、小精要等四部的伏藏。

02.0072 སྐལ་ལྡན་བྱིས་པ། 葛丹西巴

དུས་རབས་བཅུ་གསུམ་པའི་ནང་མངའ་རིས་གུ་གེ་འདམ་གྲོགས་ཞེས་པར་སྐུ་འཁྲུངས། རིམས་སྲུང་ཆེག་དྲིལ་གྱི་སྐོར་མང་པོ་གཏེར་ནས་བཞེས།

公元十三世纪诞生于阿里古格的当卓地方，发掘出许多有关防瘟的伏藏典籍。

02.0073 བུ་སྟོན་རིན་ཆེན་གྲུབ། 布顿·仁青珠

སྐྱེ་ལོ་༡༢༩༠ལོར་གཙང་གི་ཤབ་སྨད་སྟོམ་གནས་ཞེས་པར་སྐུ་འཁྲུངས། སྦྱོར་བ་བརྒྱ་པའི་མཆན་བུ་དང་ཡན་ལག་བརྒྱད་པའི་དཀའ་གནད་ཀྱི་མཆན་འགྲེལ་སོགས་མཛད།

公元1290年诞生于后藏的夏麦贡奈地区，著有《方剂百集旁注》《八支疑难旁注》等。

02.0074 ལྷ་རྗེ་དགེ་བ་འབུམ། 拉杰・格瓦本

དུས་རབས་བཅུ་གཉིས་པར་སྐུ་འཁྲུངས། གུང་ཐང་བླ་མ་ཞང་གི་དངོས་སློབ་ཡིན་ཞིང་། སྨན་གྱི་འཕྲིན་ལས་རྒྱ་ཆེར་སྤེལ།

诞生于公元十二世纪，为贡塘喇嘛祥的亲传弟子，传承和弘扬了医学事业。

02.0075 བྲང་ཏི་འཇམ་དཔལ་བཟང་པོ།

昌迪・绛班桑布

དུས་རབས་བཅུ་གསུམ་པར་སྐུ་འཁྲུངས། སྡེ་ཚན་ལྔ་འགྲེལ་ལམ་ཕྱི་མ་རྒྱུད་ཀྱི་སྦྱོར་ཚད་ལག་ལེན་པོད་ཆུང་སོགས་མཛད།

诞生于公元十三世纪，著有《五部注释》即《后续部配伍实践小卷》等。

02.0076 བྲང་ཏི་རྒྱལ་བ་བཟང་པོ།

昌迪・杰瓦桑布

མཚན་གཞན་བྲང་ཏི་ཤེང་ཀང་ཞེས་ཀྱང་ཞུ། དུས་རབས་བཅུ་གསུམ་པར་སྐུ་འཁྲུངས། ས་སྐྱའི་གདུང་རྒྱུད་ཁུ་དབོན་གྱི་བླ་སྨན་པ་མཛད།

又名昌迪星岗，诞生于公元十三世纪，曾任萨迦世系叔侄二祖的御医。

02.0077 བྲང་ཏི་དཔལ་ལྡན་འཚོ་བྱེད།

昌迪・班丹措切

དུས་རབས་བཅུ་གསུམ་པར་སྐུ་འཁྲུངས། མན་རྒྱུད་ཀྱི་སྤྱི་དོན་ཤེས་བྱ་རབ་གསལ་རྒྱས་པ་མཛད།

诞生于公元十三世纪，著有《秘诀部概论知识明示》。

02.0078 བྲང་ཏི་དཔལ་ལྡན་རྒྱལ་མཚན།

昌迪・班丹坚参

དུས་རབས་བཅུ་བཞི་པར་སྐུ་འཁྲུངས། མན་ངག་གསེར་བྲེ་སོགས་མཛད།

诞生于公元十四世纪，著有《秘诀斗金》等。

02.0079 རྗེ་ཙོང་ཁ་པ་བློ་བཟང་གྲགས་པ།

宗喀巴洛桑札巴

སྤྱི་ལོ་༡༣༥༧ལོར་མདོ་སྨད་རྨ་ཆུའི་བྱང་རྒྱུད་ཙོང་ཁའི་ཡུལ་དུ་སྐུ་འཁྲུངས། བཀའ་གདམས་གསར་མའམ་དགེ་ལུགས་པའི་སྲོལ་བཏོད། ཡན་ལག་བརྒྱད་པའི་འཕྲིན་ལས་བསྐྱངས།

公元1357年诞生于安多黄河流域北部宗喀地方，开创了新噶当派即格鲁派，在推广《八支医典》方面卓有建树。

02.0080 གྲུབ་ཐོབ་ཐང་སྟོང་རྒྱལ་པོ་བརྩོན་འགྲུས་བཟང་པོ། 大成就者・唐东杰布尊追桑布

མཚན་གཞན་རྗེ་ལྕགས་ཟམ་པ་ཞེས་ཀྱང་ཞུ། སྤྱི་ལོ་༡༣༦༡ལོར་གཙང་ལྷ་རྩེར་སྐུ་འཁྲུངས། གྲུབ་ཐོབ་རིལ་དཀར་དང་རིལ་དམར་གྱི་སྦྱོར་བ་སོགས་མཛད།

又名铁桥喇嘛，公元1361年诞生于后藏拉孜地方，创制了智托洁白丸和智托红丸等的配方。

02.0081 བོ་དོང་ཕྱོགས་ལས་རྣམ་རྒྱལ།

博顿・却列朗杰

སྤྱི་ལོ་༡༣༧༥ལོར་སྐུ་འཁྲུངས། ཡན་ལག་བརྒྱད་པ་སོགས་ཀྱི་འཕྲིན་ལས་བསྐྱངས།

诞生于公元1375年，在推广《八支医典》方面卓有成就。

02.0082 བྱང་པ་རྣམ་རྒྱལ་གྲགས་བཟང་།

强巴·朗杰札桑

སྤྱི་ལོ་1395ལོར་གཙང་ངམ་རིང་དུ་སྐུ་འཁྲུངས། བོད་ཀྱི་གསོ་བ་རིག་པའི་བྱང་ལུགས་ཀྱི་སྲོལ་བཏོད། ཡན་ལག་བརྒྱད་པའི་སྙིང་པོ་བཏུས་པ་ཡིད་བཞིན་ནོར་བུ་དང་། རྩ་བའི་རྒྱུད་ཀྱི་བཤད་པ་རྒྱུད་དོན་གསལ་བྱེད་སྒྲོན་མེ། བཤད་རྒྱུད་ཀྱི་རྒྱ་ཆེར་འགྲེལ་པ་བདུད་རྩིའི་ཆུ་རྒྱུན། ཕྱི་རྒྱུད་ཀྱི་དཀའ་འགྲེལ་དགོས་འདོད་འབྱུང་བ་སོགས་མཛད།

公元1395年诞生于后藏昂仁地方，藏医强巴派的创始人，著有《八支精要汇集如意宝》《根本部释义明灯》《论说部广释甘露源流》及《后续部释难所想如愿》等。

02.0083 མིའི་ཉི་མ་མཐོང་བ་དོན་ལྡན།

弥尼玛彤瓦顿丹

མཚན་གཞན་ལ་བྱམས་པ་དཀོན་ཆོག་རིན་ཆེན་ཡང་ཞུ། རབ་བྱུང་བདུན་པར་སྐུ་འཁྲུངས། མ་ལ་ཡའི་དཀའ་འགྲེལ་འདོད་འཇོ་ཆེ་ཆུང་དང་ངོ་མཚར་སྤྱི་སྨན་སོགས་མཛད།

又名强巴贡觉仁青，诞生于藏历第七绕迥，著有《大小玛拉雅释难如意》《神奇通药》等。

02.0084 ལྷ་བཙུན་བཀྲ་ཤིས་དཔལ་བཟང་།

拉尊·扎西白桑

རབ་བྱུང་བདུན་པར་སྐུ་འཁྲུངས། ཕྱི་རྒྱུད་ཀྱི་འགྲེལ་པ་དགོས་འདོད་འབྱུང་བ་རིན་པོ་ཆེའི་བང་མཛོད་དམ་བསྒྲགས་པས་ཀུན་ཤེས་སོགས་མཛད།

诞生于藏历第七绕迥，著有《后续部注释如意珍宝库》即《诵即会意》等。

02.0085 བསོད་ནམས་ཡེ་ཤེས་རྒྱལ་མཚན།

索朗益西坚参

བྱང་པ་མིའི་ཉི་མ་མཐོང་བ་དོན་ལྡན་གྱི་གདུང་རྒྱུད་ལྷ་བཙུན་བཀྲ་ཤིས་དཔལ་བཟང་གི་སྲས་སུ་སྟོད་ངམ་རིང་དུ་དུས་རབས་བཅོ་ལྔ་པའི་ནང་སྐུ་འཁྲུངས། སྐུ་ཚེའི་སྨད་དུ་སྡེ་པ་རིན་སྤུངས་པ་ངག་དབང་འཇིག་གྲགས་ཀྱི་བླ་སྨན་པ་མཛད། གསོ་རིག་ཕོག་འབུགས་པད་དཀར་རྒྱས་པའི་ཉིན་བྱེད་དང་། བཤད་རྒྱུད་ཀྱི་འགྲེལ་ཆེན་དྲི་མེད་ཀུན་གསལ་སོགས་གསོ་དཔྱད་ཀྱི་བསྟན་བཅོས་སྣ་ཚོགས་མཛད། རོང་རིན་སྤུངས་ཀྱི་འཇག་ཐང་དུ་དགོངས་པ་རྫོགས།

公元十五世纪诞生于后藏昂仁地方，为强巴·弥尼玛童瓦顿丹的世系拉尊·扎西白桑之子，曾任第巴·仁布巴阿旺吉札的御医，著有《医学概论白莲阳光》和《论说部广释无垢明示》等，逝世于仁布的夹唐地方。

02.0086 འབྲོང་རྩེ་ལྷ་བཙུན་རིན་ཆེན་རྒྱ་མཚོ།

仲孜拉尊·仁青嘉措

མཚན་གཞན་བློ་གྲོས་དཔལ་བཟང་ཞེས་ཀྱང་ཞུ། རབ་བྱུང་བདུན་པའི་ནང་གཙང་གི་འབྲོང་རྩེ་ཞེས་པར་སྐུ་འཁྲུངས། འབྲོང་རྩེ་བེ་བུམ་མཛད།

又名洛追白桑，藏历第七绕迥诞生于后藏仲孜地方，著有《仲孜手册》。

02.0087 གཏེར་སྟོན་རཏྣ་གླིང་པ།

掘藏师热纳林巴

སྤྱི་ལོ་༡༤༠༣ལོར་ལྷོ་བྲག་གྲུ་ཤུལ་ཏེ། དེང་ལྷོ་ཁ་མཚོ་སྣ་རྫོང་ཆུ་གྲོན་མོ་ཤང་ཁོངས་མདོ་མཁར་དུ་སྐུ་འཁྲུངས། ཐུགས་སྒྲུབ་སྨན་སྒྲུབ་སྐྱེ་བདུན་རིལ་སྒྲུབ་སོགས་མཛད།

公元1403年诞生于洛扎楚许，今山南地区错那县曲卓木乡朵卡地方，著有心修仪轨、药修仪轨和七世药丸修行仪轨等著作。

02.0088 སྟག་ཚང་ལོ་ཙཱ་བ་ཤེས་རབ་རིན་ཆེན།

达仓译师・西绕仁青

སྤྱི་ལོ་༡༤༠༥ལོར་སྟག་ཚང་སྟེ། དེང་རྣམ་གླིང་རྫོང་ཐོབ་རྒྱལ་ཤང་སྟག་ཚང་གྲོང་དུ་སྐུ་འཁྲུངས། གསོ་རིག་མིང་ཚིག་འགའ་ཞིག་གི་དོན་གྱི་བཞིན་རས་སྟོན་པའི་མེ་ལོང་དང་གསོ་དཔྱད་ཉེར་མཁོ་གཅེས་བསྡུས་སོགས་མཛད།

公元1405年诞生于达仓，今日喀则南木林县土布加乡达仓村，著有《部分医学名词注解明镜》《实用医疗集要》等。

02.0089 དཔོན་ཆེན་བསོད་ནམས་རིན་ཆེན།

奔钦・索朗仁青

དུས་རབས་བཅུ་གསུམ་པར་སྐུ་འཁྲུངས། བླ་མ་རིག་འཛིན་ཕུན་ཚོགས་དང་དེའི་སྲས་ཟུར་མཁར་མཉམ་ཉིད་རྡོ་རྗེ་སོགས་ཀྱི་ཡབ་མེས་ཡིན།

诞生于公元十三世纪，为喇嘛热增平措、苏喀・娘尼多吉的祖辈。

02.0090 ཟུར་མཁར་མཉམ་ཉིད་རྡོ་རྗེ།

苏喀・娘尼多吉

མཚན་གཞན་དྷརྨ་སྭ་མི་སྟེ་ཨ་བོ་ཆོས་རྗེའང་ཞུ། སྤྱི་ལོ་༡༤༣༩ལོར་སྐུ་འཁྲུངས། བོད་ཀྱི་གསོ་བ་རིག་པའི་ཟུར་ལུགས་ཀྱི་སྲོལ་བཏོད། མན་ངག་བྱེ་བ་རིང་བསྲེལ་དང་འགྲེལ་ཆེན་བོད་ཤེལ་ཕྲ་མོ་སོགས་མཛད།

又名达玛萨米或阿乌曲杰，诞生于公元1439年，为藏医苏喀派创始人，著有《秘诀千万舍利》《广释晶镜》等。

02.0091 ཕྲག་དཔོན་བསོད་ནམས་བཀྲ་ཤིས།

查温・索朗扎西

རབ་བྱུང་བདུན་པར་སྐུ་འཁྲུངས། ཟུར་མཁར་མཉམ་ཉིད་རྡོ་རྗེའི་མཐར་ཕྱིན་གྱི་སློབ་མ་བཞིའི་ཡ་གྱལ་ཞིག་ཡིན།

诞生于藏历第七绕迴，为苏喀・娘尼多吉的四大弟子之一。

02.0092 སྐྱེམ་པ་ཚེ་དབང་། 金巴・次旺

དུས་རབས་བཅོ་ལྔ་པར་སྐྱེམ་ཞེས་པ་སྟེ། དེང་ཀོང་པོ་སྣང་རྫོང་ཁོངས་སྐྱེམ་ཡུལ་དུ་སྐུ་འཁྲུངས། རྒྱུད་བཞིའི་རྣམ་བཤད་དང་ཚེ་དབང་བརྒྱ་རྩ་སོགས་མཛད།

公元十五世纪诞生于今林芝地区朗县境内的金顿地方，著有《四部医典释论》《次旺百方》等。

02.0093 བྱར་པོ་པཎ་ཆེན་རྡོ་རྗེ་ཕ་ལམ།

恰波班钦・多吉帕朗

སྤྱི་ལོ་༡༤༤༧ལོར་ལྷོ་ཕྱོགས་བྱར་ཡུལ་ཏེ། དེང་ལྷོ་ཁ་ལྷུན་རྩེ་རྫོང་ཁོངས་སུ་སྐུ་འཁྲུངས། ཀརྨ་སྐུ་ཕྲེང་བདུན་པ་ཆོས་གྲགས་རྒྱ་མཚོའི་

སྐུའི་བླ་སྨན་པ་མཛད། ཕྱི་རྒྱུད་ཀྱི་འགྲེལ་པ་ཚིག་དོན་རབ་ཏུ་གསལ་བ་ཡིད་བཞིན་གྱི་ནོར་བུ་སོགས་མཛད།

公元1447年诞生于南部切玉即今山南地区隆孜县境内，曾任第七世噶玛巴曲扎嘉措的御医，著有《后续部注释如意珍宝》等。

02.0094 ཀྵ་བ་ཤཱཀྱ་དབང་ཕྱུག 噶瓦·释迦旺久

ཡོངས་གྲགས་སུ་མཚོ་སྨད་མཁན་ཆེན་ཞེས་ཟེར། སྤྱི་ལོ་༡༤༤༧ལོར་སྐུ་འཁྲུངས། ཁོག་འབུགས་ལེགས་བཤད་དངུལ་དཀར་མེ་ལོང་དང་རྩ་རྒྱུད་ཀྱི་འགྲེལ་པ་དཔག་བསམ་ལྗོན་ཤིང་སོགས་མཛད།

通称措美堪钦，诞生于公元1447年，著有《医学概论白银明镜》《根本部注释如意宝树》等。

02.0095 མངའ་རིས་འཚོ་བྱེད་ཆོས་སྐྱོང་དཔལ་བཟང་། 阿里措且·确琼白桑

སྤྱི་ལོ་༡༤༧༩ལོར་སྐུ་འཁྲུངས། གསོ་བ་རིག་པའི་ཁོག་འབུགས་བདུད་རྩིའི་ཆུ་རྒྱུན་དང་རྒྱུད་ཆུང་ཉི་མའི་འོད་ཟེར་སོགས་མཛད།

诞生于公元1479年，著有《医学概论甘露源流》《小医典太阳之光》等。

02.0096 ལྷུན་སྡིངས་ལེགས་གྲུབ་དཔལ། 伦丁·勒珠白

དུས་རབས་བཅོ་ལྔ་པར་སྐུ་འཁྲུངས། བྱང་པ་རྣམ་རྒྱལ་གྲགས་བཟང་གི་གསོ་དཔྱད་རྒྱུན་འཛིན་འཕེར་བའི་བུ་ཆེན་དུ་གྱུར་ཏེ་འགྲོ་དོན་རྒྱ་ཆེར་བསྐྱངས།

诞生于公元十五世纪，为强巴·朗杰札桑传承大弟子，负有盛名。

02.0097 དཔའ་བོ་གཙུག་ལག་ཕྲེང་བ། 巴吾·祖拉成瓦

སྤྱི་ལོ་༡༥༠༤ལོར་སྐུ་འཁྲུངས། སྨན་དཔྱད་ཟིན་བྲིས་སྙིང་པོ་བསྡུས་པ་དང་རྡོ་ཞུན་གསལ་སྒྲོན་སོགས་མཛད།

诞生于公元1504年，著有《医学笔记精要集》和《岩熔明灯》等。

02.0098 ཟུར་མཁར་བློ་གྲོས་རྒྱལ་པོ། 苏喀·洛追杰布

མཚན་གཞན་དཔལ་ལྡན་དོན་གྲུབ་རྣམ་རྒྱལ་ལམ་ལེགས་བཤད་འཚོལ་ཡང་ཟེར། སྤྱི་ལོ་༡༥༠༩ལོར་སྐུ་འཁྲུངས། གྲྭ་ཐང་རྒྱུད་བཞིར་ཞུས་དག་གིས་པར་དུ་བསྐོས་ཤིང་། མེས་པོའི་ཞལ་ལུང་སོགས་མཛད།

又名班丹顿珠朗杰或列协崔，诞生于公元1509年，修订并首次刻印了扎塘版《四部医典》，著有《祖先口述》等。

02.0099 གོང་སྨན་དཀོན་ཅོག་བདེ་ལེགས། 贡曼·贡觉德勒

རབ་བྱུང་བརྒྱད་པར་སྐུ་འཁྲུངས། མན་ངག་པོ་ཏི་དམར་པོ་དང་། ནག་པོ། པོད་ཁྲ་སོགས་མཛད།

诞生于藏历第八绕迥，著有《秘诀红卷》《秘诀黑卷》《秘诀花卷》等。

02.0100 གོང་སྨན་དཀོན་མཆོག་འཕན་དར། 贡曼·贡觉彭达

སྤྱི་ལོ་༡༥༡༡ལོར་སྐུ་འཁྲུངས། གོང་སྨན་དཀོན་མཆོག་བདེ་ལེགས་ཀྱི་སློབ་མ་ཡིན་ཞིང་། ཉམས་ཡིག་བརྒྱ་རྩ་དང་གསོ་རིག

དགོས་པ་དོན་བསྡུས་སོགས་མཛད།

诞生于公元1511年，为贡曼·贡觉德勒之亲传弟子，著有《验方百篇》《医学所需集义》等。

02.0101 བློ་གསལ་དབང་པོ་པདྨ་དཀར་པོ།

洛塞旺布白玛噶布

སྤྱི་ལོ་༡༥༢༧ལོར་སྐུ་འཁྲུངས། རྒྱུད་བཞིའི་འགྲེལ་པ་གཞན་ལ་ཕན་པའི་གཏེར་མཛད།

诞生于公元1527年，著有《四部医典诠释利众宝藏》。

02.0102 ཚ་རོང་དཔལ་ལྡན་རྒྱལ་མཚན།

嚓荣·班丹坚参

སྤྱི་ལོ་༡༥༣༥ལོར་སྐུ་འཁྲུངས། ཚད་གསར་གསོ་བའི་ཡིག་ཆུང་སོགས་ཚ་རོང་པའི་སྙན་བརྒྱུད་དུ་གྲགས་པ་རྣམས་མཛད།

诞生于公元1535年，著有《初热医疗札记》等诸多嚓荣巴耳传的典籍。

02.0103 དབོན་པོ་ནམ་མཁའ་བདེ་ལེགས།

温布·朗卡德勒

དུས་རབས་བཅུ་དྲུག་པར་སྐུ་འཁྲུངས། རྒྱུད་བཞིའི་སྤྱི་དོན་ལེགས་བཤད་སྣང་བ་སོགས་མཛད།

诞生于公元十六世纪，著有《四部医典概论善言光明》等。

02.0104 གཏེར་སྟོན་ལས་འཕྲོ་གླིང་པ།

掘藏师列初林巴

སྤྱི་ལོ་༡༥༨༥ལོར་ཀོང་ཡུལ་ཝ་རུ་གནམ་ཚལ་དུ་སྐུ་འཁྲུངས། དབུ་རུ་ཞྭ་ཡི་ལྷ་ཁང་སོགས་ནས་ཟབ་གཏེར་མང་པོ་བཞེས།

公元1585年诞生于工布瓦如朗蔡地方，从吾如夏拉康等地发掘出许多伏藏。

02.0105 ལྷུན་སྡིངས་བདུད་རྩི་འགྱུར་མེད།

伦丁·堆孜久美

རབ་བྱུང་བཅུ་པར་སྐུ་འཁྲུངས། ཇོ་ནང་རྗེ་བཙུན་ཀུན་དགའ་སྙིང་པོའི་བླ་སྨན་པ་མཛད། རྒྱུད་བཞི་རྟག་བརྟན་པར་མའི་དོ་དམ་པ་དང་ཞུས་ཆེན་པའི་ཐུགས་འགན་བཞེས། གསོ་དཔྱད་ཀྱི་ལག་ལེན་དགོས་འདོད་ཀུན་འབྱུང་སོགས་མཛད།

诞生于藏历第十绕迥，曾任觉囊杰尊·贡噶宁布之御医，担任过达登版《四部医典》木刻的主管及主审，著有《医疗实践所想俱全》等。

02.0106 ལྷུན་སྡིངས་རྣམ་རྒྱལ་རྡོ་རྗེ།

伦丁·朗杰多吉

རབ་བྱུང་བཅུ་པར་སྐུ་འཁྲུངས། སྡེ་སྲིད་སངས་རྒྱས་རྒྱ་མཚོའི་གསོ་རིག་གི་སློབ་དཔོན་གནང་། བཤད་རྒྱུད་རྐྱང་སེལ་སྨན་གྱི་སྐོར་ལ་དྲི་བ་རྡོ་རིང་རྒྱན་མཆོག་ཅེས་པ་མཛད།

诞生于藏历第十绕迥，曾任第司·桑杰嘉措的医学上师，著有《论说部所述单味药材疑问石碑美饰》。

02.0107 བདེ་ཆོས་སྨན་པ་རཏྣའི་མིང་ཅན།

德曲曼巴·然纳明坚

དུས་རབས་བཅུ་དྲུག་པའི་དུས་དཀྱིལ་དུ་སྐུ་འཁྲུངས། གསོ་བ་རིག་པའི་ཕྱོགས་འདུས་ལེགས་བསྡུས་དང་རྩ་རྒྱུད་ཀྱི་འགྲེལ་པ་འབྲུ་སྣོན་སོགས་མཛད།

诞生于公元十六世纪中期，著有《医学概论集要》《根本部注释增补字句》等。

02.0108 ངག་དབང་དཀོན་མཆོག་བསྟན་རྒྱལ།

阿旺贡确丹杰

སྤྱི་ལོ་༡༥༩༤ལོར་སྐུ་འཁྲུངས། རི་བའི་གསེར་མཆན་དང་རི་བའི་གཅེས་བཏུས་རིན་ཆེན་གཏེར་མཛོད་སོགས་མཛད།

诞生于公元1594年，著有《日沃金注》《日沃集要宝藏库》等。

02.0109 འབྲི་གུང་ཆོས་གྲགས། 直贡·曲扎

མཚན་གཞན་དཀོན་མཆོག་རཏྣའང་ཞུ། སྤྱི་ལོ་༡༥༩༥ལོར་སྐུ་འཁྲུངས། བོད་ཀྱི་གསོ་བ་རིག་པའི་འབྲི་ལུགས་ཀྱི་སྲོལ་བཏོད། རྒྱུད་བཞིའི་དཀའ་མཆན་དང་བཤད་རྒྱུད་རྐྱང་སེལ་གྱི་དཀའ་གནད་དོགས་སེལ་སོགས་མཛད།

又名贡觉热纳，诞生于公元1595年，直贡医学学派创始人，著有《四部医典释难》《论说部单味药材释难解惑》等。

02.0110 རྒྱལ་དབང་ལྔ་པ་བློ་བཟང་རྒྱ་མཚོ།

五世达赖喇嘛洛桑嘉措

སྤྱི་ལོ་༡༦༡༧ལོར་འཕྱིང་བ་སྟག་རྩེ་རྩེ། དེང་ལྷོ་ཁ་འཕྱོངས་རྒྱས་རྫོང་འཕྱོངས་རྒྱས་གྲོང་རྡལ་ཞོལ་གྲོང་ལྷུན་གྱི་སྡེ་པ་གཟིམ་ཁང་དུ་སྐུ་འཁྲུངས། འབྲས་སྤུངས་སུ་གསོ་རིག་འགྲོ་ཕན་གླིང་དང་གཞིས་ཀ་རྩེར་དྲང་སྲོང་འདུས་པའི་གླིང་སོགས་སློབ་གྲྭ་གསར་དུ་ཕྱག་བཏབ།

公元1617年诞生于钦瓦达孜，今山南地区琼结县琼结镇，创建了哲蚌寺医学利众院和日喀则仙人聚医学院等。

02.0111 ཟུར་མཁས་པ་མི་ཕམ་དགེ་ལེགས་རྣམ་རྒྱལ།

蕃克巴·米旁格列朗杰

སྤྱི་ལོ་༡༦༡༨ལོར་སྐུ་འཁྲུངས། སྨན་གྱི་རོ་ནུས་བཤད་པ་བཻ་ཌཱུརྱའི་མེ་ལོང་དང་དྲིས་ལན་ལེགས་བཤད་རིན་པོ་ཆེའི་སྣང་བ་གསར་པ་སོགས་མཛད།

诞生于公元1618年，著有《论药材性味功效琉璃明镜》及《答问善言新宝光》。

02.0112 ཚ་བཟང་རྣམ་རྒྱལ་དཔལ་འབྱོར།

曲桑·朗杰班觉

སྤྱི་ལོ་༡༦༡༨ལོར་སྟོད་ལུང་དཀར་ལེབ་ཁང་གསར་དུ་སྐུ་འཁྲུངས། ཚ་བཟང་སྐུ་ཕྲེང་དང་པོ་ཡིན། མདོ་སྨད་ཚ་བཟང་དགོན་དགའ་ལྡན་མི་འགྱུར་གླིང་ཕྱག་བཏབ།

公元1618年诞生于堆龙嘎乐康赛，为第一世曲桑活佛，创建了青海曲桑寺噶丹明久林。

02.0113 འཚོ་བྱེད་བློ་གྲོས་བརྟན་པ།

措且·洛智丹巴

མཚན་གཞན་རིན་སྡིངས་བློ་བཟང་རྒྱ་མཚོའང་ཞུ། དུས་རབས་བཅུ་དྲུག་པར་སྐུ་འཁྲུངས། སྡེ་པ་སྐྱིད་ཤོད་པའི་བླ་སྨན་པ་མཛད། ཕྱི་རྒྱུད་དཀའ་འགྲེལ་གསལ་བའི་མེ་ལོང་དང་སྨན་གྱི་ཆོས་འབྱུང་དྲང་སྲོང་དགོངས་རྒྱན་སོགས་མཛད།

又名仁定·洛桑嘉措，诞生于公元十六世纪，曾任第巴吉雪巴的御医，著有《后续部释难明镜》《医学史仙人宗旨庄严》等。

02.0114 བྱང་ངོས་ནང་སོ་དར་རྒྱས།

强欧·朗索达杰

དུས་རབས་བཅུ་བདུན་པར་སྐུ་འཁྲུངས། ལྷ་དབང་ལྗོག་གམ་ཤར་ཆེན་ལྗོག་ཏུ་བོད་ཀྱི་གསོ་རིག་སློབ་གྲྭའི་སློབ་དཔོན་གྱི་ཐུགས་འགན་བཞེས། རྒྱལ་དབང་ལྔ་པ་ཆེན་པོའི་སྐུའི་བླ་སྨན་པ་མཛད།

诞生于公元十七世纪，曾任拉旺角或东部角藏医学府导师及第五世达赖喇嘛的御医。

02.0115 ཉི་ཐང་སྨན་མཁྱེན་བློ་བཟང་རྒྱ་མཚོ།

尼塘曼钦·洛桑嘉措

དུས་རབས་བཅུ་བདུན་པར་སྐུ་འཁྲུངས། འབྲས་སྤུངས་ཕོ་བྲང་ནུབ་མའི་སྨན་གྱི་སློབ་གྲྭའི་སློབ་དཔོན་གྱི་ཐུགས་འགན་བཞེས། དཔལ་ལྡན་གསོ་རིག་རྒྱུད་བཞིའི་བླ་བརྒྱུད་སོགས་མཛད།

诞生于公元十七世纪，曾任哲蚌寺西殿医学利众院的导师，著有《四部医典师承》等。

02.0116 དཀོན་མཆོག་འགྲོ་ཕན་དབང་པོ།

贡确卓盘旺布

མཚན་གཞན་འབྲི་གུང་ཚེ་དབང་བསྟན་པའང་ཞུ། སྤྱི་ལོ་༡༦༣༡ལོར་སྙེ་མོའི་རུ་མཚམས་སུ་སྐུ་འཁྲུངས། འབམ་བཅོས་ཚེ་འཛིན་སྒྲོག་སྒྲིབ་དང་འབྲི་གུང་གཅེས་བསྡུས་སོགས་མཛད།

又名直贡次旺丹巴，公元1631年诞生于西藏尼木，著有《岗巴病治疗手册》《直贡集要》等。

02.0117 དར་མོ་སྨན་རམས་པ་བློ་བཟང་ཆོས་གྲགས།

达莫曼让巴·洛桑曲扎

སྤྱི་ལོ་༡༦༣༨ལོར་ཡུལ་ཡར་ལུང་ཤར་གྱི་དར་མོ་སྟེ། དེང་ལྷོ་ཁ་སྣེ་གདོང་རྫོང་ཆོས་སྡེ་གོང་ཤང་དར་མོ་ནང་ཞེས་པར་སྐུ་འཁྲུངས། རྒྱལ་དབང་ལྔ་པ་ཆེན་པོའི་སྐུའི་བླ་སྨན་པ་མཛད། མན་ངག་བཀའ་རྒྱ་མ་དང་གསེར་མཆན་རྣམ་བཀྲ་གན་མཛོད་སོགས་མཛད།

公元1638年诞生于山南雅砻达莫地，今西藏山南乃东县，曾任第五世达赖喇嘛御医，著有《医诀秘籍》《金释灿烂宝库》等。

02.0118 གཏེར་བདག་གླིང་པ། 迪达林巴

མཚན་གཞན་ལ་རིག་འཛིན་འགྱུར་མེད་རྡོ་རྗེ་ཞེས་ཀྱང་ཞུ། སྤྱི་ལོ་༡༦༤༦ལོར་གྲ་ནང་དར་རྒྱས་ཆོས་གླིང་སྟེ། དེང་ལྷོ་ཁ་གྲ་ནང་རྫོང་དཀྱིལ་ཏུ་ཤང་ཕོངས་གྲུབ་ཡུལ་དར་རྒྱས་ཆོས་སྡིངས་དགོན་གྱི་གཟིམ་ཚང་འོད་གསལ་རྩེར་སྐུ་འཁྲུངས། ཨོ་རྒྱན་སྨིན་གྲོལ་གླིང་ཕྱག་བཏབ།

又名仁增久美多吉，公元1646年诞生于扎囊达杰确林，今西藏山南扎囊县吉汝乡卓玉村达杰确顶寺，创建了邬坚闵珠林寺。

02.0119 རྣམ་གླིང་པཎ་ཆེན་དཀོན་ཅོག་ཆོས་གྲགས།

朗林班钦·贡觉曲扎

སྤྱི་ལོ་༡༦༤༦ལོར་རྣམ་སྲས་གླིང་སྟེ། ལྷོ་ཁ་གྲ་ནང་རྫོང་རྣམ་སྲས་གླིང་ཤང་རྣམ་སྲས་གླིང་གྲོང་དུ་སྐུ་འཁྲུངས། དར་མོ་སྨན་རམས་པ་བློ་བཟང་ཆོས་གྲགས་དང་མཉམ་དུ་མེས་

པོའི་ཞལ་ལུང་གི་ཕྱི་རྒྱུད་ཆུ་མདོ་མན་གྱི་འགྲེལ་པ་མཛད།

公元1646年诞生于朗赛岭，今山南扎囊县朗赛岭，与达莫曼然巴·洛桑曲扎一同注释了《祖先口述》中后续部尿诊章节以下内容。

02.0120 ཆུ་བཟང་བློ་བཟང་བསྟན་པའི་རྒྱལ་མཚན།

曲桑·罗桑旦贝坚参

སྤྱི་ལོ་༡༦༥༢ལོར་སྐུ་འཁྲུངས། ཆུ་བཟང་སྐུ་ཕྲེང་གཉིས་པ་ཡིན། སྐུ་འབུམ་དགོན་དུ་སྔགས་པ་གྲྭ་ཚང་གི་མིང་ཐོག་ནས་གསོ་རིག་གྲྭ་ཚང་ཕྱག་བཏབ།

诞生于公元1652年，为二世曲桑活佛，在塔尔寺创建了密宗院曼巴札仓。

02.0121 སྡེ་སྲིད་སངས་རྒྱས་རྒྱ་མཚོ།

第司·桑杰嘉措

སྤྱི་ལོ་༡༦༥༣ལོར་ལྷ་སའི་བྱང་ཕྱོགས་ཉང་བྲན་གྲོང་སྨད་གཞིས་ཀར་སྐུ་འཁྲུངས། ལྕགས་རི་རིག་བྱེད་འགྲོ་ཕན་གླིང་ཕྱག་བཏབ། རྒྱུད་བཞིའི་སྨན་ཐང་བྲིས་ཆ་དོན་དགུ་བཞེངས། བཻ་སྔོན་དང་། ཁོག་འབུབས་དྲང་སྲོང་དགྱེས་པའི་དགའ་སྟོན། མན་ངག་ལྷན་ཐབས་སོགས་མཛད།

公元1653年诞生于拉萨北部娘热冲麦庄园，创建了药王山利众院，主持绘制了七十九幅四部医典曼唐，著有《蓝琉璃》《医学概论仙人喜宴》《秘诀补遗》等。

02.0122 དབོན་ཚང་ཡེ་ཤེས། 奔仓益西

དུས་རབས་བཅུ་བདུན་པའི་དུས་དཀྱིལ་དུ་འབྲི་གུང་ཀ་ཚལ་དུ་སྐུ་འཁྲུངས། གསོ་བའི་གདམས་པ་ཀུན་གྱི་ཡང་སྙིང་གཅེས་བཏུས་ཕན་བདེའི་ཆར་རྒྱུན་དང་ཞལ་ཤེས་སྙིང་ཁུ་བདུད་རྩིའི་ཐིགས་པ་སོགས་མཛད།

公元十七世纪中期诞生于直贡嘎才，著有《医学教诫精华汇集利乐之雨》《教诀精要甘露之滴》等。

02.0123 ཆགས་པ་ཆོས་འཕེལ། 恰巴曲培

དུས་རབས་བཅུ་བདུན་པའི་དུས་སྨད་དུ་སྐུ་འཁྲུངས། ཁོག་འབུབས་བཻ་ཌཱུརྻའི་ཆུ་རྒྱུན་མཛད།

诞生于公元十七世纪末，著有《医学概论蓝琉璃源流》。

02.0124 ངག་དབང་སངས་རྒྱས་དཔལ་བཟང་།

阿旺桑杰白桑

མཚན་གཞན་ཝཱ་གཱིནྡྲ་ཤྲཱི་བྷ་དྲ་ཞེས་ཀྱང་ཞུ། སྤྱི་ལོའི་དུས་རབས་བཅུ་བདུན་པའི་དུས་སྨད་ཙམ་ལ་ལྷོ་ཁ་འཕྱོངས་རྒྱས་རྫོང་དུ་སྐུ་བལྟམས། སྡེ་སྲིད་སངས་རྒྱས་རྒྱ་མཚོའི་ཞལ་སློབ་ཀྱི་ཐུ་བོ་དང་འོག་མིན་ཨོ་རྒྱན་སྨིན་གྲོལ་གླིང་གི་རབ་འབྱམས་སྨྲ་བ་བདུན་གྱི་ཡ་གྱལ་ཡང་ཡིན། མན་ངག་ལྷན་ཐབས་ཀྱི་གསང་སྨན་གབ་ཚིག་ཞལ་ཤེས་མ་སྦས་ལྷུག་པར་བཀྲོལ་བ་མཁའ་འགྲོའི་གཏད་རྒྱའི་རྒྱ་མདུད་སོགས་མཛད།

又名瓦耿扎谢巴扎，公元十七世纪末诞生于西藏山南琼结县，为第司·桑杰嘉措的亲传弟子，也是邬坚闵珠林寺七杰之一，著有《秘诀补遗秘药及隐语明释》等。

02.0125 སྡེ་དགེ་བསྟན་པ་ཚེ་རིང་།

德格·丹巴次仁

དུས་རབས་བཅུ་བདུན་པར་མདོ་ཁམས་སྡེ་དགེ་ཡུལ་དུ་སྐུ་འཁྲུངས། སྡེ་དགེ་ཡུལ་གྱི་རྒྱལ་པོ་མཛད། སྡེ་དགེ་རྒྱུད་བཞི་དང་བཀའ་བསྟན་འགྱུར་རོ་འཚལ་ལ་ཆོས་སྦྱིན་གྱིས་པར་དུ་བསྒྲུབས།

公元十七世纪诞生于德格地区，为德格吐司，主持修订并刻印了《甘珠尔》《丹珠尔》《四部医典》及多部经典医著。

02.0126 ཀོང་རོང་སྨན་བླ་དོན་གྲུབ།

贡荣曼拉·顿珠

སྤྱི་ལོ་༡༦༧༥ལོར་ཀོང་སྟོད་བཀྲ་ཤིས་འབྲས་སྤུངས་སུ་སྐུ་འཁྲུངས། གཅེས་བསྡུས་ཕན་བདེ་འབུམ་ཕྲག་དང་རེག་ཟིག་ནེའུ་ལེའི་རྒྱལ་པ་སོགས་མཛད།

公元1675年诞生于工布扎西哲蚌，著有《十万利乐集要》《札记吐宝兽囊》等。

02.0127 སི་ཏུ་ཆོས་ཀྱི་འབྱུང་གནས།

司徒·曲吉君乃

སྤྱི་ལོ་༡༧༠༠ལོར་མདོ་ཁམས་སྡེ་དགེའི་ཨ་ལོ་ཡུལ་དིང་རིང་སྒང་དུ་སྐུ་འཁྲུངས། སི་ཏུའི་མིག་འབྱེད་ལག་ལེན་དང་དངུལ་ཆུ་བཙོ་བཀྲུའི་ཟིན་བྲིས་སོགས་མཛད།

公元1700年诞生于德格龚垭阿洛当让岗，著有《司徒眼科术》《水银洗炼札记》等。

02.0128 དེའུ་དམར་དགེ་བཤེས་བསྟན་འཛིན་ཕུན་ཚོགས། 帝玛格西·丹增彭措

སྤྱི་ལོ་༡༦༧༣ལོར་མདོ་ཁམས་གོ་འཇོ་ཇོང་ཁོངས་གསེར་དགའ་གྲོང་ཚོར་སྐུ་འཁྲུངས། ཤེལ་གོང་ཤེལ་ཕྲེང་དང་ལག་ལེན་གཅེས་རིགས་བཏུས་པ་སྨན་ཀུན་བཅུད་དུ་སྒྲུབ་པའི་ལས་ཀྱི་ཆོ་ག་ཀུན་གསལ་སྣང་མཛོད་སོགས་གསོ་རིག་བསྟན་བཅོས་མང་དུ་མཛད།

公元1673年诞生于多康贡觉县，著有《晶珠本草》《晶珠本草释义》《实践集要药物增效仪轨普明光藏》等。

02.0129 ཀརྨ་ངེས་ལེགས་བསྟན་འཛིན།

噶玛·额勒丹增

རབ་བྱུང་བཅུ་གཉིས་པའི་ཤིང་བྱ་ལོ་སྟེ་སྤྱི་ལོ་༡༧༠༥ལོར་མདོ་ཁམས་སྡེ་དགེའི་མངའ་ཁོངས་ཨ་ལོ་དིང་རིང་སྒང་དུ་སྐུ་འཁྲུངས་ཤིང་། རབ་བྱུང་བཅུ་གསུམ་པའི་ས་ཡོས་ལོ་སྟེ་སྤྱི་ལོ་༡༧༥༩ལོར་དཔལ་སྤུངས་ཐུབ་བསྟན་ཆོས་འཁོར་གླིང་དུ་དགོངས་པ་རྫོགས། དཔལ་སྤུངས་སི་ཏུ་རིན་པོ་ཆེ་ཆོས་ཀྱི་འབྱུང་གནས་ཀྱི་སྐུའི་གཅུང་པོ་ཡང་ཡིན། སྨན་བསྡུས་ཨེ་ཤོ་དང་རྩིས་གཞུང་ཉེར་མཁོ་བུམ་བཟང་སོགས་མཛད།

藏历第十二绕迥木鸡年(1705年)诞生于德格龚垭阿洛地区的当让岗，第十三绕迥土兔年(1759年)在白蚌土丹曲廓林逝世，为司徒·曲吉迥乃的弟弟，著有《医药集要艾莞两函》和《实用历算典籍宝瓶》等。

02.0130 སུམ་པ་ཡེ་ཤེས་དཔལ་འབྱོར།

松巴・益西班觉

སྤྱི་ལོ་༡༧༠༤ལོར་མཚོ་སྔོན་གཡས་རུའི་ཐོ་ལེར་སྐུ་འཁྲུངས། གསོ་དཔྱད་བདུད་རྩིའི་ཆུ་རྒྱུན་སོགས་མཛད། སོག་ཡུལ་དུ་བོད་ཀྱི་གསོ་དཔྱད་སྤེལ།

公元1704年诞生于青海叶如托勒地方，著有《医疗甘露源流》等，将藏医药学传播至蒙古地区。

02.0131 ཟེ་ན་ངག་དབང་ཚུལ་ཁྲིམས་དར་རྒྱས།

司纳・阿旺慈成达杰

དུས་རབས་བཅོ་བརྒྱད་པར་སྐུ་འབུམ་ཚོ་དྲུག་ཟེ་ན་རུ་སྐུ་འཁྲུངས། མདོ་སྨད་བྱ་ཁྱུང་དགོན་གྱི་སྨན་པ་གྲྭ་ཚང་ཕྱག་བཏབ།

公元十八世纪诞生于塔尔寺六族之司纳，创建了夏琼寺曼巴扎仓。

02.0132 ལྷ་སྨན་ཆེན་པོ་ཐབས་མཁས།

大御医・塔凯

དུས་རབས་བཅོ་བརྒྱད་པར་ཡར་ཀླུང་ཤམ་པོའི་ཉེ་འདབས་ཏེ། དེང་སྔ་ཁ་སྣེ་གདོང་རྫོང་ཚེས་སྨེ་གོང་ཤང་ཁོངས་སུ་སྐུ་འཁྲུངས། སྐབས་དེའི་བོད་ས་གནས་སྲིད་གཞུང་གི་དབང་འཛིན་མཁན་མི་དབང་པོ་ལྷ་བསོད་ནམས་སྟོབས་རྒྱལ་གྱི་སྐུའི་ལྷ་སྨན་པ་མཛད།

公元十八世纪诞生于山南雅砻乃东县，曾任当时西藏地方政府摄政颇罗鼎・索朗多吉的御医。

02.0133 གཙང་སྨན་ཡེ་ཤེས་བཟང་པོ།

藏曼・益西桑布

དུས་རབས་བཅོ་བརྒྱད་པར་སྐུ་འཁྲུངས། མདོ་སྨད་བླ་བྲང་དགོན་དང་སྐུ་འབུམ་དགོན། བྱ་ཁྱུང་དགོན་སོགས་ཀྱི་སྨན་པ་གྲྭ་ཚང་དུ་ཕེབས་ནས་རྒྱུད་བཞི་ཟབ་འཁྲིད་གནང་། བོད་སོག་གི་སློབ་མ་མང་པོ་བསྐྱངས། ཞལ་གདམས་མན་ངག་གནད་འགག་དོ་ཤལ་མཛེས་རྒྱན་སོགས་མཛད།

诞生于公元十八世纪，曾应邀到安多拉卜楞寺、塔尔寺、夏琼寺等曼巴扎仓讲学，培养了很多藏蒙医学弟子。著有《教诫秘诀之关要瓔珞美饰》等。

02.0134 ཀརྨ་ངེས་དོན་བསྟན་འཛིན་འཕྲིན་ལས་རབ་རྒྱས། 噶玛・额顿丹增成列绕杰

མཚན་གཞན་ཀརྨ་རཏྣའང་ཞུ། སྤྱི་ལོ་༡༧༧༠ལོར་སྐུ་འཁྲུངས། གཅེས་བསྡུས་འཆི་མེད་ནོར་ཕྲེང་དང་དེའི་བུ་ཡིག་གི་ཚུལ་དུ་ལྷན་ཐབས་སྙིང་གི་ནོར་བུ་སོགས་མཛད།

又名噶玛然纳，诞生于公元1770年，著有《医学集要长寿宝串》和《长寿宝串补遗心宝》等。

02.0135 འཇམ་དཔལ་ཆོས་ཀྱི་བསྟན་འཛིན་འཕྲིན་ལས། 绛白曲吉丹增成列

སྤྱི་ལོ་༡༧༨༩ལོར་མཚོ་སྔོན་ཨུ་ལན་མུ་རའི་ས་ཕྱོགས་སུ་སྐུ་འཁྲུངས། མན་ངག་རིན་ཆེན་འབྱུང་གནས་སོགས་མཛད།

公元1789年诞生于青海乌兰牧热地区，著有《秘诀宝源》等。

02.0136 ཀོང་སྤྲུལ་ཡོན་ཏན་རྒྱ་མཚོ།

贡珠・云丹嘉措

སྤྱི་ལོ་༡༨༡༣ལོར་མདོ་ཁམས་འབྲི་ཟླ་ཟལ་མོ་སྒང་གི་གནས་མཆོག་པདྨ་ལྷ་རྩེའི་མདུན་

རོལ་དུ་སྐུ་འཁྲུངས། འཚོ་བྱེད་ལས་དང་པོ་ལ་ཉེ་བར་མཁོ་བའི་ཟིན་ཏིག་གཅེས་པར་བཏུས་པ་བདུད་རྩིའི་ཐིགས་པ་སོགས་མཛད།

公元1813年诞生于多康知达萨莫岗的白玛拉泽，著有《藏医临床札记》等。

02.0137 འཇམ་དབྱངས་མཁྱེན་བརྩེའི་དབང་པོ།

绛央钦孜旺布

སྤྱི་ལོ་༡༨༢༠ལོར་མདོ་ཁམས་སྡེ་དགེའི་མདའ་ཁུལ་དགེ་བའི་གཉེར་ལྷུང་དུ་སྐུ་འཁྲུངས། རྒྱུད་བཞིའི་བསྡུས་དོན་སྙིང་པོ་དང་མཁྱེན་བརྩེའི་སྨན་ཡིག་སོགས་མཛད།

公元1820年诞生于德格德隆，著有《四部医典集义精华》《钦孜医集》等。

02.0138 སྟོང་ནག་བསྟན་འཛིན་རབ་རྒྱས།

东纳·丹增绕杰

སྤྱི་ལོ་༡༧༤༨ལོར་ནང་ཆེན་རྫོང་འབྲོང་པ་སྤྲ་ཆེན་དཔོན་ཚང་དུ་སྐུ་འཁྲུངས། འབྲོང་སྨན་སྙིང་ཐིག་མཛད།

公元1748年诞生于青海囊谦县仲巴扎钦本仓，著有《仲曼心经》。

02.0139 འཇུ་མི་ཕམ་འཇམ་དབྱངས་རྣམ་རྒྱལ་རྒྱ་མཚོ།

居·米旁绛央朗杰嘉措

སྤྱི་ལོ་༡༨༤༦ལོར་མདོ་ཁམས་སྡེ་དགེའི་ཟླ་ལྷུང་ཉེ་འགྲམ་དུ་སྐུ་འཁྲུངས། གཅེས་བསྡུས་ཕན་བདེའི་བང་མཛོད་དང་རྒྱུད་བཞིའི་དཀའ་མཆན་གཅེས་པར་བཏུས་པ་འདོད་འབྱུང་ནོར་བུའི་མེ་ལོང་སོགས་མཛད།

公元1846年诞生于德格澜沧江畔，著有《医学集要利乐宝库》和《四部医典疑难注释集要如愿宝鉴》等。

02.0140 འོ་རྫོང་བློ་བཟང་སྦྱིན་པ།

欧宗·洛桑晋巴

རབ་བྱུང་བཅོ་ལྔ་པར་ཡུལ་ཤུལ་རྫོང་འབྲོང་མདའ་རུ་སྐུ་འཁྲུངས། དཔྱད་མཆོག་གཏར་ཁ་གདབ་པའི་རྩའི་ངོས་འཛིན་སོགས་གསལ་བར་བཀོད་པ་དྲང་སྲོང་བླ་མའི་ཞལ་ལུང་དཔྱད་ཀྱི་གཅེས་ཕྲེང་སོགས་མཛད།

公元十五世纪诞生于青海玉树仲达，著有《放血穴位详解上师言教宝串》等。

02.0141 སྡེ་དགེ་བླ་སྨན་རིན་ཆེན་འོད་ཟེར།

德格御医·仁青奥色

མཚན་གཞན་ཞལ་ཆེན་ལྷ་རྗེའམ་རཏྣ་རསྨིར་ཞེས་ཀྱང་ཞུ། དུས་རབས་བཅུ་དགུ་པར་མདོ་ཁམས་སྡེ་དགེའི་ཡུལ་དུ་སྐུ་འཁྲུངས། གསོ་རིག་རྒྱུད་བཞིའི་བསྡུས་དོན་བརྗེད་ངས་མུན་འཕྲོག་དང་མན་ངག་བདུད་རྩིའི་རོལ་མཚོ་སོགས་མཛད།

又名协钦拉吉或然纳热米尔，公元十九世纪诞生于德格地区，著有《四部医典精要驱除失忆黑暗》《秘诀甘露之海》等。

02.0142 ཀླུང་རིགས་བསྟན་དར། 龙热丹达

དུས་རབས་བཅུ་དགུ་པར་སོག་ཡུལ་ཁླ་ཨར་ཁླ་སད་ཡུན་ནོ་ཧན་སྨིན་ཏ་ལད་བླང་དུ་སྐུ་འཁྲུངས། རྒྱུད་བཞིའི་བརྡ་འགྲེལ་རྣམ་རྒྱལ་ཨ་རུ་རའི་ཕྲེང་མཛེས་སོགས་མཛད།

公元十九世纪诞生于蒙古喀阿喀塞云

诺汗蒙达列邦，著有《四部医典术语注解殊胜诃子串饰》等。

02.0143 སྡག་ལྷ་ནོར་བུ། 德拉诺布

མཚན་གཞན་འཇིགས་མེད་ཐུབ་བསྟན་རྒྱ་མཚོའང་ཞུ། སྤྱི་ལོ་༡༨༨༩ལོར་མཚོ་སྔོན་མགོ་ལོག་ཏུ་སྐུ་འཁྲུངས། ནད་སྨན་སྤྱོད་པའི་ཉམས་ཡིག་བདུད་རྩིའི་ཐིགས་པ་སོགས་མཛད།

又名晋美土旦嘉措，公元1889年诞生于青海果洛，著有《病药对治验方甘露之滴》等。

02.0144 ལྷ་སྨན་ཨོ་རྒྱན་བསྟན་འཛིན་རྒྱ་མཚོ།

御医邬坚丹增嘉措

དུས་རབས་བཅུ་དགུ་པར་སྐུ་འཁྲུངས། རྒྱལ་དབང་སྐུ་ཕྲེང་བཅུ་གསུམ་པའི་སྐུའི་ལྷ་སྨན་མཛད། དཔལ་ལྡན་རྒྱུད་བཞི་དང་འགྲེལ་པ་བཻ་སྔོན། མན་ངག་ལྷན་ཐབས་སོགས་པར་བཀོས་ཞུས་དག་མཛད།

诞生于十九世纪，曾任十三世达赖喇嘛的御医，校订了新版《四部医典》及其注释《蓝琉璃》《秘诀补遗》等。

02.0145 ལྷ་སྨན་བྱ་ཕྱུག་པ་དམ་ཆོས་དཔལ་ལྡན།

御医恰布巴・丹曲班旦

དུས་རབས་བཅུ་དགུ་པར་སྐུ་འཁྲུངས། རྒྱལ་དབང་སྐུ་ཕྲེང་བཅུ་གསུམ་པའི་སྐུའི་ལྷ་སྨན་པ་མཛད། བྱ་ཕྱུག་གཅེས་བསྡུས་སོགས་མཛད།

诞生于十九世纪，曾任十三世达赖喇嘛御医，著有《恰布集要》等。

02.0146 ཀརྨ་འཇིགས་མེད་ཆོས་ཀྱི་སེངྒེ།།

噶玛・晋美却吉森格

དུས་རབས་བཅུ་དགུ་པར་བོད་ལྗོངས་ཆབ་མདོ་རུ་སྐུ་འཁྲུངས། གཡུ་ཐོག་སྙིང་ཐིག་གི་བསྙེན་ཡིག་དངོས་གྲུབ་རོལ་མཚོ་དང་གཡུ་ཐོག་སྙིང་ཐིག་གི་རྫོགས་རིམ་ཉེ་བརྒྱུད་གསོལ་འདེབས་སོགས་མཛད།

十九世纪诞生于西藏昌都，著有《宇妥心经之精义悉地乐海》《宇妥心经之圆满祈颂》等。

02.0147 འཚོ་བྱེད་རྡོ་རྗེ་རྒྱལ་མཚན།

措且・多吉坚参

དུས་རབས་བཅུ་དགུ་པར་ལྷ་སའི་སྙེ་མོར་སྐུ་འཁྲུངས། རྒྱུད་བཞི་དང་བཻ་སྔོན་ལ་དག་ཞུས་གནང་ནས་ཤིང་པར་གསར་བཞེངས་ཀྱི་བྱ་ལས་ལ་ཞུགས།

十九世纪诞生于西藏尼木，参与刻制并校订了《四部医典》和《蓝琉璃》木刻版。

02.0148 བཀྲས་ཁང་བྱམས་པ་ཐུབ་དབང་།།

翟康・强巴土旺

དུས་རབས་བཅུ་དགུ་པའི་དུས་དཀྱིལ་ཙམ་དུ་འཕྱོངས་རྒྱས་ཆང་ཁྱིམ་སྟེ། དེང་ལྷོ་ཁ་འཕྱོངས་རྒྱས་རྫོང་ལྷ་ཡུལ་ཤང་ཁོངས་ཆང་ཁྱིམ་གྲོང་དུ་སྐུ་འཁྲུངས། རྒྱལ་དབང་སྐུ་ཕྲེང་བཅུ་གསུམ་པའི་སྐུ་བཅར་ལྷ་སྨན་བསྐོས་པ་གནང་། བྱིས་པའི་ཉེར་སྤྱོད་འགྲོ་ཕན་སྙིང་ནོར་སོགས་མཛད།

十九世纪中期诞生于山南琼结强钦，曾任十三世达赖喇嘛的主御医，著有

《小儿护养利众心宝》等。

02.0149 མཁྱེན་རབ་ནོར་བུ། 钦绕诺布

སྤྱི་ལོ་༡༨༨༣ལོར་ཡར་ཀླུང་བྱ་ས་སྐྱེ། དེང་ལྷོ་ཁ་སྣེ་གདོང་རྫོང་རྩེད་ཐང་གྲོང་རྡལ་ཁོངས་བྱ་ས་ལྷ་ཁང་གི་ཉེ་འདབས་སུ་སྐྱེ་འཁྲུངས། ལྷ་ལྡན་སྨན་རྩིས་ཁང་གི་དབུ་མཛད་གནང་། ཁྲག་སྨན་འཁྲུངས་དཔེ་ཡིད་བཞིན་འདོད་འཇོའི་བུམ་བཟང་དང་བདུད་རྩི་སྔོའི་འཁྲུངས་དཔེ་རྒྱས་པ་འཚོ་བྱེད་གཞོན་ནུའི་སྙིང་ནོར། སྨན་གྱི་སྦྱོར་དཔེ་བདུད་རྩིའི་བུམ་བཟང་སོགས་མཛད།

公元1883年诞生于雅砻甲萨，今山南乃东县，曾任拉萨门孜康的主管，著有《非草本药鉴如意宝瓶》《甘露本草药鉴耆婆心宝》《方剂甘露宝瓶》等。

02.02 བརྩམས་ཆོས། 医书

02.0150 སྨན་མདོ་བརྒྱད་བརྒྱ་པ། 医经八百颂

སྟོན་པ་ཤཱཀྱ་ཐུབ་པས་གསུངས་པའི་སྨན་གྱི་མདོ་ཆོག་ཅིག མཚན་བྱང་རྒྱས་པར་འཕགས་པ་དེ་བཞིན་གཤེགས་པ་བདུན་གྱི་སྔོན་གྱི་སྨོན་ལམ་གྱི་ཁྱད་པར་རྒྱས་པ་ཞེས་བྱ་བ་ཐེག་པ་ཆེན་པོའི་མདོ་ཞེས་བྱ།

佛祖释迦牟尼所授的一部医学仪轨经文，全称《七如来佛本愿殊胜经》。

02.0151 གསོ་རིག་འབུམ་བཞི། 苯医四续

སྟོན་པ་གཤེན་རབ་ཀྱིས་གསུངས་པའི་རྩ་བ་ཐུགས་འབུམ་མཁའ་སྔོན་དང་། སྨན་འབུམ་དཀར་པོ། དཔྱད་འབུམ་ཁྲ་བོ། ནད་འབུམ་ནག་པོ་བཅས་བཞིའི་བསྡུས་མིང་།

苯教祖师辛饶弥沃齐所授的《根本心论蓝卷》《药论白卷》《医论花卷》《病论黑卷》等四部的合称。

02.0152 འཇམ་དབྱངས་སྔོ་འབུམ། 文殊本草

འཕགས་པ་འཇམ་དཔལ་གྱིས་གསུངས་པའི་སྨན་རྫས་ཀྱི་གཞུང་ཞིག མཚན་བྱང་རྒྱས་པར་སྔོ་སྦྱོར་བདུད་རྩི་གསང་བ་འཆི་མེད་སྐྱུ་གསུང་ཐུགས་ཀྱི་སྦྱོར་བ་ཞེས་བྱ།

文殊菩萨所授的一部药材著作，全称为《本草甘露秘鉴》。

02.0153 འཁྲུངས་དཔེ་གཡུ་ཡི་ཕྲེང་བ།

药鉴松石串

འཕགས་མ་སྒྲོལ་མས་གསུངས་པའི་སྨན་རྫས་ཀྱི་གཞུང་ཞིག

圣尊度母所授的一部药材著作。

02.0154 ཙ་ར་ཀ་སྡེ་བརྒྱད། 杂拉嘎八部

རྒྱ་གར་གྱི་དྲང་སྲོང་ཆེན་པོ་བརྒྱད་ཀྱིས་མཛད་པའི་དགོས་སྟོན་པའི་སྡེ་དང་། གཞི་སྒྲུབ་པའི་སྡེ། བདུད་རྩི་ཆེན་པོའི་སྡེ། མི་འཇིགས་པའི་མཚོན་ཆའི་སྡེ། བདུད་རྩི་སྒྲུབ་པའི་སྡེ། སྲོག་གི་སྒྲོམ་བུའི་སྡེ། གསོ་དཔྱད་སྨན་སྦྱོར་གྱི་སྡེ། སྦྱོང་བྱེད་ལས་ལྔའི་སྡེ་བཅས་བརྒྱད་ཀྱི་བསྡུས་མིང་།

《离苦部》《存在部》《甘露巨部》《无畏武器部》《修持甘露部》《命篋部》《医疗配方部》《泄疗五业部》

等八部，由天竺八大仙人作。

02.0155 མདོར་བསྡུས་གསང་ཏིག་སྒྲོན་མ།

简略秘籍明灯

སློབ་དཔོན་ཀླུ་སྒྲུབ་ཀྱིས་མཛད་པར་གྲགས་པའི་གསོ་རིག་གི་གཞུང་དང་ལག་ལེན་སྐོར་གྱི་བསྟན་བཅོས་ཤིག

一部医学理论与实践方面的论著。龙树大师作。

02.0156 རྩ་ཡིག་ཉི་ཟེར་སྒྲོན་མེ། 脉书日光明灯

སློབ་དཔོན་ཀླུ་སྒྲུབ་ཀྱིས་མཛད་པར་གྲགས་པའི་རྩའི་བརྟག་ཐབས་ཀྱི་གཞུང་ཞིག

一部诊脉法著作。龙树大师作。

02.0157 སྨན་འཚོ་བའི་མདོ། 保健医经

སློབ་དཔོན་ཀླུ་སྒྲུབ་ཀྱིས་མཛད་པའི་ཚེ་བསྲིང་ཐབས་ཀྱི་གཞུང་ཞིག

一部延年益寿方法的著作。龙树大师作。

02.0158 སྦྱོར་བ་བརྒྱ་པ། 方剂百集

སློབ་དཔོན་ཀླུ་སྒྲུབ་ཀྱིས་མཛད་པའི་སྨན་སྦྱོར་གྱི་གཞུང་ཞིག

一部方剂论著。龙树大师作。

02.0159 ཡན་ལག་བརྒྱད་པའི་སྙིང་པོ་བསྡུས་པ།

八支精要集

དཔལ་ལྡན་ཕ་ཁོལ་གྱིས་མཛད་པའི་གསོ་རིག་གི་གཞུང་དང་ལག་ལེན་སྐོར་གྱི་བསྟན་བཅོས་ཤིག

一部医学理论与实践论著。天竺大师马鸣作。

02.0160 ཡན་ལག་བརྒྱད་པའི་རང་འགྲེལ། 八支自释

དཔལ་ལྡན་ཕ་ཁོལ་གྱིས་མཛད་པའི་ཡན་ལག་བརྒྱད་པའི་སྙིང་པོ་བསྡུས་པའི་འགྲེལ་པ་ཞིག མཚན་བྱང་རྒྱས་པར་ཡན་ལག་བརྒྱད་པའི་སྙིང་པོ་ཞེས་བྱ་བའི་སྨན་དཔྱད་ཀྱི་རང་འགྲེལ་ཞེས་བྱ།

一部《八支精要集》的注释，全称为《八支精要之医疗自释》。天竺大师马鸣作。

02.0161 ཚིག་དོན་ཟླ་ཟེར། 句义月光

ཁ་ཆེ་ཟླ་བ་མངོན་དགས་མཛད་པའི་ཡན་ལག་བརྒྱད་པའི་སྙིང་པོ་བསྡུས་པའི་འགྲེལ་པ་ཞིག མཚན་བྱང་རྒྱས་པར་ཡན་ལག་བརྒྱད་པའི་སྙིང་པོའི་རྣམ་པར་འགྲེལ་བའི་ཚིག་གི་དོན་གྱི་ཟླ་ཟེར་ཞེས་བྱ།

一部八支精要集注释著作，全称为《八支精要之句义月光》。克什米尔达瓦翁嘎作。

02.0162 སྨན་མིང་སྒྲ་སྦྱོར་རིས་པ། 药材别名集

ཁ་ཆེ་ཟླ་བ་མངོན་དགས་མཛད་པའི་སྨན་མིང་གི་རྣམ་གྲངས་སྐོར་གྱི་བསྟན་བཅོས་ཤིག

一部关于药物异名的论著。克什米尔达瓦翁嘎作。

02.0163 སྨན་དཔྱད་ཆེན་མོ། 医学大全

ཧྭ་ཤང་མ་ཧཱ་དེ་བ་དང་དྷརྨ་ཀོ་ཁ་གཉིས་ཀྱིས་བོད་ཡིག་ཏུ་བསྒྱུར་བའི་སྨན་དཔྱད་ཀྱི་གཞུང་ཞིག

由和尚马哈德瓦和达玛郭喀译成藏文的一部医学著作。

02.0164 མི་འཇིགས་མཚོན་ཆ། 无畏武器

ཙ་ར་ཀ་ཛ་དང་དྷན་ཝན་ཏྲི། ག་ལེན་ནོས་གསུམ་གྱིས་མཛད་པའི་སྨན་དཔྱད་ཀྱི་གཞུང་ཞིག

巴拉达札、韩文海和嘎林诺三位编著的医疗著作。

02.0165 བི་ཛི་པོ་ཏི་ཁ་སེར། 布其黄皮医卷

བི་ཛི་ཙན་པ་ཤི་ལ་ཧས་མཛད་པའི་ནད་ཀྱི་རྟགས་དང་བཅོས་ཐབས་སྐོར་གྱི་བསྟན་བཅོས་ཤིག མཚན་བྱང་གཞན་ལ་རྒྱལ་པོའི་བླ་ཡིག་འོད་འབར་ཞེས་ཀྱང་བྱ།

一部关于疾病症状和治疗法方面的论著，又名为《国王魂系函》。布其赞巴西拉哈作。

02.0166 སྒྲོལ་མ་སྔོ་འབུམ། 度母本草

ཤཱནྟི་གརྦྷས་བསྒྱུར་བའི་སྨན་རྫས་ཀྱི་གཞུང་ཞིག མཚན་བྱང་གཞན་ལ་གསོ་དཔྱད་སྔོ་སྣ་ཚོགས་ཀྱི་མན་ངག་རིན་པོ་ཆེའི་འཕྲེངས་དཔེ་བསྟན་པ་ཞེས་ཀྱང་བྱ།

一部介绍药材的著作，又名《医用本草秘诀珍宝药鉴》。辛狄嘎巴译。

02.0167 སྔོ་ཡི་བུ་མོ་སྤུན་བདུན་གྱི་རྟོགས་བརྗོད།

仙草七姊妹传

སློབ་དཔོན་པདྨ་འབྱུང་གནས་ཀྱིས་མཛད་པའི་སྨན་རྫས་ཀྱི་གཞུང་ཞིག མཚན་བྱང་རྒྱས་པར་སྔོ་ཡི་བུ་མོ་སྤུན་བདུན་གྱི་རྟོགས་བརྗོད་དྲི་མེད་ཟླ་ཟེར་ཞེས་བྱ།

一部介绍药材的著作，全称为《仙草七姊妹的传记无垢月光》。莲花生大师作。

02.0168 འཆི་མེད་བདུད་རྩི་བུམ་པ།

长寿甘露宝瓶

སློབ་དཔོན་པདྨ་འབྱུང་གནས་ཀྱིས་མཛད་པའི་ནད་ཀྱི་རྟགས་དང་བཅོས་ཐབས་སྐོར་གྱི་བསྟན་བཅོས་ཞིག མཚན་བྱང་རྒྱས་པར་འཆི་མེད་བདུད་རྩི་བུམ་པའི་རྒྱུད་མན་ངག་ཅེས་བྱ།

一部关于详述疾病症状和治疗法方面的论著，全称为《医典秘诀长寿甘露宝瓶》。莲花生大师作。

02.0169 བདུད་རྩི་བུམ་ཆུང་། 甘露小瓶

སློབ་དཔོན་པདྨ་འབྱུང་གནས་ཀྱིས་མཛད་པའི་ནད་ཀྱི་རྟགས་དང་བཅོས་ཐབས་སྐོར་གྱི་བསྟན་བཅོས་ཞིག

一部疾病症状和治疗法方面的论著。莲花生大师作。

02.0170 བདུད་རྩིའི་ཚེ་བུམ། 甘露寿瓶

སློབ་དཔོན་པདྨ་འབྱུང་གནས་ཀྱིས་མཛད་པའི་ནད་ཀྱི་རྟགས་དང་བཅོས་ཐབས་སྐོར་གྱི་བསྟན་བཅོས་ཞིག

一部详解疾病症状和治疗法方面的论著。莲花生大师作。

02.0171 སྨན་དཔྱད་ཟླ་བའི་རྒྱལ་པོ། 月王药诊

མཁས་མང་གིས་མཛད་པའི་གསོ་རིག་གི་གཞུང་དང་ལག་ལེན་སྐོར་གྱི་བསྟན་བཅོས་ཞིག མཚན་བྱང་གཞན་ལ་སོ་མ་ར་ཛ་ཞེས་ཀྱང་བྱ།

一部关于医学理论和实践方面的论著，别名为《索玛热杂》。由多位智者合著。

02.0172 གསོ་དཔྱད་སྔོའི་མན་ངག་སྔོ་འབུམ།

医疗秘诀本草

བེ་རོ་ཙ་ནས་མཛད་པའི་སྨན་རྫས་ཀྱི་གཞུང་ཞིག

一部详解药材方面的著作。毗卢遮那作。

02.0173 མིང་དོན་བརྡ་སྤྲོད་རྣམ་ལྔ།

词义注释五部

བི་རོ་ཙ་ནས་མཛད་པའི་སྨན་གྱི་མིང་དོན་བརྡ་སྤྲོད་པའི་གཞུང་ཞིག

一部药物词义注解著作。毗卢遮那作。

02.0174 གསོ་རིག་རྒྱུད་བཞི། 四部医典

གཡུ་ཐོག་སྙིང་མ་ཡོན་ཏན་མགོན་པོས་མཛད་པའི་གསོ་དཔྱད་ཀུན་གྱི་རྒྱལ་པོར་གྱུར་པ་རྩ་བའི་རྒྱུད་དང་། བཤད་པའི་རྒྱུད། མན་ངག་གི་རྒྱུད། ཕྱི་མའི་རྒྱུད་བཅས་བཞིའི་བསྡུས་མིང་། མཚན་བྱང་རྒྱས་པར་བདུད་རྩི་སྙིང་པོ་ཡན་ལག་བརྒྱད་པ་གསང་བ་མན་ངག་གི་རྒྱུད་ཅེས་བྱ།

一部藏医学经典巨著，为根本部、论说部、秘诀部、后续部等四部之合称，全称《甘露八支精要秘诀续》。宇妥宁玛・云丹贡布作。

02.0175 ཡན་ལག་བརྒྱད་པའི་གཞུང་ལས་བསྡུས་པ་ནོར་བུའི་འཕྲེང་བ། 八支汇集宝串

གཡུ་ཐོག་སྙིང་མ་ཡོན་ཏན་མགོན་པོས་མཛད་པའི་ནད་ཀྱི་རྟགས་དང་བཅོས་ཐབས་སྐོར་གྱི་བསྟན་བཅོས་ཤིག

一部关于详解疾病症状和治疗法方面的著作。宇妥宁玛・云丹贡布作

02.0176 གཡུ་ཐོག་སྔོ་འབུམ། 宇妥本草

གཡུ་ཐོག་སྙིང་མ་ཡོན་ཏན་མགོན་པོས་མཛད་པའི་སྨན་རྫས་ཀྱི་གཞུང་ཞིག མཚན་བྱང་གཞན་ལ་སྔོ་འབུམ་མཐོང་གྲོལ་ཆེན་མོ་ཞེས་ཀྱང་བྱ།

一部介绍药材方面的著作，又名《本草大集见之解脱》。宇妥宁玛・云丹贡布作。

02.0177 གཡུ་ཐོག་སྙིང་ཐིག 宇妥心经

གཡུ་ཐོག་སྙིང་མ་ཡོན་ཏན་མགོན་པོ་སོགས་ཀྱིས་མཛད་པའི་སྨན་གྱི་ཆོ་ག་ཅིག

一部讲述药物加持仪轨的著作。宇妥宁玛・云丹贡布等作。

02.0178 འབུམ་ཁུ་ཚུར། 医学精要十万拳

ཕྱག་སྨན་རིན་ཆེན་རྒྱལ་མཚན་སོགས་ཀྱིས་མཛད་པའི་ནད་ཀྱི་རྟགས་དང་བཅོས་ཐབས་སྐོར་གྱི་བསྟན་བཅོས་ཤིག མཚན་བྱང་རྒྱས་པར་དཔལ་ལྡན་ཕྱག་པའི་མན་ངག་འབུམ་ཁུ་ཚུར་ཞེས་བྱ།

一部讲述疾病症状和治疗法方面的论著，全称为《班丹恰巴秘诀精要十万拳》。恰门仁钦坚赞等作。

02.0179 བེའུ་བུམ་ནག་པོ། 黑札帙

སྐྱེས་བུ་མི་ལྷས་མཛད་པའི་ནད་ཀྱི་རྟགས་དང་བཅོས་ཐབས་སྐོར་གྱི་བསྟན་བཅོས་ཤིག མཚན་བྱང་རྒྱས་པར་སྙན་ནས་སྙན་དུ་བརྒྱུད་པ་མན་ངག་བེའུ་བུམ་ནག་པོ་ཞེས་བྱ།

一部关于疾病症状和治疗法方面的论著，全称《耳传秘诀黑札帙》。吉普米拉作。

02.0180 གཙང་སྟོད་ཟིན་ཐིག་དང་ཡང་ཐིག

藏堆札记和札记精要

གཙང་སྟོད་དར་མ་མགོན་པོས་མཛད་པའི་ནད་ཀྱི་རྟགས་དང་བཅོས་ཐབས་སྐོར་གྱི་བསྟན་བཅོས་ཤིག མཚན་བྱང་རྒྱས་པར་

གཙང་སྟོད་དར་མ་མགོན་པོའི་རྒྱུད་ལུང་མན་ངག་ཏུ་མའི་བཅུད་ཕྱུང་སློབ་མའི་དོན་དུ་ཟིན་ཐིག་དང་བུ་ལ་གདམས་པ་ཡང་ཐིག་ཞེས་བྱ།

一部关于疾病症状和治疗法方面的论著，全称《藏堆塔玛贡布的秘诀结晶传给弟子的札记和传给儿子的再精札记》。藏堆塔玛贡布作。

02.0181 གཅེས་པ་མུ་ཏིག་ཕྲེང་བ། 珍贵珍珠串

ལྷ་རྗེ་སྙེ་སྨན་ཆེན་པོས་མཛད་པའི་ནད་ཀྱི་རྟགས་དང་བཅོས་ཐབས་སྐོར་གྱི་བསྟན་བཅོས་ཤིག

一部详解疾病症状和治疗法方面的论著。拉杰尼门钦莫作。

02.0182 བུ་དོན་མ། 布顿玛

གཡུ་ཐོག་གསར་མ་ཡོན་ཏན་མགོན་པོས་མཛད་པའི་ནད་ཀྱི་རྟགས་དང་བཅོས་ཐབས་སྐོར་གྱི་བསྟན་བཅོས་ཤིག

一部详解疾病症状和治疗法方面的论著。宇妥萨玛·云丹贡布作。

02.0183 ཐོག་དྲིལ་སྐོར་གསུམ། 三秘卷

གཡུ་ཐོག་གསར་མ་ཡོན་ཏན་མགོན་པོས་མཛད་པའི་ནད་ཀྱི་རྟགས་དང་བཅོས་ཐབས་སྐོར་གྱི་བསྟན་བཅོས་ཤིག

一部叙述疾病症状和治疗法方面的论著。宇妥萨玛·云丹贡布作。

02.0184 ཆ་ལག་བཅོ་བརྒྱད། 医学十八支

གཡུ་ཐོག་གསར་མ་ཡོན་ཏན་མགོན་པོ་སོགས་ཀྱིས་མཛད། གསོ་རིག་རྒྱུད་བཞིའི་བརྗོད་དོན་རྨང་གཞིར་བྱས་ཐོག་བོད་ཀྱི་གསོ་རིག་གི་རྨང་གཞིའི་གཞུང་ལུགས་དང་། ནད་ཐོག་ལག་ལེན། སྦྱོར་བ་སྨན་སོགས་སྟོན་པའི་བསྟན་བཅོས་བཅོ་བརྒྱད།

以《四部医典》为理论基础，全面阐述藏医学理论、临床实践、药物配制等的十八部著述集。宇妥萨玛·云丹贡布等作。

02.0185 འབུམ་ནག་གསལ་སྒྲོན། 本纳明灯

སུམ་སྟོན་ཡེ་ཤེས་གཟུངས་ཀྱིས་མཛད་པའི་བཤད་རྒྱུད་ཀྱི་འགྲེལ་པ་ཞིག མཚན་བྱང་རྒྱས་པར་བདུད་རྩི་སྙིང་པོ་ཡན་ལག་བརྒྱད་པ་གསང་བ་མན་ངག་གི་རྒྱུད་ལས་བཤད་པའི་རྒྱུད་ཀྱི་འགྲེལ་པ་འབུམ་ནག་གསལ་བའི་སྒྲོན་མེ་ཞེས་བྱ།

一部论说部的注释著作，全称为《甘露八支精要秘诀部之论说部注释本纳明灯》。松顿·益西松作。

02.0186 འབུམ་ཆུང་གསལ་སྒྲོན། 本琼明灯

སུམ་སྟོན་ཡེ་ཤེས་གཟུངས་ཀྱིས་མཛད་པའི་བཤད་རྒྱུད་ཀྱི་འགྲེལ་པ་ཞིག མཚན་བྱང་རྒྱས་པར་འགྲེལ་པ་འབུམ་ཆུང་གསལ་སྒྲོན་ནོར་བུའི་འཕྲེང་མཛེས་ཞེས་བྱ།

一部论说部的注释，全称为《本琼明灯珍宝串》。松顿·益西松作。

02.0187 གཡུ་ཐོག་ལུགས་ཀྱི་མཁས་པའི་ཕྱག་བཞེས་ཟུར་བཀོད། 宇妥系大家验方附录

འབྲུལ་ཞིག་སྨན་པས་མཛད་པའི་སྨན་རྫས་ཀྱི་གཞུང་ཞིག

一部汇集多名医学大家治疗验方及秘方的书。赤秀曼巴编著。

02.0188 གསོ་དཔྱད་རྒྱལ་པོའི་དཀོར་མཛོད།

医疗国王宝库

ས་སྐྱ་རྗེ་བཙུན་གྲགས་པ་རྒྱལ་མཚན་གྱིས་མཛད་པའི་ནད་ཀྱི་རྟགས་དང་བཅོས་ཐབས་སྐོར་གྱི་བསྟན་བཅོས་ཤིག

一部关于详解疾病症状和治疗法方面的论著。萨迦・杰尊札巴坚参作。

02.0189 གསོ་བ་རིག་པ་རྒྱན་གྱི་མེ་ཏོག

医疗美饰之花

བཅོམ་ལྡན་རིག་པའི་རལ་གྲིས་མཛད་པའི་ནད་ཀྱི་རྟགས་དང་བཅོས་ཐབས་སྐོར་གྱི་བསྟན་བཅོས་ཤིག

一部关于详解疾病症状和治疗法方面的论著。君丹柔贝热智作。

02.0190 སྨན་མིང་རྒྱ་མཚོ། 药名之海

ཀརྨ་རང་བྱུང་རྡོ་རྗེས་མཛད་པའི་སྨན་རྫས་ཀྱི་གཞུང་ཞིག

一部详述药材的著作。噶玛・让琼多吉作。

02.0191 ཟབ་མོ་ནང་དོན། 续义深解

ཀརྨ་རང་བྱུང་རྡོ་རྗེས་མཛད་པའི་རྒྱུད་སྡེའི་གཞུང་ཞིག མཚན་བྱང་རྒྱས་པར་རྣལ་འབྱོར་བླ་ན་མེད་པའི་རྒྱུད་སྡེ་རྒྱ་མཚོའི་སྙིང་པོ་བསྡུས་པ་ཟབ་མོ་ནང་གི་དོན་ཞེས་བྱ།

一部详解续部内容的典籍，全称为《无上瑜伽续大海精华汇集内学深义》。噶玛・让琼多吉作。

02.0192 གསེར་བྲེ། 斗金

བྲང་ཏི་དཔལ་ལྡན་རྒྱལ་མཚན་གྱིས་མཛད་པའི་ནད་ཀྱི་རྟགས་དང་བཅོས་ཐབས་སྐོར་གྱི་བསྟན་བཅོས་ཤིག མཚན་བྱང་རྒྱས་པར་བྲང་ཏི་ལྷ་རྗེའི་མན་ངག་རིན་པོ་ཆེའི་གཏེར་མཛོད་གསེར་བྲེ་མ་ཞེས་བྱ།

一部关于疾病症状和治疗法方面的论著，全称为《昌迪拉杰秘诀宝库斗金》。昌迪・白丹坚参作。

02.0193 དངུལ་བྲེ། 斗银

བྲང་ཏི་དཔལ་ལྡན་དོན་གྲུབ་ཀྱིས་མཛད་པའི་ནད་ཀྱི་རྟགས་དང་བཅོས་ཐབས་སྐོར་གྱི་བསྟན་བཅོས་ཤིག མཚན་བྱང་རྒྱས་པར་ས་སྐྱ་སྨན་གྲོང་པའི་མན་ངག་ཐུན་མོང་མ་ཡིན་པ་དངུལ་བྲེ་ཆེན་མོ་ཞེས་བྱ།

一部关于疾病症状和治疗法方面的论著，全称为《萨迦曼仲巴之非常秘诀大斗银》。昌迪・白丹顿珠作。

02.0194 སྙིང་པོ་བཏུས་པ་ཡིད་བཞིན་ནོར་བུ།

精要汇集如意宝

བྱང་པ་རྣམ་རྒྱལ་གྲགས་བཟང་གིས་མཛད་པའི་གསོ་རིག་གི་གཞུང་དང་ལག་ལེན་སྐོར་གྱི་བསྟན་བཅོས་ཤིག མཚན་བྱང་རྒྱས་པར་ཡན་ལག་བརྒྱད་པ་ཐམས་ཅད་ཀྱི་སྙིང་པོ་བཏུས་པ་ཡིད་བཞིན་ནོར་བུ་ཞེས་བྱ།

一部理论与临床应用方面的论著，全称为《八支一切精要汇集如意宝》。强巴・朗杰札桑作。

02.0195 བདུད་རྩིའི་ཆུ་རྒྱུན། 甘露源流

བྱང་པ་རྣམ་རྒྱལ་གྲགས་བཟང་གིས་མཛད་པའི་བཤད་རྒྱུད་ཀྱི་འགྲེལ་པ་ཞིག མཚན་བྱང་རྒྱས་པར་བཤད་པའི་རྒྱུད་ཀྱི་རྒྱ་ཆེར་འགྲེལ་པ་བདུད་རྩིའི་ཆུ་རྒྱུན་ཞེས་བྱ།

一部论说部注释，全称为《论说部广释甘露源流》。强巴·朗杰札桑作。

02.0196 མ་ལ་ཡའི་དཀའ་འགྲེལ། 玛拉雅释难

བྱང་པ་མིའི་ཉི་མ་མཐོང་བ་དོན་ལྡན་གྱིས་མཛད་པའི་སྨན་རྫས་སྐོར་གྱི་གཞུང་ཞིག མཚན་བྱང་རྒྱས་པར་མ་ལ་ཡའི་དཀའ་འགྲེལ་འདོད་པ་འཇོ་བ་ཞེས་བྱ།

一部药材方面的著作，全称为《玛拉雅释难如愿卷》。强巴·弥尼玛彤瓦顿丹作。

02.0197 ཟོ་འདྲམ་སྨན་གྱི་གཏེར་མཛོད། 本草宝库

བྱང་པ་མིའི་ཉི་མ་མཐོང་བ་དོན་ལྡན་གྱིས་མཛད་པའི་སྨན་རྫས་ཀྱི་གཞུང་ཞིག

一部药材方面的著作。强巴·弥尼玛彤瓦顿丹作。

02.0198 འགྲེལ་ཆེན་དྲི་མེད་ཀུན་གསལ།

广解无垢明示

བསོད་ནམས་ཡེ་ཤེས་རྒྱལ་མཚན་གྱིས་མཛད་པའི་བཤད་རྒྱུད་ཀྱི་འགྲེལ་པ་ཞིག མཚན་བྱང་རྒྱས་པར་དཔལ་ལྡན་བཤད་པའི་རྒྱུད་ཀྱི་འགྲེལ་པ་བཀླགས་པས་དོན་ཐམས་ཅད་གྲུབ་པའི་འགྲེལ་ཆེན་དྲི་མེད་ཀུན་གསལ་ཞེས་བྱ།

一部论说部注释著作，全称为《论说部广义了然之无垢明示》。索朗益西坚参作。

02.0199 འབྲོང་རྩེ་ཞེའུ་བྲུམ། 仲孜札帙

འབྲོང་རྩེ་ལྷ་བཙུན་རིན་ཆེན་རྒྱ་མཚོས་མཛད་པའི་ནད་ཀྱི་རྟགས་དང་བཅོས་ཐབས་སྐོར་གྱི་བསྟན་བཅོས་ཤིག

一部关于疾病症状和治疗法方面的论著。仲孜拉尊仁青嘉措作。

02.0200 མན་ངག་བྱེ་བ་རིང་བསྲེལ།

秘诀千万舍利

ཟུར་མཁར་མཉམ་ཉིད་རྡོ་རྗེས་མཛད་པའི་གསོ་རིག་གི་གཞུང་དང་ལག་ལེན་སྐོར་གྱི་བསྟན་བཅོས་ཤིག མཚན་བྱང་རྒྱས་པར་དཔལ་ལྡན་ཟུར་མཁར་བའི་ཁྱད་ཆོས་མན་ངག་བྱེ་བ་རིང་བསྲེལ་པོད་ཆུང་རབ་འབྱམས་གསལ་བའི་སྒྲོན་མེ་ཞེས་བྱ།

一部医学理论与临床应用方面的著作，全称为《白丹宿喀巴殊胜秘诀千万舍小卷无际明灯》。苏喀·娘尼多吉作。

02.0201 དངུལ་ཆུ་སྦྱབ་པའི་བསྟན་བཅོས།

水银炼制术

སློབ་དཔོན་ཨྰ་ལི་པས་མཛད་པའི་དངུལ་ཆུའི་འདུལ་སྦྱོང་སྐོར་གྱི་བསྟན་བཅོས་ཤིག

一部介绍水银炼制术的著作。巴里巴大师作。

02.0202 སྨན་དཔྱད་ལག་ལེན་ཚེ་དབང་བརྒྱ་རྩ།

医疗实践次旺百方

སྐྱེམ་པ་ཚེ་དབང་གིས་མཛད་པའི་ནད་ཀྱི་རྟགས་དང་བཅོས་ཐབས་སྐོར་གྱི་བསྟན་བཅོས་ཤིག

一部关于疾病症状和治疗法方面的论著。金巴·次旺作。

02.0203 སྐྱེམ་པའི་རྒྱུད་འགྲེལ། 金巴注释

སྐྱེམ་པ་ཚེ་དབང་གིས་མཛད་པའི་རྩ་རྒྱུད་ཀྱི་འགྲེལ་པ་ལེགས་བཤད་སྨྲ་བ་མཆོག་ཐོབ་

དང་། བཤད་རྒྱུད་ཀྱི་འགྲེལ་པ་ཚིག་དོན་ཉི་མ། མན་རྒྱུད་ཀྱི་འགྲེལ་པ་རྣམ་བཤད་བདེ་བའི་འདོད་འཇོ། ཕྱི་རྒྱུད་ཀྱི་འགྲེལ་པ་ལག་ལེན་གསལ་བྱེད་བཅས་བཞིའི་བསྡུས་མིང་།

《根本部注释无上善说》《论说部注释词义太阳》《秘诀部注释安乐如愿》《后续部注释实践明示》等四部典籍的合称。金巴·次旺作。

02.0204 རྩ་རྒྱུད་ཀྱི་འགྲེལ་པ་རྒྱུད་དོན་གསལ་བའི་ཉི་མ། 根本部明释太阳之光

ལྷ་བོ་བྲག་པས་མཛད་པའི་རྩ་རྒྱུད་ཀྱི་འགྲེལ་པ་ཞིག

一部详解根本部内容的著作。拉欧扎巴作。

02.0205 རྒྱུད་བཞིའི་འགྲེལ་པ་གཞན་ལ་ཕན་པའི་གཏེར། 四部医典诠释利众宝藏

འབྲུག་པ་བློ་གསལ་དབང་པོ་པདྨ་དཀར་པོས་མཛད་པའི་རྒྱུད་བཞིའི་སྡོང་འགྲེམས།

一部广解《四部医典》树喻内容的著作。竹巴·洛赛旺玻和竹巴·白玛噶布作。

02.0206 མན་ངག་རིན་ཆེན་གཏེར་མཛོད། 秘诀宝库

ངག་དབང་དཀོན་མཆོག་བསྟན་རྒྱལ་གྱིས་མཛད་པའི་ནད་ཀྱི་རྟགས་དང་བཅོས་ཐབས་སྐོར་གྱི་བསྟན་བཅོས་ཤིག མཚན་བྱང་རྒྱས་པར་གསོ་རིག་ཀུན་གྱི་བཅུད་བསྡུས་མན་ངག་རིན་ཆེན་གཏེར་མཛོད་ཞེས་བྱ།

一部关于疾病症状和治疗法方面的论著，全称为《医学大全精要秘诀宝库》。阿旺贡觉旦杰作。

02.0207 ཧ་ནུ་མནྟའི་རོལ་རྩེད། 哈努曼塔嬉戏

ནམ་མཁའ་སེང་གེས་མཛད་པའི་ནད་ཀྱི་བརྟག་ཐབས་སྐོར་བསྟན་པའི་གཞུང་ཞིག མཚན་རྒྱས་པར་བདུད་རྩིའི་སྙིང་པོ་ཡན་ལག་བརྒྱད་པ་གསང་བ་མན་ངག་གི་རྒྱུད་ལྷན་ཐབས་ལྷར་གྱི་ནད་རྟགས་གསལ་བར་སྟོན་བྱེད་ཧ་ནུ་མནྟའི་རོལ་རྩེད་ཅེས་བྱ།

一部疾病诊断法方面的论著，全称为《甘露八支精要秘诀部之症状明示补遗哈努曼塔嬉戏》。朗卡森格作。

02.0208 མན་ངག་ཀུན་གྱི་སྙིང་པོ་བསྡུས་པ། 秘诀精髓集要

སྨྲ་བ་ཤཱཀྱ་དབང་ཕྱུག་གམ་མཚོ་སྨད་མཁན་ཆེན་གྱིས་མཛད་པའི་སྨན་སྦྱོར་སྐོར་གྱི་གཞུང་ཞིག

一部方剂著作。噶瓦·释迦旺久或措麦堪钦作。

02.0209 ཟུར་མཁར་ཁོག་འབུབས། 苏喀医史概论

ཟུར་མཁར་བློ་གྲོས་རྒྱལ་པོས་མཛད་པའི་ལོ་རྒྱུས་ཀྱི་བསྟན་བཅོས་ཤིག མཚན་བྱང་རྒྱས་པར་ཤེས་བྱ་སྤྱིའི་ཁོག་འབུབས་དྲང་སྲོང་ཀུན་ཏུ་དགའ་བའི་གླུས་གར་གཏན་པ་མེད་པའི་མཆོད་སྤྲིན་གྱི་སྒོ་འཕར་ཡངས་པོར་ཕྱེ་བ་ཞེས་བྱ།

一部医学史著作，全称为《医学史概论仙人喜歌》。苏喀·洛追杰布作。

02.0210 མེས་པོའི་ཞལ་ལུང་། 祖先口述

ཟུར་མཁར་བློ་གྲོས་རྒྱལ་པོ་སོགས་ཀྱིས་མཛད་པའི་རྒྱུད་བཞིའི་འགྲེལ་པ་ཞིག མཚན་བྱང་

རྒྱས་པར་བདུད་རྩི་སྙིང་པོ་ཡན་ལག་བརྒྱད་པ་གསང་བ་མན་ངག་གི་རྒྱུད་ཀྱི་ཚིག་དོན་ཕྱིན་ཅི་མ་ལོག་པར་འགྲེལ་པ་མེས་པོའི་ཞལ་ལུང་ཞེས་བྱ།

一部广解四部医典内容的著作，全称为《甘露八支精要秘诀部句义精准注解祖先口述》。苏喀·洛追杰布等作。

02.0211 རྒྱུད་ཕྱི་མའི་སྨན་རྫས་གསལ་བྱེད་བདུད་རྩིའི་སྒྲོན་མེ། 后续部药物明辨甘露明灯

ཟུར་མཁར་མཉམ་ཉིད་རྡོ་རྗེས་མཛད་པའི་སྨན་རྫས་ཀྱི་གཞུང་ཞིག

一部叙述药材方面的著作。苏喀·娘尼多吉作。

02.0212 པོད་དམར། 红卷书

གོང་སྨན་དཀོན་ཅོག་བདེ་ལེགས་ཀྱིས་མཛད་པའི་གསོ་རིག་གི་གཞུང་དང་ལག་ལེན་སྐོར་གྱི་བསྟན་བཅོས་ཤིག མཚན་བྱང་རྒྱས་པར་གསོ་རིག་ཀུན་གྱི་རྒྱུད་དོན་གསལ་བའི་ལག་ལེན་པོད་དམར་ཞེས་བྱ།

一部医学理论和实践的著作，全称为《医学全续内容明示实践红卷》。贡曼·贡觉德勒作。

02.0213 གསོ་རིག་དགོས་པ་ཀུན་འབྱུང་། 医学所需如愿

གོང་སྨན་དཀོན་ཅོག་བདེ་ལེགས་ཀྱིས་མཛད་པའི་གསོ་རིག་གི་གཞུང་དང་ལག་ལེན་སྐོར་གྱི་བསྟན་བཅོས་ཤིག མཚན་བྱང་གཞན་ལ་མཁས་པའི་མན་ངག་ཀུན་འདུས་དགོས་པ་ཀུན་འབྱུང་ཞེས་དང་། པོད་ནག་ཅེས་ཀྱང་བྱ།

一部医学理论和实践著作，也称《智者秘诀汇集所需如愿》，又称《黑卷书》。贡曼·贡觉德勒作。

02.0214 དགོས་འདོད་ཀུན་འབྱུང་། 医学所想如愿

གོང་སྨན་དཀོན་ཅོག་བདེ་ལེགས་ཀྱིས་མཛད་པའི་གཞུང་དང་ལག་ལེན་སྐོར་གྱི་བསྟན་བཅོས་ཤིག མཚན་བྱང་གཞན་ལ་པོད་ཁྲ་ཞེས་ཀྱང་བྱ།

一部医学理论和实践著作，又称《花卷书》。贡曼·贡觉德勒作。

02.0215 ཉམས་ཡིག་བརྒྱ་རྩ། 验方百篇

གོང་སྨན་དཀོན་མཆོག་འཕན་དར་གྱིས་མཛད་པའི་ཉམས་ཡིག་ཅིག མཚན་བྱང་གཞན་ལ་ཕན་བདེ་བརྒྱ་རྩ་དང་། མན་ངག་ཡིག་ཆུང་སྣ་ཚོགས། མན་ངག་ནོར་བུའི་ཕྲེང་བ། ཡིག་ཆུང་གསོ་རིག་བསྟན་པའི་སྒྲོན་མེ་ཞེས་ཀྱང་བྱ།

一部验方汇集著作，又称《利乐百方》《秘诀小册集》《秘诀宝串》《医学明灯小卷》。贡曼·贡觉彭达作。

02.0216 གསོ་དཔྱད་གཅེས་བསྡུས་རིན་ཆེན་ཕྲེང་བ། 医疗集要宝串

ཕྱག་རྡོར་མགོན་པོས་མཛད་པའི་ནད་ཀྱི་རྟགས་དང་བཅོས་ཐབས་སྐོར་གྱི་བསྟན་བཅོས་ཤིག

一部疾病症状和治疗方法的著作。恰多贡布作。

02.0217 མཁས་པའི་ངག་གི་བདུད་རྩིའི་ཐིགས་མ།

智者善说甘露之滴

ཚ་རོང་བ་དཔལ་ལྡན་རྒྱལ་མཚན་གྱིས་མཛད་པའི་སྨན་རྫས་ཀྱི་གཞུང་ཞིག

一部叙述药材的著作。嚓荣班丹坚参作。

02.0218 རྒྱུད་དོན་སྙིང་པོ་དགོས་འདོད་ཀུན་འབྱུང་།

医学精要所想如愿

ལྷུན་སྡིངས་བདུད་རྩི་འགྱུར་མེད་ཀྱིས་མཛད་པའི་ནད་ཀྱི་རྟགས་དང་བཅོས་ཐབས་སྐོར་གྱི་བསྟན་བཅོས་ཞིག མཚན་བྱང་རྒྱས་པར་གསོ་བ་རིག་པའི་གཞུང་རྒྱུད་དོན་སྙིང་པོ་དགོས་འདོད་ཀུན་འབྱུང་ཞེས་བྱ།

一部疾病症状和治法方面的著作，全称为《医学精要所想如愿》。伦顶·堆孜久美作。

02.0219 གསོ་རིག་ནོར་བུའི་བུམ་བཟང་། 医学宝瓶

འབྲི་གུང་ཆོས་གྲགས་ཀྱིས་མཛད་པའི་ནད་ཀྱི་རྟགས་དང་བཅོས་ཐབས་སྐོར་གྱི་བསྟན་བཅོས་ཞིག

一部病症和治疗方法的著作。直贡曲扎作。

02.0220 འབྲི་གུང་གཅེས་བསྡུས། 直贡集要

འབྲི་གུང་ཚེ་དབང་བརྟན་པས་མཛད་པའི་སྨན་དཔྱད་ཀྱི་གཞུང་དང་ལག་ལེན་སྐོར་གྱི་བསྟན་བཅོས་ཞིག མཚན་བྱང་རྒྱས་པར་གསོ་བ་རིག་པའི་མན་ངག་ཀུན་གྱི་གཅེས་བསྡུས་ཕན་བདེའི་སྙིང་པོ་ཞེས་བྱ།

一部关于医疗理论和实践经验的著作，全称为《医学秘诀汇集利乐精华》。直贡次旺丹巴作。

02.0221 དངུལ་ཆུ་བཙོ་བཀྲུ་ཆེན་མོའི་ལག་ལེན་ཟིན་བྲིས་སྦས་དོན་ཀུན་གསལ།

水银洗炼实践记录隐义明释

གྲུབ་ཆེན་ཨོ་རྒྱན་པས་མཛད་པའི་དངུལ་ཆུའི་ལག་ལེན་སྐོར་གྱི་བསྟན་བཅོས་ཞིག

一部水银加工实践方面的著作。珠钦邬坚巴作。

02.0222 གསེར་མཆན་རྣམ་བཀྲ་གན་མཛོད།

金释灿烂宝库

དར་མོ་སྨན་རམས་པ་བློ་བཟང་ཆོས་གྲགས་ཀྱིས་མཛད་པའི་བཤད་རྒྱུད་ཀྱི་འགྲེལ་པ་ཞིག མཚན་བྱང་རྒྱས་པར་བདུད་རྩི་སྙིང་པོ་ཡན་ལག་བརྒྱད་པ་གསང་བ་མན་ངག་གི་རྒྱུད་ལས་བཤད་པའི་རྒྱུད་ཀྱི་ཚིག་འགྲེལ་གསེར་མཆན་རྣམ་བཀྲ་གན་མཛོད་ཅེས་བྱ།

一部论说部的注解，全称为《甘露八支精要秘诀续论说部之词句金释灿烂宝库》。达莫曼让巴·洛桑曲扎作。

02.0223 མེས་པོའི་དགོངས་རྒྱན། 祖先意饰

དར་མོ་སྨན་རམས་པ་བློ་བཟང་ཆོས་གྲགས་ཀྱིས་མཛད་པའི་སྨན་རྫས་ཀྱི་གཞུང་ཞིག མཚན་བྱང་རྒྱས་པར་བཤད་པའི་རྒྱུད་ཀྱི་ལེའུ་ཉི་ཤུ་པ་སྨན་གྱི་ནུས་པ་བསྟན་པའི་ཚིག་གི་དོན་གྱི་འགྲེལ་པ་མེས་པོའི་དགོངས་རྒྱན་ཞེས་བྱ།

一部详解药材方面的著作，全称为《论说部第二十章药物功效句义注解祖先思想集要》。达莫曼让巴·洛桑曲扎作。

02.0224 ལེགས་བཤད་གསེར་གྱི་ཁབ་མ། 善说金针

དར་མོ་སྨན་རམས་པ་བློ་བཟང་ཆོས་གྲགས་

ཀྱིས་མཛད་པའི་བཤད་རྒྱུད་ཀྱི་སྡོང་འགྲེམས་ཞིག མཚན་བྱང་རྒྱས་པར་བཤད་རྒྱུད་ཀྱི་སྡོང་འགྲེམས་ལེགས་བཤད་གསེར་གྱི་ཐུར་མ་ཞེས་བྱ།

一部详解论说部树喻内容的著作，全称为《论说部之树喻善说金针》。达莫曼让巴・洛桑曲扎作。

02.0225 བཀའ་ཕྲེང་མུན་སེལ་སྒྲོན་མེ། 语串驱暗明灯

དར་མོ་སྨན་རམས་པ་བློ་བཟང་ཆོས་གྲགས་ཀྱིས་མཛད་པའི་ཕྱི་མ་རྒྱུད་ཀྱི་འགྲེལ་པ་ཞིག མཚན་བྱང་རྒྱས་པར་བདུད་རྩི་སྙིང་པོ་ཡན་ལག་བརྒྱད་པ་གསང་བ་མན་ངག་གི་རྒྱུད་ལས་དུམ་བུ་བཞི་པ་ཕྱི་མའི་རྒྱུད་ཀྱི་མཆན་འགྲེལ་བཀའ་ཕྲེང་མུན་སེལ་སྒྲོན་མེ་ཞེས་བྱ།

一部后续部的注解，全称为《甘露八支精要秘诀续之第四部后续部注释佛语串驱暗明灯》。达莫曼然巴・洛桑曲扎作。

02.0226 མན་ངག་བཀའ་རྒྱ་མ། 秘识秘籍

དར་མོ་སྨན་རམས་པ་བློ་བཟང་ཆོས་གྲགས་ཀྱིས་མཛད་པའི་གཞུང་དང་ལག་ལེན་སྐོར་གྱི་བསྟན་བཅོས་ཤིག མཚན་བྱང་རྒྱས་པར་མན་ངག་ཟབ་མོ་ཀུན་གྱི་སྙིང་ཁུ་བསྡུས་པ་དར་མོ་སྨན་རམས་པའི་གདམས་ངག་བཀའ་རྒྱ་མ་ཞེས་བྱ།

一部阐述医学理论和实践方面的著作，全称为《深奥秘诀精粹汇集达莫曼让巴教诫秘籍》。达莫曼然巴・洛桑曲扎作。

02.0207 བཻ་ཌཱུརྻའི་མེ་ལོང་། 琉璃明镜

བོད་མཁས་པ་མི་ཕམ་དགེ་ལེགས་རྣམ་རྒྱལ་གྱིས་མཛད་པའི་སྨན་རྫས་ཀྱི་གཞུང་ཞིག མཚན་བྱང་རྒྱས་པར་སྨན་གྱི་རོ་ནུས་ཞུ་རྗེས་བཤད་པ་བཻ་ཌཱུརྻའི་མེ་ལོང་ཞེས་བྱ།

一部阐述药材方面的著作，全称为《药物性味功效论琉璃鉴》。蕃克巴・米旁格列朗杰作。

02.0228 དཔལ་ལྡན་རྒྱུད་བཞིའི་བླ་བརྒྱུད་དང་ཕྱག་ལེན་མན་ངག་གི་རིམ་པ་རིན་ཆེན་ཕྲེང་བ། 四部医典师承和实践秘诀宝串

ཉེ་ཐང་སྨན་མཁྱེན་བློ་བཟང་རྒྱ་མཚོས་མཛད་པའི་རྒྱུད་བཞིའི་བླ་བརྒྱུད་དང་ནད་ཀྱི་བརྟག་བཅོས་སྐོར་གྱི་བསྟན་བཅོས་ཤིག

一部叙述四部医典师承和诊疗方面的著作。尼塘曼钦・洛桑嘉措作。

02.0229 སྡེ་སྲིད་ཁོག་འབུབས། 第司医史概论

སྡེ་སྲིད་སངས་རྒྱས་རྒྱ་མཚོས་མཛད་པའི་གསོ་རིག་ལོ་རྒྱུས་ཀྱི་བསྟན་བཅོས་ཤིག མཚན་བྱང་རྒྱས་པར་དཔལ་ལྡན་གསོ་བ་རིག་པའི་ཁོག་འབུབས་ལེགས་བཤད་བཻ་ཌཱུརྻའི་མེ་ལོང་དྲང་སྲོང་དགྱེས་པའི་དགའ་སྟོན་ཞེས་བྱ།

一部医学史著作，全称为《医史概论善说琉璃鉴仙人喜宴》。第司・桑杰嘉措作。

02.0230 བཻ་སྔོན། 蓝琉璃

སྡེ་སྲིད་སངས་རྒྱས་རྒྱ་མཚོས་མཛད་པའི་རྒྱུད་བཞིའི་འགྲེལ་པ་ཞིག མཚན་བྱང་རྒྱས་པར་གསོ་བ་རིག་པའི་བསྟན་བཅོས་སྨན་

བླའི་དགོངས་རྒྱན་རྒྱུད་བཞིའི་གསལ་བྱེད་བཻ་ཌཱུརྱ་སྔོན་པོ་མལླི་ཀའི་ཕྲེང་བ་ཞེས་བྱ།
一部四部医典的注解，全称为《医学典籍药师佛思想庄严四部医典注释蓝琉璃》。第司・桑杰嘉措作。

02.0231 ཁོག་འབུབས་བཻཌཱུརྱའི་ཆ་རྒྱན།

医史概论琉璃源流

ཆགས་པ་ཆོས་འཕེལ་གྱིས་མཛད་པའི་གསོ་རིག་ལོ་རྒྱུས་ཀྱི་བསྟན་བཅོས་ཤིག
一部医学史著作。恰巴曲培作。

02.0232 ཕན་བདེའི་བསིལ་ཟེར་སྒྲོ་བའི་ཟླ་གསར།

利乐清凉月光

ཀརྨ་ངེས་ལེགས་བསྟན་འཛིན་གྱིས་མཛད་པའི་ནད་ཀྱི་རྟགས་དང་བཅོས་ཐབས་སྐོར་གྱི་བསྟན་བཅོས་ཤིག མཚན་བྱང་རྒྱས་པར་དཔལ་ལྡན་རྒྱུད་བཞི་ལ་སོགས་གསོ་བ་རིག་པའི་མན་ངག་ཀུན་གྱི་གནད་བསྡུས་ཕན་བདེའི་བསིལ་ཟེར་སྒྲོ་བའི་ཟླ་བ་གསར་པ་ཞེས་བྱ། མཚན་གཞན་སྨན་བསྡུས་ཨེ་ཡང་ཟེར།
一部疾病症状和治疗方法的著作，全称为《四部医典等医学秘诀集要利乐清凉新月》，又称《医集艾函》。噶玛・额勒丹增作。

02.0233 གཅེས་བསྡུས་ཕན་བདེའི་ནོར་བུའི་བང་མཛོད། 集要利乐宝库

ཀརྨ་ངེས་ལེགས་བསྟན་འཛིན་གྱིས་མཛད་པའི་སྨན་སྦྱོར་གྱི་གཞུང་ཞིག མཚན་བྱང་རྒྱས་པར་གསོ་བ་རིག་པའི་མན་ངག་མཐའ་དག་གི་སྙིང་པོ་ཕྱོགས་གཅིག་ཏུ་བསྡུས་ནས་མན་ངག་ཡོན་ཏན་རྒྱུད་དང་ཕྱི་མ་འཕྲིན་ལས་རྒྱུད་དག་གི་ལྷན་ཐབས་ཀྱི་ཚུལ་དུ་བཀོད་པ་ཕན་བདེའི་ནོར་བུའི་བང་མཛོད་ཅེས་བྱ། མཚན་གཞན་སྨན་བསྡུས་ཧཱུྃ་ཡང་ཟེར།
一部方剂著作，全称为《医学秘诀精华汇集之秘诀部和后续部补遗利乐宝库》，又称《医集莞函》。噶玛・额勒丹增作。

02.0234 གཅེས་བསྡུས་ཕན་བདེ་འབུམ་ཕྲག

集要十万利乐

ཀོང་རོང་སྨན་བླ་དོན་གྲུབ་ཀྱིས་མཛད་པའི་ནད་ཀྱི་རྟགས་དང་བཅོས་ཐབས་སྐོར་གྱི་བསྟན་བཅོས་ཞིག མཚན་བྱང་རྒྱས་པར་དཔལ་ལྡན་གསོ་བ་རིག་པའི་མན་ངག་ཀུན་ལས་ཟབ་གཅེས་ཡང་བཅུད་བསྡུས་པ་ཕན་བདེ་འབུམ་ཕྲག་ཅེས་བྱ།
一部疾病症状和治法方面的著作，全称为《医学秘诀精华集要十万利乐》。贡荣・曼拉顿珠作。

02.0235 རེག་ཟིག་ནེའུ་ལེའི་རྒྱལ་པ།

笔记吐宝兽囊

ཀོང་རོང་སྨན་བླ་དོན་གྲུབ་ཀྱིས་མཛད་པའི་གསོ་རིག་གི་གཞུང་དང་ལག་ལེན་སྐོར་གྱི་བསྟན་བཅོས་ཤིག
一部阐述医学理论和实践的著作。贡荣・曼拉顿珠作。

02.0236 ཤེལ་གོང་། 晶珠本草

དེའུ་དམར་དགེ་བཤེས་བསྟན་འཛིན་ཕུན་ཚོགས་ཀྱིས་མཛད་པའི་སྨན་རྫས་ཀྱི་གཞུང་

ཞིག མཚན་བྱང་རྒྱས་པར་བདུད་ནད་གཞོམ་པའི་གཉེན་པོ་རོ་སྨན་གྱི་ནུས་པ་རྒྱང་བཤད་གསལ་སྟོན་དྲི་མེད་ཤེལ་གོང་ཞེས་བྱ།
一部叙述药材方面的著作，全称为《治病伏魔精华单味药物功效论无垢晶珠》。帝玛格西・丹增彭措作。

02.0237 ཤེལ་ཕྲེང་། 晶珠本草释义

དེའུ་དམར་དགེ་བཤེས་བསྟན་འཛིན་ཕུན་ཚོགས་ཀྱིས་མཛད་པའི་ཤེལ་གོང་གི་འགྲེལ་པ་ཞིག མཚན་བྱང་རྒྱས་པར་བདུད་རྩི་སྨན་གྱི་རྣམ་དབྱེ་ངོ་བོ་ནུས་མིང་རྒྱས་པར་བཤད་པ་དྲི་མེད་ཤེལ་ཕྲེང་ཞེས་བྱ།
一部广解《晶珠本草》的著作，全称为《甘露药物之类别及性效和名称详解无垢晶串》。帝玛格西・丹增彭措作。

02.0238 མན་ངག་སྙིང་པོར་བསྡུས་པ་ལག་ལེན་ཀུན་གྱི་བཅུད་བསྡུས། 秘诀荟萃实践精华汇集

དེའུ་དམར་དགེ་བཤེས་བསྟན་འཛིན་ཕུན་ཚོགས་ཀྱིས་མཛད་པའི་གསོ་རིག་གི་གཞུང་དང་ལག་ལེན་སྐོར་གྱི་བསྟན་བཅོས་ཤིག
一部阐述医学理论和实践的著作。帝玛格西・丹增彭措作。

02.0239 ལག་ལེན་གཅེས་བཏུས། 实践集要

དེའུ་དམར་དགེ་བཤེས་བསྟན་འཛིན་ཕུན་ཚོགས་ཀྱིས་མཛད་པའི་སྨན་སྦྱོར་འདུལ་སྦྱོང་ལག་ལེན་སྐོར་གྱི་བསྟན་བཅོས་ཤིག མཚན་བྱང་རྒྱས་པར་ལག་ལེན་གཅེས་རིགས་བཏུས་པ་སྨན་ཀུན་བཅུད་དུ་སྒྲུབ་པའི་ལས་ཀྱི་ཆོ་ག་ཀུན་གསལ་སྣང་མཛོད་ཅེས་བྱ།
一部药材炮制方面的著作，全称为《实践集要药物增效仪轨明示光库》。帝玛格西・丹增彭措作。

02.0240 གསོ་དཔྱད་བདུད་རྩིའི་ཆུ་རྒྱུན། 医学甘露源流

སུམ་པ་ཡེ་ཤེས་དཔལ་འབྱོར་གྱིས་མཛད་པའི་བཤད་རྒྱུད་ཀྱི་འགྲེལ་པ་ཞིག
一部关于详解论说部内容的著作。松巴・益西班觉作。

02.0241 སྨན་སྦྱོར་ནོར་བུའི་ཕྲེང་བའི་དོ་ཤལ། 方剂宝串璎珞

གཙང་སྨན་ཡེ་ཤེས་བཟང་པོས་མཛད་པའི་སྨན་སྦྱོར་གྱི་གཞུང་ཞིག
一部介绍方剂配伍方面的著作。藏曼・益西桑布作。

02.0242 འབྲོང་སྨན་སྙིང་ཐིག 仲曼心经

སྟོང་ནག་བསྟན་འཛིན་རབ་རྒྱས་ཀྱིས་མཛད་པའི་ནད་ཀྱི་རྟགས་དང་བཅོས་ཐབས་སྐོར་གྱི་བསྟན་བཅོས་ཤིག
一部疾病症状和治疗方法的著作。东纳・丹增绕杰作。

02.0243 མན་ངག་རིན་ཆེན་འབྱུང་གནས། 秘诀宝源

འཇམ་དཔལ་ཆོས་ཀྱི་བསྟན་འཛིན་འཕྲིན་ལས་རབ་རྒྱས་ཀྱིས་མཛད་པའི་ནད་ཀྱི་རྟགས་དང་བཅོས་ཐབས་སྐོར་གྱི་བསྟན་བཅོས་ཤིག མཚན་བྱང་རྒྱས་པར་གསོ་རིག་བསྟན་བཅོས་མཐའ་དག་གི་སྙིང་པོ་རྣམས་ཕྱོགས་གཅིག་ཏུ་བསྡུས་པ་མན་ངག་རིན་ཆེན་འབྱུང་གནས་ཞེས་བྱ།
一部阐述疾病症状和治疗方法的著

作，全称为《一切医学论著精华汇集秘诀宝源》。降白曲吉丹增赤列绕杰作。

02.0244 འཆི་མེད་ནོར་ཕྲེང་། 长寿宝串

ཀརྨ་ངེས་དོན་བསྟན་འཛིན་འཕྲིན་ལས་རབ་རྒྱས་ཀྱིས་མཛད་པའི་སྨན་སྦྱོར་གྱི་གཞུང་ཞིག མཚན་བྱང་རྒྱས་པར་གསོ་རིག་ཡན་ལག་བརྒྱད་ལྡན་རྒྱ་གཏེར་ལས་འཆི་མེད་ནོར་བུའི་ཕྲེང་བ་ཞེས་བྱ།

一部介绍方剂配伍的著作，全称为《医学大海之长寿宝串》。噶玛·额顿丹增赤列绕杰作。

02.0245 ཟིན་ཏིག་བདུད་རྩིའི་ཐིགས་པ། 札记甘露之滴

ཀོང་སྤྲུལ་ཡོན་ཏན་རྒྱ་མཚོས་མཛད་པའི་ནད་ཀྱི་རྟགས་དང་བཅོས་ཐབས་སྐོར་གྱི་བསྟན་བཅོས་ཤིག མཚན་བྱང་རྒྱས་པར་འཚོ་བྱེད་ལས་དང་པོ་ལ་ཉེ་བར་མཁོ་བའི་ཟིན་ཏིག་གཅེས་པར་བཏུས་པ་བདུད་རྩིའི་ཐིགས་པ་ཞེས་བྱ།

一部疾病症状和治疗方法的著作，全称为《初学医者必备札记集要甘露之滴》。贡珠·云丹嘉措作。

02.0246 ལྕགས་བརྒྱད་ཁམས་བརྒྱད་ཀྱི་དུག་འདོན་ཐལ་སྨན་གྱི་ཆོ་ག 八金八石之炮制煅灰工艺

ཀོང་སྤྲུལ་ཡོན་ཏན་རྒྱ་མཚོས་མཛད་པའི་ལྕགས་ཁམས་ཐལ་བཟོའི་ལག་ལེན་གྱི་བསྟན་བཅོས་ཤིག མཚན་བྱང་རྒྱས་པར་སྨན་སྦྱོར་ཆེ་ཆུང་རྣམས་ལ་ཉེ་བར་མཁོ་བའི་ལྕགས་བརྒྱད་ཁམས་བརྒྱད་ཀྱི་དུག་འདོན་ཐལ་སྨན་གྱི་ཆོ་ག་འཚོ་མཛད་མཁས་པའི་ཁྱད་ནོར་ཞེས་བྱ།

一部介绍金属和石类药材炮制加工术的著作，全称为《大小方剂必备的八金八石之炮制煅灰工艺》。贡珠·云丹嘉措作。

02.0247 ཟིན་ཏིག་མཛེས་རྒྱན་བདུད་རྩིའི་སྨན་མཛོད། 札记美饰甘露药库

ཨོ་རྒྱན་ཐེག་མཆོག་གིས་མཛད་པའི་སྨན་སྦྱོར་གྱི་གཞུང་ཞིག

一部论述方剂理论的著作。邬坚塔确作。

02.0248 ཡང་ཏིག་སྨན་གྱི་སྦྱོར་སྡེ་འཆི་མེད་བདུད་རྩིའི་བཅུད་ལེན། 精粹方剂长寿甘露精华

ཀརྨ་རྒྱལ་མཚན་གྱིས་མཛད་པའི་སྨན་སྦྱོར་གྱི་གཞུང་ཞིག

一部介绍方剂配伍的著作。噶玛坚参作。

02.0249 སྨན་སྦྱོར་བདུད་རྩིའི་ཐིག་ལེ། 方剂甘露精华

འཇུ་མི་ཕམ་འཇམ་དབྱངས་རྣམ་རྒྱལ་རྒྱ་མཚོས་མཛད་པའི་སྨན་སྦྱོར་གྱི་གཞུང་ཞིག

一部介绍方剂配伍的著作。居·米旁绛央朗杰嘉措作。

02.0250 ཁྲོག་སྨན་གྱི་འཁྲུངས་དཔེ་འདོད་འཇོའི་བུམ་བཟང་། 非草本药鉴如意宝瓶

མཁྱེན་རབ་ནོར་བུས་མཛད་པའི་ཁྲོག་སྨན་ངོས་འཛིན་སྐོར་གྱི་གཞུང་ཞིག མཚན་བྱང་རྒྱས་པར་གངས་ལྗོངས་སྨན་པའི་གྲོང་ཁྱེར་བའི་ཧྲུཏྲ་ལུགས་རི་རིག་བྱེད་འགྲོ་ཕན་གླིང་གི་ཁྲོག་སྨན་གྱི་འཁྲུངས་དཔེ་བསྡུས་པ་ཡིད་བཞིན་འདོད་འཇོའི་བུམ་བཟང་ཞེས་བྱ།

一部有关鉴别非草本药的著作，全称

为《雪域药城药王山利众院非草本药鉴如意宝瓶》。钦绕诺布大师作。

02.0251 སྔོའི་སྨན་གྱི་འབྲུངས་དཔེ་གསེར་གྱི་སྙེ་མ།

草本药鉴金穗

མཁྱེན་རབ་ནོར་བུས་མཛད་པའི་སྔོ་སྨན་ངོས་འཛིན་སྐོར་གྱི་གཞུང་ཞིག མཚན་བྱང་རྒྱས་པར་གངས་ལྗོངས་སྨན་པའི་གྲོང་ཁྱེར་ལྕགས་རི་བཻ་ཌཱུརྱ་རིག་བྱེད་འགྲོ་ཕན་གླིང་གི་སྔོའི་སྨན་གྱི་འབྲུངས་དཔེ་བསྡུས་པ་ངོ་མཚར་གསེར་གྱི་སྙེ་མ་ཞེས་བྱ།

一部有关鉴别草药方面的著作，全称为《雪域药城药王山利众院草本药鉴神奇金穗》。钦绕诺布大师作。

02.0252 སྨན་གྱི་སྦྱོར་དཔེ་བདུད་རྩིའི་བུམ་བཟང་།

方剂甘露宝瓶

མཁྱེན་རབ་ནོར་བུས་མཛད་པའི་སྨན་སྦྱོར་གྱི་གཞུང་ཞིག

一部介绍方剂配伍方面的著作。钦绕诺布大师作。

02.0253 དངུལ་ཆུ་བཙོ་བཀྲུ་ཆེན་མོའི་ལག་ལེན་མཐོང་བརྒྱུད། 水银洗炼实践亲传

ཁྲོ་རུ་ཚེ་རྣམ་གྱིས་མཛད་པའི་དངུལ་ཆུ་བཙོ་བཀྲུའི་སྐོར་གྱི་བསྟན་བཅོས་ཤིག མཚན་བྱང་རྒྱས་པར་གངས་དཀར་བདུད་རྩིའི་ཀུན་བསྡུས་ལས་དངུལ་ཆུ་བཙོ་བཀྲུ་ཆེན་མོའི་ལག་ལེན་མཐོང་བརྒྱུད་ཅེས་བྱ།

一部介绍有关水银洗炼工艺的著作，全称为《雪白甘露汇集之水银洗炼实践亲传》。措如·次郎大师作。

02.03 ས་མིང་སོགས། 地名等

02.0254 སྨན་གྱི་གྲོང་ཁྱེར་ལྟ་ན་སྡུག

达那都药王城

གང་ཟག་སོས་པའི་དག་སྣང་དུ་ཤར་བའི་རིན་ཆེན་སྣ་ལྔ་ལས་གྲུབ་པའི་སྨན་གྱི་གྲོང་ཁྱེར་ལྟ་ན་སྡུག་ཅེས་བྱ་བའི་གཞལ་ཡས་ཁང་།

因胜解净相所显现的由五种珍宝构成的一座药王城，即“达那都”。

02.0255 རི་བོ་གངས་ཅན། 岗坚山

སྨན་གྱི་གྲོང་ཁྱེར་ལྟ་ན་སྡུག་གི་བྱང་ཕྱོགས་སུ་གནས་ཤིང་ཟླ་བའི་སྟོབས་དང་ལྡན་ལ་ཚ་བའི་ནད་སེལ་བར་བྱེད་པའི་སྨན་གྱི་རིགས་འབྲུངས་པའི་སྲིབས་རི།

位于“达那都”药王城北面，具有月亮的威力，并生长治愈热性疾病药材的阴山。

02.0256 རི་བོ་འབིགས་བྱེད། 博吉山

སྨན་གྱི་གྲོང་ཁྱེར་ལྟ་ན་སྡུག་གི་ལྷོ་ཕྱོགས་སུ་གནས་ཤིང་ཉི་མའི་སྟོབས་དང་ལྡན་ལ་གྲང་བའི་ནད་སེལ་བར་བྱེད་པའི་སྨན་གྱི་རིགས་འབྲུངས་པའི་གདགས་རི།

位于“达那都”药王城南面，具有太

阳的威力，并生长治愈寒性疾病药材的阳山。

02.0257 རི་བོ་མ་ལ་ཡ། 玛拉雅山

སྨན་གྱི་གྲོང་ཁྱེར་ལྟ་ན་སྡུག་གི་ནུབ་ཕྱོགས་སུ་གནས་ཤིང་ཉི་ཟླའི་སྟོབས་མཉམ་པའི་སྨན་བཟང་པོ་དྲུག་དང་། ཅོང་ཞི་རིགས་ལྔ། གླང་པོ་ཆེ་སོགས་མ་ཚང་བ་མེད་པའི་སྨན་གྱི་རི་བོ།

位于“达那都”药王城西面，能滋育具有同等日月威力的六良药、五种寒水石及大象等生物药齐全的山。

02.0258 རི་བོ་སྤོས་ངད་ལྡན། 贝艾丹山

སྨན་གྱི་གྲོང་ཁྱེར་ལྟ་ན་སྡུག་གི་ཤར་ཕྱོགས་སུ་གནས་ཤིང་ཉི་ཟླའི་སྟོབས་མཉམ་པའི་སྨན་རོ་ནུས་ཞུ་རྗེས་ཡོན་ཏན་ཡོངས་སུ་རྫོགས་ཤིང་། ནད་རིགས་ཐམས་ཅད་སེལ་བའི་སྨན་མཆོག་ཨ་རུ་ར་འབྲུངས་པའི་སྨན་གྱི་རི་བོ།

位于“达那都”药王城东面，能滋育具有同等日月威力的性味功效和消化味等俱全，能治愈一切疾病之良药诃子的山。

02.0259 སྟོད་ལུང་སྐྱིད་སྣ། 堆龙吉那

གཡུ་ཐོག་རྙིང་མ་ཡོན་ཏན་མགོན་པོའི་འཁྲུངས་ཡུལ། ད་ལྟ་བོད་ལྗོངས་ལྷ་ས་གྲོང་ཁྱེར་སྟོད་ལུང་བདེ་ཆེན་རྫོང་ཁོངས་སུ་ཡོད།

宇妥宁玛·云丹贡布的诞生地，位于今西藏拉萨市堆龙德庆县境内。

02.0260 སྐྱི་བཞི་རེ་ཐང་། 古喜日塘

གཡུ་ཐོག་གསར་མ་ཡོན་ཏན་མགོན་པོའི་འཁྲུངས་ཡུལ། ད་ལྟ་བོད་ལྗོངས་གཞིས་རྩེ་གྲོང་ཁྱེར་རྒྱལ་རྩེ་རྫོང་ཁོངས་སུ་ཡོད།

宇妥萨玛·云丹贡布的诞生地，位于今西藏日喀则市江孜县境内。

02.0261 ཀོང་པོ་སྨན་ལུང་། 工布曼隆

གཡུ་ཐོག་རྙིང་མ་ཡོན་ཏན་མགོན་པོས་སྨན་གྱི་དགོན་པ་ལྟ་ན་སྡུག་ཕྱག་འདེབས་སའི་གནས་ཏེ། ད་ལྟ་བོད་ལྗོངས་ཉིང་ཁྲི་ས་ཁུལ་སྨན་གླིང་རྫོང་ཁོངས་སུ་ཡོད།

宇妥宁玛·云丹贡布创建“达那都”药王寺的地方，位于今西藏林芝地区米林县境内。

02.0262 སྨན་གྱི་དགོན་པ་ལྟ་ན་སྡུག

达那都药王寺

གཡུ་ཐོག་རྙིང་མ་ཡོན་ཏན་མགོན་པོས་ཀོང་པོ་སྨན་ལུང་དུ། དེང་སྨན་གླིང་ཁོངས་སུ་ཕྱག་བཏབ་པའི་གསོ་རིག་སློབ་པའི་དགོན་པ་ཞིག

宇妥宁玛·云丹贡布在工布曼隆地区，今米林县境内创建的一座讲授藏医知识的寺院。

02.0263 ས་སྐྱ་སྨན་གྲོང་། 萨迦曼庄

བྱང་ཏིའི་གསོ་དཔྱད་ཀྱི་རྒྱུད་པ་བསྐྱངས་པའི་གནས། ད་ལྟ་བོད་ལྗོངས་གཞིས་རྩེ་གྲོང་ཁྱེར་ས་སྐྱ་རྫོང་ཁོངས་སུ་ཡོད།

昌迪派医学传承之地，位于今西藏日喀则萨迦县境内。

02.0264 ལྕགས་རི་རིག་བྱེད་འགྲོ་ཕན་གླིང་།

药王山利众院

སྡེ་སྲིད་སངས་རྒྱས་རྒྱ་མཚོས་ཕྱག་བཏབ

པའི་ལྗགས་རི་བེ་ཌཱུརྱ་འགྲོ་ཕན་ངོ་མཚར་ལྟ་ན་སྡུག་རིག་བྱེད་གླིང་གི་བསྡུས་མིང་། ད་ལྟ་བོད་ལྗོངས་ལྷ་ས་གྲོང་ཁྱེར་གྱི་ཁོངས་སུ་ཡོད།
由第司・桑杰嘉措创办的蓝琉璃神奇“达那都”药王山利众院的简称，位于今西藏拉萨市境内。

02.0265 ཏིང་ངེ་འཛིན། 禅定

བརྟག་པའི་དངོས་པོའམ་དམིགས་པ་ལ་སེམས་རྩེ་གཅིག་སྟེང་ཆགས་སུ་འཛིན་པའི་སེམས་བྱུང་ཞིག
一心安住稳定不移的心所有法。

02.0266 སྨྲ་བའི་སེང་གེ 善说雄狮

བཤད་པའི་རྒྱུད་འཆད་པ་ལ་ཞུམ་པ་མེད་ཅིང་། གཞན་ཟིལ་གྱིས་གནོན་པར་ནུས་པའི་དཔེ་དོན་ལ་སྦྱར་བའི་ཏིང་ངེ་འཛིན་ཞིག་གི་མིང་།
擅于讲授《论说部》，能制伏对方的一种禅定法之喻名。

02.0267 ལྷའི་འཁོར། 天神众

ལྷའི་སྨན་པ་སྐྱེ་རྒྱུའི་བདག་པོ་སྨུར་བ་དང་། ལྷའི་སྨན་པ་ཐ་སྐར། ལྷའི་དབང་པོ་བརྒྱ་བྱིན། ལྷ་མོ་བདུད་རྩི་མ་ལ་སོགས་པའི་འཁོར་ཚོགས།
神医毕宿、神医娄宿、天王帝释、甘露天母等众神。

02.0268 དྲང་སྲོང་གི་འཁོར། 仙人众

དྲང་སྲོང་ཆེན་པོ་རྒྱུན་ཤེས་ཀྱི་བུ་དང་། མེ་བཞིན་འཇུག སྤུ་ཁྲུད་འཛིན། འདྲོབ་སྐྱོང་གི་བུ་ལ་སོགས་པའི་འཁོར་ཚོགས།
恒知子大仙、如入火、持辐、答育之子等众仙。

02.0269 ཕྱི་པའི་འཁོར། 外道众

མུ་སྟེགས་ཀྱི་མེས་པོ་ཚངས་པ་དང་། མ་ཧཱ་དེ་བ་ཤྲཱི་རལ་པ་ཅན། ཁྱབ་འཇུག གཞོན་ནུ་གདོང་དྲུག་ལ་སོགས་པའི་འཁོར་ཚོགས།
外道祖师梵天、吉祥螺髻、遍入天、六面童子等众外道。

02.0270 ནང་པའི་འཁོར། 内道众

འཕགས་པ་འཇམ་དཔལ་དང་། སྤྱན་རས་གཟིགས་དབང་ཕྱུག ཕྱག་ན་རྡོ་རྗེ། འཚོ་བྱེད་གཞོན་ནུ་ལ་སོགས་པའི་འཁོར་ཚོགས།
文殊菩萨、观音菩萨、金刚手菩萨、耆婆等众佛。

02.0271 མུ་སྟེགས། 外道

ལྟ་བ་ངན་པའི་མུ་ལ་འགྲོ་ཞིང་སྤྱོད་པ་ངན་པའི་སྟེགས་བུར་འཛེགས་པ།
持邪见和劣行之道。

02.0272 རིགས་གསུམ་མགོན་པོ། 三怙主

འཇམ་དཔལ་དབྱངས་དང་། སྤྱན་རས་གཟིགས། ཕྱག་ན་རྡོ་རྗེ་བཅས་ཀྱི་བསྡུས་མིང་།
文殊菩萨、观音菩萨及金刚手菩萨的合称。

02.0273 ཞང་བློན་རྡོ་རྗེ་བདུད་འདུལ། 象仑金刚护法

དཔལ་ལྡན་རྒྱུད་བཞི་དང་གཡུ་ཐོག་སྙིང་ཐིག་གི་བཀའ་སྲུང་དུ་གྲགས་པའི་ཞང་བློན་དམ་ཅན་སྡེ་དགུའི་ཡ་གྱལ་ཞིག
《四部医典》和《宇妥心经》的护法神，为九大象仑护法神之一。

02.0274 སྨན་པ་འབྲམ་རམས་པ། 曼巴本然巴

གཡུ་ཐོག་ཉིད་ནས་ཀོང་པོ་སྨན་ལུང་གི་སྨན་གྱི་དགོན་པ་ལྡ་ན་སྡུག་ཏུ་གཏན་ལ་ཕབ་པའི་སྨན་པའི་བསླབ་གནས་རིམ་པ་དང་པོའི་མིང་།

宇妥宁玛·云丹贡布在工布曼隆的“达那都”药王寺设定的医者最高学位名称。

02.0275 སྨན་པ་རབ་འབྱམས་པ། 曼巴饶绛巴

གཡུ་ཐོག་ཉིད་ནས་ཀོང་པོ་སྨན་ལུང་གི་སྨན་གྱི་དགོན་པ་ལྡ་ན་སྡུག་ཏུ་གཏན་ལ་ཕབ་པའི་སྨན་པའི་བསླབ་གནས་རིམ་པ་གཉིས་པའི་མིང་།

宇妥宁玛·云丹贡布在工布曼隆的“达那都”药王寺设定的医者第二级学位名称。

02.0276 སྨན་པ་དཀའ་བཅུ་པ། 曼巴嘎居巴

གཡུ་ཐོག་ཉིད་ནས་ཀོང་པོ་སྨན་ལུང་གི་སྨན་གྱི་དགོན་པ་ལྡ་ན་སྡུག་ཏུ་གཏན་ལ་ཕབ་པའི་སྨན་པའི་བསླབ་གནས་རིམ་པ་གསུམ་པའི་མིང་།

宇妥宁玛·云丹贡布在工布曼隆的“达那都”药王寺设定的医者第三级学位名称。

02.0277 སྨན་པ་བསྡུས་ར་པ། 曼巴堆热巴

གཡུ་ཐོག་ཉིད་ནས་ཀོང་པོ་སྨན་ལུང་གི་སྨན་གྱི་དགོན་པ་ལྡ་ན་སྡུག་ཏུ་གཏན་ལ་ཕབ་པའི་སྨན་པའི་བསླབ་གནས་རིམ་པ་བཞི་པའི་མིང་།

宇妥宁玛·云丹贡布在工布曼隆的“达那都”药王寺设定的医者第四级学位名称。

02.0278 བོད་ཀྱི་གསོ་རིག་གི་ལུགས་ཆེན་གཉིས། 藏医学两大派系

བོད་ཀྱི་ས་བབས་དང་། གནམ་གཤིས། སྐྱེས་ཁམས་སོགས་མི་འདྲ་བའི་རྐྱེན་ལས་དར་བའི་གསོ་རིག་གི་ལུགས་ཆེན་པོ་གཉིས་ཏེ། བྱང་ལུགས་དང་ཟུར་ལུགས་གཉིས་སོ། །

根据藏区地理环境、气候、生态等的不同而形成的藏医学的两大派系，即强巴派和苏喀派。

02.0279 བདུད་རྩི་སྨན་སྒྲུབ། 甘露药修持

ཡི་དམ་རྟ་མགྲིན་སོགས་ཀྱི་སྒོ་ནས་སྨན་གྱི་ནུས་པ་སྒྲུབ་ལུགས་ཀྱི་ཆོ་ག་ཞིག

通过本尊马头明王等修持来增强药力的仪轨。

02.0280 བླ་སྨན། 御医

བླ་དཔོན་རྣམས་ལ་ཆེད་དུ་སྨན་དཔྱད་བྱེད་མཁན་གྱི་སྨན་པའི་ཞེ་ཚིག

专门为喇嘛和官员治病的医生之敬语。

02.0281 ལུགས་ཆེན་གསུམ། 三大系派

རྒྱ་གར་གྱི་བྷ་ར་དྷ་ཛ་དང་། རྒྱ་ནག་གི་ཧན་ཝན་ཧད། ཏ་ཟིག་གི་ག་ལེ་ནོས་བཅས་ཀྱིས་སྤེལ་བའི་གསོ་བ་རིག་པའི་ལུགས་གསུམ་གྱི་བསྡུས་མིང་།

天竺医学家巴热达札、汉地医学家韩文海、大食医学家嘎林诺等三大医派之合称。

02.0282 ལྷན་ཐབས། 补遗

ཁ་སྐོང་ངམ་སྣོན་མའི་དོན།

增补或添加。

03 རྩ་བ་མདོའི་གནས། 总纲论

03.0001 འགྲོ་དྲུག 六道众生

ལྷ་དང་། ལྷ་མ་ཡིན། མི། དམྱལ་བ། ཡི་དྭགས། དུད་འགྲོ་བཅས་འགྲོ་བ་རིགས་དྲུག་གི་བསྡུས་མིང་།

神、非天、人、地狱、饿鬼、畜生等六道众生之合称。

03.0002 ལུས། 身体

ཚོགས་པའི་དོན་ཏེ། ནད་དང་། ཟུངས། དྲི་མ་བཅས་ཚོགས་པའི་ཕུང་པོ།

汇聚之意，即三邪、精、秽物汇聚之体。

03.0003 གསོ་བྱ། 受治体

གསོ་བར་བྱ་བའི་ཡུལ་ཏེ་ལུས་དང་ནད་གཉིས་སོ། །

治疗对象即身体与疾病。

03.0004 ཇི་ལྟར་གསོ་བ། 治法

ནད་དེ་གཉེན་པོས་ཇི་ལྟར་གསོ་བའི་ཐབས་ལམ།

疾病对治的方法。

03.0005 བཤད་པའི་རྒྱུད་ཀྱི་རྩ་བ་བཞི། 论说部四根本

གསོ་བྱའི་ནད་དང་གསོ་བྱེད་སྨན། ཇི་ལྟར་གསོ་བའི་ཐབས་ལམ་ལེན། གསོ་བ་པོ་སྨན་པ་སྟེ་བཞིའོ། །

即疾病、药物、治法、医生之合称。

03.0006 བཤད་པའི་རྒྱུད་ཀྱི་ཡན་ལག་བཅུ་གཅིག 论说部十一支

གནས་བཅུ་གཅིག་དང་དོན་གཅིག

与十一论同义。

03.0007 སྡོམ་ཚིག 纲要

དོན་མང་པོ་ཚིག་ཉུང་ངུར་བསྡུས་པའི་ཡི་གེ།

概括性的短文。

04 གྲུབ་པ་ལུས་ཀྱི་གནས། 人体论

04.01 ལུས་ཀྱི་ཆགས་ཚུལ། 胚胎形成

04.0001 ལུས་ཀྱི་ཆགས་ཚུལ། 胚胎形成

ལུས་རྟེན་འདི་ཉིད་ཐོག་མར་རྒྱུ་རྐྱེན་གང་ལ་བརྟེན་ནས་ཆགས་པར་གྱུར་པའི་ཚུལ།

人体最初依靠何内因、外因形成的过程。

04.0002 རྒྱུ། 内因

སྐྱེད་གཞིའོ། །

生因。

04.0003 རྐྱེན། 外缘

སྐྱེད་བྱེད་དོ། །

能生。

04.0004 རྣམ་ཤེས། 灵魂

ནང་སྲོག་གི་དབང་པོར་བརྟེན་ནས་ཕྱི་རོལ་གྱི་ཡུལ་ལྔ་བདག་ཏུ་འཛིན་པའི་རླུང་སེམས་དབྱེར་མེད་དུ་འདུས་པའི་བདག་ཉིད་ཅན་གྱི་ཤེས་པའོ། །

依靠命根将外界五境执为我有的隆、心紧密汇于一体的神识。

04.0005 སེམས། 心识

རང་ཡུལ་དུ་གྱུར་པའི་དོན་གྱི་ངོ་བོ་རང་སྟོབས་ཀྱིས་རྟོགས་པའི་ཤེས་པ།

能本能地感知自身境之意的神识。

04.0006 ཉོན་མོངས། 烦恼

སེམས་ལས་བྱུང་བའི་ཆོས་གང་ཞིག་མ་ཞི་བའམ་གདུང་བར་བྱེད་པ་སྡིག་པ་མི་དགེ་བའི་སེམས་བྱུང་སྤྱིའི་མིང་།

心境不能平静或被扰乱的不善意念的总称。

04.0007 སྔོན་ལས། 宿业

ཚེ་རབས་སྔོན་མར་བསགས་པའི་དགེ་མི་དགེ་ལུང་མ་བསྟན་གང་རུང་གི་ལས།

前世所积的任何善、恶、无记之业。

04.0008 འབྱུང་བ། 原

ས་ཆུ་མེ་རླུང་ནམ་མཁའ་དང་བཅས་པ་ལྔ་པོ་ནི་སུས་ཀྱང་མ་རྩོལ་ཞིང་མ་བསྐྱེད་པར་རང་བཞིན་དུ་འབྱུང་བའམ་སྣང་སྲིད་བརྟན་གཡོ་ཐམས་ཅད་ཀྱི་འབྱུང་གཞི་ཡིན་པས་འབྱུང་བ་ཞེས་བརྗོད།

土、水、火、风、空等五大元素是没有掺杂任何外力而自然产生，是一切世间万物所产生最原始的根源，故得原之说。

04.0009 རེག་བྱ། 触觉

ལུས་དབང་གིས་གཟུང་བྱའི་ཡུལ་དུ་གྱུར་པའི་རེག་པར་བྱ་བ་ཐམས་ཅད།

为身识所取之境的所有触识。

04.0010 འབྱུང་བ་ལྔ། 五原

ས་ཆུ་མེ་རླུང་ནམ་མཁའ་བཅས་ལྔའི་བསྡུས་མིང་།

土、水、火、风、空五者之合称

04.0011 ཁམས་དྲུག 六原

ས་ཁམས་དང་། ཆུ་ཁམས། མེ་ཁམས། རླུང་ཁམས། ནམ་མཁའི་ཁམས། རྣམ་ཤེས་ཀྱི་ཁམས་བཅས་དྲུག་གི་བསྡུས་མིང་།

土、水、火、风、空、灵魂六者之合称。

04.0012 ས་ཁམས། 土原

སྲ་ལྕིའི་ཆའམ་མཚན་ཉིད་འཛིན་པ་ཅན། གཞི་རྟེན་ཅིང་ཆགས་པར་བྱེད།

具有硬、重的性相，行使承载和生成的他物作用。

04.0013 ཆུ་ཁམས། 水原

རླན་གཤེར་གྱི་ཆའམ་མཚན་ཉིད་འཛིན་པ་ཅན། རླན་ཞིང་གཤེར་བར་བྱེད།

具有湿、润的性相，行使湿润他物的作用。

04.0014 མེ་ཁམས། 火原

དྲོད་ཀྱི་ཆའམ་མཚན་ཉིད་འཛིན་པ་ཅན། སྨིན་ཅིང་དྲོད་བསྐྱེད་པར་བྱེད།

具有热的性相，行使成熟、增热的作用。

04.0015 རླུང་ཁམས། 风原

ཡང་ཞིང་གཡོ་བའི་ཆའམ་མཚན་ཉིད་འཛིན་པ་ཅན། བསྐྱེད་དེ་འཕེལ་བར་བྱེད།

具有轻、动的性相，行使生发、增长的作用。

04.0016 ནམ་མཁའི་ཁམས། 空原

སྟོང་བའི་ཆའམ་མཚན་ཉིད་འཛིན་པ་ཅན། ཆེར་སྐྱེ་བའི་གོ་སྐབས་ཕྱེ།

具有空的性相，行使提供生长空间的作用。

04.0017 དོན་ལྔ། 五脏

སྙིང་དང་། གློ་བ། མཆིན་པ། མཆེར་པ། མཁལ་མ་བཅས་ཀྱི་བསྡུས་མིང་།

心、肺、肝、脾、肾的合称。

04.0018 སྙིང་། 心脏

བྲང་ཁོག་སྟོད་ཀྱི་ཆར་སྲོག་རྩ་ནག་པོའི་རྩེ་མོ་ལ་གནས་ཤིང་ལུས་ཀྱི་གཞོགས་གཡོན་ངོས་སུ་ཕྱོགས་པ། ཚེ་སྲོག་སེམས་ཀྱི་རྟེན།

位于上体腔黑色命脉的顶端，心尖朝向身体左下方，为生命和心识之根基。

04.0019 གློ་བ། 肺脏

བྲང་ཁོག་སྟོད་ཀྱི་གཡས་གཡོན་ན་གནས་ཤིང་། དབུགས་ཕྱིར་འབྱིན་པ་དང་ནང་དུ་རྔུབ་པའི་ལས་ཅན།

位于上体腔左右两侧，具有呼气和吸气的生理功能。

04.0020 མཆིན་པ། 肝脏

བྲང་རུས་ཀྱི་གཡས་ངོས་མཆིན་དྲི་དང་འབྲེལ་ནས་རྩིབ་མའི་འོག་ན་གནས་ཤིང་། ཁ་ཟས་ཀྱི་དྭངས་མ་རང་གནས་སུ་དྭངས་ནས་ཁྲག་གི་རྟེན་བྱེད་པ།

位于胸骨右侧与横隔膜相贴附及肋骨下方的位置，为血液的依存体，具有将食物精微吸入本位生化成血液的功能。

04.0021 མཆེར་པ། 脾脏

བྲང་རུས་ཀྱི་གཡས་ངོས་མཆིན་དྲི་དང་འབྲེལ་ནས་རྩིབ་མའི་འོག་ན་གནས་ཤིང་། ཁྲག་སོགས་དྭངས་མ་འཕེལ་བའི་རྟེན་བྱེད་ཅིང་ཟས་འཇུ།

位于胸骨右侧与横隔膜相贴附及肋骨

下方的位置，为生化血等精微的依存体，具有消食的功能。

04.0022 མཁལ་མ། 肾

སྒལ་ཚིགས་བཅུ་བཞིའི་གཡས་གཡོན་ན་གནས་ཤིང་། ལུས་ཀྱི་ཆུ་ཁམས་འཛིན་སྡོམ་གྱི་ལས་བྱེད།

位于第十四椎左右，具有肺控机体水原功能的脏器。

04.0023 སྣོད་དྲུག 六腑

ཕོ་བ་དང་། རྒྱུ་མ། ལོང་ག ལྒང་པ། སྣོད་མཁྲིས། བསམ་སེའུ་བཅས་ཀྱི་བསྡུས་མིང་།

胃、小肠、大肠、膀胱、胆囊、“桑木塞”的合称。

04.0024 ཕོ་བ། 胃

མིད་པ་དང་རྒྱུ་མའི་བར་ན་གནས་ཤིང་། ཟས་སྐོམ་རྣམས་མྱུག་བཞུ་དྭངས་སྙིགས་ཕྱེད་ནས་ཐུར་དུ་རྒྱུ་མའི་ཡུལ་དུ་ཕོ་བའམ་གཏོང་བར་བྱེད་པ།

位于食道和小肠间，行使腐糜、消化、分解饮食，将清浊排入小肠功能的脏府。

04.0025 རྒྱུ་མ། 小肠

ཕོ་བ་དང་ལོང་གའི་བར་ན་གནས་ཤིང་། ཟས་སྐོམ་ལས་བྱུང་བའི་དྭངས་མ་དང་སྙིགས་མ་རྣམས་མ་འདྲེས་པར་སོ་སོའི་གནས་སུ་རྒྱུ་བར་བྱེད་པའི་ལམ།

位于胃和大肠之间，为将饮食精华和糟粕进入各自部位的通道之脏府。

04.0026 ལོང་ག 大肠

རྒྱུ་མ་དང་གཉེ་མའི་བར་གྱི་ཆ་སྟེ། ཟས་ཀྱི་སྙིགས་མ་རོ་བསགས་པའི་སྣོད། གནས་སྟངས་ཀྱི་དབང་གིས་གཡས་སམ་སྟོད་ཀྱི་ཆ་ལ་ཁྲག་ལོང་དང་གཡོན་ནམ་མཇུག་གི་ཆ་ལ་སྐྱིན་ལོང་། དབུས་ཀྱི་ཆ་ལ་རྩམ་ལོང་ངོ་།།

位于小肠和乙状结肠之间的部分，为储存食物糟粕之腑府，根据位置将右上侧部分称为升结肠，左后侧部分称为降结肠，中间部分称为横结肠。

04.0027 ལྒང་པ། 膀胱

དྲི་ཆུའི་བསགས་སྣོད་དེ། ལུས་ཀྱི་ཆུ་ཁམས་ཀྱི་སྙིགས་མས་འདི་ཉིད་དགང་བ་ལྟར་དུ་གནས་པས་ལྒང་བར་བརྗོད།

储存尿液之腑，机体水原糟粕充盈其内而谓之膀胱。

04.0028 དབང་པོ་ལྔ། 五官

མིག་དང་རྣ་བ། སྣ། ལྕེ། ལུས་བཅས་ལྔའི་བསྡུས་མིང་།

眼、耳、鼻、舌、身五者之合称。

04.0029 མིག 眼

གཟུགས་འཛིན་བྱེད་ཀྱི་དབང་པོ།

感知形态的视觉器官。

04.0030 སྣ། 鼻

དྲི་སྣོམ་བྱེད་ཀྱི་དབང་པོ།

感知气味的嗅觉器官。

04.0031 རྣ། 耳

སྒྲ་ཉན་བྱེད་ཀྱི་དབང་པོ།

感知声音的听觉器官。

04.0032 ལྕེ། 舌

རོ་མྱོང་བྱེད་ཀྱི་དབང་པོ།

感知味道的味觉器官。

04.0033 མ་ནིང་། 中性人

སྐྱེ་ལུགས་ལ་འགྱུར་བ་བྱུང་སྟེ་ཕོ་མོའི་རྟེན་ངོས་བཟུང་མི་ཐུབ་པའི་མི།

指生理发生变态而形成的男女性别不定者。

04.0034 འགྱུར་བ་མ་ནིང་། 变性人

ཟླ་བ་ཡར་ངོའི་དུས་སུ་བུ་དང་མར་ངོའི་དུས་སུ་བུ་མོར་འགྱུར་འགྲོ་བ་ཅན་གྱི་མི།

上弦月为男性，下弦月时便为女性者。

04.0035 མཚན་གཉིས་མ་ནིང་། 两性人

ཕོ་མོ་གཉིས་ཀའི་མཚན་མ་དང་ལྡན་པའི་མི།

兼具男女两性生殖器者。

04.0036 མཚན་མེད་མ་ནིང་། 无性人

བཤང་གཅི་རྒྱུ་བའི་ལམ་ཙམ་ལས་ཕོ་མོ་གཉིས་ཀའི་མཚན་མ་མེད་པའི་མི།

仅有便尿通道而无男女任何生殖器者。

04.0037 ཉམས་པ་མ་ནིང་། 天阉

ཕོ་མཚན་བཅད་པའམ་རྩ་རྒྱུས་ཉམས་ནས་འདོད་པ་སྤྱོད་མི་ནུས་པའི་མི།

男性生殖器被阉割者或阴茎萎缩不能进行性行为者。

04.0038 ཟ་མ་མ་ནིང་། 无性欲人

ཕོ་མོ་གང་གིས་འདོད་པ་ཚུལ་བཞིན་དུ་སྤྱོད་མི་ནུས་པའི་མི།

男女均无法进行正常性行为者。

04.0039 མཚེ་མ། 孪生

བཙའ་ཐེངས་གཅིག་ལ་ཕྲུ་གུ་གཉིས་སམ་དེ་ཡན་བཙས་པའི་བྱིས་པའི་སྤྱི་མིང་།

一次产双胎或多胎胎儿的总称。

04.0040 གཞུང་པ། 脊髓

ཀླད་པ་ནས་མཇུག་རུས་བར་གྱི་སྒལ་ཚིགས་སྦུབས་སུ་གནས་པའི་སྲོག་རྩ་དཀར་པོ།

位于脑至尾骨间椎孔内的白命脉。

04.0041 བུ་སྣོད། 子宫

མངལ་ལམ་དཀྱུ་ཡང་ཟེར་ཏེ། ལྒང་པ་དང་གཉེ་མའི་བར་ན་གནས་པའི་བུད་མེད་ཀྱི་མངལ་ཆགས་སའི་སྣོད།

又称宫或“勾”，位于膀胱与乙状结肠之间的女性怀孕之腑。

04.0042 བདུན་ཕྲག 周

ཉིན་བདུན་གྱི་ཚད།

以七日为单位的时间段名。

04.0043 མོ་གཤམ། 石女

བུ་གཏན་ནས་མི་འབྱུང་བའི་བུད་མེད།

完全无法生育的女性之名。

04.0044 ལྟེ་བ། 中心/脐

❶ལུས་པོ་སྟོད་སྨད་གཉིས་ཀྱི་དཀྱིལ་དབུས། ❷ལྟེ་ཐག་ལྷུང་བའི་ཤུལ།

❶上下半体的中心位。❷脐带脱落后留下的脐痕。

04.0045 བསམ་སེའུ། 桑木塞

ཕོ་མོ་གཉིས་ཀའི་ཁམས་དཀར་དམར་གསོག་སའི་སྣོད།

储存男女红白精之腑。

04.0046 ཉི་མ་ཟླ་བའི་དྭངས་མ། 阴阳精华

ཉི་མའི་དྭངས་མ་ཞེས་གྲོང་པའི་ཚོས་ཀྱིས་མ་ཐོས་པའི་བུ་མོའི་ཁམས་དམར་དང་ཟླ་བའི་དྭངས་མ་དེ་བཞིན་གྱི་བུའི་ཁམས་དཀར་པོ་ལའོ། །

太阳精华为未曾被世俗玷污的处女红精和月亮精华为未曾被世俗玷污的童男白精。

04.0047 རྟེན་འབྲེལ། 缘起

རྒྱུ་རྐྱེན་སྣ་ཚོགས་འཕྲད་ཅིང་ཚོགས་པ་ལ་ལྟོས་ནས་འབྲས་བུ་འབྱུང་བའམ། ཡང་ན་རྒྱུ་སྔ་མའི་རྟེན་ལ་བརྟེན་ཅིང་། རྐྱེན་ཕྱི་མ་རྣམས་དང་འབྲེལ་བ་འབྱུང་བའི་ཆོས་ཉིད་ལ་བྱ།

根据各种内外因汇聚而得之果，或是以前因为依托而得众多关联外因的规律谓之缘起。

04.0048 གོར་གོར་པོ། 圆团状

ཁུ་ཁྲག་གཉིས་འདྲེས་ནས་ཅུང་ཟད་སྲ་ཞིང་འདྲིལ་ལ་ཟླུམ་པ་ཅན།

精血结合后形成微硬而呈团状。

04.0049 མེར་མེར་པོ། 稀软状

ཁུ་ཁྲག་གཉིས་འདྲེས་ནས་སླ་ཞིང་མཉེན་པ་ཅན།

精血结合后形成稀软状的凝集物。

04.0050 ནར་ནར་པོ། 椭软状

ཁུ་ཁྲག་གཉིས་འདྲེས་ནས་དབྱིབས་དཀྱུས་སུ་རིང་བ་ཅན།

精血结合后形成扁长型。

04.0051 སྲོག་རྩ། 命脉

སྲོག་ཁམས་ཀྱི་རྟེན་དུ་གྱུར་པའི་རྩ།

形成生命根基之脉。

04.0052 བུ་ག་སྒོ་དགུ། 九窍

མིག་གཉིས་དང་། རྣ་བུག་གཉིས། སྣ་བུག་གཉིས། ཁ། བཤང་ལམ། གཅིན་ལམ་བཅས་ཀྱི་བསྡུས་མིང་།

即双眼、双耳、双鼻孔、口、肛门、尿道口等的合称。

04.0053 ཁྱེའུ། 童子

བྱིས་པ་ཕོ།

男童。

04.0054 འདུ་ཤེས། 意识

ཡུལ་དབང་སེམས་གསུམ་འདུས་ཏེ་ཡུལ་གྱི་ཐུན་མོང་མ་ཡིན་པའི་མཚན་མ་འཛིན་པའི་རིག་པ།

境、五官及心三者相聚，认知外界独特征象的智慧。

04.0055 སྐྱོ་བའི་འདུ་ཤེས་ལྔ། 五厌意识

མངལ་གནས་ཀྱི་བྱིས་པ་དེ་ལ་རང་གི་གནས་མི་གཙང་བ་དང་། དྲི་མི་ཞིམ་པ། བཙོན་ར་ལྟ་བུ། མུན་ནག མངོན་པར་མི་དགའ་སྐྱེ་ཡོངས་སུ་སྐྱོ་བའི་འདུ་ཤེས་ལྔ་འབྱུང་བ་ལའོ། །

宫内胎儿对所居肮脏、味臭、如监狱、黑暗和伤感之处所产生的五种厌烦意识。

04.0056 ཆུ་སོ། 曲索

གཅིན་ལམ་གྱི་ཁ།

尿道口。

04.0057 ཐང་རེ། 轮流

དུས་ཡུན་ཐུང་ངུ་ཙམ་པན་ཚུན་རེས་མོས་བྱེད་པ།

短时间相互转换。

04.0058 ས་བོན། 精卵

མངལ་ཆགས་པའི་རྒྱུ་སྐྱེ་སྐྱེས་པ་དང་བུད་

མེད་ཀྱི་ཁམས་དཀར་དམར་གྱི་མིང་།
怀孕之因素，即男女红白精。

04.0059 གཙུབ་ཤིང་། 燧木

ཕན་ཚུན་བརྡར་ན་མེ་འབྱུང་བའི་ཤིང་རྩུབ་མོ་ཞིག
相互摩擦时可产生火的一种粗木。

04.0060 ཆས་ཀྱིས་གསོ། 滋养

ཐོད་བཅུད་ལྡན་པའི་ཟས་སྐོམ་རིགས་ཀྱིས་ལུས་ཁམས་གསོ་བ།
以营养饮食滋养身体。

04.0061 ཁུ་ཁྲག་མདུད་པ་ཅན། 结状精血

ཤ་ཡི་རྩིན་བུ་དང་འདྲ་བའི་ཁུ་ཁྲག་སྐྱོན་ཅན།
犹如肉淋巴的异常精血。

04.0062 ཁུ་ཁྲག་ཧུར་ཧུར་པོ། 稠软状精血

ཁུ་ཁྲག་གཉིས་འདྲིས་ནས་ཅུང་ཟད་གར་བའི་རྣམ་པ་ཅན།
男女精血结合略呈浓稠状的凝集物。

04.0063 མངལ་འཛིག 流产

བྱིས་པ་མངལ་ནས་ཤོར་བ།
胎儿妊娠终止而流失。

04.0064 སྐྱེ་གནས་མི་མཐུན། 异生

མིའི་འགྲོ་བར་དུད་འགྲོ་སྐྱེས་པ་ལྟ་བུ་སྐྱེ་བའི་གནས་མི་མཐུན་པའོ །
人类生出畜生样异类，谓之异生。

04.0065 རྒྱ་བ། 额萎

ལུས་ལྕི་ཞིང་ཁམས་ཉོབ་པ།
身体重而困倦。

04.0066 ཡིད་གཞུངས། 聪颖/正直

❶བློ་རིག་གསལ་བ། ❷གཞུངས་རྒྱུད་དྲང་བ།
❶天资聪慧。❷禀性耿直。

04.0067 གཟུགས་མི་སྡུག 畸形/残疾

སྐྱེ་དུས་ནས་དབང་པོ་མི་ཚང་བའམ་ལྷག་པར་གྱུར་པ་དང་། ཡང་ན་ཞ་འཕྱེང་འོན་པ་ཅན།
先天五官不全或多余，或跛瘸、耳聋等疾患。

04.0068 དཀུ་ལྕི། 下腹坠胀

མངལ་ཁ་ལྷོད་ཅིང་མཚང་ར་སོགས་ལུས་སྨད་ལྕི་བ།
宫口松弛而盆腔等下身有沉重感。

04.0069 མངལ་རྒྱས། 胎儿肥大

མངལ་གནས་ཀྱི་ལུས་ཚོ་ཆེས་པ།
胎儿发育过大。

04.02 ལུས་ཀྱི་འདྲ་དཔེ། 人体比喻

04.0070 ལུས་ཀྱི་འདྲ་དཔེ། 人体比喻

ལུས་ཕུང་ཕྱི་ནང་གི་གནས་ལུགས་རྣམས་རྒྱལ་པོའི་ཕོ་བྲང་དང་འདྲ་བའི་དཔེ་སྦྱར་ནས་སྟོན་པའི་ཐབས་ཤིག
将机体内外生理结构等喻为皇宫的一种表达方法。

04.0071 ཕུང་པོ། 蕴

དུ་མ་སྤུངས་པའི་དོན་ཏེ། ནད་དང་། ལུས་ཟུངས། དྲི་མ་སོགས་དུ་མ་སྤུངས་པའི་དོན་གྱི་ཕུང་པོ་ཞེས་བྱའོ །

多物积聚之意，疾病、体精、秽物等多物积聚之体谓之蕴。

04.0072 ཚངས་པའི་བུ་ག 囟门孔

སྤྱི་བོའི་གཙུག་གི་སྐྲ་འཁྱིལ་ཡོད་སར་གནས་པའི་བུ་ག་ཤིན་ཏུ་ཕྲ་བ་དེའོ། །

位于头顶发旋处非常细小的孔道。

04.0073 དབང་པོའི་སྒོ་ལྔ། 五官孔窍

གཟུགས་ཀྱི་སྒོ་མིག་དང་། སྒྲའི་སྒོ་རྣ་བ། དྲིའི་སྒོ་སྣ། རོའི་སྒོ་ཁ། རེག་བྱའི་སྒོ་བ་སྤུའི་བུ་ག་བཅས་ཀྱི་བསྡུས་མིང་།

色之门眼、声之门耳、气味之门鼻、味之门舌、触觉之门毛孔等的合称。

04.0074 འོག་སྒོ་གཉིས། 两阴窍

བཤང་ལམ་དང་གཅིན་ལམ་གཉིས་ཀྱི་བསྡུས་མིང་།

肛门和尿道之合称。

04.0075 མངལ་བགོལ། 逾期妊娠

བུ་དུས་སུ་བཙའ་མ་ཐུབ་པར་མངལ་དུ་ཟླ་བའམ་ཉིན་ཞག་འཕར་མར་ལུས་པ།

胎儿未能按期分娩而滞于宫内数日或数月。

04.0076 མཆིན་དྲི། 膈膜

བྱང་ཁོག་སྟོད་སྨད་གཉིས་ཀྱི་བར་དུ་ཡོལ་བས་བཅད་པ་ལྟར་གྱི་མཚམས་གཅོད་བྱེད་སྐྱི་མོའི་མིང་སྟེ། དབྱེ་ན་དཀར་ནག་ཁྲ་གསུམ་ཡོད།

分隔人体上下体腔如帘状的一层薄膜，分为黑、白、花三膜。

04.0077 མཆུའི་པད་མ། 上唇沟

ཡ་མཆུའི་དཀྱིལ་གྱི་མཆུ་གཤོང་གི་མིང་།

上唇上部中央凹陷处之名。

04.0078 འཕོངས་ཚོས། 臀

རྐུབ་གཡས་གཡོན་གྱི་ཤ་འབུར་པོ།

肛门左右侧隆突的肌肉。

04.0079 རོ་བཀྲ། 人体结构示意图

ལུས་ཀྱི་ཕྱི་ཤ་པགས་དང་། བར་རྩ་རུས། ནང་དོན་སྣོད་སོགས་ཀྱི་གནས་ལུགས་གསལ་བའི་པར་རིས་གང་རུང་།

体表肌肤，中部脉管、骨骼，内部脏腑等的生理结构图。

04.0080 རྒྱུ་མ་དྲང་སྲོང་། 阑尾

རྒྱུ་མ་གཞན་གྱི་འོག་ཏུ་ས་འོག་གཏེར་བུམ་སྦས་པ་དང་འདྲ་བར་གནས་པའི་རྒྱུ་མའི་ལྷག་མ་ལྟ་བུ་ཕྲ་ལ་ཐུང་བ་དེའི་མིང་། དེང་རྒྱུ་ལྷག་ཅེས་བརྗོད་སྲོལ་ཡོད།

为位于其它肠下方如伏藏瓶隐藏状的多余而细短部分之名，现亦称“吉勒”。

04.0081 སྒྲིད་ཁུག 腘窝

པུས་མོའི་རྒྱབ་ཕྱོགས་ཀོང་ཀྱོང་གི་རྣམ་པར་གནས་པའི་སྒྲིད་ཁུང་ངམ་བྱིན་ཁུག་ཀྱང་ཟེར་བ་དེའོ། །

膝背面呈凹陷的部位，又称“集酷”或“锦酷”。

04.0082 ཨ་བྲོ་རིལ་བུ། 股骨头

དཔྱིའི་འཁོར་མིག་དང་འཕྲད་པའི་བརླ་ཀང་གི་ཡར་སྣེའི་རུས་པ་འབུར་དབྱིབས་རིལ་མོ་ཅན་གྱི་མིང་།

同髋臼相吻合的股骨上端圆状隆突骨之名。

04.0083 ཕོ་བྲང་། 王宫

རྒྱལ་པོ་བཞུགས་སའི་བྲང་ས།

国王的居所。

04.0084 ཞ་བོ། 肢残者

རྐང་ལག་ཞ་བ་ཅན།

肢体残障者。

04.0085 གྱད་པ། 大力士

སྐྱེས་བུ་སྟོབས་དང་ལྡན་པའི་མིང་།

身强力壮者之名。

04.0086 མཁར་བད། 房檐

ཁང་པའི་རྩེ་ཡི་སྲུ་ཤུད་དང་བད་ཡམ་གྱི་མིང་།

房顶的矮围墙及屋顶铺的薄石片之名。

04.03 ལུས་ཀྱི་གནས་ལུགས། 人体生理

04.0087 ལུས་ཀྱི་གནས་ལུགས། 人体生理

ཉེས་པ་དང་། ལུས་ཟུངས། དྲི་མ་སོགས་ཐ་མལ་ལུས་ཀྱི་གནས་ལུགས་སྟོན་པའི་རྣམ་གཞག

描述正常人体三邪、体精、秽物等的机能。

04.0088 ནད། 病

ལུས་སྲོག་ལ་གནོད་ཅིང་ཟུག་རྫུས་གཟེར་བའི་སྡུག་བསྔལ་གྱི་མིང་།

生理或心理上发生的不正常状态。

04.0089 ཟུངས། 精

ཁ་ཟས་ཀྱི་དྭངས་མ་དང་ཁྲག་སོགས་ལུས་འཛིན་པར་བྱེད་པའི་སྟོབས་སམ་ཁམས་ཀྱི་དྭངས་མ་སྤྱིའི་མིང་།

食糜精华和血液等维持人体生理功能的七精华之统称。

04.0090 དྲི་མ། 秽物

བཤང་བ་དང་། གཅིན། རྔུལ་སོགས་ལུས་ཁམས་ཀྱི་སྙིགས་མ།

人体排泄的大便、尿、汗等糟粕。

04.0091 རླུང་། 隆

ལུས་ལ་ལྷན་སྐྱེས་སུ་གནས་པའི་ཡང་ཞིང་གཡོ་བ་སོགས་མཚན་ཉིད་ཟུར་དྲུག་གི་བདག་ཉིད་ཅན། མིག་ལ་སོགས་པའི་དབང་པོ་རྣམས་གཟུགས་ལ་སོགས་པའི་ཡུལ་སོ་སོར་འཛུག་པའི་བྱ་བ་བྱེད་མཁན།

先天居于人体，具有轻、动等六种特性，如五官对五蕴的感知功能。

04.0092 མཁྲིས་པ། 赤巴

ལུས་ལ་ལྷན་སྐྱེས་སུ་གནས་པའི་ཚ་ཞིང་དྲི་མནམ་པ་སོགས་མཚན་ཉིད་ཟུར་བདུན་གྱི་བདག་ཉིད་ཅན། ལུས་ལ་མེ་འབར་བ་ལྟར་གྱི་དྲོད་སྐྱེད་ཅིང་ཟས་འཇུ་བར་བྱེད་མཁན།

先天居于人体，具有热、臭等七种特性，如增生热能和消化食物的功能。

04.0093 བད་ཀན། 培根

ལུས་ལ་ལྷན་སྐྱེས་སུ་གནས་པའི་ལྕི་ཞིང་འགྱུར་བག་སོགས་མཚན་ཉིད་ཟུར་བདུན་གྱི་བདག་ཉིད་ཅན། ལུས་ཀྱི་སྲ་ལྕིའི་ཆ་དང་། ཁྲག་དང་ཆུ་སེར་སོགས་ལུས་ཀྱི་རྒྱན

གཤེར་གྱི་ཆ་རྣམས་བསྐྱེད་པར་བྱེད་མཁན།

先天居于人体，具有重、粘等七种特性，如增生血液、黄水等功能。

04.0094 ལུས་ཟུངས། 体精

ལུས་འདི་ཉིད་ཟུངས་ཤིང་འཛིན་པར་བྱེད་པའི་རྟེན་དྭངས་མ་དང་། ཁྲག ཤ་སོགས་བདུན་གྱི་མིང་།

支撑和营养人体的食物精华、血液、肌肉等七精之名。

04.0095 དྭངས་མ། 精华

ཕོ་བའི་མེ་དྲོད་རྣམ་གསུམ་གྱིས་ཟས་སྐོམ་མྱུག་བཞུ་དྭངས་སྙིགས་གཉིས་སུ་ཕྱེས་པའི་དྭངས་མ།

饮食等经三胃火消化、分解出来的精粹部分。

04.0096 ཁྲག 血

ཁ་ཟས་ཀྱི་དྭངས་མའི་དྭངས་མ་སྟེ་ལུས་བརླན་ཞིང་སྲོག་འཚོ་བར་བྱེད་པའི་ལུས་ཟུངས་ཤིག

食物的精华之精华，保持身体水分并维持生命的一种体精。

04.0097 ཤ 肉

ཁྲག་གི་དྭངས་མ་སྟེ་ལུས་གཡོགས་པར་བྱེད་ཅིང་ངོ་བོ་སྙི་བའི་ལུས་ཟུངས་ཤིག

血液之精华，覆盖于身体，质柔韧的一种体精。

04.0098 ཚིལ། 脂

ཤའི་དྭངས་མ་སྟེ་ལུས་སྣུམ་པར་བྱེད་པའི་ལུས་ཟུངས་ཤིག

肌肉之精华，滋润机体的一种体精。

04.0099 རུས་པ། 骨

ཚིལ་གྱི་དྭངས་མ་སྟེ་ངོ་བོ་སྲ་ཞིང་ལུས་བརྟན་པར་བྱེད་པའི་ལུས་ཟུངས་ཤིག

脂肪之精华，坚硬特性、支撑身体的一种体精。

04.0100 རྐང་། 髓

རུས་པའི་དྭངས་མ་སྟེ་ལུས་ཀྱི་བཅུད་དུ་འགྱུར་བའི་ལུས་ཟུངས་ཤིག

骨骼之精华，营养身体的一种体精。

04.0101 ཁུ་བ། 精液/汤

❶རྐང་གི་དྭངས་མ་སྟེ་མངལ་འཛིན་པའི་ས་བོན། ❷སྨན་རྫས་ལས་བཏོན་པའི་ཐང་།

❶髓之精华，受孕之种子。❷药物的汤汁。

04.0102 བཤང་བ། 大便

ཟས་སྐོམ་མཐར་ཐུག་གི་སྙ་བའི་སྙིགས་མ།

饮食消化后排出的糟粕。

04.0103 གཅི། 尿

ཟས་སྐོམ་མཐར་ཐུག་གི་སླ་བའི་སྙིགས་མ།

饮食消化后排出的液体。

04.0104 རྔུལ། 汗

ལུས་ཀྱི་དྲོད་ཁམས་ཀྱི་སྙིགས་མ་སྟེ་བ་སྤུའི་བུ་ག་ནས་ཕྱིར་ཐོན་པའི་ཟགས་གཤེར།

身体热能之糟粕，由毛孔排出的液体。

04.0105 ལྷང་ཚད། 常量

ཉེས་པ་དང་། ལུས་ཟུངས། དྲི་མ། དོན་སྣོད། བུ་ག གཟུགས་བཅས་ཀྱི་ཚད་ལོངས་པའམ་ཚད་འདང་པ་ལ་བྱའོ། །

人体三邪、体精、秽物、脏腑、孔窍、机体等的正常量。

04.0106 སྐྱིམ་པ་གང་། 一捧

ལག་སོར་བཅུ་པོ་མཉམ་དུ་གཤིབས་ནས་ཅུང་ཟད་ནང་དུ་བསྐུམས་པའི་གཞི་ཁྱོན་ནང་ཤོང་བའི་ཚད།

双手十指并拢略向内弯所容之量。

04.0107 ཁྱོར་གང་། 一掬

ལག་པ་ཡ་གཅིག་གི་སོར་མོ་རྣམས་གཤིབས་ནས་ཅུང་ཟད་ནང་དུ་བསྐུམས་པའི་ནང་ཤོང་བའི་ཚད།

单掌手心朝上五指并拢并略向内弯所容之量。

04.0108 སྤར་གང་། 一把

ལག་པ་ཡ་གཅིག་གི་སོར་མོ་རྣམས་བསྐུམས་ཤིང་ཟུམ་པའི་ནང་ཤོང་བའི་ཚད།

单手五指收拢闭合所容之量。

04.0109 སྲན་གང་། 一分

མཛུབ་རྩེ་དཀྱིལ་ནས་ཐུར་དུ་གཡས་གཡོན་ཆ་ཤས་གཉིས་སུ་བགོས་པའི་ཕྱེད་ཀྱི་འཕྲེད་ཞེང་གི་གཞལ་ཚད།

将首指指尖从正中纵向划分为一半之横距量度。

04.0110 སོར་གང་། 一指

ལག་སོར་གཅིག་གི་འཕྲེད་ཞེང་གི་གཞལ་ཚད།

一指之横距量度。

04.0111 ཚོན་གང་། 一寸

ལག་སོར་དོའི་འཕྲེད་ཞེང་གི་གཞལ་ཚད།

两指并拢之横距量度。

04.0112 ཆག་གང་། 四指

ལག་སོར་བཞིའི་འཕྲེད་ཞེང་གི་གཞལ་ཚད།

四指合并之横距量度。

04.0113 མཁྱིད་གང་། 五指

ལག་སོར་ལྔའི་འཕྲེད་ཞེང་གི་གཞལ་ཚད།

五指合并之横距量度。

04.0114 མཛུབ་གང་། 六指

ལག་སོར་དྲུག་གི་འཕྲེད་ཞེང་གི་གཞལ་ཚད།

六指合并之横距量度。

04.0115 མཐོ་གང་། 一卡

ལག་སོར་བཅུ་གཉིས་ཀྱི་འཕྲེད་ཞེང་གི་གཞལ་ཚད།

十二指合并之横距量度。

04.0116 ཁྲུ་གང་། 一肘

ལག་སོར་ཉེར་བཞིའི་འཕྲེད་ཞེང་གི་གཞལ་ཚད།

二十四指合并之横距量度。

04.0117 འདོམ་གང་། 一庹

ལག་པ་གཉིས་གཡས་གཡོན་དུ་དྲང་པོར་བརྐྱངས་པའི་འཕྲེད་ཞེང་གི་གཞལ་ཚད།

左右两臂伸展时之横距量度。

04.0118 གཟུགས་ངན། 矮人

གཟུགས་ཀྱི་རིང་ཚད་ལ་རང་ཁྲུ་ཕྱེད་དང་བཞི་མི་ལོངས་པ།

身高不足自身肘长的三肘板的人。

04.0119 ཚིགས། 关节

རུས་པ་ཕན་ཚུན་འབྲེལ་བའི་མཚམས།

骨骼之间的连接处。

04.0120 ཚིགས་ཕྲན། 小关节

རུས་པ་ཆུང་དུ་ཕན་ཚུན་འབྲེལ་བའི་བར་མཚམས།

小骨骼之间的连接处。

04.0121 ཚིགས་ཆེན། 大关节

རུས་པ་ཆེན་པོ་ཕན་ཚུན་འབྲེལ་བའི་བར་མཚམས།

大骨骼之间的连接处。

04.0122 ལྷུ་ཚིགས། 肢节

ཡན་ལག་གི་ཧུམ་བུ་ཕན་ཚུན་འབྲེལ་བའི་བར་མཚམས།

四肢关节间的连接处。

04.0123 རུས་རིགས་ཉེར་གསུམ། 二十三种骨块

ཐོད་རུས་དང་ལྟག་རུས། སྣའི་ཁྲུང་ཁྲུང་། སོ། མ་མགལ། སྐལ་ཚིགས། བྱ་འདབ། གཞུག་ཧོ། དཔྱི་རུས། སོག་པ། སྒྲོག་རུས། བྲང་རུས། རྩིབ་མ། ལྷ་རུ་རྩེ། དཔུང་རྐང་། ལག་ངར། ལག་འགོའི་རུས་པ། བརླ་རྐང་། ལྷ་ང་། རྗེ་ངར། སྲི་ཡོང་། རྐང་འགོའི་རུས་པ། རྐང་ལག་གི་སེན་མོ་བཅས་ཀྱི་བསྡུས་མིང་།

头盖骨、枕骨、鼻软骨、齿、下颌骨、椎骨、横突、尾骨、髋骨、胛骨、锁骨、胸骨、肋骨、肋软骨、肱骨、尺桡骨、腕骨、股骨、髌骨、胫腓骨、跟骨、跗骨、手足指趾甲等的合称。

04.0124 ཆགས་པའི་རྩ། 初成脉

ལུས་ཐོག་མར་ཆགས་ཤིང་བསྐྱེད་ལ་རླུང་མཁྲིས་བད་ཀན་གསུམ་གྱི་ཁམས་འཛིན་པར་བྱེད་པའི་རྩ།

促使胚胎初期的形成及发育，并摄持“隆”、“赤巴”、“培根”三邪之脉。

04.0125 སྲིད་པའི་རྩ། 依存脉

ལུས་ཁམས་ལ་མི་འགག་པར་གནས་ཤིང་བྱ་བ་བྱེད་པའི་རྩ།

依存于身体并行使活动功能之脉。

04.0126 འབྲེལ་བའི་རྩ། 连接脉

ལུས་ཀྱི་སྟོད་སྨད་ཕྱི་ནང་ཀུན་དུ་གྱེས་ཤིང་འབྲེལ་བར་བྱེད་པའི་རྩ།

分布于全身，并具有相互联络功能之脉。

04.0127 ཚེ་ཡི་རྩ། 寿脉

ཚེ་སྲོག་གི་འཕེན་པ་ཡུན་རིང་དུ་གནས་ཤིང་འཚོ་བར་བྱེད་པའི་རྩ།

维持生命活动之脉。

04.0128 སྲོག་གི་རླུང་། 命隆

སྲོག་འཛིན་པའི་རླུང་།

维持生命活动之“隆”。

04.0129 གཉན་པ་གནད། 要害处

ཕོག་ཐུག་བརྡབ་འགྲམས་སོགས་ཤོར་ན་མི་བཟོད་པའི་ཟུག་རྫུ་འབྱུང་ཞིང་སྲོག་ལ་གནོད་ཅིང་ཤིན་ཏུ་ཉེན་ཆེ་བའི་ལུས་གནད།

因跌打损伤而引起难忍疼痛并危及生命的要害部位。

04.0130 རྒྱུ་ལམ་བུ་ག 通孔

ཕྱི་ནང་གི་སྲོག་རླུང་དྭངས་མ་སོགས་རྒྱུ་བའི་བུ་ག

体内外的维命“隆”、精、秽物等通行的孔道。

04.0131 མདངས། 气色

ཁུ་བའི་དྭངས་མ་སྟེ་ལུས་ཀྱི་གཟི་བརྗིད་དང་བཀྲག་མདངས་སོགས་ཀྱི་རྟེན་བྱེད་ཅིང་སྙིང་ལ་གནས་པའི་དྭངས་མ།

精血之精华，居于心脏，能焕发容光和光泽肌肤。

04.0132 ཆུ་སེར། 黄水

ཤ་པགས་བར་དང་ཚིགས་མིག་ཀུན་ལ་གནས་པའི་གཤེར་ཁུ་དམར་སེར་ཅན།

居于肌肤间及各个关节腔内的红黄色液体。

04.0133 ཞག 酯

ཚིལ་གྱི་སྙིགས་མ་སྟེ་སྣུམ་ཚིའི་རང་བཞིན་ཅན།

具油性的脂肪之糟粕。

04.0134 ཆུ་བ། 韧带

ཚིགས་རྣམས་འཛིན་པར་བྱེད་ཅིང་ཕལ་ཆེར་ཚིགས་ཀྱི་རྒྱབ་ལ་གནས་པའི་ལུས་ཀྱི་གྲུབ་ཆ་ཞིག

位于关节背面，具有连接关节作用的身体组织。

04.0135 རྒྱུས་པ། 肌腱

ཤ་རྣམས་འཛིན་པར་བྱེད་ཅིང་ཕལ་ཆེར་ཚིགས་ཀྱི་མདུན་ན་གནས་པའི་ལུས་ཀྱི་གྲུབ་ཆ་ཞིག

位于关节前侧，具有连接肌肉作用的身体组织。

04.0136 རྨེན་བུ། 淋巴

ལུས་ཀྱི་རླན་གཤེར་གྱི་རྟེན་བྱེད་པའི་སྐེ་མཇིང་དང་། མིག་ཟུར། སྟེ་ས་ཁུང་སོགས་སུ་གནས་པའི་ཚིལ་གྱི་སྙིགས་མ།

居于颈部、眼角、腹股沟等，具有湿润机体功能的脂肪糟粕。

04.0137 རྨེན་བུ་མགོ་སྔོན། 青头淋巴

སོག་རུས་དང་དཔུང་མགོའི་རུས་པ་གཉིས་འབྲེལ་མཚམས་ནས་ཡར་ཕྲག་གོང་དུ་སོར་བཞི་བཅལ་བའི་སར་གནས་པའི་རྨེན་བུ།

自胛骨与肱骨上端连结处向肩上量四横指处的淋巴。

04.0138 རྨེན་བུ་སྨུག་པོ། 紫淋巴

ཙི་ཁྲིས་སྣ་ནས་གྱེན་དུ་སོར་ལྔ་བཅལ་བའི་སར་གནས་པའི་རྨེན་བུ།

自“齐赤那”向上量五横指处的淋巴。

04.0139 ཙི་ཁྲིས་སྣ། 齐赤那

ལག་པ་བརྐྱང་བསྐུམ་བྱས་ན་མཆན་ཁུང་དུ་ཉེར་ཉེར་བྱེད་པ་དེའི་གནས།

手臂弯曲时的腋侧皱褶处。

04.0140 རྨེན་བུ་དཀར་པོ། 白淋巴

པུས་མོའི་ཕྱི་ཟུར་གྱི་ཚིགས་མཚམས་ནས་ཡར་བརླའི་ཕྱི་ཟུར་དུ་མཐོ་གང་བཅལ་བའི་སར་གནས་པའི་རྨེན་བུ།

自膝关节外侧向大腿外缘上部量一卡处的淋巴。

04.0141 རྨེན་བུ་སྦྲུལ་མགོ་གདེངས་པ། 蛇头淋巴

པུས་མོའི་ཕྱི་ཟུར་གྱི་ཚིགས་མཚམས་ནས་ཡར་བརླའི་ཕྱི་ཟུར་དུ་མཐོ་གང་དང་སོར་གསུམ་བཅལ་མཚམས་སུ་གནས་པའི་རྨེན་བུ།

自膝关节外侧向大腿外缘上部量一卡又三横指处的淋巴。

04.0142 བ་སྤུའི་བུ་ག 毛孔

བ་སྤུ་སྐྱེ་སའི་ཁུང་བུ།

汗毛孔道。

04.0143 རྩ་དཀར། 白脉

མདོག་ལ་བལྟོས་ནས་བཏགས། ཀླད་པ་ལས་གྱེས་ཤིང་རླུང་རྒྱུ་བའི་སྲོག་རྩ་དཀར་པོ།

根据颜色命名。源于脑髓，“隆”运行的神经。

04.0144 རྩ་ནག 黑脉

མདོག་ལ་བལྟོས་ནས་བཏགས་ཤིང་ལུས་ཕྱི་ནང་གི་ཁྲག་རྒྱུ་བའི་རྩ།

根据颜色命名。血液运行之脉。

04.0145 རླུང་ཁྲག་གཉིས་འདོམས་ཀྱི་འཕར་རྩ། 隆血动脉

རླུང་དང་ཁྲག་གཉིས་མཉམ་དུ་རྒྱུ་བའི་འཕར་རྩ།

“隆”血并行之动脉。

04.0146 གཉིད་ལོག་རྩ། 睡脉

ཨོལ་མདུད་སྟེང་ནས་གཡས་གཡོན་དུ་ཚོན་གང་རེ་བཅལ་བའི་སར་གནས་པའི་འཕར་རྩ།

自喉结向左右两侧各量一寸处之动脉。

04.0147 རྩེ་འདྲ། 尖状脉

ཨོལ་མདུད་གཡས་གཡོན་གྱི་འདབས་ན་གནས་ཤིང་ཤིན་ཏུ་གཉན་པའི་རྩ།

位于喉结左右两侧属险要之脉。

04.0148 སྐྲོག་རུས་འཕར་རྩ། 锁骨动脉

སྐྲོག་རུས་ཀྱི་སྟེང་དུ་ཡོད་པའི་རླུང་ཁྲག་གཉིས་འདོམས་ཀྱི་འཕར་རྩ།

位于锁骨上方的“隆”血共行之动脉。

04.0149 གཉན་གྱི་རི་ཐག 要害脉线

ཀླད་པའི་རྒྱ་དར་སྟེང་རྒྱུ་ཞིང་ཕན་ཚུན་འབྲེལ་བའི་འཕར་རྩ།

分布于脑膜并相互联络之动脉。

04.0150 ཕྱི་ནང་རྒྱུག་པ། 内外穿脉

ཐོད་པའི་ཕྱི་དང་ཀླད་པའི་ནང་ཀུན་ཏུ་རྒྱུག་པའི་རྩ།

穿行于头盖骨外部和脑内各处之脉。

04.0151 ཚངས་པའི་སྐུད་པ། 囟门线脉

སྤྱི་བོ་ཚངས་པའི་བུ་གའི་གནས་སུ་སྐུད་པས་གོས་བཙེམ་པ་ལྟར་རྒྱ་སྦྲེལ་ནས་ཤ་རུས་ཀླད་པ་བཅས་ཀྱི་གནས་སུ་ཕན་ཚུན་འབྲེལ་བའི་སྐུད་པ་ལྟར་ཕྲ་བའི་ཀླད་པའི་འཚོ་བྱེད་དར་རྩ་བདུན་གྱི་ཡ་གྱལ་ཞིག

头顶囟门孔处，像用线缝衣样连接肌肉、骨骼、脑等的一种细线样脉，属七营养脑脉之一。

04.0152 མདུང་རྩུགས་གཟེར་རྩ། 矛状脉

སྤྱི་གཙུག་སོགས་སུ་ཐད་སོར་ཕུག་ཅིང་གཟེར་བཏབ་པ་ལྟ་བུའི་རུས་རྩ།

直接穿行于头顶等处呈钉铁钉状之骨脉。

04.0153 ལྷ་རྩ་འཕྲེད་ཉལ། 卧脉

མིང་གཞན་དུ་བོན་པོའི་ཐོད་ཅེས་ཀྱང་ཟེར་ཞིང་རྣ་ལྟག་སྟེང་ནས་སོར་བཞིའི་མཚམས་ན་འཕྲེད་དུ་ཉལ་བ་ལྟར་གནས་པའི་རྩ།

又称“苯钵妥”，位于耳后四横指处呈横卧状之脉。

04.0154 ལྷ་རྩ་འཁྲུམས་པོ། 无序脉

མགོ་རུས་ཀྱི་ལྷ་བའི་གསེབ་ཏུ་འཁྲུམས་པ་ལྟར་གནས་པའི་རྩ།

窜行于头骨骨松质缝隙中之脉。

04.0155 གཞབ་ཁྲུག 伏脉

མགོ་རུས་ཀྱི་ལྷ་བའི་གསེབ་ཀྱི་གནས་ངེས་མེད་དུ་གབ་ཅིང་རྒྱུ་བའི་རྩ།

潜行于头骨骨松质缝隙任意位置之脉。

04.0156 ཁྲི་ཉལ། 狗卧脉

མགོ་རུས་ཀྱི་ལྷ་བའི་གསེབ་ཀྱི་གནས་ངེས་

མེད་དུ་རྒྱུ་ཞིང་ཁྱི་ཉལ་བ་ལྟར་གནས་པའི་རྩ།

潜行于头骨骨松质缝隙任意位置呈狗卧状之脉。

04.0157 བྱི་སྡེར། 猫爪脉

མགོ་རུས་ཀྱི་ལྷ་བའི་གསེབ་ཀྱི་གནས་ངེས་མེད་དུ་རྒྱུ་ཞིང་བྱི་ལའི་སྡེར་མོ་ལྟར་གནས་པའི་རྩ།

穿行于头骨骨松质缝隙任意位置呈猫爪状之脉。

04.0158 སྙིང་རྩ་བྲ་ཁབ། 针状心脉

བྲང་རུས་གཡས་གཡོན་ནས་ནུ་མདུན་དུ་ཚོན་དོ་བཅལ་བའི་ས་ན་ཁབ་བཙུགས་པ་ལྟར་གནས་པའི་རྩ།

自胸骨左右分别向乳旁量两寸处呈针扎状之脉。

04.0159 སྙིང་རྩ་དངུལ་གྱི་འབྲུ་རུ། 凸状心脉

སྒྲོག་རུས་དཀྱིལ་ནས་ཐུར་དུ་ཚོན་གང་བཅལ་བའི་སར་གཟེར་བཏབ་པ་ལྟར་མགོ་བོ་འབུར་ཙམ་གྱི་ཚུལ་དུ་གནས་པའི་རྩ།

自锁骨中央向下量一寸处像钉钉样顶部略凸出状之脉。

04.0160 ནུ་རྩ་ཨ་ལོང་། 环状乳脉

ནུ་མའི་གཡས་གཡོན་སྟེང་འོག་ཏུ་ཚོན་རེ་བཅལ་བའི་སར་ཨ་ལོང་བསྐོར་བ་ལྟར་གནས་པའི་རྩ།

自乳头向上下左右量一寸处呈圆环状之脉。

04.0161 སྦས་པའི་རྩ་ཆེན་བརྒྱད། 八大隐脉

སྲོག་རྩའི་སྡོང་པོ་ལས་གྱེས་ཤིང་ནང་དོན་སྣོད་དང་འབྲེལ་ཏེ་སྦས་པའི་ཚུལ་དུ་གནས་པའི་རྩ་ཆེན་བརྒྱད།

由命脉主干分出，各脏腑相连呈隐藏状分布的八大脉。

04.0162 གློ་རྩ་ཚིགས་འགྲམས། 脊临肺脉

གློ་མ་རྩིབས་ལས་བྱུང་ཞིང་ཚིགས་པ་བཞི་པའི་གཡས་གཡོན་གྱི་ཚོན་རེ་དང་ཕྱུན་རེའི་ས་ནས་སྟོད་སྨད་ཀུན་ཏུ་རྒྱུ་བའི་གློ་རྩ།

源自肋母肺，于第四椎骨左右旁开一寸一分处上下行走之肺脉。

04.0163 གློ་རྩ་ནང་རྒྱུག 内行肺脉

གློ་མ་སྒང་ལས་བྱུང་ཞིང་ཚིགས་པ་དྲུག་པའི་གཡས་གཡོན་སོར་ལྔའི་སར་གནས་པའི་གློ་རྩ།

源自“岗”母肺，于第六椎骨左右旁开五横指处之肺脉。

04.0164 གློ་རྩ་གྲོག་སྐེད། 卓盖肺脉

གློ་མ་སྟག་མགོ་ལས་བྱུང་ཞིང་ཚིགས་པ་བརྒྱད་པའི་གཡས་གཡོན་སོར་བདུན་སར་གནས་པའི་གློ་རྩ།

源自虎头母肺，于第八椎骨左右旁开七横指处之肺脉。

04.0165 གློ་རྩ་སྐེ་དོར། 盖多肺脉

གློ་མ་ཟགས་སྣ་ལས་བྱུང་ཞིང་ཚིགས་པ་བཅུ་པའི་གཡས་གཡོན་ཚག་གང་ས་ན་གནས་པའི་གློ་རྩ།

源自端母肺，位于第十椎骨左右旁开四横指处之肺脉。

04.0166 གློ་རྩ་འགྲེང་བུ། 竖立肺脉

གློ་མ་གཤམ་ལས་བྱུང་ཞིང་ནུ་མའི་ཐད་དྲང་

སྐྲོག་རུས་འོག་ཏུ་རྒྱུ་བའི་གློ་རྩ།

源自下母肺，行走于乳房正上方至锁骨下方之肺脉。

04.0167 གློ་རྩ་ཕྱིར་རྒྱུག 外行肺脉

གློ་བུ་ཐུགས་ཁབ་ལས་བྱུང་ཞིང་ནུ་མཚན་ཚོན་རེའི་ས་ནས་སྐྲོག་ཆར་འགྲོ་བའི་གློ་རྩ།

源自心宫子肺，从乳房外侧一寸处行走于锁骨处之肺脉。

04.0168 གློ་རྩ་བསྡོལ་མ། 交叉肺脉

གློ་བུ་མཛོ་སྣ་ལས་བྱུང་ཞིང་ཕྱིར་རྒྱུག་རྩ་ནས་སྐྲོག་ཆར་གཡས་གཡོན་དུ་སྡོལ་བའི་གློ་རྩ།

源自犏鼻子肺，从外行肺脉向锁骨左右交叉之肺脉。

04.0169 གློ་རྩ་གཟེར་མགོ། 钉帽肺脉

གློ་བུ་བྱ་སྐབ་ལས་བྱུང་ཞིང་མཆན་ཁུང་ཕྱི་ནང་གྱེན་ཐུར་ཆག་གང་སར་གནས་པའི་གློ་རྩ།

源自鸡胭子肺，位于腋窝内外上下四横指处之肺脉。

04.0170 གློ་རྩ་ཟངས་མ། 红铜肺脉

གློ་བུ་དགྲ་ལྡེ་ལས་བྱུང་ཞིང་མཆན་ཁུང་འོག་ནས་རྩིབ་རིང་སྐྱེང་དུ་འགྲོ་བའི་གློ་རྩ།

源自垂舌子肺，由腋窝处走向长肋之肺脉。

04.0171 གློ་རྩ་སྡོན་བུ། 宛布肺脉

གློ་བུ་རྟེ་མིག་ལས་བྱུང་ཞིང་སོག་པའི་མེ་ལོང་གི་དཀྱིལ་འོག་ན་གནས་པའི་གློ་རྩ།

源自驹目子肺，位于胛骨镜正中下方之肺脉。

04.0172 གློ་རྩ་ལུང་འཛིན་ཁུག་པ། 环曲肺脉

གློ་བ་མ་བུ་སྐྲོག་པ་ལས་བྱུང་ཞིང་དཔུང་ཚིགས་ནས་མགོ་བོའི་ཕྱོགས་སུ་ཆག་གང་ས་ན་ཨུ་ཟུར་ཁར་འཕྲེད་ལ་བཀལ་ནས་གནས་པའི་གློ་རྩ།

源自母子二肺相交处，由肩关节向头部四指处斜覆于肩峰窝之肺脉。

04.0173 གློ་རྩ་དུང་འབུད། 吹螺肺脉

གློ་བའི་ཚང་ཚིང་ལས་བྱུང་ཞིང་དཔུང་པའི་ནང་ངོས་ནས་ཐུར་དུ་ཆག་གང་སར་གནས་པའི་རྩ།

源自肺“仓仓”，位于上臂内侧向下四指处之脉。

04.0174 མཆིན་རྩ་ཤ་རུ། 夏如肝脉

མཆིན་དྲི་ནག་པོ་དང་མཆིན་པ་འབྲེལ་མཚམས་ནས་བྱུང་བའི་མཆིན་རྩ་གཡས་པ།

源自黑膈膜与肝脏相连处，属肝右脉。

04.0175 མཆིན་རྩ་སྒོ་རུ། 门如肝脉

མཆིན་དྲི་ནག་པོ་དང་མཆིན་པ་འབྲེལ་མཚམས་ནས་བྱུང་བའི་མཆིན་རྩ་གཡོན་པ།

源自黑膈膜与肝脏相连处，属肝左脉。

04.0176 མཆེར་རྩ་བྱ་རྐང་། 鸡足脾脉

སོག་གཞུག་སྟ་ཤའི་གསེབ་ན་གནས་ཤིང་མཆེར་པ་དང་འབྲེལ་བའི་སྡོད་རྩ།

位于肩胛下角“达夏”之间，为与脾脏相连之静脉。

04.0177 མཁྲིས་རྩ་ཆུ་མིག 泉源胆脉

གློ་བའི་ཚང་ཚིང་གི་གསེབ་ན་གནས་ཤིང་

མཁྲིས་པ་དང་འབྲེལ་བའི་རྩ།

位于肺“仓仓”间隙，为与胆囊相连之脉。

04.0178 མཁྲིས་རྩ་སྐྱ་རིང་། 灰长胆脉

སྟག་པོ་ཆེའི་ཤ་གསེབ་ཏུ་གནས་ཤིང་མཁྲིས་པ་དང་འབྲེལ་བའི་རྩ།

位于臀大肌之间，为与胆囊相连之脉。

04.0179 ཕོ་རྩ་སྦྲུལ་མིག 蛇眼胃脉

ལྷེན་སྣའི་གཡས་གཡོན་ཚོན་རེའི་ས་ན་སྦྲུལ་མིག་ལྟར་གནས་ཤིང་ཕོ་བ་དང་འབྲེལ་བའི་རྩ།

位于剑突左右一寸处呈蛇眼状，为与胃相连之脉。

04.0180 ཕོ་རྩ་ཀ་བ། 柱状胃脉

ཕོ་དཀྱིལ་གཡས་གཡོན་ནས་སོར་གསུམ་ན་དབྱིབས་ཀ་བ་ལྟར་གནས་ཤིང་ཕོ་བ་དང་འབྲེལ་བའི་རྩ།

呈屋柱状位于胃正中向左右两侧三横指处，为与胃相连之脉。

04.0181 ཕོ་རྩ་བོང་སྒེད། 驴鞯胃脉

ལྟེ་བ་ནས་གྱེན་ཚོན་གང་གི་སར་དབྱིབས་བོང་སྒེད་ལྟར་གནས་ཤིང་ཕོ་བ་དང་འབྲེལ་བའི་རྩ།

呈驴鞯状位于脐向上一寸处，为与胃相连之脉。

04.0182 མཚན་དབྲག་དབུས་ཀྱི་ཆུ་རྩ། 会阴间水脉

མཚན་དབྲག་གི་དབུས་སུ་རྒྱུ་བའི་ལྒང་པའི་ཆུ་རྩ།

行于会阴中部之膀胱水脉。

04.0183 མཚན་དབྲག་གཡོན་གྱི་སྲིད་རྩ། 会阴左殖脉

མཚན་དབྲག་གི་གཡོན་དུ་གནས་ཤིང་ཕོ་ལ་ཐིག་ལེ་དང་མོ་ལ་ཁམས་དམར་འབབ་པའི་ཆུ་རྩ།

位于会阴左侧，为男性流通精子和女性流通红精之水脉。

04.0184 མཚན་དབྲག་གཡས་ཀྱི་སྲོག་རྩ། 会阴右命脉

མཚན་དབྲག་གི་གཡས་སུ་གནས་ཤིང་སྲོག་རླུང་རྒྱུ་བའི་ཆུ་རྩ།

位于会阴右侧，为运行命“隆”之水脉。

04.0185 སྐྱོགས་ར། 肩胛勺

སོག་པའི་རུས་པ་དང་དཔུང་མགོའི་རུས་པ་གཉིས་འབྲེལ་མཚམས་ཀྱི་ཚིགས།

胛骨与肱骨头连接处的关节。

04.0186 མཁྲིས་རྩ་གསེར་གྱི་ཀ་བ། 金柱胆脉

སྐྱོགས་རའི་ཚིགས་མཚམས་ན་གནས་པའི་སྡོད་རྩ།

位于肩胛勺关节间之静脉。

04.0187 སྙིང་རྩ་སྤུར་བ། 急搏心脉

ལག་པའི་མཐིལ་དང་སྲིན་ལག་གི་འོག་ན་མྱུར་བར་འཕར་བའི་རྩ།

位于手掌与无名指下方快速搏动之脉。

04.0188 མཛུབ་ཆུང་འགྲུལ་རྩ། 小指动脉

མཛུབ་མོ་ཆུང་གི་ཁྱུད་ན་འགྲུལ་བར་བྱེད་པའི་འཕར་རྩ་ཆུང་ངུ་།

位于小指根部褶皱处搏动的小动脉。

04.0189 སྙིང་རྩ་རྔུལ་འདུ། 聚汗心脉

མཆན་ཁུང་གི་ནང་ན་གནས་ཤིང་སྙིང་དང་

འབྲེལ་བའི་འཕར་རྩ།
位于腋窝，为与心脏相连的动脉。

04.0190 ཨ་སོ་ལི་ཀ། 阿索里嘎

གྲུ་མོའི་ནང་ཁུད་དུ་གནས་ཤིང་སྙིང་དང་འབྲེལ་བའི་འཕར་རྩ།
位于肘窝，为与心脏相连的动脉。

04.0191 མཁལ་རྩ་ན་གུ། 那勾肾脉

དཔྱི་ཡི་ཁ་གཟར་དུ་གནས་ཤིང་མཁལ་མ་དང་འབྲེལ་བའི་འཕར་རྩ།
位于髂脊，为与肾脏相连的动脉。

04.0192 མཁལ་རྩ་རུས་ཞེན། 亲骨肾脉

བརླ་སྟང་སྟེང་དུ་གནས་ཤིང་མཁལ་མ་དང་འབྲེལ་བའི་རྩ་ནག
位于大腿上方，为与肾脏相连的黑脉。

04.0193 མཁལ་རྩ་རྐང་འདེགས། 举足肾脉

བརླའི་ཕྱི་སུལ་ན་གནས་ཤིང་མཁལ་མ་དང་འབྲེལ་བའི་རྩ་དཀར།
位于大腿外缘，为与肾脏相连的白脉。

04.0194 མཆེར་པའི་རྩ་ནག 脾黑脉

བརླའི་ཕྱི་ཟུར་ན་གནས་ཤིང་མཆེར་པ་དང་འབྲེལ་བའི་སྡོད་རྩ།
位于大腿外缘，为与脾脏相连的静脉。

04.0195 སྒབ་རྩ་ནག་པོ། 黑腘脉

སྒྱིད་ཁུག་གི་སྐབ་ཁུང་ན་གནས་པའི་འཕར་རྩ།
位于腘窝的动脉。

04.0196 སྙིང་རྩ་མིག་དམར། 赤目心脉

སྔེ་ས་ཁུད་ན་གནས་ཤིང་སྙིང་དང་འབྲེལ་བའི་འཕར་རྩ།
位于腹股沟，为与心脏相连的动脉。

04.0197 སྔེ་ས་ཁུད། 腹股沟

གྲོད་ཆུང་དང་བརླ་གཉིས་ཀྱི་བར། སྐབས་འགར་མཆན་ཁུང་ལའང་གོ།
位于指小腹与大腿之间，有时亦指腋窝。

04.0198 མཚན་མའི་འཕར་རྩ། 生殖动脉

མཚན་མའི་སྟེང་དུ་གནས་པའི་འཕར་རྩ།
位于阴部上方的动脉。

04.0199 གསེར་རྩ་ཀ་གདུང་། 柱梁金脉

ལོང་ཚིགས་མཚམས་ནས་གྱེན་དུ་སོར་བཞི་བཅལ་བའི་ངར་གདོང་ཐུར་བར་གྱི་འཕར་རྩ།
为踝关节向上量四横指至胫骨面间下方的动脉。

04.0200 ལྕགས་ཀྱི་སྲན་མ། 铁豆脉

ནང་ལོང་རུས་འབུར་འོག་ན་གནས་པའི་འཕར་རྩ།
位于内髁骨突下方的动脉。

04.0201 འཁྲུལ་རྩ་ནག་པོ། 黑动脉

བོལ་གོང་སྟེང་ན་གནས་པའི་འཕར་རྩ།
位于跗面上的动脉。

04.0202 མཐིལ་འཁྲོག 足心脉

རྐང་མཐིལ་གྱི་གུང་མཛུབ་ཐད་ན་གནས་པའི་འཕར་རྩ།
位于脚底走向中趾与食趾的动脉。

04.0203 སྡུད་སྒོ་བཞི། 四聚门

མདུན་སྨིན་དཀྱིལ་དང་རྒྱབ་ལྟག་པའི་སྡུད་སྒོ། གཡས་གཡོན་རྣ་ལྟག་གི་སྐྲ་མཚམས་གཉིས་བཅས་ལ་བྱ།
前为眉间、后为后囟聚门、左右为两耳廓后方发际处。

04.0204 ལྟག་པའི་སྤྱད་སྒོ། 后囟聚门

ཨན་སྟོང་ཚིགས་པ་དང་པོ་ནས་སྤྱི་གཙུག་བར་ཐིག་གཅིག་དང་། རྣ་བའི་རྩེ་རྒྱབ་གཡས་ནས་གཡོན་པར་ཐིག་གཅིག་གདབ་པའི་ལྟག་པའི་ཐད་ཀྱི་རྒྱ་གྲམ་གྱི་ལྟེ་བ།

位于后囟大椎向头顶连线与两侧耳尖背面左右连线的交叉点。

04.0205 སྤྱི་བོའི་སྤྱད་སྒོ། 百会聚门

ཨན་སྟོང་ཚིགས་པ་དང་པོ་ནས་སྣ་རྩེ་བར་ཐིག་གཅིག་དང་། རྣ་རྩེ་གཡས་གཡོན་བར་ཐིག་གཅིག་གདབ་པའི་མགོ་བོའི་དཀྱིལ་གྱི་རྒྱ་གྲམ་གྱི་ལྟེ་བ། སྤྱི་གཙུག་ཀྱང་ཟེར།

大椎至鼻尖间的连线与双侧耳尖左右连线于头顶的交叉点，又称头顶。

04.0206 མཚོགས་གསང་། 囟门穴

རྣ་རྩེ་ནས་སོར་བཅུ་གཉིས་སམ་སྐྲ་མཚམས་ནས་ཡར་སོར་བཞི་བཅལ་བའི་ཐོད་རུས་གསུམ་འདུས་ཀྱི་འབྲེལ་ས།

耳尖向上量十二横指，或从发际向上量四横指，三块头骨相交之处。

04.0207 ཨུ་ཟུར་ཁ། 肩峰窝

མིང་གཞན་ལ་ཨུ་ཟུར་ཁུག་པ་ཡང་ཟེར། དཔུང་ཚིགས་ཀྱི་སྟེང་ནས་གྱེན་དུ་སོར་བཞི་གཞལ་བའི་སར་གནས་པའི་རུས་པ་ཉག་པོ།

又名肩峰弯，肩关节向上量四横指处的骨凹中。

04.0208 སྲོན་རུས། 脆骨

བཅག་ན་འཐོར་ཞིང་མཁྲེགས་ལ་ཁྲོ་བའི་རུས་པ།

易碎且质硬而密的骨骼。

04.0209 ཨོལ་མདུད། 喉结

ཨོལ་ཀོང་གི་མགོ་ན་གནས་ཤིང་དབྱིབས་མདུད་པ་བརྒྱབ་པ་ལྟ་བུའི་དབུགས་ལམ།

气管上端形如打结状的气道。

04.0210 དཔྲལ་རུས། 额骨

ཐོད་པའི་སྐྲ་མཚམས་ནས་སྨིན་མཚམས་བར་གྱི་རུས་པ།

位于发际至眉间的骨头。

04.0211 ལྟག་རུས། 枕骨

ལྟག་པའི་སྤྱད་སྒོའི་རུས་པ།

后囟聚门处的骨头。

04.0212 མིག་དཔྲག་རུས་པ། 眉间骨

མིག་གཉིས་བར་གྱི་རུས་པ།

双眼间的骨头。

04.0213 ཀླུར་གོང་རུས་པ། 蝶骨大翼

སྨིན་མའི་ཕྱི་ཟུར་དང་རྣ་བའི་བུ་གའི་ཐད་དུ་ཡོད་པའི་རུས་པ།

眉外侧至耳孔间的骨头。

04.0214 མིད་རུས། 喉骨

མིད་པའི་རུས་པ།

喉部的骨头。

04.0215 མ་མགལ་རུས་པ། 下颌骨

མ་ལེའི་རུས་པ།

下巴骨。

04.0216 ཐོད་རུས། 头盖骨

མགོ་བོའི་ཐོད་དུ་གནས་པའི་རུས་པ།

位于头顶的骨头。

04.0217 རྣ་ལྷན་རུས་པ། 颞骨

རྣ་བའི་གཡས་གཡོན་གཉིས་སུ་གཞོག་པ་མར་བཀབ་པའམ་ལྷན་པ་ལྟར་གནས་པའི་

རུས་པ།
左右耳朵如鸟翅收拢状或补丁状的骨头。

04.0218 མཚུལ་རུས། 鼻骨

སྣ་བུག་མཚུལ་ཁུང་གི་རུས་པ།
鼻孔内的鼻窦骨。

04.0219 མིག་འཁོར་རུས་པ། 泪骨

མིག་མཐའ་རུ་ཡོད་པའི་རུས་པ།
眼睛周围的骨头。

04.0220 མཁུར་ཚོས་རུས་པ། 颧骨

འགྲམ་པའམ་མཁུར་བའི་རུས་པ།
脸颊或颧部的骨头。

04.0221 ཟ་འགྲམ་རུས་པ། 腮颊骨

མ་འགལ་རུས་པ་དང་མ་འགལ་གྱི་རུས་པའི་སྣེ་འབུར་པོ་གཉིས་ལ་གོ།
指下颌骨或颏隆凸两骨。

04.0222 ཡ་མགལ་རུས་པ། 上颌骨

ཡ་སོ་གནས་སའི་རུས་པ།
上齿所处部位的骨头。

04.0223 སྣའི་ཁྲུང་རུས། 鼻软骨

འཇམ་ཞིང་མཉེན་པའི་སྣ་རྩེའི་རུས་པ།
光滑且柔软的鼻尖骨。

04.0224 ཀན་རུས། 腭骨

ཡ་མགལ་ནང་ངོས་ཀྱི་རུས་པ།
上颌内面的骨头。

04.0225 སྒྲོག་རུས། 锁骨

དཔུང་ཚིགས་ནས་སྐ་སྟོད་བར་གྱི་རུས་པ་འཛིན་པའམ་སྒྲོག་བརྒྱབ་པ་ལྟར་གནས་པའི་རུས་པ།
连接肩胛骨和胸骨如锁镣状的骨头。

04.0226 སོག་རུས། 胛骨

བྲང་རྒྱབ་གཡས་གཡོན་སོ་སོ་ན་རེ་རེ་གནས་པའི་རུས་པ་ཟུར་གསུམ་ཅན་དེ་འོ། །
位于胸背部左右两块的三角状骨头。

04.0227 བྲང་རུས། 胸骨

བྲང་གི་དཀྱིལ་ངོས་སུ་གནས་པའི་རྩིབ་མ་དང་འབྲེལ་བའི་རུས་པ།
位于胸前壁正中连接肋骨的骨头。

04.0228 བྲང་མགོ་རུས་པ། 胸骨柄

བྲང་རུས་དུམ་བུ་གསུམ་དུ་ཕྱེ་བའི་གོང་མ་ཟུར་གསུམ་གྱི་དབྱིབས་ཅན་དེ་འོ། །
胸骨上部呈三角形的骨头。

04.0229 ལྷེན་སྣའི་རུས་པ། 剑突

བྲང་རུས་དུམ་བུ་གསུམ་དུ་ཕྱེ་བའི་ཐུར་སྣེའི་རུས་པ་སྣེ་མོ་དེ་འོ། །
胸骨体下端呈牛乳头状的骨头。

04.0230 རྩིབ་མ། 肋骨

སྒལ་ཚིགས་གཡས་གཡོན་ནས་བྲང་རུས་གཡས་གཡོན་དུ་འབྲེལ་བའི་རུས་པ།
连接椎体左右与胸骨左右的骨头。

04.0231 རྩིབ་རིང་། 长肋

བྲང་རུས་དང་འབྲེལ་བའི་རྩིབ་མ།
与胸骨相连的肋骨。

04.0232 རྩིབ་ཐུང་། 短肋

བྲང་རུས་དང་མ་འབྲེལ་བའི་རྩིབ་མ།
与胸骨未连的肋骨。

04.0233 ལྷ་རུ་རྩེ། 肋软骨

རྩིབ་མའི་རྩེ་མོར་གནས་པའི་ཕྲུམ་རུས།
位于肋骨腹侧端的软骨。

04.0234 དཔྱི་རུས། 髋骨

དཔྱིའི་འཁོར་མིག་དང་འབྲེལ་བའི་རུས་པ་སྟི་མཚང་རུས།

同髋臼相连的骨头即骨盆。

04.0235 འདོམས་རུས། 耻骨

རྐང་པ་གཉིས་འདོམས་པའི་གནས་སུ་ཡོད་པའི་རུས་པ།

双腿接合处的骨头。

04.0236 སྒལ་ཚིགས། 脊椎

ལུས་ཀྱི་རྒྱབ་གཞུང་དུ་ཡར་སྣེ་མགོ་རུས་དང་མར་སྣེ་འདོམས་རུས་ལ་འབྲེལ་ཞིང་ནང་དུ་བརྐྱངས་པ་ཡོད་པའི་འཕང་ལོ་ཉེར་བརྒྱད་ཀྱི་སྤྱི་མིང་།

位于背部，上端连接颅骨，下端连接耻骨，内部有髓的28个椎体的总称。

04.0237 སྒལ་ཚིགས་རུས་པ། 脊椎骨

ལུས་ཀྱི་རྒྱབ་གཞུང་དུ་དོང་ཙེ་བརྩེགས་པ་ལྟར་གནས་པའི་མཁར་གྱི་འཕང་ལོ་དང་། མཁར་མཚམས། བྱ་འདབ་བཅས་ལས་གྲུབ་པའི་སྒལ་བའི་རུས་པ།

位于身体背部呈钱币堆叠状由椎体、椎间盘、横突等组成的脊柱骨。

04.0238 མཇིང་ཚིགས་རུས་པ། 颈椎骨

ཀླད་ཞབས་ནས་ཨན་སྟོང་བར་གྱི་རུས་པ།

脑底至大椎间的骨骼。

04.0239 བྲང་ཚིགས་རུས་པ། 胸椎骨

མཇིང་ཚིགས་ཀྱི་གཤམ་དང་སྐེད་ཚིགས་ཀྱི་གོང་དུ་གནས་པའི་རུས་པ།

颈椎下端至腰椎间的骨骼。

04.0240 སྐེད་ཚིགས་རུས་པ། 腰椎骨

བྲང་ཚིགས་ཀྱི་གཤམ་དང་གཞུག་ཆུང་གི་གོང་དུ་གནས་པའི་རུས་པ།

胸椎下端至尾骨间的骨骼。

04.0241 སྒལ་བའི་མཁར། 椎体

སྒལ་ཚིགས་ཀྱི་རུས་པ་དབྱིབས་སྒོར་མོ་འམ་འཕང་ལོ་ཅན།

形圆而呈轮状或纺锤状的椎骨。

04.0242 རུས་པའི་འཕང་ལོ། 脊柱

དབྱིབས་ཀླུམ་ལ་སྒོར་བའི་སྒལ་ཚིགས་ཀྱི་རུས་པ།

呈圆柱状的脊椎骨。

04.0243 མཁར་མཚམས། 椎间盘

སྒལ་ཚིགས་གོང་འོག་འབྲེལ་བའི་བར་མཚམས།

上下两椎骨的连接物。

04.0244 བྱ་འདབ་རུས་པ། 横突

སྒལ་ཚིགས་འཕང་ལོའི་གཡས་གཡོན་དུ་བྱའི་སྒྲོ་འདབ་ལྟར་མངོན་པའི་རུས་པ།

椎体左右呈鸟翅状的骨头。

04.0245 ཝ་གདོང་རུས་པ། 骶骨

དབྱིབས་གཅན་གཟན་ཝའི་གདོང་པ་དང་འདྲ་བའི་སྐེད་ཚིགས་ཀྱི་སྣེ་མོར་གནས་པའི་རུས་པ།

位于腰椎下端呈狐面状的骨头。

04.0246 གཞུག་ཆུང་རུས་པ། 尾骨

ཝ་གདོང་རུས་པའི་སྣེ་མོར་གནས་པའི་རུས་པ།

位于骶骨下端的骨头。

04.0247 དཔུང་རྐང་རུས་པ། 肱骨

ཕྲག་མགོའི་ཚིགས་མཚམས་ནས་གྲུ་ཚིགས་བར་གྱི་རུས་པ།

肩关节至肘关节间的骨头。

04.0248 ལག་ངར་ཆེ་ཆུང་གི་རུས་པ། 桡尺骨

གྲུ་མོའི་ཚིགས་མཚམས་ནས་མཁྲིག་མའི་

ཚིགས་བར་གྱི་རུས་པ་ཆེ་ཆུང་གཉིས།
肘关节至腕关节间的大小两条骨头。

04.0249 ལག་མཐིལ་རུས་པ། 手掌骨

སོར་ཚིགས་དང་པོ་ནས་ལྷན་རྩེ་བར་གྱི་རུས་རྡུམ་ལྔ་པོའི་སྤྱི་མིང་།
腕骨与第一指根关节间5骨块的总称。

04.0250 སོར་མོའི་རུས་པ། 趾指骨

རྐང་ལག་གི་མཛུབ་གུ་ལྔ་པོའི་རུས་པ།
手指、足趾的骨头。

04.0251 སེན་མོ། 指甲

རྐང་ལག་གི་སོར་རྩེར་སྐྱེས་པའི་རུས་པ་ལེབ་མོ།
手指、足趾尖端的扁平薄骨。

04.0252 བརླ་རྐང་རུས་པ། 股骨

དཔྱི་མགོའི་ཚིགས་མཚམས་ནས་པུས་མོའི་ཚིགས་བར་གྱི་རུས་པ།
髋关节至膝关节间的骨头。

04.0253 ལྷ་ངའི་རུས་པ། 髌骨

པུས་མོའི་ཚིགས་སྟེང་དུ་བཀབ་པའི་ཚུལ་དུ་གནས་པའི་རུས་པ་ལེབ་མོ།
覆盖于膝关节之上的扁平骨。

04.0254 རྗེ་ངར་ཆེ་ཆུང་གི་རུས་པ། 胫腓骨

པུས་མོའི་ཚིགས་མཚམས་ནས་ལོང་ཚིགས་བར་གྱི་རུས་པ་ཆེ་ཆུང་གཉིས།
膝关节至踝关节间的大小两条骨头。

04.0255 སྲི་ལོང་རུས་པ། 跟骨

རྐང་པའི་རྗེ་ངར་གྱི་སྨེར་འབྲེལ་བའི་རྟིང་རུས།
连接胫、腓骨下端的足跟骨。

04.0256 ལོང་བུའི་རུས་པ། 踝骨

རྐང་པའི་ལྷན་རྩེ་རུས་པའི་གོང་དུ་གནས་པའི་རུས་པ་འབུར་པོ།
位于跗骨上端突起的骨头。

04.0257 རྐང་མཐིལ་རུས་པ། 距骨

རྐང་མགོའི་ལྷན་རྩེ་རུས་པ་དང་སོར་མོའི་རྩ་བའི་ཚིགས་བར་ཡོད་པའི་རུས་པ།
跗骨与趾根关节间的骨头。

04.0258 སྨྲ་བྱེད་མདུན་སོ། 门齿

ཁའི་མདུན་དུ་གནས་ཞིང་སྨྲ་བརྗོད་དག་པར་བྱེད་པའི་སོ།
位于口腔正前方，具准确发音功能的牙齿。

04.0259 མཛེས་བྱེད་མཆེ་བ། 犬齿

མདུན་སོའི་གཡས་གཡོན་དུ་གནས་ཞིང་མཛེས་པར་བྱེད་པའི་སོ།
位于门齿左右两侧，具美观功能的牙齿。

04.0260 གཅོད་བྱེད་འགྲམ་སོ། 臼齿

མཆེ་བ་ནས་འགྲམ་པའི་བར་གནས་ཞིང་གཅོད་པར་བྱེད་པའི་སོ།
位于口腔后方两侧，具咬嚼功能的牙齿。

04.0261 མཐའ་བཞིའི་སོ་ཆུང་། 边臼齿

འགྲམ་སོའི་མཐའ་བཞི་རུ་ཡོད་པའི་སོ་ཆུང་།
位于臼齿四边的小牙齿，即智齿。

04.0262 ཆུ་རྩ་དར་གྱི་དཔྱངས་ཐག་བཅུ་གསུམ། 十三条悬绫状水脉

ཀླད་པའི་རྗེ་ཞབས་ལས་བྱུང་ཞིང་མགྲིན་པའི་ནང་བརྒྱུད་དེ་ནང་དོན་སྣོད་དང་འབྲེལ་བའི་རྩ་དཀར་བཅུ་གསུམ།
源自延脑经喉部与脏腑相连的十三条白脉。

04.0263 ཆུ་རྩ་རཏྣ། 热纳水脉

ན་ཤལ་འོག་གཡོང་གཉིས་ནས་ཐོན་ཏེ་སྒྲོག་

རུས་ནས་མཆན་འོག་བརྒྱུད་གྲུ་མོ་གཞུ་མཆོག་བར་དུ་དོན་ལ་དེ་ནས་ལག་པའི་རྒྱབ་ཟུར་ཐུར་བར་འགྲིམས་པའི་རྩ་དཀར།
发自耳垂下方经锁骨与腋下，由鹰嘴处走向手背的白脉。

04.0264 ཆུ་རྩ་འཛངའ་བྱེད། 甲协水脉

ལྟག་ཟུར་སྤུ་འཁྱིལ་གཉིས་ནས་ཕྱིར་ཐོན་ཏེ་ཨན་སྟོང་འགྲམ་ནས་རྐང་ལག་གཉིས་སུ་གྱེས་པའི་རྩ་དཀར།
发自后囟两发旋处从大椎旁伸向手足的白脉。

04.0265 ཆུ་རྩ་སྦུ་གུ་ཅན། 管状水脉

ལྟག་པའི་སྤུད་སྒོ་ནས་ཕྱིར་ཐོན་ཏེ་རྐང་མཐིལ་དུ་རྒྱུ་བའི་རྩ་དཀར།
发自后囟聚门行向足掌的白脉。

04.0266 སོ་རྩ་ལྡད་བྱེད། 咀嚼齿脉

ཟ་འགྲམ་སྟེང་ན་གནས་ཤིང་ཟས་བཟའ་བའི་ཚེ་སོས་ལྡད་པའི་བྱ་བ་བྱེད་པའི་རྩ་དཀར།
位于腮颊上，支配牙齿咀嚼的白脉。

04.0267 རུས་རྩ་སྒྱེད་པུ། 三足灶状骨脉

པུས་མོའི་གཉན་གོང་དུ་སྒྱེད་པུ་རྐང་གསུམ་གྱི་དབྱིབས་ལྟར་གནས་ཤིང་རུས་པ་དང་འབྲེལ་བའི་རྩ་དཀར།
位于膝盖上方呈三石灶状与骨骼相连的白脉。

04.0268 རྒྱུས་རྩ་པིར་མགོ། 鳖头筋脉

རྐང་པའི་མཐེ་བོང་སྤུ་སྐྱེས་སུ་གནས་པའི་པིར་མགོ་འདྲ་བའི་རྩ་དཀར།
位于两脚拇趾生毛处呈鳖头状的白脉。

04.0269 རྟིང་པའི་ཆུ་རྩ། 足跟水脉

རྟིང་པའི་དྲེག་པ་ཡོད་མེད་ཀྱི་མཚམས་སུ་གནས་པའི་ཆུ་རྩ།
位于足跟黑白际的水脉。

04.0270 སྒྱིད་ཁུག་ཆུ་རྩ། 腘窝水脉

རྐང་པའི་སྒྱིད་ཁུག་ཏུ་གནས་པའི་ཆུ་རྩ།
位于两腿腘窝处的水脉。

04.0271 རྐང་པའི་རྒྱུངས་རྩ། 足髓脉

རྟི་ལོང་དང་ཕྱི་ལོང་བར་ན་གནས་པའི་རྩ་དཀར།
位于跟骨与外踝间的白脉。

04.0272 སྤྱི་གཙུག་ཤ 百会肌

བཞག་སྒོར་འཁྱིལ་བ་དང་འདྲ་བའི་སྤྱི་བོའི་གཙུག་གི་ཤ
呈盘肠状位于头顶的肌肉。

04.0273 མཚོགས་མའི་ཤ 囟门肌

གཞུ་ཤུལ་བཏང་བ་དང་འདྲ་བའི་མཚོགས་མའི་སྟེང་གི་ཤ
呈套上弓鞘状位于囟门上的肌肉。

04.0274 ལྟག་པའི་ཤ 后囟肌

ཉ་ལྷང་གཞིབས་པ་དང་འདྲ་བའི་ལྟག་པའི་སྤུད་སྒོ་གཡས་གཡོན་གྱི་ཤ
呈鱼串排状位于后囟左右的肌肉。

04.0275 སྨུར་གོང་ཤ 颞肌

ལུག་མཁལ་བརྩེགས་པ་དང་འདྲ་བའི་སྨིན་མའི་ཕྱི་ཟུར་དང་རྣ་བའི་བུ་གའི་ཐད་ཀྱི་ཤ
呈垒羊肾状位于眉外侧至耳孔前的肌肉。

04.0276 རྒྱངས་ཤ་ལས་བྱེད། 胸锁乳突肌

གྲི་བའི་གཡས་གཡོན་དུ་དབྱིབས་རྒྱང་བུ་བཞག་པ་ལྟར་གནས་པའི་ཤ
呈护篱状位于喉部左右的肌肉。

04.0277 ཨོལ་མགོང་། 喉头

ཨོལ་ཀོང་གི་མགོ་ན་གནས་པའི་ཨོལ་མདུད་ཀྱི་མིང་གི་རྣམ་གྲངས།

位于气管顶端喉结的别名。

04.0278 སོག་པའི་སྣ་ཟུར་རྡ་ཤ 肩胛下肌

སོག་པའི་མེ་ལོང་གི་འོག་ཏུ་གནས་པའི་ཤ

位于胛骨镜下方的肌肉。

04.0279 ཐང་གི་རྒྱ་ཤ 胸大肌

ནུ་མའི་ཁ་འཁོར་གྱི་ཤ

乳房周围的肌肉。

04.0280 མཆན་ཁུང་བཞག་ཤ་དཀར་ནག

腋窝白黑肌

མཆན་ཁུང་མདུན་ངོས་ཀྱི་ཤ་ལ་དཀར་པོ་དང་རྒྱབ་ངོས་ཀྱི་ཤ་ལ་ནག་པོའོ། །

腋窝前方肌肉为白肌，后方肌肉为黑肌。

04.0281 ཐལ་གོང་གཉའ་ཤ 肩颈肌

ཕྲག་ཚིགས་དང་མཇིང་ཚིགས་བར་ཏེ་ཕྲག་སྟེང་གི་ཤ

颈关节至肩关节之间位于肩上的肌肉。

04.0282 སོག་པའི་ཁ་འཁོར་གྱི་འདར་ཤ 胛缘肌

བྱ་བ་བྱེད་དུས་འདར་བ་ལྟར་ཕར་འགྱུར་ཚུར་འགྱུར་བྱེད་པའི་སོག་པའི་ཁ་འཁོར་གྱི་ཤ

活动时犹如抖动般来回移动的肩胛骨边缘肌肉。

04.0283 མེ་ལོང་དབུས་ཀྱི་འཁྲོས་ཤ 胛中肌

སོག་པའི་མེ་ལོང་སྟེང་ཕར་ཚུར་འཁྲོས་པའི་ཤ་གནད།

胛骨镜上部来回移动的要害肌。

04.0284 ལུག་གཞུག 羊尾肌

དཔུང་ཚིགས་ནས་མར་སོར་བཞི་བཅལ་བའི་སར་གནས་ཤིང་ལུག་གི་མཇུག་མ་དང་འདྲ་བའི་ཤ་གནད།

肩关节向下量四横指处呈羊尾状的要害肌。

04.0285 ལག་ངར་ལྟ་སྐོང་། 肱绕肌

མཁྲིག་མའི་ཚིགས་ནས་གྱེན་དུ་མཐེབ་གང་བཅལ་བའི་སར་གནས་པའི་ཤ་གནད།

腕关节向上量五横指处的要害肌。

04.0286 གར་ཤ 拇收肌

ལག་པའི་མཐེབ་མཛུབ་བར་གྱི་གཉན་པའི་ཤ་གནད།

拇指与食指间的要害肌。

04.0287 འཆང་བཟུང་སྟེང་གི་ཤ་རྗོད། 髂肌

སྣ་ཟུར་གྱི་སྟེང་དུ་ལག་པ་གཡས་གཡོན་གྱི་འཆང་པས་བཟུང་དུས་སྲ་ཞིང་འདྲིལ་བའི་ཤ་སྡེ་སྐྱ་ཤའོ། །

髋骨上面，左右手所抓到的坚而滚圆的肌肉即髂肌。

04.0288 སྣང་ཤ་དཀར་མོ། 白冈肌

དཔྱིའི་ཚིགས་མཚམས་ནས་བརླ་སྣང་དྲང་ངོས་ན་ཐུར་གསེག་ཏུ་གནས་པའི་ཤ

从髋关节向大腿正前方斜行的肌肉。

04.0289 རྐང་པའི་སྦལ་ནག 黑蛙肌

པུས་མོའི་གཉན་གོང་ནས་གྱེན་དུ་སོར་བཞི་བཅལ་བའི་སར་གནས་པའི་ཤ

由膝盖上缘“年光”向上量四横指处的肌肉。

04.0290 ཉྭ་མགོ། 肌端

རྐང་པའི་སྦྲི་ལོང་མཚམས་ནས་གྱེན་དུ་མཐྲིད་གང་གཞལ་བའི་སར་གནས་པའི་ཉྭ་མགོ།

由足跟向上量五横指处的腓肠肌端。

04.0291 བྱིན་པའི་ཉ་སྙིང་། 腓肠肌

ཉ་མགོ་ནས་གྱེན་དུ་སོར་དྲུག་གཞལ་བའི་སར་གནས་པའི་ཉ་ཤ

由肌端向上量六横指处的鱼肌。

04.0292 རྐུབ་ཤ་ཆེ། 臀大肌

འཕོངས་ཤ་མཐུག་པོ།

臀部厚肌肉。

04.0293 ལྟག་པའི་ཆུ་ལེབ། 后囟扁筋

ལྟག་པའི་སྤྱུད་སྒོ་ནས་ཨན་སྟོང་གི་ཕྱོགས་སུ་གྱེས་པའི་ཆུ་བ་ལེབ་མོ།

由后囟聚门向大椎方向延伸的扁平韧带。

04.0294 མཇིང་པའི་ཆུ་ལེབ། 颈扁筋

སྐེའི་རྒྱབ་ཕྱོགས་སུ་གནས་པའི་ཆུ་བ་ལེབ་མོ།

位于颈后部的扁平韧带。

04.0295 སྣ་རྩེའི་ཆུ་བ། 鼻尖韧带

སྣ་བུག་གི་རྩེ་ན་གནས་པའི་ཆུ་བ།

位于鼻尖部的韧带。

04.0296 ཐྲག་གོང་ཆུ་བ། 肩上韧带

དཔུང་མགོ་དང་སྐེ་མཇིང་བར་དུ་གནས་པའི་ཆུ་བ།

位于肱骨头与颈间的韧带。

04.0297 སྒྱིད་རྒྱ། 腘韧带

སྒྱིད་ཁུང་དུ་གནས་པའི་ཆུ་བ།

位于腘窝的韧带。

04.0298 རྟིང་རྒྱ། 足跟韧带

རྟིང་པའི་བར་ན་གནས་པའི་ཆུ་བ།

位于足跟间的韧带。

04.0299 སྦལ་མགོ་གཉིས། 蛙头韧带

ཐོལ་གོང་སྟེང་ན་གནས་པའི་དབྱིབས་སྦལ་མགོ་འདྲ་བའི་ཆུ་བ།

位于距骨上面呈蛙头状的韧带。

04.0300 མཚུལ་རྩ། 鼻窦脉

སྣ་བུག་ནང་ལྟེབས་སུ་གནས་པའི་རྩ།

位于鼻腔内侧的脉。

04.0301 མཚུལ་འགྲམ་འཕར་རྩ། 鼻窦动脉

སྣ་གཤོག་གི་འགྲམ་གཉིས་སུ་གནས་པའི་འཕར་རྩ།

位于鼻翼两侧的动脉。

04.0302 མཆིན་པའི་ལུང་ཆེན། 肝镰状韧带

མཆིན་པ་དང་མཆིན་དྲི་བར་གྱི་ལུང་དམ་ཐག་པ་ལྟ་བུའི་འབྲེལ་ཐག

肝脏与膈膜间如绳状的连接韧带。

04.0303 རུས་ཕྲན། 小块骨

རུས་པ་ཆུང་བའི་རིགས།

块小的骨类。

04.0304 སོག་པའི་མེ་ལོང་། 胛骨镜

མེ་ལོང་དབྱིབས་ལྟར་གནས་པའི་སོག་པའི་དཀྱིལ་ལམ་དབུས།

呈镜状的肩胛骨中心或中央。

04.0305 སོག་ཡུ། 胛骨柄

སོག་པའི་རུས་དབྱིབས་མེ་ལོང་ལྟ་བུ་དེའི་མཇུག་གི་རུས་དབྱིབས་ཡུ་བ་ལྟ་བུ་དེའོ། །

呈镜状肩胛骨下端如柄之骨头。

04.0306 ཡ་ཐོད། 前额

མིག་དང་སྐྲ་མཚམས་ཀྱི་བར།

眼睛与发际之间的部位。

04.0307 ཨོང་དོ། 臀部

འཕོངས་ཚོས་སམ་འཕོངས་ཤའི་མིང་།

臀或臀肌之名。

04.0308 ཀོས་མ། 颏隆凸

མ་མགལ་དཀྱིལ་གྱི་སྣེ་འབུར་པོའི་མིང་།

下颌中央突出的部位名。

04.0309 ཕྱི་ཡི་བུ་ག 外窍

ལུས་ཀྱི་ཕྱི་རོལ་དུ་དོན་པའི་བུ་ག

显露在体外的孔窍。

04.0310 ནང་གི་བུ་ག 内窍

ལུས་ཀྱི་ནང་དུ་གནས་པའི་བུ་ག

位于体内的孔窍。

04.0311 ནང་ཁྲོལ། 内脏

གློ་མཆིན་དང་རྒྱུ་ལོང་སོགས་ཁོག་ནང་གི་དོན་སྣོད་སྤྱིའི་མིང་།

肝、肺和大、小肠等体内脏腑的总称。

04.0312 རཏྣ། 然纳

ལེགས་སྦྱར་སྐད་དེ་བོད་སྐད་དུ་རིན་ཆེན་དང་ངོ་མཚར་བའི་དོན་ལ་འཇུག

梵语，藏语为珍宝和稀奇之意。

04.0313 བརྒྱངས་པ། 脊髓

གཞུང་པ་དང་དོན་གཅིག

与髓同义。

04.0314 ཏཱ་ཟུར། 达索

དཔྱི་མགོའི་མིང་གི་རྣམ་གྲངས་ཤིག

髋骨的别名。

04.0315 ཀླད་གཞུང་། 脑髓

ཀླད་པ་དང་གཞུང་པ་སྟེ་རྒྱུངས་པ་གཉིས་ཀྱི་ཚིག་བསྡུས།

脑和脊髓二者的简称。

04.0316 ཉག་མ། 根

སྐུད་པ་དང་དབྱིབས་འདྲ་བའི་དངོས་རྫས་ཕྲ་མོ་རེ་རེ་བའི་མིང་།

似线条状的细长物之名。

04.0317 ཐོང་ག 前胸

བྲང་ཁོག་གི་མིང་།

胸腔之意。

04.0318 བྲང་ཚོལ། 剑突下

ལྷེན་སྣའི་འོག་དང་ཕོ་བའི་གོང་གི་ཆ།

剑突下至胃上部。

04.0319 སྒྲོག་ཚར། 胸锁关节

བྲང་རུས་དང་སྒྲོག་རུས་འབྲེལ་མཚམས་ཀྱི་མིང་།

胸骨与锁骨连接处之名。

04.0320 མངལ་སྒོ། 宫口

བུད་མེད་ཀྱི་མོ་མཚན་ནས་གྱེན་དུ་སོར་བཞི་བཅལ་བའི་ས་དབྱིབས་བྱིའུ་འཕོངས་འདྲ་བ་དེའོ།

妇女阴部向上量四横指处状如鸟臀的组织。

04.0321 མཐེབ་བོང་། 拇指、拇趾

རྐང་ལག་གི་སོར་མོ་དང་པོ་སྟེ་མཐེབ་ཆེན།

手和足的第一个指和趾。

04.0322 མཛུབ་མོ། 食指、食趾

རྐང་ལག་གི་སོར་མོ་གཉིས་པ་སྟེ་གོང་མཛུབ།

手和足的第二个指和趾。

04.0323 གུང་མོ། 中指、中趾

རྐང་ལག་གི་སོར་མོ་གསུམ་པ་སྟེ་དཀྱིལ་མཛུབ།

手和足的第三个指和趾。

04.00324 མིན་ལག 无名指、无名趾

རྐང་ལག་གི་སོར་མོ་བཞི་པ།

手和足的第四个指和趾。

04.0325 མཐེའུ་ཆུང་། 小指、小趾

རྐང་ལག་གི་སོར་མོ་ལྔ་པ་སྟེ་མཐེབ་ཆུང་།

手和足的第五个指和趾。

04.0326 བྲན་རྩེ། 腕骨/跗骨

❶ ལག་པའི་མཁྲིག་ཚིགས་ཀྱི་བརྒྱད་དུ་གནས་པའི་རུས་ཕྲན་བརྒྱད་ཀྱི་སྤྱི་མིང་། ❷རྐང་པའི་ལོང་ཚིགས་ཀྱི་བརྒྱད་དུ་གནས་པའི་རུས་ཕྲན་བདུན་གྱི་སྤྱི་མིང་།

❶位于腕关节周围8块小骨的总称。

❷位于踝关节周围7块小骨的总称。

04.0327 ཕྲན་མདངས། 指骨/趾骨

❶ལག་པའི་སོར་མོའི་རུས་པ། ❷རྐང་པའི་སོར་མོའི་རུས་པ།

❶手指骨。❷足趾骨。

04.0328 བྲང་ཁོག 体腔

མགོ་དང་རྐང་ལག་བཞི་པོ་ཕར་ཕུད་པའི་ལུས་ཀྱི་ཆ་ཤས་རྣམས།

除去头颈和四肢以外的躯干。

04.0329 དཀྲི། 龟头

ཕོ་མཚན་གྱི་ཏོག

男阴之阴茎头。

04.04 ལུས་ཀྱི་མཚན་ཉིད། 身体性相

04.0330 ལུས་ཀྱི་མཚན་ཉིད། 身体性相

གནོད་བྱ་ཁམས་དང་གནོད་བྱེད་ཉེས་པའི་རྣམ་གཞག་སྟོན་པའི་ལེའུ།

受害体和作害邪之论述。

04.0331 གནོད་བྱ་ཁམས། 受害体

རླུང་ལ་སོགས་པས་གནོད་པར་བྱ་བའི་གཞི་ལུས་ཟུངས་སོགས།

“隆”等侵害的对象。

04.0332 གནོད་བྱ་བཅུ། 十种受害体

རླུང་ལ་སོགས་པས་གནོད་པར་བྱ་བའི་གཞིའམ་ཡུལ་ལུས་ཟུངས་བདུན་དང་དྲི་མ་གསུམ་གྱི་བསྡུས་མིང་།

被“隆”邪等侵害的对象七精与三秽物之合称。

04.0333 གནོད་བྱེད་ཉེས་པ། 作害邪因

ལུས་ལ་ཟུག་རྔུའི་གནོད་པ་ཉེ་བར་གཏོང་མཁན།

给身体造成疼痛者。

04.0334 ཁམས། 体

སྡེ་ཚན་དེའི་ཁོངས་སུ་གཏོགས་པའམ་ཕྱོགས་སུ་གཏོགས་པའི་མཚན་ཉིད་འཛིན་པ་ལ་བྱའོ། །

包含或隶属于某种范畴性相的术语。

04.0335 ཉེས་པ་གསུམ། 三邪

རྣམ་པར་གྱུར་ན་ལུས་དང་སྲོག་ལ་གནོད་ཅིང་སུན་འབྱིན་པར་བྱེད་པའི་རླུང་དང་། མཁྲིས་པ། བད་ཀན་གསུམ་གྱི་སྤྱི་མིང་།

一旦病变可危害身体或危及生命的“隆”、“赤巴”、“培根”之总称。

04.0336 རྣམ་པར་མ་གྱུར་པ། 未病变

རླུང་མཁྲིས་བད་ཀན་གསུམ་རང་རང་གི་ཕྱང་ཚད་ལྟར་སྙོམས་པར་གནས་པ།

“隆”、“赤巴”、“培根”三者保持常量处于平稳状态。

04.0337 རྣམ་པར་གྱུར་པ། 病变

རླུང་མཁྲིས་བད་ཀན་གསུམ་རང་རང་གི་ལྷང་ཚད་ལས་འཕེལ་ཟད་འཁྲུགས་གསུམ་གང་རུང་དུ་གྱུར་པ།

“隆”、“赤巴”、“培根”三者的常量发生盛、衰或紊乱变化。

04.0338 རྩ་བའི་རླུང་ལྔ། 五根本隆

རླུང་སྲོག་འཛིན་དང་གྱེན་རྒྱུ། ཁྱབ་བྱེད། མེ་མཉམ། ཐུར་སེལ་བཅས་ལྔའི་བསྡུས་མིང་།

即维命“隆”、上行“隆”、遍布“隆”、伴火“隆”和下行“隆”等五者的合称。

04.0339 རླུང་སྲོག་འཛིན། 维命隆

སྲོག་རྩ་དཀར་པོའི་རྩ་བ་ལ་གནས་ཤིང་ལུས་དང་སེམས་འཛིན་པའི་ལས་བྱེད་པའི་རླུང་།

位于白命脉根部行使维持身心功能的“隆”。

04.0340 རླུང་གྱེན་རྒྱུ། 上行隆

བྲང་ལ་གནས་ཤིང་ཚིག་འབྱིན་པའི་ལས་བྱེད་པའི་རླུང་།

位于胸部行使发音功能的“隆”。

04.0341 རླུང་ཁྱབ་བྱེད། 遍布隆

སྙིང་ལ་གནས་ཤིང་བརྐྱང་བསྐུམ་འབྱེད་འཛུམ་སོགས་ཀྱི་ལས་བྱེད་པའི་རླུང་།

位于心脏行使机体伸缩开合等功能的“隆”。

04.0342 རླུང་མེ་མཉམ། 伴火隆

ཕོ་བར་གནས་ཤིང་ཁ་ཟས་དྭངས་སྙིགས་འབྱེད་པ་སོགས་ཀྱི་ལས་བྱེད་པའི་རླུང་།

位于胃行使分解食物精华与糟粕等功能的“隆”。

04.0343 རླུང་ཐུར་སེལ། 下行隆

གཞང་ལ་གནས་ཤིང་བཤང་གཅི་འབྱིན་སྡོམ་གྱི་ལས་བྱེད་པའི་རླུང་།

位于肛门内行使排控大小便功能的“隆”。

04.0344 རྩ་བའི་མཁྲིས་པ་ལྔ། 五根本赤巴

མཁྲིས་པ་འཇུ་བྱེད་དང་མདངས་སྒྱུར། སྒྲུབ་བྱེད། མཐོང་བྱེད། མདོག་གསལ་བཅས་ལྔའི་བསྡུས་མིང་།

即能消“赤巴”、变色“赤巴”、能作“赤巴”、能视“赤巴”、明色“赤巴”等五者的合称。

04.0345 མཁྲིས་པ་འཇུ་བྱེད། 能消赤巴

ཕོ་བར་གནས་ཤིང་ཟས་སྐོམ་འཇུ་བའི་ལས་བྱེད་པའི་མཁྲིས་པ།

位于胃行使饮食消化功能的“赤巴”。

04.0346 མཁྲིས་པ་མདངས་སྒྱུར། 变色赤巴

མཆིན་པར་གནས་ཤིང་ལུས་ཟུངས་ཀྱི་མདངས་བསྒྱུར་བའི་ལས་བྱེད་པའི་མཁྲིས་པ།

位于肝脏行使改变体精色泽功能的“赤巴”。

04.0347 མཁྲིས་པ་སྒྲུབ་བྱེད། 能作赤巴

སྙིང་ལ་གནས་ཤིང་སེམས་ཀྱི་བྱ་བ་མཐའ་དག་སྒྲུབ་པའི་ལས་བྱེད་པའི་མཁྲིས་པ།

位于心脏行使所有心识功能的“赤巴”。

04.0348 མཁྲིས་པ་མཐོང་བྱེད། 能视赤巴

མིག་ལ་གནས་ཤིང་ཕྱི་རོལ་ཡུལ་གྱི་གཟུགས་རྣམས་མཐོང་བའི་ལས་བྱེད་པའི་མཁྲིས་པ།

位于眼睛行使视见外界所有影像功能的“赤巴”。

04.0349 མཁྲིས་པ་མདོག་གསལ། 明色赤巴

པགས་པར་གནས་ཤིང་པགས་མདོག་གསལ་བའི་ལས་བྱེད་པའི་མཁྲིས་པ།

位于皮肤行使润泽、光滑皮肤功能的“赤巴”。

04.0350 རྩ་བའི་བད་ཀན་ལྔ། 五根本培根

བད་ཀན་རྟེན་བྱེད་དང་། མྱག་བྱེད། མྱོང་བྱེད། ཚིམ་བྱེད། འབྱོར་བྱེད་བཅས་ལྔའི་བསྡུས་མིང་།

即能依“培根”、能糜“培根”、能尝“培根”、能足“培根”、能合“培根”等五者的合称。

04.0351 བད་ཀན་རྟེན་བྱེད། 能依培根

བྲང་ལ་གནས་ཤིང་ཆུ་ཁམས་དང་མཐུན་པའི་ལས་བྱེད་པའི་བད་ཀན།

位于胸部行使与水相同功能的“培根”。

04.0352 བད་ཀན་མྱག་བྱེད། 能糜培根

ཕོ་བར་གནས་ཤིང་ཁ་ཟས་རྣམས་མྱག་ཅིང་འདུལ་བའི་ལས་བྱེད་པའི་བད་ཀན།

位于胃内行使磨碎、分解食物功能的“培根”。

04.0353 བད་ཀན་མྱོང་བྱེད། 能尝培根

ལྕེ་ལ་གནས་ཤིང་རོ་ཚོར་བའི་ལས་བྱེད་པའི་བད་ཀན།

位于舌行使尝味功能的“培根”。

04.0354 བད་ཀན་ཚིམ་བྱེད། 能足培根

མགོ་བོར་གནས་ཤིང་དབང་པོ་རྣམས་རྒྱས་ཤིང་ཚིམ་པའི་ལས་བྱེད་པའི་བད་ཀན།

位于头部行使增强五官感知，产生知足感功能的“培根”。

04.0355 བད་ཀན་འབྱོར་བྱེད། 能合培根

ཚིགས་ལ་གནས་ཤིང་ཚིགས་རྣམས་འབྱོར་བའི་ལས་བྱེད་པའི་བད་ཀན།

位于关节行使连接关节功能的“培根”。

04.0356 རླུང་གི་མཚན་ཉིད། 隆的性相

ཉེས་པ་རླུང་གི་མཚན་མ་དེ་ཁོ་ན་ཉིད་མཚོན་པར་བྱེད་པའི་རྩུབ་པ་དང་ཡང་བ་ལ་སོགས་པའི་ཁྱད་ཆོས་དྲུག

糙、轻等表现“隆”本性的六种特性。

04.0357 གྲང་བ། 寒

❶ མཁྲིས་པའི་མཚན་ཉིད་སྣུམ་བཅས་ཚ་བའི་ཆ་འཇོམས་པར་བྱེད་པའི་སྨན་གྱི་ཡོན་ཏན་ནོ། །❷ ཚ་བ་ལས་ལྡོག་སྟེ་ངོ་བོ་གྲང་བའོ། །

❶消除赤巴微腻、热特性的效能。

❷与热症完全相反的寒症。

04.0358 ཕྲ་བ། 微

བུ་ག་ཕྲ་མོར་འཇུག་ནུས་ཏེ་སྣུམ་པ་འཇོམས་པའི་རླུང་གི་མཚན་ཉིད་ཀྱི་ཟུར།

能进入细孔，消除腻性的“隆”之特性之一。

04.0359 སྲ་བ། 坚

མི་འདུལ་ཞིང་ཕུག་དཀའ་བའི་རླུང་གི་མཚན་ཉིད་ཀྱི་ཟུར།

不腐烂且难以穿破的“隆”之特性之一。

04.0360 གཡོ་བ། 动

❶བད་ཀན་གྱི་མཚན་ཉིད་བརྟན་པའི་ཆ་འཇོམས་པར་བྱེད་པའི་སྨན་གྱི་ཡོན་ཏན། ❷བརྟན་པ་ལས་ལྡོག་སྟེ་ངོ་བོ་གཡོ་བའོ། །

❶消除培根稳性的药效。❷与稳完全相反的特性。

04.0361 མཁྲིས་པའི་མཚན་ཉིད། 赤巴性相

ཉེས་པ་མཁྲིས་པའི་མཚན་མ་དེ་ཁོ་ན་ཉིད་མཚོན་པར་བྱེད་པའི་རྣོ་བ་དང་ཚ་བ་ལ་སོགས་པའི་ཁྱད་ཆོས་བདུན།

表现赤巴本性的锐、热等七种特性。

04.0362 སྣུམ་བཅས། 微腻

སྣུམ་ཅུང་ཟད་དང་ལྡན་པའི་མཁྲིས་པའི་མཚན་ཉིད་ཀྱི་ཟུར།

略带油腻的赤巴特性之一。

04.0363 དྲི་མནམ། 臭

དྲི་མི་ཞིམ་པ་བྲོ་བའི་མཁྲིས་པའི་མཚན་ཉིད་ཀྱི་ཟུར།

气味难闻的赤巴特性之一。

04.0364 འཁྲུ་བ། 泻

❶ཕྱུར་དུ་འཁྲུ་སླ་བའི་མཁྲིས་པའི་མཚན་ཉིད་ཀྱི་ཟུར། ❷རྒྱུ་མར་ནད་བྱུང་ནས་ཕྱུར་དུ་བཤལ་བའི་དོན།

❶易泻的赤巴特性之一。❷因肠道疾病而引起的腹泻。

04.0365 གཤེར་བ། 湿

སླ་བའམ་རླན་པའི་མཁྲིས་པའི་མཚན་ཉིད་ཀྱི་ཟུར།

稀而润的赤巴特性之一。

04.0366 བད་ཀན་གྱི་མཚན་ཉིད། 培根性相

ཉེས་པ་བད་ཀན་གྱི་མཚན་མ་དེ་ཁོ་ན་ཉིད་མཚོན་པར་བྱེད་པའི་ལྗི་བ་དང་བསིལ་བ་ལ་སོགས་པའི་ཁྱད་ཆོས་བདུན།

表现培根本性的重、凉等七种特性。

04.0367 འབྱར་བག་ཅན། 粘

འབྱར་བའི་བག་དང་བཅས་པ་སྦྱིན་ལྟ་བུའི་བད་ཀན་མཚན་ཉིད་ཀྱི་ཟུར།

具粘稠性的培根特性之一。

04.0368 མེ་དྲོད། 火温

ཉེས་པ་གསུམ་དང་ལུས་ཟུངས་བདུན། དྲི་མ་གསུམ་སོགས་རང་རང་གི་ཆ་ལ་གནས་པའི་དྲོད་ཀྱི་ཁམས།

三邪、七精和三秽物等各自所具有的热能。

04.0369 སྙིགས་མ། 糟粕

བཅུད་ཕྱུང་བའི་རོ་མ།

去除精华后所剩余的渣滓。

04.0370 དྭངས་མ་ལེན་པའི་རྩ་དགུ། 吸精九脉

ཟས་སྐོམ་གྱི་དྭངས་མ་རྣམས་ཕོ་བ་ནས་མཆིན་པའི་གནས་སུ་འདྲེན་པར་བྱེད་པའི་རྩ་དགུའོ། །

将饮食精华自胃向肝脏输送的九脉。

04.0371 འབྱིན་རྔུབ། 呼吸

དབུགས་ཕྱིར་འབྱིན་པ་དང་ནང་དུ་རྔུབ་པ་གཉིས་ཀྱི་བསྡུས་མིང་།

呼气和吸气二者之简称。

04.0372 འབྱིན་སྡོམ། 排控

ཁུ་ཁྲག་དང་བཤང་གཅི་སོགས་ཕྱིར་འབྱིན་པ་དང་ནང་དུ་སྡོམ་པ།

排泄和控制精血和大小便等。

04.05 ལུས་ཀྱི་ལས་དང་དབྱེ་བ། 身体的业与分类

04.0373 དགེ་བའི་ལས། 善业

སེམས་ཅན་གཞན་ལ་ཕན་པའི་བྱ་བ།

利于众生之业。

04.0374 མི་དགེ་བའི་ལས། 恶业

སེམས་ཅན་གཞན་ལ་གནོད་ཅིང་འཚེ་བའི་བྱ་བ།

害于众生之业。

04.0375 ལུང་མ་བསྟན་པའི་ལས། 无记业

དགེ་བ་དང་མི་དགེ་བ་གང་ཡང་མ་ཡིན་པའི་ལས།

非善非恶之业。

04.0376 རྟེན། 本体/依处

❶ཕོ་མོ་མ་ནིང་གསུམ་དུ་དབྱེ་བའི་ལུས་རྟེན། ❷གཞིའམ་གནས་ས།

❶区分男性、女性、中性三种性别之本体。❷本基或处所。

04.0377 ན་ཚོད། 年龄

རྒན་དར་གཞོན་གསུམ་གྱི་ལོ་ནའི་ཚད་ཀྱི་མིང་།

老年、成年、儿童的年龄段。

04.0378 བྱིས་པ། 儿童

སྐྱེས་ནས་ལོ་བཅུ་དྲུག་བར་གྱི་མི།

出生至十六岁之间的人。

04.0379 དར་མ། 成年

ལོ་བཅུ་དྲུག་ནས་བདུན་ཅུའི་བར་གྱི་མི།

十六至七十岁之间的人。

04.0380 རྒན་པོ། 老年

ལོ་བདུན་བཅུ་ཕན་ཆད་ཀྱི་མི།

七十岁以上的人。

04.0381 རང་བཞིན། 自性

ཆོས་དེ་ལ་ཡོད་པའི་ངོ་བོའམ་གཤིས་ཀ

某事物具有的本质或本性。

04.0382 རང་བཞིན་བདུན། 七自性

རླུང་མཁྲིས་བད་ཀན་རྐྱང་པ་གསུམ་དང་ལྡན་པ་གསུམ། འདུས་པ་གཅིག་བཅས་མིའི་གཤིས་ཀ་བདུན་གྱི་སྤྱི་མིང་།

人的隆、赤巴、培根三种单一型，三种二合型和一种聚合型等七种自性的总称。

04.0383 རླུང་གི་མི། 隆型人

རླུང་ཤས་ཆེ་བའི་རང་བཞིན་གྱི་མི།

隆自性偏盛者。

04.0384 མཁྲིས་པའི་མི། 赤巴型人

མཁྲིས་ཤས་ཆེ་བའི་རང་བཞིན་གྱི་མི།

赤巴自性偏盛者。

04.0385 བད་ཀན་གྱི་མི། 培根型人

བད་ཀན་ཤས་ཆེ་བའི་རང་བཞིན་གྱི་མི།

培根自性偏盛者。

04.0386 ལྡན་པའི་རང་བཞིན་གྱི་མི། 二合型人

རླུང་མཁྲིས་དང་། བད་མཁྲིས། བད་རླུང་གསུམ་པོ་གང་ཡང་རུང་བ་གཉིས་རེ་ལྡན་པའི་རང་བཞིན་གྱི་མི།

“隆赤”、“培赤”或“培隆”等两

性兼具者。

04.0387 འདུས་པའི་རང་བཞིན་གྱི་མི། 聚合型人

རླུང་མཁྲིས་བད་ཀན་གསུམ་ཀ་འདུས་པའི་རང་བཞིན་གྱི་མི།

"隆"、"赤巴"、"培根"三性皆具者。

04.06 ལུས་ཀྱི་འཇིག་ལྟས། 身体灭兆

04.0388 འཇིག་ལྟས། 灭兆

ལུས་འདི་ཉིད་འཇིག་པའི་སྔ་ལྟས་སུ་འཆར་བའི་རྟགས་མཚན།

死亡的前兆。

04.0389 འཆི་ལྟས། 死兆

འཆི་བདག་གི་དབང་དུ་འགྲོ་བའི་རྟགས་མཚན།

死亡之兆。

04.0390 རིང་བའི་འཆི་ལྟས། 远死兆

དུས་ཡུན་རིང་པོ་འགྱངས་ནས་འཆི་བའི་རྟགས་མཚན།

久后将死的征兆。

04.0391 ཉེ་བའི་འཆི་ལྟས། 近死兆

དུས་ཉེ་བར་འཆི་བའི་རྟགས་མཚན།

近期将死的征兆。

04.0392 མ་ངེས་པའི་འཆི་ལྟས། 不定死兆

མཐའ་གཅིག་ཏུ་འཆི་བར་མ་ངེས་པའི་རྟགས་མཚན།

不确定死亡的征兆。

04.0393 ངེས་པའི་འཆི་ལྟས། 确定死兆

ངེས་པར་དུ་འཆི་བར་འགྱུར་བའི་རྟགས་མཚན།

确定将死的征兆。

04.0394 ཕོ་ཉ་བརྟག་པ། 询察信使

སྨན་པ་གདན་ཞུར་བཅར་བའི་ཕོ་ཉའམ་བང་ཆེན་གྱི་ལུས་ངག་གི་རྣམ་འགྱུར་ལས་རྗེས་སུ་དཔག་ནས་ནད་པའི་འཚོ་འཆི་བརྟག་པ།

根据前来筵请医生使者之言行来推断患者生死前兆。

04.0395 རྨི་ལམ་བརྟག་པ། 析梦

ནད་པའི་རྨི་ལམ་ལ་དཔག་ནས་འཚོ་འཆི་བརྟག་པ།

患者的梦来推断其生死前兆。

04.0396 རྣམ་འགྱུར་བརྟག་པ། 询察状态

ནད་པའི་ལུས་ངག་གི་རྣམ་འགྱུར་ལས་རྗེས་སུ་དཔག་ནས་འཚོ་འཆི་བརྟག་པ།

患者的言行状态来推断其生死前兆。

04.0397 འཆི་བདག 死神

གཤིན་མཐའམ་གཤིན་རྗེ།

司命主或阎罗王。

04.0398 གཤིན་པོ། 亡人

ཚེ་ལས་འདས་པའི་མིའི་མིང་།

已故之人的名称。

04.0399 ཡིད་འཇུག་བུ་ག 灵窍

ཡིད་ལ་སོགས་པའི་རྣམ་ཤེས་ཚོགས་དྲུག་འཇུག་པའི་བུ་ག

意识等六识通行的孔道。

04.0400 རིམ་གྲོ། 禳解

རྒྱལ་བའི་བཀའ་བསྒྲགས་པ་དང༌། གསང་སྔགས་གསར་རྙིང་གི་ཡི་དམ་གང་རུང་གི་སྒོ་ནས་ཞི་རྒྱས་དབང་དྲག་གི་ཆོ་ག་བསྒྲུབ་པ།

念诵佛经或新旧密乘本尊息、增、怀、诛四业来消灾之仪轨。

04.0401 ཆོ་ག 仪轨

བྱ་བ་བྱེད་སྟངས་སམ་གོ་རིམ།

处理事务的规则和程序。

04.0402 ཕྱི་དབུགས། 外气

ལུས་ཀྱི་ཕྱི་རོལ་དུ་རྒྱུ་བའི་རླུང་ངམ་དབུགས།

运行于身体外部的气。

04.0403 ནང་དབུགས། 内气

ལུས་ཀྱི་ཁོང་ནང་དུ་རྒྱུ་བའི་རླུང་གི་ཆ་ཤས་སམ་དབུགས།

运行于身体内部的气。

04.0404 ཚོགས་བསགས། 积善

ཡར་མཆོད་མར་སྦྱིན་སོགས་རྣམ་དཀར་དགེ་བའི་ལས་བསྒྲུབ་པ།

上供下施等行善之业。

04.0405 ཡི་དམ། 本尊

རང་གི་ཡིད་ལ་རྒྱུན་དུ་བསྟེན་པའི་གཙོ་བོའི་ལྷ།

平常自己内心主供之佛。

04.0406 མཆོད་གཏོར། 祭祖

ཕ་མེས་སོགས་ཚེ་འདས་མཚུན་ལྷ་རྣམས་ལ་གཏོར་མ་འབུལ་བ།

对先祖等亡灵之神行以食施。

04.0407 ཞེད་དངངས། 惊恐

ཞེད་སྣང་དང་དངངས་སྐྲག་གཉིས་ཀྱི་བསྡུས་ཚིག

惊慌和恐惧二者的简称。

04.0408 ནོ་བའི་ཁྲལ་འདེད། 讨债

ཤ་ལ་སོགས་པའི་ཁྲལ་འདེབས་པ།

讨要自己的财物。

04.0409 གུ་བ། 白额牲畜

དཔྲལ་བའི་སྤུ་མདོག་དཀར་པོ་ཅན་གྱི་འབྲི་གཡག་སོགས།

前额长白色毛的牦牛等。

04.0410 རྣ་བ་རྟེད་འབྱར། 耳廓后贴

རྣ་གཤོག་མགོའི་ཐད་ལ་འབྱར་བ།

耳廓向头部紧贴。

04.0411 ཨུན་ཆད། 断耳音

རྣ་བར་ལག་པས་བཀབ་ཚེ་ཙུར་ཙུར་ཞེས་པའི་སྒྲ་བྱུང་བ་དེ་ཉིད་ཆད་པའམ་མེད་པར་གྱུར་པ།

双手捂耳时耳鸣音中断或消失。

04.0412 ཕོ་ཉ། 使者

བརྡའམ་འཕྲིན་ལན་སྐྱེལ་མཁན།

传送信息者。

05 འཕེལ་འགྲིབ་ནད་ཀྱི་གནས། 病机论

05.01 ནད་ཀྱི་རྒྱུ། 病因

05.0001 ནད་ཀྱི་རྒྱུ། 病因

ནད་སྐྱེད་པར་བྱེད་པའི་རྒྱུ།

引发疾病的因素。

05.0002 རིང་རྒྱུ། 远因

གདོད་མ་ནས་ནད་སྐྱེད་པར་བྱེད་པའི་རྒྱུ་མ་རིག་པ་དང་། དེ་ལས་འཕྲོས་པའི་འདོད་ཆགས་ཞེ་སྡང་གཏི་མུག་གསུམ།

引发疾病的根本因素无明及由此衍生的贪、嗔、痴。

05.0003 ཉེ་རྒྱུ། 近因

ནད་སྐྱེད་པར་བྱེད་པའི་དངོས་རྒྱུ་རླུང་མཁྲིས་བད་ཀན་གསུམ།

引发疾病的直接因素“隆”、“赤巴”、“培根”。

05.0004 སྤྱི་རྒྱུ། 总因

ཐོག་མའི་དུས་ནས་ནད་སྐྱེད་པར་བྱེད་པའི་བརྒྱུད་རྒྱུ་མ་རིག་པ།

原初引发疾病的间接因素无明。

05.0005 ཁྱད་པར་གྱི་རྒྱུ། 具体病因

བརྒྱུད་རྒྱུ་མ་རིག་པ་ལས་བྱུང་བའི་འདོད་ཆགས་ཞེ་སྡང་གཏི་མུག་གསུམ།

由间接因素无明衍生的贪、嗔、痴。

05.0006 མ་རིག་པ། 无明

དོན་དམ་པར་དངོས་པོ་ཐམས་ཅད་བདག་མེད་པའི་རང་བཞིན་ཅན་ཁོ་ན་ཡིན་ཡང་། ཀུན་རྫོབ་ཏུ་འཁྲུལ་པས་བསླད་ནས་བདག་ཏུ་བཟུང་བས་དེའི་དོན་མ་ཤེས་པ་ལ་བྱའོ། །

事实上万物仅为无我，但由于掺杂世俗影响持为我执而不明其意。

05.0007 བདག་མེད། 无我

རྒྱུ་དང་རྐྱེན་མེད་པར་རང་བཞིན་གྱིས་གྲུབ་པ་གཏན་ནས་མེད་པ།

无内外因素绝非自然形成。

05.0008 དུག་གསུམ། 三毒

འདོད་ཆགས་དང་། ཞེ་སྡང་། གཏི་མུག་བཅས་ཀྱི་བསྡུས་མིང་།

贪、嗔、痴的合称。

05.0009 འདོད་ཆགས། 贪

ཡུལ་ཡིད་དུ་འོང་བ་ལ་དམིགས་ནས་འདོད་ཅིང་ཆགས་པའི་སེམས་བྱུང་ཞིག

对美好事物产生贪念的一种心理现象。

05.0010 ཞེ་སྡང་། 瞋

ཡུལ་ཡིད་དུ་མི་འོང་བ་ལ་དམིགས་ཏེ་ཞེ་ནས་འཁྲུགས་ཤིང་སྡང་བའི་སེམས་བྱུང་ཞིག

对丑恶事物产生嗔恨的一种心理现象。

05.0011 གཏི་མུག 痴

བྱ་བའི་གནས་ལ་བླང་དོར་མི་ཤེས་པའི་སེམས་བྱུང་ཞིག

对事物不知取舍的一种心理现象。

05.0012 ནད་ཀྱི་ངོ་བོ། 疾病性质

རླུང་མཁྲིས་བད་ཀན་གསུམ་རང་རང་གི་ལྷང་ཚད་ལས་འཕེལ་ཟད་འཁྲུགས་པ་གང་རུང་དུ་གྱུར་ཏེ་ཆ་མ་སྙོམས་པ།

“隆”、“赤巴”、“培根”三者各自的常量发生盛、衰或紊乱而失衡。

05.02 ནད་ཀྱི་རྐྱེན། 疾病外缘

05.0013 ནད་ཀྱི་རྐྱེན། 疾病外缘

ནད་ཀྱི་རྒྱུ་དེ་ལ་ལྷན་ཅིག་བྱེད་པའི་རྐྱེན།

与疾病内因同起作用的外在因素。

05.0014 ལུས་ཀྱི་ཉེས་པ། 身孽

མ་བྱིན་པར་ལེན་པ་སོགས་ལུས་ཀྱི་སྒོ་ནས་བསགས་པའི་ཉེས་པ།

偷盗等由身所积之罪孽。

05.0015 ངག་གི་ཉེས་པ། 语孽

རྫུན་པར་སྨྲ་བ་སོགས་ངག་གི་སྒོ་ནས་བསགས་པའི་ཉེས་པ།

妄语等由语所积之罪孽。

05.0016 ཡིད་ཀྱི་ཉེས་པ། 意孽

གཞན་ལ་འཚེ་བར་འདོད་པ་སོགས་ཡིད་ཀྱི་སྒོ་ནས་བསགས་པའི་ཉེས་པ།

嗔恚等由意所积之罪孽。

05.0017 སྐྱེ་མཆེད། 生发

ནད་ཀྱི་རྣམ་པ་མང་དུ་སྐྱེ་ཞིང་སྟོབས་མཆེད་པར་བྱེད་པ།

发病多样且病势扩大。

05.0018 གསོག་པ། 蓄积

ནད་རང་གནས་སུ་ཡུན་རིང་གབ་ཅིང་གསོག་པ།

疾病在本位长期潜伏积聚。

05.0019 ལྡང་བ། 发作

རང་གནས་སུ་བསགས་པའི་ནད་རྣམས་རྐྱེན་དང་འཕྲད་ཚེ་མངོན་སུམ་དུ་ལྡང་བ།

蓄积于本位的疾病遇到外缘时显发出来。

05.0020 ཞི་བ། 平息

ནད་རང་གནས་སུ་རང་རང་གི་ལྷང་ཚད་ཇི་བཞིན་མཉམ་པར་གནས་པ།

疾病在本位各自的常量平稳如前。

05.0021 སློང་རྐྱེན། 诱因

བསགས་པའི་ནད་དེ་ཉིད་མངོན་སུམ་དུ་སློང་བར་བྱེད་པའི་རྐྱེན།

诱发蓄积疾病的外缘。

05.0022 དམན་པ། 缺少

རང་རང་གི་ཚད་གཞི་སོགས་ལས་ཉུང་བའམ་ཞན་པ།

少于或低于自身的常量。

05.0023 ལྷག་པ། 过剩

རང་རང་གི་ཚད་གཞི་སོགས་ལས་མང་བའམ་བརྒལ་བ།

多于或超出自身的常量。

05.0024 ལོག་པ། 相反

རང་གི་ངོ་བོ་ལས་གོ་ལྡོག་པ།

与自身性质相背。

05.0025 ཚ་དུས། 暑季

ཕྱི་ཡུལ་ཚ་དྲོད་ཆེ་བའི་དུས།

外界气温升高时节。

05.0026 གྲང་དུས། 寒季

ཕྱི་ཡུལ་གྲང་རླུང་ཆེ་བའི་དུས།

外界寒风盛行时节。

05.0027 ཆར་དུས། 雨季

ཕྱི་ཡུལ་ཆར་ཆུ་མང་བའི་དུས།

外界多雨时节。

05.0028 དཔྱིད་ཀ 春季

ཉི་མའི་འོད་ཤིན་ཏུ་དྲོ་བའི་དུས།

阳光非常温暖时节。

05.0029 སོས་ཀ 初夏

དཔྱིད་མཇུག་ཆར་ཆུ་མ་རྒྱས་པའི་དུས།

春季晚期雨水盛多时节。

05.0030 དབྱར་ཁ། 夏季

ཆར་ཆུ་རྒྱས་པའི་དུས།

雨水增多时节。

05.0031 སྟོན་ཀ 秋季

ཆར་ཆུ་ཆད་ནས་དགུན་གྱི་གྲང་བས་མ་ཟིན་བར་གྱི་དུས།

雨水停至寒冬之间的时节。

05.0032 དགུན་སྟོད། 初冬

སྟོན་མཇུག་དང་དགུན་འགོའི་དུས་ཚིགས་ཀྱི་མིང་།

晚秋及孟冬之间的时节。

05.0033 དགུན་སྨད། 末冬

དགུན་སྟོད་ནས་དཔྱིད་ཀའི་བར་གྱི་དུས་ཚིགས།

初冬及春节之间的时节。

05.0034 ལོག་སྤྱོར། 逆行

ལུས་ཀྱི་སྤྱོད་ལམ་སོགས་ཡང་དག་པར་མ་བསྟེན་པ།

起居行为等不规范。

05.0035 རང་གནས། 本位

ཉེས་པ་རང་རང་ཐ་མལ་པའི་སྐབས་ཀྱི་གནས་རྟེན།

三邪平衡时所居的部位。

05.0036 མཉམ་གནས། 平居

རླུང་མཁྲིས་བད་གསུམ་གང་ཡང་འཕེལ་ཟད་ཀྱི་དབང་དུ་མ་སོང་བར་རང་རང་གི་ཕུང་ཚད་ཇི་བཞིན་མཉམ་པར་གནས་པ།

“隆”、“赤巴”、“培根”三者未发生盛衰各自常量处于平衡状态。

05.0037 ནད་མེད། 无病

ལུས་ཀྱི་འབྱུང་ཁམས་འཕེལ་ཟད་འཁྲུགས་གསུམ་གང་རུང་གི་མཐར་མ་ལྷུང་བར་ཆ་མཉམ་པར་གནས་པ།

身体自然因素五原未发生盛、衰、紊乱变化而处于平衡状态。

05.0038 ཀ་ཆད་ངུས་པ། 痛哭

ཡི་ཐང་ཆད་པའི་བར་དུ་ངུས་པ།

哭至身心疲惫。

05.0039 ལྟོ་སྟོང་། 空腹

ཞོགས་པའི་ཁ་ཟས་མ་ཟོས་གོང་གི་དུས་ཏེ་ཕོ་བ་སྟོང་པའི་གནས་སྐབས།

未进早餐之前腹空时段。

05.0040 སྐྱོ་ངན། 忧伤

ཡིད་སེམས་མནར་བའི་སྡུག་བསྔལ།

内心被折磨的痛苦。

05.0041 ཁ་ཟས་ཡིན་ལ་གཏད་པ། 偏食

ཁ་ཟས་སྣ་གཅིག་གམ་ཡང་ན་བཅུད་མེད་པའི་ཁ་ཟས་འབའ་ཞིག་རྒྱུན་བསྟེན་ནས་

བསྟེན་པ།
长期只食一种食物或无营养的食物。

05.0042 ལོ་བརྒྱུར། 陈叶

སྲན་མ་ལ་སོགས་པའི་ལོ་མ་རྙིང་པ།
豆类等的枯叶。

05.0043 སྲུངས་པ། 馊食

ཤ་སོགས་ཡུན་རིང་ལོན་ནས་དྲི་རོ་གཞན་དུ་གྱུར་པ།
肉类等因久放而变味变质。

05.0044 ཧྲན་ངས། 过度

ནུ་ཅང་བསྐྱེད་དྲགས་པ།
尽力接续过度。

05.0045 ལས་ངན་སད། 报应

སྔོན་བསགས་ལས་ངན་གྱི་བག་ཆགས་སད་པའམ་འབྲས་བུ་སྨིན་པ།
前世所积恶业之果成熟。

05.0046 སེར་ཅན། 未熟果谷

འབྲུ་མ་སྨིན་པའམ་སྨིན་ཡང་རླན་ཚ་ཆེ་བ།
未成熟的果谷或已成熟水份较多的果谷。

05.03 ནད་ཀྱི་འཇུག་ཚུལ། 病侵途径

05.0047 བརྟེན་པ། 依所

རྟེན་གཞི་གང་ལ་བརྟེན་ཅིང་གནས་བཅའ་བར་བྱེད་མཁན།
依附于某处的能依者。

05.0048 ཞུ་བའི་གནས། 消化部位

ཟས་ཡོངས་སུ་ཞུ་བའི་གནས་ནི་ལོང་།
食物被完全消化的部位即大肠。

05.0049 མ་ཞུ་བའི་གནས། 未消化部位

ཟས་གང་ཞིག་མྱག་བཞུ་མ་ཐེན་པའི་གནས་ནི་ཕོ་བ།
食物尚未消化的部位即胃。

05.0050 ཞུ་དང་མ་ཞུ་བའི་གནས།

消化与未消化部位

ཕོ་བ་དང་ལོང་གཉིས་ཀྱི་བར་མཚམས་ནི་རྒྱུ་མ།
胃与大肠之间的部位即小肠。

05.0051 འཇུག་སྒོ་དྲུག 入侵六门

ཤ་དང་པགས་པ། རྩ། རུས་པ། དོན་སྣོད་བཅས་ནད་འཇུག་སའི་ཡུལ་ལམ་སྒོ་དྲུག་གི་བསྡུས་མིང་།
肌肉、皮肤、脉道、骨骼、脏、腑等疾病入侵之门。

05.0052 པགས་ལ་གྲམ་པ། 散入皮肤

ནད་གང་ཞིག་པགས་པར་ཞུགས་ཤིང་གྲམ་པ།
疾病侵入皮肤。

05.0053 ཤ་ལ་རྒྱས་པ། 扩入肌肉

ནད་གང་ཞིག་ཤ་ལ་ཞུགས་ཤིང་རྒྱས་པ།
疾病侵入肌肉。

05.0054 རྩ་རུ་རྒྱུ་བ། 穿入脉道

ནད་གང་ཞིག་རྩ་རུ་ཞུགས་ཤིང་རྒྱུ་བ།
疾病侵入脉道。

05.0055 རུས་ལ་ཞེན་པ། 渗入骨骼

ནད་གང་ཞིག་རུས་པར་ཞུགས་ཤིང་ཞེན་པ།

疾病侵入骨骼。

05.0056 དོན་ལ་བབས་པ། 侵入五脏

ནད་གང་ཞིག་དོན་ལ་ཞུགས་ཤིང་བབས་པ།

疾病侵入五脏。

05.0057 སྣོད་དུ་ལྷུང་བ། 落入六腑

ནད་གང་ཞིག་སྣོད་དུ་ཞུགས་ཤིང་ལྷུང་བ།

疾病侵入六腑。

05.0058 རྒྱུ་ལམ་བཅོ་ལྔ། 十五通道

རླུང་མཁྲིས་བད་ཀན་གསུམ་རྒྱུ་བར་བྱེད་པའི་ལམ་བཅོ་ལྔའི་བསྡུས་མིང་།

“隆”“赤巴”“培根”运行的十五通道的合称。

05.04 ནད་ཀྱི་མཚན་ཉིད། 疾病性相

05.0059 ནད་ཀྱི་མཚན་ཉིད། 疾病性相

ནད་འཕེལ་ཟད་འཁྲུགས་གསུམ་གྱི་རྟགས་དང་མཚན་མ།

表现疾病盛、衰、紊乱的征候。

05.0060 འཕེལ་བ། 盛

གནོད་བྱ་ཁམས་དང་གནོད་བྱེད་ཉེས་པ་དག་རང་རང་གི་ལྷང་ཚད་ལས་མང་དུ་འཕེལ་བ།

受害体与作害邪超出自身常量。

05.0061 ཟད་པ། 衰

གནོད་བྱ་ཁམས་དང་གནོད་བྱེད་ཉེས་པ་དག་རང་རང་གི་ལྷང་ཚད་ལས་བྲི་བ།

受害体与作害邪递减于自身常量。

05.0062 འཁྲུགས་པ། 紊乱

གནོད་བྱེད་ཉེས་པ་རྣམས་རང་གནས་ནས་གཞན་གནས་སུ་འཁྲུགས་པ།

作害邪由本位乱窜于他位。

05.0063 གཙོ་བོའི་མེ་དྲོད། 主胃火

འཇུ་བྱེད་མཁྲིས་པ།

能消赤巴。

05.0064 འཁོར་གྱི་མེ་དྲོད། 辅胃火

བད་ཀན་སྨུག་བྱེད་དང་རླུང་མེ་མཉམ།

能糜“培根”和伴火“隆”。

05.0065 འཕེལ་རྟགས། 盛症

ལུས་ཟུངས་དང་རླུང་མཁྲིས་བད་ཀན་གསུམ་རང་རང་གི་ལྷང་ཚད་ལས་འཕེལ་བའམ་ལྷག་པར་གྱུར་པའི་རྟགས།

体精与“隆”、“赤巴”、“培根”增盛或多于各自常量之症状。

05.0066 ཟད་རྟགས། 衰症

ལུས་ཟུངས་དང་རླུང་མཁྲིས་བད་ཀན་གསུམ་རང་རང་གི་ལྷང་ཚད་ལས་ཟད་པའམ་ཉུང་བར་གྱུར་པའི་རྟགས།

体精与“隆”、“赤巴”、“培根”递减或少于各自常量之症状。

05.0067 འཁྲུགས་རྟགས། 乱症

ཉེས་གསུམ་རང་རང་གི་ལྷང་ཚད་ལས་འཕེལ་ཏེ་གཞན་གྱི་གནས་སུ་ཞུགས་པར་

གྱུར་པའི་རྟགས།

三邪增盛或超出各自常量继而侵入他位之症状。

05.0068 སྤུ་བརྗེ། 毛敏

རེག་བྱ་མི་བཟོད་པ།

经不起触碰。

05.0069 ཕྱམ་སེར་ཁྲེར། 恶寒

གྲང་ཤུམ་བྱེད་པ།

因寒冷而战栗。

05.0070 སྐོང་སྐྱུགས། 干呕

སྐྱུགས་ལྷང་བྱེད་པ་ལས་ཟས་སྐོམ་ཅི་ཡང་སྐྱུགས་རྒྱུ་མེད་པ།

只呕却无吐物。

05.0071 ཁ་མངལ། 口钝

ལྕེ་ཡིས་རོ་མི་གསལ་བའམ་མི་ཚོར་བ།

舌觉不灵或尝不出味。

05.0072 དྲི་མ་ཐོགས། 便阻

བཤང་གཅི་སོགས་རྒྱུན་ལྡན་བཞིན་མི་འབྱུང་བར་ཙུང་ཟད་འགགས་པའི་རྣམ་པ་ཅན།

大小便不能正常排出而略显阻滞。

05.0073 ལས་མཐའ་རིང་། 懈怠

ལེ་ལོ་ཆེ་བ།

做事懈怠。

05.0074 ཀར་ཀར་ན། 剧痛

གཟེར་མིག་གམ་ན་ཟུག་ཆེར་ལངས་པ།

痛点或疼痛剧烈。

05.0075 མ་གཅིས་སེམས། 未尿感

གཅིན་པ་བཏང་ཟིན་ཡང་མ་བཏང་སྙམ་པ།

小便排尽后仍有尿意。

05.0076 ཡི་ག་འགག 无食欲

ཁ་ཟས་ཟ་མི་འདོད་པའམ་དང་ག་འགག་པ།

不愿饮食或不愿饮食。

05.0077 གཡལ་རྒྱང་། 呵展

གཡལ་ནི་ཨལ་སྒོང་རྒྱག་པ་དང་རྒྱང་ནི་བྱ་རྒྱང་སྐེ་རྐྱོང་ཤད་བྱེད་པ།

呵为呵欠，展为伸懒腰。

05.0078 རིངས། 急忙

རྟབ་རྟོབ་བམ་བྲེལ་འཚུབ་ཀྱི་རྣམ་པ།

慌张或焦急的状态。

05.0079 ལུས་སྙོམ། 慵懒

སྙིད་ལུག་པ་སྟེ་ལས་ལ་མི་སྤྲོ་བ།

倦怠而对工作无兴趣。

05.0080 ཆགས་པས་དུབ། 房事过劳

ཆགས་པ་སྤྱོད་དྲགས་པས་ལུས་ངལ་ཞིང་དུབ་པ།

因性生活过度致身体疲乏。

05.0081 གསར་ཐོག 新鲜果谷

འབྲུའམ་ཤིང་ཐོག་གསར་བ།

新鲜的谷物或果类。

05.0082 སྨོ་ཆག 节食

ཁ་ཟས་མ་ཟོས་པའམ་ཉུང་ཙམ་ལས་མ་ཟོས་པ།

未进食或少食。

05.0083 གཉིད་ཆག 缺眠

གཉིད་མ་ཉལ་བའམ་གཉིད་ཉུང་ཙམ་ལས་མ་ཉལ་བ།

未眠或少眠。

05.0084 མིག་གསུང་། 视弱

མིག་ཤེས་ཉམས་ནས་མཐོང་ནུས་ཞན་པ།

眼识衰退而致视力下降。

05.0085 ལུས་ཞིག 体虚

ལུས་ཤེད་ཉོར་ནས་རིམ་གྱིས་ཚོ་ཟིན་མི་ཐུབ་པ།

体力减弱而使身体逐渐消瘦。

05.0086 རྣ་བ་འུར། 耳鸣

རྣ་སྦུགས་ནས་འུར་སྒྲ་སྒྲོག་པ།

耳内有轰鸣声。

05.0087 གཉིད་མི་ཐུབ། 多眠

གཉིད་ལ་ཚོད་འཛིན་བྱེད་མི་ཐུབ་པར་ཡང་ཡང་གཉིད་དུ་འཚོར་བ།

睡眠甚多而无法控制。

05.0088 གཡའ་མཁྲང་། 瘙僵

པགས་པ་གཡའ་ལ་ཡན་ལག་དང་ཉིང་ལག་སྲ་ཞིང་མཁྲང་བ།

皮肤瘙痒而四肢及指趾僵硬。

05.0089 དཀྱིལ་དུ་གྱུར་པ། 势盛

ནད་སྟོབས་ཡོངས་སུ་རྫོགས་པར་གྱུར་པ།

病势达到极限。

05.05 ནད་ཀྱི་དབྱེ་བ། 疾病分类

05.0090 ཚེ་འདིའི་ཉེས་པ་རྣམ་གཉིས། 二邪

རང་བཞིན་དུ་གནས་པའི་ཁོང་གི་ཉེས་པ་དང་ཕྱི་རྐྱེན་ལས་བྱུང་བའི་གློ་བུར་བའི་ཉེས་པ་གཉིས་ཀྱི་བསྡུས་མིང་།

机体的自然内邪与突发性外邪二者的合称。

05.0091 ལྷན་སྐྱེས་ནད། 自生病

ལུས་དང་ལྷན་ཅིག་ཏུ་ཐོག་མ་ནས་རང་བཞིན་གྱིས་གྲུབ་པའི་ནད།

与生俱来的疾病。

05.0092 རྐྱང་པའི་ནད། 单一病

ནད་གཞན་མ་འདྲེས་པའི་རླུང་མཁྲིས་བད་ཀན་གསུམ་རང་རང་གི་ནད་རྐྱང་པ།

未掺杂其他病症的“隆”、“赤巴”、“培根”等单一疾病。

05.0093 ལྡན་པའི་ནད། 二合病

རླུང་མཁྲིས་བད་ཀན་གཉིས་རེ་མཉམ་དུ་ལྡན་པའམ་འདྲེས་པ་ལས་གྱུར་པའི་ནད།

“隆”、“赤巴”、“培根”两两相合或相融形成的疾病。

05.0094 འདུས་པའི་ནད། 聚合病

རླུང་མཁྲིས་བད་ཀན་གསུམ་ག་མཉམ་དུ་འདུས་པའམ་ཚོགས་པ་ལས་གྱུར་པའི་ནད།

“隆”、“赤巴”、“培根”三者聚合或俱全形成的疾病。

05.0095 ཚ་བའི་ནད། 热症

ལུས་ཀྱི་མེ་ཁམས་ཀྱི་ཆ་ཤས་རྣམས་རང་རང་གི་ལྷང་ཚད་ལས་འཕེལ་བར་གྱུར་པའི་ནད།

身体的火原超出常量导致的热性疾病。

05.0096 གྲང་བའི་ནད། 寒症

ལུས་ཀྱི་ས་ཆུའི་ཁམས་ཀྱི་ཆ་ཤས་རྣམས་རང་རང་གི་ལྷང་ཚད་ལས་འཕེལ་བར་གྱུར་པའི་ནད།

身体的水、土原素超出常量导致的寒性疾病。

05.0097 ནད་རིགས་བཞི་བརྒྱ་རྩ་བཞི།

四百零四种疾病

ཀུན་བཏགས་གདོན་གྱི་ནད་རིགས་བརྒྱ་དང་རྩ་གཅིག ཡོངས་གྲུབ་ཚེའི་ནད་རིགས་བརྒྱ་དང་རྩ་གཅིག གཞན་དབང་སྔོན་ལས་ཀྱི་ནད་རིགས་བརྒྱ་དང་རྩ་གཅིག ལྟར་སྣང་འཕྲལ་གྱི་ནད་རིགས་བརྒྱ་དང་རྩ་གཅིག་བཅས་འདྲིལ་བས་བཞི་བརྒྱ་རྩ་བཞིའི་བསྡུས་མིང་།

为一百零一种魔病，一百零一种自生病，一百零一种宿业病，一百零一种假象病，共计四百零四种疾病的合称。

05.0098 གཞན་དབང་སྔོན་ལས་ཀྱི་ནད། 宿业病

སྨན་དཔྱད་སོགས་རྐྱེན་གང་གིས་ཀྱང་བཟློག་མི་ནུས་པར་འཆི་བར་འགྱུར་བའི་ནད།

无法医治而死亡的疾病。

05.0099 ཀུན་བཏགས་གདོན་ནད། 臆邪病

རྒྱབ་རྟེན་མི་མ་ཡིན་གྱིས་བྱས་པར་སྣམ་པའི་འབྱུང་པོའི་གདོན་ནད།

非人类作害引发的邪魅病。

05.0100 ཡོངས་གྲུབ་ཚེའི་ནད། 自成病

སྨན་དཔྱད་ལ་བརྟེན་ནས་བཅོས་ཐུབ་པའི་ནད།

通过医疗可治愈的疾病。

05.0101 ལྟར་སྣང་འཕྲལ་གྱི་ནད། 假象病

སྨན་དཔྱད་མ་བསྟེན་ཀྱང་རང་བཞིན་གྱིས་ཞི་བར་འགྱུར་བའི་འཕྲལ་གྱི་ནད།

不治自愈的疾病。

05.0102 ཀུན་ཁྱབ་ཐུན་མོང་ནད། 众发病

ལུས་ཅན་ཀུན་ལ་ཐུན་མོང་དུ་འབྱུང་བའི་ནད་བཞི་བརྒྱ་རྩ་བཞིའི་མིང་།

人皆可患之四百零四种疾病。

05.0103 རིགས་ཀྱི་དབྱེ་བ། 类别分

རང་གི་མཚན་ཉིད་གཞན་གྱི་མཚན་ཉིད་དང་འདྲེས་ཏེ་འཕེལ་ཟད་འཁྲུགས་ཤིང་གཞན་གྱི་ལམ་བརྒྱུད་ནས་ལོག་པའི་ལས་བྱས་པའི་གཞན་རྒྱུད་ཅན་གྱི་ནད་རིགས།

某种疾病的性相与其他性相相混而发生盛、衰、紊乱等变化，并侵入其他通道所发生疾病。

05.0104 གནས་ཀྱི་དབྱེ་བ། 部位分

རང་གི་མཚན་ཉིད་རྐྱང་བ་འཕེལ་ནས་རང་གནས་ལ་གནོད་པའི་རང་རྒྱུད་ཅན་གྱི་ནད་རིགས།

自系单一型疾病增盛而侵入受害体的疾病分类。

05.0105 རྣམ་པའི་དབྱེ་བ། 形式分

སྣང་ཚུལ་མི་འདྲ་བའི་ནད་ཀྱི་རིགས།

表现形式不同的疾病分类。

05.0106 རང་རྒྱུད་ཅན། 自系

རླུང་མཁྲིས་བད་ཀན་གསུམ་པོ་རང་ཉིད་རྐྱང་པ་ཁོ་ནའི་ནད།

“隆”、“赤巴”、“培根”各自单一型疾病。

05.0107 གཞན་རྒྱུད་ཅན། 他系

རྐྱང་པ་མ་ཡིན་པར་ནད་གཞི་གཞན་གྱི་བསྡོངས་ཟླའི་གྲོགས་དང་ལྡན་པའི་ནད།

非单一型而与其他疾病伴发的二合病。

05.0108 ཟླ་གཉན་ནད། 并发症

སྔར་གྱི་ནད་མ་ཞི་བའི་སྟེང་དུ་སླར་སྔོན་མར་བྱུང་བའི་ནད་ཀྱི་མིང་།

前一疾病未平息又新增其他疾病。

05.0109 འཕེལ་ཟད་བདུན་ཅུ་རྩ་བཞི། 七十四盛衰

རྐྱང་པའི་འཕེལ་ཟད་བཅོ་བརྒྱད། ལྡན་པའི་འཕེལ་ཟད་བཅོ་བརྒྱད། འདུས་པའི་འཕེལ་ཟད་ཉེར་དྲུག ཕན་ཚུན་འདྲེས་པ་ལས་བྱུང་བའི་འཕེལ་ཟད་བཅུ་གཉིས་བཅས་དོན་བཞིའོ། །

十八种单一型盛衰、十八种二合型盛衰、二十六种聚合型盛衰、十二种相混盛衰等，共计七十四种。

05.0110 མཆོག་འཕེལ། 极盛

གནོད་བྱ་ཁམས་དང་གནོད་བྱེད་ཉེས་པ་རང་རང་གི་ལྷང་ཚད་ལས་མཆོག་ཏུ་རྒྱས་པར་གྱུར་པ།

受害体与作害邪的常量极度增盛。

05.0111 རབ་འཕེལ། 最盛

གནོད་བྱ་ཁམས་དང་གནོད་བྱེད་ཉེས་པ་རང་རང་གི་ལྷང་ཚད་ལས་རབ་ཏུ་རྒྱས་པར་གྱུར་པ།

受害体与作害邪的常量特别增盛。

05.0112 མཉམ་འཕེལ། 同盛

རླུང་མཁྲིས་བད་ཀན་གསུམ་རང་རང་གི་ལྷང་ཚད་ལས་ཆ་མཉམ་དུ་འཕེལ་བར་གྱུར་པ།

“隆”、“赤巴”、“培根”三者的常量均等增盛。

05.0113 མཆོག་ཟད། 极衰

གནོད་བྱ་ཁམས་དང་གནོད་བྱེད་ཉེས་པ་རང་རང་གི་ལྷང་ཚད་ལས་མཆོག་ཏུ་བྲི་བར་གྱུར་པ།

受害体与作害物的常量极度衰损。

05.0114 རབ་ཟད། 最衰

གནོད་བྱ་ཁམས་དང་གནོད་བྱེད་ཉེས་པ་རང་རང་གི་ལྷང་ཚད་ལས་རབ་ཏུ་བྲི་བར་གྱུར་པ།

受害体与作害邪的常量特别衰减。

05.0115 མཉམ་ཟད། 同衰

རླུང་མཁྲིས་བད་ཀན་གསུམ་རང་རང་གི་ལྷང་ཚད་ལས་ཆ་མཉམ་དུ་ཟད་པར་གྱུར་པ།

“隆”、“赤巴”、“培根”三者的常量均等递减。

05.0116 བགེགས་རིགས། 邪魔

ལུས་ངག་ཡིད་གསུམ་ལ་གནོད་འཚེ་གཏོང་མཁན་གདོན་གྱི་རིགས།

危害身语意三者的魔类。

05.0117 ཐང་ལ་ལྷགས་པ། 过盛

ནད་གཞིའི་མཁྲིས་པ་ཐང་ལ་ལྷགས་པའམ་སླེབས་པ་སྟེ་རང་གི་ལྷང་ཚད་ལས་བརྒལ་བ།

病原“赤巴”超越限度或超出自身常量。

05.0118 སྔར་ཚུལ། 疾病初象

ནད་རིགས་བྱེ་བྲག་པ་སོ་སོའི་ནད་རྟགས་མངོན་པར་མི་གསལ་བ།

疾病症状尚不明显期。

05.0119 ཚུལ་བྱེད། 疾病显象

ནད་རང་རང་གི་རྟགས་རྣམས་མ་འདྲེས་པར་གསལ་བར་གྱུར་པ།

疾病症状明显期。

05.0120 དཀྱིལ་ཐུར། 疾病盛象

ནད་རང་རང་གི་གནས་སུ་ནུས་པ་དང་སྟོབས་མཐར་ཕྱིན་ཅིང་ཤུགས་རྫོགས་པར་གྱུར་པ།

病势完全暴露期。

05.0121 ནད་ཁམས། 病体

ནད་ཀྱི་འབྱུང་བའི་རང་བཞིན།

疾病源即五原的本性。

05.0122 སྲོག་གཅོད་ནད་དགུ། 九绝症

འཚོ་བ་གསུམ་ཟད་པ་དང་། འདུ་བ་གཤེད་དུ་བབས་པ། སྦྱོར་བ་མཚུངས་པ། གནད་དུ་བབས་པ། དུས་འདས་རླུང་ནད་སྲོག་རྩེན་ཆད་པ། ཚ་བ་ལ་འདས་པ། གྲང་བ་གཏིང་འཁར་བ། ཟུངས་ཀྱིས་མི་ཐུབ་པ། རྣམ་པར་འཚེ་བ་བཅས་སོ། །

即三缘尽失、聚合相克、治患相同、中要害、“隆”病逾期而命“隆”中断、热病过极、寒病过极、体力不支、 邪侵九者之合称。

05.0123 འཚོ་བ་གསུམ་ཟད་པ། 三缘尽失

སྲོག་འཚོ་བའི་རྟེན་ཚེའི་འཕེན་པ་དང་། སྔོན་བསགས་ལས་ཀྱི་ལྷག་མ། བསོད་ནམས་ཀྱི་མཐུ་གསུམ་པོ་ཟད་པ།

寿命、宿业和福泽三者皆衰损。

05.0124 འདུ་བ་གཤེད་དུ་བབས་པ། 聚合相克

ནད་ཚ་གྲང་གཉིས་ལྷན་ཅིག་ཏུ་འདོམས་པས་གཅིག་ལ་བཅོས་བྱས་ན་ཅིག་ཤོས་དེའི་གཤེད་དུ་བབས་པ།

寒热病相兼时治其一而损其二。

05.0125 སྦྱོར་བ་མཚུངས་པ། 治患相同

ནད་ཀྱི་ཁམས་དང་གཉེན་པོ་སྨན་གྱི་ངོ་བོ་གཉིས་གཅིག་མཚུངས་སུ་གྱུར་པ།

病性与药性相同。

05.0126 གནད་དུ་བབས་པ། 中要害

རབ་ཏུ་གཉན་པའི་གནས་སུ་མཚོན་སོགས་ཕོག་པ།

要害部位被器械等中伤。

05.0127 དུས་འདས་རླུང་ནད་སྲོག་རྩེན་ཆད་པ། 隆病逾期而命隆中断

རླུང་ནད་བཅོས་པའི་དུས་འདས་ཏེ་སྲོག་རླུང་གི་རྒྱུན་ཆད་པ།

因隆病延治而使命根流通中断。

05.0128 ཚ་བ་ལ་འདས་པ། 热病过极

ཚ་བ་གསོ་བའི་དུས་ལས་འདས་ནས་ཉེན་ཆེ་བར་གྱུར་པའི་ནད།

热病未能及时治疗而变成危险的疾病。

05.0129 གྲང་བ་གཏིང་འཁར་བ། 寒病过极

གྲང་བའི་ནད་བཅོས་འཕྱིས་པས་གྲང་སྟོབས་རྒྱས་ནས་ལུས་ཡོངས་སུ་ཞེན་ཏེ་བཅོས་དཀའ་བའི་ནད།

寒病未能及时治疗而变成难以医治的疾病。

05.0130 ཟུངས་ཀྱིས་མི་ཐུབ་པ། 体力不支

ལུས་ཟུངས་ཀྱི་སྟོབས་ཤིན་ཏུ་ཞན་པས་གཉེན་པོ་མི་ཐེག་པ།

由于体力虚弱而难以承受治疗。

05.0131 རྣམ་པར་འཚེ་བ། 邪侵

གདོན་མ་རུང་བས་སེམས་ཅན་གྱི་བླ་ཚེ་སྲོག་གསུམ་ལ་འཚེ་བ།

魔邪伤害众生之魂、寿、命。

05.0132 ལྡོག་རྒྱུ་བཅུ་གཉིས། 十二种转化病

ནད་རང་རང་གི་གཉེན་པོ་ལོག་པའི་དབང་གིས་རླུང་མ་ཞི་བར་བད་ཀན་དང་མཁྲིས་པར་ལྡོག་པ། མཁྲིས་པ་མ་ཞི་བར་བད་ཀན་དང་རླུང་དུ་ལྡོག་པ། བད་ཀན་མ་ཞི་བར་རླུང་དང་མཁྲིས་པར་ལྡོག་པ་བཅས་དྲུག་དང་། ནད་རང་རང་གཉེན་པོ་ལྷག་པའི་དབང་གིས་རླུང་ཞི་ནས་བད་ཀན་དང་མཁྲིས་པར་ལྡོག་པ། མཁྲིས་པ་ཞི་ནས་རླུང་དང་བད་ཀན་དུ་ལྡོག་པ། བད་ཀན་ཞི་ནས་རླུང་དང་མཁྲིས་པར་ལྡོག་པ་དྲུག་བཅས་ངྲིལ་བས་བཅུ་གཉིས་སོ། །

对不同疾病的治疗因相反而使“隆”未能平息而转化为“培根”和“赤巴”，“赤巴”未能平息而转化为“培根”和“隆”，“培根”未能平息而转化为“隆”和“赤巴”等六种；对不同疾病的治疗因超量而使“隆”平息后转化为“培根”和“赤巴”，“赤巴”平息后转化为“隆”和“培根”，“培根”平息后转化为“隆”和“赤巴”等六种，共计十二种。

06 བྱ་བ་སྤྱོད་ལམ་གྱི་གནས། 起居论

06.01 རྒྱུན་སྤྱོད། 日常起居

06.0001 རྒྱུན་སྤྱོད། 日常起居

ཉིན་རེ་བཞིན་རྒྱུན་དུ་བསྟེན་འོས་པའི་སྤྱོད་པ།

日常的行为起居。

06.0002 འཇིག་རྟེན་མི་ཆོས། 处世之道

འཇིག་རྟེན་པའི་བསླབ་བྱའམ་མིའི་ཚུལ་ལུགས།

世人遵守的道德规范或习惯法。

06.0003 དམ་པ་ལྷ་ཆོས། 正法

གང་ལ་དམིགས་ན་ལུས་ཅན་རྣམས་ཀྱི་སྒྲིབ་པ་ཟད་པའི་ཐབས་སུ་གྱུར་པ་སྟེ། ལུང་དང་རྟོགས་པའི་བདག་ཉིད་ཅན་གྱི་ཆོས།

令一切有情障蔽永尽之方便，此有教法和证法二类。

06.0004 ཁ་ན་མ་ཐོ། 罪过

འཇིག་རྟེན་ན་སྨད་འོས་སུ་གྱུར་པའི་སྡིག་ཉེས་ཀྱི་བྱ་བ་ཅི་རིགས།

被世间轻蔑的所有罪孽。

06.0005 ཉལ་པོ། 房事

འཁྲིག་པ་སྤྱོད་པའི་གབ་མིང་།

交媾的隐名。

06.0006 འཁྲིག་པ། 交媾

ཕོ་མོ་གཉིས་འདོད་པ་སྤྱོད་པ།

男女性交。

06.0007 བསྐུ་བྱུག 涂擦按摩

སྣུམ་དང་ཏིལ་མར་སོགས་བསྐུས་ནས་ཕུར་མཉེ་བྱས་པ།

涂抹油脂和芝麻油并进行揉搓。

06.0008 དྲིལ་ཕྱིས། 搓擦

བསྐུ་བྱུག་གི་རྗེས་ཐོག་ཏུ་སྲན་ཕྱེ་ལ་སོགས་སྐམ་པའི་རྫས་ཀྱིས་ཕུར་ཏེ་དྲིལ་ཞིང་ཕྱིས་པ།

涂擦按摩之后用豌豆粉等干性物搓擦。

06.0009 ཚེ་བརྒྱང་བ། 延寿

ཚེ་ཡུན་རིང་དུ་བསྲིང་བ།

延长寿命。

06.0010 བདག་པོ་ཅན། 有夫之妇

ཁྱོ་ག་ཡོད་པའི་བུད་མེད།

有丈夫的女性。

06.0011 ལ་ཡོགས། 栽赃

གཞན་ལ་རྐུས་ཁག་འཛུགས་པ།

污蔑他人偷窃。

06.0012 སེམས་ཅན་ཐམས་ཅད། 众生

སེམས་དང་ལྡན་པའི་སྐྱེ་འགྲོ་ཡོད་ཚད།

具生命的所有生物。

06.0013 གློ་བུར་ནད་ལྔ། 五突发病

གློ་བུར་དུ་བྱུང་བའི་ནད་གག་པ་དང་། ཕོ་ལོག ཉ་ལོག ཕྱོག་པ། སྣ་ཁྲག་མང་དུ་ཤོར་བ་བཅས་ཀྱི་བསྡུས་མིང་།

突然发生的白喉、疠性胃病、肌疠、炭疽、鼻衄等的合称。

06.0014 མི་དགེ་བའི་ལས་བཅུ། 十不善

མི་དགེ་བའི་ལས་སྲོག་གཅོད་པ་དང་། མ་བྱིན་པར་ལེན་པ། ལོག་གཡེམ། རྫུན། ཕྲ་མ། ཚིག་རྩུབ། ངག་འཁྱལ། བརྣབ་སེམས། གནོད་སེམས། ལོག་ལྟ་བཅས་ཀྱི་བསྡུས་མིང་།

恶业杀生、偷窃、邪淫、妄语、离间语、粗语、恶语、贪念、恶念、邪见等的合称。

06.0015 སྲོག་གཅོད་པ། 杀生

སེམས་ཅན་གཞན་གྱི་ལུས་སྲོག་འཕྲོག་པ།

夺取其它生物的生命。

06.0016 མ་བྱིན་ལེན་པ། 偷窃

གཞན་གྱི་ནོར་མ་བྱིན་བཞིན་དུ་ལེན་པ་སྟེ་རྐུ་ཞིང་འཕྲོག་པ།

偷盗他人财物。

06.0017 མི་ཚངས་སྤྱོད་པ། 淫乱

འཁྲིག་པ་སྤྱོད་པ།

交媾。

06.0018 བརྣབ་སེམས། 贪念

གཞན་རྒྱུ་རང་ལ་འཐོབ་འདོད་ཀྱི་སེམས་པ།

贪图他人财物之心。

06.0019 གནོད་སེམས། 恶念

གཞན་ལ་འཚེ་བར་འདོད་པའི་སེམས་པ།

伤害他人之心。

06.0020 ལོག་ལྟ། 邪见

ལས་རྒྱུ་འབྲས་དང་ཚེ་སྔ་ཕྱི་སོགས་མེད་པར་འཛིན་པའི་ལྟ་བ་ལོག་པ།

无因果轮回等的错误观点。

06.0021 ཚིག་རྩུབ། 粗语

གཞན་སེམས་ལ་གནོད་པའི་ཚིག

伤及他人的言语。

06.0022 ཕྲ་མ། 离间语

མཛའ་བ་གཏོར་བརླག་བྱེད་པའི་དབྱེན་ཚིག

挑拨感情的言语。

06.0023 ངག་འཁྱལ། 恶语

བྱུང་རྒྱལ་དུ་སྨྲས་པའི་འབྲེལ་མེད་ཀྱི་གཏམ།

与事无关的闲话。

06.02 དུས་སྤྱོད། 时令起居

06.0024 དུས་སྤྱོད། 时令起居

དུས་དྲུག་སོ་སོར་སྤྱད་པར་བྱ་བའི་སྤྱོད་ལམ།

六季各时所行的行为起居。

06.0025 དུས། 时令

ཕྱི་འབྱུང་བའི་ནམ་ཟླ་དུས་དྲུག་གི་ཡུན་ཚད།

外界六季的时长。

06.0026 དུས་དྲུག 六季

ཟླ་བ་གཉིས་རེ་ལ་དུས་རེ་བྱས་པའི་དགུན་སྟོད་དང་། དགུན་སྨད། དཔྱིད་ཀ སོས་ཀ དབྱར་ཁ། སྟོན་ཁ་བཅས་ཀྱི་བསྡུས་མིང་།

每两个月为一季，分别是初冬、末冬、春季、阳春、夏季、秋季等六个季节的合称。

06.0027 སྐད་ཅིག 刹那

དུས་ཀྱི་ཐུང་མཐའ་སེམས་ཀྱི་རྣམ་པར་རྟོག་པ་ཙམ།

一念之间的极短时间。

06.0028 ཐང་ཅིག 须臾

སྐད་ཅིག་མ་དྲུག་ཅུའི་ཡུན་ཚད།

六十刹那之时长。

06.0029 ལྷོ་བགྲོད། 南行

དབྱར། སྟོན། དགུན་སྟོད་ཀྱི་དུས་གསུམ་ལ་ཉི་མ་ལྷོ་ཕྱོགས་སུ་བགྲོད་པ།

夏季、秋季、初冬三季太阳向南运行。

06.0030 བྱང་བགྲོད། 北行

དགུན་སྨད། དཔྱིད། སོ་ཀའི་དུས་གསུམ་ལ་ཉི་མ་བྱང་ཕྱོགས་སུ་བགྲོད་པ།

末冬、春季、阳季三季太阳向北运行。

06.0031 དབྱར་ཉི་ལྡོག 夏至

བྱང་བགྲོད་མཐར་ཐུག་སྟེ་དབྱར་ཁའི་ཉི་མ་ལོག་པ།

北行端点即夏天太阳北回的一天。

06.0032 དགུན་ཉི་ལྡོག 冬至

ལྷོ་བགྲོད་མཐར་ཐུག་སྟེ་དགུན་ཁའི་ཉི་མ་ལོག་པ།

南行端点即冬天太阳南回的一天。

06.0033 སྟོན་ཉིན་མཚན་མཉམ་པ། 秋分

སྟོན་ཉིན་མོ་དང་མཚན་མོའི་ཡུན་རིང་ཐུང་མཉམ་པའི་དུས།

秋季昼夜等长的一天。

06.0034 དཔྱིད་ཉིན་མཚན་མཉམ་པ། 春分

དཔྱིད་ཉིན་མོ་དང་མཚན་མོའི་ཡུན་རིང་ཐུང་མཉམ་པའི་དུས།

春季昼夜等长的一天。

06.03 གནས་སྐབས་སྤྱོད་ལམ། 临时起居

06.0035 གནས་སྐབས་སྤྱོད་ལམ། 临时起居

གནས་སྐབས་ངེས་མེད་དུ་སྤྱད་པར་བྱ་བའི་སྤྱོད་ལམ།

临时不定的行为起居。

06.0036 ཤུགས་བཀག་བཅུ་གསུམ། 十三强忍

བཀྲེས་སྐོམ་དང་། སྐྱུག་པ། གཡལ། སྦྲིད་པ། དབུགས། གཉིད། ལུད་པ། མཆི་མ། བཤང་བ། འཕྱེན། གཅིན། ཁུ་བ་བཅས་རང་ལུགས་སུ་འབྱུང་བཞིན་དུ་ཤུགས་ཀྱིས་བཀག་པ།

对饥、渴、呕吐、呵欠、喷嚏、呼吸、睡眠、痰、眼泪、大便、矢气、尿、精液等十三自然表现强行阻止。

06.0037 ངང་ག་འགག 无食欲

ཟས་ཟ་མི་འདོད་པ།

没有胃口。

06.0038 ངང་ག་མི་བདེ། 食欲不佳

ཕོ་བ་མི་བདེ་ཞིང་ཟས་ཟ་འདོད་ཆུང་བ།

胃不适且食欲减退。

06.0039 དུད་རྫས། 香熏

སྣར་རྔུབ་བྱེད་ཀྱི་དྲི་ཞིམ་དུད་པ།

吸入鼻的香味烟气。

06.0040 མཁུར་བཀང་། 噙

སྨན་གྱི་ཁུ་བ་ཁ་ནང་དུ་བཀང་བ།

将药汁含于口中。

06.0041 **དཀྱུ།** 勾

①བུ་སྣོད། ②དཔྱི། ③དྲི་མི་ཞིམ་པ།

①子宫。②臀。③臭味。

06.0042 **རིང་བུ།** 药栓

རྨ་སོགས་ཀྱི་ནང་དུ་འཛུག་བྱེད་ཀྱི་སྨན་དབྱིབས་ནར་མོ།

纳入伤口的锭状药剂。

06.0043 **ནན་གྱིས་བཙིར་བ།** 强挤

བཤང་གཅི་དང་མཆིལ་སྣབས་སོགས་རང་ལུགས་སུ་མི་འབྱུང་བཞིན་དུ་ནན་གྱིས་བཙིར་བ།

大便、尿、涎、涕等无自然排泄的强行排出。

06.0044 **ཚིག་རྫུན།** 谎言

རྫོལ་ལམ་རྫུན་ལྷད་ཞུགས་པའི་གཏམ།

虚伪欺骗的言语。

06.0045 **ཆུ་སྦྲུ།** 口喷水

ཆུ་གྲང་མོས་ཁ་སྦྲུ་གདབ་པ།

嘴喷凉水。

06.0046 **སྣ་རྒྱབ་གཉིས།** 衣食

ཟས་གོས་གཉིས་ཀྱི་བསྡུས་མིང་།

衣物和饮食之合称。

06.0047 **ཕྱེད་གཉིད་ལོག** 补睡一半

མཚན་གཉིད་མ་ལོག་ན་དེའི་ནངས་པར་མཚན་གཉིད་ཇི་ཙམ་མ་ཁུག་པ་དེའི་ཕྱེད་ཡུན་ཙམ་གཉིད་དུ་ལོག་པར་བྱ་བ།

夜间未眠，次日早晨要补一半未眠的睡眠。

06.0048 **ཧུར་པ།** 鼾

གཉིད་ལོག་སྐབས་ཨོལ་བའི་ནང་ནས་ཐོན་པའི་ཧུར་སྒྲ།

熟睡时从喉部发出的呼噜声。

06.0049 **སྐབས་ཕྱེད།** 线条分明

སྐྱེ་ལུགས་གཟུགས་དབྱིབས་ཀྱི་སྦོམ་ཕྲའི་མཚམས་གསལ་བ།

生理体型粗细分明。

06.0050 **ཛི་ཆར།** 风雨

ཛི་ཞེས་པ་རླུང་གི་བརྡ་རྙིང་ཡིན་པས་རླུང་དང་བསྡོངས་པའི་ཆར་པའོ། །

伴有风的雨。

06.0051 **ཅམ་ལ་བཀྲིང་བ།** 沉稳

རྒྱུད་དལ་ཞིང་ཚུགས་བརྟན་པ།

沉着而稳重。

06.0052 **བསྙེན་ཛི།** 邻友

འཁོར་དང་ཡང་ན་གྲོགས་སུ་བསྙེན་པ།

作为邻或友。

06.0053 **དེས་པ།** 平和

འཚེ་བ་མེད་པར་རྒྱུད་འཇམ་ཞིང་རང་བཞིན་བཟང་བ།

性情平和善良。

06.0054 **མི་སྦྲུན།** 野蛮人

གཤིས་རྒྱུད་རྩུབ་པའི་མི།

性情粗暴之人。

06.0055 **ཆད་དོན།** 承诺

ཁས་བླངས་པའི་དོན།

答应允诺之意。

06.0056 **རིམས་འདེབས།** 患疫

ཆམ་པ་དང་རིམས་ནད་མི་བཟད་པ་དུ་མས་འདེབས་པར་གྱུར་པ།

罹患感冒和多种恶性瘟病。

06.0057 དབྱེན་སྦྱོར། 离间

མཐུན་པ་འབྱེད་པའི་གཏམ་གྱིས་དཀྲུགས་ཤིང་བརྒྱབ་པ།

用流言蜚语挑拨和睦。

06.0058 མི་འགྱོད་རྟོག་གཏད། 深思

བྱ་བ་གང་ལ་འང་ཕྱིས་མི་འགྱོད་པའི་བསམ་གཞིགས་སྔོན་དུ་གཏོང་བ།

为事后不后悔而事先深思熟虑。

07 འཚོ་བ་ཟས་ཀྱི་གནས། 饮食论

07.0001 ཟས་ཚུལ། 饮食法

ཟས་སྐོམ་ཕན་གནོད་ཀྱི་ཚུལ་ལམ་ཁྱད་པར།

饮食利弊或不同点。

07.0002 ཟས་བསྡམ་པ། 饮食禁忌

ཁ་ཟས་མི་བཟའ་བར་སྲུང་བར་གནས་པའམ་དུག་ལྡན་གྱི་ཟས་དང་མི་འགྲོད་པའི་ཁ་ཟས་མི་བསྟེན་པའོ། །

禁食或忌食有毒及不宜食物。

07.0003 དུག་ལྡན་ཟས། 具毒食物

དུག་དང་ལྡན་པའི་ཁ་ཟས།

含毒的食物。

07.0004 མི་འགྲོད་པའི་ཟས། 不宜食物

ལུས་ལ་མི་འགྲོད་པའི་ཁ་ཟས།

不宜于身体的食物。

07.0005 འབྱུང་བ་ལྔ་ལྡན་གྱི་ཟས། 五原食物

❶འབྱུང་བ་ལྔ་གའི་ཆ་ཤས་དང་ལྡན་པའི་ཟས། ❷འབྲ་གོའི་མིང་གི་རྣམ་གྲངས།

❶五原皆俱的食物。❷海枣的别名。

07.0006 གང་བུ་ཅན་གྱི་འབྲུ། 荚类谷物

གང་བུ་ཡོད་པའི་འབྲུ་རིགས།

具荚或壳的谷类。

07.0007 གྲ་མ་ཅན་གྱི་འབྲུ། 芒类谷物

གྲ་མ་ཡོད་པའི་འབྲུ་རིགས།

具芒的谷类。

07.0008 མར། 油

སྣུམ་རིགས་སྤྱི་དང་ཁྱད་པར་འོ་མའི་སྙིང་པོ་རྩི་མར་ལ་གོ།

脂质物的总称，特指酥油。

07.0009 ཟོ་མར། 桶油

འོ་ཟོམ་གྱི་ནང་ལྟེབས་སུ་ཆགས་པའི་མར།

黏附在奶桶内壁的酥油。

07.0010 ཞུན་མར། 熔酥油

རྩི་མར་བཞུས་ནས་ཙག་བཅད་ཅིང་ལྷུ་སྙིགས་ཕྱུང་བའི་མར།

融炼酥油去除杂质后的精酥油。

07.0011 ཡུངས་མར། 芥子油

ཡུངས་དཀར་ནག་ལས་བྱུང་བའི་སྣུམ།

从黑、白芥子中榨取的油。

07.0012 ཏིལ་མར། 芝麻油

ཏིལ་དཀར་ནག་ལས་བྱུང་བའི་སྣུམ།

从黑、白芝麻中榨取之油。

07.0013 རྐང་མར། 骨髓

རུས་པའི་སྦུབས་ལས་བྱུང་བའི་སྣུམ།

源自骨腔的油脂。

07.0014 ཐྲུམ་གསར། 鲜乳酪汁

འོ་མ་དང་དར་བ་བསྲེས་པ་རུལ་ནས་བཙགས་པའི་སྙིགས་མ།

乳汁与“达尔哇”混合后过滤的杂质。

07.0015 ཐྲི། 初乳

བེའུ་སྐྱེས་མ་ཐག་པའི་མཛོ་མོའམ་འབྲིའི་འོ་མ།

刚产犊后的犏牛或牦牛之奶。

07.0016 ཞོ་སྐྱ། 脱脂酸奶

འོ་མ་ལས་མར་བཏོན་ཤུལ་གྱི་གཤེར་ཁུ་བསྐོལ་ཞིང་རུ་མ་དང་ལྷན་དུ་བསྐྱལ་ནས་ལངས་པའི་ཞོ།

提取酥油后的乳汁中加入酵母发酵而成的酸奶。

07.0017 ཞོ། 酸奶

འོ་མར་རུ་མ་བཏབ་ནས་བསྐྱལ་བའི་བཏུང་བའི་མིང་།

乳中加入酵母发酵而成的饮品。

07.0018 ཞོ་ཁ་ཆུ། 酸奶水

ཞོ་ལ་དྭངས་སྙིགས་ཕྱེ་བའི་ཁར་ཆགས་པའི་ཆུ།

酸奶沉淀后浮在上面的水。

07.0019 ཞོ་བཙགས་ཁུ་བ། 乳酪滤液

ཞོའི་ནང་གི་ཆུའི་ཆ་ཤས་རང་ཚགས་སུ་སོང་ནས་སྐྱུར་ཞིང་ལྦུ་བ་ཅན་དུ་གྱུར་པ། ནུས་པས་རྨ་ལ་ཕན།

酸奶中的水经纱过滤后发酵成酸而泡沫状的汁液，具有愈创功效。

07.0020 ཞོ་སྤྲིས། 酪皮

ཞོའི་ཁར་ཆགས་པའི་སྤྲིས་མ། ནུས་པས་སྟོབས་སྐྱེད། རོ་ཙ་བར་བྱེད། རྩ་ཆད་མཐུད།

酸奶上结的一层浮酯，具有强身，壮阳，接断脉的功效。

07.0021 ཞོ་རྫབས། 酪酵母

ཞོ་སྣོད་དུ་ཉར་ནས་སྐྱུར་ལངས་པའི་གར་མ། ནུས་པས་འཁྲུ་བ་གཅོད། རླུང་དང་བད་ཀན་སེལ། ཡི་ག་འབྱེད།

酸奶置于容器中发酵的稠糊。具有止泻，祛“隆”病和“培根”病，增加食欲的功效。

07.0022 ཞོ་བཙོས། 煮酸奶

ཞོའི་ཁ་ཆུ་བཙགས་པའི་རྗེས་མར་ཁུ་ལ་བཙོས་པ།

酸奶水滤后放入融酥油中烹煮。

07.0023 ཞོ་མ་ལངས། 未酵酸奶

ཞོ་བསྐྱལ་ནས་ཚོད་དུ་མ་ལོངས་པ།

未发酵的酸奶。

07.0024 དར་བ། 达尔哇

འོ་མ་དཀྲོགས་ནས་མར་བཏོན་ཤུལ་གྱི་གཤེར་ཁུ།

提取酥油后的乳浆。

07.0025 ཕྱུར་བ། 奶渣

དར་བ་བསྐོལ་ནས་གོང་བུར་སོང་བའི་ཆ།

“达尔哇”煮沸后凝成的碎块状物。

07.0026 ཕྱུར་ཁུ། 达尔哇水

དར་བ་བསྐོལ་ནས་གར་སླ་གཉིས་སུ་ཕྱེ་བའི་སླ་བའི་ཆ།

“达尔哇”煮沸后分离出稀稠两部分之中的稀淡部分。

07.0027 ཚུར་ཁུ། 奶渣汁

ཕྱུར་ཁུ་དང་དོན་གཅིག

与达尔哇水同义。

07.0028 སྔོ་དང་། 蔬菜

ཟས་སུ་རུང་བའི་སྔོ་ཚོད་ཀྱི་རིགས་སྤྱི།

可食用的绿菜之通称。

07.0029 གཡོས་སྦྱར། 烹调

ཚྭ་སྤོར་སྤྱོད་དང་བཅས་པ་བཏབ་སྟེ་གཡོས་སུ་བྱས་པ།

放入盐和佐料等进行烹饪。

07.0030 སྔོད། 佐料

ཁ་ཟས་ལ་བྲོ་བ་སྐྱེད་བྱེད་ཀྱི་རྫས།

给食物增味的调料。

07.0031 འབྲས་ཐུག 米粥

འབྲས་ཀྱི་ཐུག་པ་སླ་མོ།

大米熬制的稀粥。

07.0032 འབྲས་ཆན། 再煮米

འབྲས་བཀྲུས་ནས་ཕྱེད་ཙམ་ཚོས་པ་དང་ཁུ་བ་བཙགས་ཏེ་སླར་ཚོས་པར་བཙོས་པའི་འབྲས།

米淘洗加水煮至半熟后将汤汁滤过后煮熟的米。

07.0033 འབྲས་ཡོས། 炒米

འབྲས་སེར་ཙམ་བརྔོས་པའི་ཡོས།

炒至略黄之米。

07.0034 ནས་ཐུག 青稞饭

ནས་ཕྱེ་ལས་བསྐོལ་བའི་ཐུག་པ།

青稞面做的饭。

07.0035 ཡོས་དྲལ། 炒青稞粥

ཡོས་ཅུང་ཟད་དྲལ་བ་སྟེ་ཧོབ་བརྡུང་བགྱིས་ནས་བསྐོལ་བའི་ཐུག་པ།

青稞略炒爆后加水熬制的粥。

07.0036 དྲལ་ཐུག 麦片粥

ནས་གཏུན་བུའི་ནང་སྤུ་ལངས་ཙམ་བརྡུངས་ནས་ཆུ་ལ་བཙོས་ཤིང་མཆིག་གིས་འཐག་སྟེ་བསྐོལ་བའི་ཐུག་པ།

青稞在臼中捣至略起皮后水煮，磨碎所煮之粥。

07.0037 སྨྱུས་ཐུག 青谷粒粥

གྲོ་ནས་སོགས་ཀྱི་སྙེ་མའི་འབྲུ་མ་སྨིན་པ་བསྐོལ་བའི་ཐུག་པ།

小麦、青稞等麦穗未成熟谷粒熬的粥。

07.0038 སྨྱུས། 青谷粒

ཆེར་མ་སྨིན་པའི་ནས།

不太成熟的青稞。

07.0039 རྩམ་པ། 糌粑

ནས་བརྔོས་ནས་ཞིབ་ཏུ་བཏགས་པའི་ཕྱེ་མ།

青稞炒熟磨细的粉末。

07.0040 སྐྱོ་མ། 糊

ཇ་འམ་ཆུ་ལ་རྩམ་པ་སོགས་སྦྱར་བའི་ལྡེ་གུ། བརྡ་རྙིང་འགར་འདག་གུ་ཞེས་བྱ་བའང་ཡོད།

茶或水中加入“糌粑”等调成的糊状物。古词又称“达酷”。

07.0041 ཆུ་ཁྲོག 糌粑稀粥

ཆུ་བསྐོལ་གྲང་ལ་རྩམ་པ་ཤིན་ཙམ་བཏབ་པའི་བཏུང་བ།

凉开水中加入少许糌粑搅匀后的饮品。

07.0042 ཐོལ་སྐྱོམ། 油面

མར་དང་རྩམ་པ་གཉིས་བསྲེས་པའི་ཕྱེ་མར།

酥油和糌粑相混的油面。

07.0043 བཙོས་ཟན། 糌粑煮食

ལེགས་པར་བཙོས་ནས་ཚོས་པའི་རྩམ་ཕྱེའི་ཟས།

煮熟的糌粑食品。

07.0044 ཨ་སྦྲུར། 阿厥

ཆུ་ཁོལ་ལམ་ཇ་འདྲམ་པོའི་ནང་དུ་མར་ཐྲན་བུ་དང་རྩམ་པ་བཏབ་སྟེ་གཡོས་པའི་སྐྱོ་མ་སླ་མོ།

开水或温茶中放入少许酥油和“糌粑”搅拌的稀糊。

07.0045 སྐྱུར་པོ། 浆水

ལ་ཕུག་སོགས་ཀྱི་ལོ་མ་གསར་རློམ་བཙོས་ཏེ་སྲན་ཕྱེ་དང་སྦྱར་བ་བསྐྱལ་ནས་ལངས་པའི་སྐྱུར་ཁུ།

萝卜等新鲜菜叶煮后加入豆粉发酵后的酸汁。

07.0046 ཟན་རྐམ་ཚོད་མ། 糌粑粥

ཟན་རྐམ་པོ་ཆུར་བསྐོལ་བའི་ཐུག་པ།

干糌粑加水熬煮的粥。

07.0047 ཟྭ་ཚོད། 荨麻菜

ཟྭའི་ཚོད་མ།

荨麻烹制的菜。

07.0048 དྭ་ཚོད། 南星菜

དྭ་བའི་ལོ་མའི་ཚོད་མ།

天南星叶烹制的菜。

07.0049 སྙེ་ཚོད། 藜菜

སྙེའུའི་ཚོད་མ།

藏藜叶烹制的菜。

07.0050 སྤོ་སྣའི་ཚ་བ། 垂头菊菜

སྤོ་སྣའི་ཚོད་མ།

垂头菊烹制的菜。

07.0051 ཚ་སིག 菜粥

སྔོ་ལྡུམ་གྱི་རིགས་ཁུ་བ་དང་ལྷན་པར་བསྐོལ་ཞིང་འཚོས་པའི་ཚོད་མ།

用青菜熬制的粥。

07.0052 ཏི་དགའི་འདབ་ཚོད། 柬巴菜

ལྕམ་པའི་ལོ་མ་ལས་བྱས་པའི་ཚོད་མ།

用“柬巴”叶烹制的菜肴。

07.0053 ཨོལ་གོང་ཚ་བ། 喉结粥

ལུག་སོགས་ཀྱི་ཨོལ་མདུད་ཀྱི་འཐག་བྱས་པའི་ཚོད་མ།

剁碎动物喉结熬制的粥。

07.0054 ཚོ་ཁྲུ་མེ་མ་འབྲུད་པ། 离火肥肉汤

རྡོ་ཁོག་མེ་ལ་བསྲེགས་པ་ཕྱིར་ཕོག་པའི་ནང་དུ་ཤ་གསར་གྱི་འཐག་བྱས་པ་ཚུ་ཕྲན་བུ་དང་མཉམ་དུ་བླུགས་པའི་ཤ་ཚོད།

石锅在火上烧后取下，放入剁碎的肥鲜肉和少量水利用余热煮的汤。

07.0055 ཁེངས་པོའི་ཟས། 干馊

ཡུན་ལོན་ནས་སུངས་དྲི་མནམ་ཞིང་མཁྲེགས་པོར་གྱུར་པའི་ཟས།

久置后发臭变硬的食物。

07.0056 ཆང་ནད། 酒痨

ཆང་འཐུང་ཆེས་པ་ལས་གྱུར་པའི་ནད།

饮酒过量所引发的疾病。

07.0057 ར་རོ་དང་པོ། 浅醉

ཆང་གིས་མྱོས་ནས་བག་མེད་པའི་གནས་སྐབས།

微醉而不避羞耻之阶段。

07.0058 ར་རོ་གཉིས་པ། 中醉

ཆང་གིས་རབ་ཏུ་མྱོས་ནས་ཁ་ན་མ་ཐོ་བའི་གནས་སྐབས།

酩酊大醉而胡言乱语之阶段。

07.0059 ར་རོ་གསུམ་པ། 深醉

ཆང་གིས་མཆོག་ཏུ་མྱོས་ནས་གང་ཡང་མི་ཤེས་པའི་གནས་སྐབས།

烂醉如泥而不省人事之阶段。

07.0060 འབྲས་ཆང་། 米酒

འབྲས་ལས་བྱས་པའི་ཆང་།

大米酿制的酒。

07.0061 ནས་ཆང་། 青稞酒

ནས་ལས་བྱས་པའི་ཆང་།

青稞酿制的酒。

07.0062 ཡོས་ཆང་། 炒青稞酒

ནས་བརྔོས་མ་བཙོས་པ་ལ་ཕབས་བཏབ་སྟེ་བསྙལ་ནས་ལངས་པའི་ཆང་།

炒青稞煮熟后加入酒曲发酵所酿之酒。

07.0063 ཆང་གསར་འཇམ། 新酒

ཡུན་མ་ལོན་པའི་ཆང་གསར་ཞིང་འཇམ་པ།

酿制时间不长的新鲜绵酒。

07.0064 ཆར་ཆུ། 雨水

མཁའ་ལས་འབབ་པའི་ཆུ།

从天空下落的水滴。

07.0065 གངས་ཆུ། 雪水

གངས་ཆེན་པོ་ལས་བྱུང་ཞིང་རི་གཟར་ངོས་ནས་ཤུགས་དྲག་པོས་རྡོ་བྲག་ལ་བརྡབས་ཏེ་འབབ་པའི་ཆུ།

源自雪山，从高崖飞流而击打岩石之水。

07.0066 ཆུ་ཀླུང་ཆུ། 河水

བརྟན་ཞིང་དལ་གྱིས་བཞུར་པའི་ཆུ།

缓慢流淌之水。

07.0067 ཆུ་མིག 泉水

སའི་གཏིང་རིམ་ནས་རང་བཞིན་གྱིས་རྡོལ་ཏེ་སྐྱེ་བའི་དབྱར་བསིལ་ལ་དགུན་དྲོ་བའི་ཆུ།

从地下深层自然涌出，冬温夏凉之水。

07.0068 ཁྲོན་པའི་ཆུ། 井水

ས་དོང་བརྐོས་ནས་བྱུང་བའི་ཆུ་སྟེ་དོང་ཆུ།

人工开凿的地下水。

07.0069 བ་ཚྭ་ཅན་གྱི་ཆུ། 咸水

ཚྭ་ལྡན་གྱི་ཆུ།

含盐之水。

07.0070 བརྟན་གཡུང་ཆུ། 稳缓水

མཚོ་ལྟར་བརྟན་པོར་འཁྱིལ་བའི་ཆུ་དང་དལ་གྱིས་བཞུར་བའི་ཆུ།

不流动的积水和缓慢流动的水流。

07.0071 ཉམས་འཚམ་རན་པ། 身形适中

ལུས་ཤ་ཏུ་ཅང་རྒྱགས་པ་དང་སྐེམ་པའང་མ་ཡིན་པར་ཤ་གྱིམས་སོགས་ཚགས་དམ་ཞིང་རན་པ།

体型，肌肉强壮而胖瘦适中。

07.0072 སྟོབས་འཕེལ་ནད། 精盛病

ལུས་ཀྱི་ཟུངས་སྟོབས་ཤས་ཆེར་འཕེལ་བ་ལས་གྱུར་པའི་ནད།

体精过盛所导致的疾病。

07.0073 ནམ་ཚོང་། 南寸

❶སྒྲོག་རུས་ཀྱི་མིང་། ❷སྐེ་སྟོང་ནས་མཆིན་དྲི་བར་གྱི་བྱང་ཁོག་སྟོད་ཀྱི་སྤྱི་མིང་།

❶锁骨别名。❷喉窝至膈膜上体腔的总称。

07.0074 འོག་རླུང་། 浊气

བཤང་ལམ་ནས་ཐོན་པའི་དབུགས་ངན།

从肛门排出的废气。

07.0075 དམར་སྐྱུར། 酒肉

ཁ་དོག་དམར་བའི་ཤ་དང་རོ་སྐྱུར་བའི་ཆང་སོགས་ཀྱི་མིང་།

色红之肉与味酸之酒等。

07.0076 ལ་ཕུག་གཞོན་ཏུ། 鲜萝卜

ལ་ཕུག་གསར་པ།

新鲜萝卜。

07.0077 ཤ་རློན། 生肉

མ་བཙོས་པའི་ཤ་རྗེན་པ།

未煮的鲜肉。

07.0078 བརྒྱལ་ཤ 脊肌/奇蹄类肉

❶སྒལ་གཞུང་གཡས་གཡོན་གྱི་སྣག་ཤ་རིང་མོ། ❷རྟ་སོགས་རྨིག་ཟླུམ་ཅན་གྱི་ཤ

❶脊柱左右两侧的肌肉。❷马等圆蹄动物的肉。

07.0079 ལོ་ཤ 陈年肉

ལོ་གཅིག་ཡན་ལོན་པའི་ཤ

放置一年以上的肉。

07.0080 ཁྲེན། 爪

སེར་མོའི་མིང་།

爪子之名。

07.0081 སྲོ་མ་སེང་གེ། 索玛桑格

ཐང་ཕྲོམ་དཀར་པོའི་མིང་གི་རྣམ་གྲངས།

马尿泡的别名。

07.0082 སྦྲུམ་མ། 孕者

མངལ་དུ་ཕྲུ་གུ་ཡོད་མཁན།

孕有胎儿者。

08 ཆ་བྱད་དཔྱད་ཀྱི་གནས། 医疗器械论

08.0001 ཆ་བྱད། 器械

ནད་བཅོས་པ་ལ་མཁོ་བའི་ཡོ་བྱད།

治疗疾病所常用的工具。

08.0002 དཔྱད། 外治法

ལུས་ཀྱི་ཕྱི་ནས་ནད་ཕྱིར་འབྱིན་པའམ་ཞི་བར་བྱེད་པའི་ཐབས།

从身体外部施术将疾病得以排出或平息的方法。

08.0003 འཇམ་དཔྱད། 缓外治法

དུགས་ལུམས་བྱུག་པ་སོགས་ཀྱི་སྒོ་ནས་ནད་རྣམས་ཞི་བའམ་ཕྱིར་འབྱིན་པར་བྱེད་པའི་ཐབས།

用罨敷、药浴、涂擦等手段，将疾病平息或排出的方法。

08.0004 དྲག་དཔྱད། 猛外治法

འདྲལ་གཅོད་འདྲུད་འབྱིན་སོགས་ཀྱི་སྒོ་ནས་ནད་རྣམས་འབྱིན་པར་བྱེད་པའི་ཐབས།

用割、切、牵、放等手段，将疾病平息或排出的方法。

08.0005 རྩུབ་དཔྱད། 峻外治法

གཏར་བསྲེག་དབུག་པ་སོགས་ཀྱི་སྒོ་ནས་ནད་རྣམས་ཞི་བ་དང་ཡང་ན་འབྱིན་པར་བྱེད་པའི་ཐབས།

用放血、火灸、穿刺等手段，将疾病平息或排出的方法。

08.0006 ཟུག་རྔུ་བརྟག་པའི་ཆ་བྱད། 异物探测器

མགོ་བོའི་རུས་ཆག་དང་ཤ་གསེབ་ཏུ་མདེའུ་ལུས་པ་སོགས་བརྟག་པའི་ཆ་བྱད།

探查头颅骨折碎块、肌肉中遗留的弹镞等异物的检查器械。

08.0007 སྐམ་པ། 干巴

❶ཟ་བ་གཉིས་འབྲེལ་མཚམས་ཀྱི་ལྟེ་བར་གཟེར་བཏབ་ཅིང་རྩེ་མོ་མཆུ་དབྱིབས་ཅན་མདེའུ་སོགས་འབྱིན་བྱེད་ཀྱི་ཆ་བྱད་ཅིག ❷མཁྲིས་པའི་མཚན་ཉིད་འཁྲུ་གཤེར་གཉིས་ཀྱི་ཆ་འཇོམས་པར་བྱེད་པའི་སྨན་གྱི་ཡོན་ཏན་ཞིག

❶拔除弹镞等异物的器械，头与柄中部用钉子固定，头部呈唇样的钳子。

❷用以制伏“赤巴”泻、湿二特性的药效干。

08.0008 གཙགས་བུ། 放血刀

ངན་ཁྲག་རྣམས་ཕྱིར་དབྱུང་བར་བྱེད་པའི་ཆ་བྱད།

用于排出坏血的器具。

08.0009 ཐུར་མ། 刺针

ནད་རང་རང་གི་གསང་དམིགས་སུ་ཕུག་ནས་ཉེས་སྐྱོན་རྣམས་ཕྱིར་འབྱིན་པར་བྱེད་པའི་ཆ་བྱད།

穿刺疾病穴位排出病邪的器具。

08.0010 གསོར། 钻

རུས་པ་འབུག་བྱེད་ཀྱི་ཆ་བྱད་དེ། སོག་ལེའི་ཁ་དང་འདྲ་བ་ལ་རྡོ་རྗེའི་འཁོར་ལོ་ཅན།

一种骨头上凿孔的器具，似锯齿状，

具有金刚轮。

08.0011 ཀྱིང་ཟྭ། 凹形刀

གཞང་འབྲུམ་སོགས་གཅོད་བྱེད་དང་མར་ཁུ་བླུགས་བྱེད་ཀྱི་ཆ་བྱད།

切除痔疮和灌融酥油的器具。

08.0012 སྐམ་པ་སེང་གེ་ཁ། 狮口钳

རུས་ཆག་སོགས་འབྱིན་བྱེད་ཀྱི་ཆ་བྱད་དེ། ལག་པས་འཆང་བཟུང་བྱ་ཡུལ་གཉིས་པོར་ཨ་ལོང་ཡོད་ཅིང་རྩེ་མོ་སེང་གེའི་ཁ་ལྟ་བུའི་སྐམ་པ།

取碎骨的器具，两柄部有环，尖端有像狮口样的钳子。

08.0013 སྐམ་པ་ཀང་ཀའི་མཆུ། 鹭喙钳

ཤ་རྫམས་མཐུག་པའི་གནས་ཀྱི་རུས་པར་ཟུག་པའི་ཟུག་རྡུ་དབྱུང་བྱེད་ཀྱི་ཆ་བྱད་དེ། མཆུའམ་རྩེ་ཕྲ་ཞིང་རྣོ་ལ་གུག་པའི་སྐམ་པ།

从肌肉较厚处勾取骨中异物的器械，一种嘴喙尖端细锐且弯曲的钳子。

08.0014 སྐམ་པ་བྱ་རོག་མཆུ། 鸦喙钳

ཤ་རྫམས་ཅུང་མཐུག་པའི་གནས་ཀྱི་རུས་པར་ཟུག་པའི་ཟུག་རྡུ་དབྱུང་བྱེད་ཀྱི་ཆ་བྱད་དེ། མཆུའམ་རྩེ་སྦོམ་ལ་ཐུང་བ། ཡུ་བ་ཡ་གཅིག་གུག་ལ་ཡ་གཅིག་དྲང་བའི་སྐམ་པ།

从肌肉较厚处勾取骨中异物的器械，一种嘴喙尖端粗而短，握柄一侧弯曲另一侧笔直的钳子。

08.0015 སྐམ་པ་མཐིང་རིལ་མཆུ། 鹬喙钳

ཤ་རྒྱུས་ཀྱི་གསེབ་ན་ལུས་པའི་ཟུག་རྡུ་དབྱུང་བྱེད་ཀྱི་ཆ་བྱད་དེ། མཆུའམ་རྩེ་ཤིན་ཏུ་རིང་ལ་ཕྲ་བའི་སྐམ་པ།

肌腱中取出异物的器械，一种嘴喙尖端细长的钳子。

08.0016 སྐམ་པ་འདམ་བུའི་མཆུ། 芦口钳

རྨ་གཏིང་ཤིན་ཏུ་རིང་པོར་ལུས་པའི་ཟུག་རྡུ་དབྱུང་བྱེད་ཀྱི་ཆ་བྱད་དེ། མཆུའམ་རྩེ་ཕྲ་ཞིང་འཇེབ་ལེབ་པ། ནང་དུ་ལྕགས་སྐུད་ཕྲ་མོ་ལེན་འདྲུག་ཐུབ་པའི་སྐམ་པ།

从较深伤口内取出异物的器械，一种嘴喙尖端细而扁，从喙中央取出细铁丝的钳子。

08.0017 སྐམ་པ་རྩ་མོ་དྲི། 镊子

རྩ་རོ་དང་། རྒྱུས་རོ། རུས་མཛེར་སོགས་དབྱུང་བྱེད་ཀྱི་ཆ་བྱད་དེ། དབྱིབས་འཛབ་རྩེ་ལྟ་བུ་ལ་སོ་ཤིན་ཏུ་ཕྲ་མོ་གཉིས་ཁ་སྦྱོར་བའི་རྩ་བ་གདུ་བུས་བསྡམས་པའི་སྐམ་པ།

取出断脉、断腱、骨刺等的器械，一种形如镊子两细口之根部套一圆环用以闭合的钳子。

08.0018 གཙགས་བུ་ལྕག་ཉལ། 斜刃刀

རྩེ་ཆུང་སོགས་ཁྲག་རྩ་གཏར་བྱེད་ཀྱི་ཆ་བྱད་དེ། ལྕག་པ་ཉལ་ཐབས་ཀྱི་རྒྱབ་མདུན་གཉིས་ཀའི་རྩེ་མོ་རྣོ་བའི་གཙགས་བུ།

用于颈外静脉等血管放血的器械，一种前段开有斜刃尖端锋利的放血刀。

08.0019 གཙགས་བུ་སྟ་རེ་ཁ། 斧刃刀

རུས་སྙིང་གི་རྩ་གཏར་བྱེད་ཀྱི་ཆ་བྱད་དེ། ཀང་བྲུམ་པོའི་ཀེད་དུ་ལག་པ་བཟུང་བདེ་ཞིང་རྩེ་མོ་སྟ་རེ་ཁ

ལྟར་རྡོ་བའི་གཙགས་བུ།

刺骨上脉管放血的器械，圆柄的中段便以手握，尖端如斧状，刃口锋利的放血刀。

08.0020 གཙགས་བུ་བྱེའུ་སྒྲ་གུའི་སྒྲོ་འདྲ། 羽状刀

ཤ་གསེབ་ན་གནས་པའི་ཁྲག་རྩ་རྐྱང་པ་གཏར་བྱེད་ཀྱི་ཆ་བྱད་དེ། རྩེ་ཅུང་ཟད་སྒོར་ལ་ཁ་ཞེང་ནས་འབྲུ་ཆེ་བ་ཙམ་གྱི་གཙགས་བུ།

专门用于肌肉间血管放血的器械，尖端稍圆，刀刃一青稞粒大小的放血刀。

08.0021 གཙགས་བུ་རྩ་གྲི། 利刃刀

རྨ་རོ་དང་སྐྲངས་རིགས་གཏར་བྱེད་ཀྱི་ཆ་བྱད་དེ། ཁ་ལེབ་ལ་ཅུང་ཟད་སྒུར་ཞིང་རྣོ་བ། མཐའ་གཉིས་ནང་དུ་ཅུང་ཟད་ཁོང་བའི་གཙགས་བུ།

切除腐疮和肿胀的器械，一种刀刃扁而稍弯锋利，刀两边稍呈凹陷的刀。

08.0022 གཙགས་བུ་ཟོར་དབྱིབས། 镰形刀

ལྕེ་སྐྲངས་གཤག་བྱེད་ཀྱི་ཆ་བྱད་དེ། རྩེ་མོ་རྣོ་ལ་ཟོར་བའི་དབྱིབས་ཅན་གྱི་གཙགས་བུ།

用于切割舌上肿突的器械，尖端锋利形似镰刀状的刀。

08.0023 གཙགས་བུ་ཟླང་བ་ཅན། 膛形刀

མགོ་རྨ་དྲ་བྱེད་ཀྱི་ཆ་བྱད་དེ། ཡུ་བ་ཕྲ་ཞིང་གཅུ་རིས་ཡོད་པ། རྩེ་མོ་སྨྱུག་གྲིའི་དབྱིབས་ལྟར་འབུར་དུ་དོད་པའི་གཙགས་བུ།

用于切割头部外伤的器械，握柄细而有螺纹，尖端如竹刀样凸出的刀。

08.0024 གཙགས་བུ་ཚེ་སྐྱར། 月牙刀

རུས་རྩ་གཙགས་བྱེད་ཀྱི་ཆ་བྱད་དེ། རྩེ་མོ་རྣོ་ལ་དབྱིབས་ཚེས་གཉིས་ཟླ་བ་ལྟ་བུའི་གཙགས་བུ།

用于切割骨脉的器械，尖端锋利状如初二弯月的刀。

08.0025 སྦུབས་ཐུར་སྦལ་མགོ། 空心蛙头针

དམུ་ཆུ་གཙགས་བྱེད་ཀྱི་ཆ་བྱད་དེ། རྩེ་མོ་སྦལ་པའི་མགོ་དང་འདྲ་ལ་ལྐོག་མར་སྒོ་དཀར་དོད་པའི་སྦུབས་ཐུར།

用于穿刺腹水的器械，尖端如蛙头状颈喉部开孔的空心针。

08.0026 སྦུབས་ཐུར་སྨྱུ་གུ་ཁ། 空心笔尖针

དམུ་ཆུ་གཙགས་བྱེད་ཀྱི་ཆ་བྱད་དེ། རྩེ་མོ་སྨྱུ་གུའི་ཁ་ལྟར་དོད་པའི་སྦུབས་ཐུར།

用于穿刺腹水的器械，尖端如竹笔开刃的空心针。

08.0027 སྦུབས་ཐུར་བྱིད་པོའི་མཆུ་འདྲ། 空心雀喙针

རྣག་གསང་དབྱེ་བྱེད་ཀྱི་ཆ་བྱད་དེ། ཡ་མཆུ་གུག་གེ་བ་ལ་མ་མཆུ་ཚོད་ཙམ་གྱི་ཁ་གདང་ངེ་བའི་སྦུབས་ཐུར།

用于割刺出脓液外流通道的器械，上喙弯曲而下喙微张的空心针。

08.0028 སྦུབས་མེད་ནས་འདྲ། 实心青稞状针

སྒལ་ཚིགས་སྐྲན་རིགས་འབྱིན་བྱེད་ཀྱི་ཆ་བྱད་དེ། རྩེ་མོ་ནས་དབྱིབས་དང་འདྲ་བའི་སྦུབས་མེད་ཐུར་མ།

用于剔除椎骨痞瘤类的器械，尖端如青稞粒的实心针。

08.0029 སྦུབས་མེད་སྦལ་མགོ 实心蛙头针

གློ་སྙིང་གི་སྐྲན་རིགས་འབྱིན་བྱེད་ཀྱི་ཆ་བྱད་དེ། རྩེ་མོ་ཟླུམ་ལ་ཅུང་ཟད་རྣོ་བའི་སྦུབས་མེད་ཐུར་མ།

用于剔除心肺痞瘤类的器械，尖端圆而较锋利的实心针。

08.0030 ཟངས་ཐུར་བྲ་བོ་ཁ། 荞麦状铜针

མིག་ནད་བར་འགྲིབ་དབྱུང་བྱེད་ཀྱི་ཆ་བྱད་དེ། རྩེ་མོ་བྲ་བོ་འདྲ་བའི་ཐུར་མ།

剔除眼球中障的器械，尖端如荞麦状的针。

08.0031 ཟངས་ཐུར་འབྲི་ལྕེ་ཁ། 牛舌状铜针

ཡན་ལག་གི་སྐྲན་དང་ཆུ་སེར་འབྱིན་པར་བྱེད་པའི་ཆ་བྱད་དེ། རྩེ་མོ་འབྲི་ལྕེ་ལྟར་རྣོ་ལ་ཁ་ཅུང་ཟད་ཡོད་པའི་ཐུར་མ།

剔除四肢痞瘤及引流黄水的器械，尖端如牛舌锋利而有口的针。

08.0032 ཐུར་མ་མདུང་རྩེ་སོ། 矛头针

ཡན་ལག་གི་རྣག་ཆུ་དབྱུག་བྱེད་ཀྱི་ཆ་བྱད་དེ། རྩེ་ཞབས་ལ་སྦོམ་ཕྲ་མེད་ཅིང་རྩེ་མོ་མདུང་སོ་ལྟར་རྣོ་དབལ་ལྡན་པའི་ཐུར་མ།

用于穿刺四肢脓液的器械，尖端和针根粗细一致如矛尖状锋利的针。

08.0033 བྱི་སྐྲའི་མིག་ཐུར། 剔瘤针/拔翳针

❶གློ་སྙིང་ལ་སོགས་པའི་སྐྲན་འབྱིན་བྱེད་དེ། རྩེ་མོ་རྣོ་ལ་ཟླུམ་འཛོང་ཉ་ག་གཉིས་ཅན་གྱི་སྦུབས་མེད་ཐུར་མ། ❷མིག་འགྲིབ་བསལ་བྱེད་ཀྱི་ཐུར་མ།

❶剔除心肺等的痞瘤，尖端圆而锋利，有两豁口的实心针。❷剔除眼障的针。

08.0034 སྙེའུ་ཁ། 锛刃刀

མགོ་ཆག་གི་རུས་པ་འབྲུད་བྱེད་ཀྱི་ཆ་བྱད་དེ། སྙེའུ་ཁ་ལྟ་བུའི་གདོང་ལ་སོ་མེད་ཅིང་འགྲམ་པ་གཡས་གཡོན་དུ་སོ་ཡོད་པའི་ཕྲན་བུའི་ཆ་བྱད།

凿取碎骨的小器械，如锛刃面部无齿而两侧有齿。

08.0035 བེ་ལེ་ཁ། 犊唇刀

མགོ་ཆག་གི་རུས་པ་འབྲུད་བྱེད་ཀྱི་ཆ་བྱད་དེ། བེ་ལེ་ཁ་ལྟ་བུ་སོ་སྐོར་ཐབས་སུ་ཡོད་པའི་ཕྲན་བུའི་ཆ་བྱད།

凿取碎骨的小器械，如犊唇般齿呈环形。

08.0036 ཏོག་མའི་མཆུ་འདྲ། 锄头刀

མགོ་ཆག་གི་རུས་པ་འབྲུད་བྱེད་ཀྱི་ཆ་བྱད་དེ། ཏོག་མའི་མཆུ་ལྟར་གུག་ལ་གཡས་གཡོན་དུ་སོ་ཡོད་པའི་ཕྲན་བུའི་ཆ་བྱད།

凿取碎骨的器械，如锄头般弯曲而左右两侧有齿。

08.0037 སོག་ལེ། 锯

རུས་ཆག་འབྲེག་བྱེད་ཀྱི་ཆ་བྱད་དེ། སོ་ཤིན་ཏུ་ཞིབ་ལ་ཞེང་སོར་གཉིས་ཡོད་པའི་ཆ་བྱད།

割除骨折的器械，齿细而宽二指的器械。

08.0038 ཆན་པ། 小铲刀

རྩ་རྒྱུས་སོགས་གཅོད་བྱེད་ཀྱི་ཆ་བྱད་དེ། དབྱིབས་ཟླ་ཚེ་ལྟར་ཁ་ཤིན་ཏུ་རྣོ་བའི་ཕྲན་བུའི་ཆ་བྱད།

切割脉和肌腱的小器械，呈半月形大錾状，刀口锋利。

08.0039 མངལ་ཁབ། 子宫针

བུ་རོ་དབྱུང་བྱེད་ཀྱི་ཆ་བྱད་དེ། རིང་ཐུང་མཐོ་གང་ལ་རྩེ་མོ་ལྕགས་ཀྱུ་ལྟར་གུག་པའི་ཆ་བྱད་ཕྲན་བུ་ཞིག

用于勾取死胎的小器械，长约一卡，尖端呈钩状弯曲。

08.0040 ཁབ་མ་སྦྲུལ་མགོ། 蛇头针

གཅིན་ལམ་དང་ལྒང་བའི་ནང་གི་རྡེའུ་དབྱུང་བྱེད་ཀྱི་ཆ་བྱད་དེ། རིང་ཐུང་མཐོ་གང་ལ་རྩེ་མོ་སྦྲུལ་མགོ་གདེངས་པ་ལྟར་གུག་ཀྱོང་དང་ལྡན་པའི་ཆ་བྱད་ཕྲན་བུ་ཞིག

从膀胱和尿道中取出结石的小器械，长约一卡，尖端呈昂起的蛇头般有弯凹。

08.0041 འབྲུལ་ཁབ། 导尿针

ཆུ་འགགས་གཙགས་བྱེད་ཀྱི་ཆ་བྱད་དེ། སྦོམ་ཕྲ་གྲོ་སོག་འབྲིང་པོའི་ཚད་ཙམ་ལ་འཇམ་ཞིང་སྦུབས་ཅན་
ཀྱི་ཆ་བྱད་ཕྲན་བུ་ཞིག

用于穿刺尿闭症的器械，粗细如中等秸秆，光滑而中空。

08.0042 ཁབ་མ་རྩེ་ཀྱོག 尖弯针

❶སོ་སྲིན་སྲེག་བྱེད་ཀྱི་ཆ་བྱད་དེ། སྲིད་སོར་བཅུ་བ་དང་འདྲ་བའི་ཤུབས་དང་བཅས་པའི་ཆ་བྱད་ཕྲན་བུ་ཞིག ❷ཤ་གསེབ་ཏུ་མདེའུ་ལུས་པ་བརྟག་པའི་ཆ་བྱད་དེ། ཕྲ་ལ་འདྲོང་ཞིང་འཇམ་པ་རྩེ་མོ་ནས་འབྲུ་གང་ཙམ་ཀྱོག་པའི་ཟུག་རྡུ་བརྟག་པའི་ཆ་བྱད།

❶用于灼烧齿“蛀”的器械，长10指具套的小器械。❷用于探查肌肉中遗留物的器械，细长而光滑，尖端有谷粒大小弯勾。

08.0043 གཅེའུ། 灌肠器

སྨན་བཤང་ལམ་དུ་འཕུལ་བྱེད་ཀྱི་ཆ་བྱད་དེ། རྩ་བའི་སྦུབས་ལ་མཐེ་བོང་དང་རྩེའི་བུག་ལ་སྲན་མ་ཤོང་ཙམ། སྐེད་པར་འཁོར་ལོའི་རིམ་པ་གཉིས་དཀྲིས་ཤིང་རྩ་བར་རྐྱལ་བུ་བཏགས་པའི་ཆ་བྱད་ཕྲན་བུ་ཞིག

用于肛道给药的器械，管根中空可容拇指，管顶可纳一豆，中腰部套有两层环子，管根部套有皮囊。

08.0044 ཟབས་ར། 吸角

རྣག་ཁྲག་ཆུ་སེར་འདྲེན་བྱེད་ཀྱི་ཆ་བྱད་དེ། གླང་ར་སོགས་ལས་བྱས་པའི་རྩེ་མོ་ནུ་མདེའུ་ལྟ་བུ་དབུས་སུ་བུག་པ་ཡུངས་ཀར་ཤོང་ཙམ་གྱི་ཆ་བྱད་ཕྲན་བུ་ཞིག

用于吸引脓、血、黄水的器械，用牛角制成尖端开有仅能容纳一粒白芥子小孔道。

08.0045 ར་རྫོགས། 角敷

ར་ཅོ་ཤིང་ལ་བདར་ནས་ཚ་པོ་བཟོས་ཏེ་ནད་དམིགས་སྟེང་བརྡེག་པ།

将犄角与木头摩擦发热后熨于患处。

08.0046 མེ་བུམ། 火罐

ཕྱི་སྐྲན་འདྲུ་ཞིང་གཟེར་ཟུག་འཇོམས་བྱེད་ཀྱི་ཆ་བྱད་དེ། ལྟོ་བའི་འཁྱུད་འཁོར་སོར་བཅོ་བརྒྱད་དང་སྲིད་དུ་སོར་བཅུ་གཉིས་ཡོད་ལ་ཁ་ཟླུམ་ཞིང་ནང་དུ་སོར་མོ་བཞི་གཤིབས་ནས་ཤོང་བའི་བུམ་པའི་དབྱིབས་ཅན་གྱི་ཆ་བྱད་ཕྲན་བུ་ཞིག

用于拔除外瘤和去痛的器械，罐腹围

十八横指，长约十二横指，口呈圆形，口径能通过并排的四指。

08.0047 ཏེལ་བ། 烙器

སྐྲངས་པ་སྲེག་བྱེད་ཀྱི་ཆ་བྱད་དེ། མགོ་སྒོར་ལ་རྩེ་མོ་སོར་གཉིས་ཚད་ཙམ་གུག་པ་ཁ་ངོས་མཉམ་པའི་ཆ་བྱད་ཐྲན་བུ་ཞིག

用于烧疗肿胀的器械，头圆而顶端有二横指长度的弯勾，勾头呈平面。

08.0048 གསེར་ཏེལ། 金烙

རྒྱ་གསེར་ལས་བཟོས་པའི་ཏེལ་པ།

用金制作的烙器。

08.0049 དབལ་ལྷན་པ་ཁབ། 缝合针

ཤ་པགས་རལ་བ་འཚེམ་བྱེད་ཀྱི་ཆ་བྱད་དེ། རྩེ་མོ་ནས་ཙམ་གུག་ཅིང་རྣོ་བའི་ཆ་བྱད་ཐྲན་བུ་ཞིག

用于缝合皮肉的器械，尖端锐利而有青稞粒大小弯勾。

08.0050 ཐུར་མ་ཁབ་མགོ། 探针

མགོ་བོའི་རུས་ཆག་བརྟག་བྱེད་ཀྱི་ཆ་བྱད་དེ། རྩེ་ཞབས་ལ་སྦོམ་ཕྲ་མེད་ཅིང་ཟླུམ་པོ་གྲོ་སོག་མགུལ་ཙམ་གྱི་ཟུག་རྡུ་བརྟག་པའི་ཆ་བྱད།

用于检查颅骨骨折的器械，头尾粗细均匀，圆而呈麦秆茎状。

08.0051 ཐུར་མ་མགོ་ཟླུམ། 圆头探针

ཤ་གསེབ་ཏུ་མདེའུ་ལུས་པ་བརྟག་བྱེད་ཀྱི་ཆ་བྱད་དེ། ཕྲ་ལ་འདྲོང་ཞིང་འཇམ་པ་རྩེ་མོ་སྲན་མ་ལྟར་ཟླུམ་པའི་ཟུག་རྡུ་བརྟག་པའི་ཆ་བྱད།

用于探查肌肉中异物的器械，细直而光滑，尖端呈豆粒状。

08.0052 ཐུར་མ་བྲ་བོ་འདྲ་བ། 荞麦状探针

ཤ་གསེབ་ཏུ་མདེའུ་ལུས་པ་བརྟག་བྱེད་ཀྱི་ཆ་བྱད་དེ། ཕྲ་ལ་འདྲོང་ཞིང་འཇམ་པ་རྩེ་མོ་ཟུར་གསུམ་ལ་དབྱིབས་བྲ་བོ་འདྲ་བའི་ཟུག་རྡུ་བརྟག་པའི་ཆ་བྱད།

用于探查肌肉中弹镞等异物的器械，细直而光滑，尖端呈三角形荞麦状。

08.0053 ཐུར་མ་རྩེ་གུག 勾头探针

ཤ་གསེབ་ཏུ་མདེའུ་ལུས་པ་བརྟག་པའི་ཆ་བྱད་དེ། ཕྲ་ལ་འདྲོང་ཞིང་འཇམ་པ་རྩེ་མོ་རྩེ་ཀྱོག་ལས་ཅུང་ཙམ་གུག་པའི་ཟུག་རྡུ་བརྟག་པའི་ཆ་བྱད།

用于探查肌肉中弹镞等异物的器械，细直而光滑，尖端微呈弯勾状。

08.0054 ཐུར་མ་སྦྲུལ་མིག 蛇眼探针

ཤ་གསེབ་ཏུ་མདེའུ་ལུས་པ་བརྟག་བྱེད་ཀྱི་ཆ་བྱད་དེ། ཕྲ་ལ་འདྲོང་ཞིང་འཇམ་པ་དབྱིབས་སྦྲུལ་མགོ་གདེངས་པ་ལྟར་རྩེ་མོ་རིམ་གྱིས་གུག་ཅིང་གཡས་གཡོན་དུ་མིག་གཉིས་ཡོད་པའི་ཟུག་རྡུ་བརྟག་པའི་ཆ་བྱད།

用于探查肌肉中弹镞等异物的器械，细直而光滑状，似昂头蛇般，尖端渐弯而左右有眼。

08.0055 ཐུར་མ་ཟངས་དུང་ཁ་འདྲ། 铜号探针

ཤ་གསེབ་ཏུ་མདེའུ་ལུས་པ་བརྟག་བྱེད་ཀྱི་ཆ་བྱད་དེ། ཕྲ་ལ་འདྲོང་ཞིང་འཇམ་པ་དབྱིབས་ཟངས་དུང་ཁ་དང་འདྲ་བའི་ཟུག་རྡུ་བརྟག་པའི་ཆ་བྱད།

用于探查肌肉中弹镞等异物的器械，

细直而光滑状，似铜号口。

08.0056 དབལ་ལྡན་ཐུར་མ། 四棱探针

སྐྲངས་པ་རྣག་ཏུ་སྨིན་མིན་བརྟག་བྱེད་ཀྱི་ཆ་བྱད་དེ། དབལ་གྲུ་བཞིར་ལྡན་པའི་རྩེ་མོ་ཁབ་མིག་ལྟར་དཀར་ཁུང་ཡོད་པའི་ཟུག་རྫ་བརྟག་པའི་ཆ་བྱད།

用于探查肿胀是否化脓的器械，细而光滑，尖呈方形，尖端有针眼状小孔。

08.0057 སྦུབས་ཅན་བ་ནུ། 乳状铜针

གཞང་འབྲུམ་བརྟག་བྱེད་ཀྱི་ཆ་བྱད་དེ། དབྱིབས་བ་ནུ་དང་འདྲ་བ། ངོས་གཉིས་སུ་བུ་ག་སྲན་མ་བཙོས་པ་ཤོང་ཙམ་རེ་ཡོད་པའི་གཞང་འབྲུམ་བརྟག་པ་དང་གཅོད་པར་བྱེད་པའི་ཆ་བྱད།

用于检查和切割痔疮的器械，状如牛乳头，两侧有能容纳煮熟豆粒大小孔眼。

08.0058 སྐྱུང་ཟུ། 凹形铲

གཞང་འབྲུམ་གཅོད་བྱེད་ཀྱི་ཆ་བྱད་དེ། རྩེ་ལེབ་ལ་རྣོ་བ། མཐའ་གཉིས་ནང་དུ་གུག་ཅིང་དཀྱིལ་ཁྱོང་བུའི་ཆ་བྱད།

用于切割痔疮的器械，尖扁而锐利，两缘向内侧弯曲，中央凹陷。

08.0059 སྦུབས་ཅན་ཐེམ་བུ་ཁ། 瓮口管

གྲེ་བར་སྨན་འདེབས་པའམ་ལྕེ་ཆུང་སྲེག་བྱེད་ཀྱི་ཆ་བྱད་དེ། སྦོམ་ཕྲ་མདའ་སྨྱུག་ཙམ་ལ་རྩེ་མོ་ཐེམ་བུའི་ཁ་ལྟར་ཡོད་པའི་ཆ་བྱད་སྦུབས་ཅན།

用于喉部喷药或烧疗腭垂的器械，粗细如竹箭，尖端似滴漏管状。

08.0060 སྨན་ཐུར། 药匙

སྨན་ཕྱེ་སོགས་མང་ཉུང་གི་ཚད་འཇལ་བྱེད་དང་སྨན་བླུགས་བྱེད་ཀྱི་ཡོ་བྱད།

用于测药粉量和装药的器具。

08.0061 སྨན་སག 药锉

ར་ཤིང་སོགས་ལས་བཟོས་པའི་སྨན་བདར་བྱེད་དེ། སྟེང་དུ་རྩེ་མོ་རྣམས་ཕྱོགས་གཅིག་ཏུ་བསྟན་པའི་གཟེ་མ་ལྟ་བུའི་ཟུར་གསུམ་སོ་ཡིས་ཁྱབ་པའི་ཡོ་བྱད།

由牛角或木材等制成的用于磨药的工具，如蒺藜刺般布满三角形牙齿，各齿尖朝向一侧。

08.0062 ལྕགས་སག 铁锉

ལྕགས་སོགས་བདར་བྱེད་དེ། ངོས་སུ་སུལ་རིས་གཤར་མར་དོད་པའི་ཡོ་བྱད།

用于研磨铁器的工具，表面布满条条褶纹。

08.0063 མིག་སྨན་འདེབས་ཐུར། 眼药勺

མིག་ནང་དུ་སྨན་འདེབས་བྱེད་དེ། ཐེམ་བུ་འདྲ་བའི་ཡོ་བྱད།

用于滴眼药的工具，状如台阶。

08.0064 མིག་གནོན། 压眼圈

རྩ་མི་འགྱུར་བའི་ཆེད་མིག་རྩ་གནོན་བྱེད་ཀྱི་ཆ་བྱད།

为了不使眼脉移动，用于固定眼脉的器械。

08.0065 གཙགས་གདན། 扎刺垫

རྩ་མི་འགྱུར་བར་གནོན་པར་བྱེད་པའི་ཡོ་བྱད་དེ། རིང་ཐུང་སྲིད་སོར་བཞིའི་ཁ་དབྱག་ཅན་གྱི་ཡོ་བྱད།

为使脉管不动，用于固定脉管的工具，长短约四横指且呈分叉。

08.0066 མེ་ལེན། 烙垫

མིག་གི་སྒོ་བཞི་འགགས་པར་སྦྱོད་པའི་ཆ་བྱད་དེ། རིང་ཐུང་སོར་བརྒྱད་ལ་མཐའ་བཞིར་མིག་བཞི་ཡོད་པའི་ཏེལ་གདན།
用于关闭眼睛四门的器械，长短约八横指，四边有四孔的烙铁垫子。

08.0067 སྨན་ཁྱེམ། 药铲

སྨན་ཕྱེ་སོགས་ཚད་འཇལ་བྱེད་དེ། དབྱིབས་ཁྱེམ་བུ་འདྲ་བའི་ཡོ་བྱད།
用于测药粉量的工具，状如铲子。

08.0068 སྨན་ཚགས། 药筛

སྨན་རྩིང་ཞིབ་སོ་སོར་འབྱེད་བྱེད་ཀྱི་ཡོ་བྱད།
用于过滤药物粗细的工具。

08.0069 སྨན་ཕྱགས། 药刷

ཕག་རྩེ་སོགས་ཀྱིས་བཟོས་པའི་སྨན་ཕྱེ་འཕྱགས་བྱེད་ཀྱི་ཡོ་བྱད།
用猪毛等制成的扫除药粉的工具。

08.0070 ཟུག་རྔུ་འབྱིན་པའི་ཆ་བྱད། 剔物器

མདེའུ་སོགས་ཟུག་རྔུ་དབྱུང་བར་བྱེད་པའི་ཆ་བྱད།
剔取弹镞等异物的器械。

08.0071 རྨ་གཙེའུ། 清疮器

རྨ་བཀྲུ་བ་ལ་སྦྱོད་པའི་ཆ་བྱད་དེ། གཞི་གཅེའུ་དང་འདྲ་བར་འཇམ་ལ་སོག་མ་སྦོམ་ཕྲན་ཙམ་གྱི་ཆ་བྱད།
用于清洗疮口的器械，似灌肠器，中空而光滑，约麦秆粗细的器械。

09 ཐ་མལ་ནད་མེད་ཀྱི་གནས། 保健论

09.0001 མི་ན་གནས་པ། 未病

ལུས་ཀྱི་འབྱུང་ཁམས་ཆ་སྙོམས་པར་གནས་པ།

身体处于无病状态。

09.0002 ཚེ་ཟད། 寿尽

ཚེ་མཇུག་རྫོགས་པའམ་ཚར་བ།

生命终结或完结。

09.0003 བཅུད་ལེན། 滋补

སྨན་གྱི་དྭངས་མས་ལུས་ཀྱི་བཅུད་ཉམས་པ་སླར་གསོ་བར་བྱེད་པ།

药之精华补充身体耗损。

09.0004 ཆགས་སྤང་། 舍欲

བུད་མེད་ལ་ཆགས་པའི་སེམས་སྤངས་པ།

舍弃对女性的欲意。

09.0005 ཙྦོ། 峰

རི་སོགས་ཀྱི་རྩེ་མོ།

山等的顶端。

09.0006 བདུད་རྩི་གཉིས། 二甘露

དྲི་ཆེན་དང་དྲི་ཆུ་གཉིས་ཀྱི་བསྡུས་མིང་།

大便和尿的合称。

09.0007 དཔུང་པ་གཡར། 觅友

ཕན་པའི་གྲོགས་བཙལ་བ།

寻找益友。

09.0008 ཚན་ཆེ། 强力

སྟོབས་ཆེ་བ།

强有力。

09.0009 ལག་འཇུད་མ་སྔ། 不宜早触

ལག་པས་རེག་རྒྱུ་སྔ་མ་དྲགས་ཞེས་པའི་དོན།

不宜过早使用触诊。

09.0010 ཁ་ཕྲེར། 妄语

ལག་ལེན་མེད་པའི་ཚུད་ཤོབ་བམ་སྟོང་བཤད།

无实践的吹嘘或空话。

10 ངོས་བཟུང་རྟགས་ཀྱི་གནས། 诊断论

10.01 ཉེས་པ་དངོས་སྟོན་བརྟག་པ། 三邪实诊法

10.0001 ཉེས་པ་དངོས་སྟོན་བརྟག་པ།

三邪实诊法

ནད་ཀྱི་མཚན་ཉིད་ལ་བརྟག་ནས་ཉེས་པ་གང་ཡིན་དངོས་སུ་གསལ་བར་སྟོན་ཐུབ་པའི་བརྟག་ཐབས་ཤིག

通过分析性相明确诊断疾病的方法。

10.0002 བརྟག་གཞི། 受诊体

གང་བརྟག་པར་བྱ་བའི་གཞི་ནད་རླུང་མཁྲིས་བད་ཀན་གསུམ།

所要诊断的病原“隆”、“赤巴”和“培根”。

10.0003 བརྟག་ཡུལ། 诊断对象

སྨན་པས་གང་ལ་བརྟག་པར་བྱ་བའི་ཡུལ་དུ་གྱུར་པ་དབང་པོ་སྒོ་ལྔ་སོགས།

医生所诊查的对象即五官等。

10.0004 བརྟག་སྒོ། 诊断途径

ནད་གཞི་ལ་བརྟག་པ་འཇུག་པའི་སྒོ་ཡུལ་དུས་རང་བཞིན་སོགས།

诊断疾病的途径即地点、季节、自性等。

10.0005 བརྟག་ཚུལ། 诊断方法

བལྟ་རེག་དྲི་བའི་སྒོ་ནས་ནད་ཇི་ལྟར་བརྟག་པའི་ཚུལ།

通过望、触、问等诊断疾病的方式。

10.0006 ཁ་ཅོལ་ཆུང་བ། 言之凿凿

བྱུང་རྒྱལ་དུ་སྨྲ་བའི་གཏམ་མ་ཡིན་པ།

非信口开河之话。

10.0007 ཡུལ་ལྔ། 五境

གཟུགས་དང་། སྒྲ། དྲི། རོ། རེག་བྱ་བཅས་ཀྱི་བསྡུས་མིང་།

色、声、嗅、味、触的合称。

10.0008 དྲི་མ་ལྔ། 五秽

ལུད་པ་དང་། འཁྲུ་བ། སྐྱུག་པ། དྲི་ཆུ། གཏར་ཁྲག་བཅས་ཀྱི་བསྡུས་མིང་།

痰、泻物、吐物、尿、所放血的合称。

10.009 བལྟ་བའི་བརྟག་པ། 望诊

ནད་པའི་ལུས་བོངས་ཆེ་ཆུང་དང་ལྕེ་ཆུ་སོགས་ལ་སྨན་པའི་མིག་གིས་བལྟ་བའི་སྒོ་ནས་བརྟག་པ།

医生查看病人的体型和舌脉等进行观察的诊断方法。

10.0010 རེག་པའི་བརྟག་པ། 触诊

ནད་པའི་ལུས་ཀྱི་ཚ་གྲང་འབུར་འཇམ་སོགས་དང་ཁྱད་པར་རྩ་ལ་རེག་ནས་སྨན་པའི་ཡིད་ཀྱིས་དཔྱོད་པའི་སྒོ་ནས་བརྟག་པ།

医生触摸病人身体的寒热、肿突、光滑度等，特别是切脉进行识别疾病的诊断方法。

10.0011 དྲི་བའི་བརྟག་པ། 问诊

ནད་ཀྱི་རྒྱུ་རྐྱེན་དང་ན་ལུགས་སོགས་སྨན་པས་ངག་གིས་དྲི་བའི་སྒོ་ནས་བརྟག་པ།

医生询问病因和症状等进行诊断。

10.0012 ཁ་དམར་གདགས་པ། **确诊明言**

ནད་པར་ནད་གཞི་གང་ཡིན་དང་འཚོ་འཆི་སོགས་གསལ་བར་སྟོན་པ།

明确告知患者疾病情况及预后等。

10.0013 ན་ལུགས། **症状**

ན་བའི་ཚུལ།

疾病所表现出的不适状态。

10.0014 བརྟག་ཐབས། **诊法**

ཚ་གྲང་གི་ནད་གང་ཡིན་བལྟ་རེག་དྲི་བའི་སྒོ་ནས་བརྟག་པའི་ཐབས།

通过望、触、问诊断疾病的方法。

10.0015 ནད་ཟིན་ཡིན་དུས། **确诊时间**

ནད་གང་ཡིན་ཤེས་རྟོགས་བྱེད་པའི་དུས།

明确断定疾病的时间。

10.0016 རོ་མ། **若玛**

❶སྙིགས་མ། ❷སྲོག་རྩ་ནག་པོ་སོགས་ཁྲག་རྩ་ཐམས་ཅད་ཀྱི་རྟེན་བྱེད་པའི་ལུས་ཀྱི་རྩའི་གཙོ་བོ།

❶糟粕。❷黑命脉等所有血脉依据的身体主要脉道。

10.02 ངན་གཡོ་སྐྱོན་གྱིས་བརྟག་པ། 诡谲诊断

10.0017 ངན་གཡོ་སྐྱོན་བརྟག **诡谲诊断**

སྨན་པས་ནད་གཞི་གང་ཡིན་ཚུལ་བཞིན་མ་རྟོགས་པར་གཡོ་ཐབས་ལ་བརྟེན་ནས་ནད་གང་ཡིན་ཅི་ནུས་ཀྱིས་རྟོགས་པར་བྱེད་པའི་ཐབས།

医生难以明确疾病时，用巧妙的方式采集诊断依据的手段。

10.0018 མཚན་ཉིད་ཤེས་བྱ། **掌握性相**

ནད་གཞིའི་རྒྱུ་རྐྱེན་ཁོང་དུ་ཆུད་པར་བྱ་བ།

掌握疾病内因外缘。

10.0019 མཆང་འདྲི་བ། **套问**

ཕོ་ཉ་ལས་ན་ལུགས་དང་གསོ་བཅོས་ཅི་བྱས་དྲིས་ཤིང་བརྟག་པ།

向信使了解患者的症状和治疗情况。

10.0020 དུས་བསྲིང་བ། **延时**

ནད་གང་ཡིན་མ་ཤེས་པར་ཡུན་བསྲིང་ནས་ནད་པའི་གཏམ་དང་རྣམ་འགྱུར་ལ་ལྐོག་ཞིབ་བྱས་པ།

疾病无法确诊时，拖延时间以便暗查患者的状态。

10.0021 ཐུར་རྗེས་བཅད་པ། **询踪**

ཐུར་སྨན་པ་གཞན་གྱིས་བཅོས་ཅི་བྱས་ཀྱི་གནས་ཚུལ་ལ་བརྟག་ཅིང་བརྩད་བཅད་པ།

通过询查了解过往治疗情况。

10.0022 གཟུད་ལ་བོར་བ། **就范**

ནད་གང་ཡིན་མ་རྟོགས་པའི་ཚེ་ནད་ཚུལ་བྱིང་བོར་སླུས་ཏེ་ཚིག་འབྲུ་བའི་ཐབས།

诊断不清何病时，诱导患者说出病情的方法。

10.0023 ཁ་བཅིང་། **堵口**

ནད་པས་ན་ལུགས་འགོ་སྨོས་པ་ཙམ་གྱིས་སྨན་པས་ནད་གང་ཡིན་རྟོགས་ཏེ་ནད་པར་

ནད་ཚུལ་བརྗོད་དུ་མ་བཅུག་པ།

医生已掌握病情，不让患者细说病症。

10.0024 སྤོ་ལ་གདོན་པ། 山顶亮物

ནད་གང་ཡིན་གསལ་པོར་རྟོགས་པའི་དུས་རི་བོའི་སྤོ་ལ་གདོན་པ་ལྟར་ཀུན་ལ་གསལ་པོར་སྒྲོགས་པ།

向患者明确告知已确诊的疾病。

10.0025 ཐབས་འཁོག་གཞུག་པ། 掩饰

སྨན་པ་རང་གི་ཞན་སྐྱོན་རྣམས་ནད་པར་ཤེས་སུ་མ་བཅུག་པར་ཐབས་ཀྱིས་མི་མངོན་པར་བྱེད་པ།

为了不让患者知道医生的缺点而设法掩盖。

10.0026 དྲག་རྒྱལ། 剧烈活动

ལུས་ངག་གི་རྩོལ་བ་དྲག་པོ།

身体和语言活动过强。

10.0027 རྗེན་ཟས། 生食

བཙོ་བསྐོལ་མ་བྱས་པའི་ཟས།

未烧煮的食物。

10.0028 བྱིང་པོར་སྨྲ། 含糊其词

གནས་ཚུལ་གསལ་པོ་མི་སྤྲོག་པའམ་མངོན་གསལ་མེད་པའི་གཏམ་སྨྲ་བ།

言词含糊不清。

10.03 སྤང་བླང་སྨུ་བཞིར་བརྟག་པ། 四取舍诊断

10.0029 སྤང་བླང་སྨུ་བཞིར་བརྟག་པ།

四取舍诊断

ནད་པ་གང་ཞིག་གསོ་སླ་བ་དང་། གསོ་དཀའ་བ། གསོ་བ་ཙམ། གསོ་བ་སྤང་བ་བཅས་སྨུ་བཞིར་དབྱེ་ནས་གསོ་བ་སྤང་བླང་བརྟག་པའི་ཐབས།

将疾患分为易治、难治、敷衍治疗和放弃治疗等四类加以取舍的方法。

10.0030 ནད་གཡོག 护理

ནད་པ་ལ་ལྟ་སྐྱོང་བྱེད་མཁན།

护理患者的人。

10.0031 གསོ་སླ་བ། 易治

ཚོགས་ཆུང་ལ་དུས་ཐུང་ངུར་གསོ་བཏུབ་པ།

不费力且短期内可以治愈。

10.0032 གསོ་དཀའ་བ། 难治

ཐབས་སྣ་ཚོགས་ཀྱིས་དུས་ཡུན་རིང་པོར་གསོ་དགོས་པ།

需要通过多种方法长期医治。

10.0033 གསོ་བ་ཙམ། 敷衍治疗

གསོ་བར་མི་ནུས་པ་ཚེ་ཡི་ལྷག་མ་ལུས་པ་ལ་གསོ་བའི་ཚུལ་ཙམ་བྱེད་པ།

对无法医治的临终患者只做安慰性治疗。

10.0034 གསོ་བ་སྤང་བ། 放弃治疗

གསོ་ཐབས་གཏན་ནས་མེད་པས་སྤང་བ་དང་། གསོ་ཐབས་ཡོད་ཀྱང་འཇིག་རྟེན་ཚུལ་ལུགས་དབང་གིས་སྤང་བར་བྱ་བ།

根本无法医治或有医治方法却因违背世道常理而放弃治疗。

10.0035 ཀྲིན་བརྩེ། 敏慈

ནད་པའི་ཟས་སྤྱོད་སྤང་བླང་དང་གང་ལ་ཅི་འདོད་ཀྱི་མཁོ་དགོས་རྣམས་དུས་སུ་ཤེས་ཐུབ་པའི་བློ་རིག་གྲུང་པོ་དང་ནད་ལས་མྱུར་དུ་ཐར་ན་ཅི་མ་རུང་སྙམ་པའི་བརྩེ་བ་ཆེན་པོ།

具备随时掌握饮食行为起居的宜忌和提供任何需求的智慧，要有使受病痛折磨患者能迅速康复的大悲心。

10.04 རྩ་མདོ། 脉经

10.0036 ནང་དབུགས་རྔོན་མོ། 内热气

ཁོང་པའི་ནང་གི་དབུགས་དྲོན་མོ་སྟེ་གློ་བ་ནས་ཕྱིར་ཁ་སྣར་འདོན་པའི་དབུགས་ཀྱི་སྙིགས་མ།

体内的热气，即从肺通过口、鼻排出体外的废气。

10.0037 བལྟ་རྩ། 受诊脉

མཁྲིག་མའི་གཉེར་མ་དང་པོ་ནས་ཚོན་གང་མར་བཅལ་བའི་རུས་པ་འབུར་པོ་ཟུར་མཚམས་ཀྱི་ལྷེབས་དེར་གནས་པའི་རླུང་ཁྲག་གཉིས་འདོམས་ཀྱི་འཕར་རྩ་ཞིག

位于手腕第一条横纹向下量一寸骨突缘内侧的一种隆血合流动脉。

10.0038 རྩ་མདོ། 脉经

ནད་པའི་རྩ་ལ་བརྟག་ནས་ནད་གང་ཡིན་ཤེས་པར་བྱ་བའི་མདོ།

描述诊脉的章节。

10.0039 དཔྱད་འཕྲང་བསལ་བ། 鉴别

ནད་གཞན་དང་ནོར་ཉེན་ཆེ་བའི་འཁྲུལ་སོ་སེལ་ཐབས།

对疑难疾病的鉴别分析。

10.0040 རེག་པ་རྩ་ལ་བརྟག་པ། 切脉诊断

ནད་པའི་མཁྲིག་མའི་རྩ་ལ་སྨན་པའི་སོར་མོས་རེག་སྟེ་རླུང་ཁྲག་གི་རྒྱུ་ཚུལ་ལ་བརྟག་ནས་ནད་གང་ཡིན་རྟོགས་པར་བྱེད་པའི་ཐབས།

医生手指触摸患者手腕脉搏，通过“隆”血的流动脉象诊断疾病。

10.0041 བརྡ་སྦྱོར། 通达

གང་བརྟག་བྱའི་གཞི་ལ་ཡོད་པའི་ཆོས་རྣམས་རྟོགས་པ་པོ་ལ་ཚུལ་བཞིན་སྟོན་པ།

受诊体所具有的特征传达给医者。

10.0042 འཕྲིན་པ་རྩ། 通信脉

ནད་དང་སྨན་པའི་དབར་བརྡ་སྦྱོར་བར་བྱེད་པའི་འཕྲིན་པ་ལྟ་བུའི་རྩ།

医患之间传达信息的脉搏。

10.0043 སྔོན་འགྲོ། 先备

ལས་གང་བྱེད་པའི་དངོས་གཞིའི་སྔོན་དུ་འགྲོ་དགོས་པའི་བྱ་ལས།

事先准备。

10.0044 རྩ་ལ་བལྟ་བའི་དུས། 诊脉时间

ལག་པའི་རྩ་ལ་བལྟ་བའི་དུས།

诊脉的时间。

10.0045 ཐ་མལ་པ། 寻常

རང་བཞིན་ཇི་བཞིན་པར་གནས་པ་སྟེ་གཞན་དུ་མ་གྱུར་པ།

保持原来本性未发生任何变化。

10.0046 འབོགས། 传授

གདམས་ངག་སོགས་གཞན་ལ་གསལ་བར་བཤད་པ།

向他人详细讲解。

10.0047 སེམས་ལས། 劳心

བྱ་བའི་ལས་ལ་བློ་སེམས་འཇུག་པ།

做事费心思。

10.0048 གདགས་སྲིབས། 阴阳

ཕྱོགས་ཟླའི་དོན་གཉིས་སྟོན་པར་བྱེད་པའི་མིང་།

表达正反两面的名词。

10.0049 གདགས་རྩ། 阳脉

ཚ་བའི་རྩ།

热性脉

10.0050 སྲིབས་རྩ། 阴脉

གྲང་བའི་རྩ།

寒性脉

10.0051 དབུགས་སྙོམས། 呼吸均匀

ཚ་གྲང་རྐྱེན་གྱིས་མ་བསྒྱུར་བའི་དབུགས་འབྱིན་རྔུབ་ཀྱི་ཕྱུག་པ་རང་བབ་ཏུ་གནས་པ།

不受寒热外缘的影响，呼吸平稳通畅。

10.0052 ཚོན། 寸

རྩ་བརྟག་སྐབས་ཀྱི་སྨན་པའི་སོར་མོ་གསུམ་ལས་མཛུབ་མོ་ལ་གོ །

诊脉时医生三个指头中的食指。

10.0053 ཀན། 关

རྩ་བརྟག་སྐབས་ཀྱི་སྨན་པའི་སོར་མོ་གསུམ་ལས་གུང་མོ་ལ་གོ །

诊脉时医生三个指头中的中指。

10.0054 ཆག 恰

རྩ་བརྟག་སྐབས་ཀྱི་སྨན་པའི་སོར་མོ་གསུམ་ལས་སྲིན་ལག་ལ་གོ །

诊脉时医生三个指头中的无名指。

10.0055 འབྲུས། 并拢

ལྷན་ཅིག་འགྲོགས་པའམ་མཉམ་དུ་གཤིབས་པའི་བརྡ་རྙིང་།

结伴或并行。

10.0056 ཤ་ཐམས། 肌肉厚度

ཤའི་ཐོངས་སམ་མཐུག་ཚད།

肌肉之厚度。

10.0057 འཕར་རྩ། 动脉

སྙིང་གི་སྦུ་ག་འབྱེད་འཛུམ་དང་བསྡུན་ནས་ཁྲག་རླུང་གཉིས་པོ་ལུས་ཀྱི་དོན་སྣོད་སོགས་ལ་ཕར་འདྲེན་པའི་རྩ།

随心室收缩和舒张将“隆”血输送至脏腑之脉。

10.0058 སྡོད་རྩ། 静脉

སྙིང་གི་འབྱེད་འཛུམ་དང་བསྡུན་ནས་ལུས་ཀྱི་ཁྲག་རྣམས་ཕྱིར་སྙིང་ཁམས་ལ་ཚུར་འདྲེན་པའི་རྩ།

随心室收缩和舒张将身体各处的血回送至心脏之脉。

10.0059 དབྱར་སྐད། 夏音

དབྱར་དུས་ཀྱི་སྐད་གསལ་པོ་དང་འབྲུག་གི་སྐད།

夏季清晰穿透的声音或雷鸣音。

10.0060 ཡར་ཟུར། 上角

ཚོན་ཀན་ཆག་གསུམ་སོ་སོའི་སོར་རྩེ་དཀྱིལ་ནས་ཐུར་དུ་གཡས་གཡོན་ཆ་ཤས་གཉིས་སུ་བགོས་པའི་ཡས་ཀྱི་ཆ།

“寸”、“关”、“恰”三指指尖纵向平分朝拇指一侧。

10.0061 མར་ཟུར། 下角

ཚོན་ཀན་ཆག་གསུམ་སོ་སོའི་སོར་རྩེ་དཀྱིལ་ནས་ཐུར་དུ་གཡས་གཡོན་ཆ་ཤས་གཉིས་སུ་བགོས་པའི་མས་ཀྱི་ཆ།

“寸”、“关”、“恰”三指指尖纵向平分朝小指一侧。

10.0062 རྒྱང་གྲགས། 闻距

རིང་ཐུང་འཇལ་བྱེད་ཀྱི་ཚད་ཅིག་སྟེ། གཞུ་འདོམ་ལྔ་བརྒྱའི་རིང་ཚད་དོ། །

长度计量单位，即五百弓长之长度。

10.0063 ཁམས་ལྔ། 五行

ཤིང་ཁམས་དང་། མེ་ཁམས། ས་ཁམས། ལྕགས་ཁམས། ཆུ་ཁམས་བཅས་ཀྱི་བསྡུས་མིང་།

木、火、土、金、水五者之合称。

10.0064 བྱིའུ་ཙུར་པ། 丘欧巴

❶བྱིའུ་ཁམ་ཚུང་ཁྲུ་ཏུ་ཡོངས་པར་གནས་ཤིང་གཤོག་སྒྲོ་བསྐྱོད་པ་ཤིན་ཏུ་མྱུར་བས་ཙུར་སྒྲ་ཆེ་བ་ཅོ་གའི་བྱི་སྨག་ཅིག ❷ཆ་ག་པའི་མིང་།

❶喜群居羽呈棕色振翅快而发出呼呼响声的凤头百灵的一种。❷蝗虫。

10.0065 ཅིད་པོ། 吉布

❶རྒྱ་མཆིལ་མགོ་དམར་གྱི་མིང་། ❷ཆ་ག་པའི་མིང་།

❶红头麻雀。❷蝗虫。

10.0066 ནས་ཟན། 乃散

❶བོད་མཆིལ་དང་ཁང་བྱིའུ་ཡང་ཟེར་བའི་མིང་གི་རྣམ་གྲངས། ❷རྩམ་པའི་ཟན།

❶藏麻雀和家雀的别称。❷“糌粑”面团。

10.0067 མཐིང་རིལ། 鸥

ཆུ་བྱ་དཀར་ཆུང་མཆུ་དང་རྐང་པ་དམར་པོ་ཅན་གྱི་བྱ།

色白体小，喙和爪子为红色的水鸟。

10.0068 ལྟ། 卦象

སྦག་གྱུར་གྱི་རྟགས་མཚན་རྣམས་གསལ་བར་ལུང་སྟོན་ནུས་པའི་བརྟག་ཐབས།

隐秘的征兆预示出来的一种诊察方法。

10.0069 ངོ་མཚར་རྩ། 奇脉

ནད་མེད་ཀྱི་རྩ་ལ་བརྟག་སྟེ་མ་འོངས་ཀྱི་བྱ་བའི་ལེགས་ཉེས་སོགས་ལུང་སྟོན་ནུས་པའི་རྩ།

诊察健康人的脉象预知未来祸福。

10.0070 འཆི་རྩ། 死兆脉

ནད་པ་འཆི་བར་ངེས་པའི་རྩ།

患者必死之脉象。

10.0071 ཡི་འགྲོག 阴卓

ཡི་ནས་ལུས་ལ་ལྷན་སྐྱེས་སུ་འགྲོགས་པས་ཡི་འགྲོག་ཅེས་ཀྱང་བྱ་སྟེ། ངོ་བོ་ལུས་ཀྱི་རྩ་ཕྲན་སུམ་བརྒྱ་དྲུག་ཅུར་ས་བོན་དང་ཡི་གེའི་ཚུལ་དུ་གནས་པའི་ལྷ་འདྲེ་གཞི་མཐུན་སུམ་བརྒྱ་དྲུག་ཅུའི་མིང་།

同身体共生为伴的“阴卓”，为与机

体360条细脉相生共依的360种神魔之名。

10.0072 རྩ་དཔངས། 脉幅

རྩ་འཕར་བའི་མཐོ་ཚད།

脉搏搏动的幅度。

10.0073 ཐ་མལ་རྟེན་གྱི་རྩ་རྒྱུད་རྣམ་གསུམ། 三常脉

ནད་མེད་ཐ་མལ་གྱི་རྩ་རྒྱུད་དེ་ཕོ་རྩ། མོ་རྩ། བྱང་ཆུབ་སེམས་རྩ་གསུམ་གྱི་བསྡུས་མིང་།

健康脉，即雄脉、雌脉和菩提脉三者的合称。

10.0074 ཕོ་རྩ། 雄脉

སྦོམ་ལ་རགས་པར་འཕར་བའི་རྩ།

脉象粗而缓。

10.0075 མོ་རྩ། 雌脉

ཕྲ་ལ་མྱུར་བར་འཕར་བའི་རྩ།

脉象细而疾。

10.0076 བྱང་ཆུབ་སེམས་རྩ། 菩提脉

རྒྱུད་རིང་འཇམ་ལ་མཉེན་པར་འཕར་བའི་རྩ།

脉象长而柔。

10.0077 ཉེ་གསུམ། 三亲

ཚ་བོ། ཨ་ཁུ། མག་པ་གསུམ་མམ་ཞང་པོ། ཚ་བོ། སྐུད་པོ་གསུམ་གྱི་བསྡུས་མིང་།

侄子叔叔女婿三者或舅舅侄子舅子三者的合称。

10.0078 མ་བུ་དགྲ་གྲོགས། 母子敌友

འབྱུང་བ་ཞིང་མེ་ས་ལྕགས་ཆུ་ལྔ་ལས་དངོས་གཞི་སྐྱོབ་པ་མ། མཐུན་པ་བུ། མི་མཐུན་པ་དགྲ། སྟོབས་བསྐྱེད་པ་གྲོགས།

木火土金水五原两两相配，本质喻义为佑为母、亲为子、克为敌、生为友。

10.0079 དུས་རྩ། 季脉

དུས་ཁམས་རང་རང་དང་མཐུན་པར་འཕར་བའི་རྩ།

与季节时令相应之脉象。

10.0080 རང་རྩ། 本脉

ཕྱི་དུས་བཞི་མཚམས་བཅས་ལྔ་པོ་ནང་དོན་ལྔ་དང་སྦྱར་བའི་རང་རང་གི་ཁམས་དང་མཐུན་པའི་རྩ།

外界季节和人体五脏五原属性相应之脉象。

10.0081 མ་རྩ། 母脉

ཕྱི་ནང་གི་འབྱུང་ཁམས་དང་མཐུན་པའི་རང་རྩ་གང་ཡིན་དེའི་ཁམས་ཀྱི་མ་རྩ།

与内外五原相应的本脉所属之母脉。

10.0082 བུ་རྩ། 子脉

❶ དུས་བཞི་པོ་གང་ཡིན་གྱི་རང་རྩ་དེའི་ཁམས་ཀྱི་བུ་རྩ། ❷ངོ་མཚར་རྩ་བདུན་གྱི་ཡ་གྱལ་ཏེ་སྦྲུམ་མའི་རྩ།

❶四季各自的本脉所属之子脉。❷七奇脉之一孕妇之脉。

10.0083 དགྲ་རྩ། 敌脉

རང་རྩ་གང་ཡིན་དེའི་ཁམས་ཀྱི་དགྲ་རྩ།

本脉各自所属之敌脉。

10.0084 གྲོགས་རྩ། 友脉

རང་རྩ་གང་ཡིན་དེའི་ཁམས་ཀྱི་གྲོགས་རྩ།

本脉各自所属之友脉。

10.0085 ཁྱིམ་བྱ། 家课

རང་རྩ་གང་ཡིན་གཞིར་བྱས་ནས་མ་བུ་དགྲ་གྲོགས་ཀྱི་སྐོར་འགོ་བརྩིས་ཏེ་ཁྱིམ་མི་སོགས་

ལ་ལེགས་ཉེས་ཅི་འབྱུང་བརྟག་པ།
依据本脉推算母子敌友从而占卜家人吉凶的脉象。

10.0086 མགྲོན་ཐྱ། 客课

རང་རྩ་གང་ཡིན་གཞིར་བྱས་ནས་མ་བུ་དགྲ་གྲོགས་ཀྱི་སྐོར་འགོ་བརྩིས་ཏེ་མགྲོན་པོ་འོང་མིན་སོགས་བརྟག་པ།
依据本脉推算母子敌友从而占卜是否来客的脉象。

10.0087 དགྲ་ཐྱ། 敌课

རང་རྩ་གང་ཡིན་གཞིར་བྱས་ནས་མ་བུ་དགྲ་གྲོགས་ཀྱི་སྐོར་འགོ་བརྩིས་ཏེ་དགྲ་དེ་ཐུབ་མ་ཐུབ་ཀྱི་རྒྱལ་ཕམ་ཅི་འབྱུང་བརྟག་པ།
依据本脉推算母子敌友从而占卜能否制敌取胜的脉象。

10.0088 གྲོག་ཐྱ། 财课

རང་རྩ་གང་ཡིན་གཞིར་བྱས་ནས་མ་བུ་དགྲ་གྲོགས་ཀྱི་སྐོར་འགོ་བརྩིས་ཏེ་ནོར་གྱི་ཁེ་གྱོང་ཅི་འབྱུང་ལ་བརྟག་པ།
依据本脉推算母子敌友从而占卜财富盈亏的脉象。

10.0089 གདོན་ཐྱ། 邪课

རང་རྩ་གང་ཡིན་གཞིར་བྱས་ནས་མ་བུ་དགྲ་གྲོགས་ཀྱི་སྐོར་འགོ་བརྩིས་ཏེ་གདོན་གང་གིས་གནོད་པ་བརྟག་པ།
依据本脉推算母子敌友从而占卜何魔作祟的脉象。

10.0090 བྱིང་བའི་རྩ། 沉脉

ཤའི་ཁར་མི་གསལ་ཞིང་མནན་པའི་ཚེ་གསལ་བའི་རྩ།
脉位低沉，按压时深处搏动明显的脉象。

10.0091 རྨུགས་པའི་རྩ། 昏脉

ཏ་ཙང་མི་གསལ་བའི་རྩ།
特别不明显的脉象。

10.0092 འཐིབས་པའི་རྩ། 朦脉

སོར་མོས་ཁ་གཏིང་གཉིས་ཀར་ཇི་ལྟར་མནན་ཡང་རབ་རིབ་ཙམ་ལས་མི་གསལ་བའི་རྩ།
手指如何按压模糊不清的脉象。

10.0093 འཐྲབ་པའི་རྩ། 激脉

ཤྭ་འོད་རྒྱུག་པ་ལྟར་དྲག་ཏུ་འཕར་བའི་རྩ།
如山洪暴发般搏动强劲有力的脉象。

10.0094 བརྒྱལ་བའི་རྩ། 厥脉

གློ་བུར་དུ་བརྒྱལ་བ་ལྟར་འཕར་འཕྲོ་བཅད་ནས་སྡོད་པའི་རྩ།
突然晕厥般突然停跳的脉象。

10.0095 སྐྱེར་ཚེར་འདྲ་བའི་རྩ། 刺状脉

དཔེ་སྐྱེར་པའི་ཚེར་མ་ལྟར་སོར་མོའི་འོག་ཏུ་རྣོ་ཞིང་རྩུབ་སྙམ་ཅན་གྱི་རྩ།
如同小檗刺般尖锐感的脉象。

10.0096 ཆུ་ཚན་ཁོལ་འདྲའི་རྩ། 沸状脉

དཔེ་ཆུ་ཚན་ཁོལ་བ་ལྟར་རྩའི་མཐའ་དབུས་ངེས་མེད་འབར་འབུར་བྱེད་ཅིང་མྱུར་དུ་གཡོ་བའི་རྩ།
如沸水般脉搏起伏不定且较快的脉象。

10.0097 མེ་ལྕེ་ཆད་འདྲའི་རྩ། 焰状脉

དཔེ་མེ་ལྕེ་ཆད་པ་ལྟར་རེས་འཕར་ཤེད་ཆེ་ཞིང་རེས་འཕར་ཤེད་ཆུང་བའི་འཕར་ཚུལ་མི་སྙོམས་པའི་རྩ།
如同火焰般搏动力度时大时小且不稳

的脉象。

10.0098 ནོར་གོད། 财灾

སེམས་ལྡན་གྱི་ནོར་ཞི་བརླག་སོང་བ་དང་། གསེར་དངུལ་ལྟ་བུ་སེམས་མེད་ཀྱི་ནོར་བོར་བརླག་སོང་བ་ལྟ་བུ།

有生命的牲畜死亡和金银类等无生命的财宝丢失。

10.0099 སྐྱེན་པ། 敏捷

མྱུར་བའི་དོན།

迅速之意。

10.0100 སྡེ་བརྒྱད། 八部

དཀར་པོ་ལྷ་ཡི་སྡེ། དམར་པོ་བཙན་གྱི་སྡེ། ནག་པོ་བདུད་ཀྱི་སྡེ། ཁྲ་བོ་གཟའ་ཡི་སྡེ། སྨུག་པོ་དམུ་ཡི་སྡེ། ཤ་ཟ་སྲིན་པོའི་སྡེ། དགོར་བདག་རྒྱལ་པོའི་སྡེ། ནད་བདག་མ་མོའི་སྡེ་དང་བཅས་པོད་རྣམས་ཀྱིས་འདོད་པའི་སྡེ་བརྒྱད།

白色神部、红色“赞”部、黑色魔部、花色星曜部、紫色“木”部、食肉罗刹部、财主“杰布”部、病主“玛姆”部等八部。

10.0101 ཀླུ་སྲིན། 天龙

མ་ཀླུ་ལ་ཕ་བདུད་སོགས་གདུག་པ་ཅན་དུ་གྱུར་པའི་ཀླུ་མ་རུང་བ།

母为龙父为魔的凶龙。

10.0102 དམ་སྲི། 邪魔

བླ་མ་སྨོན་ལམ་ལོག་པ་དང་། བཙུན་པ་སྡོམ་ཁྲིམས་ཉམས་པ་དག་ཤི་ནས་སྲི་ཅན་གྱི་འདྲེར་གྱུར་པའི་རིགས།

高僧违背祈愿和大德犯戒而死后变成的魔鬼。

10.0103 མ་ཚང་བའི་རྩ། 不全脉

སྙིང་ལ་སོགས་པའི་དོན་སྣོད་གང་རུང་གི་རླུང་ཁྲག་གི་རྒྱུ་བ་ཉམས་པའི་ཚེ་དེ་དང་འབྲེལ་བའི་བལྟ་རྩ་འཕར་རྒྱུ་མེད་པར་གྱུར་པ་ལ་བྱ།

心脏等任一脏腑因“隆”血通行衰弱则导致与之相关脉搏无力的脉象。

10.0104 སྟོད་འཛིན་གྱི་རྩ། 涩脉

རྩ་རྒྱུད་འཕར་འགྲོ་བཅད་ནས་སྟོད་པ་དང་། སྟོད་ལ་ཁད་དུ་འཛིན་པ་ལྟར་འཕར་བའི་རྩ།

脉搏时停时搏。

10.0105 ཐང་ལྷོད་ཀྱི་རྩ། 弦松脉

ཐང་ཞེས་གྲིམས་པར་འཕར་བའི་རྩ་དང་། ལྷོད་ཅེས་འཕར་ཤེད་མེད་པའི་རྩ།

脉象紧为弦脉，脉象无力为松脉。

10.0106 ནལ་མ། 亲婚女

མིང་སྲིང་བཟའ་ཚང་བྱས་པའི་བུད་མེད།

兄妹结婚的女性。

10.0107 རྨེ་ཅན། 痣者

གདོང་པར་ཤ་མཚན་ཅན།

面部有痣、瘤或瘢痕之人。

10.0108 མེ་ཆུ་གོ་ལྡོག 火水颠倒

མེ་ཆུ་གཉིས་གོ་ལྡོག་པ་ལྟར་ཕ་ན་ན་བུ་ནད་མེད་དེའི་རྩ་ལ་བརྟག་སྟེ་ལུང་སྟོན་པ་ལྟ་བུ།

如同水火颠倒般，父亲患病切健康儿子的脉可预示病情。

10.0109 རྒྱུན་རྩ། 常脉

ནད་མེད་ཀྱི་རྩ།

健康脉。

10.0110 རྟེན་འབྲེལ་ལ་ལྟེ། 因缘前兆

རྟེན་འབྲེལ་གྱི་སྒོ་ནས་འབྱུང་འགྱུར་བྱ་བའི་ལེགས་ཉེས་ཅི་འབྱུང་བརྟག་པའི་ཐབས།

根据因缘来推测未来吉凶的方法。

10.0111 གཞི་རྩ། 基脉

རང་བཞིན་མི་འདྲ་བ་སོ་སོའི་ཐ་མལ་ནད་མེད་ཀྱི་རྩ།

不同自性的常脉。

10.0112 ཚ་བའི་སྤྱི་རྩ་དྲུག 热症六脉

ཚ་བའི་ནད་ཀྱི་རྩའི་འཕར་ཚུལ་དྲག་དང་། རྒྱས། འདྲིལ། མགྱོགས། གྲིམས། མཁྲང་བཅས་དྲུག་གི་བསྡུས་མིང་།

热症六脉象洪、昂、滑、疾、弦、实等之合称。

10.0113 རྩ་དྲག་པ། 洪脉

རྩ་རྒྱུད་འཕར་ཤེད་ཆེ་བ།

搏动力度强的脉象。

10.0114 རྩ་རྒྱས་པ། 昂脉

རྩ་རྒྱུད་ཤ་ཁར་ཡར་ཐོན་སྣམ་དུ་འཕར་བ།

脉搏突出肤感之脉象。

10.0115 རྩ་འདྲིལ་བ། 滑脉

གཏིང་ཤེད་ཆེ་བའི་རྩ།

深部力强的脉象。

10.0116 རྩ་མགྱོགས་པ། 疾脉

རྩའི་འཕར་གྲངས་མྱུར་བ།

搏动急促的脉象。

10.0117 རྩ་གྲིམས་པ། 弦脉

ཡར་བརྡེག་པའི་ཚུལ་ལྟར་འཕར་བའི་རྩ།

上击般紧绷的脉象。

10.0118 རྩ་མཁྲང་བ། 实脉

རྩ་རྒྱུད་མནན་ན་སྲ་ཐང་ངེ་བ།

虚而坚实感的脉象。

10.0119 གྲང་བའི་སྤྱི་རྩ་དྲུག 寒症六脉

གྲང་བའི་ནད་ཀྱི་རྩའི་འཕར་ཚུལ་ཞན་དང་། བྱིང་། གུད། བུལ། ལྷོད། སྟོང་བཅས་དྲུག་གི་བསྡུས་མིང་།

寒症六脉象微、沉、弱、松、散、虚等的合称。

10.0120 རྩ་ཞན་པ། 微脉

རྩ་རྒྱུད་འཕར་ཤེད་ཞན་པའམ་ཆུང་བ།

脉搏力度弱而小。

10.0121 རྩ་བྱིང་བ། 沉脉

རྩ་རྒྱུད་ཤ་ཁར་མི་གསལ་ཞིང་མནན་ཚེ་འོག་ཏུ་ཅུང་ཟད་གསལ་བའི་རྩ།

轻按肤表搏动不显，重按则较显的脉象。

10.0122 རྩ་གུད་པ། 弱脉

གཏིང་ཤེད་མེད་པའི་རྩ།

深部无力的脉象。

10.0123 རྩ་བུལ་བ། 松脉

རྩའི་འཕར་གྲངས་དལ་བ།

脉搏缓慢的脉象。

10.0124 རྩ་ལྷོད་པ། 散脉

རྩ་རྒྱུད་ཀྱི་མཁྲང་ཆ་ཉམས་པ།

无紧实感的脉象。

10.0125 རྩ་སྟོང་པ། 虚脉

རྩ་མར་མནན་ན་སྟོང་སོབ་བེ་བྱུང་བ།

空虚不实的脉象。

10.0126 འབྲེལ་འབྱོར། 相表里

ནང་དོན་སྣོད་དང་ཕྱི་དབང་པོ་ལྔ་ཕན་ཚུན་

འབྲེལ་ཞིང་ཁམས་མཐུན་པས་འགྲོར་བ།
内部脏腑和外部五官相互关联且与五原属性相符应。

10.0127 རྩ་དབྱིབས། 脉状

རྩའི་ཚགས་དབྱིབས་ཀྱི་རྣམ་པ།
脉的状态。

10.0128 རྩ་འཐེན་པ། 掣脉

རྩ་སྟོད་ལ་ཁད་དུ་འཕར་བ།
掣拉状脉象。

10.0129 རྩ་གཅོད་པ། 结脉

འཕར་ཚུལ་རིགས་མི་མཐུན་གྱིས་བར་དུ་གཅོད་པ།
不规则间歇的脉象。

10.0130 རྩ་ཐང་བ། 紧脉

རྩ་གྲིམས་པར་འཕར་བ།
紧实充盈的脉象。

10.0131 གོང་བརྒལ། 反关脉

བལྟ་རྩ་མཁྲིག་མའི་རྒྱབ་ངོས་སུ་བརྒལ་བ།
受诊脉越位于腕关节的背侧。

10.0132 དཔངས་ཚ། 热幅脉

དཔངས་མཐོ་བར་འཕར་བའི་ཚ་བའི་རྩ།
搏动幅度高的热症脉象。

10.0133 གྲངས་ཚ། 热数脉

ལན་གྲངས་མང་བར་འཕར་བའི་ཚ་བའི་རྩ།
搏动频数的热症脉象。

10.0134 ཟླུགས་ཚ། 热伏脉

གཏིང་དུ་ཞེན་ཅིང་ཡུན་ཐུང་བར་འཕར་བའི་ཚ་བའི་རྩ།
脉沉而搏动短粗的热症脉象。

10.0135 དཔངས་གྲང་། 寒幅脉

དཔངས་དམའ་བར་འཕར་བའི་གྲང་བའི་རྩ།
搏动幅度低的寒症脉象。

10.0136 གྲངས་གྲང་། 寒数脉

ལན་གྲངས་ཉུང་བར་འཕར་བའི་གྲང་བའི་རྩ།
搏动频率低的寒症脉象。

10.0137 ཟླུགས་གྲང་། 寒伏脉

གཏིང་དུ་ཞེན་ཅིང་ཡུན་རིང་བར་འཕར་བའི་གྲང་བའི་རྩ།
脉沉而搏动长的寒症脉象。

10.0138 རྩ་རྒྱལ་བ། 浮脉

ཤ་ཁར་འཕྱོ་ཡང་མནན་ན་ཕར་རྒྱལ་ཚུར་རྒྱལ་བྱེད་པ།
似搏动于肤底，按压时浮动的脉象。

10.0139 རྩ་ཕྲ་བ། 细脉

ཤིན་ཏུ་ཕྲ་བར་འཕར་བ།
极细的脉象。

10.0140 རྩ་རྒྱུག་པ། 急脉

རྩ་མགྱོགས་པར་འཕར་བ།
搏动快速的脉象。

10.0141 རྩ་སྦོམ་ལ་ཁེངས་པ། 粗满脉

རླུང་གི་ཆ་ནས་སྦོམ་ལ་ཁྲག་གི་ཆ་ནས་ཁེངས་པ།
粗盈的脉象。

10.0142 རྩ་འབུར་བ། 凸脉

རྩ་རྒྱུད་ཤའི་སྟེང་དུ་ཕྱིར་འཕྱོ་བ།
突于肤表的脉象。

10.0143 རྩ་འདར་བ། 颤脉

རྩ་རྒྱུད་འདར་ཕྲི་ལི་ལི་འཕར་བ།
颤悠悠搏动的脉象。

10.0144 ཁྲག་ནད། 血病

ཁྲག་རྒྱས་པ་ལས་བྱུང་བའི་ནད།

血增盛引发的疾病。

10.0145 སྲིན། 蛀

ལུས་ལ་ལྷན་སྐྱེས་སུ་གནས་པའི་སྲིན་བུ་བརྒྱད་ཁྲི་བཞི་སྟོང་གི་མིང་།

身体俱生的八万四千种“蛀”。

10.0146 རིགས་ཀྱི་ཚ་བ་བཞི། 类分四热病

འགྲམས་ཚད་དང་། འཁྲུགས་ཚད། རིམས་ཚད། དུག་ཚད་བཅས་ཀྱི་བསྡུས་མིང་།

扩散伤热、紊乱热、瘟热、毒热等的合称。

10.0147 ཕད་རྩེ། 毛袋

སྒྱེ་མོ།

毛织口袋。

10.0148 ལྷམ་དྲལ་གྱི་རྩ། 并行脉

རྩའི་རྒྱུན་གཅིག་ནང་དུ་རླུང་ཁྲག་ཞུགས་ཚུལ་གྱི་དབང་གིས་རྩ་ཁ་དབྱག་ཏུ་འཕར་བ།

由于“隆”血在同一脉流通方式不同，使脉搏出现两脉并行之感的脉象。

10.0149 ཐུང་ཐུང་སྦུད་སྦུད་འཕར་བ། 短促搏动

རྩ་གཅིག་རྗེས་གཉིས་མཐུད་ཀྱིས་སྦུད་པ་འབུད་པ་ལྟར་འཕར་བ།

如风皮囊吹风般快速接续搏动的脉象。

10.0150 རྩ་སྲུན་པ། 短促脉

རྩ་འཕར་ཐག་ཐུང་བར་འཕར་བ།

搏动间距短的脉象。

10.0151 རྩ་རྒྱུད་འཆོལ་བ། 乱脉

དྲག་ཞན་རིམ་མེད་དུ་འོང་བས་མཐའ་གཅིག་ཏུ་ནད་འདི་ལྟ་བུའོ་ཞེས་རྩ་ལས་མངོན་མི་བཏུབ་པ།

时强时弱无规律且无法辨病的脉象。

10.0152 གནས་སྐབས་ཀྱི་ཚ་བ་དྲུག 时序六热病

མ་སྨིན་པའི་ཚད་པ་དང་། རྒྱས་པའི་ཚད་པ། སྟོངས་པའི་ཚད་པ། གབ་པའི་ཚད་པ། རྙིངས་པའི་ཚད་པ། རྙོགས་པའི་ཚད་པ་བཅས་ཀྱི་བསྡུས་མིང་།

未熟热、盛热、虚热、隐热、陈旧热、浊热等的合称。

10.0153 རྩ་འཁྱིག 颤涩脉

རྩ་རྒྱུད་འདར་ལ་རྒྱུ་དཀའ་བ།

颤动且难以搏动的脉象。

10.0154 དབུགས་མལ་ཚུད། 气息平稳

དབུགས་རང་མལ་དུ་ཚུད་པ།

呼吸平稳。

10.0155 དབུགས་གཅིག 一息

སྐྱེས་བུ་དར་ལ་བབ་ཅིང་ཁམས་སྙོམས་པ་ཞིག་གི་དབུགས་ཕྱི་ནང་འགྱིན་རྫུབ་ཀྱི་ཁུག་པ་གཅིག

成年健康人一呼一吸为单位计时的时间。

10.0156 རྩ་གཡོ་བ། 飘脉

རྩའི་འཕར་ཚུལ་རླུང་ལྟར་གཡོ་བ།

飘浮的脉象。

10.0157 རྩ་དམའ་བ། 跌幅脉

རྩ་འཕར་བའི་དཔངས་དམའ་བ།

脉幅底的脉象。

10.0158 ཟུག་རྔུ། 刺痛/异物

❶ནད་ཀྱི་གཟེར་ཟུག ❷ལུས་ཀྱི་ཤ་གསེབ་ཏུ་ལུས་པའི་མདེའུ་སོགས་ཀྱི་མིང་།

❶疾病引起的疼痛。❷遗留在体内的

子弹等异物。

10.0159 རྣག 脓

ཚ་བས་ལུས་འདྲུལ་བའི་ཚོགས་མ་དཀར་པོ།
出热症引起腐败所产生的白色余渣。

10.0160 ནོར་ར་རེ། 勿误

ཡིད་འཇོག་བྱ་དགོས་པའི་དྲན་སྐུལ་གྱི་ཐ་ཚིག
需注意的告诫言词。

10.0161 རྒྱུག་བྱེད། 能驰

རྩ་རྒྱུད་ལན་གྲངས་མགྱོགས་པར་འཕར་བ།
次数疾快。

10.0162 རྩ་རྒྱུད་འགྱུར་བ། 脉象变异

སྔར་གྱི་འཕར་ཚུལ་ལས་གཞན་དུ་རྒྱུད་འགྱུར་བ།
脉象较前发生改变。

10.0163 འབྲུར་ཟུགས་བལྟ། 瞪视

མིག་ཞིར་ནས་སྡང་མིག་བལྟ་བ།
瞪圆眼睛怒视。

10.0164 རྩ་སྡོད་པ། 间歇脉

རྩའི་འཕར་འགྲོ་བཅད་ནས་སྐབས་སྐབས་སུ་མི་འཕར་བར་སྡོད་པའི་རྩ།
脉搏时而间歇的脉象。

10.0165 ན་སྡོད། 病歇脉

སྙིང་ནད་སོགས་ཀྱིས་རྩ་སྐབས་སྐབས་སུ་མི་འཕར་བར་སྡོད་པ།
由疾病引起时而出现的间歇脉象。

10.0166 འདྲེ་སྡོད། 魔歇脉

འབྱུང་པོའི་གདོན་གྱིས་འཕར་གྲངས་མང་ཉུང་ལ་ངེས་པ་མེད་པར་སྐབས་སྐབས་སུ་སྡོད་པ།
受邪魅作祟而出现无规律间歇的脉象。

10.0167 འཆི་སྡོད། 死歇脉

ནད་ཀྱིས་སྲོག་རྟེན་བཅོམ་ཟིན་ནས་འཆི་བར་འགྱུར་བའི་རྟགས་སུ་རྩ་འཕར་བཞིན་དུ་མི་འཕར་བར་གྲངས་དང་དུས་ངེས་པར་སྡོད་པ།
疾病摧毁了生命，出现死兆的搏动次数和时间有规律间歇的脉象。

10.0168 སྣ་ཞོམ། 鼻陷

སྣ་གཞོག་ཚུགས་མི་ཐུབ་པར་སྙིལ་བ།
鼻翼不挺而塌陷。

10.0169 མིག་ལྡོག 目上翻

མིག་འབྲས་གྱེན་དུ་ལོག་པ།
白睛上翻。

10.0170 སྨིན་མ་ཚོམ། 眉毛卷结

སྨིན་མ་ཕན་ཚུན་འཛིངས་པ།
眉毛相互交错纷乱。

10.0171 མཆུ་འཕྱངས། 唇垂

མཆུ་ཐུར་དུ་འཕྱང་བ།
唇向下垂吊。

10.0172 སྒྲ་ཆད། 音断

རྣ་བ་ལག་པས་བཀབ་པའི་ཚེ་ཙུར་ཙུར་ཞེས་པའི་སྒྲ་འབྱུང་བ་དེ་ཉིད་ཆད་པ།
双手掩耳时嗡嗡耳鸣声断绝。

10.0173 ཡས་བྱིན། 祭供

སྐྱུད་དམ་མདོས་སྦྱིན་ཡུལ་ལ་བསྔོ་བ།
祭献供品或灵品。

10.0174 གདོན་རྩ། 邪脉

གདོན་ཆེན་གློ་བུར་གྱིས་རྩ་རྒྱུད་མི་སྙོམས་པར་འཕྲལ་འཕྲལ་དུ་འགྱུར་ལྡོག་མང་བ།
魔作祟使脉搏不均匀且随时发生变化

的脉象。

10.0175 མཚོ་སྨན། 龙女

མཚོ་ལ་གནས་པའི་སྨན་མོ།

居于大海的药女。

10.0176 རྩ་རྒྱུད་ཆེ་རིང་། 洪长脉

རྩ་རྒྱུད་འཕར་ཤེད་ཆེ་ཞིང་འཕར་ཐག་རིང་བ།

强而长的脉象。

10.0177 རྩ་རྒྱུད་ཆུང་ཐུང་། 弱短脉

རྩ་རྒྱུད་འཕར་ཤེད་ཆུང་ཞིང་འཕར་ཐག་ཐུང་བ།

弱而短的脉象。

10.0178 རྩ་རྒྱུད་མི་གྲུང་། 不显脉

རྩ་རྒྱུད་མི་གསལ་བ།

脉搏不明显。

10.0179 བ་ཡི་རྣམ་ལྔ། 黄牛五出

གཞིའི་སྤུ་མདོག་དམར་སེར་ཅན་གྱི་བ་ཡི་གཅིན་དང་ལྕི་བ། འོ་མ། ཞོ། མར་བཅས་རྣམ་པ་ལྔ་ཡི་བསྡུས་མིང་།

皮毛为黄色黄牛的尿液、粪、牛奶、酸奶、酥油等五样的简称。

10.0180 རྩ་འཁྲིག་པ། 箍脉

འཕར་འཁོར་བཙིར་བ་ལྟར་སྟོད་པ།

脉搏挤压样间歇。

10.0181 ཚ་རོལ། 错乱

ངེས་མེད་དང་གོ་ལྡོག་གི་བརྡ་རྙིང་།

不定和颠倒的古词。

10.0182 བོན་ཆོས། 苯教

སྟོན་པ་གཤེན་རབ་མི་བོ་ཆེས་སྲོལ་བཏོད་ཅིང་གནའ་བོའི་བོད་རང་ས་ནས་དར་བའི་ཆོས་ལུགས་ཤིག

苯教祖师辛绕弥沃齐开创的古代藏地兴起的一种宗教。

10.0183 གོས་དཀར་ལྕང་ལོ། 蓄发咒师

ཁྱིམ་ཐབ་བཟུང་ཞིང་ལུས་སུ་གཟན་དཀར་མནབ་པ་དབུ་སྐྲ་རིང་པོར་འཛོག་པའི་སྔགས་པའི་སྡེ།

有家室且身穿白色袈裟，留长发的一类咒师。

10.0184 བྱིན་བརླབས། 加持

ངན་པ་བཟང་པོར་བསྒྱུར་བར་བྱེད་པའི་ནུས་མཐུ།

恶业变为善业的威力。

10.0185 བཀའ་བསྒྲགས། 诵经

སྟོན་པ་སངས་རྒྱས་དང་སློབ་དཔོན་པདྨ་འབྱུང་གནས་ཀྱི་གསུང་དྲི་མ་མེད་པ་དག་ཀློག་འདོན་བགྱིས་པ།

诵念佛祖释迦摩尼和莲花生大师的教言。

10.0186 བསོད་ནམས་བསག 积德

སྦྱིན་པ་གཏོང་བ་དང་། བཟོད་པ་སྒོམ་པ། བརྩོན་འགྲུས་བརྩམ་པ་བཅས་རྒྱུ་བསོད་ནམས་ཀྱི་ཚོགས་བསགས་པ།

通过施舍、容忍、精进等行善业积福份。

10.0187 བླ། 魂

ཚེ་སྲོག་རྣམ་ཤེས་ཀྱི་རྟེན་དུ་གྱུར་པས་བླ་ཞེས་བྱ།

寿、命、灵魂之依处。

10.0188 བླ་རྩ། 魂脉

ལག་པའི་མཁྲིག་མའི་མར་ཟུར་ཆུ་བའི་གསེབ་ཀྱི་འཕར་རྩ།

手腕下侧韧带间的动脉。

10.0189 **ཚེ་ཆོག** 延寿仪轨

ཚེ་རིང་དུ་བསྲིང་བའི་ཆོ་ག

延长寿命的仪轨。

10.0190 **འཆི་བསླུ།** 赎命

འཆི་བ་ཟློག་པར་བྱེད་པ།

禳解死亡。

10.0191 **སྲོག་བསླུ།** 放生

སྲོག་ཐར་བར་བྱེད་པ།

解脱生命灾难。

10.0192 **ཚེ་སྒྲུབ།** 长寿仪轨

ཚེ་རིང་བའི་ཕྱིར་མགོན་པོ་ཚེ་དཔག་མེད་སྒྲུབ་པ།

为延长寿命修习无量寿佛仪轨。

10.0193 **སཙྪ།** 嚓嚓

འཇིམ་པར་ལྷ་དང་མཆོད་རྟེན་གྱི་གཟུགས་བརྙན་བཏབ་པའི་ཚ་ཚ།

用泥土塑造的小佛像或小神塔。

10.0194 **སྲུང་མ།** 守护神

དམ་ལ་བཞག་ནས་སངས་རྒྱས་ཀྱི་བསྟན་པ་སྲུང་བར་གཉེར་གཏད་པའི་ཆོས་སྲུང་།

佛教护法神。

10.0195 **ཟོར་ཁ།** 施食

སྔགས་པས་མཐུ་སྒྲུབ་པའི་གཏོར་ཟོར།

咒师用于驱魔的食子。

10.0196 **གྲི་རྡུ་འཆི།** 凶死

ཕྱི་རྐྱེན་མདའ་མཚོན་སོགས་ཀྱིས་གློ་བུར་བཙན་ཐབས་སུ་སྲོག་ཤོར་བ།

因箭等兵器意外受伤致死者。

10.0197 **ཁ་ཡོགས།** 诬陷

གཞན་ལ་ཁ་ངན་དཀྲི་བ།

恶语中伤他人。

10.0198 **རླུགས།** 幅

རྩའི་འཕར་ཡུན་གྱི་རིང་ཐུང་།

脉搏动频率的长短。

10.0199 **འབྲུབ།** 暴涨

ཆུ་ཡི་ཐ་གློང་དྲག་ཏུ་རྒྱས་པ།

波浪汹涌。

10.05 ཆུ་མདོ། 尿经

10.0200 **ཆུ་མདོ།** 尿经

ནད་པའི་དྲི་ཆུ་ལ་བརྟག་ནས་ནད་གང་ཡིན་ཤེས་པར་བྱ་བའི་ཐབས་རྣམས་ཕྱོགས་གཅིག་ཏུ་བསྡུས་པ།

通过诊察患者尿液诊断各类疾病的章节。

10.0201 **ཆུ་ལ་བརྟག་པའི་དུས་གསུམ།** 诊尿三时

དྲི་ཆུ་ལ་བརྟག་པའི་དུས་གསུམ་སྟེ། ཚན་དེ་དང་། ངད་ཡལ། གྲང་བ་གསུམ་གྱི་དུས།

诊尿的三个时段，即尿液热、温、凉三时段。

10.0202 **དྲི་ཆུ་ཚན་དེ།** 热尿

བཏང་མ་ཐག་པའི་དྲི་ཆུ་ཚ་མོ།

刚刚排出体外的热尿液。

10.0203 **དྲི་ཆུ་ངད་ཡལ།** 温尿

ཚ་དཔལ་ཆུང་ཟད་འབྲི་བའི་དྲི་ཆུ།

温度减低的尿液。

10.0204 དྲི་ཆུ་གྲང་བ། 凉尿

ཚ་བ་ཡོངས་སུ་འབྲི་བའི་དྲི་ཆུ།

温度消尽的尿液。

10.0205 དྲི་ཆུ་བར་པ། 中段尿

དྲི་ཆུ་སྦུབས་གཅིག་སྣུག་མདོང་ལྟ་བུའི་ནང་ཞག་གསུམ་བཞག་ནས་དེའི་ཁར་ཆགས་པའི་ཞག་དང་འོག་གི་སྙིགས་མ་གཉིས་ཕྱིར་དོར་བའི་བར་ཆར་གནས་པ་དེའོ། །

尿液置于竹筒等器皿中三昼夜，去掉上下的浮酯和糟粕剩余的中间部分。

10.0206 ཆུ་ལ་བརྟག་པའི་ཚུལ་དགུ། 诊尿九项

དྲི་ཆུའི་མདོག་དང་། རླངས་པ། དྲི་མ། མེ་ཏོག ཀུ་ཡ། སྤྲིས་མ། ལྡོག་དུས། ལྡོག་ཚུལ། ལོག་རྗེས་བཅས་ཀྱི་བསྡུས་མིང་།

尿液的颜色、蒸气、气味、泡沫、“垢亚”、尿浮酯、转变时间、变式、变后等的合称。

10.0207 དྲི་མ་ངུགས། 味臭

དྲི་མ་ཆེ་བའམ་དྲི་མ་ངན་པའི་དོན།

气味浓或味臭。

10.0208 རྒྱུ་གྲོག་རྩ། 居卓脉

རྒྱུ་མའི་ནང་ལྡེབས་སུ་གྲོག་པའམ་དྲ་བ་ལྟར་འཛིང་པའི་རྩ།

小肠内壁如沟叉状或网状交错的脉。

10.0209 ནད་ཆུ། 病尿

ནད་ཅན་གྱི་དྲི་ཆུ།

病患的尿液。

10.0210 ཆུ་མདོག 尿色

དྲི་ཆུའི་ཁ་དོག

尿液的颜色。

10.0211 འཇག་སོག 茅秸

རྩྭ་འཇག་མ་དང་སོག་མ་གཉིས་ཀྱི་བསྡུས་མིང་།

茅草和秸秆的合称。

10.0212 སྣེ་དྲི་མནམ། 味臊

ར་ཕྱུག་དང་ལུག་ཕྱུག་སོགས་ཀྱི་རྫོང་ཁའི་དྲི་མ་ཐྲོ་བ།

散发出种山羊和种绵羊等的尿道口的气味。

10.0213 ལུ་མའི་ཆུ། 沼泽水

ན་གཞོང་གི་གཏིང་རིང་ནས་སྐྱེས་པའི་ཆུ།

沼泽深处的水。

10.0214 དྲི་ཆུའི་རླངས་པ། 尿汽

དྲི་ཆུའི་ཁམས་དང་ལྷན་ཅིག་ཏུ་གནས་པའི་དྲོད་རླངས།

尿液的热气。

10.0215 དྲི་ཆུའི་མེ་ཏོག 尿泡

དྲི་ཆུ་དཀྲུགས་པའི་ཚེ་བྱུང་བའི་ཆུའི་ལྦུ་བ་ལ་བྱའོ། །

搅动尿液表层产生的泡沫。

10.0216 ཀུ་ཡ། 垢亚

དྲི་ཆུའི་ནང་བྱུང་བའི་སྣོད་མཁྲིས་ཀྱི་སྙིགས་མ་སྙེ་ཆུ་ནང་གི་ཟགས་རྫས་བྲ་མོའོ། །

由胆囊内胆汁糟粕产生的尿液沉淀物。

10.0217 སྤྲིས་མ། 尿浮酯

དྲི་ཆུའི་ནང་བྱུང་བའི་ཚིལ་གྱི་སྙིགས་མ་སྙེ་ཆུ་ཁར་ཆགས་པའི་ཞག་གི་རྣམ་པ་ཅན་གོ། །

由脂肪糟粕产生的浮在尿液上的酯状物。

10.0218 ཆུ་ལྡོག་པ། 尿变

དང་པོ་བཏང་མ་ཐག་པའི་ཚན་དེའི་དུས་ཀྱི་ཆུའི་ཁ་དོག་དང་། གར་སླ། དྲི་མ་བཅས་སྔར་ལས་གཞན་ཞིག་ཏུ་གྱུར་པ་ལ་བྱའོ། །

刚排出尿液的颜色、粘稠度和气味较前发生转变。

10.0219 ལྡོག་དུས། 转变期

དྲི་ཆུའི་ཁ་དོག་སོགས་རྣམ་པ་གཞན་དུ་འགྱུར་བའི་དུས།

尿液颜色等状态发生转变时期。

10.0220 རྒྱ་བཤལ། 紫褐

རྒྱ་སྐྱེགས་བཞུས་པའི་སྣོད་ཆུས་བཤལ་བའི་ཁུ་བ་ལྟར་ཆུ་མདོག་དམར་སྨུག་དྭངས་པ་ཅན།

如同清洗融化紫草茸的器具倒出的液体般紫红清澈者。

10.0221 དྲོད་ཡལ་དུས། 失温期

དྲི་ཆུའི་དྲོད་ཡལ་བའི་དུས།

尿液热气消散时期。

10.0222 ཁྲེར་བའི་ནད། 扩散病

ལུས་ཀྱི་གནས་ཀུན་ཏུ་ཁྱབ་པར་གཏོར་བའི་ནད།

散到全身各处的疾病。

10.0223 ཞོ་ཁྱི། 腐酸奶

ཞོ་རུལ་བར་གྱུར་པ།

变质酸奶。

10.0224 ལྡོག་ཚུལ། 变式

དྲི་ཆུ་གྲང་ནས་ཁ་དོག་སོགས་རྣམ་པ་གཞན་དུ་འགྱུར་བའི་ཚུལ།

尿液变凉后其颜色等状态发生变化的方式。

10.0225 ལོག་རྗེས། 变后

ཁ་དོག་སོགས་བཏང་མ་ཐག་པ་ལས་རྣམ་པ་གཞན་དུ་གྱུར་རྗེས་ཀྱི་དྲི་ཆུ།

排尿后其颜色等状态发生改变的尿液。

10.0226 ལྟར་སྣང་ཚ། 热象

ནད་ཀྱི་ངོ་བོ་གྲང་བ་ལ་ལྟར་སྣང་གི་རྟགས་ཚ་བ་ལྟར་མངོན་པ།

疾病的本质为寒性，但外象呈现为热性症状。

10.0227 ལྟར་སྣང་གྲང་། 寒象

ནད་ཀྱི་ངོ་བོ་ཚ་བ་ལ་ལྟར་སྣང་གི་རྟགས་གྲང་བ་ལྟར་མངོན་པ།

疾病的本质为热性，但外象呈现为寒性症状。

10.0228 ཚ་བ་ཁོང་ཧོར། 热侵脏腑

ཚ་བ་ཁྲག་མཁྲིས་ཀྱི་ནད་ནང་དོན་སྣོད་ལ་ཧོར་བ།

热性血“赤”病侵入脏腑。

10.0229 གྲང་བ་འབྱམས། 寒蔓延

གྲང་བ་ཆེར་རྒྱས་ཏེ་ལུས་ཟུངས་ལ་ཞེན་པར་གྱུར་པ།

寒症增盛扩散于全身。

10.0230 ཡར་ན། 总之

སྤྱི་ཡི་བརྡ་རྙིང་།

总字的古词。

10.0231 འཆི་ཆུ། 死兆尿

ནད་པ་འཆི་བར་ངེས་པའི་ཚ་གྲང་ནད་ཀྱི་ཆུ།

预示患者死亡的寒热症尿液。

10.0232 ཚོགས་པ་ཆད་འདྲ། 似烂菜色

ཚོད་མ་རུལ་བ་དང་འདྲ་བར་ཆུ་མདོག་སྔོ་

ནག་ལ་དྭངས་སྙིགས་བྱེ་བའི་རྣམ་པ་ཅན།
如菜叶腐烂般尿色呈青黑色尿液清浊分离状。

10.0233 ཚུ་རྩ་ཆད་འདྲ། 似穗序大黄色

ཆུ་རྩ་བསྐོལ་བའི་ཁུ་བ་ལྟར་གྱི་ཆུ་མདོག་སེར་རུལ་ཅན།
尿色如煎煮的穗序大黄汁，呈黄腐状。

10.0234 མཚལ་ཆད་འདྲ། 似朱砂色

རྒྱ་མཚལ་བསྐོལ་བའི་ཁུ་བ་ལྟར་གྱི་ཆུ་མདོག་དམར་རུལ་ཅན།
尿色如煎煮的辰砂汁，呈红腐状。

10.0235 འོ་མ་ཤི་འདྲ། 似腐乳色

འོ་མ་ཤི་བའམ་རུལ་བ་ལྟར་གྱི་ཆུ་མདོག་དཀར་རུལ་ཅན།
尿色如腐坏的乳汁，呈白腐状。

10.0236 སྣག་ཚ་ཆད་འདྲ། 似墨汁色

སྣག་ཚ་བཞུས་པའི་ཁུ་བ་ལྟར་གྱི་ཆུ་མདོག་ནག་རུལ་ཅན།
尿色如墨水，呈黑腐状。

10.0237 འདུ་བ་ཁོང་རུལ། 聚合内腐

མཁལ་མར་ནད་གཞི་གང་ཡང་མེད་ཀྱང་ཚ་གྲང་རླུང་གསུམ་གྱི་རྐྱེན་གྱིས་དྲི་ཆུ་ཁོང་ནས་ལོག་པ།
肾脏无任何病变而由热、寒、“隆”引起尿液在体内发生转变。

10.0238 ལིང་ཚེ། 格子

གྲུ་བཞིར་བཅད་པའི་དྲ་མིག
方形的网格。

10.0239 ལིང་ཚེ་དགུ། 九宫格

གདོན་ཆུར་བརྟག་སྐབས་སུ་སྣོད་ཁ་དྲ་མིག་དགུ་རུ་བཅད་པའི་མིང་སྟེ། གཡས་གསུམ་ལྷ་ས་དང་། མི་ས། གདོན་ས། དབུས་གསུམ་ཕ་མེས་ཀྱི་ས། རང་ས། བུ་ཚའི་ས། གཡོན་གསུམ་དུར་ས། ཁང་ས། ཞིང་ས་བཅས་སོ། །
诊察魔病尿液时，将盛尿容器液面分成九宫格，右三格为神域、人域、魔域；中间三格为父母域、自己域、子女域；左三格为墓地域、房地域、田地域。

10.0240 གདོན་ཆུ། 邪尿

ལིང་ཚེ་དགུ་ཡི་བརྟག་ཐབས་ལ་བརྟེན་ནས་གདོན་གང་གིས་གནོད་པ་བརྟག་པའི་ཆུ།
通过九格诊察法辨别受何种魔作害的尿。

10.0241 གཟུགས་བརྙན། 身影

ཆུ་དང་མེ་ལོང་སོགས་ལ་དངོས་པོའི་རང་གཟུགས་འཆར་བའི་འདྲ་བརྙན།
在水和镜子等中呈现的物质本身影像。

10.0242 ཉ་ཆུའི་ལྦུ་བ་ཀ་མིག 鱼目状尿泡

ལྦུ་བ་ཆེ་ཆུང་སྣ་ཚོགས་འབྱུང་བ་དྲི་ཆུའི་ནང་ཕྱེད་ཙམ་ནུབ་ཅིང་ཡལ་དཀའ་བ་ཞིག
尿液泡沫大小不等的，且下沉至尿液一半处不易散尽。

10.0243 བསྟེན་པའི་ལྷ་སྲུང་། 所奉神灵

སྔར་རང་ཉིད་ཀྱིས་གང་བསྟེན་ཅིང་མཆོད་པའི་ལྷ་དང་སྲུང་མ།
自己曾信仰且供奉的神和护法神。

10.0244 བཙན། 赞

ལྷ་སྲིན་སྡེ་བརྒྱད་ཀྱི་ཡ་གྱལ་དམར་པོ་བཙན་གྱི་སྡེ།
天龙八部之首红色“赞”之部。

10.0245 བ་དན། 旗

ཅུ་དར་གྱི་མིང་།

队旗的别名。

10.0246 ལྷ་མོ། 天母

ཡུམ་ཆེན་མོ་ཤེས་རབ་ཀྱི་ཕ་རོལ་ཕྱིན་མ་དང་ཐུགས་རྒྱུད་གཅིག་པའི་མ་གཅིག་དཔལ་ལྡན་ལྷ་མོའི་མཚན་གྱི་རྣམ་གྲངས་ཤིག

天母和吉祥天母的别称。

10.0247 འོད་ཀོར། 光环

འོད་དཀར་པོ་ཟླུམ་པོའི་རྣམ་པ་ཅན།

白色圆形光环。

10.0248 ཏམྦུ་ར། 冬布拉

རྒྱུད་མང་སྟེ། པི་ཝང་གི་མིང་།

弦乐即琵琶。

10.0249 མིག་མང་། 方格

གྲུ་བཞིར་བཅད་པའི་རེའུ་མིག

四方形表格。

10.0250 ལ་ཁན། 区分

དབྱེ་བ་ཕྱེ་བའི་བརྡ་རྙིང་།

分门别类的古词。

10.0251 ཚ་ཆུ། 热病尿

ཚ་བའི་ནད་ཅན་གྱི་དྲི་ཆུ།

热症患者的尿液。

10.0252 གྲང་ཆུ། 寒病尿

གྲང་བའི་ནད་ཅན་གྱི་དྲི་ཆུ།

寒症患者的尿液。

10.0253 གྲེ་པོ། 男魅

སྐྱེས་པ་ཤི་ནས་འདྲེར་གྱུར་པའི་གཤིན་འདྲེ།

男性死后变成的厉鬼。

10.0254 གྲེ་མོ། 女魅

བུད་མེད་ཤི་ནས་འདྲེར་གྱུར་པའི་གཤིན་འདྲེ།

女性死后变成的厉鬼。

10.0255 ལྟོགས་འགོང་། 饿鬼

འགོང་པོའི་མིང་གི་རྣམ་གྲངས།

厉鬼或邪魔的别称。

10.0256 ལྷེབས་བདུད། 缢魔

བདུད་ཀྱི་རིགས་ཤིག

一种邪魔。

10.0257 ཀླུ། 龙

ལྷ་སྲིན་སྡེ་བརྒྱད་ཀྱི་ཡ་གྱལ་སའི་འོག་དང་ཆུ་སོགས་ལ་གནས་པའི་དུད་འགྲོའི་རིགས་ལ་བྱ།

天龙八部之一，生活于地底和水中的畜生类。

10.0258 མགོན་པོ། 怙主

འཇིག་རྟེན་གྱི་ཁྲོ་བོའི་ལྷ་ཞིག

世间的怒相天神。

10.0259 ཕོ་ལྷ། 男神

སྐྱེས་པ་ཕོ་ལ་སྐྱོང་གྲོགས་བྱེད་ཅིང་རིགས་རྒྱུད་བུ་སྤེལ་བར་བྱེད་པའི་ལྷ།

可作为男性的伴友并能繁衍子嗣的神灵。

10.0260 དགྲ་ལྷ། 战神

དགྲ་ཕྱོགས་འཇོམས་ཤིང་རང་ཕྱོགས་སྐྱོབ་པར་བྱེད་པའི་ལྷ།

能歼灭敌人，护佑自己的神灵。

10.0261 ཡུལ་ལྷ། 地方神

རང་ཉིད་སྐྱེ་སའི་ཡུལ་དུ་གནས་པའི་ལྷ།

居于自己出生地的神灵。

10.0262 མོ་ལྷ། 女神

ཟ་མ་མོ་ལ་འགོ་ཞིང་རིགས་རྒྱུད་བུ་མོ་སྤེལ་

བར་བྱེད་པའི་ལྷ།
依附于女性并能繁衍女儿的神灵。

10.0263 རྒྱལ་པོ། 杰布

❶དཀོར་བདག་རྒྱལ་པོའི་སྡེ་ཡི་ཁོངས་སུ་གཏོགས་པའི་ལྷ་སྲིན་སྡེ་བརྒྱད་ཀྱི་ཡ་གྱལ་ཞིག ❷ཡུལ་ཁམས་སྐྱོང་བའི་བདག་པོ།
❶属于财宝天王部的天龙八部之一。❷统治地方的君王。

10.0264 ཡམ་ཤུད། 延须

བཙན་གྱི་སྡེ་དཔོན་ཞིག་གི་མིང་།
“赞”的一首领名称。

10.0265 ཀླུ་གཏད། 诅龙

རྒྱ་མཚོ་དང་ཆུ་བོ་སོགས་ཀླུ་གཉན་པོ་གནས་པའི་ས་ཕྱོགས་སུ་མནན་གཏད་བྱས་པ་ལ་བྱ།
诅咒厌胜居于海洋或河流等区域的恶龙。

10.0266 གལ་ཏེ། 褡裢

ཏ་གྲི་ལྟ་བུའི་ཕད་བུ་མགོ་སྦྲེལ་གྱི་སྣོད།
褡裢样的联头毛口袋。

10.0267 བྱད་ལམ། 尿纹占

ཆུ་ལ་ཤར་བའི་རྟེན་འབྲེལ་གྱི་གཟུགས་བྱད་རི་མོ་ལས་འབྱུང་འགྱུར་གྱི་བྱ་བའི་ལེགས་ཉེས་སྟོན་པ།
占卜尿液中有缘出现的形象预测未来吉凶。

10.0268 སིགས་མ། 渣滓

སྙིགས་མ།
残渣。

10.0269 ལྷ་རྟོག་འཐེམས། 深查细究

ཐོས་པའི་ཤེས་རབ་ཀྱིས་ལྟ་ཞིང་། བསམ་པའི་ཤེས་རབ་ཀྱིས་རྟོག་དཔྱོད་གནད་དུ་འཐེམས་པ།
通过观察和思考的智慧进行辨析。

10.0270 ཀོ་རྒྱ། 洼水

དབྱར་དུས་ན་གསེང་ནང་དུ་འཁྱིལ་བའི་ཀོ་མོའི་ཆུ།
夏天草地低洼处的积水。

10.0271 ལུ་མ། 庐玛

རྒྱུན་པར་ཆུ་འཁྱིལ་ལ་ཉེ་འཁོར་དུ་རྩྭ་ལྷམ་མང་བའི་ན་གསེང་།
长期积水且周围生有杂草的沼泽。

10.06 ཚ་གྲང་གལ་མདོ། 寒热要点

10.0272 འཁྲུལ་སོ། 误点

ནོར་འཁྲུལ་འབྱུང་སའི་གཞི།
混淆产生之点。

10.0273 ཚ་གྲང་གལ་མདོ། 寒热要点

ཚ་གྲང་ནད་ཀྱི་འཁྲུལ་བ་འབྱུང་བའི་གཞི་དོ་གལ་ཆེ་བའི་གནད་འགག་རྣམས་གཅིག་ཏུ་བསྡུས་པ།
寒热疾病相混淆的关键点。

10.0274 གལ་འགག་རྣམ་བཞི། 四项要点

ཚ་གྲང་ནད་ཀྱི་ནོར་ཉེན་ཆེ་སའི་གནད་འགག་སྟེ། ཕྱིའི་རྟགས་དང་ནང་གི་ངོ་བོ་གཉིས་ཀ་ཚ་བ་དང་། ཕྱིའི་རྟགས་དང་ནང་གི་ངོ་བོ་གཉིས་ཀ་གྲང་བ། ཕྱི་རྟགས་ཚ་ཡང་ནང་གི་ངོ་བོ་གྲང་བ། ནང་གི་ངོ་བོ་ཚ་ཡང་

ཕྱི་རྟགས་གྲང་བ་བཅས་སོ། །

寒热病疾容易混淆的关键点，外部症状和内部本质均为热性、外部症状和内部本质均为寒性、外部症状为热性而内部本质为寒性、内部性质为热性而外部症状味寒性。

10.0275 རྡོད་སྦྱོར། 温剂

ནུས་པ་རྣོ་ཚའི་སྨན་རིགས་གཙོ་བོར་བྱས་པའི་སྦྱོར་བ།

以锐热性药物为主的制剂。

10.0276 བསིལ་སྦྱོར། 凉剂

ནུས་པ་བསིལ་རྟུལ་གྱི་སྨན་རིགས་གཙོ་བོར་བྱས་པའི་སྦྱོར་བ།

以凉钝性药物为主的制剂。

10.0277 སྨན་ནད་འཐབ་པ། 药病相争

སྨན་གྱི་ཡོན་ཏན་དང་ནད་ཀྱི་མཚན་ཉིད་གཉིས་འཐབ་པ།

药物的功效与疾病的性相互相争斗。

10.0278 རྒྱུན་བུའི་ནད། 隐发病

ན་བ་མ་ཚོར་བར་བགས་ཀྱིས་སྐྱེས་པའི་ནད།

无不适感而逐渐显现的疾病。

10.0279 ལྟར་སྣང་། 假象

ཡིན་མིན་གོ་ལྡོག་ལྟར་སྣང་བ།

似是而非。

10.0280 ནད་གཞིའི་མིང་གི་ལྟར་སྣང་འཁྲུལ་སོ། 病名误点

ནད་ཀྱི་མིང་ཙམ་ལ་བརྟེན་ནས་ནད་ཀྱི་ངོ་བོ་འཁྲུལ་བའི་སོ་འཕྲང་།

只根据病名而误诊疾病本性。

10.0281 རྟགས་ཀྱི་ལྟར་སྣང་འཁྲུལ་སོ། 症状误点

ནད་ཀྱི་རྟགས་ཙམ་ལ་བརྟེན་ནས་ནད་ཀྱི་ངོ་བོ་འཁྲུལ་བའི་སོ་འཕྲང་།

只根据症状而误诊疾病本性。

10.0282 བཅོས་ཀྱི་ལྟར་སྣང་འཁྲུལ་སོ། 治疗误点

སྨན་བཅོས་ཙམ་ལ་བརྟེན་ནས་ནད་ཀྱི་ངོ་བོ་འཁྲུལ་བའི་སོ་འཕྲང་།

只根据治疗而误诊疾病本性。

10.0283 གོམས་པའི་ལྟར་སྣང་འཁྲུལ་སོ། 习性误点

གོམས་པ་ཙམ་ལ་བརྟེན་ནས་ནད་ཀྱི་ངོ་བོ་འཁྲུལ་བའི་སོ་འཕྲང་།

只根据习性而误诊疾病本性。

10.0284 བཅོས་སྐྱིད་ལྟར་སྣང་འཁྲུལ་སོ། 疗效误点

བཅོས་སྐྱིད་ཙམ་ལ་བརྟེན་ནས་ནད་ཀྱི་ངོ་བོ་འཁྲུལ་བའི་སོ་འཕྲང་།

只根据疗效而误诊疾病本性。

10.0285 ཆུ་མདོག་ལྟར་སྣང་འཁྲུལ་སོ། 尿色误点

ཆུ་མདོག་ཙམ་ལ་བརྟེན་ནས་ནད་ཀྱི་ངོ་བོ་འཁྲུལ་བའི་སོ་འཕྲང་།

只根据尿色而误诊疾病本质。

10.0286 ལྟར་སྣང་ལྔ་ཕྲུགས། 五项误点

ནད་གཞིའི་མིང་དང་། ནད་ཀྱི་རྟགས། བཅོས་ཐབས། གོམས་པ། བཅོས་སྐྱིད་བཅས་ཕན་ཚུན་གཅིག་གི་འཁྲུལ་སོ་གཅིག་གིས་བསལ་ནས་ནད་ངོས་བཟུང་བའི་བརྟག་ཐབས་ཤིག

清除病名、症状、治疗、习性、疗效等各自相互误点的诊断方法。

11 གསོ་བྱེད་ཐབས་ཀྱི་གནས། 治疗论

11.01 གསོ་ཚུལ་སྤྱི། 治疗总则

11.0001 གསོ་རྩལ། 治则

ནད་རིགས་བྱེ་བྲག་པ་སོ་སོར་གང་ལ་དེ་འཚམ་གྱི་གཉེན་པོ་གཏོང་བའི་ཐབས་ཚུལ།

对具体疾病对症施治的治疗原则。

11.0002 སྤྱིའི་གསོ་རྩལ། 总治则

ནད་རྣམས་ཇི་ལྟར་གསོ་བ་དང་གང་གིས་གསོ་བའི་ཐབས་ལམ་སྤྱི།

如何治疗、治疗手段、治愈程度等原则。

11.0003 བྱེ་བྲག་གི་གསོ་རྩལ། 具体治则

ནད་རིགས་བྱེ་བྲག་པ་སོ་སོའི་གསོ་བའི་ཐབས་ཚུལ།

不同疾病的治疗原则。

11.0004 ཁྱད་པར་གྱི་གསོ་རྩལ། 特殊治则

ནད་རང་རང་ལ་འཚམ་པའི་སློས་ཀྱི་གསོ་ཐབས་ཁྱད་པར་ཅན།

适宜不同疾病的特殊治疗原则。

11.0005 ལྡང་དུས། 发作期

རང་གནས་སུ་བསགས་པའི་ནད་དག་རྐྱེན་དང་འཕྲད་ནས་ལྡང་བ་ལ་མངོན་པར་ཕྱོགས་པའི་དུས།

蓄积于本位的疾病在外因作用下趋于发作的时期。

11.0006 གསོག་དུས། 蓄积期

རང་གནས་སུ་སྟོབས་རིམ་པར་འཕེལ་ཞིང་གསོག་པའི་དུས།

疾病在本位逐渐蓄积的时期。

11.0007 འཕྲལ་རྐྱེན། 突发外因

ནད་མྱུར་དུ་འབྱུང་བར་བྱེད་པའི་རྐྱེན་ཕྱི་རུར་བ།

导致疾病突发的外部原因。

11.0008 རྒྱུན་སྐམ། 便燥

བཤང་གཅི་གཉིས་སྐམ་པ།

大小便干燥。

11.0009 སོས་པའི་ཚད། 愈度

ནད་དྲག་སྐྱིད་བྱུང་བའི་ཚད།

疾病治愈的程度。

11.0010 སྨན་གྱི་བཏང་ཚུལ་བཅུ། 施药十法

སྨན་གཏོང་བའི་ཚུལ་བཅུ་སྟེ། ཟས་མ་ཟོས་དང་། ཟས་ཀྱི་སྔོན། ཟས་ཀྱི་དབུས། ཟས་ཀྱི་མཐའ། ཟས་ཁམ་དང་། ཟས་མཚམས། དུས་ངེས་མེད་ཅི་གྱུར། ཟས་བཅས། ཟས་མནན། མཚན་མོ་གཏོང་བ་བཅས་ཀྱི་བསྡུས་མིང་།

即未食、饭前、饭中、饭后、食药交替、消食期、少量多次、药食同进、夹食服、夜服等的合称。

11.0011 ཟས་མ་ཟོས། 未食

ཁ་ཟས་མ་ཟོས་པའི་གོང་།

未进食前。

11.0012 **ཟས་སྔོན།** 饭前

ཟས་ཟ་ལ་ཉེ་བའི་སྔོན།

临近进食前。

11.0013 **ཟས་དབུས།** 饭中

ཟས་ཕྱེད་ཟོས་ཕྱེད་མ་ཟོས་པའི་དཀྱིལ།

进食过半时。

11.0014 **ཟས་མཐའ།** 饭后

ཁ་ཟས་ཟོས་མ་ཐག་པའི་རྗེས།

进食后随即。

11.0015 **ཟས་ཁམ།** 食药交替

ཟས་ཁམ་རེ་དང་སྨན་ཐུན་ཆུང་ངུ་རེ་སྤེལ་བ།

一口食物和一小付药交替服用。

11.0016 **ཟས་མཚམས།** 消食期

ཟས་ཞུ་བའི་མཚམས།

食物正消化时。

11.0017 **དུས་མེད་ཅི་གྲུར།** 少量多次

དུས་ངེས་མེད་ཀྱི་མཚམས་སུ་སྨན་ཐུན་ཉུང་ངུ་ཡང་ཡང་བསྟེན་པ།

不定期少量多次服用药物。

11.0018 **ཟས་བཅས།** 药食同进

ཟས་དང་སྨན་གཉིས་བསྲེས་ནས་བསྟེན་པ།

食物和药物混合服用。

11.0019 **ཟས་མནན།** 夹食服

ཟས་ཀྱི་སྔ་གཞུག་གཉིས་ཀར་སྨན་གཏོང་བ།

进食前后服药。

11.0020 **མཚན་མོར་བཏང་བ།** 夜服

མཚན་མོ་ཉལ་ཁར་གཏོང་བ།

晚上临睡前服药。

11.0021 **གསོ་ཚུལ་དགུ།** 九项治则

ནད་དང་གཉེན་པོ་སྦྱོད་པའི་ཐབས་ལམ་དགུ་སྟེ། བྱི་ལ་འཇབ་པ་དང་། སྤོ་ལ་དར་འཕྱར། རྟ་རྒོད་དཀྲུས་འཛུད། སྐྱར་མོ་ཉ་ལེན། མི་ཤ་འཕྲང་འཕྲད། སྐས་གདང་མས་འཛེག དཔའ་བོས་དགྲ་འདུལ། དམེ་ཤོར་འཁྲུགས་ཟླུམས། མཛོ་ཁལ་ལུག་ཁལ་བཅས་ཀྱི་བསྡུས་མིང་།

即猫逮老鼠、山顶竖旗、烈马驱道、白鹭捉鱼、狭路逢敌、登梯攀高、勇士歼敌、冤仇调解、牛驮羊驮等对治疾病的九种方法。

11.0022 **བྱི་ལ་འཇབ་པའི་གསོ་ཚུལ།** 猫逮老鼠法

མ་རྟོགས་པ་དང་གདེང་མེད་དོགས་བཅས་ཀྱི་ནད་ལ་བྱི་ལས་བྱི་བ་དལ་གྱིས་འཇབ་ནས་འཛིན་པ་ལྟར་ཐོག་མར་སྨན་གྱི་སད་མདའ་བཏང་སྟེ་ནད་ངོ་གང་ཡིན་བརྟག་ནས་གསོ་བཅོས་བྱ་ཚུལ་ཞིག

对不确定或没有把握即存在疑惑的疾病，如猫伺机捕获老鼠一样先用药物进行试探，确诊后再进行治疗的一种方法。

11.0023 **སྤོ་ལ་དར་འཕྱར་གྱི་གསོ་ཚུལ།**

山顶竖旗法

ངོས་འཛིན་གདེང་ལྡན་གྱི་ནད་གཞིར་རི་བོའི་རྩེ་ལ་དར་འཕྱར་བ་ལྟར་ནད་མིང་འདི་དང་གཉེན་པོ་འདི་ཞེས་ཀུན་ལ་གསལ་པོར་བསྒྲགས་ནས་གསོ་བཅོས་བྱ་ཚུལ་ཞིག

对已确诊的疾病，如山顶上举旗般明确告知病情和治疗方法。

11.0024 **རྟ་རྒོད་དཀྲུས་འཛུད་ཀྱི་གསོ་ཚུལ།**

烈马驱道法

གཉེན་པོ་ནད་ཐོག་ཏུ་མི་འབབ་པར་རྟ་རྒོད་

པོ་དཀྲུས་སུ་འཇུད་པ་ལྟར་ནད་ལམ་དུ་གཟུད་པའི་གསོ་བཅོས་བྱ་ཚུལ་ཞིག
对难以见效的疾病，如将烈马驱入跑道般先促使病灶充分暴露，然后对症治疗的方法。

11.0025 སྐྱར་མོ་ཉ་ལེན་གྱི་གསོ་ཚུལ། 白鹭捉鱼法

སྔར་བཅོས་ནད་ལ་དམན་ལྷག་ལོག་སྐྱོན་མངོན་པར་སྐྱར་མོས་ཉ་གར་ཡོད་སྔར་ནས་དཔྱད་དེ་འཛིན་པ་ལྟར་ནད་ཚུལ་ཞིབ་པར་བརྟག་ལ་གང་ལ་དེ་འཚམ་གྱི་གཉེན་པོ་བསྟེན་ནས་གསོ་བཅོས་བྱ་ཚུལ་ཞིག
对治疗过程中出现的不及、超量、相反等现象时，如同白鹭捕鱼般对症治疗的方法。

11.0026 མི་ཁ་འཕྲང་འཕྲད་ཀྱི་གསོ་ཚུལ།

狭路逢敌法

སྡོབས་ཆེན་ནད་གཞིར་དགྲ་བོ་འཕྲང་ལ་འཕྲད་པ་བཞིན་ཕྱི་བཤོལ་མེད་པར་སྨན་དཔྱད་ཟས་སྤྱོད་བཞི་མྱུར་པོར་བསྟེན་ནས་གསོ་བཅོས་བྱ་ཚུལ་ཞིག
对危重疾病如狭路逢敌、奋勇搏击般通过药物、外治、饮食和起居及时治疗的方法。

11.0027 སྐས་གདང་མས་འཛེག་གི་གསོ་ཚུལ།

登梯攀高法

སྟོབས་ཆུང་གི་ནད་ལ་སྐས་ཐེམ་འཛེགས་པ་ལྟར་སྤྱོད་ཟས་སྨན་དཔྱད་ཀྱི་གཉེན་པོ་མས་འཛེག་གི་ཚུལ་དུ་བསྟེན་ནས་གསོ་བཅོས་བྱ་ཚུལ་ཞིག
对轻微疾病如攀登梯子般，通过起居、饮食、药物和外治四方面依次治疗的方法。

11.0028 དཔའ་བོས་དགྲ་འདུལ་གྱི་གསོ་ཚུལ།

勇士歼敌法

རང་རྒྱུད་རྐྱང་པའི་ནད་ལ་དཔའ་བོས་དགྲ་བོ་འདུལ་བ་བཞིན་ནད་གང་ཡིན་དེ་ཉིད་གཞིལ་ཞིང་གཞན་ལ་མི་གནོད་པའི་སྦྱོར་བ་བསྟེན་པའི་གསོ་བཅོས་བྱ་ཚུལ་ཞིག
对自系单一疾病如同勇士歼灭敌人般对症治疗的方法。

11.0029 དམེ་ཁོར་འབྲུགས་སྙོམས་ཀྱི་གསོ་ཚུལ།

冤仇调解法

ལྡན་འདུས་ནད་ལ་གཙོ་བོས་དམེ་ཁོར་གྱི་འབྲུགས་པ་སྙོམས་པ་བཞིན་ཕྱོགས་གང་ལའང་མི་གནོད་པར་འདུ་བ་ཆ་སྙོམས་ཀྱི་སྒོ་ནས་གསོ་བཅོས་བྱ་ཚུལ་ཞིག
对二合性和聚合性疾病，如调解冤仇般采取均衡三邪的治疗方法。

11.0030 མཛོ་ཁལ་លུག་ཁལ་གྱི་གསོ་ཚུལ།

牛驮羊驮法

ནད་སྟོབས་ཆེ་ཆུང་ལ་གཞིགས་ཏེ་མཛོ་ཁལ་མཛོ་དང་ལུག་ཁལ་ལུག་ལ་འགེལ་བ་ལྟར་གང་ལ་གང་འཚམ་གྱི་གཉེན་པོ་བསྟེན་པའི་གསོ་བཅོས་བྱ་ཚུལ་ཞིག
根据病势大小，如牛驮大、羊驮小般视势施治的方法。

11.02 ཁྱད་པར་གྱི་གསོ་ཚུལ། 特殊疗法

11.0031 སད་མདའ། 试探

ནད་གཞི་གང་ཡིན་གསལ་བར་མ་རྟོགས་པར་ཐེ་ཚོམ་པའི་སྐབས་ཉམས་སད་ཀྱི་གཉེན་པོའི་སྨན་སྤྱད་དེ་ཕན་གནོད་གང་འབྱུང་ལ་བལྟས་ནས་བརྟག་པའི་ཐབས་ཞིག

无法确诊疾病存有疑惑时，给予试探性的药物观察其利弊的一种治疗方法。

11.0032 རྒྱ་སེལ་འཁྲིག་ཐང་། 探肠汤

ཕོ་བ་སླ་སྙི་བརྟག་བྱེད་ཀྱི་ཐང་།

试探肠胃易泻难泻功能的汤药。

11.0033 སྡུད་སྨན། 收敛药

ལུས་ལ་ཁྱེར་བའི་ནད་རྣམས་ཕྱོགས་གཅིག་ཏུ་སྡུད་པར་བྱེད་ནུས་པའི་གཉེན་པོའི་སྨན།

能将扩散于身体各处的疾病收敛于一处的对治药。

11.0034 ཆུ་ལྷུག 水击

གངས་ཆུ་ལྟ་བུ་ཤིན་ཏུ་བསིལ་བའི་ཆུ་རིགས་ཀྱིས་ཚ་བའི་ནད་དམིགས་སྟེང་བརྡེག་པ།

热性病用雪水般特凉的水冷激。

11.0035 ཆུ་བཞི། 四水

ག་བུར་སྨན་གྱི་ཆུ། རྩེ་ཆུང་དཔྱད་ཀྱི་ཆུ། ཁ་ཟས་ཡིན་ལ་གཏད་པ་ཟས་ཀྱི་ཆུ། བསིལ་སར་སྡོད་པ་སྤྱོད་ལམ་གྱི་ཆུ་བཅས་ཀྱི་བསྡུས་མིང་།

冰片为药物水、颈外静脉放血为外治水、食量少或偏食为食物水、居住凉处为起居水等的合称。

11.0036 མེ་བཞི། 四火

དྲོད་དགུ་སྦྱར་བ་སྨན་གྱི་མེ། མེ་བཙའ་དཔྱད་ཀྱི་མེ། དྲོད་བཅུད་ཟས་ཀྱི་མེ། གནས་གོས་དྲོ་བ་སྤྱོད་ལམ་གྱི་མེ་བཅས་ཀྱི་བསྡུས་མིང་།

多种热性药物制剂为药物火、火灸为外治火、性温营养品为食物火、衣住温暖为起居火。

11.0037 ཚ་བ་སྟོབས་ཅན། 甚热症

རྒྱས་ཚད་སོགས་ཚ་བའི་སྟོབས་ཤིན་ཏུ་ཆེ་བའི་ནད།

盛热等热势特盛的疾病。

11.0038 གྲང་བ་སྟོབས་ཅན། 甚寒症

གྲང་བའི་སྟོབས་ཤིན་ཏུ་ཆེ་བའི་ནད།

寒势特盛的疾病。

11.0039 ལྷག་སྦྲོད། 连服法

སྨན་སྣ་གཉིས་སྔ་གཞུག་བསྟུད་མར་གཏོང་བ།

两种不同药物前后连续服用。

11.0040 འདུ་བ་གསུམ། 三聚合

རླུང་དང་མཁྲིས་པ། བད་ཀན་གསུམ་པོ་གཅིག་ལ་གཅིག་བརྟེན་ནས་ལུས་ཀྱི་ཆ་ཤས་ཀུན་ཏུ་འདུས་ནས་སྐྱེ་འགྲོའི་ཚེ་སྲོག་གནས་པའི་བྱ་བ་བྱེད་པས་ན་འདུ་བ་གསུམ་ཞེས་བྱ།

“隆”、“赤巴”、“培根”相互依存汇聚于全身各处，维持生命活动故称三聚合。

11.0041 ཁ་འཛིན། 卡增

གནས་དང་ནད་ཀྱི་ཉེན་བསྲུང་བའི་ཕྱིར་གཙོ་བོའི་སྨན་ལ་སྨན་གཞན་ཁ་སྣོན་འདེབས་པ།

根据发病部位和疾病危重情况，在主药的基础上配制辅药。

11.0042 ཁ་ཚར། 卡嚓尔

ཡོངས་གྲགས་ཀྱི་སྦྱོར་སྡེའི་སྙིང་མན་ངག་གི་སྨན་ཁ་སྣོན་འདེབས་པ།

普通方剂加配秘传药物。

11.0043 ཁ་བསྒྱུར། 卡居尔

གནས་དང་ནད་གཞིའི་སྙིང་དུ་ཁ་ལོ་བསྒྱུར་ཅིང་འཁྲིད་པ།

将药物引入发病部位或病灶。

11.0044 ཟན་པ་སྦྱིན། 酬药

ལས་སྐྱབ་པ་ལ་གླ་སྦྱིན་པ་ལྟར་དོན་ལ་རླུང་ནད་ཀྱི་རིགས་ལ་དྲོད་བཅུད་ཀྱི་ཟས་སྨན་བསྟེན་ཏེ་ཐོར་བུའི་རླུང་ཁ་མནོན་པའོ། །

付报酬样，对“隆”邪类疾病给予热性药物和具有营养的饮食来抑制零星“隆”产生。

11.0045 དམེ་ཤ 枚夏

གཉེན་ཉེ་གྲོགས་པོ་སོགས་གསོད་མཁན་གྱི་ཤ

杀害亲朋好友者之肉。

11.03 གསོ་ཐབས་གཉིས། 两种疗法

11.0046 གསོ་ཐབས། 疗法

ནད་གང་ཞིག་ཇི་ལྟར་གསོ་བའི་ཐབས།

治疗疾病的方法。

11.0047 གསོ་ཡུལ། 治疗对象

གསོ་བར་བྱ་བའི་ཡུལ།

实施治疗的对象。

11.0048 བཏྲ་བྱ། 滋养

ལུས་ཀྱི་ཟུངས་སྟོབས་རྒྱས་པར་བྱ་བ།

增强体力

11.0049 སྐྱུང་བྱ། 禁食

ཟས་སྐོམ་ལ་མི་སྤྱོད་པར་ལྟོགས་པར་གནས་པ།

禁饮食而处于空腹状态。

11.04 གསོ་ཐབས་དངོས། 具体疗法

11.0050 རུས་བཅུད་གསུམ། 三骨精汤

ལུག་གི་སྟི་ལོང་དང་། སོག་ཡུ། གཞུག་ཚང་གསུམ་བསྐོལ་བའི་བཅུད།

绵羊的跟骨、胛骨柄、尾骨熬制的营养汤。

11.0051 ཟུང་འཇུག་རླུང་། 双入隆

ནད་ཚ་གྲང་གཉིས་ལ་འཇུག་པར་ནུས་པའི་རླུང་།

侵入寒热两种疾病的“隆”。

11.0052 ནད་ཟོ། 病情

ནད་ཀྱི་ལྡི་ཡང་དང་ནད་སྟོབས་ཀྱི་ཤུགས་ཆེ་

ཆུང་།

疾病的轻重程度及病势的大小。

11.0053 དྲུག་ཡར། 六分

ཉིན་གུང་མཚན་གུང་གཉིས་དང་། ས་སྲོད་ཐོ་རེངས་གཉིས། ཉི་མ་འཆར་ནུབ་གཉིས་བཅས་ཀྱི་མིང་།

中午和午夜、黄昏和黎明、日出和日落分别计数为六分。

11.0054 གཉེན་པོ། 对治

ལོག་ཕྱོགས་འཇོམས་པར་བྱེད་པའི་སྟོབས།

摧邪之力。

11.0055 ཆང་རན་ཕྱིན། 陈酒

ཆང་ཞིམ་པོ་དུས་ཡུན་རིང་ལོན་ཡང་རོ་མ་ཡལ་བ།

口感未变的醇香青稞酒。

11.0056 ཞི་བྱེད། 平息

ནད་གང་ཡང་རང་གནས་སུ་ཞི་བར་བྱེད་པའི་ཐབས།

疾病各自在初发位置被消除。

11.0057 ལོ་མར། 陈酥油

ལོ་ལོན་པའི་མར་རྙིང་།

放置一年之久的酥油。

11.0058 ཆག་ཚེ། 青稞粥

ནས་གསར་པ་བརྡུངས་ཏེ་བསྐོལ་བའི་ཐུག་པ།

新鲜青稞捣碎后熬煮的粥。

11.0059 སྐྱབས། 白蒲公英汤

ཁུར་སྐྱའི་ཚོད་མ།

白花蒲公英烹制的汤。

11.0060 ཁུར་ཚོད། 蒲公英汤

ཁུར་མོང་བཙོས་པའི་ཚོད་མ།

蒲公英烹制的菜。

11.0061 ཆབ་ཚ། 淡粥

ཚྭ་སྦྱོར་མེད་པའི་ཐུག་པ་སླ་མོ།

未加食盐的稀粥。

11.0062 བསྐོལ་གྲངས། 凉开水

ཡང་ཡང་བསྐོལ་ནས་གྲང་བའི་ཆུ་བསྐོལ།

放凉的开水。

11.0063 ཟན་དྲོན། 热糌粑

ཆུའི་ནང་རྩམ་པ་དང་མར་བཏབ་ནས་བཙོས་པའི་སྤགས།

“糌粑”和酥油烹煮揉合的“糌粑”团。

11.0064 གར་ཆང་། 醇酒

ཤིན་ཏུ་གར་ལ་ཆུ་སོགས་མ་འདྲེས་པའི་ཆང་།

未掺杂水的浓稠青稞酒。

11.0065 རྩོལ་བཅག 运动

རྔུལ་ཐོན་ཙམ་དུ་བཅག་པ།

身体微出汗为度的活动。

11.0066 སྦྱོང་བྱེད། 泄法

ནད་རྒྱུ་རྩད་ནས་འབྱིན་པར་བྱེད་པའི་ཐབས།

清除病根因素的方法。

11.0067 བཅུད་བཞི། 四精

ཟུངས་ཀྱི་བཅུད་ཤ་དང་། རྩི་ཡི་བཅུད་མར། ཤིང་གི་བཅུད་བུ་རམ། འབྲུ་ཡི་བཅུད་ཆང་བཅས་ཀྱི་བསྡུས་མིང་།

身体之精为肉、草本之精为油、木本之精为藏糖、百谷之精为酒之合称。

11.0068 མགོ་ཁྲོལ། 羊头汤

ལུག་ཐོང་ཚེར་སོགས་ཀྱི་མགོ་བོ་ལ་དབང་པོ་

ཀུན་ཚང་ཞིང་མ་རུལ་བ་ལོ་གསུམ་ལོན་པ་དེ་ཉིད་ཆུ་ལ་བཙོས་པའི་ཁུ་བ།

尚未腐烂的三岁绵羊羔头熬煮的汤。

11.0069 དྲག་བཤལ། 峻泄

ནུས་པ་རྣོ་ལ་རྩུབ་པའི་གཉེན་པོ་བསྟེན་ནས་ནད་ཐུར་དུ་བཤལ་བར་བྱེད་པའི་ཐབས།

服用锐糙方药促使病邪下泄的一种治疗方法。

11.0070 འཇམ་བཤལ། 缓泄

ནུས་པ་འཇམ་པོའི་སྦྱོར་བས་ནད་ཐུར་དུ་བཤལ་བར་བྱེད་པའི་ཐབས།

服用功效绵柔的方剂促使病邪下泄的一种治疗方法。

11.0071 དྲག་སྐྱུགས། 峻吐

ནུས་པ་རྣོ་ལ་རྩུབ་པའི་གཉེན་པོ་བསྟེན་ནས་ནད་གྱེན་དུ་འདྲེན་ཞིང་སྐྱུགས་པར་བྱེད་པའི་ཐབས།

服用锐糙功效的方药促使病邪吐出的一种治疗方法。

11.0072 འཇམ་སྐྱུགས། 缓吐

སྨན་ནུས་འཇམ་པོའི་སྦྱོར་བས་ནད་གྱེན་དུ་འདྲེན་ཞིང་སྐྱུགས་པར་བྱེད་པའི་ཐབས།

服用缓柔功效的方剂促使病邪吐出的一种治疗方法。

11.0073 ཧོར་གྱི་མེ་བཙའ། 霍灸

གོ་སྙོད་དང་ཛཱ་ཏི་སོགས་ཐུམ་བུར་བྱས་ལ་མར་ཁུར་བཙོས་ཏེ་རླུང་གསང་དུ་བདུག་པ།

将葛缕子和肉豆蔻研末用纱布包裹置于酥油中熬煎，取出热熨“隆”穴的一种灸法。

11.0074 རྔུལ་དབྱུང་། 发汗

ལུས་ཀྱི་རྔུལ་ཆུ་བ་སྤུའི་ལམ་ནས་ཕྱིར་དབྱུང་བའི་ཐབས།

从毛孔排出汗液的一种疗法。

11.0075 ཆུ་ཡི་འབྱུལ་འཁོར། 水疗法

ཆུ་བསིལ་མགོ་ལུས་དང་གཟེར་སྟེང་དུ་བྲན་པའམ་ཆུའི་རབ་འོག་ཏུ་ལུས་བཟེད་པ་སོགས་ཀྱིས་ཚ་བའི་ནད་སེལ་བར་བྱེད་པའི་ཐབས།

用冷水喷击头身和痛处或在瀑布下水冲身体来消除热性疾病的一种方法。

11.0076 ཙུར་ཎིས། 居尼

ལེགས་སྦྱར་སྐད་དེ་བོད་སྐད་དུ་བསྒྱུར་ན་ཕྱེ་མའི་དོན།

梵语，藏语为粉药之意。

11.0077 ཧེས་སམ། 者散

ཞང་ཞུང་སྐད་དེ་བོད་སྐད་དུ་བསྒྱུར་ན་སྨན་གྱི་ཕྱེ་མའི་དོན།

象雄语，藏语为粉药。

11.0078 རུས་ཁུ། 骨汤

རུས་པ་སྣ་ཚོགས་བསྐྱུས་པའི་ཁུ་བ།

骨头熬煮的营养汤。

11.0079 ཁྱིམ་གསར་དུབ། 新房劳

བག་མ་བླངས་འཕྲལ་འཁྲིག་པ་མང་དུ་སྤྱད་པས་དུབ་པ་སྟེ་ངལ་བར་གྱུར་པ།

新婚房事过度致使身体 乏力。

11.0080 ཡ་ག 恶语

བརྗོད་པ་ངན་པའམ་སྐྱོན་ཚིག

不雅之语。

11.0081 ཤེ་བོ། 西布

❶ འབྲུགས་རྩོད་ནང་ཕམ་ཁ་འཁེལ་བའི་

ཕྱོགས། ❷ཤི་ཟིན་པའི་མི།

❶斗殴中的战败方即败方。❷死人。

11.0082 དུས་ཚིགས་བོར། 言明

ནད་པ་འཚི་སོས་ཀྱི་དུས་ཚོད་གསལ་པོར་སྨྲས་པ།

明确告知患者治愈或死亡时间。

11.0083 གཞུག་དོ། 尾骨

གཞུག་ཆུང་དུས་པའི་མིང་གི་རྣམ་གྲངས།

尾椎骨的别称。

12 གསོ་བྱེད་སྨན་པའི་གནས། 医者论

12.0001 གསོ་བ་པོ། 诊治者

ནད་གསོ་བའི་བྱ་བ་བྱེད་མཁན་སྨན་པ།

治疗疾病者即医生。

12.0002 སྨན་པའི་རྒྱུ་དྲུག 医德六要素

སྨན་པའི་རྒྱུད་ལ་ལྡན་དགོས་པའི་རྒྱུ་བློ་ལྡན་དང་། བསམ་པ་དཀར་བ། དམ་ཚིག་ལྡན་པ། རྣམ་པ་བཟོ་བ། བྱ་བར་བརྩོན་པ། མི་ཆོས་ལ་མཁས་པ་བཅས་ཀྱི་བསྡུས་མིང་།

医生应具备的要素，即智慧、善心、守誓、智巧、勤奋、善于人道等的合称。

12.0003 བློ་ལྡན། 智慧

ཤེས་བྱའི་ཆོས་གང་དག་རབ་ཏུ་རྣམ་པར་འབྱེད་པའི་བློ་གྲོས་སམ་ཤེས་རབ་ཁྱད་པར་ཅན་ལྡན་པ།

具有分辨一切事物的聪明或特殊智慧。

12.0004 བསམ་པ་དཀར་བ། 善心

སྡིག་པ་མི་དགེ་བ་ནག་པོའི་ཕྱོགས་ཀྱི་སེམས་ཀྱི་ཉེས་སྐྱོན་དང་བྲལ་བའི་གཞན་ལ་ཕན་པ་བསྒྲུབ་འདོད་ཀྱི་བསམ་པ་དཀར་པོ་དགེ་བའི་འདུ་ཤེས།

摒弃不善方面的心中恶念，想为为他人谋利的善心。

12.0005 བྱང་ཆུབ་ཀྱི་སེམས། 菩提心

ནང་པ་སངས་རྒྱས་ཆོས་ལུགས་ཀྱི་ཐེག་པ་ཆེན་པོའི་ལམ་གྱི་སྲོག་ཤིང་ལྟར་གྱུར་པའི་བདག་བས་གཞན་གཅེས་པར་འཛིན་པའི་བསམ་པ།

佛法大乘道之核心思想，即利他与爱惜他人的善心意识。

12.0006 སེམས་བསྐྱེད། 发心

དམིགས་པ་གཞན་དོན་ལ་དམིགས་ཤིང་རྣམ་པར་རྫོགས་པའི་བྱང་ཆུབ་འཐོབ་པར་འདོད་པའི་བློ།

以利他为目的，想获得圆满之佛果。

12.0007 སྡུག་བསྔལ། 痛苦

སྡུག་པ་སེམས་ལ་སྐྱོ་བ་སྐྱེས་པའི་དོན་དང་། བསྔལ་བ་ལུས་ངལ་བར་གྱུར་པའི་དོན།

心生悲伤而身受劳累之意。

12.0008 སྙིང་རྗེ། 悲心

སེམས་ཅན་ཐམས་ཅད་སྡུག་བསྔལ་ལས་གྲོལ་བར་འདོད་པའི་བསམ་པ་དགེ་བའི་ལས་ཅན།

愿让众生脱离苦海之悲心。

12.0009 བྱམས་པ། 慈心

སེམས་ཅན་ཐམས་ཅད་བདེ་བ་དང་ལྡན་པར་འདོད་པའི་བསམ་པ་དགེ་བའི་ལས་ཅན།

愿众生安乐之慈心。

12.0010 དགའ་བ། 喜乐

སེམས་ཅན་ཐམས་ཅད་བདེ་བ་དང་ལྡན་ན་དགའ་བ་ལ་ཡང་སླར་པའི་སེམས་བྱུང་དགེ་བ་ཅན།

为众生得安乐而喜乐的善念心所。

12.0011 བཏང་སྙོམས། 舍心

སེམས་ཅན་ཐམས་ཅད་ལ་བཟང་ངན་བྱམས་སྡང་ཞེ་ཐག་པ་ནས་སྙོམས་པའི་སེམས་བྱུང་དགེ་བ་ཅན།

对待众生的善恶悲恨衷心均等处之的善念心所。

12.0012 དད་པ། 信仰

ཡང་དག་པའི་གནས་ལ་འཇུག་པར་འདོད་པའི་སེམས་བྱུང་དགེ་བའི་འདུན་པ།

对正净处所心生喜乐的善念心所。

12.0013 དཔྱོད་པ། 伺察

གང་ལ་འཇུག་པར་བྱ་བའི་ཡུལ་ལ་ཡང་ཡང་བརྟག་ཅིང་དཔྱད་པ།

对所做的工作反复观察分析。

12.0014 དམ་ཚིག་ལྡན་པ། 守誓

ཇི་ལྟར་དམ་བཅས་པ་ལས་མི་འདའ་བར་གཡར་དམ་གཉན་པོར་ཁས་བླངས་པའི་ཐ་ཚིག

不背弃誓约保证立下的承诺。

12.0015 རྣམ་པ་བཟོ་བ། 智巧

ལུས་ངག་ཡིད་གསུམ་གྱི་བྱ་བའི་ལས་ལ་འཇུག་པའི་རྩལ་ཁྱད་པར་བ།

施行身语意三业的特殊技能。

12.0016 བྱ་བ་ལ་བརྩོན། 勤奋

བགྱི་བར་འོས་པའི་བྱ་བ་དུས་ལས་མི་ཡོལ་བར་སྒྲུབ་པར་བརྩོན་པ།

对应做事物不拖延，及时辛勤作业。

12.0017 བློ་ཆེ་བ། 渊博

ཤེས་བྱ་རིག་པའི་གནས་སྤྱི་དང་བྱེ་བྲག་ཏུ་འཕགས་བོད་ཅི་ན་སོགས་ཀྱི་གསོ་བ་རིག་པའི་གཞུང་དང་ལག་ལེན་ཐམས་ཅད་ཀྱི་དོན་ཁོང་དུ་ཆུད་པའི་ཤེས་རྒྱ་ཆེན་པོ་དང་བཅས་པའོ། །

掌握各大明学，精通藏医药学理论和实践，了解印度医学、中医学等广泛知识。

12.0018 བློ་བརྟན་པ། 志坚

སྔར་བསླབ་ཅིང་སྦྱངས་ཟིན་པའི་ཚིག་དོན་གྱི་ཆ་རྣམས་བརྗེད་ངས་ཀྱི་དབང་དུ་མ་ཤོར་བར་རྡོ་ལ་རི་མོ་བརྐོས་པ་ལྟར་རྒྱུན་གང་གིས་ཀྱང་བསྐྱོད་མི་ནུས་པའི་རིག་པ་བརྟན་པོ་དང་བཅས་པའོ། །

为了不遗忘所学知识，要具有不断勤学，锲而不舍的坚定心智。

12.0019 བློ་གཟིག་པ། 思敏

བྱ་བ་གང་དང་གང་བྱས་པའི་སྔོན་དུ་བྱ་བ་དེར་འཇུག་ཏུང་མིན་བརྟག་ཅིང་དཔྱད་དེ་འདི་ལ་འདི་འོང་ཞེས་ཕྲ་ཞིབ་འབྱེད་ནུས་པའི་བློ་ཡི་འཇུག་པ་རྣོ་མྱུར་དང་བཅས་པའོ། །

做事之前，要研究是否可行，对出现的情况要仔细分辨，对此所具有的敏捷智力。

12.0020 བློ་བཞག་དྲུག 六意念

རང་གི་སློབ་དཔོན་ལ་སངས་རྒྱས་དངོས་ཀྱི་བློ་བཞག་དང་། དེའི་གསུང་ལ་དྲང་སྲོང་གསུང་གི་བློ་བཞག གསོ་དཔྱད་གཞུང་ལ་རྒྱལ་བའི་བཀའ་ཡི་བློ་བཞག མཆེད་གྲོགས་ལ་སྤུན་གྱི་བློ་བཞག ནད་པ་ལ་བུ་ཚའི་བློ་བཞག རྣག་ཁྲག་ལ་མི་འཛེམ་པར་རང་ཉིད་

བྲི་ཕག་གི་བློ་བཞག་བཅས་སོ། །
视上师为佛，视上师教诲为仙人教诲，视医理为佛法，视同窗好友为兄弟，视患者为子女，不顾及患者脓血视自己为猪狗的六种意念。

12.0021 རིག་འཛིན། 持明

རིག་སྔགས་འཛིན་པའི་བདག་ཉིད་ཅན་གྱི་སྐྱེས་བུའི་མཚན།
修持密宗明咒的贤圣名。

12.0022 སློབ་དཔོན། 上师

དགག་སྒྲུབ་སྤང་བླང་གི་གནད་སྟོན་པའི་དགེ་བའི་བཤེས་གཉེན།
指导取舍正道的良师。

12.0023 བཻ་ཌཱུརྱ་འོད་ཀྱི་རྒྱལ་པོ། 琉璃光佛

སངས་རྒྱས་སྨན་བླའི་སྐུ་མདོག་སྔོན་པོ་དང་སྦྱར་ནས་གསོལ་བའི་མཚན་གྱི་རྣམ་གྲངས་ཤིག
以药师佛蓝色法体色所命名之佛的别称。

12.0024 འཚོ་མཛད་སྨན་པའི་རྒྱལ་པོ། 济世药王

སངས་རྒྱས་སྨན་གྱི་བླ་མའི་མཚན་གྱི་རྣམ་གྲངས་ཤིག
药师佛的别称。

12.0025 ལྷུང་བཟེད། 钵盂

རབ་བྱུང་བས་བསོད་སྙོམས་ཀྱི་ཟས་སློང་བྱེད་ཀྱི་སྣོད།
僧人化斋的器具。

12.0026 མཚན་དང་དཔེ་བྱད། 相好

སངས་རྒྱས་ཀྱི་བསོད་ནམས་ཀྱི་མཐུ་ལས་གྲུབ་པའི་མཚན་བཟང་པོ་སུམ་ཅུ་རྩ་གཉིས་དང་དཔེ་བྱད་བཟང་པོ་བརྒྱད་ཅུའི་བསྡུས་ཚིག
佛的福力所成就的三十二相和八十种随好。

12.0027 དུལ་བ། 温顺

སྒོ་གསུམ་གྱི་རྒྱུད་ཞི་བ་སྟེ་མི་རྒོད་པ།
身语意温和即不粗野。

12.0028 བགེགས་རིགས་སྟོང་ཕྲག་བརྒྱད་བཅུ། 八万魔障

འདོད་ཆགས་ལས་བྱུང་བའི་མོ་གདོན་གྱི་རིགས་སུམ་བརྒྱ་དྲུག་ཅུ་དང་། ཞེ་སྡང་ལས་བྱུང་བའི་ཕོ་གདོན་གྱི་རིགས་སུམ་བརྒྱ་དྲུག་ཅུ། གཏི་མུག་ལས་བྱུང་བའི་མ་ནིང་གི་གདོན་རིགས་སུམ་བརྒྱ་དྲུག་ཅུ་བཅས་ལུས་ངག་ཡིད་གསུམ་ལ་གནོད་ཅིང་འཚེ་བར་བྱེད་པའི་བགེགས་རིགས་སྟོང་ཕྲག་གཅིག་དང་བརྒྱད་ཅུའི་བསྡུས་མིང་།
由贪念生成的三百六十种女魔、由嗔怒生成的三百六十种男魔、由痴愚生成的三百六十种中性中性魔等损害身语意的一千零八十种魔障的合称。

12.0029 ཡེ་འདྲོག་སུམ་བརྒྱ་དྲུག་ཅུ། 三百六十阴卓

ལུས་ཀྱི་རྩ་ཕྲན་སུམ་བརྒྱ་དྲུག་ཅུར་གནས་པའི་ལྷ་འདྲེ་གཞི་མཐུན་སུམ་བརྒྱ་དྲུག་ཅུའི་བསྡུས་མིང་།
与身体三百六十条细脉共生的三百六十种神鬼的合称。

12.0030 དངོས་གྲུབ། 成就

མན་ངག་བསྒྲུབས་ནས་གྲུབ་པའི་འདོད་དོན་ཐོབ་པ།

诀窍修习所得的如意妙果。

12.0031 གདོན། 魔

ལེགས་སྦྱར་སྐད་ཀྱི་གྲིཧྞ་ཞེས་པའི་སྒྲ་ལས་དྲངས་པའི་ལེན་པའམ་འཛིན་པའི་དོན་ལ་འཇུག

从梵语“格日哈呐”音所衍生的取或抓之意。

12.0032 ལེ་ལོ། 懒惰

གཉིད་ཉལ་བ་སོགས་ལ་མངོན་པར་ཞེན་ནས་དགེ་ཕྱོགས་ལ་འཇུག་པར་མི་སྤྲོ་བ།

沉湎于睡觉等不愿意从事善事的懈怠。

12.0033 གོམས་པ། 习性

གང་དུ་འཇུག་བྱའི་བྱ་བར་ཡང་ནས་ཡང་དུ་འཇུག་པས་བྱ་བ་དེར་འདྲིས་ཤིང་དེའི་དོན་བདེ་བླག་ཏུ་རྟོགས་པར་གྱུར་པ།

反复从事某项作业，从而娴熟此事，顺利掌握此事。

12.0034 ཐེ་ཚོམ། 犹豫

འཇུག་བྱའི་ཡུལ་ལ་མཐའ་གཉིས་སུ་དོགས་པའི་སེམས་བྱུང་།

对所做事物产生怀疑心理，迟疑不决。

12.0035 འདུ་བ་སྙོམས། 均衡聚合

འཕེལ་ཟད་འཁྲུགས་གསུམ་དུ་གྱུར་པའི་ལུས་ཀྱི་འདུ་བ་རླུང་དང་། མཁྲིས་པ། བད་ཀན་གསུམ་པོ་ཐ་མལ་དུ་གནས་པར་བྱས་པ།

使发生盛、衰、紊乱的体内“隆”、“赤巴”和“培根”处于均衡状态。

12.0036 མི་ཆོས་མཁས། 善于人道

སྔོན་གྱི་རྒྱལ་བློན་བྱང་ཆུབ་སེམས་དཔའ་རྣམས་ཀྱིས་གཏན་ལ་ཕབ་པའི་འཇིག་རྟེན་མི་ཡི་ཆོས་ལུགས་སྟོན་པར་བྱེད་པའི་གཞུང་དང་མཐུན་པའི་དོན་ལག་ལེན་བྱེད་པ་ལ་མཁས་པ།

善于实践先前帝王菩萨制定的符合典籍的俗人处世之道。

12.0037 བཻཁ་ཛེ་ར་ཛྲ་ཡ། 贝卡则冉杂亚

ལེགས་སྦྱར་སྐད་དེ་བོད་སྐད་དུ་བསྒྱུར་ན་སྨན་པའི་རྒྱལ་པོ་ལ་ཞེས་པའི་དོན།

梵语，译成藏语为医者之王。

12.0038 ཆོག་ཤེས། 知足

དྲིན་དུ་གཟོ་བའི་ཡོན་དང་ཞབས་ཏོག་སོགས་ལ་མགུ་སླ་བའི་སེམས།

对酬谢和礼物容易满足。

12.0039 ཕོངས་པ། 贫穷

ནོར་ལོངས་སྤྱོད་ཀྱིས་དབུལ་བ།

财富贫乏。

12.0040 ཚོགས་པ་དྲུག་ལྡན། 六德俱全

སྨན་པའི་རྒྱུ་དྲུག་ཚོགས་པའི་གང་ཟག

具备医德六要素的医者。

12.0041 སྨན། 药/益

❶ཕན་པའི་བརྡ་རྙིང་། ❷ནད་གསོ་བར་བྱེད་པའི་རྫས།

❶益的古词。❷治疗疾病的药物。

12.0042 ཉེས་པ། 邪

ལུས་སེམས་ལ་གནོད་ཅིང་སུན་འབྱིན་པར་བྱེད་པའི་རླུང་དང་། མཁྲིས་པ། བད་ཀན་གསུམ་གྱི་སྤྱི་མིང་།

发生病理变化后，危害和毁坏身心的“隆”、“赤巴”和“培根”三者的总称。

12.0043 སྨན་པ། 医生

སྨན་ཞེས་པ་ཕན་པའི་དོན་ལ་འཇུག་པའི་བརྡ་རྙིང་དང་། དེ་ལ་བདག་སྒྲ་སྦྱར་བས་སྨན་པ་སྟེ། གསོ་དཔྱད་ཀྱི་བྱ་བ་བྱེད་མཁན་ལ་གནང་བའི་མཚན་སྙན་ཞིག

藏语“曼”为益的古词，加主格词即为医生，从事医学行业者的统称。

12.0044 ལྷ་རྗེ། 圣医

ལྷའམ་རྒྱལ་པོའི་རྗེ་བོ་སྟེ། བོད་ཀྱི་བཙན་པོའི་རྒྱལ་རབས་སོ་བརྒྱད་པ་ཆོས་རྒྱལ་ཁྲི་སྲོང་ལྡེ་བཙན་གྱིས་སྨན་པ་རྣམས་ལ་ཆེ་བསྟོད་མཛད་པའི་མཚན་སྙན་ཞིག

王者敬重之意，第三十八代吐蕃王赤松德赞授予医生的赞誉称号。

12.0045 སྨན་ཕ། 医父

འགྲོ་བ་ནད་པ་རྣམས་ལ་ཕས་བུ་ལ་བརྩེ་བ་ལྟར་ནད་པ་བྱམས་སྙིང་རྗེས་སྐྱོང་བའམ་ཕས་བུའི་འཇིགས་པ་ལས་སྐྱོབ་པ་ལྟར་ནད་ཀྱི་འཇིགས་པ་དང་ཟུག་རྔུའི་སྡུག་བསྔལ་ལས་སྐྱོབ་པར་བྱེད་པས་ན་སྨན་ཕ་ཞེས་བྱའོ། །

犹如父亲慈爱儿子或救子于危难般，将众生患者从疾病的恐惧和疼痛中解救出来则称为医父。

12.0046 གནང་རིགས་ཀྱི་སྨན་པ། 世袭御医

ཆོས་རྒྱལ་མེས་དབོན་རྣམ་གསུམ་སོགས་བོད་བཙན་པོའི་རྒྱལ་རབས་རྣམས་ཀྱི་བཀའ་ཡི་གནང་བ་ཐོབ་ནས་རིགས་རྒྱུད་བར་མ་ཆད་པ་བླའི་སྨན་པར་དབང་བསྐུར་བའི་བོད་སྨན་མཁས་པ་མི་དགུ་ལྟ་བུ་ལ་བྱའོ། །

祖孙三法王等历代吐蕃王授予的世袭御医，如吐蕃九大医者。

12.0047 རྗེས་སྦྱངས་ཀྱི་སྨན་པ། 师承精医

རྗེ་བཙུན་གཡུ་ཐོག་པ་སོགས་སྔོན་གྱི་སྨན་པ་མཁས་པ་རྣམས་ཀྱི་རྗེས་སུ་ཞུགས་ནས་གསོ་དཔྱད་ཀྱི་གཞུང་ལུགས་དང་། མཐོང་བ་བརྒྱུད་པའི་ཕྱག་ལེན་ཚུལ་བཞིན་དུ་མཐར་ཕྱིན་པར་སྦྱངས་པའི་སྨན་པ།

师从至尊宇妥等藏医先贤，细学精通藏医理论和耳濡目染的实践技能的医者。

12.0048 ལས་གོམས་ཀྱི་སྨན་པ། 技承医师

གཞུང་ལུགས་ལ་སྦྱངས་པའི་ཡོན་ཏན་རྒྱ་ཆེན་པོ་མི་ལྡན་ནའང་སློབ་དཔོན་དང་ཡུན་རིང་འགྲོགས་ནས་མཐོང་བ་བརྒྱུད་པའི་ཕྱག་ལེན་ལ་འདྲིས་ཤིང་གོམས་པར་གྱུར་པའི་སྨན་པ།

虽不具备丰富的理论知识，但通过长期跟师对耳濡目染的实践操作很熟练的医者

12.0049 གདུང་བཙུན། 祖承

གདུང་རྒྱུད་བཟང་པོ།

优良血统。

12.0050 དམ་ལ་གནས། 守信

སྨན་པས་སྲུང་བྱའི་དམ་ཚིག་བློ་བཞག་དྲུག་དང་། བཟུང་བྱ་གཉིས། ཤེས་བྱ་གསུམ་བཅས་ལས་མ་ཉམས་པར་ཚུལ་བཞིན་དུ་གནས་པ།

医生要坚守六意念、二持、三识等誓言。

12.0051 གོམས་ཐོབ། 习得

ལག་ལེན་ལ་གོམས་པས་ངེས་པ་རྙེད་ཅིང་གདེང་ཐོབ་པ།

熟悉实践，获得确定和信赖。

12.0052 ཆོས། 法

ལེགས་སྦྱར་སྐད་ཀྱི་དྷརྨ་ཞེས་པའི་སྒྲ་ལས་དྲངས་པ་སྟེ་འཛིན་པའི་དོན།

从梵语“达摩”音引申的持拿之意。

12.0053 སྨན་པ་མཆོག 良医

གསོ་དཔྱད་ཀྱི་གཞུང་ལུགས་ཤེས་ཤིང་ལག་ལེན་ལ་གོམས་པའི་སྨན་པ་མཁས་པ།

精通医学理论和熟练临床实践的医生。

12.0054 དམུས་ལོང་། 生盲

བྱིས་པ་མངལ་དུ་གནས་པའི་སྐབས་ནས་མིག་ལོང་བར་གྱུར་པ།

胎儿时便成眼盲者。

12.0055 ཐུ་པ། 探子

གསང་བའི་སྒོ་ནས་ཕ་རོལ་པོའི་གནས་ཚུལ་རང་ཕྱོགས་སུ་སྐྱེལ་མཁན།

秘密从事情报搜集和传递工作者。

12.0056 དཔའ་བོ། 英雄

བློ་སྟོབས་ཆེ་བ་དང་བརྟུལ་ཕོད་ཅན།

英勇威猛者。

12.0057 ནང་ཡན། 内奸

ནང་གི་གསང་གཏམ་དགྲ་ཕྱོགས་ལ་སྐྱེལ་མཁན།

向敌方透露内部机密者。

12.0058 སྨན་པ་ངན་པ། 庸医

གསོ་དཔྱད་ཀྱི་གཞུང་དང་ལག་ལེན་ཚུལ་བཞིན་དུ་མི་ཤེས་པའི་སྨན་པ་ཐ་མ།

不懂医学理论和实践的劣医。

12.0059 གཟུ་བ། 中正人

ཕྱོགས་ལྷུང་མེད་པར་དྲང་པོར་བྱེད་མཁན།

不偏袒的秉公者。

12.0060 ལས་དབང་། 命运

སྐྱེ་བ་སྔོན་མར་བྱས་པའི་བྱ་བ་བཟང་ངན་གང་ཡིན་ཀྱང་། དེ་དང་འདྲ་བའི་འབྲས་བུ་ཞིག་ཚེ་འདིར་འཁོར་རྒྱུ་ཡོད་པ་ལ་བྱའོ། །

前世所积善恶之事，今生获得相应结果。

12.0061 འཇིག་རྟེན། 世间

གཡོ་བ་དང་མི་གཡོ་བའི་དངོས་པོ་སྟེ་ལེགས་སྦྱར་སྐད་ཀྱི་ལོ་ཀ་ཞེས་པའི་སྒྲ་འཇིག་པའི་ཆོས་དང་ལྡན་པ་ལ་འཇུག་པས་འཇིག་རྟེན་ཞེས་བྱའོ། །

动或不动的物质，梵语作“路迦”之音，具有灭之法则谓之世间。

12.0062 ལྟ་སྒོམ་སྤྱོད་གསུམ། 观修行

ནང་པའི་ཆོས་ལུགས་ཀྱི་ལྟ་བ་དང་། ཏིང་འཛིན་སྒོམ་ཚུལ། ཀུན་སྤྱོད་བཅས་ཀྱི་བསྡུས་མིང་།

佛教之观点、修持、行仪三者的合称。

12.0063 ལྟ་བ། 观点

གཞལ་བྱའི་ཡུལ་གང་ལ་ཤེས་རབ་ཀྱིས་སྒྲོ་འདོགས་བཅད་ནས་མཐའ་གཅིག་ཏུ་ངེས་པར་འཛིན་པའི་བློ།

对事物智慧地辨别真假并能确定的信念。

12.0064 དབུ་མ། 沃麻

❶ ཡོད་མེད་གཉིས་ཀྱི་མཐའ་རུ་མ་ལྷུང་བའི་དབུས་མ་སྟེ་དྲང་པོ། ❷ དཀྱིལ་ལམ་དབུས། ❸རླུང་གི་ཁམས་གཙོ་བོར་རྒྱུ་བའི་རྩ།

❶不偏向有或无之边缘，立于中央即为正直。❷中间或中央。❸“隆”主要通行之脉。

12.0065 ལོག་པའི་གོལ་ས་བཞི། 四歧途

བྱམས་པ་ལོག་པ། སྙིང་རྗེ་ལོག་པ། དགའ་བ་ལོག་པ་དང་། བཏང་སྙོམས་ལོག་པ་བཅས་ཀྱི་བསྡུས་མིང་།

背离慈心、背离悲心、背离喜乐、背离舍心之合称。

12.0066 ཚད་མེད་བཞི། 四无量

བྱམས་པ་ཚད་མེད་དང་། སྙིང་རྗེ་ཚད་མེད། དགའ་བ་ཚད་མེད། བཏང་སྙོམས་ཚད་མེད་བཅས་ཀྱི་བསྡུས་མིང་།

慈无量、悲无量、喜无量、舍无量之合称。

12.0067 ཕར་ཕྱིན་དྲུག 六度

སྦྱིན་པ་དང་། ཚུལ་ཁྲིམས། བཟོད་པ། བརྩོན་འགྲུས། བསམ་གཏན། ཤེས་རབ་བཅས་ཀྱི་བསྡུས་མིང་།

布施、持戒、忍辱、精进、禅定、智慧的合称。

12.0068 སྦྱིན་པ། 布施

ཕ་རོལ་གྱི་དབུལ་བ་སེལ་བའི་དོན་དུ་རང་གི་རྒྱུ་ནོར་སེར་སྣ་མེད་པར་གཏོང་བ།

为了他人脱离贫穷，将自己的财物毫不吝啬地布施。

12.0069 ཚུལ་ཁྲིམས། 持戒

དགེ་བའི་མི་མཐུན་ཕྱོགས་ཀྱི་འཆལ་བ་སྤོང་ཞིང་ཡང་དག་པའི་ཁྲིམས་ལ་གནས་པ།

弃不相同之犯戒，保留正确的律法。

12.0070 བཟོད་པ། 忍辱

གཞན་གྱི་གནོད་པ་ལ་མི་ཁྲོ་བར་བསྲན་ཐུབ་པའི་དགེ་བའི་སེམས།

不对他人伤害动怒的忍容之心。

12.0071 བརྩོན་འགྲུས། 精进

དགེ་བའི་ལས་ལ་མངོན་པར་སྤྲོ་བའི་སེམས།

悦于善业之心。

12.0072 གནས་སྐབས་འབྲས་བུ། 暂时之果

ཚེ་འདིར་འཐོབ་པར་འོས་པའི་འབྲས་བུ།

今生应得之业果。

12.0073 བག་དང་ལྡན་པ། 检点

བག་ཡོད་པར་བྱ་དགོས་པའི་དོན་ཏེ། མ་ཆགས་པ་དང་། ཞེ་སྡང་མེད་པ་དང་། གཏི་མུག་མེད་པ་བརྩོན་འགྲུས་དང་བཅས་པ་ལ་གནས་ནས་གང་དགེ་བའི་ཆོས་རྣམས་སྒོམ་པ་དང་། ཟག་པ་དང་བཅས་པའི་ཆོས་རྣམས་ལས་སེམས་སྲུང་བའོ། །

不放逸之意，即不贪、不嗔、不痴保持勤勉，修持善法，心守有漏之诸法。

12.0074 མཐར་ཐུག་འབྲས་བུ། 究竟之果

གཏན་བདེ་བླ་མེད་ཀྱི་གོ་འཕང་ཐོབ་པའི་འབྲས་བུ།

获得永安无上之果。

12.0075 གཡོ། 谲诈

རྙེད་བཀུར་ལ་ཆགས་པའི་དབང་གིས་རང་གི་ཉེས་པ་གཞན་ལ་མི་མངོན་པར་སྦ་འདོད་ཀྱི་མི་དགེ་བའི་སེམས་བྱུང་ཞིག

为贪求利养恭敬而想掩盖己过的一种不善心所。

12.0076 སྒྱུ། 诳

རྙེད་བཀུར་ལ་ལྷག་པར་ཆགས་པའི་དབང་གིས་རང་ལ་ཡོན་ཏན་མེད་ཀྱང་ཡོད་པ་ལྟར་སྟོན་པ་དང་། རང་གི་སེམས་མ་དུལ་ཡང་གཞན་བསླུ་བའི་བསམ་པས་ཞི་དུལ་ལྟར་སྟོན་པའི་མི་དགེ་བའི་སེམས་བྱུང་ཞིག

为了更加贪求利养恭敬而将无本领的自己显示为有本领，性情虽不温和但为了欺骗他人而显得温婉的一种不善心所。

12.0077 རླུང་རྟ། 时运

ལམ་འགྲོའམ་སྐལ་བའི་མིང་།

走运或运气。

12.0078 བསོད་ནམས། 福泽

ལེགས་བྱས་ཀྱི་འབྲས་བུ།

行善的果报。

12.0079 མཁྱུད་དཔྱད་པ། 曲杰巴

སྨན་པའི་མིང་གཞན།

医生的别称。

12.0080 ཙོ་རུ། 粗鲁

ཚུལ་དང་མི་མཐུན་པའི་སྤྱོད་པ།

不合规矩的行为。

12.0081 འཚོ་བྱེད། 措且

སྨན་པའི་མིང་གཞན།

医生的别称。

13 སྦྱོར་བ་སྨན་གྱི་གནས། 药物论

13.01 སྨན་གྱི་རོ་དང་ཞུ་རྗེས། 药味和消化后

13.0001 རོ། 味

འབྱུང་བའི་མཚན་ཉིད་དང་ལྷན་ཅིག་པའི་རྫས་ལྕེའི་དབང་ཤེས་དང་ཡིད་ཤེས་ཀྱིས་བྱེ་བྲག་ལེགས་པར་ཕྱེས་ཏེ་ངོ་བོ་ལྕེ་ལ་གསལ་བས་རོ་ཞེས་བརྗོད་པའོ། །

与五原特性共存的物质，用舌识和心识能够具体分辨其为何物，即舌头能清晰地辨识出的味道。

13.0002 རོ་དྲུག 六味

མངར་བ་དང་། སྐྱུར་བ། ལན་ཚྭ་བ། ཁ་བ། ཚ་བ། བསྐ་བ་བཅས་ཀྱི་བསྡུས་མིང་།

甘、酸、咸、苦、辛、涩等六味的合称。

13.0003 མངར་བ། 甘

འབྱུང་བ་ས་ཆུ་ཤས་ཆེ་བ་ལས་བསྐྱེད་ཅིང་ཁར་མྱངས་པའི་ཚེ་ཆགས་ཤིང་ཞིམ་པས་སྲེད་པ་སྐྱེ་བའི་རོ།

由土、水原偏盛产生的尝之甜蜜，使人贪爱之味。

13.0004 སྐྱུར་བ། 酸

འབྱུང་བ་མེ་ས་ཤས་ཆེ་བ་ལས་བསྐྱེད་ཅིང་ཁར་མྱངས་པའི་ཚེ་སོ་བརྩེ་ཞིང་བཞིན་སྡུད་ལ་ཁ་ཆུ་འཛག་པའི་རོ།

由火、土原偏盛产生的尝之噤牙，使人面皱流口水之味。

13.0005 ལན་ཚྭ་བ། 咸

འབྱུང་བ་ཆུ་མེ་ཤས་ཆེ་བ་ལས་བསྐྱེད་ཅིང་ཁར་མྱངས་པའི་ཚེ་ཚ་ཞིང་མཆིལ་མ་འདུ་བའི་རོ།

由水、火原偏盛产生的尝之发咸，使人唾液增多之味。

13.0006 ཁ་བ། 苦

འབྱུང་བ་ཆུ་རླུང་ཤས་ཆེ་བ་ལས་བསྐྱེད་ཅིང་ཁར་མྱངས་པའི་ཚེ་ཁ་ཡི་དྲི་སྤྱོང་ཞིང་ཡི་ག་ལྡོག་པའི་རོ།

由水、风原偏盛产生的尝之发苦，使人厌食之味。

13.0007 ཚ་བ། 辛

❶རོ་ཡི་སྐབས་སུ་ཚ་བ་ནི་འབྱུང་བ་མེ་རླུང་ཤས་ཆེ་བ་ལས་བསྐྱེད་ཅིང་ཁར་མྱངས་པའི་ཚེ་བསྲེག་ལ་མིག་ཆུ་འཛག་པའི་རོ། །❷སྨན་གྱི་ནུས་པ་དང་ཡོན་ཏན་གྱི་སྐབས་སུ་ཚ་བ་ནི་རོ་ཚ་སྐྱུར་ལན་ཚ་སོགས་ལས་བྱུང་ཞིང་རང་བཞིན་དྲོད་དང་ལྡན་པས་མཚན་ཉིད་བསིལ་བ་དང་ལྡན་པའི་བད་ཀན་གྱི་ནད་སེལ་བ་ཅན་ནོ། །❸ནད་ཀྱི་མཚན་ཉིད་ཀྱི་སྐབས་སུ་ཚ་བ་ནི་གྲང་བ་ལས་ལྡོག་སྟེ་ངོ་བོ་དྲོད་ཆེ་བའོ། །

❶表述味时为辛，由火、风原偏盛产生的尝之口中有灼烧感且使人流泪之

味。❷表述药物功能和性效时为由辛、酸、咸等味产生的热性，此具有治疗寒性“培根”病之功效。❸表述疾病特性时为热，与寒性相反的热之性能。

13.0008 བསྐ་བ། 涩

འབྱུང་བ་ས་རླུང་ཤས་ཆེ་བ་ལས་བསྐྱེད་ཅིང་ཁར་མྱོང་བའི་ཚེ་ལྕེ་རྐན་དུ་ཆགས་ཤིང་རྩུབ་སྣམ་བྱེད་པའི་རོ།

土、风原偏盛产生的尝之舌及颚产生粗糙感之味。

13.0009 ས་སྨན། 土性药

❶འབྱུང་བ་ས་ཁམས་ཤས་ཆེ་བ་ལས་བསྐྱེད་ཅིང་ལྕི་བརྟན་སོགས་ཀྱི་རང་བཞིན་དང་ལྡན་པས་རླུང་སེལ་བའི་ལས་བྱེད་པའི་སྨན། ❷ངོ་བོ་སྙི་ལ་འབོལ་བ་ས་ཡི་རིགས་ཀྱི་སྨན་རྫས།

❶由土原偏盛产生的重、稳等性质，具有治疗“隆”病功效的药物。❷质绵软的土类药。

13.0010 ཆུ་སྨན། 水性药

འབྱུང་བ་ཆུ་ཁམས་ཤས་ཆེ་བ་ལས་བསྐྱེད་ཅིང་སླ་བསིལ་སོགས་ཀྱི་རང་བཞིན་དང་ལྡན་པས་མཁྲིས་ནད་སེལ་བའི་ལས་བྱེད་པའི་སྨན།

水原偏盛产生的稀、凉等性质，具有治疗“赤巴”病功效的药物。

13.0011 མེ་སྨན། 火性药

འབྱུང་བ་མེ་ཁམས་ཤས་ཆེ་བ་ལས་བསྐྱེད་ཅིང་ཚ་རྣོ་སོགས་ཀྱི་རང་བཞིན་དང་ལྡན་པས་བད་ཀན་སེལ་བའི་ལས་བྱེད་པའི་སྨན།

火原偏盛产生的热、锐等性质，具有治疗“培根”病功效的药物。

13.0012 རླུང་སྨན། 风性药

འབྱུང་བ་རླུང་ཁམས་ཤས་ཆེ་བ་ལས་བསྐྱེད་ཅིང་ཡང་གཡོ་སོགས་ཀྱི་རང་བཞིན་དང་ལྡན་པས་བད་མཁྲིས་སེལ་བའི་ལས་བྱེད་པའི་སྨན།

风原偏盛产生的具有轻、动等性质，具有治疗“培赤”病功效的药物。

13.0013 གྱེན་འདྲེན་སྨན། 引吐药

འབྱུང་བ་མེ་རླུང་ཤས་ཆེ་བ་ལས་བསྐྱེད་ཅིང་ནད་རྣམས་གྱེན་དུ་སྐྱུགས་པར་བྱེད་པའི་སྨན།

火、风原偏盛产生的具有向上引吐疾病功效的药物。

13.0014 ཐུར་འགྲོའི་སྨན། 泻下药

འབྱུང་བ་ས་ཆུ་ཤས་ཆེ་བ་ལས་བསྐྱེད་ཅིང་ནད་རྣམས་ཐུར་དུ་བཤལ་བར་བྱེད་པའི་སྨན།

水、土原偏盛产生的具有向下排泄疾病功效的药物。

13.0015 བཤྲུ་སྨན། 洗药

ཁོག་པ་བཀྲུ་བ་ལྟར་ཐུར་དུ་བཤལ་བར་བྱེད་པའི་སྨན།

如同清洗腹腔般引起下泻的药物。

13.0016 ཞུ་རྗེས། 消化后

རྫས་གང་ཞིག་མེ་དྲོད་རྣམ་གསུམ་གྱིས་མྱག་བཞུ་དྭངས་སྙིགས་ཕྱེས་པ་ལས་ཁྱད་པར་དུ་སྨིན་ཅིང་གཞན་དུ་གྱུར་པའི་གནས་སྐབས་

དེ་ལ་བྱའོ། །

指饮食经三胃火腐糜、消化、分解，尤其生化为营养等其它物质的时期。

13.0017 ཞུ་རྗེས་གསུམ། 三化味

ཞུ་རྗེས་ཀྱི་རོ་མངར་བ་དང་། སྐྱུར་བ། ཁ་བ་གསུམ་གྱི་བསྡུས་མིང་།

消化后甘、酸、苦三味之合称。

13.0018 ནུས་པ་བརྒྱད། 八性

སྨན་གྱི་ནུས་པ་ལྕི་བ་དང་། སྣུམ་པ། བསིལ་བ། རྟུལ་བ། ཡང་བ། རྩུབ་པ། ཚ་བ། རྣོ་བ་བཅས་ཀྱི་བསྡུས་མིང་།

药性之重、腻、凉、钝、轻、糙、热、锐等的合称。

13.0019 ལྕི་བ། 重

❶སྨན་གྱི་ནུས་པ་དང་ཡོན་ཏན་གྱི་སྐབས་སུ་ལྕི་བ་ནི་རོ་མངར་བསྐ་ལན་ཚ་སོགས་ལས་བྱུང་བ་རང་བཞིན་ལྕི་བས་མཚན་ཉིད་ཡང་བ་དང་ལྡན་པའི་རླུང་གི་ནད་སེལ་བ་དེའོ། །❷ནད་ཀྱི་མཚན་ཉིད་ཀྱི་སྐབས་སུ་ལྕི་བ་ནི་ཡང་བ་ལས་ལོག་ཕྱོགས་པ་སྟེ་ངོ་བོ་ལྕི་བའོ། །

❶表述药物功效时，重为由甘、涩、咸等味产生的性重，因而具有治疗“隆”病轻性之功能。❷表述疾病性相时为与轻相反的重性。

13.0020 སྣུམ་པ། 腻

❶སྨན་གྱི་ནུས་པ་དང་ཡོན་ཏན་གྱི་སྐབས་སུ་སྣུམ་པ་ནི་རོ་མངར་སྐྱུར་ལན་ཚྭ་སོགས་ལས་བྱུང་བ་རང་བཞིན་སྣུམ་པས་མཚན་ཉིད་སྲ་ཕྲ་དང་ལྡན་པའི་རླུང་གི་ནད་སེལ་བ་དེའོ། །❷ནད་ཀྱི་མཚན་ཉིད་ཀྱི་སྐབས་སུ་སྣུམ་པ་ནི་སྐྱ་བ་ལས་ལོག་ཕྱོགས་པ་སྟེ་ངོ་བོ་སྣུམ་པའོ། །

❶表述药物功效时，腻为由甘、酸、咸等味产生的腻性，因而具有治疗“隆”病坚、微性之功效。❷表述疾病性相时，为与燥相反的腻性。

13.0021 བསིལ་བ། 凉

❶སྨན་གྱི་ནུས་པ་དང་ཡོན་ཏན་གྱི་སྐབས་སུ་བསིལ་བ་ནི་རོ་མངར་ཁ་བསྐ་བ་སོགས་ལས་བྱུང་བ་རང་བཞིན་བསིལ་བས་མཚན་ཉིད་ཚ་བ་དང་ལྡན་པའི་མཁྲིས་པའི་ནད་སེལ་བ་དེའོ། །❷ནད་ཀྱི་མཚན་ཉིད་ཀྱི་སྐབས་སུ་བསིལ་བ་ནི་ཚ་བ་ལས་ལོག་ཕྱོགས་པ་སྟེ་ངོ་བོ་བསིལ་བའོ། །

❶表述药物功效时，凉为由甘、苦、涩等味产生的凉性，因而具有治疗“赤巴”病热性之功效。❷表述疾病性相时，为与热相反的凉性。

13.0022 རྟུལ་བ། 钝

❶སྨན་གྱི་ནུས་པ་དང་ཡོན་ཏན་གྱི་སྐབས་སུ་རྟུལ་བ་ནི་རོ་མངར་བསྐ་ཁ་བ་སོགས་ལས་བྱུང་བ་རང་བཞིན་རྟུལ་བས་མཚན་ཉིད་རྣོ་བ་དང་ལྡན་པའི་མཁྲིས་པའི་ནད་སེལ་བ་དེའོ། །❷ནད་ཀྱི་མཚན་ཉིད་ཀྱི་སྐབས་སུ་རྟུལ་བ་ནི་རྣོ་བ་ལས་ལོག་ཕྱོགས་པ་སྟེ་ངོ་བོ་རྟུལ་བའོ། །

❶表述药物功效时，钝为由甘、涩、苦等味产生的钝性，因而具有治疗“赤巴”病锐性之功效。❷表述疾病性相时，为与锐相反的钝性。

13.0023 ཡང་བ། 轻

❶སྨན་གྱི་ནུས་པ་དང་ཡོན་ཏན་གྱི་སྐབས་སུ་ཡང་བ་ནི་རོ་སྐྱུར་ཁ་ཚ་བ་སོགས་ལས་བྱུང་བ་རང་བཞིན་ཡང་བས་མཚན་ཉིད་ལྕི་བ་དང་ལྡན་པའི་བད་ཀན་གྱི་ནད་སེལ་བ་དེའོ། །❷ནད་ཀྱི་མཚན་ཉིད་ཀྱི་སྐབས་སུ་ཡང་བ་ནི་ལྕི་བ་ལས་ལོག་པ་སྟེ་ངོ་བོ་ཡང་བའོ། །

❶表述药物功效时，轻为由酸、苦、辛等味产生的轻性，因而具有治疗“培根”病重性之功效。❷表述疾病性相时，为与重相反的轻性。

13.0024 རྩུབ་པ། 糙

❶སྨན་གྱི་ནུས་པ་དང་ཡོན་ཏན་གྱི་སྐབས་སུ་རྩུབ་པ་ནི་རོ་ཁ་ཚ་སྐྱུར་བ་སོགས་ལས་བྱུང་བ་རང་བཞིན་རྩུབ་པས་མཚན་ཉིད་འཇམ་པ་དང་འབྱར་བག་ཅན་བད་ཀན་གྱི་ནད་སེལ་བ་དེའོ། ❷ནད་ཀྱི་མཚན་ཉིད་ཀྱི་སྐབས་སུ་རྩུབ་པ་ནི་འཇམ་པ་ལས་ལོག་པ་སྟེ་ངོ་བོ་རྩུབ་པའོ། །

❶表述药物功效时，糙为由苦、辛、酸等味产生的糙性，因而具有治疗“培根”病绵、粘性之功效。❷表述疾病性相时，为与绵相反的糙性。

13.0025 རྣོ་བ། 锐

❶སྨན་གྱི་ནུས་པ་དང་ཡོན་ཏན་གྱི་སྐབས་སུ་རྣོ་བ་ནི་རོ་ལན་ཚྭ་སྐྱུར་ཚ་སོགས་ལས་བྱུང་བ་རང་བཞིན་རྣོ་བས་མཚན་ཉིད་རྟུལ་བ་དང་ལྡན་པའི་བད་ཀན་གྱི་ནད་སེལ་བ་དེའོ། ❷ནད་ཀྱི་མཚན་ཉིད་སྐབས་རྟུལ་བ་ལས་ལོག་པའི་ངོ་བོ་རྣོ་བའོ། །

❶表述药物功效时，锐为由咸、酸、辛等味产生的锐性，因而具有治疗“培根”病钝性之功效。❷表述疾病性相时，为与钝相反的锐性。

13.0026 བཞིན་སྡུད། 皱容

ངོ་གདོང་གི་ཤ་སྡུད་པ།

面部肌肉皱缩。

13.02 སྨན་གྱི་ནུས་པ། 药物功效

13.0027 ནུས་པ། 性效

ནད་ཀྱི་ངོ་བོ་འཇོམས་པར་བྱེད་པའི་སྨན་གྱི་བྱེད་ནུས་སམ་མཐུ་སྟོབས།

具有治疗疾病实质药物的功效或威力。

13.0028 མཐུ། 威力

ཡོན་ཏན་བཅུ་བདུན་གྱི་སྙིང་པོར་གྱུར་ཅིང་ནུས་པ་སྟོབས་དང་ལྡན་པའི་ཁྱད་པར་བ་དེའོ། །

十七效之核心，指具有强有力的特殊功效。

13.0029 སྟོབས་གཉིས། 二力

སྨན་གྱི་སྐྱེ་གནས་གདགས་སྲིབས་གཉིས་ལས་བྱུང་བའི་བསིལ་སྨན་ཤིན་ཏུ་བསིལ་བ་དང་དྲོད་སྨན་ཤིན་ཏུ་དྲོ་བའི་སྟོབས་གཉིས་ཀྱི་མིང་།

生长于阴面和阳面环境中的凉性药物

其性甚凉和温性药物其性甚温威力的简称。

13.0030 ཡོན་ཏན་བཅུ་བདུན། 十七效

སྨན་གྱི་ཡོན་ཏན་འཇམ་པ་དང་། ལྕི་བ། དྲོ་བ། སྣུམ་པ། བརྟན་པ། གྲང་བ། རྟུལ་བ། བསིལ་བ། མཉེན་པ། སླ་བ། སྐམ་པ། སྐྱ་བ། ཚ་བ། ཡང་བ། རྣོ་བ། རྩུབ་པ། གཡོ་བ་བཅས་ཀྱི་བསྡུས་མིང་།

药物功效之滑、重、温、腻、稳、寒、钝、凉、软、稀、干、燥、热、轻、锐、糙、动等的简称。

13.0031 འཇམ་པ། 滑

❶སྨན་གྱི་ཡོན་ཏན་གྱི་སྐབས་སུ་འཇམ་པ་ནི་རླུང་གི་མཚན་ཉིད་རྩུབ་པའི་ཆ་འཇོམས་པར་བྱེད་པའི་སྨན་གྱི་ཡོན་ཏན། ❷ནད་ཀྱི་མཚན་ཉིད་ཀྱི་སྐབས་སུ་འཇམ་པ་ནི་རྩུབ་པ་ལས་གོ་ལྡོག་པ་སྟེ་ངོ་བོ་འཇམ་པའོ། །

❶表述药物功效时，滑为治疗“隆”病糙性之功效。❷表述疾病性相时，为与糙相反的光滑性。

13.0032 དྲོ་བ། 温

རླུང་གི་མཚན་ཉིད་གྲང་བའི་ཆ་འཇོམས་པར་བྱེད་པའི་སྨན་གྱི་ཡོན་ཏན།

治疗“隆”病寒性之功效。

13.0033 བརྟན་པ། 稳

❶ རླུང་གི་མཚན་ཉིད་ཡང་གཡོའི་ཆ་འཇོམས་པར་བྱེད་པའི་སྨན་གྱི་ཡོན་ཏན། ❷ནད་ཀྱི་མཚན་ཉིད་ཀྱི་སྐབས་སུ་བརྟན་པ་ནི་གཡོ་བ་ལས་གོ་ལྡོག་པ་སྟེ་ངོ་བོ་བརྟན་པའོ། །

❶表述药物功效时，为治疗“隆”病轻、动性之药效。❷表述疾病性相时，为与动相反的稳性。

13.0034 མཉེན་པ། 柔

མཁྲིས་པའི་མཚན་ཉིད་ཡང་བའི་ཆ་འཇོམས་པར་བྱེད་པའི་སྨན་གྱི་ཡོན་ཏན།

具有治疗“赤巴”病轻性之功效。

13.0035 སླ་བ། 稀

མཁྲིས་པའི་མཚན་ཉིད་དྲི་མནམ་པའི་ཆ་འཇོམས་པར་བྱེད་པའི་སྨན་གྱི་ཡོན་ཏན།

具有治疗“赤巴”病臭性之功效。

13.0036 སྐྱ་བ། 燥

བད་ཀན་གྱི་མཚན་ཉིད་སྣུམ་པའི་ཆ་འཇོམས་པར་བྱེད་པའི་སྨན་གྱི་ཡོན་ཏན།

具有治疗“培根”病腻性之药效。

13.0037 རོ་བསྡེབས། 味配伍

རོ་ཡིས་ལས་བྱེད་པའི་སྨན་རྫས་རྣམས་ཕྱོགས་གཅིག་ཏུ་བསྡེབས་པ།

以味发挥作用的各种药物进行配伍。

13.0038 ནུས་བསྡེབས། 功效配伍

ངོ་བོའི་ནུས་པས་ལས་བྱེད་པའམ་ནུས་པའི་འགྲོ་ལྡོག་ཕྱོགས་གཅིག་པ་རྣམས་ཕྱོགས་གཅིག་ཏུ་བསྡེབས་པ།

以性效发挥作用的药物或功效一致的药物进行配伍。

13.0039 ཞུ་རྗེས་བསྡེབས། 化味配伍

ཞུ་རྗེས་ཀྱིས་ལས་བྱེད་པའི་སྨན་རྫས་རྣམས་ཕྱོགས་གཅིག་ཏུ་བསྡེབས་པ།

以消化后味发挥作用的各种药物进行配伍。

13.0040 རྡོད་གཡུང་། 猛柔

གྱོང་པོ་དང་དུལ་པོ།

猛烈和柔和的简称。

13.03 རིན་པོ་ཆེའི་སྨན་གྱི་སྡེ། 珍宝类药

13.0041 རིན་པོ་ཆེའི་སྨན། 珍宝药

འབྱུང་བ་དཀོན་ལ་ནད་འཇོམས་པའི་སྟོབས་ནུས་ཆེ་བའི་རྩ་ཆེན་གྱི་སྨན་རྫས།

资源稀缺，治病功效强的珍贵药材。

13.0042 རྡོ་རྗེ། 金刚石

མི་བཞུ་བའི་ཁམས་ཀྱི་རིན་པོ་ཆེ་སྟེ། ངོ་བོ་ཤིན་ཏུ་སྲ་ཞིང་མཁྲེགས་ལ་རྣོ་དངར་ཆེ་བ། ནུས་པས་ནད་ཀུན་འཇོམས་ཤིང་ཁྱད་པར་གཟའ་དང་། ཀླུའི་གདོན་གྱི་ནད་ལ་ཕན། ལུས་ལ་འཆང་བས་ཐོག་ཀུན་བཟློག

不熔性珍宝，质地非常坚硬而锋利，具有治疗诸病的功效，尤其对星曜病、龙魔病有效，佩戴能避雷。

13.0043 གཡུ། 绿松石

མི་བཞུ་བའི་ཁམས་ཀྱི་རིན་པོ་ཆེ་སྟེ། རང་བྱུང་གི་གཏེར་དངོས་ལས་འབྱུང་བ། ཁ་དོག་སྔོན་པོའམ་ལྗང་གུ་ཅན། ནུས་པས་དུག་དང་མཆིན་ཚད་སེལ།

不熔性珍宝，源自天然矿物质，呈蓝色或绿色。具有解毒、清肝热的功效。

13.0044 ཨིནྡྲ་ནཱི་ལ། 蓝宝石

མི་བཞུ་བའི་ཁམས་ཀྱི་རིན་པོ་ཆེ་སྟེ། ཁ་དོག་སྔོན་པོ་ཤིན་ཏུ་དྭངས་པ། འོད་ཀྱི་ཟེར་འཕྲོ་བ། ནུས་པས་ནད་ཀུན་དང་། ཁྱད་པར་དུག་དང་གདོན་གྱི་ནད་ལ་ཕན།

不熔性珍宝，颜色蓝而透明有光泽。具有治疗诸病的功效，尤其对毒病和邪魅病有效。

13.0045 བཻ་ཌཱུརྻ། 琉璃

མི་བཞུ་བའི་ཁམས་ཀྱི་རིན་པོ་ཆེ་སྟེ། རྒྱ་མཚོ་ལས་འབྱུང་ཞིང་ཁ་དོག་སྔོ་དཀར་སེར་གསུམ་གང་རུང་འབྱུང་ལ་ནང་དུ་སྐུད་པ་བཙུག་པ་འདྲ་བ་ཡོད་པ། ཤིན་ཏུ་དྭངས་ཤིང་འོད་འཕྲོ་བ། ལུས་ལ་འཆང་བ་དང་འོད་ཀྱིས་ནད་ཀུན་སེལ།

不熔性珍宝，源自海洋，呈蓝、白、黄三色的任意色，其内可见如线状物，非常透明有光泽，佩戴或用其光泽照射可除诸病。

13.0046 པདྨ་རཱ་ག 红宝石

མི་བཞུ་བའི་ཁམས་ཀྱི་རིན་པོ་ཆེ་སྟེ། རང་བྱུང་གི་གཏེར་དངོས་ལས་འབྱུང་ཞིང་ཁ་དོག་དམར་བའི་གཞི་ལས་བྱེ་བྲག་མི་འདྲ་བ་དགུ་ཙམ་འདྲེན། ནུས་པས་གདོན་སྲུང་ཞིང་ཁྱད་པར་ཀླད་སྐྱོན་དང་རྩ་ནད་ལ་ཕན།

不熔性珍宝，源自天然矿物质，以红色为主，具体可分为九种颜色。具有防魔病，治疗脑伤和脉病的功效。

13.0047 ཆུ་སྙིང་། 水胆玛瑙

མི་བཞུ་བའི་ཁམས་ཀྱི་རིན་པོ་ཆེ་སྟེ། ཁ་དོག་དཀར་ཞིང་སྔོ་ལ་ཤེལ་ལྟར་ཆུར་བཙུག་ན་དྭངས་པས་མི་མཐོང་བར་འགྱུར་བ། ནུས་པས་མེ་ཡི་འཇིགས་པ་སྲུང་ཞིང་སྐྱོབ་པར་བྱེད།

不熔性珍宝，色白青如晶体，置于水中因透明而无法辨识。具有防火功效。

13.0048 ཆུ་ཆུང་ཏྲི་ལ། 海蓝宝石

མི་བཞུ་བའི་ཁམས་ཀྱི་རིན་པོ་ཆེ་སྟེ། ཁ་དོག་སྔོ་སྐྱ་ཤེལ་ལྟར་དྭངས་ལ། མེར་བཙུག་ཀྱང་མི་འཇིག་པ། ནུས་པས་མེ་ཡི་འཇིགས་པ་སྲུང་ཞིང་སྐྱོབ་པར་བྱེད།

不熔性珍宝，色淡青如晶体般透明，放入火中不毁。具有防火功效。

13.0049 སི་ར་ཀ 黄水晶

མི་བཞུ་བའི་ཁམས་ཀྱི་རིན་པོ་ཆེ་སྟེ། ཁ་དོག་སེར་ལ་དྭངས་ཤིང་འོད་སོར་གསུམ་ཙམ་འགྲོ་བ། དབྱིབས་ཆུ་ཤེལ་འདྲ་བ། མེ་ལ་བཙུག་ཀྱང་མདོག་མི་ཉམས་ཤིང་མི་འཇིག་པ། ནུས་པས་དུག་དང་འབྱུང་པོའི་གདོན་ཀུན་སྲུང་།

不熔性珍宝，色黄而透亮，光可照亮三指范围，状如水晶，放在火中颜色不变且不毁。具有防毒和防邪魅侵害的功效。

13.0050 ཏོ་ར། 朵拉

མི་བཞུ་བའི་ཁམས་ཀྱི་རིན་པོ་ཆེ་སྟེ། རང་བྱུང་གཏེར་རྡོ་ལས་འབྱུང་ཞིང་ཁ་དོག་ལྗང་ནག་སེར་གསུམ་གང་རུང་ལ་ཆེ་བ་མཐེ་བོང་ཉིས་འགྱུར་ཙམ་དང་ཆུང་བ་མིག་འབྲས་ཙམ་འབྱུང་། ནུས་པས་རིམས་དང་མིག་གི་ནད་ལ་ཕན།

不熔性珍宝，源自天然矿石，呈绿、黑、黄任意色，大如两倍拇指，小如眼珠。具有治疗疠和眼病的功效。

13.0051 མརྐད། 祖母绿

མི་བཞུ་བའི་ཁམས་ཀྱི་རིན་པོ་ཆེ་སྟེ། རང་བྱུང་གཏེར་རྡོ་ལས་འབྱུང་ཞིང་ཁ་དོག་ལྗང་གུ། ནུས་པས་ཚད་པའི་ནད་དང་། རྩ་ནད། གཟའ་གདོན་ལ་ཕན།

不熔性珍宝，源自天然矿石，呈绿色。具有治疗热病、脉病、星曜病，驱魔病的功效。

13.0052 གཟི། 芙蓉石

མི་བཞུ་བའི་ཁམས་ཀྱི་རིན་པོ་ཆེ་སྟེ། ཁ་དོག་ཟངས་མདོག་དང་སྔོ་ནག་གཉིས་ལ་དབྱིབས་ངེས་མེད། ནུས་པས་ས་གདོན་དང་། མཛེ་ནད་སེལ།

不熔性珍宝，呈铜色和黑青色两种，形状不定。具有驱土魔，治疗麻风病的功效。

13.0053 རྡོ་ཡི་སྙིང་པོ། 胆青玛瑙

མི་བཞུ་བའི་ཁམས་ཀྱི་རིན་པོ་ཆེ་སྟེ། ཆུ་ནང་གི་རྡོ་ལས་སྐྱེས་པའི་ཚུལ་དུ་ཁ་དོག་ཤིན་ཏུ་ནག་ལ་དབྱིབས་དང་ཆེ་ཆུང་ངེས་མེད་དུ་འབྱུང་། ནུས་པས་མཆིན་པའི་དུག་ནད་སེལ།

不熔性珍宝，如水中石般呈深黑色，大小、形状不定。具有治疗肝毒的功效。

13.0054 ཛུ་ཏ། 金发石

མི་བཞུ་བའི་ཁམས་ཀྱི་རིན་པོ་ཆེ་སྟེ། ཁ་དོག

སེར་པོ་ཕྱོགས་གང་ནས་བལྟས་ཀྱང་མིག་གི་རི་མོ་ལྟ་བུ་ཡོད་པ། འོད་ཟེར་མི་འབྱུང་ལ་མེས་མི་འཇིག་པ། ནུས་པས་གྲིབ་གདོན་དང་རྨི་ལྟས་ངན་པ་བཟློག

不熔性珍宝，色黄，从任何角度看均有眼状纹，无光彩，火焚不毁。具有防晦气魔，禳解凶兆梦的功效。

13.0055 རྨ་བྱའི་མགྲིན་འདྲ། 硅孔雀石

མི་བཞུ་བའི་ཁམས་ཀྱི་རིན་པོ་ཆེ་སྟེ། ཁ་དོག་རྨ་བྱའི་མགྲིན་པ་ལྟར་ཤིན་ཏུ་སྔོ་ལ་ནག་པོའི་རི་མོ་ཆ་ཕྲ་བ་མངོན་པ། ནུས་པས་དུག་དང་ཚད་པའི་ནད་ལ་ཕན།

不熔性珍宝，色如孔雀颈羽甚蓝而伴黑色细纹。具有解毒，治疗热病的功效。

13.0056 སྦྲུལ་གྱི་ནོར་བུ། 蛇宝

མི་བཞུ་བའི་ཁམས་ཀྱི་རིན་པོ་ཆེ་སྟེ། སྦྲུལ་གྱི་ཁ་ནས་འབྱུང་ཞིང་ཁ་དོག་ཙུ་ར་མ་ཎི་འདྲ་བ། ཆུའི་སྟེང་དུ་བཞག་ན་གཏིང་དུ་མི་འབྱིང་བ། ནུས་པས་དུག་ནད་སྲུང་ཞིང་གསོ་བར་བྱེད།

不熔性珍宝，源自蛇口，颜色如“租拉玛尼”，放在水面不下沉。具有防治毒病的功效。

13.0057 ཆུ་ཤེལ་སྙིང་པོ། 曲酿布

❶མི་བཞུ་བའི་ཁམས་ཀྱི་རིན་པོ་ཆེ་སྟེ། ཁ་དོག་ཙུ་ར་མ་ཎི་འདྲ་བ། ཉི་མར་ལག་མཐིལ་དུ་བཞག་ན་ཆུ་འབྱུང་ཞིང་། ཁར་བཅུག་ན་ཆུ་འཐུང་བ་ལྟ་བུའི་ཉམས་སྣང་འབྱུང་བ། ནུས་པས་ཐོག་སྲུང་བར་བྱེད། ❷རྒྱ་ཚྭའི་མིང་གི་རྣམ་གྲངས།

❶不熔性珍宝，颜色如“租拉玛尼”，日光下放在掌心能生水，含在口中有饮水之感，佩戴能避雷。❷硇砂的别名。

13.0058 ནལ། 玫瑰红绿宝石

མི་བཞུ་བའི་ཁམས་ཀྱི་རིན་པོ་ཆེ་སྟེ། ཁ་དོག་པདྨ་རཱ་ག་ལས་སྨུག་ཤས་ཆེ་བ་མཆིན་པའི་མདོག་ཅན། དུང་གི་སྟེང་དུ་བཞག་ན་དུང་ལ་མེའི་འོད་མདངས་སྤྲིན་པ། དབྱིབས་ཤས་ཆེར་གྲུ་བཞི་རིལ་མོ་གྲུ་མིག་དོད་པ། ནུས་པས་དུག་ཚད་དང་། སྦྱར་དུག མཆིན་ནད་སེལ།

不熔性珍宝，颜色比红宝石较紫而呈肝色，置于海螺上海螺可映出火样光泽，形状多为方形和圆形，有方孔。具有解毒病热，治疗肝病的功效。

13.0059 ཡིད་བཞིན་ནོར་བུ། 如意宝

མི་བཞུ་བའི་ཁམས་ཀྱི་རིན་པོ་ཆེ་སྟེ། ཁ་དོག་སྤྱིར་དྭངས་སེར་ཅན། མདོག་སྣ་ལྔའི་རི་མོ་མིག་ལྟ་བུ་བདུན་ཡོད་པ། མིག་ལ་བཀབ་ནས་ནམ་མཁར་བལྟས་པས་ཉིན་དཀར་ཡང་སྐར་མ་མཐོང་བ་ཞིག ལུས་ལ་འཆང་བས་བསམ་དོན་འགྲུབ།

不熔性珍宝，颜色一般为透明黄色，内有七种五色眼纹，扣在眼上看天空白天也能看到星星，佩戴能如意。

13.0060 མེ་ཤེལ། 火晶

མི་བཞུ་བའི་ཁམས་ཀྱི་རིན་པོ་ཆེ་སྟེ། ཁ་དོག་ཤིན་ཏུ་དཀར་བ་རང་གི་འོད་ལས་དེ་མ་ཐག་ཏུ་མེ་འབྱུང་། ནུས་པས་གྲང་བའི་ནད་

དང་གཟའ་ནད་ལ་ཕན།

不熔性珍宝，颜色甚白，自身聚光能快速生火。具有治疗寒症，星曜病的功效。

13.0061 ཆུ་ཤེལ། 水晶

མི་བཞུ་བའི་ཁམས་ཀྱི་རིན་པོ་ཆེ་སྟེ། ཁ་དོག་དཀར་ལ་སྔོ་ཤས་ཙུང་ཟད་ཡོད་པ། ཉ་གང་གི་ཟླ་འོད་ལ་བསྟན་པ་ཙམ་གྱི་མོད་ལ་ཆུ་ཐིལ་ཆགས་པ། ནུས་པས་ཀླུ་གདོན་དང་ཚད་པ་ཞི་བར་བྱེད།

不熔性珍宝，色白而略带青色，置于满月月光下立即附着水珠。具有驱龙魔和清热的功效。

13.0062 སྦེ་རོ། 欧珀

མི་བཞུ་བའི་ཁམས་ཀྱི་རིན་པོ་ཆེ་སྟེ། ཁ་དོག་སེར་པོ་དང་གཡུ་སྦྲང་གི་མདོག་ལྟ་བུ། འོད་ལས་ཟེར་མི་འགྱོ་བ། ནུས་པས་གདོན་རིགས་ཀུན་སྲུང་ཞིང་གཟེར་བ་འཇོམས།

不熔性珍宝，色黄如碧蜂，有光无泽。具有辟魔，止痛的功效。

13.0063 ཁྱུང་སྤྱུགས། 碧玉

མི་བཞུ་བའི་ཁམས་ཀྱི་རིན་པོ་ཆེ་སྟེ། ཁ་དོག་སྔོ་ལྗང་སེར་ཁྲ་སོགས་ཅི་རིགས་འབྱུང་ལ། གང་ཡང་ཡུང་བ་སེར་པོའི་ཁུ་བར་བརྡར་ན་ཁ་དོག་དམར་པོ་ཁྲག་ལྟར་འབབ་པ་འབྱུང་། ནུས་པས་དུག་ནད་ཀུན་ལ་ཕན།

不熔性珍宝，呈青、绿、黄花等各种颜色，与姜黄汁摩擦时可变红色如血的液体。具有治疗诸毒病的功效。

13.0064 ཁྲ་མན། 同心环状玛瑙

མི་བཞུ་བའི་ཁམས་ཀྱི་རིན་པོ་ཆེ་སྟེ། གཟིའི་རྒྱུ་ལས་རི་མོ་ཁ་དོག་སྔོ་དཀར་དམར་སོགས་མ་ངེས་པ་འབྱུང་། ནུས་པས་གཟའ་ནད་དང་འབྱུང་པོའི་གདོན་ཀུན་ཐུབ།

不熔性珍宝，质地硬，呈蓝、白、红不规则花纹。具有治疗星曜病、邪魅病的功效。

13.0065 ཤེལ། 晶石

མི་བཞུ་བའི་ཁམས་ཀྱི་རིན་པོ་ཆེ་སྟེ། ཁ་དོག་དཀར་སྔོ་དམར་ཤས་གསུམ་འབྱུང་ལ་དྭངས་པའི་རང་བཞིན་ཅན། ནུས་པས་སྙིང་འཐིབས་དང་། གྲིངས་པ། རྨུགས་པ། རྨོངས་པ་སེལ།

不熔性珍宝，本品分白、蓝、红等三种颜色，具透明性。具有治疗心闷症，神志不清，昏沉，愚痴的功效。

13.0066 བྱི་རུ། 珊瑚

མི་བཞུ་བའི་ཁམས་ཀྱི་རིན་པོ་ཆེ་སྟེ། རྒྱ་མཚོའི་གཏིང་གི་བྲག་དང་བྱེ་མ་ལས་ཤིང་ལྟར་སྐྱེ་ཞིང་ཁ་དོག་དཀར་ནག་དམར་གསུམ་འབྱུང་ཡང་། སྨན་ལ་གཏོང་བ་ནི་དམར་པོ་ཡིན། ནུས་པས་མཆིན་ཚད་དང་དུག་ཚད། རྩ་ནད་སེལ།

不熔性珍宝，在海底石崖和沙地处如木般生长，虽有白、黑、红三色，入药的只有红色。具有清肝热、毒热病，治疗脉病的功效。

13.0067 མུ་མེན། 青金石

མི་བཞུ་བའི་ཁམས་ཀྱི་རིན་པོ་ཆེ་སྟེ། ཁ་དོག་སྔོ་ལ་གསེར་ཐིག་འདྲེས་པ་དང་། སྔོ་ནག སྔོ་སྐྱ་གསུམ་འབྱུང་། ནུས་པས་དུག་

དང་། ཆུ་སེར། མཛེ་ནད་སེལ།

不熔性珍宝，颜色有带金色斑点蓝色、深蓝色、淡蓝色等三种，具有治疗解毒，黄水病，麻风病的功效。

13.0068 གཟི་ཧྲིང་། 九眼珠

མི་བཞུ་བའི་ཁམས་ཀྱི་རིན་པོ་ཆེ་སྟེ། ཁ་དོག་ནག་ཁྲ་དང་། སེར་ཁྲ། ཁམ་ཁྲ། དམར་ཁྲ་བཅས་འབྱུང་ཞིང་། དབྱིབས་ཟླུམ་པོ་སྟག་ལོག་དང་། ནར་མོ་རྐང་རིང་། ཁྲ་ཆུང་རྣམས་འབྱུང་། ནུས་པས་གཟའ་ཡི་ནད་དང་གདོན་གཟེར་འཇོམས།

不熔性珍宝，有黑底彩纹、黄底彩纹、褐底彩纹、红底彩纹等颜色，形状有圆形或椭圆形、长条腰鼓状、眼球状等。具有治疗星曜病，魔病、止痛的功效。

13.0069 མཆོང་། 玛瑙

མི་བཞུ་བའི་ཁམས་ཀྱི་རིན་པོ་ཆེ་སྟེ། ཁ་དོག་དཀར་ལ་སྔོ་མདངས་ཅན་དང་། དམར་མདངས་ཆགས་པ། དམར་པོ། དཀར་ཁྲ་ཅན་བཅས་བཞི་འབྱུང་། ནུས་པས་གཟའ་ཡི་ནད་དང་གདོན་གཟེར་འཇོམས།

不熔性珍宝，色白而带青色光泽、带红色光泽、红色、白底纹等各种颜色。具有治疗星曜病，魔病、止痛的功效。

13.0070 སྦུར་ལེན། 密蜡

མི་བཞུ་བའི་ཁམས་ཀྱི་རིན་པོ་ཆེ་སྟེ། ཁ་དོག་སེར་དཀར་དང་། སེར་དམར། སེར་སྨུག་བཅས་འབྱུང་ལ། ལག་པར་བརྡར་ཚེ་བསིལ་ལ་སྤོས་དཀར་གྱི་དྲི་མནམ་པ། ནུས་པས་མིག་ནད་རབ་རིབ་སེལ།

不熔性珍宝，有黄白、黄红、深黄等颜色，用手摩擦时凉而散发琥珀味。具有治疗眼朦胧症的功效。

13.0071 ཆུ་ཡི་རྫོར་བུ། 白玛瑙

མི་བཞུ་བའི་ཁམས་ཀྱི་རིན་པོ་ཆེ་སྟེ། གངས་སམ་ཆབ་རོམ་ལོ་སྟོང་ལོན་ནས་གོང་བུར་ཆགས་པ། ཁ་དོག་ལྗང་སེར། ནུས་པས་ཚད་རིགས་མཐའ་དག་འཇོམས།

不熔性珍宝，雪或冰历经千年而形成的团状珍宝，呈绿黄色。具有清诸热的功效。

13.0072 མུ་ཏིག 珍珠

མི་བཞུ་བའི་ཁམས་ཀྱི་རིན་པོ་ཆེ་སྟེ། ཉ་ཕྱིས་སོགས་ལས་འབྱུང་བ་དབྱིབས་ཤས་ཆེར་རིལ་མོ་དང་། ཁ་དོག་དཀར་པོ་དང་དམར་པོ་སོགས་སྣ་ཚོགས་འབྱུང་། ནུས་པས་ཀླད་པ་འཛག་པ་གཅོད་ཅིང་དུག་ནད་སེལ།

不熔性珍宝，产自珍珠母等，多为球形，有白、红等各种颜色。具有止脑漏，治疗毒病的功效。

13.0073 ཉ་ཕྱིས། 珍珠母

མི་བཞུ་བའི་ཁམས་ཀྱི་རིན་པོ་ཆེ་སྟེ། འབུ་སྲོགས་ཀྱི་རིགས་ལ་དབྱིབས་ཐལ་མོ་སྦྱར་བ་ལྟར་འབྱུང་བ། ནུས་པས་ཀླད་པ་འཛག་པ་གཅོད་ཅིང་དུག་ནད་སེལ།

不熔性珍宝，贝类，合掌状。具有止脑漏，治疗毒病的功效。

13.0074 པ་ཏྲ། 石决明

མི་བཞུ་བའི་ཁམས་ཀྱི་རིན་པོ་ཆེ་སྟེ། དབྱིབས་ཉ་སྲོགས་ལྟ་བུ་ལ་དེ་ལས་ཅུང་ཆེ་བ། ཕྱི་ལ་

ཆུ་དྲིག་ནག་པོ་ཆགས་ཤིང་། ནང་གི་ཁ་དོག་འཇའ་ཚོན་ལྟར་འཆར་བ། ནུས་པས་སྦྱར་དུག་བརྟག་པ་དང་སྲུང་བར་ནུས།
不熔性珍宝，形状如蚌，但比其较大，外面有黑色水垢，里面颜色如同彩虹。具有诊断和预防配制毒的功效。

13.0075 དུང་། 海螺

རྒྱ་མཚོ་ལས་འབྱུང་བའི་སྲོག་ཆགས་དུང་འབུ་ཅན་གྱི་ཤུན་སྐོགས་ཁ་དོག་དཀར་པོ་རུས་པའི་རང་བཞིན་ཅན། ནུས་པས་རྣག་སྐེམ་པ་དང་། འཁྲིངས་པ་འབིགས། རུས་ཚད་སེལ།
海中贝类生物外壳，色白具骨性。具有干脓，破淤滞，清骨热的功效。

13.0076 ག་ཛ་དན྄ྟ། 象牙

བ་སོ་སྟེ་གླང་པོ་ཆེའི་མཆེ་བ། ནུས་པས་གདོན་དང་རིམས་ནད་སྲུང་།
大象犬齿，具有辟魔，防疠病的功效。

13.0077 གླ་བའི་ནོར་བུ། 麝宝

གླ་བའི་རྩི་རིལ་གཅིག་ཏུ་འདྲིལ་བ་རྡོག་གཅིག་མ། ཁ་དོག་ནག་ལ་འོད་ཟེར་འབར་བ་ཞིག་འབྱུང་བ་དེའོ། །ནུས་པས་སྦྲུལ་སོགས་ཀྱི་དུག་སྲུང་བར་བྱེད།
散麝香凝聚而成的大颗粒，色黑而有光泽。具有防蛇毒等诸毒的功效。

13.0078 རྡོ་བ་ཆར་འབེབས། 鱼脑石

ཉ་སོགས་སེམས་ཅན་གྱི་ཀླད་པ་གཙོས་གནས་ངེས་མེད་དུ་འབྱུང་བའི་རྡོ་ལྟ་བུའི་རིལ་བུ་ཞིག ཆུ་གནས་སྲོག་ཆགས་ལས་བྱུང་བ་ཆུ་མིག་ཏུ་བཙུག་པས་ཆར་བ་འབེབས། ནུས་པས་ལུས་པོའི་གནས་གར་བྱུང་སོ་སོའི་རང་ནད་ལ་ཕན།
以鱼等动物脑为主及任意处的石状物，产自水生动物的石状物，置于泉眼可下雨。具有源自动物体何处治疗该处疾病的功效。

13.0079 ཆུ་ཚན་རིང་བསྲེལ། 温泉舍利

མི་བཞུ་བའི་ཁམས་ཀྱི་རིན་པོ་ཆེ་སྟེ། ཆུ་ཚན་སོགས་ཀྱི་སྦུག་ལས་འབྱུང་ཞིང་། དབྱིབས་རིལ་མོ། ཁ་དོག་དཀར་ལ་འོད་ཟེར་འཕྲོ་བ་ཞིག ནུས་པས་གདོན་ནད་ཐམས་ཅད་སེལ།
不熔性珍宝，产自温泉等的泉眼水洞，球形白色有光泽。具有治疗诸魔病的功效。

13.0080 གསེར། 金

བཞུ་བའི་ཁམས་ཀྱི་རིན་པོ་ཆེ་སྟེ། གསེར་གྱི་གཏེར་རྡོ་ལས་འབྱུང་། ཁ་དོག་དམར་སེར་དང་དཀར་སེར་སོགས་འབྱུང་། ནུས་པས་ཚེ་བསྲིང་ཞིང་རྒས་ཀ་སྲ་བ་དང་དབྱིག་དུག་སེལ།
可熔性珍宝，源自金矿石，有红黄、白黄等色。具有延寿，抗衰老，清珍宝毒的功效。

13.0081 དངུལ། 银

བཞུ་བའི་ཁམས་ཀྱི་རིན་པོ་ཆེ་སྟེ། དངུལ་གྱི་གཏེར་རྡོ་བཞུས་ནས་འབྱུང་། ཁ་དོག་དཀར་ལ་མཉེན་པ་ཞིག ནུས་པས་ཆུ་སེར་ནད་དང་རྣག་ཁྲག་སྐེམ།
可熔性珍宝，从银矿石中冶炼提取，色白而质软，具有治疗黄水病、干脓血的功效。

13.0082 དངུལ་ཆུ། 水银

བཞུ་བའི་ཁམས་ཀྱི་རིན་པོ་ཆེ་སྟེ། རང་བྱུང་དང་ཡང་ན་རྡོ་དང་སྲོག་ཆགས་སྔོ་གསུམ་ལས་འབྱུང་བ། རྣམ་པ་ཆུ་ལྟར་གཡོ་ཞིང་ཁ་དོག་དཀར་སྔོ་གཉིས་འབྱུང་། ནུས་པས་བཅུད་ལེན་བྱེད་ཅིང་། ནད་གདོན་འཇོམས།

可熔性珍宝，天然存在或源自石头、动物、草木等三者，形态如水样动荡。具有滋补，驱魔病的功效。

13.0083 ཟངས། 铜

བཞུ་བའི་ཁམས་ཀྱི་རིན་པོ་ཆེ་སྟེ། རང་བྱུང་དང་ཡང་ན་ཟངས་རྡོ་བཞུས་པ་ལས་འབྱུང་། ཁ་དོག་དམར་ནག་སྲོང་ལ་བརྡུངས་ཚེ་སྐད་ངན་པ་ལ་ལྕགས་ཟངས་སམ་ཕོ་ཟངས། དམར་ལ་མཉེན་པ་བརྡུངས་ཚེ་སྐད་བཟང་བ་ལ་གསེར་ཟངས་སམ་མོ་ཟངས། ནུས་པས་རྣག་སྐེམ་ཞིང་གློ་མཆིན་གྱི་ཚ་བ་སེལ།

可熔性珍宝，天然存在或由冶炼铜矿石而提取，色黑红，质硬，敲打时有杂音者为铁铜或雄铜；色红而软且敲打时声音悦耳者为金铜或雌铜。具有干脓，清肺热和肝热的功效。

13.0084 ལྕགས། 铁

བཞུ་བའི་ཁམས་ཀྱི་རིན་པོ་ཆེ་སྟེ། ལྕགས་རྡོ་བཞུས་པ་ལས་འབྱུང་། ཁ་དོག་དཀར་སྔོ་སོགས་ཡོད། ནུས་པས་མཆིན་དུག་དང་། མིག་ནད། སྐྱ་རབ་སེལ།

可熔性珍宝，冶炼铁矿石提取，有白、青等色。具有除肝毒，治疗眼病和浮肿的功效。

13.0085 ཐོང་ལྕགས། 犁铧铁

བཞུ་བའི་ཁམས་ཀྱི་རིན་པོ་ཆེ་སྟེ། ཐོས་ལྕགས་ཡུན་རིང་བཀོལ་སྤྱོད་བྱས་པའི་བྱང་མའོ། །བསིལ་དུགས་ཀྱིས་ཚད་གཟེར་དང་ཁྲག་གཟེར་འཇོམས།

可熔性珍宝，即为长期犁地的铁片。冷敷可止热性疼痛和血性疼痛。

13.0086 ལྕགས་ཀྱི་བཙའ། 铁锈

བཞུ་བའི་ཁམས་ཀྱི་རིན་པོ་ཆེ་སྟེ། ལྕགས་རིགས་བཙས་ཐོས་པའི་རྡོ་ཕྱེ་འདྲ་བ་སེར་པོ་དེའོ། །ནུས་པས་མཆིན་པའི་ནད་སེལ།

可熔性珍宝，铁生锈后形成的黄色石粉样物质。具有治疗肝病的功效。

13.0087 ལྕགས་དྲེག 铁落

ལྕགས་བསྲེགས་ནས་བརྡུངས་པ་ལས་བགོག་པའི་ཤུན་དྲེག་དམར་ནག་སྲབ་མོ་བཀན་ན་གྲུག་པ་དེའོ། །

铸铁时脱落的咖色质脆铁屑。

13.0088 གནམ་ལྕགས། 陨铁

བཞུ་བའི་ཁམས་ཀྱི་རིན་པོ་ཆེ་སྟེ། ཁ་དོག་རིགས་ལྔ་སོགས་འབྱུང་ལ་སྣུམ་མདངས་ཆགས་པ། རུ་དང་ཤིང་སོགས་ཀྱིས་བརྡུངས་ན་སྐད་སྙན་པོར་གྲགས། ནུས་པས་གདོན་བགེགས་འཇོམས་ཤིང་སྨྱོ་བྱེད་ཐུབ།

可熔性珍宝，有五种颜色，泛油光，用角和木头敲打声音清脆。具有驱魔障，治疗癫狂的功效。

13.0089 ཐོག་ལྕགས། 托贾

བཞུ་བའི་ཁམས་ཀྱི་རིན་པོ་ཆེ་སྟེ། ཐོག་བརྒྱབ་ཤུལ་ལས་བྱུང་བའི་ལྕགས་ས་འོག་ཏུ་

པོ་མང་པོ་སོང་ཡང་བཙའ་སོགས་མི་འབྱུང་བའི་ཁ་དོག་དཀར་སེར་དམར་ནག་རིགས་བཞི་གང་ཡང་ལིའི་རྒྱུ་འདྲ་བར་གཟུགས་བརྟན་སྣ་ཚོགས་འབྱུང་བ། ནུས་པས་རྩ་དཀར་གྱི་ནད་སེལ།

可熔性珍宝，雷击后落下的熔铁，多年埋于地下而不生锈，有白、黄、红、黑色四种，均与响铜性质相似，有各种造型。具有治疗白脉病的功效。

13.0090 ལྕགས་ཁུ། 铁液

གཡའ་མེད་པའི་ལྕགས་དང་ཨ་རུ་ར་མཉམ་དུ་ཆུར་བསྐོལ་བའི་ཁུ་བ་དྲོ་སར་ཞག་གསུམ་ཙམ་བསྙལ་བས་ནག་པོར་སོང་བའི་ཁུ་བ། ནུས་པས་མཆིན་པའི་ཚད་པ་དང་མིག་ནད་སེལ། ཕྲ་བ་ལ་ཕན།

未生锈的纯铁和诃子水煮后，置于温暖处发酵三昼后形成的黑色液汁。具有治疗肝热、眼病、疱疹的功效。

13.0091 ལི། 响铜

བཞུ་བའི་ཁམས་ཀྱི་རིན་པོ་ཆེ་སྟེ། ཟངས་དང་གཤའ་སོགས་བསྲེས་སྦྱོར་བྱས་པ་ལས་བྱུང་། ཁ་དོག་དཀར་དམར་གཉིས་ཡོད། ནུས་པས་མིག་གི་སྐམ་ཚག་དང་རྗེ་ཕྲུ་སེལ་ཞིང་འབྲས་ནད་འདུལ།

可熔性珍宝，铜和锡等为主的合金，有白、红色两种。具有治疗干沙眼、皮癣、“哲”病的功效。

13.0092 འཁར་བ། 青铜

བཞུ་བའི་ཁམས་ཀྱི་རིན་པོ་ཆེ་སྟེ། ཟངས་དང་གཤའ་དཀར་སོགས་བསྲེས་སྦྱོར་བྱས་པ་ལས་བྱུང་། ཁ་དོག་དཀར་སེར་སོགས་ཡོད། ནུས་པས་མིག་ནད་སེལ།

可熔性珍宝，铜、锡等为主的合金，有白、黄等色。具有治疗眼病的功效。

13.0093 ར་གན། 黄铜

བཞུ་བའི་ཁམས་ཀྱི་རིན་པོ་ཆེ་སྟེ། ཟངས་དང་ཏི་ཙ་བསྲེས་སྦྱོར་བྱས་པ་ལས་བྱུང་། མོ་རག་ལྗང་སེར་དང་། ཕོ་རག་སྐྱ་བོ་གཉིས་ཡོད། དེའི་གཡའ་ཡི་ནུས་པས་མིག་ནད་སེལ།

可熔性珍宝，铜和锌的合金，雌黄铜色黄绿、雄黄铜色灰白两种，其锈具有治疗眼病的功效。

13.0094 གཤའ་དཀར། 锡

བཞུ་བའི་ཁམས་ཀྱི་རིན་པོ་ཆེ་སྟེ། གཤའ་རྡོ་བཞུས་པ་ལས་བྱུང་ཞིང་། ཁ་དོག་དཀར་ལ་མཉེན་པ་ཞིག ནུས་པས་རྨ་གསོ་ཞིང་དངུལ་ཆུ་འཆིང་བར་བྱེད།

可熔性珍宝，锡矿中冶炼，色白而质软。具有治疗创伤，收敛水银的功效。

13.0095 ཞ་ཉེ། 铅

བཞུ་བའི་ཁམས་ཀྱི་རིན་པོ་ཆེ་སྟེ། ཞ་རྡོ་སོགས་བཞུས་པ་ལས་བྱུང་། ཁ་དོག་སྔོ་ནག་སོགས་ལ་ངོ་བོ་ལྕི་ལ་མཉེན་པ། ནུས་པས་དུག་འཇོམས་ཤིང་ཤ་རོ་གཙོད་པར་བྱེད།

可熔性珍宝，铅矿中冶炼，有青、黑等色，质重而软。具有解毒，去腐肉的功效。

13.0096 ཏི་ཙ་དཀར་པོ། 锌

བཞུ་བའི་ཁམས་ཀྱི་རིན་པོ་ཆེ་སྟེ། ཏི་ཙའི་

ཇོ་བཞུས་པ་ལས་བྱུང་། ཁ་དོག་དཀར་ལ་སྔོ་ཞད་ཡོད་པ། སོ་བར་བལྡད་པས་སེག་སྒྲ་འབྱིན་པ། དེའི་དུད་པས་མིག་ལ་ཕན།

可熔性珍宝，锌矿中冶炼，色白而略带青，用牙咬时发出碜声，其烟灰益于眼。

13.0097 ཟི་ལ། 锡镴

བཞུ་བའི་ཁམས་ཀྱི་རིན་པོ་ཆེ་སྟེ། གཤའ་དང་ཞ་ཉེ། ཟངས་གསུམ་བསྲེས་སྦྱོར་བྱས་པ་ལས་བྱུང་། ཁ་དོག་དཀར་ལ་ཅུང་སྲ་ཞིང་མཁྲེགས་པ། ནུས་པས་རྨ་ཤུ་སེལ་ཞིང་རེག་དུག་འཇོམས།

可熔性珍宝，锡、铅、铜的合金，色白而质较硬。具有治疗脓疮，解触毒的功效。

13.0098 ཁྲོ་ནག 生铁

བཞུ་བའི་ཁམས་ཀྱི་རིན་པོ་ཆེ་སྟེ། ལྕགས་རྡོ་བཞུས་པ་ལས་བྱུང་། ཁ་དོག་སྔོ་ནག ནུས་པས་གདོན་གཟེར་སྲིན་དང་དུག་ནད་འཇོམས།

可熔性珍宝，铁矿中冶炼，呈黑褐色。具有驱魔，止痛，除“蛀”，治疗毒病的功效。

13.04 རྡོ་སྨན་གྱི་སྡེ། 石类药

13.0099 རྡོ་སྨན། 石药

ངོ་བོ་སྲ་མཁྲེགས་ཅན་རྡོ་ཡི་རིགས་ཀྱི་སྨན་རྫས།

质坚而硬的石类药材。

13.0100 ཁབ་ལེན། 磁石

ཁ་དོག་སྔོ་ནག་ལ་ངོ་བོ་མཁྲེགས་ཤིང་། ཉེ་འཁོར་གྱི་ལྕགས་རིགས་ཕྲ་མོ་འཛིན་པའམ་ལེན་ནུས་པ། ནུས་པས་མདེའུ་འབྱིན་པ་དང་ཀླད་རུས་རྩ་ནད་སེལ།

青黑色，质硬，能吸附周围的细小铁类。具有除弹镞，治疗脑病、骨病、脉病的功效。

13.0101 གསེར་རྡོ། 黄铜矿

ཁ་དོག་ཕྱི་སྨུག་ལ་ནང་སེར་ཞིང་། དབྱིབས་མ་ངེས་པ་འབྱུང་། ནུས་པས་ཆུ་སེར་འདྲེན་པ་དང་། རྩ་ནད་སྦྱོང་ལ་དུག་ནད་འཇོམས།

外紫内黄，形状不一。具有引出黄水，泻脉病，治疗毒病的功效。

13.0102 དངུལ་རྡོ། 银矿石

ཁ་དོག་དཀར་སེར་ལ་དབྱིབས་མ་ངེས་པ་འབྱུང་། ནུས་པས་ཆུ་སེར་འདྲེན། རྩ་ནད་སྦྱོང་ལ་དུག་ནད་འཇོམས།

呈白黄色，形状不一。具有引出黄水，泻脉病，治疗毒病的功效。

13.0103 ལྕགས་ཀྱི་རྡོ་བ། 铁矿石

ཁ་དོག་ནག་པོ་དང་སེར་པོ་སོགས་འབྱུང་ལ། དབྱིབས་མ་ངེས་པ། བཞུས་ན་ལྕགས་འབྱུང་། ནུས་པས་ཚ་འཕེལ་ཞིང་བཅུད་ལེན་བྱེད།

呈黑、黄等色，形状不一，可冶炼

铁。具有益寿滋补的功效。

13.0104 ཟངས་རྡོ། 铜矿石

ཁ་དོག་སྔོ་མཐིང་དམར་ལྗང་སོགས་འབྱུང་། དབྱིབས་མ་ངེས་པ། བཞུས་ན་ཟངས་འབྱུང་བ། ནུས་པས་གློ་རྣག་འདྲེན།

呈蓝青、红绿等色，形状不一，可冶炼铜。具有引肺脓的功效。

13.0105 རག་རྡོ། 锌矿

ཁ་དོག་དཀར་སྐྱ་སྔོ་མདངས་ཅན་དང་། ངོ་བོ་སོབ་ལ་དབྱིབས་མ་ངེས། ནུས་པས་མིག་ནད་རབ་རིབ་སེལ།

呈灰白泛青色，质松而形状不一。具有治疗眼朦胧症的功效。

13.0106 ཧ་ཚ་སེར་པོ། 闪锌矿

ཁ་དོག་སེར་པོ་གསེར་རྡོ་འདྲ་བར་སྤང་མཐིང་འགོས་པའམ་བཙའ་སེར་པོ་ཆགས་པ། ཡང་ན་དམར་པོ་ཞིག་ཀྱང་ཡོད་ཅིང་། གང་ཡང་མེ་ལ་བཞུས་ན་དུད་པ་འབྱུང་བ་ཞིག་དང་། ནག་པོ་དངུལ་རྡོ་འདྲ་བ་གཉིས་འབྱུང་། ནུས་པས་རྨ་འདྲུབ་ཅིང་མིག་ལ་ཕན།

色黄如黄铜矿，表面染有草青色或有黄锈，也有一种呈红色，无论哪一种，在火中熔化时有冒烟的和色变黑如银矿石的两种。具有愈疮伤，益眼的功效。

13.0107 གཤའ་དཀར་རྡོ། 锡矿石

ཁ་དོག་དཀར་སྐྱོ་ལ། དབྱིབས་མ་ངེས་པ། དངུལ་རྡོ་འདྲ་བ་བཞུས་ན་གཤའ་འབབ་པ། ནུས་པས་རྨ་གསོ་ཞིང་ཤའུ་སྐྱེད།

呈灰白色，形状不一。如银矿石，可冶炼锡。具有愈疮伤，生新肌的功效。

13.0108 ཕ་ཝང་ལོང་བུ། 自然铜

ཁ་དོག་ཕྱི་སྨུག་ལ་ནང་གསེར་ལྟར་སེར་ཞིང་དེ་ལས་དཀར་ཤས་ཆེ་བ། དབྱིབས་གྲུ་བཞི། ནུས་པས་རྩ་ནད་སེལ་ཞིང་རུས་ཆག་སྦྱོར།

外呈褐色内有金属光泽，立方体。具有治疗脉病、接骨的功效。

13.0109 ཅོག་ལ་མ། 辰砂

ཁ་དོག་སྨུག་ཤས་ཅན། དབྱིབས་ཀྱ་ཁབ་གཤིབས་པ་འདྲ་བ་འབྱུང་། ནུས་པས་རྩ་དང་ལྷ་བ་འཛིན།

呈紫色，形状如针排列。具有接脉续筋，增强骨松质密度的功效。

13.0110 ད་ཚུ། 银朱

ཁ་དོག་ཅོག་ལ་མ་ལས་དམར་བ། བཟོས་པའི་རྟགས་སུ་སྣོད་དུ་བླུགས་ཉམས་ཡོད་པ། ནུས་པས་རུས་ཆག་སྦྱོར།

色比辰砂较红，有加工的标志如注入容器的痕迹。具有接骨的功效。

13.0111 མཚལ། 朱砂

ཁ་དོག་དམར་ལ་དཀར་ཤས་ཆེ་ཞིང་། ངོ་བོ་ལྕི་ལ་འོད་ཆུང་བ། ནུས་པས་རྨ་འདྲུབ་ཅིང་གློ་མཆིན་གྱི་ཚད་པ་དང་རྩ་ཚད་སོགས་སེལ།

呈淡红色，质重略有光泽。具有愈疮伤，清肺热、肝热、脉热等的功效。

13.0112 མཚལ་ཐལ། 朱砂灰

མཚལ་ལས་དངུལ་ཆུ་བཏོན་ཤུལ་གྱི་ཐལ་བ། ཁ་དོག་དཀར་སྐྱ། ནུས་པས་རྨ་འབྲས་སེལ་ཞིང་ཤ་རོ་གཙོད།

从朱砂中提取水银后剩下的灰，色淡白。具有愈疮伤，除“哲”病，去腐肉的功效。

13.0113 དངུལ་ཆུའི་རྡོ། 水银矿石

དངུལ་ཆུ་འབྱུང་བའི་རྡོ་ཁ་དོག་སྔོན་པོ་ཅན། བསྲེགས་ན་དུད་པར་ཡལ་བ་ཞིག རྡོ་དེ་མེར་བསྲེགས་པའི་ནུས་པས་ཤ་རོ་གཅོད།

可冶炼水银的青色矿石，煅烧时烟消散，煅烧后的灰可除腐肉。

13.0114 མུ་ཟིའི་རྡོ། 硫黄石

མུ་ཟི་འབྱུང་བའི་རྡོ། ནུས་པས་དམུ་ཆུ་དང་ཆུ་སེར་སྐེམ།

可冶炼出硫黄的矿石。具有干腹水和黄水的功效。

13.0115 སྨུག་ཕོ་སྦལ་རྒྱབ། 鲕状赭石

ཕོ་སྦལ་ཁ་དོག་སྨུག་ལ་ངོ་བོ་མཁྲེགས་ཤིང་འབྲུམ་པ་སྦལ་པའི་རྒྱབ་ལྟར་ཡོད་པ་དང་། མོ་སྦལ་སྔ་མ་ལྟར་ལ་འབྲུམ་པ་མེད་པ། ནུས་པས་ཆུ་སེར་འཕྱུལ་འདྲེན་སྐེམ་ཞིང་ལྷ་བ་འཛིན།

雄代赭石色紫，质硬，表面如蛙背有疙瘩；雌代赭石同雄代赭石，但表面无疙瘩。具有吸引和干黄水，增强骨松质密度之功效。

13.0116 དཀར་ཕོ་སྦལ་རྒྱབ། 瘤状硅灰石

ཁ་དོག་དཀར་པོ་ རྣམས་མཐུག་པ། དབྱིབས་འབར་འབུར་འབྲུམ་པ་སྦལ་པའི་རྒྱབ་ལྟར་ཡོད་པ། ནུས་པས་ཆུ་སེར་འཕྱུལ་འདྲེན་སྐེམ་ཞིང་ལྷ་བ་འཛིན།

色白质地厚，形状如蛙背有凹凸不平的疙瘩。具有吸引和干黄水，增强骨松质密度之功效。

13.0117 དཀར་ཕོ་ཆིག་ཐུབ། 嘎布丘土

❶ཁ་དོག་དཀར་ལ་མགུལ་རིས་ཡོད་པ་དང་། རྩ་བ་སྦོམ་ལ་རྩེ་མོ་ཕྲ་བ། བཅག་ན་རྒྱ་ཁབ་གཤིབས་པ་ལྟར་ཞིག་པའི་རྡོ་སྨན་མདུང་རྩེ་དཀར་པོའི་མིང་། ནུས་པས་ཆུ་སེར་འཕྱུལ་འདྲེན་སྐེམ་ཞིང་ལྷ་བ་འཛིན། ❷དཔའ་བོ་ཆིག་ཐུབ་དང་། དཔའ་བོ་ཆེན་པོ། གང་གཱ་ཆུང་། ཨ་ཞི་ཁ། ཐང་ཕྲོམ་དཀར་པོ་སོགས་ཀྱི་མིང་ལའང་འཇུག

❶色白有横纹，根粗尖细，折断后纤维如针排列状的石类药针状硅灰石；具有吸引和干黄水，增强骨松质密度之功效。❷为茄参、人参、乌奴龙胆、梭砂贝母、马尿泡等的别称。

13.0118 སྨུག་ཕོ་ཆིག་ཐུབ། 针铁矿

ཁ་དོག་དམར་སྨུག་རྩ་བ་སྦོམ་ཞིང་རྩེ་ཕྲ་བ། བརྡུང་ཚེ་རྟ་སྤུ་ལྟར་ཞིག་པ། ནུས་པས་ཆུ་སེར་འཕྱུལ་འདྲེན་སྐེམ་ཞིང་ལྷ་བ་འཛིན།

色紫红根粗尖细，砸时如马毛状碎裂，具有吸引和干黄水，增强骨松质密度之功效。

13.0119 གངས་ཐིགས། 硬石膏

སྲིད་པའི་གངས་རྙིང་ཡུན་ལོན་ནས་གོང་བུར་འདྲིལ་བ། ཁ་དོག་དཀར་ལ་ཟོས་ན་སོ་མི་སེག་པ། ནུས་པས་ཆུ་སེར་འདྲེན་ཞིང་སྐེམ་ལ་ལྷ་བ་འཛིན་པ་དང་། ཁྱད་པར་མཆིན་པའི་ཚ་བ་སེལ།

积雪年深日久凝结成块，色白嚼时不碜牙。具有吸引和干黄水，增强骨松质密度之功效，尤其具清肝热的功效。

13.0120 རྫོང་ཞི། 寒水石

རི་བྲག་ས་འོག་སོགས་ལས་འབྱུང་བ། རྡོ་རིགས་གཞན་ལས་ཙུང་སྙི། ཁ་དོག་དཀར་སེར་སོགས་རིགས་ཀྱི་དབྱེ་བ་མང་། ནུས་པས་བད་ཀན་གཅོང་ནད་སེལ་བ་དང་འཁྲུ་བ་གཅོད། ལུས་ཟུངས་གསོ་ཞིང་བཅུད་ལེན་ལ་ཡང་མཆོག

源自岩崖、地底等处，比其它石类较脆，色有黄、白等多种。具有治疗“培根”痼疾，止泻的功效，为养身滋补之佳品。

13.0121 ཟེའུ་སྙིང་། 绿玉髓

ཁ་དོག་སེར་སྐྱ་དང་སེར་སྨུག་གཉིས་འབྱུང་། ངོས་འཇམ་ལ་འོད་ལྡན་པ། ནུས་པས་རུས་ཆག་འབྱོར། རྨེན་ནད་གཅོད་ལ་ཤའུ་སྐྱེད།

色有淡黄和黄褐两种，表面光滑有光泽。具有接骨，治疗淋巴疮，生新肌的功效。

13.0122 མཁྲིར། 蛇菊石

མདོག་མ་ངེས་ལ། དབྱིབས་ལུག་རྭ་འཁྱིལ་བའི་རྣམ་པ། བཅག་འཇོ་འོད་དང་ལྡན་ཞིང་སྲ་ལ་མཁྲེགས་པ་ཞིག ནུས་པས་རུས་ཚད་སེལ།

颜色不一，状如羊角盘曲，断面有光泽，坚硬。具有清骨热的功效。

13.0123 ཕག་མགོ 猪首石

ཕྱིའི་རྣམ་པ་ཕག་མགོའི་དབྱིབས་ལ། ཁ་དོག་ཤས་ཆེར་སེར་སྐྱ་སྲུལ་རིས་དོད་པ་དང་མ་ངེས་པ་ཡང་ཡོད། ནུས་པས་རུས་པ་གསོ་ཞིང་ཆུ་སེར་འདྲེན།

外形如猪头，多为灰黄色，有纹络或无纹络。具有养骨，引出黄水之功效。

13.0124 བྱིའུ་མགོ 石燕

ཁ་དོག་ཐལ་སྐྱ་དང་ཐལ་སྨུག་སོགས་ཆུང་ལ་འཇམ་པ་བྱིའུ་ནས་ཟན་གྱི་མགོའི་རྣམ་པ་ཅན་མཆོག་དང་། ཁ་དོག་དམར་སྐྱ་དང་སྔོན་པོ་སོགས་བྱ་ཁྲའི་མགོ་དབྱིབས་ཅན་ལ་གཞོག་པའི་སྲུལ་རིས་དོད་པ་ཆེ་བ་རྣམས་དམན། ནུས་པས་ཤའུ་སྐྱེད།

呈灰白或青灰色等，块小而有条纹，麻雀头状者为上品；色淡红或青色等，雀鹰头状条纹大者为下品。具有生新肌的功效。

13.0125 དུང་འདྲ། 海螺石

ཁ་དོག་ཐལ་སྐྱ་དང་ཐལ་སྨུག་སོགས་འབྱུང་ཞིང་། དབྱིབས་དུང་ལྟར་འཁྱིལ་བ། ནུས་པས་རུས་ཆག་སྦྱོར་བ་དང་དངུལ་ཆུ་འཆིང་བར་བྱེད།

色呈灰白或青灰色等，状如海螺。具有接骨，敛水银之功效。

13.0126 སྣང་ཟིལ། 电气石

ཁ་དོག་ནག་པོ་བཅག་ན་ཕག་ཟེ་ལྟར་ཞིག་ལ་འོད་ཟེར་འཕྲོ་བ། ནུས་པས་རུས་མདོག་འདྲེན།

色黑而断面状如猪鬃，有光泽。具有荣骨色的功效。

13.0127 གསེར་ཟིལ། 黄铁矿

དབྱིབས་མ་ངེས་པ་གསེར་རྡོའི་རྣམ་པ་ཅན་ལ་འོད་དེ་ལས་སྣ་རིང་ཞིང་འཐོལ་བ། ནུས་

པས་རུས་མདོག་འཕྲིན།

形状不一，如金矿石般，纤维比其长，柔软。具有荣骨色的功效。

13.0128 དངུལ་ཟིལ། 阳起石

དབྱིབས་ངེས་མེད་འོད་ཁབ་གཤིབས་པ་ལྟར་རིང་ལ། ཁ་དོག་དངུལ་རྡོ་ལས་ཅུང་ལྗང་ལ་དཀར་ཞིང་འཇམ་པ། ནུས་པས་རུས་མདོག་འཕྲིན།

形状不一，纤维长如针排列状，色比银矿石微绿而白，柔软。具有荣骨色的功效。

13.0129 རྡོ་སྨན་གྲུ་བཞི། 褐铁矿

ཁ་དོག་སྨུག་ནག་སེར་ཁ་ཅུང་ཟད་ཡོད་པ་དང་། དབྱིབས་གྲུ་བཞི་ཁོ་ན་ལས་མི་ཡོང་བ། བཅག་ན་ཕྱི་ནང་ཁ་དོག་མཚུངས་པ་དང་རྒྱུ་གཅིག་པ་ཞིག ནུས་པས་ཀླད་པ་གསོ་ཞིང་ཆུ་སེར་འདྲེན།

呈黑褐略带黄色，形状皆为四方体，打碎表里同色同质。具有养脑，引出黄水之功效。

13.0130 རྡོ་ཀླད། 白松石

ཁ་དོག་དཀར་པོ་ཕྱི་དབྱིབས་ཀླད་པའི་རྣམ་པ་ལ་ཀླད་འབྲུམ་ཐམ་ཐུམ་ཡོད་པ། ཤིན་ཏུ་མཁྲེགས་ལ་བཅག་མཚམས་ཁ་དོག་བ་སོ་འདྲ་བ། ནུས་པས་ཀླད་པ་སྡོམ་ཞིང་ཤའུ་སྐྱེད།

色白，外表呈脑状并有稀疏的小疙瘩，质坚硬，断面颜色如同象牙。具有止脑漏，生新肌的功效。

13.0131 རྡོ་བ་འབྲུག་ཀླད། 次生菱镁矿

ཁ་དོག་དཀར་པོ་ངོ་བོ་ཡང་ཞིང་སྙི་ལ་ཀླད་པ་བཙོས་པ་འདྲ་བ་དང་། ཁར་ཐོས་ན་ཤིང་ངམ་ཤ་རུ་རྣོན་པ་ཟ་བའི་ཉམས་ཡོད་པ་ཞིག ནུས་པས་ཀླད་པ་གསོ།

呈白色，质轻而脆，如煮熟脑浆状，咀嚼时有嚼木或嚼鹿角感。具有养脑的功效。

13.0132 རྡོ་མཁྲིས། 禹粮石

ཁ་དོག་སེར་ཞད་ཡོད་པ་ལྕེ་ལ་རེག་ན་འབྱར་ཞིང་། ནུས་པས་རྨ་ཡི་རྩ་ཁ་སྡོམ།

呈淡黄色，舌触时黏舌。具有治疗创伤、止血功效。

13.0133 ར་འདྲ། 羊角菊石

ཁ་དོག་ཅུང་ཟད་ནག་ཉམས་ཡོད་པ་དང་། ར་ཁྲིག་གཉེར་མ་བཅས་ལུག་རྭ་འདྲ་ལ་སྐོར་འཁྱིལ་སོགས་འབྱུང་། ནུས་པས་རུས་ནད་དང་། སྐྲན་ནད། མིག་གི་ནད་སོགས་ལ་ཕན།

呈淡黑色，如羊角般有角纹、环绕纹等。具有治疗骨病、眼病，除瘤等的功效。

13.0134 རྡོ་རྩྭ། 泉华

ངོ་བོ་ས་མིན་རྡོ་མིན་ཁ་དོག་སྐྱ་སོབ་བམ་སེར་སྐྱ་སོགས་འབྱུང་ཞིང་། ནུས་པས་རུས་ཆག་སྦྱོར་ཞིང་། དངུལ་ཆུའི་དུག་སེལ།

质为非土非石，呈灰白或淡黄色等。具有接骨，解水银毒之功效。

13.0135 ལྡོང་རོས། 雄黄

ཁ་དོག་དམར་སེར་ལི་ཁྲིའི་མདོག་ཅན་ལ། སུ་ཟིའི་དྲི་ལས་ཁྱད་པར་དྲི་ངན་མནམ་པ། མེར་བསྲེགས་ན་དུད་པ་སེར་པོ་བཅས་

འཇུ་བ། ནུས་པས་རྨེན་ངན་རུལ་བ་གཅོད།

呈橙色如黄丹，气味比硫磺浓，火烧冒黄烟。具有治疗淋巴疮，去腐肉的功效。

13.0136 བ་བླ། 雌黄

ཁ་དོག་སེར་སྐྱ། དྲི་ལྡོང་རོས་ལས་འཇམ་པ་དང་མེར་བསྲེགས་ན་དུད་པ་སེར་པོར་འཇུ་བ། ནུས་པས་རྨེན་ངན་རུལ་བ་གཅོད།

呈淡黄色，气味比雄黄淡，火烧冒黄烟。具有治疗淋巴疮，去腐肉的功效。

13.0137 རྡོ་སོལ། 煤

ཁ་དོག་ནག་པོ། མེ་ལ་བསྲེགས་ན་མེ་འབར་བ། ནུས་པས་རྡོ་རྣམས་འཇུ་ཞིང་ཚ་ཁ་སྡོམ།

呈黑色，能燃烧。具有消化矿物类，止血之功效。

13.0138 སོལ་རྡོ། 石墨

ཁ་དོག་ནག་པོ་འོད་ཅན་ཤིང་སོལ་བ་འདྲ་ལ་བཅག་ན་སྙི་བ། མེར་བསྲེགས་ན་ལྦུ་བར་ཁོལ་ཞིང་དུད་པ་འོང་བ། བརྡར་ན་སྣག་ཚའི་ཚབ་དུང་སྐྱེ། ནུས་པས་རྨ་འདྲུབ་ཅིང་ཆུ་སེར་སྐེམ།

呈黑而有光泽，如木炭，打碎时松软，燃烧时冒出泡沫起烟，磨粉可代替墨。具有愈疮伤，干黄水的功效。

13.0139 བ་རྫུ། 箭石

དབྱིབས་བ་ཡི་ནུ་མདེའུ་འདྲ་ལ་ཕྱི་ངོས་གཉེར་མ་ཁྲིག་གེ་དང་། རྩེ་ན་ནུ་ཁུང་ཡོད་པ་དང་། ཁ་དོག་ཤས་ཆེར་སྐྱོ་དཀར་འབྱུང་བ། བརྡུངས་ན་རྭ་གཞོབ་བྲོ་བ་ཞིག ནུས་པས་ཆུ་བ་གསོ།

状如黄牛乳头，外表有皱纹，尖端有乳孔，颜色多为灰色，捣碎有角焦味。具有滋养韧带的功效。

13.0140 རྡོ་རྒྱུས། 石棉

ཁ་དོག་སྔོ་ལ་དཀར་མདངས་ཡོད་པ། མེར་བསྲེགས་ན་མི་འཇུ་བ། ངོ་བོ་རྒྱུས་པ་སྐམ་པོ་འདྲ་བ། བརྡུང་ན་ཞིག་ཅིང་མི་འཆག་ལ་མཉེན་གུག་བཏུབ་པ་ཞིག ནུས་པས་ཆུ་བ་གསོ།

呈青色，有白色光泽，火烧不化，质如干肌腱，捣碎裂而不碎，柔软能弯曲。具有滋养韧带的功效。

13.0141 མཐིང་རྒྱུས། 蓝石棉

ཁ་དོག་སྔོ་ལ་དཀར་ཞད་ཡོད་ཅིང་། དབྱིབས་ལེབ་འཛོང་། ངོ་བོ་རྒྱུས་པ་སྐམ་པོ་འདྲ་བ། བརྡུངས་ན་རྒྱུས་པ་གྱོང་པོ་ལྟར་འཛིག་ལ་རིམ་གྱིས་ཕྱེ་མར་འགྲོ་བ་ཞིག ནུས་པས་ཆུ་བ་གསོ།

色青而偏白，扁柱状，质如干肌腱，捣碎如僵硬肌腱般碎裂并逐渐变成粉末。具有滋养韧带的功效。

13.0142 ཞིག་བུ་མིག 娄布目

ཁ་དོག་སྨུག་ནག་ལ་མཁྲེགས་པ་དང་། རྩ་བ་སྦོམ་ལ་རྩེ་མོ་ཕྲ་བ། ནུས་པས་མིག་ནད་དང་རུས་ཚད་སེལ་ཞིང་ཆུ་སེར་སྐེམ།

呈紫黑色，质坚硬，根粗尖细。具有治疗眼病，清骨热，干黄水之功效。

13.0143 བཙག 赤石脂

ཁ་དོག་དམར་སྨུག་ཤིང་ཚོན་ཉན་པ་ཞིག་

སྟེ། ནུས་པས་མིག་ནད་དང་རུས་ཚད་སེལ་ཞིང་ཆུ་སེར་སྐེམ།

色紫红，可做涂料。具有治疗眼病，清骨热，干黄水的功效。

13.0144 ཡུགས། 豆状赭石

ཁ་དོག་སྨུག་པོ་འོད་ཅན་ལྕི་ལ་འཇམ་པ་དང་། དབྱིབས་ཟླུམ་ལེབ་སོགས་མ་ངེས་པ། རྡོ་གཞན་པར་རི་མོ་དམར་སྨུག་དོད་ཐུབ་པ་ཞིག ནུས་པས་མིག་ནད་དང་རུས་ཚད་སེལ་ཞིང་ཆུ་སེར་སྐེམ།

色紫有光泽，重而光滑，扁或椭圆等形状不一，其它矿石上可画出紫红色花纹。具有治疗眼病，清骨热，干黄水的功效。

13.0145 རྡོ་ཐལ། 石灰石

ཁ་དོག་སྐྱ་བོ་དང་སྔོ་ནག་སོགས་མི་འདྲ་བ་ལྔའམ་དྲུག་འབྱུང་ཞིང་། བརྡུངས་ཚེ་རྭ་གཞོབ་ཀྱི་དྲི་བྲོ་བ། ནུས་པས་ཕོ་བའི་བད་ཀན་འདྲིལ་བ་གཅོད་པར་བྱེད།

具有灰白和青黑等五种或六种不同的颜色，捣碎有角焦味。具有治疗“培根”粘液卷结于胃的功效。

13.0146 ཧ་ཤིག 滑石

ཁ་དོག་དཀར་དམར་སྔོ་ལྗང་སེར་ནག་སོགས་ངེས་མེད་འབྱུང་ཞིང་། ངོ་བོ་སྙི་ལ་དྭངས་ཉམས་ཡོད་པ། བཏར་ཕྱེ་ཁར་སྐྱུངས་ན་འཇུ་སླམ་བྱེད་ལ། ལག་པར་བྱུགས་ན་འོད་དང་བཅས་འཇམ་པོར་འགྲོ་བ། ནུས་པས་རྩ་ནད་སྦྱོང་བར་བྱེད།

呈白、红、青、绿、黄、黑等颜色，质软，有光泽，磨粉含在口中有溶化感，用手触摸有润滑感。具有泻脉病的功效。

13.0147 མོ་རྡེའུ། 女结石

བུད་མེད་ཀྱི་ལྒང་པ་ལས་བྱུང་བའི་རྡེའུ་སྟེ། ནུས་པས་ཕོའི་ལྒང་པའི་རྡེའུ་ནད་སེལ་ཞིང་། དེ་བཞིན་ཕོ་རྡེའུ་གྱིས་མོའི་རྡེའུ་ནད་སེལ།

妇女膀胱内的结石，具有治疗男性膀胱结石的功效。同样，男结石具有治疗女结石的功效。

13.0148 གཙང་ཆབ་རྡེའུ་ཞིབ། 河白砂

གཙང་པོ་སོགས་རྒྱུག་ཆུའི་ནང་ནས་བྱུང་བའི་རྡེའུ་དཀར་འཇམ་འོད་དུ་འཚེར་བ། ཆེ་ཆུང་ཡུངས་འབྲུ་ཙམ་འབྱུང་བ། ནུས་པས་ཆུ་འགགས་འབྱེད།

源自江河等河流中的白而光滑，大小如芥子的沙石。具有利尿的功效。

13.0149 རྡོ་སྤོས། 石珀

ཁ་དོག་དཀར་སྔོ་དམར་སེར་ནག་ལྗང་སྣ་ཚོགས་འབྱུང་བ་དང་། ཕྱེ་མ་མེ་ལ་བསྲེགས་ཚེ་སྤོས་དྲི་བྲོ་བ་ཞིག ནུས་པས་འདུ་བའི་ནད་ལ་ཕན།

呈白、青、红、黄、黑、绿等多种颜色，粉末燃烧时有藏香味。具有治疗聚合病的功效。

13.0150 ལྷང་ཚེར་དཀར་པོ། 白云母

ཁ་དོག་དཀར་པོ་ངོ་བོ་དྭངས་ཤིང་མཉེན་པ་དང་། ཕྱི་ནང་རིམ་པ་མང་དུ་ཕྱེ་བཏུབ་པ། ནུས་པས་རྨ་གསོ་ཞིང་གླད་པར་ཕན་ལ། དངུལ་ཆུ་ཟ་བར་བྱེད།

呈白色，质透明，有韧性，能层层剥落。具有愈疮伤，益脑，蚀水银之功效。

13.0151 ལྷང་ཚེར་ནག་པོ། 金云母

ཁ་དོག་ནག་པོ་རྡོ་ལ་རི་མོ་བྲིས་ན་དམར་སྨུག་དོད་པ། ཕྱི་ནང་རིམ་པ་མང་དུ་ཕྱེ་བཅུབ་པ། ནུས་པས་རྨ་གསོ་ཞིང་ཀླད་པར་ཕན་ལ། དངུལ་ཆུ་ཟ་བར་བྱེད།

呈黑色，可在石上画出红紫色花纹，能层层剥落。具有愈疮伤，益脑，蚀水银之功效。

13.0152 སྤང་མ། 孔雀石

ཟངས་རྡོའི་གཡའ་ལས་ཆགས་པ་སྟེ། ཁ་དོག་ལྗང་གུ་ལྷ་ཚོན་ཉན་པ། ནུས་པས་ཆུ་སེར་སྐེམ་ཞིང་ལིང་ཏོག་གཅོད་ལ་ཕོ་མཚན་གྱི་ནད་སེལ།

由铜矿石锈生成，呈绿色，可做涂染佛像的颜料。具有干黄水，治疗云翳、阴茎病之功效。

13.0153 མཐིང་སྔོན། 扁青

ཟངས་རྡོའི་གཡའ་ལས་ཆགས་ཤིང་། ཁ་དོག་སྔོན་པོ་ལྷ་ཚོན་ཉན་པ། ནུས་པས་མཁལ་ནད་དང་ཆུ་སྲི། རྒྱུས་པ་འགྲམས་པ་སོགས་སེལ།

由铜矿石锈生成，呈蓝色，可做涂染佛像的颜料。具有治疗肾病，尿涩，筋伤等的功效。

13.0154 དཀར་གོང་། 白石英

ཁ་དོག་དཀར་སྔོ་མཁྲེགས་ཤིང་འོད་དང་ལྡན་པ། སྦུག་གསེང་ཡོད་པ་ནི་སྲིན་ཅན་དང་། དཀར་ལ་དྭངས་པ་ནི་སྲིན་མེད་པོ། །ནུས་པས་སྲིན་འདོན་པ་དང་གདོན་སྲོད་པ། དུག་ནད་ལ་ཕན།

呈青白色，质坚硬，有光泽，有孔洞的为有虫石英；白而略透明的为无虫石英。具有除“蛀”、驱魔，治疗毒病的功效。

13.0155 རྡོ་དྲེག 拟石黄衣

མིང་གཞན་དུ་བརྟན་པོའི་དྲེག་པའང་ཟེར་ཞིང་། བྲག་རྡོའི་ངོས་སུ་དྲེག་པ་དཀར་དམར་སེར་པོ་སོགས་མེ་ཏོག་གི་རིས་སུ་ཆགས་པ་དེའོ། །ནུས་པས་དུག་དང་ཚད་པ་རྙིང་པ་སེལ།

又称“丹贝折巴”，为石岩上形成的白、红、黄等花状之垢。具有治疗毒病和陈旧热的功效。

13.0156 རྡོ་སྐྱུར། 泉华

ཁ་དོག་མ་ངེས་པ་ཕྱི་རྩེ་སེར་ལྗང་སྔོ་ཁམ་ཡོད་ཅིང་། ངོ་བོ་སྙི་བ། ནུས་པས་གྲང་བ་དང་བད་ཀན་གྱི་ཕོ་བའི་ནད་སེལ།

颜色不一，表面有黄、绿、蓝、褐色结晶，质脆。具有治疗寒症、“培根”胃病的功效。

13.0157 འཛེང་། 花岗岩

ཁ་དོག་དཀར་སྔོ་གཉིས་ཡོད་པའི་དཀར་པོ་ལ་སྔོ་ཐིག་དང་གསེར་ཕྱེ་འདྲེས་པ། སྔོན་པོ་སྔོ་ལ་དྭངས་པ། གཉིས་ཀས་ཕ་ལམ་ལྟར་གཡུ་བྱུར་བཟར་དུ་ཐུབ་པ་ཞིག ནུས་པས་རྨ་རྙིང་དང་ཤ་ནོར་སེལ།

有白、青两色，其中白色者杂有蓝点和云母，青色者略带蓝点和云母，二者质坚硬，可磨损绿松石、珊瑚。具有治疗陈旧疮伤，去腐肉的功效。

13.0158 རྒྱ་མཚོའི་རྡོ་བ། 鹅卵石

ཁ་དོག་ནག་པོ་འོད་ཟེར་འཕྲོ་ཞིང་། དབྱིབས་རིལ་མོ་རྗེའུའི་རྣམ་པ་ཅན། ནུས་པས་ཚ་བའི་སྲིན་ལ་ཕན།

呈黑色，有光泽，形圆如女结石。具有治疗热性“蛀”病的功效。

13.0159 ཆུ་རྡོ་གྲང་མོ། 水底冷石

ཁ་བྱང་བལྟའི་རྫ་ཆབ་འབབ་པའི་ཆུ་བསིལ་དཀྱིལ་གྱི་རྡོ། བསིལ་དུགས་ཀྱིས་ཁྲག་གཟེར་འཇོམས།

朝北流水中的石头，冷敷能止血性疼痛。

13.0160 བྲག་རྡོ། 岩赤石

ཉིན་བྲག་དཀར་པོ་ཉི་མས་གདུངས་པ་ཆར་མི་ཕོག་པ་དམར་སྐྱ་ཆགས་པ་དེའོ། །དྲོད་དུགས་ཀྱིས་གྲང་བ་སེལ།

向阳白色岩石上日晒但雨未淋形成的红色石釉，热敷能驱寒。

13.0161 རྡེའུ་ཆང་བྲན། 酒浸石子

རྫ་ཞིབ་ཆར་ཆུས་དག་པའི་རྡེའུ་གླ་རིལ་ལས་མི་རྩིང་བ་སླ་ངར་བརྔོས་རྗེས་ཆང་གིས་བྲན་པ་སྟེ། ཚ་དུགས་ཀྱིས་མ་ཞུ་བ་འཇུ།

被雨水冲刷的高山砾石，挑选麝粪粒大小放入锅中炒后用酒浸泡，热敷具有治疗不消化的功效。

13.0162 བྱེ་མ་རིག་གཅོད། 砂岩

ཁ་དོག་དམར་སྐྱ་སོགས་དབྱིབས་གཡའ་ཤག་ལྟར་ལ་ལྕགས་བདར་ནུས་པ། ནུས་པས་ཤ་རོ་དང་རྨེན་འབྲས་གཅོད།

呈淡红色等，岩砂状，可磨铁器。具有去腐肉，除淋巴“哲”病的功效。

13.05 ས་སྨན་གྱི་སྡེ། 土类药

13.0163 གསེར་གྱི་བྱེ་མ། 海金沙

རང་བོ་ཡང་ལ་རྣམ་པ་བྱེ་མ་འདྲ་བ་ཡུངས་དཀར་གྱི་འབྲུ་ལས་ཞིབ་པའི་ཁ་དོག་སེར་པོ་ཅན་ཞིག་གོ།

质轻状如沙，比芥籽还细小的黄色微粒。具有治疗肾病、尿闭症的功效。

13.0164 སིནྡྷུ་ར། 禹粮土

བོད་སྐད་དུ་རྒྱ་མཚོའི་དྲིག་པ་སྟེ་རྒྱ་མཚོའི་འགྲམ་དང་བྲག་ཕུག་རློན་དང་མ་བྲལ་བའི་འགྲམ་སོགས་སུ་ཁྲག་ཆགས་པ་ལྟ་བུ་སོ་ཐམ་ཐམ་འབྱར་བ་དེའོ། །ནུས་པས་རྩ་ཚད་སེལ་ཞིང་དོན་རྨ་གསོ། རྣག་ཁྲག་སྐེམ་ཞིང་ཁྱད་པར་མེས་ཚིག་རྨ་ལ་ཕན།

源自海边和潮湿岩洞附近等处如血凝结般粘牙的土。具有清脉热，治疗脏器创伤，干脓血的功效，尤其对烧伤有效。

13.0165 ལི་ཁྲི། 黄丹

ཁ་དོག་དུར་སྨྲིག་དང་དམར་ཤས་ཆེ་བ་སོགས་འབྱུང་། ནུས་པས་རྨ་ངན་རུལ་བ་གཅོད་ཅིང་། ཤ་ཚད་དང་རྩ་ཚད་སེལ།

有橙色色和偏红色等。具有去烂疮腐

肉，清肌热和脉热的功效。

13.0166 རམས། 蓝靛

ཁ་དོག་མཐིང་ནག་ཚོས་སུ་སྤྱོད་པ་དེའོ། །ནུས་པས་མིག་ནད་དང་མེས་ཚིག་རྨ་ལ་ཕན།

色深蓝，可做颜料。具有治疗眼病和烧伤的功效。

13.0167 རྒྱ་མཚོའི་ལྦུ་བ། 海螵蛸

མཐའི་རྒྱ་མཚོའི་རླབས་ཀྱི་ལྦུ་དྲིག་བྲག་ལ་ཆགས་པར་བཞེད། ཁ་དོག་དཀར་ཤས་ཆེ་ཞིང་དབྱིབས་སྲབ་ལེབ་གཉེར་རིས་ཞིབ་མོ་ཅན། ནུས་པས་མཁལ་ཚད་དང་ཀླད་ནད་སེལ།

海边浪沫在岩石上形成的垢迹，色偏白，薄片状有细纹。具有清肾热，治疗脑病的功效。

13.0168 ཕུག་པའི་བཙུངས་ཆུ། 洞土澄水

ཆར་མི་ཕོག་པའི་བྲག་ཕུག་ཁ་བྱང་བལྟས་ཀྱི་ནང་ནས་འོག་ཏུ་ཁྲུ་གང་བརྐོས་པ་ནས་བླངས་པའི་ས་ཆུས་བཙུངས་པ། ནུས་པས་སྦྱར་དུག་ལ་ཕན།

雨淋不到的北向洞口下挖取的尺下土，用水浸泡后过滤的清水。具有解配制毒的功效。

13.0169 ཞ་ས། 水槽底土

ཆུ་བོ་རྒྱུན་འབབ་ཀྱི་ཞ་དང་། གཅིན་ཞ་གཉིས་ཀྱི་ཞ་ཞབས་ནས་འདོམ་གང་བརྐོས་པ་ནས་བླངས་པའི་ས། ནུས་པས་རྨ་འབྲས་སེལ་ཞིང་ཤ་རོ་གཅོད།

常流水的水槽和尿槽下挖取的一庹深处土。具有除疮伤“哲”，去腐肉的功效。

13.0170 ཐབ་ཀྱི་ས་ཚིག 灶心土

ལོ་མང་དུ་མེ་ཆེར་བུས་པའི་ཐབ་འོག་གི་ས་ཚིག ནུས་པས་རྒྱུ་མའི་སྲིན་ནད་སེལ།

多年熏烧的灶底焦土。具有治疗肠“蛀”病的功效。

13.0171 མཆེར་སྐྱིང་ས། 畜圈底土

ཕྱུགས་ལྷས་ཀྱི་རྫིང་ཆུ་འཁྱིལ་བའི་འོག་ཏུ་ཁྲུ་གང་བརྐོས་པའི་ས། ནུས་པས་སྦྱར་དུག་དང་གྲེ་འགགས་སེལ།

畜圈积水下面挖取一尺深处的土。具有解转化毒，通喉还声之功效。

13.0172 དཀར་རྩི། 白高岭土

ཚོན་དུ་འགྲོ་བའི་ས་དཀར་ཞིབ་ཕྱེ་སྙེ། ནུས་པས་ཤ་རུས་ལ་ཞེན་པའི་ནད་འགོག་པར་བྱེད།

可作颜料的白色粉状土。具有去除渗入肌骨疾病之功效。

13.0173 ས་སྨུག 高岭土

མིང་གཞན་ས་ཞག་ཀྱང་ཟེར་ཞིང་། སའི་རིམ་པ་འམ་བྲག་གསེང་སོགས་སུ་ཆགས་པའི་ས་འདམ་མར་ལྟར་སྟུག་ལ་ས་ཞག་ཁ་རྩི་ཆགས་པ། མྱངས་ན་ཞིམ་ཞིང་ཟ་བར་སྤྲོ་བ། ཁ་དོག་དཀར་དམར་སེར་སོགས་ཡོད། ནུས་པས་ཚ་སྐྲངས་འཇོམས་ཤིང་རྒྱུ་རྩི་སྲུང་།

又称土酯，为土层或岩缝中形成的一层如酥油般浓稠的泥土表面结成的泥脂，尝时有甜味而爱吃，呈白、红、黄等色。具有消热性肿胀，保护肠粘膜的功效。

13.0174 སེ་རྡུལ། 旧墙碱土

གྱང་རྙིང་དང་བྲག་རྩ་སོགས་ལས་འབྱུང་བའི་བ་ཚ་ལྟར་ཆགས་པའི་ས་ཁ་དོག་སེར་སྐྱ་ཅན། ནུས་པས་འཁྲུགས་ཚད་དང་དུག་ནད་སེལ།

旧墙和崖根等处析出碱样淡黄色土。具有治疗紊乱热和毒病的功效。

13.0175 བྱི་ས། 鼠穴土

བྱི་ཁུང་ཁ་ཤར་དུ་བལྟས་པའི་སྒོའི་ས་ཕུང་འགོམ་ལམ་མ་བྱས་པ། ཚ་དུགས་ཀྱིས་གྲང་རླུང་དང་ཚབས་ནད་སེལ།

朝东鼠洞口未曾踩踏过的土堆。热敷治疗寒性“隆”病、“婇”病。

13.0176 གྲོག་ཞིང་། 苔藓

གྱང་རྙིང་སོགས་ཀྱི་ངོས་ལ་ཆར་པ་ཡུན་དུ་ཕོག་པ་ལས་རྩྭའི་རྣམ་པ་མེ་ཏོག་གི་ཟེའུ་འབྲུ་འདྲ་བ་ཡམ་ཙམ་སྐྱེས་པ་ཙུང་ཟད་སྤང་གི་རྣམ་པར་གྱུར་པ་སྟེ། དེའི་ཚ་དུགས་ཀྱིས་རྨ་དང་། ཆུ་སྲི། གཟེར་སྐྲངས་སེལ།

旧墙面等处长期雨淋而生成的比花蕊略长的草坪样植物。热敷可治疮伤，尿涩，止痛消肿。

13.0177 མུ་ཟི་དཀར་པོ། 白硫黄

ཆུ་ཚན་དང་ཉེ་བའི་སར་ཤས་ཆེར་འབྱུང་ཞིང་ཁ་དོག་དཀར་པོ་དང་། མེར་བསྲེགས་ན་འབར་བ། དྲི་དུགས་ལ་བཞུས་ན་མར་ལྟར་འཇུ་བ། ནུས་པས་གདོན་ནད་འཇོམས་ཤིང་། རྣག་ཁྲག་སྐེམ།

大多源自温泉附近，色白，易燃，味浓，酥油般可溶化。具有治疗魔病，干脓血的功效。

13.0178 མུ་ཟི་སེར་པོ། 黄硫黄

ཆུ་ཚན་དང་ཉེ་བའི་སར་ཤས་ཆེར་འབྱུང་ཞིང་ཁ་དོག་སེར་པོ། མེར་བསྲེགས་ན་འབར་བ། དྲི་དུགས་ལ་སྣོད་དུ་བཞུས་ན་མར་ལྟར་འཇུ་བ། ནུས་པས་གདོན་ནད་འཇོམས་ཤིང་། རྣག་ཁྲག་སྐེམ།

大多源自温泉附近，色黄，易燃，味浓，置于容器中加热如酥油样可溶化。具有治疗魔病，干脓血的功效。

13.0179 མུ་ཟི་ལྗང་ཁུ། 绿硫黄

རྡོ་ལས་ཤས་ཆེར་འབྱུང་ཞིང་། ཁ་དོག་ལྗང་ཁུ་ཚོན་ལ་སྤྱོད་པ་དེའོ། །ནུས་པས་གཉན་ཚད་སེལ།

大多源自矿石，呈绿色，可做颜料。具有清疠热的功效。

13.0180 མུ་ཟི་ནག་པོ། 黑硫黄

ས་རལ་བྲག་གསེང་སོགས་ནས་འོང་བ་རྡོ་སྔོན་པོ་དངུལ་རྡོ་འདྲ་ལ། མེར་བསྲེགས་ཚེ་མུ་ཟིའི་དྲི་བྲོ་བ། ནུས་པས་ལྷོག་པའི་ནད་ལ་ཕན།

源自地缝或岩隙中的如银矿石样的蓝色石，火烧有硫黄味。具有治疗炭疽的功效。

13.0181 སོ་ཕག 瓦

ས་བཟང་པོ་ལས་བཟོས་པའི་ཕ་གུ་སོལ་མེ་ལ་བསྲེགས་ནས་སྲ་མཁྲེགས་སུ་གྱུར་པའི་གྱོ་མོ་སྟེ། ཁུ་བས་ཁ་ལྕེ་གྲེ་བ་སྐམ་པར་ཕན། དུགས་ཀྱིས་མ་ཞུ་བ་འཇུ།

优质土倒成的土坯经烧制的坚硬瓦，其浸泡液对口、舌、咽喉干燥有益，热敷可治疗不消化。

13.0182 ཟེའུ། 土坯

ས་སྦྱོར་རྫ་མ་ལྟར་བྱས་པ་སོ་མ་བཏང་བའི་ས་ཕག ཀྱོ་མོ་ལས་མཐུག་པ། ཚ་དུགས་ཀྱིས་རླུང་ཚད་འཐབ་པར་ཕན།

未经烧制的土块，比瓦厚。热敷对“隆”热相搏有益。

13.0183 ཐྲའུ། 瓦坯

ས་བཟང་སོ་མ་བཏང་བའི་ཕ་གུ

未烧熟的砖坯。

13.06 རྩི་སྨན་གྱི་སྡེ། 精华类药

13.0184 རྩི་སྨན། 精华药

ནད་འཇོམས་ཤིང་ལུས་ཟུངས་གསོ་བའི་རྩི་བཅུད་དང་ལྡན་པའི་སྨན་རྫས།

既能治病又具有养生功能的精华类药材。

13.0185 ག་བུར། 冰片

དྲི་ཆེན་ཤིང་སྡོང་ཞིག་གི་ལོ་སྡོང་བཅུད་དུ་བཏུས་པའི་དྭངས་མ། དབྱིབས་དང་ཁ་དོག་གངས་དཀར་ཚལ་པ་འདྲ་བ། འབྲི་མར་གཤགས་པ་འདྲ་བ། ཁ་བ་བསྒོངས་པ་འདྲ་བ་སོགས་འབྱུང་། ནུས་པས་ཚ་བ་རྒྱས་པ་ཐོག་བབས་སུ་གསོད་པ་དང་། རྙིང་ཞིང་ཞེན་པའི་ཚ་བ་རྩད་ནས་འབྱིན།

龙脑香枝叶煮制提取的精华，形色如雪山雪片，牦牛酥油切片和雪团等形状。具有清盛热、陈旧热的功效。

13.0186 ཛཱ་ཏི། 肉豆蔻

ཛཱ་ཏི་ཤིང་གི་འབྲས་བུ་སྟེ་ཆེ་ཆུང་གོ་ཡུ་ཙམ། བཅག་ཁར་དཀར་སྨུག་འདྲེས་པ་དྲི་ཞིམ་པ། ནུས་པས་ཀྱང་རླུང་འཇོམས་ལ་ཁྱད་པར་སྙིང་ནད་སེལ།

肉豆蔻树种子，大小如槟榔，其断面白紫相杂，气香。具有治疗寒性“隆”病的功效，尤其对心脏病有效。

13.0187 ལི་ཤི། 丁香

ལི་ཤི་ཤིང་གི་མེ་ཏོག་གི་ཟེའུ། དྲི་ཞིམ་ལ་མདོག་དབྱིབས་ཟངས་ཀྱི་གཟེར་ཆུང་འདྲ་བ། ནུས་པས་ཀྱང་རླུང་གི་ནད་དང་ཁྱད་པར་སྲོག་རྩའི་ནད་སེལ།

丁香花的花蕾，气香，颜色和形状如小铜钉。具有治疗寒性“隆”病的功效，尤其对命脉病有效。

13.0188 སུག་སྨེལ། 白豆蔻

སུག་སྨེལ་ཞེས་བྱའི་ཤིང་ལ་ལྡུམ་གྱི་འབྲས་བུ་དབྱིབས་གྲུ་གསུམ་སེག་བཙར་རིས་ཡོད་པ་དྲི་བཟང་བ། ཁ་དོག་ལྗང་དཀར་དམར་པོ་གསུམ་ཡོད་ཅིང་། ཕྱི་མ་དམན། ནུས་པས་གྲང་བའི་ནད་དང་ཁྱད་པར་མཁལ་ནད་སེལ།

半灌木状草本白豆蔻的果实，三棱状有锉纹，气香，呈绿、白、红三种颜色。具有治疗寒症的功效，尤其对肾病有效。

13.0189 ཀ་ཀོ་ལ། 草果

ཀ་ཀོ་ལ་ཞེས་བྱ་བའི་རྩ་ལྕུམ་གྱི་འབྲས་བུ། གང་བུ་སྨུག་པོ་སྣུམ་དང་ལྡན་པ། ནུས་པས་གྲང་བའི་ནད་དང་ཁྱད་པར་ཕོ་མཆེར་གྱི་གྲང་ནད་སེལ།

草本草果的果实，果仁色紫油润。具有治疗寒症的功效，尤其对脾胃寒症有效。

13.0190 ཅུ་གང་། 居冈

སྨྱུག་མའི་ཁོང་ལས་བྱུང་བ་སྨྱུག་ཅུ་གང་དང་ཉི་ཟེར་མི་ཕོག་པའི་བྲག་ལས་ཆུ་དང་བསྲོངས་ནས་ཆགས་པ་ཆུ་ཅུ་གང་། རླན་དང་བཅས་པའི་ས་ནས་འབྱུང་བ་ས་ཅུ་གང་། དབྱིབས་ཏ་ཤིག་བརྡར་ཕྱེ་འདྲ་བ། ཁ་དོག་དཀར་ལ་སེར་ཁ་ཅུང་ཟད་ཡོད་པ། ནུས་པས་རྨ་ཚད་སེལ་ཞིང་ཁྱད་པར་གློ་ཚད་ནད་ལ་ཕན།

源自竹竿内为天竺黄；源自未经日晒的岩崖上的岩粉与水凝结成的为石灰华；源自潮湿土壤中的为石膏，状如滑石粉，色白而泛黄。具有治疗清创伤热的功效，尤其对肺热病有效。

13.0191 གུར་གུམ། 藏红花

གཙོ་ཆེར་ཁ་ཆེའི་ཡུལ་དང་རྒྱ་དཀར་ནག་ནས་འབྱུང་བའི་གུར་གུམ་མེ་ཏོག་གི་ཟེའུ་འབྲུ། ཁ་དོག་དམར་སྨུག སྐམ་ན་གྲུག་སླ་བ། ནུས་པས་རྩ་ཁ་སྡོམ་ཞིང་ཁྱད་པར་མཆིན་པའི་ནད་ཀུན་སེལ།

大多源自克什米尔、印度和中国内地的红花植物之花蕊，色紫红，干花易碎。具有封脉的功效，尤其对各类肝病有效。

13.0192 གི་ཝང་། 牛黄

གླང་སོགས་ཀྱི་མཆིན་མཁྲིས་ལས་བྱུང་བའི་གོང་བུ་རིལ་མོའམ་ཕྱེ་མ་ཡང་ལ་སོབ་པ། དམར་སེར་སྨུག་ལ་སྣུམ་མདངས་ཆགས་པ། བཅག་འཕྲོར་ཕྱི་ནང་རིམ་པ་དོད་པ། ནུས་པས་རིམས་དུག་དང་། མཆིན་ཚད། སྣོད་ཚད་སེལ།

源自黄牛等的肝胆，颗粒状或疏松粉末状，呈红黄紫色，具油光，断面内外分层。具有治疗疠毒，清肝热、腑热的功效。

13.0193 གླ་རྩི། 麝香

རི་དྭགས་གླ་བ་ཕོ་ཡི་ལྟེ་བ་ལས་འབྱུང་ཞིང་། དྲི་ཤིན་ཏུ་ཆེ་ཞིང་རིལ་མོའམ་ཕྱེ་མ་གང་རུང་འབྱུང་། ནུས་པས་དུག་ནད་དང་། སྲིན་ནད། མཁལ་ནད་བཅས་སེལ་ལ། ཁྱད་པར་གཉན་ཚད་ནད་ལ་ཕན།

源自雄麝的脐囊，气味非常浓，颗粒状或粉末状。具有治疗毒病、“虫”病、肾病的功效，尤其对瘟热有效。

13.0194 དོམ་མཁྲིས། 熊胆

གཅན་གཟན་དོམ་གྱི་མཁྲིས་པ་སྟེ། ཁ་དོག་སེར་སྔོ་གཉིས། ཐྲན་ཙམ་ཆུ་རུ་བཙུག་ན་འཇའ་ཡི་ཀ་བ་ཚུགས་པ། ནུས་པས་རྩ་ཁ་སྡོམ་པ་དང་། རྨ་རྔན་རུལ་བ་གཙོད་ཅིང་ཤའུ་སྐྱེད། མཁྲིས་ནད་སེལ། མིག་གི་ནད་ལ་ཕན།

猛兽熊的胆汁，有黄、青两色，少量放入水中呈现彩虹柱。具有封脉，去烂疮腐肉，生新肌，治疗“赤巴”病和眼病的功效。

13.0195 དབང་པོ་རིལ་བུ། 旺玻日宝

སྦྲུལ་གླང་རྨ་བྱ་སོགས་དང་ཆུར་གནས་སྲོག་ཆགས་སོགས་ནས་འབྱུང་བའི་དབྱིབས་རིལ་མོ་ཁ་དོག་ཅི་རིགས་འབྱུང་བ། བརྟེགས་ན་ལྗི་ལ་སྲ་མཁྲེགས་ཅན། ནུས་པས་དུག་ནད་རིགས་ཀུན་འཇོམས།

源自蛇、象、孔雀等及水生动物的体内结石，颗粒状，呈各种颜色，质重而坚硬。具有治疗诸毒病的功效。

13.0196 བྲག་ཞུན། 岩精

སོས་ཀ་ཉི་མའི་ཚ་བས་གདུངས་པའི་བྲག་གི་ངོས་སྦུབས་ནས་ཕྱིར་འཛག་པའི་ཞུན། ཁ་དོག་ནག་སྨུག་སོགས་འབྱུང་ལ་གཡའ་དྲི་བྲོ་བ། ནུས་པས་ཚད་པའི་ནད་རྣམས་ཀུན་ལ་ཕན། ཁྱད་པར་ཕོ་མཆིན་མཁལ་ཚད་སེལ།

阳春时节太阳暴晒从岩隙中流出的液体，呈紫黑色，具锈味。具有治疗诸热症的功效，尤其对胃、肝、肾热有效。

13.0197 དབྱར་རྩྭ་དགུན་འབུ། 冬虫夏草

ས་མཐོའི་སྤང་རིར་སྐྱེ་ཞིང་སྟོན་དགུན་འབུ་དང་དཔྱིད་དབྱར་རྩྭ་རུ་འགྱུར་བ། རྩ་བ་དར་འབུའི་དབྱིབས་དང་རྩེ་མོ་སྨུག་ནག་ཁང་གཅིག་རྭ་ལྟར་སྐྱེས་པ། ནུས་པས་མཁལ་དྲོད་གསོ་ཞིང་རོ་ཙ་རྒྱས། ཟུངས་སྟོབས་སྐྱེད། གློ་ནད་དང་དབུགས་མི་བདེ་བར་ཕན།

生长于高原草山，秋冬为虫，春夏变为草，根如蚕，尖端紫黑状如单角。具有补肾，壮阳，强身，治疗肺病和哮喘的功效。

13.07 ཤིང་སྨན་གྱི་སྡེ། 树木类药

13.0198 ཤིང་སྨན། 木药

རྩ་སྡོང་མཁྲེགས་ཤིང་ཡལ་འདབ་རྒྱས་པའི་ཤིང་གི་རིགས་ཀྱི་སྨན་རྫས།

根干坚硬且枝叶茂盛的树木类药材。

13.0199 ཨ་རུ་ར། 诃子

ཨ་རུ་ར་ཞེས་པའི་ཤིང་སྡོང་གི་འབྲས་བུ་སྟེ། དབྱིབས་རིལ་འཇོང་། སྐམ་ན་ཁ་དོག་སེར་ཤས་ཅན་རོ་བསྐ་ཁ་ཤས་ཆེར་འབྱུང་བ། སྨན་རྣམས་ཀུན་གྱི་མཆོག་ཏུ་གྱུར་པ་དེའོ། །ནུས་པས་ནད་རིགས་ཐམས་ཅད་སེལ་བར་བྱེད།

诃子树的果实，椭圆，晒干后，色偏黄，味多涩苦。为众药之王，具有治疗诸病的功效。

13.0200 ཨ་རུ་ལྕགས་ཕྱེ། 诃子铁粉

ལྕགས་བཟང་པོ་གསེག་བརྡར་བགྱིས་པའི་ཕྱེ་མ་དུག་འདོན་ཚུལ་བཞིན་བྱས་པ་དེ་ཨ་རུ་རའི་ཕྱེ་མ་ཆུར་བཏབ་དང་མཉམ་དུ་དྲོ་སར་བསྐྱལ་བས་ཨ་རུ་རའི་ཕྱེ་མ་ནག་པོ་སོལ་བ་ལྟར་གྱུར་པ་དེའོ། །

优质铁锉成粉末，经规范炮制后，加诃子粉再加水搅拌，置于暖处发酵成煤炭样的黑诃子粉。

13.0201 བ་རུ་ར། 毛诃子

བ་རུ་ར་ཞེས་པའི་ཤིང་སྡོང་གི་འབྲས་བུ་སྟེ། དབྱིབས་རིལ་མོ་ཁ་དོག་ལྗང་སྐྱའམ་སྐྱ་བོ་ལྗང་ཞད་ཡོད་པ། ནུས་པས་བད་མཁྲིས་རླུང་གསུམ་དང་ཆུ་སེར་ནག་པོ་སེལ་བར་བྱེད།

毗黎勒的果实，圆球状呈淡绿色。具有祛“培根”病、“赤巴”病、“隆”病和治疗黑黄水病的功效。

13.0202 སྐྱུ་རུ་ར། 余甘子

སྐྱུ་རུ་ར་ཞེས་པའི་ཤིང་སྡོང་གི་འབྲས་བུ་སྟེ། དབྱིབས་རིལ་མོ། སྐམ་ནས་ཁ་དོག་དཀར་སྐྱ་དམར་སྐྱ་གཉིས་འབྱུང་། ནུས་པས་བད་མཁྲིས་དང་ཁྲག་ནད་སེལ།

余甘树的果实，圆球状，晒干后呈淡白、淡红两色。具有治疗“培赤”病和血病的功效。

13.0203 སྙིང་ཞོ་ཤ 广枣

སྙིང་ཞོ་ཤ་ཞེས་པའི་ཤིང་སྡོང་གི་འབྲས་བུ་སྟེ། དབྱིབས་འཇོང་རིལ་སྙིང་དང་འདྲ་བ་ཁ་དོག་དམར་སྨུག ཚི་གུའི་སྟེང་ཨི་ཁུང་ལྔ་ཚོམ་དུ་ཡོད་པ། ནུས་པས་སྙིང་གི་ཚད་པ་སེལ།

南酸枣树的果实，椭圆心脏状，呈紫红色，果仁上有五个孔洞。具有治疗心热的功效。

13.0204 མཁལ་མ་ཞོ་ཤ 刀豆

སྲན་མའི་རིགས་ཀྱི་འཁྲི་ཤིང་ཞིག་གི་འབྲས་བུ་སྟེ། དབྱིབས་མཁལ་མ་འདྲ་བ། ཁ་དོག་དཀར་པོ་དང་དམར་ནག་གསུམ་འབྱུང་། ནུས་པས་མཁལ་ནད་དང་རྩ་འགྲམས་སེལ།

攀援类豆科植物刀豆的种子，肾状，有白、紫色。具有治疗肾病和脉伤的功效。

13.0205 ཟླ་གོར་ཞོ་ཤ 油麻藤子

མཆེར་བ་ཞོ་ཤའམ་ཟླ་གོར་ཞོ་ཤའང་ཟེར་ཏེ། སྲན་མའི་རིགས་ཀྱི་འཁྲི་ཤིང་ཞིག་གི་འབྲས་བུ་སྟེ། ཁ་དོག་ནག་ཁྲ་ཟླ་བ་ཕྱེད་པའམ་མཆེར་པའི་དབྱིབས་ཅན། ནུས་པས་མཆེར་ཚད་སེལ།

攀援类豆科植物油麻藤的种子，呈黑底杂色，半月或肾状。具有治疗脾热的功效。

13.0206 མཆིན་པ་ཞོ་ཤ 榼藤子

སྲན་མའི་རིགས་ཀྱི་འཁྲི་ཤིང་ཞིག་གི་འབྲས་བུ་སྟེ། ཁ་དོག་དམར་ལ་སྨུག་ཞད་ཡོད་པ། མཆིན་པའི་དབྱིབས་ཅན་ལེབ་མོ་མཐེབ་སྐོར་ཙམ་པའོ། །ནུས་པས་མཆིན་དུག་དང་རྩ་དཀར་གྱི་ནད་སེལ།

攀援类豆科植物榼藤的种子，呈红色偏紫，肝状，扁如拇指肚。具有治疗肝毒和白脉病的功效。

13.0207 ཨ་འབྲས། 芒果核

ཨ་མྲ་ཤིང་གི་འབྲས་བུ་སྟེ། ནང་སྙིང་ཤ་བའི་རླིག་འབྲས་འདྲ་བ། ནུས་པས་མཁལ་ནད་སེལ།

芒果树的果核，核如鹿睾丸。具有治疗肾病的功效。

13.0208 སྲ་འབྲས། 海南蒲桃

སྲ་འབྲས་ཤིང་གི་འབྲས་བུ་སྟེ། ནག་པོ་ཤུག་

འབྲུ་ཚམ་པ་དེའོ། །ནུས་པས་མཁལ་ནད་སེལ།

蒲桃树的果实，色黑，大小如柏仁。具有治疗肾病的功效。

13.0209 འཛམ་འབྲས། 大托叶云实

འཛམ་འབྲས་ཤིང་གི་འབྲས་བུ་སྟེ། ཤིང་སྡོང་ནག་ཤས་ཆེ་ལ་ལོ་མ་སིབ་པོ་ཚེར་མ་ཅན། མེ་ཏོག་སེར་ལ་གང་བུ་འཛོང་མོའི་ནང་གི་ཚི་གུ་སྦྲུལ་གྱི་སྒོ་ང་འདྲ་བ་དེའོ། །ནུས་པས་མཁལ་ནད་སེལ་ཞིང་ཕོ་བའི་མེ་དྲོད་སྐྱེད།

大托叶云实树的果实，树干色偏黑；叶碎有刺；花黄色；椭圆形果核中的核仁如蛇蛋。具有治疗肾病，增胃火的功效。

13.0210 ན་ལེ་ཤམ། 胡椒

ཤིང་ཕྲན་ན་ལེ་ཤམ་གྱི་འབྲས་བུ་སྟེ། རིགས་དཀར་ནག་གཉིས་ལས་དཀར་པོར་རི་མོ་མེད་པ་དང་། ནག་པོ་གཉེར་རིས་ཅན། དབྱིབས་བྱི་རིལ་འདྲ་བ། ནུས་པས་བད་ཀན་གྲང་བ་སེལ།

灌木胡椒的种子，分黑白两种，其中白者无纹，黑者有纹，状如鼠粪。具有治疗寒性“培根”的功效。

13.0211 པི་པི་ལིང་། 荜茇

ཤིང་ཕྲན་པི་པི་ལིང་གི་འབྲས་བུ་སྟེ། དབྱིབས་ནར་འཛོང་། ཁ་དོག་ཁམ་ནག་འབྲུམ་པ་དོད་པ། ནུས་པས་གྲང་ནད་མ་ལུས་སེལ།

灌木荜茇的果实，椭圆状，黑褐色，密布小疙瘩。具有治疗诸寒症的功效。

13.0212 བྱི་ཏང་ག 酸藤果

འཁྲི་ཤིང་བྱི་ཏང་གའི་འབྲས་བུ་སྟེ། ཁ་དོག་དམར་སྐྱ་དབྱིབས་རིལ་མོ་ཆེ་ཆུང་སྲན་མ་ཙམ། ནུས་པས་སྲིན་ནད་སེལ་ཞིང་མེ་དྲོད་སྐྱེད།

攀援类酸藤的果实，淡红色，圆球状，大小如豆粒。具有治疗“蛀”病，增胃火的功效。

13.0213 མ་རུ་ཙེ། 紫矿子

ཤིང་སྡོང་མ་རུ་ཙེའི་ཚི་གུ་སྟེ། ཁ་དོག་དམར་སེར་ལེབ་མོ་བྱེའུའི་མཆིན་པ་འདྲ་བ། ནུས་པས་སྲིན་ནད་སེལ།

紫铆树的种子，橙色形扁如小鸟肝。具有治疗“蛀”病的功效。

13.0214 ཀོ་བྱི། 肉托果

བསེ་ཤིང་དཀར་ནག་གཉིས་ལས་དཀར་པོའི་འབྲས་བུ་སྟེ། དབྱིབས་རྟའི་ནུ་མདེའུ་འདྲ་བ། ནང་དུ་སྣུམ་དམར་པོ་ཁྲག་འདྲ་འབྱུང་བ། ནུས་པས་སྲིན་གསོད་ཅིང་རུལ་བ་གཅོད། ཕོ་རིམས་སེལ།

黑、白漆树中的白漆树之果实，状如马乳头，其内有血样的红色油脂。具有治疗“蛀”病，去腐，治疗胃疠的功效。

13.0215 ད་ཏིག 盐肤果

ཤིང་ཕྲན་ཞིག་གི་འབྲས་བུ་སྟེ། མདོག་དམར་པོ་ཆེ་ཆུང་ལབ་སོན་ཙམ་ལེབ་ལ་སྤུན་མ་དམར་ཕྱེ་རྫི་སྣུམ་ཆེ་ལ་སྐྱུར་བ་དེའོ། །ནུས་པས་ཚ་གྲང་གཉིས་ཀའི་འཁྲུ་བ་གཅོད།

灌木盐肤木的果实，色红，大小如萝卜籽，扁状，红粉外表油性大，味酸。具有止寒热腹泻的功效。

13.0216 སྨག 莎木面

ཤིང་མ་ལེ་ཀྲུམ་ཤིང་གི་ཧྲང་སྟེ། ཤིང་རྙན་གཞོན་ལས་མདོག་དཀར་དམར་གཉིས་འབྱུང་། མེ་ལ་བསྲེགས་ན་ཕོལ་ཉམས་དང་བཙོས་ན་སྤྱིན་ལྟར་འཁྱིགས་ནས་འོང་བ། ནུས་པས་ཚ་གྲང་གཉིས་ཀའི་འཁྲུ་བ་གཅོད།

莎木的树干，根据树老幼分红、白两种，火中烧之膨胀发泡，煮时如胶变硬。具有止寒热腹泻的功效。

13.0217 སོ་ཆ། 娑罗子

སོ་ཆའི་ཤིང་གི་འབྲས་བུའི་ཚི་གུ་སྟེ། འབྲས་བུ་དབྱིབས་རླིག་འབྲས་འདྲ་བ་ཆེ་ཆུང་ཁམ་བུ་སྐམ་པོ་ཙམ་གྱི་ནང་དུ་ཚི་གུ་ལེབ་མོ་ཡོད་པ་དེའོ། །ནུས་པས་ནད་ཀུན་གྱེན་དུ་འདྲེན་པས་སྐྱུགས་སྨན་གྱི་མཆོག

娑罗树的果核，果实如睾丸，大小如干核桃，内有片状种子。具有引吐诸病的功效，故为催吐之佳药。

13.0218 དན་རོག 巴豆

དན་རོག་ཤིང་གི་འབྲས་བུ་སྟེ། གང་བུ་རུས་སྦལ་གསུམ་སྒྲོམ་ཁ་སྦྱོད་ཀྱི་རྣམ་པ། ཚི་གུ་ནག་ཆུང་ཤིན་ཏུ་འཇམ་པ། ནུས་པས་དྲག་པོར་སྦྱོང་།

巴豆树的果实，果核如三龟相对，核仁黑小而光滑。具有峻泄的功效。

13.0219 ཐྙི་ཁཏྭ། 干漆

བསེ་ཤིང་དཀར་པོའི་ཐང་ཆི། ནུས་པས་དྲག་པོར་སྦྱོང་།

白漆树的树脂。具有峻泄的功效。

13.0220 རྡོང་ག 腊肠果

རྡོང་ག་ཤིང་གི་འབྲས་བུ་སྟེ། གང་བུ་སྐམ་ནས་སྨུག་པོ་ཁྲག་རྒྱུ་འདྲ་བ་སྡོང་མགོ་ནས་ཐུར་དུ་འཕྱངས་ཤིང་། ཚིགས་མཚམས་རེར་འབྲས་བུ་དཀར་པོ་འོད་ཅན་རེ་ཡོད་པ། ནུས་པས་མཆིན་ནད་སེལ་ཞིང་འཇམ་པོར་འཁྲུ།

为腊肠树的果实，果荚干燥后色紫如血肠，垂吊于树头，每节有一粒白色具光泽的种子。具有治疗肝病，缓泻的功效。

13.0221 སོ་མ་རཱ་ཛ། 黄葵子

ཤིང་ཕྲན་ཞིག་གི་འབྲས་བུ་སྟེ། ཆེ་ཆུང་ལབ་སོན་ཙམ་ཁ་དོག་ལྗང་ནག མཁལ་དབྱིབས་སྟེང་དུ་ནེའུ་ལེའི་རི་མོ་ཡོད་པ་སྣུམ་ཅན་དེའོ། །ནུས་པས་པགས་ནད་དང་ཆུ་སེར་སེལ།

灌木黄蜀葵的种子，大小如萝卜籽，色绿黑，肾形，上有鼬鼠皮毛样花纹，具油性。具有治疗皮肤病，干黄水的功效。

13.0222 ཐལ་ཀ་རྡོ་རྗེ། 决明子

ཤིང་མ་ལྷུམ་ཕྲན་ཞིག་གི་འབྲས་བུ་སྟེ། ཁ་དོག་ལྗང་ལྗང་སྨུག་ནར་མོ་སྣེ་གཉིས་བཅད་པ་འདྲ་བ། སྲ་མཁྲེགས་འོད་དུ་འབར་བ། ནུས་པས་པགས་ནད་དང་ཆུ་སེར་སེལ།

半灌木决明木的种子，呈绿褐色，扁长，两端斜切样，坚硬有光泽。具有治疗皮肤病，干黄水的功效。

13.0223 བསེ་ཡབ། 木瓜

བསེ་ཡབ་ཤིང་གི་འབྲས་བུ་སྟེ། ལོ་སྡོང་མེ་

ཏོག་སོགས་ཀུ་ཤུ་འདྲ་བ་ཞིག་དང་ཚེར་མ་ཅན་གཉིས་འབྱུང་། ནུས་པས་བད་ཀན་གྱི་ཚ་བ་སེལ།

木瓜树的果实，分为叶、干、花等如苹果树和具刺的两种。具有清“培根”热的功效。

13.0224 ཀུ་ཤུ། 苹果

ཀུ་ཤུ་ཤིང་གི་འབྲས་བུ་སྟེ། ཆེ་ཆུང་ཁམ་འབྲས་ལས་ཆེ་བ། ནུས་པས་རྒྱུ་ལོང་འཁྲོག་པ་དང་འཁྲུ་བ། གཟེར་བ་སོགས་འཇོམས།

苹果树的果实，比桃子大。具有治疗肠鸣、腹泻和止痛等功效。

13.0225 སེ་འབྲུ། 石榴子

སེ་འབྲུ་ཤིང་གི་འབྲས་བུ་སྟེ། དབྱིབས་རྫོག་རིལ་ནང་དུ་འབྲུ་གུ་དམར་པོས་གང་བ། ནུས་པས་མེ་དྲོད་སྐྱེད་ཅིང་ཕོ་བའི་ནད་དང་བད་ཀན་གྲང་ནད་སེལ།

安石榴的果实，球状内排满红色种子。具有增胃火，治疗胃病、寒性“培根”病的功效。

13.0226 སྟར་བུ། 沙棘果

སྟར་བུ་ཤིང་གི་འབྲས་བུ་སྟེ། ཡལ་ག་སོགས་ཚེར་མས་ཁྱབ་ཅིང་ལོ་མ་ཕྲ་ལ་རྒྱབ་སྐྱ་བ། འབྲས་བུ་སེར་པོ་ཆེ་ཆུང་སྲན་མ་ཙམ། ནུས་པས་གློ་བཀྲ་ཞིང་ཁྲག་འཛུ་ལ་བད་ཀན་གཅོད།

沙棘的果实，枝干布满小刺，叶细背面呈灰白色，果实黄色，大小如豌豆。具有止咳祛痰，吸收淤血，祛“培根”病的功效。

13.0227 རྒུན་འབྲུམ། 葡萄

རྒུན་འབྲུམ་ཤིང་གི་འབྲས་བུ་སྟེ། ཆེ་ཆུང་མཐེབ་མགོ་ཙམ། ཁ་དོག་དམར་སྨུག་དང་ལྗང་གུ་འབྱུང་། ནུས་པས་གློ་ནད་སེལ་ཞིང་ཚད་པ་སྦྱོང་།

葡萄树的果实，大小如拇指头，呈红紫等各色。具有治疗肺病，清热的功效。

13.0228 སེ་བའི་འབྲས་བུ། 蔷薇果

སེ་བ་ཤིང་གི་འབྲས་བུ་སྟེ། ཚེར་ཞིབ་བ་སྤུ་ལྟར་མང་བ། སྡོང་པོ་ཁོང་སྟོང་། ཤུན་པ་སྨུག་ལ་མེ་ཏོག་རྒྱ་ཁ། འབྲས་བུ་དམར་པོ་དམ་བེ་འདྲ་བ། ནང་དུ་སྤུ་དཀར་ཅན་གྱི་འབྲུ་གུས་གང་བ། ནུས་པས་དུག་ཚད་དང་མཆིན་ཚད་སེལ།

蔷薇的果实，枝干布满小毛刺，茎中空，皮紫色，花白色，果实红色如瓶状，内排满白毛种子。具有治疗毒病热和肝热的功效。

13.0229 སྲིན་ཤིང་སྣ་མའི་འབྲས་བུ།

唐古特瑞香果

སྲིན་ཤིང་སྣ་མ་ཤིང་གི་འབྲས་བུ་སྟེ། སྐྱེ་ཚུལ་སྟག་མ་འདྲ་བ་དེ་ལས་ཆུང་བ། འབྲས་བུ་དམར་སྐྱ་སྲན་མ་ཙམ་པ་སྨིན་ནས་ནག་པོར་འགྱོ་བ། ནུས་པས་སྲིན་ནད་སེལ།

唐古特瑞香的果实，形状似栎叶杜鹃，但比其较小，果实淡红如豆子大小，成熟后变为黑色。具有治疗“蛀”病的功效。

13.0230 **འཕང་མའི་འབྲས་བུ།** 忍冬果

འཕང་མ་ཤིང་གི་འབྲས་བུ་སྟེ། སྡོང་པོ་སྐྱ་བོ་ཤུན་པ་མང་བ། འབྲས་བུ་དམར་སྨུག་སྲན་མ་ཙམ་འབྱུང་། ནུས་པས་སྙིང་ཚད་དང་མོ་ནད་སེལ།

忍冬木的果实，树干灰白，树皮较多，果实呈紫红色豌豆大小。具有治疗心热病，妇女病的功效。

13.0231 **སྐྱི་འབྲུམ།** 砂生槐籽

སྐྱི་ཚེར་ཤིང་གི་འབྲས་བུ་སྟེ། ཤིང་ཤུན་སྐྱ་བོ་ལ་ཚེར་མས་ཁྱབ་པ། གང་བུ་ནར་མོའི་ནང་དུ་འབྲས་བུ་སེར་པོ་སྲན་མ་ཙམ་འབྱུང་། ནུས་པས་མཁྲིས་པ་གྱེན་དུ་འདྲེན།

为砂生槐木的种子，树皮灰白色布满小刺，长形果荚内有似豆粒状黄色种子。具有引吐“赤巴”病的功效。

13.0232 **ཚར་འབྲུམ།** 枸籽

ཚར་བུ་ཤིང་གི་འབྲས་བུ་སྟེ། ཆེ་ཆུང་སྲན་མ་ཙམ་ཁ་དོག་དམར་ནག་སོགས་འབྱུང་། ནུས་པས་ཡན་ལག་གི་ཆུ་སེར་བྱེར་བ་སྡུད།

枸子的果实，大小如豌豆，呈红、黑等色。具有敛四肢扩散黄水的功效。

13.0233 **སྲུ་འབྲུམ།** 香柏籽

ཤུག་པ་སྲུ་མའམ་ཚེར་མ་ཅན་གྱི་འབྲས་བུ་སྟེ། དབྱིབས་རྗོག་རིལ་ལ་ཁ་དོག་ལྗང་ནག ནུས་པས་མཁྲིས་པ་གྲམ་པ་དང་གཞང་འབྲུམ་སེལ།

杜松或刺柏的果实，卵圆形，呈绿黑色。具有祛“赤巴”病扩散和治疗痔疮的功效。

13.0234 **རྒྱ་ཤུག་འབྲས་བུ།** 圆柏籽

ཤུག་སྡོང་ཤིན་ཏུ་ཆེ་བ་འཇམ་ཚུབ་གཉིས་ལས་འཇམ་པོ་ཚེར་མ་མེད་པའི་འབྲས་བུ་སྟེ། ནུས་པས་འགགས་པ་འབྱེད་པ་དང་། ཚད་ནད། དྲེག་ནད། གློ་མཆིན་མཁྲིས་པའི་ནད་ལ་ཕན།

大柏树有无刺、有刺两种，本品为无刺柏的果实。具有通塞，治疗热病、痛风及肺、肝、胆病的功效。

13.0235 **གོ་ཡུ།** 槟榔

གོ་ཡུ་ཤིང་གི་འབྲས་བུ་སྟེ། སྡོང་པོ་ཆེ་ལ་རྩ་རྩེ་སྙོམས་པའི་རྩེར་འབྲས་བུའི་ཕྱི་སྐོགས་རྩྭ་ལྦུ་བུ་སུམ་རིམ་གྱིས་གཏུམས་པ་ཁ་ཐུར་དུ་བསྟན་པའི་ནང་འབྲུ་རིལ་མོ་སྲ་མཁྲེགས་ཏོག་གི་རྣམ་པ་ཅན་གཤགས་ན་རྩ་རིས་འབྱུང་། ནུས་པས་མཁལ་མའི་ནད་སེལ་ཞིང་སོ་རྗེ་ལ་མཆོག

槟榔树的果实，树干高大，根部和尖端粗细均匀，果实外壳如用草包裹三层，果尖朝下，内有球形种子，坚硬如金顶，切面具纹络。具有治疗肾病的功效，尤其为护齿佳品。

13.0236 **གཡེར་མ།** 花椒

གཡེར་མ་ཤིང་གི་འབྲས་བུ་སྟེ། ཕྱི་དབྱིབས་ཙ་སྡུའི་འབྲུ་གུ་འདྲ་བ། ཁ་དོག་དམར་ལ་རྩུབ་པ་ཁ་གདངས་པའི་ནང་དུ་ཚི་གུ་སྲ་མཁྲེགས་ནག་པོ་ཡོད་པ། ནུས་པས་རྩ་ཁ་འབྱེད་ཅིང་སྲིན་གསོད། ཁ་ནད་སེལ།

花椒树的果实，外形如芫荽籽，色红而粗糙，裂口内有黑色坚硬核仁。具有通脉，除“蛀”病，治疗口腔病的功效。

13.0237 ཁམ་བུ། 桃

ཁམ་བུ་ཤིང་གི་འབྲས་བུ་སྟེ། ཤ་རུས་བསྲེགས་པའི་ཐལ་བས་རྨ་སོགས་ཆུ་སེར་སྐེམ། ཚི་གུའི་མར་བྱུགས་པས་སྐྲ་སྐྱེ་སོགས་སྐྱེ།

桃树的果实，桃肉和核的烧灰具有干疮伤等的黄水功效，涂抹桃仁油能生发。

13.0238 སྟར་ག 核桃

སྟར་ག་ཤིང་གི་འབྲས་བུ་སྟེ། དབྱིབས་རིལ་བ་ཕྱི་པགས་ཁམ་སེར་མཁྲེགས་ཤིང་གཅུ་ཁ་འབྱར་མའི་ནང་སྙིང་སྦྲུམ་ཅན་ཀླད་པ་ལྟར་གནས་པ། ནུས་པས་རླུང་སེལ་ཡན་ལག་འཁུམས་པ་སྒྲོང་།

核桃树的果实，球形，外壳呈黄褐色，坚硬，对半合闭的果核内有油性脑样核仁。具有治疗“隆”病，舒展四肢拘挛的功效。

13.0239 ལུང་ཏོང་། 无患子

ལུང་ཏོང་ཤིང་གི་འབྲས་བུ་སྟེ། སྡོང་པོ་ཆེན་པོ་གང་བུ་ཁ་དོག་སེར་པོའི་ནང་དུ་འབྲས་བུ་རིལ་མོ་ནག་ལ་དམར་སྨུག་འོད་དང་ལྡན་པ་འབྱུང་། ནུས་པས་གཉན་གྱི་མགུལ་འགགས་དང་བསམ་སེའི་ནད། ཁྱད་པར་རྟའི་གཉན་གྱི་མགུལ་འགགས་སེལ།

无患木的种子，树干高大；黄色果核内有卵圆黑而紫红有光泽的种子。具有治疗疠喉阻、“桑木塞”病的功效，尤其对马的疠喉阻有效。

13.0240 རག་ཤ 野桃核

རག་ཤ་ཤིང་གི་འབྲས་བུ་སྟེ། སྔགས་པ་རྣམས་ཀྱིས་ཕྱག་ཕྲེང་བྱེད་པ་དབྱིབས་སྣ་ཚོགས་པ་གདོང་སྦུབ་ཡོད་པ་དང་མེད་པ་ཅི་རིགས་འབྱུང་། ནུས་པས་གདོན་འཇོམས་ཤིང་། དུག་བརྟག་པར་ནུས།

野核桃树的果实，持咒者以此做念珠，形状多种，表面有缝、无缝等多种形象。具有驱魔病，验毒的功效。

13.0241 བོ་དེའི་འབྲས་བུའི་ཚི་གུ། 山枣籽

བོ་དེ་ཤིང་གི་འབྲས་བུའི་ཚི་གུ་སྟེ། སྔགས་པ་རྣམས་ཀྱིས་ཕྱག་ཕྲེང་མཛད་པ། ཆོས་འབྱུང་རི་མོ་ཡོད་མེད་ཅི་རིགས་འབྱུང་། ནུས་པས་བུ་ཙི་བྱེད།

山枣树的果核仁，持咒者多用此做念珠，表面有或无三角形花纹等各种形象。具有“吾孜”的功效。

13.0242 ཀ་ལེད་འབྲས་བུ། 葫芦果

འཁྲི་ཤིང་ཀ་ལེད་ཀྱི་འབྲས་བུ་སྟེ། ཁ་དོག་སེར་སྐྱ་ལ་དབྱིབས་ཆེ་ཆུང་སྣ་ཚོགས། འབྲུ་གུ་དཀར་ལེབ་མང་བ། ནུས་པས་ཚ་འཁྲུ་གཅོད།

攀援类葫芦科植物的果实，淡黄色，形状大小不一，内有大量扁状白色籽子。具有止热泻的功效。

13.0243 འབྲུག་ཤིང་འབྲས་བུ། 常春藤果

ཤིང་ཕྲན་འབྲུག་ཤིང་གི་འབྲས་བུ་སྟེ། ཤིང་པགས་སྔོ་ལྗང་མཁྲེགས་པ། ཤིང་གཞན་ལ་འཁྲིལ་ཞིང་རང་ཉིད་སྐྱུད་པ་ལྟར་བསྒྲིམས་པ། ཡལ་ག་མཉེན་པས་ཛ་རྟུང་བྱེད་ཀྱི་དབྱུག་པ་བྱེད་པ། འབྲས་བུ་སྨུག་ནག་སྨིན་པ་དམར་སེར་ཅན་དེའོ། །ནུས་པས་ཆར་འབེབས་ཤིང་། ཀླུ་ནད་སེལ།

灌木常春藤的果实，树皮硬而呈青绿

色，如线绳般攀附缠绕其他树干生长，树枝柔软，可作鼓槌。具有祈雨，治疗水龙病的功效。

13.0244 དར་ཤིང་། 桑椹

དར་ཤིང་གི་འབྲས་བུ་སྟེ། སྡོང་པོ་ཆེ་བ་ཤུན་པ་སྐྱ་བོ་ཁ་སེར་དཀར་ལ་ཕོག་རྐས་གསེར་ལྟར་སེར་བ། ཤིང་རྒྱུ་མཁྲེགས་པས་མེ་མདའ་དང་གྲིའི་ཤུབས་བྱེད་པ། འབྲས་བུ་ལྗང་གུ་སྲན་ཆུང་ལས་ཅུང་ཆུང་བ། སྨིན་ནས་དམར་སྨུག་ཏུ་འགྱུར་བ་དེའོ། །ནུས་པས་རུས་ཚད་ཀུན་ལ་ཕན།

桑树的果实，树干高大，树皮灰白色，木干外层淡黄，木心深黄色，因木质坚硬常做枪托、刀鞘；果实绿色比兵豆较小，成熟后变为紫红色。具有清除诸骨热的功效。

13.0245 ཁྲི་ཤིང་། 西藏忍冬

ཤིང་ཕྲན་ཁྲི་ཤིང་གི་འབྲས་བུ་སྟེ། ཤིང་ཕྲན་དཀར་པོ་ལོ་མ་ཞིབ་ལ་མེ་ཏོག་རྒྱ་ཁ་ཆུང་བ། འབྲས་བུ་བྱུར་རྡོག་འདྲ་བ་རྡོལ་ལ་ཁད་འབྱུང་། ནུས་པས་གློ་མིག་གི་ནད་སེལ་ཞིང་བད་ཀན་འདྲེན།

灌木藏忍冬的果实，树干白色，花叶细小，果实如珊瑚皮薄欲穿。具有治疗肺病、眼病，引吐“培根”病的功效。

13.0246 འོ་སེའི་འབྲས་བུ། 变叶海棠果

འོ་སེ་ཤིང་གི་འབྲས་བུ་སྟེ། ཆེ་ཆུང་སེ་འབྲུའི་ཤིང་འདྲ་ལ་ལུང་ཤོད་གར་ཡང་སྐྱེ་བ། འབྲས་བུ་ཟླུམ་རིལ་སྨིན་ནས་དམར་ལ་གཉེར་སྲུལ་ཅན། ནུས་པས་གློ་ནད་སེལ་ཞིང་ལུད་པ་འདྲེན།

花叶海棠的果实，该树大小如石榴树，生长于山沟各处，球形果实成熟后变红且有褶皱。具有治疗肺病，引痰的功效。

13.0247 ཇ་ཤིང་། 茶树

ཇ་འབྱུང་བའི་ཤིང་ཕྲན་ཞིག་སྟེ། པགས་པ་དཀར་པོ་ཆེ་ཆུང་དང་མེ་ཏོག་སོགས་སེ་བ་འདྲ་བ། འབྲས་བུ་སེར་པོ་མཁལ་ཞོ་འདྲ་བ་འབྱུང་། ནུས་པས་རྒྱ་ནད་ཚད་པ་ཀུན་ལ་ཕན།

灌木山茶的果实，树皮色白，枝干大小和花朵等像蔷薇，果实色黄如刀豆。具有治疗热带地区诸热病的功效。

13.0248 ཙམ་པ་ཀ 木蝴蝶

ཤིང་སྡོང་ཙམ་པ་ཀའི་གང་བུ་མཁྲེགས་པོ་གོ་བོའི་སྒྲོ་དབྱིབས་འདྲ་བའི་ནང་ནས་འབྲས་བུ་དཀར་ལེབ་འདབ་མ་དཀར་འཇམ་ཅན་བརྒྱ་ཕྲག་ཁ་ཤས་འབྱུང་བ་དེའོ། །ནུས་པས་ཚད་པ་འཇོམས།

乔木木蝴蝶的坚硬球果，状如胡兀鹫的尾羽，每一角果内有数百个白色扁形具白色光滑膜质翅的种子。具有清热的功效。

13.0249 རས་འབྲས། 草棉

ལོ་རེ་བཞིན་བཏབ་ནས་སྐྱེ་བའི་ཤིང་ཕྲན་སྐྱ་བོ་གླང་མའི་རིགས་གང་བུའི་ནང་ནས་རས་བལ་འབྱུང་ལ། ནང་འབྲས་ནས་འབྲུ་ལས་ཟུར་ཆེ་ཙམ་འབྱུང་། འབྲས་བུའི་ཁུ་བས་རྣ་ནད་སེལ། རས་བལ་དཀར་པོས་མདེའུ་འབྱིན།

一年生灌木，色灰白似灌木山生柳，

果壳中产棉花，种子比青稞粒大而有棱角。其汁具有治疗鼻病的功效，白色棉花能除弹镞。

13.0250 ན་ག་ཧུ་ཏྲ། 木棉花萼

ལོ་སྡོང་སྟར་ག་དང་འདྲ་ཞིང་། ཁང་ལ་ཚེར་མ་ཡོད་པ། ཐེའུ་ཁ་བྱེ་བ་སྐམ་ནས་ཟངས་གོག་བཅོམ་པ་འདྲ་བ། ནུས་པས་གློ་ཚད་སེལ།

树干、叶像核桃树，枝干有刺；花蕾开裂干后如破铜壳。具有清肺热的功效。

13.0251 ན་ག་གེ་སར། 木棉花蕊

ལོ་སྡོང་སྟར་ག་དང་འདྲ་ཞིང་། ཁང་ལ་ཚེར་མ་ཡོད་པ། མེ་ཏོག་ཁ་བྱེ་ཚར་ནས་ནང་གི་ཟེ་བ་རྟ་རྔ་བསྒྲིམས་པ་འདྲ་བ། ནུས་པས་མཆིན་ཚད་སེལ།

树干、叶像核桃树，枝干有刺；花盛开后花蕊如同拉直的马尾。具有清肝热的功效。

13.0252 པདྨ་གེ་སར། 木棉花瓣

ལོ་སྡོང་སྟར་ག་དང་འདྲ་ཞིང་། ཁང་ལ་ཚེར་མ་ཡོད་པ། མེ་ཏོག་གི་འདབ་མ་དམར་པོ་དེའོ། །ནུས་པས་སྙིང་ཚད་སེལ།

树干、叶像核桃树，枝干有刺；花瓣呈红色。具有清心热的功效。

13.0253 ད་ལི། 樱草杜鹃

སྲིབས་ངོས་སོགས་སུ་སྐྱེ་བའི་ཤིང་ཕྲན། ཤུན་པགས་ཁམ་སེར། མེ་ཏོག་ཟིང་སྐྱ་ལ་དྲི་ཞིམ་པ། མེ་ཏོག་གི་ནུས་པས་བད་ཀན་གྲང་ནད་སེལ་ཞིང་བཅུད་ལེན།

生长于阴面等处的灌木，树皮黄褐色；花色淡黄，气味芳香。花具有治疗寒性“培根”病，滋补的功效。

13.0254 སྤེན་དཀར། 银露梅

ཤིང་ཕྲན་པགས་མདོག་ཁམ་སེར་ལོ་མ་ཆུང་བ། མེ་ཏོག་དཀར་སེར་གཉིས་ལས་དཀར་པོ་ཅན། མེ་ཏོག་གི་ནུས་པས་སོ་བརྟན་པར་བྱེད།

灌木，呈黄褐色，叶小，花分白、黄两色，本品为白花者。具有固齿的功效。

13.0255 སྤེན་ནག 金露梅

ཤིང་ཕྲན་པགས་མདོག་ཁམ་སེར་ལོ་མ་ཆུང་བ། མེ་ཏོག་དཀར་སེར་གཉིས་ལས་སེར་པོ་ཅན། མེ་ཏོག་གི་ནུས་པས་ནུ་ཚབས་སེལ།

灌木，呈黄褐色，叶小，花分白、黄两色，本品为黄花者。具有治疗侵乳房“媇”病的功效。

13.0256 སྟག་མ། 栎叶杜鹃

སྡོང་པོ་མཁྲེགས་ལ་འཁྱོག་པོ་འཕྲེད་ལ་སྐྱེ་བ། པགས་པ་ཅུང་སེར་བ། ལོ་མ་ལྷ་ཞབས་འདྲ་བ། མེ་ཏོག་དཀར་དམར་ཆེ་ལ་མཛེས་པ། ནུས་པས་བྱང་ཁོག་གི་རྣག་སྐེམ།

灌木，枝干坚硬而横生，表皮略黄，叶如槽状，花色淡红且大而美丽。具有治疗体内积脓的功效。

13.0257 སེ་བའི་མེ་ཏོག 蔷薇花

སྡོང་ཕུང་ཆེ་བ་སྙིང་དུ་ཚེར་མས་ཁྱབ་པ། རྐོད་གཡུང་གཉིས་ལས་གཡུང་བ། མེ་ཏོག་དཀར་ལ་འདབ་མ་ལྷེ་ལྷེན། འབྲས་བུ་དམར་པོ་ཟྫོག་རིལ། ནུས་པས་མཁྲིས་ནད་སེལ་ཞིང་རླུང་ཁ་གནོན།

枝干簇生，全身被刺，有野生和园生两种。本品为园生蔷薇，花色白有五瓣，果实色红、圆形。具有治疗“赤巴”病，镇“隆”病的功效。

13.0258 སྐྱེར་པའི་མེ་ཏོག 小檗花

ཤིང་སྡོང་སྟེང་དུ་ཚེར་མ་ཁབ་ལྟར་གཟེངས་པ། དཀར་ནག་གཉིས་ཀའི་མེ་ཏོག་སེར་པོ། ནུས་པས་འཁྲུ་བ་གཅོད།

灌木，枝上被刺如针般竖立，有开黑白花两种，本品为开黄花的一种。具有止泻的功效。

13.0259 ཞུ་མཁན་ལོ་མ། 山矾叶

ལོ་མ་མཐུག་ཅིང་སེར་ལ་འོད་ཆགས་པ་སྤང་ཞུན་དང་། ལོ་མ་སྲབ་འཇམ་ནག་པ་ནགས་ཞུན་གཉིས་འབྱུང་། ནུས་པས་གློ་མཁལ་འགྲམས་ཚད་སེལ།

叶厚而色黄，有光泽者为“邦旬”；叶薄而色黑、光滑者为“那旬”。具有清肺、肾扩散伤热的功效。

13.0260 ཟུག་པ་ཚེར་ཅན། 刺柏

ཡལ་སྡོང་ལྟ་བུ་ལས་སྡོང་པོ་ཆེར་མི་སྐྱེ་བར་བོངས་ཐུང་ལ། ལོ་མ་ནག་ཅིང་ཚེར་མ་ལྟར་སྐྱེ་བ་ཟུག་སྐམ་བྱེད་པ། ནུས་པས་མཁལ་ཚད་དང་ལྷོག་པ་སེལ།

多枝叶小乔木，树身矮小；叶黑绿刺状，有刺手感。具有清肾热，治疗炭疽的功效。

13.0261 བ་ལུ། 樱草杜鹃叶

ད་ལི་དཀར་པོའི་ལོ་མ། ནུས་པས་བད་ཀན་གྲང་བ་སེལ།

樱草杜鹃之叶。具有治疗寒性“培根”病的功效。

13.0262 འོམ་བུ། 水柏叶

ཆུ་འགྲམ་སོགས་སུ་སྐྱེ་བའི་ཤིང་སྡོང་ཕྱི་ཤུན་སྨུག་ལ་སྡོང་པོ་ཁོང་སྟོང་ཅན། ལོ་མ་ཕྲ་སིབ་སྔོ་བ། ནུས་པས་དུག་ཚད་རྙིང་བ་ཞེན་པ་དང་བྱེར་བ་སྡུད་གསོད་བྱེད།

生长于水边等处，枝干外皮色紫，中空；叶细小，色青绿。具有收敛、清除渗入和扩散的陈旧毒病热的功效。

13.0263 སྨག་ཤད། 绣线菊

ཤིང་སྡོང་ཕྲ་ལ་དྲང་བ་ཤུན་པ་དམར་པོ་ལོ་མ་ཆུང་ལ་ཉུང་། མེ་ཏོག་དཀར་པོ་སྤུངས་ནས་སྐྱེ་བ། ནུས་པས་རྨ་གསོ་ཆུ་སེར་འདྲེན།

灌木，枝条细直，外皮色红，叶小而稀少，花白，簇生。具有愈疮伤，引黄水的功效。

13.0264 དེ་བ་དྷ་རུ། 巨柏

རྒྱ་ཤུག་གི་མིང་གཞན།

圆柏的别称。

13.0265 ཙན་དན་དཀར་པོ། 檀香

ཤིང་སྡོང་ཆེན་པོ་མདོག་དཀར་ཤས་ཆེ་ཞིང་ངར་བོ་སྲ་མཁྲིགས་ལྗི་ལ་དྲི་ཞིམ་པ། རིག་བྱ་བསིལ་བ། ནུས་པས་གློ་སྙིང་འཁྲུགས་ཚད་སེལ།

乔木，色偏白，质硬而重，气香，性凉。具有清肺热、心热、紊乱热的功效。

13.0266 ཙན་དན་དམར་པོ། 紫檀

ཤིང་སྡོང་ཆེན་པོ་མདོག་དམར་ཤས་ཆེ་ཞིང་ངར་བོ་སྲ་མཁྲིགས་ལྗི་བ། ནུས་པས་ཁྲག་གི་

ཚད་པ་སེལ།

乔木，色偏红，质硬而重。具有清血热的功效。

13.0267 ཨར་སྐྱ། 白木香

ཆེ་ཆུང་ལྕང་སྡོང་ཙམ། ཡང་ལ་གསོབ་པ་དང་སྐྱ་གསོབ་དཀར་ཤས་ཆེ་བ་སོགས་རིགས་ཁ་ཤས་འབྱུང་ཞིང་། སྨན་ལ་གང་ཡང་གསར་ལ་མཁྲེགས་པ་བཟང་། ནུས་པས་སྙིང་སྲོག་གི་ཚ་བ་སེལ།

大小如柳树，有质轻而松软、灰白松软及偏白等几个种类，入药者以嫩而坚硬者为佳。具有清心热、命脉热的功效。

13.0268 ཨར་ནག 沉香

ཤིང་ནག་པོ་འབྲོང་རྭ་འདྲ་བ་དང་སྨུག་ནག་སེར་ཁ་ཅུང་ཟད་ཡོད་པ། སྣུམ་ལ་མཁྲེགས་པ་དྲི་ཞིམ་པ་མེར་བསྲེག་ན་འཇུ་ཞིང་དྲི་ཞིམ་ཐུལ་བ་སོགས་རིགས་ཁ་ཤས་འབྱུང་། ནུས་པས་སྙིང་སྲོག་གི་ཚ་བ་སེལ།

木质有黑如野牛角和紫黑微黄色者，有具油性，坚硬，气香，易燃且香气弥漫等几个种类。具有清心热、命脉热的功效。

13.0269 ཨར་དམར། 香樟

ཤིང་སྡོང་ཆེན་པོ་ཁ་དོག་དམར་ཤས་ཡོད་པ་འབོལ་ཞིང་གོ་སྙོད་ཀྱི་དྲི་མནམ་པས་ཨ་གར་གོ་སྙོད་ཀྱང་ཟེར། ནུས་པས་རླུང་ཚད་འཇོམས།

大乔木色偏红，松软，具葛缕子味。具有清“隆”热的功效。

13.0270 མཛེ་མོ་ཤིང་། 藏锦鸡儿

ཤིང་ཕྲན་ལོ་སྡོང་ཐམས་ཅད་ཚེར་མས་ཁྱབ་པ། མེ་ཏོག་དཀར་ལ་དམར་བ་སྲན་མའི་མེ་ཏོག་གི་དབྱིབས་ཅན། ཤིང་གི་ནང་སྙིང་དམར་བ། ནུས་པས་ཁྲག་འཁྱགས་འཇུ་ཞིང་ཁྲག་ཚད་སེལ།

枝叶布满刺的灌木，花淡红，状如豌豆花，木心色红。具有吸收淤血，清血热的功效。

13.0271 སེང་ལྡེང་། 西藏猫乳

ཤིང་གི་ནང་སྙིང་དབུས་ཁམ་དམར་དང་མཐའ་སེར་སྐྱ་ཅན་སོགས་རིགས་མི་འདྲ་བ་གསུམ་འབྱུང་ཞིང་། ནུས་པས་ཁྲག་དང་ཆུ་སེར་སྐེམ།

有木心中央为红褐色和边缘呈淡黄色等三种不同类型。具有治疗黄水、干脓血的功效。

13.0272 སྒྲོན་ཤིང་། 油松

ཤིང་སྡོང་ཆེན་པོ་ལོ་མ་ཕག་རྒོད་ཀྱི་ཟེ་བ་གཤིབས་པ་འདྲ་བ། ཐང་ཆུ་སེར་ལ་དྭངས་པ། མེར་བསྲེགས་ན་ཛཱ་ཏིའི་དྲི་བྲོ། ནུས་པས་བད་རླུང་དང་ཆུ་སེར་གྲང་བ་སེལ།

大乔木，叶子如野猪鬃排列，树脂黄而透明，火烧时有肉豆蔻气味。具有祛“培隆”病、治疗黄水病和寒性病的功效。

13.0273 ཅི་ཏྲ་ཀ 小米辣

མིང་གཞན་གྱུ་གྱུ་ཧྲིས་ཀྱང་ཟེར་ཏེ། གང་བུ་དམར་སེར་ནང་དུ་འབྲུ་གུ་ལེབ་ཆུང་དཀར་སེར་ཅན། དྲི་ངད་ཀྱིས་སྦྲིད་པ་དང་མཆི་མ་བཅས་མཚོལ་པ་འགགས་སྣམ་བྱེད་

པ། ནུས་པས་མེ་དྲོད་སྐྱེད་ཅིང་། འོར་ནད་དང་། གཞང་འབྲུམ། སྲིན་ནད་སེལ།

又称“珠珠哲”，橙色果实内有扁小的淡黄色种子，气味能使人打喷嚏、流泪及鼻塞感。具有增胃火，治疗下坠水肿、痔疮、“蛀”病的功效。

13.0274 ཟ་ལེ་ཀ 西藏马兜铃

ཤིང་སྨན་མེ་འབྲས་གང་ཡང་མེད་པའི་འཁྲི་ཤིང་གི་རིགས་ཞིག དབྱིབས་སླེ་ཏྲེས་འདྲ་ལ་ཤུན་པ་སྟུ་ནག་མཐུག་པ། ནུས་པས་གློ་མཆིན་སྙོད་ཚད་སེལ།

一种无花无果的藤本类灌木，状如宽筋藤，树皮厚而呈淡黑色。具有治疗肺热、肝热、腑热的功效。

13.0275 ནིམ་པ། 印楝

ཤིང་སྨན་ལོ་ཏྲང་ཚིགས་སོགས་ཟྭ་ཤིང་ལྟ་བུ་ལ་གྲུ་བཞིའི་ཉམས་ཅན། ཟྭ་ལས་སྦོམ་ཞིང་ཤུན་པ་ཅུང་མཁྲེགས་པ། ནུས་པས་ཚད་པ་དང་། གདོན་ནད། སྐོམ་དད་ཀྱི་ནད། ཡི་ག་འཆུས་པ། པགས་ནད། མེ་དབལ་སོགས་སེལ།

小灌木，叶、茎、节等像荨麻，茎微呈方形，比荨麻较粗，表皮坚硬。具有清热，治疗魔病、渴症、无食欲、皮肤病、丹毒等的功效。

13.0276 སླེ་ཏྲེས། 宽筋藤

ཤིང་སྨན་ཉིན་སྲིབ་མཚམས་སུ་འཁྲིལ་ནས་སྐྱེ་བ་བྲ་མའི་སྡོང་པོ་འདྲ་ལ་ལོ་མ་སྐོར་ཆུང་མེ་ཏོག་དཀར་ཞིབ་འཆར་བ། ནུས་པས་རླུང་ཚད་སེལ།

于阴阳山交界处攀援生长如短叶锦鸡儿的藤本植物，叶小而圆，花色白。具有清“隆”热的功效。

13.0277 ཀཊྚ་ཀ་རི། 悬钩木

ཤིང་སྨན་ལོ་སྡོང་ཚེར་མ་ཅན་ཞིག ཁོང་སྟོང་ལ་མེ་ཏོག་དཀར་སེར་འབྲས་བུ་སྤུངས་ནས་སྐྱེ་བ། ནུས་པས་རླུང་ཚད་སེལ།

叶茎被刺的一种灌木，茎中空，花淡黄，果实簇生。具有清“隆”热的功效。

13.0278 ག་བྲ། 粉枝梅

ཤིང་སྨན་སྡོང་པོའི་སྟེང་དུ་དཀར་ཐིག་ཡོད་པ་ཞིག ཆེ་ཆུང་སེ་བ་ཙམ་མེ་ཏོག་དཀར་པོ། འབྲས་བུ་དམར་པོ་སྤུངས་ནས་སྐྱེ་བ། ནུས་པས་རླུང་ཚད་དང་རིམས་ནད་ལ་཈ན།

茎干上有白斑的一种灌木，大小如蔷薇，花白，红色果实簇生。具有清“隆”热，治疗疠病的功效。

13.0279 བྱི་ཚེར། 苍耳子

ཤིང་སྨན་སྐམ་སའི་བྱེ་མར་སྐྱེ་བ་ཞིག ཚེར་མ་ཕྱུགས་སོ་ལྟར་གཟེངས་པ། ལོ་མ་ནག་ཅིང་མཐུག་ལ་ཆུང་བ་སྐམ་ན་དམར་པོར་འགྱུར་བ། ནུས་པས་རིམས་དུག་དང་མཁལ་ཚད་སེལ།

生长于干旱沙地的一种灌木，刺毛刷状竖生；叶黑厚而小，干后变红色。具有治疗疠毒病，清肾热的功效。

13.0280 དབྱི་མོང་། 铁线莲

ཤིང་སྨན་གཞན་ལ་འཁྲིལ་ནས་སྐྱེ་བ་ཞིག མེ་ཏོག་དྲིལ་དབྱིབས་འདབ་མ་ལྔ་ཅན། དབྱེ་ན་ནག་པོ་དང་དཀར་པོ། ཁྲ་བོ་བཅས་

གསུམ་ཡོད། ནུས་པས་དྲོད་སྐྱེད། སྐྲན་བཤིག་ལ་རུལ་བ་གཅོད། ཆུ་སེར་འདྲེན།

攀附其它植物生长的一种灌木，花形如铃具五片花瓣，可分为黑、白、花三种。具有增胃火，除瘤、祛腐、引黄水的功效。

13.0281 ཟྭ་མ། 短叶锦鸡儿

ཤིང་ཐྲན་པོ་སྡོང་ཚེར་མས་ཁྲབ་པ་ཞིག མེ་ཏོག་སེར་པོ་སྲན་མའི་མེ་ཏོག་འདྲ་ལ། གང་བུ་ནར་རིལ་ནང་དུ་འབྲུ་གུ་སྲན་དབྱིབས་ནར་མོ་སྲན་མའི་རོ་བྲོ་བ་འབྱུང་། ནུས་པས་ཤ་ཚད་དང་རྩ་ཚད་སེལ།

叶、干被刺的一种灌木，花色黄状如豌豆花；圆筒状荚果内有长圆豆状种子，有豆味。具有治疗肌热和脉热的功效。

13.0282 བཙོད། 梵茜草

ཤིང་ཐྲན་ཁ་དོག་དམར་པོ་ཞིག ཚིགས་མཚམས་རྩ་མདུད་ཡོད་པ། བཅག་འགྲོ་དམར་ལ་ཕྲ་སྦོམ་སྟེན་མ་འདྲ་བ། སྣམ་ཕྲུག་ལ་ཚོས་བྱེད་པ། ནུས་པས་ཁྲག་ནད་དང་འགྲམས་ཚད་སེལ།

一种红色灌木，枝节呈脉结状，断面色红，粗细如柽柳。可用作氆氇的染料。具有治疗血病，扩散伤热的功效。

13.0283 ཤིང་ཚ། 肉桂

ཤིང་སྡོང་མཁྲེགས་པོ་ཕྱི་པགས་དཀར་ལ་ནང་དམར་མདངས་ཙུང་ཟད་ཡོད་པ་ཞིག ལོ་མ་ཆུང་བ་ཤུན་པ་སྲབ་མཐུག་གཉིས་འབྱུང་། ནུས་པས་ཕོ་བའི་གྲང་རླུང་སེལ།

树干坚硬，树皮色灰内微发红；叶小；皮有薄厚两种。具有治疗胃寒性“隆”病的功效。

13.0284 སྟབ་སེང་། 秦皮

ཤིང་སྡོང་དབྱར་བ་འདྲ་བའི་ཤུན་པ་ཕྱི་སྐྱ་ལ་བར་རྩི་སྔོན་པོ་ཅན་ཆུར་སྦངས་པས་ཁུ་བ་སྔོན་པོར་འགྱུར་བ་ཞིག ནུས་པས་རུས་ཆག་སྦྱོར་ཞིང་རུས་ཚད་སེལ།

形态与白杨相似，树皮外灰内蓝，浸于水中，水变为蓝枝汁。具有接骨，清骨热的功效。

13.0285 སྐྱེར་པའི་བར་ཤུན། 小檗内皮

ཤིང་ཐྲན་ཚེར་མ་ཅན་ཕྱི་པགས་དཀར་སྐྱ་ལ་མེ་ཏོག་སེར་པོ་འབྲས་བུ་དམར་པོ་ཅན་ཞིག བར་ཤུན་སེར་ལ་ཅུང་མཐུག་པ། ནུས་པས་དུག་སྡུད་ལ་ཆུ་སེར་སེལ།

一种全身被刺，外皮色白；花色黄；果实色红的一种灌木，内皮黄而较厚。具有敛毒、治疗黄水的功效。

13.0286 སེ་རྒོད་བར་ཤུན། 钝叶蔷薇内皮

ཚེར་ཞིབ་བ་སྤུ་ལྟར་མང་ཞིང་སྡོང་པོ་ཁོང་སྟོང་བ་དང་། ཤུན་པ་སྨུག་ལ་མེ་ཏོག་རྒྱ་ཁ། འབྲས་བུ་དམར་པོ་དམ་བེ་འདྲ་བའི་ནང་དུ་སྤུ་དཀར་ཅན་གྱི་འབྲུ་གུས་གང་བ། བར་ཤུན་ཁ་དོག་དཀར་སེར་ལ་སྲབ་པ། ནུས་པས་དུག་སྡུད་ལ་ཆུ་སེར་སེལ།

细刺多如毛发，茎干中空；外皮色紫；花色黄；果实红而形如瓶，内充满白毛般种子，内皮薄而呈淡黄。具有敛毒，治疗黄水功效。

13.0287 **ཡོ་འབོག། 榆树**

ཤིང་སྡོང་གི་ལོ་མ་སྣུམ་ལ་སྲབ་ཅིང་སྲ་བ། ཤུན་པ་རབ་ཏུ་མཐུག་ལ་རྩུབ་པ། ཁར་མྱངས་ན་བྲོ་བ་མེད་ལ་འབྱར་བག་ཅན། ནུས་པས་ཚད་པ་ཀུན་སེལ་རྨ་ལ་ཕན།

树叶油润而细薄；树皮非常厚且粗糙，含在嘴中无味而具粘性。具有清诸热，益于创伤的功效。

13.0288 **མ་གལ། 银白杨**

ཤིང་སྡོང་དབྱར་བ་ལྟར་རིང་ལ་ལོ་འདབ་ཀྱི་ཕྱི་ལ་སྤུ་འཇམ་ཡོད་ཅིང་པགས་པ་ལྕང་མ་འདྲ་བ། ནུས་པས་གློ་བའི་ནད་དང་འབྲུམ་པ་སེལ།

如白杨般高大，叶背有白绒毛；树皮如杨树皮。具有治疗肺病和痘疹的功效。

13.0289 **ལྕང་མ། 杨树**

ཤིང་སྡོང་ཆེ་ལ་པགས་མདོག་དཀར་པོ་བཙུགས་ན་སྐྱེ་བ་དཀར་པོ་དང་། པགས་མདོག་ནག་པོ་བཙུགས་ན་མི་སྐྱེ་བ་ནག་པོ་སྟེ། ནུས་པས་དུག་དང་། དམུ་ཆུ། ཚ་གྲང་གང་གིས་སྐྲངས་པ་འཇོམས།

树干高大，树皮灰白，栽培可成活为白垂柳；树皮暗褐色，栽培不成活为紫柳。具有治疗毒病、腹水、寒性或热性肿胀的功效。

13.0290 **དབྱར་བ། 白杨**

ཤིང་སྡོང་རི་ལྕང་ལས་ཆེ་བ་སྙེ་མ་ཅན། འབྲས་བུ་ལས་རས་བལ་དཀར་པོ་འདྲ་བ་འབྱུང་བ་ཤུན་པ་སྲབ་ལ་མཉེན་པ། ནུས་པས་ནད་རྣམས་བྱེར་བ་སྡུད།

比山柳高大而有穗，果实中有棉花样物；皮薄而软。具有敛各类扩散病的功效。

13.0291 **སྒྲང་མ། 山生柳**

ཤིང་ཕྲན་རིང་ལ་འདྲོང་བ་པགས་པ་དཀར་པོ་དང་། པགས་པ་དམར་ལ་བོངས་ཐུང་ཞིང་སུར་ནག་ལྟར་མགོ་འབལ་འཁྲིགས་པ་གཉིས་འབྱུང་། ནུས་པས་མོ་ནད་དང་ཚད་པ་སེལ།

有枝条长而笔直皮白和枝条短小而皮红如杜鹃花样丛生的两种。具有治疗妇女病，清热的功效。

13.0292 **ཤིང་ཀུན། 阿魏**

ཤིང་བོཀླ་ཞེས་པའི་ཚི་བ་སྟེ། དངོས་དང་བཟོ་མ་གཉིས་འབྱུང་། སྐུད་པ་དཀར་པོར་བསྐུས་ན་སྔོན་པོར་འགྱུར་ཞིང་དྲི་ཤིན་ཏུ་ཆེ་བ་དངོས་དང་། སྒོག་རིགས་བསྐོལ་ནས་བཟོས་པ་ཁ་དོག་སྔོ་ནག་པ་དྲི་མི་ཆེ་བ་བཟོས་མའོ། །ནུས་པས་སྲིན་འཇོམས་ཤིང་གྲང་ནད་དང་སྙིང་རླུང་སེལ།

“报嘎”树的树脂，分为原品和制品，可将白线染成蓝色，味浓者为原品；由蒜等酿制而成，色青黑，味淡为制品。具有除“虫”病，治疗寒症和心“隆”病的功效。

13.0293 **མཐིང་ཤུན། 唐雄**

སྨྱུག་མ་གཞོན་ནུའི་ཕྱི་རྩི།

嫩竹之外皮。

13.0294 **སྨྱུག་ཞོན་ཚི་བ། 竹沥**

སྨྱུག་མ་གཞོན་ནུའི་ཕྱིའི་རྩི་བཤུས་ནས་ཁཊྚ་

བཙོས་པའི་ཞུན། ནུས་པས་བྱང་ཁོག་གི་རྨ་ཚད་དང་མོ་ནད་ཀྱི་ཚ་བ་རྙིང་པ་སེལ།

用嫩竹外皮熬制的糊剂。具有清体内创伤热，妇女病所引发陈旧热的功效。

13.0295 སྤོས་དཀར། 琥珀

ཤིང་ཞིག་གི་ཐང་ཆུ་སྟེ་སྟོད་ནས་ཡོང་བའི་དཀར་པོ་རྟ་སོ་འདྲ་བ་དང་སྨུག་ནག་གཉིས་འབྱུང་། ནུས་པས་ཆུ་སེར་སྐྱོང་ཞིང་སྐེམ་པར་བྱེད།

一种树的树脂，分为白色如马牙状和紫黑色两种。具有治疗黄水的功效。

13.0296 གུ་གུལ། 穆库尔没药

འདི་འཇིགས་ཐང་ཆུ་ཡང་ཟེར་ཞིང་། ཤིང་གུ་གུ་ལའི་ཐང་ཆུ་སྟེ་ཁ་དོག་དཀར་སེར་དྭངས་པ་དང་ནག་ལ་རྡོ་འབྱར་བ། བདུག་ན་དྲི་ཞིམ་པ། ནུས་པས་ས་གདོན་དང་ལྷོག་པ། གཟན་གཟེར་འཇོམས།

又称“者久汤曲”，为穆库尔没药树的树脂，色淡黄而透亮；黑色者粘有土砂，气味芳香。具有驱土魔，治疗炭疽，止疠刺痛的功效。

13.0297 ཐེལ་ཏ། 松香

ཐང་མ་སྔོན་ཤིང་གི་ཐང་ཆུ་སེར་ལ་དྭངས་པ་མེར་བསྲེག་ན་དྲི་ཞིམ་པ། ནུས་པས་ལྷ་རུས་ཀྱི་ཆུ་སེར་བཙོན་དུ་འཛིན།

油松的树脂，黄色透亮，火烧时气味芳香。具有收敛松质骨黄水的功效。

13.0298 ནགས་མའི་ཐང་ཆུ། 松柏脂

གསོམ་ཐང་ཤིང་གི་ཐང་ཆུ་དང་ཤུག་པའི་ཐང་ཆུ་སོགས་ངོ་བོ་དྭངས་ལ། དར་སྣབས་ལྟར་འོད་ནར་གྱིས་ཟགས་པ་བཟང་། ནུས་པས་རྣག་འབིགས་ཆུ་སེར་འཛིན།

松树和柏树等的树脂，透亮如鼻涕下滴状者为佳。具有治脓，敛黄水的功效。

13.0299 རྒྱ་སྐྱེགས། 紫草茸

རྒྱ་སྐྱེགས་ཤིང་སྡོང་གི་འབུ་ལས་ཟགས་པའི་ཤིང་གི་ཆི་བ། དབྱིབས་འཇོང་ལེབ་ཀོག་ཤུལ་ཡོད་པ། ཁ་དོག་དམར་སྨུག་ཤས་ཆེར་འབྱུང་བ་ནུས་པས་འགྲམས་འཁྲུགས་དང་ཁྲག་ནད་ཚད་པ་སེལ།

紫胶虫在紫梗树上所分泌的的胶质，扁椭圆形，有剥痕，多为紫红色。具有清扩散伤热、紊乱热，血热的功效。

13.0300 ལ་ཀྲ། 火漆

རྒྱ་སྐྱེགས་ཚོས་ཁུ་བཏོན་པའི་སྙིགས་མ། ནུས་པས་གློ་མཁལ་འགྲམས་ཚད་སེལ།

去掉紫草茸汁后的残渣。具有治疗肺热、肾热、扩散伤热的功效。

13.0301 མོན་ཚ་ར། 栎脂

ཤིང་བེ་ནག་རྒན་པོ་ལས་བབས་པའི་ཆི་ཁུ་ཁྲག་འདྲ་བ། ནུས་པས་ཚ་གྲང་གི་འཁྲུ་བ་གཅོད།

老栎树上流下的血样树脂。具有止寒、热腹泻的功效。

13.0302 ཐང་ཁྲག 老彬脂

ལོ་མང་སོན་པའི་གསོམ་ཐང་ཤིང་གི་ཤུན་པའི་གས་སྲུབ་ནས་བབ་པའི་ཆི་བ་སྟེ། ནུས་པས་ས་དུག་དང་འཁྲུ་ནད་སེལ།

老松树树皮裂缝中流出的树脂。具有解土毒、止腹泻的功效。

13.08 ལྷམ་བུ་ཐང་སྨན་གྱི་སྡེ། 旱生草类药

13.0303 ཐང་སྨན། 塘曼

རི་མཐོ་ས་མ་ཡིན་པའི་ཐང་ལ་སྐྱེ་ཞིང་དགུན་དུས་རྩ་བ་མ་གཏོགས་ཡལ་ནས་ལོ་རེར་བརྗེ་བའི་སྨན་རྫས།

生长在相比高山较低的区域，冬季除根部以外枝叶干枯的植物药材。

13.0304 ཏིག་ཏ། 蒂达

རོ་ཤིན་ཏུ་ཁ་ཞིང་མཁྲིས་པའི་ནད་ལ་མཆོག་ཏུ་ཕན་པའི་ཏིག་ཏའི་རིགས་ཀྱི་སྤྱི་མིང་།

味苦而对“赤巴”病有特效的“蒂达”类药物的总称。

13.0305 རྒྱ་ཏིག 印度獐牙菜

རྒྱ་གར་དང་བལ་ཡུལ་སོགས་སུ་སྐྱེ་བའི་ཤིང་མ་ལྕུག་ཕྲན་ཁོང་སྟོང་སྲབ་ལ་མཁྲེགས་པ་འོད་ཅན་ཚིགས་མཚམས་དོད་པ། ནུས་པས་མཁྲིས་པའི་ཚད་པ་མཐའ་དག་སེལ།

生长于印度、尼泊尔等地，细枝中空，壁薄而硬，有光泽，有节。具有清诸“赤巴”热的功效。

13.0306 བལ་ཏིག 普兰獐牙菜

བལ་ཡུལ་སོགས་ནས་སྐྱེ་བ་ཤིང་མ་ལྕུག་ཕྲན་ཁ་དོག་སྐྱ་ཞིང་སྙི་ལ་རྒྱ་ཏིག་ལས་སྐྱེ་བོངས་ཆུང་བ། ནུས་པས་མཁྲིས་ཚད་སེལ།

生长于尼泊尔等地，细枝色灰而质软，比印度獐牙菜略小。具有清“赤巴”热的功效。

13.0307 སུམ་ཅུ་ཏིག 小伞虎耳草

བོད་ཡུལ་གྱི་གཡའ་སྤང་ནགས་དང་བྲག་ལས་སྐྱེ་བ། བོངས་ཆུང་ལ་པད་གདན་སྒོར་མོའི་སྟེང་ནས་སྐྱེ་བ། ངར་བ་དམར་པོ་མེ་ཏོག་དམར་སེར་མདངས་ཅན། ནུས་པས་མཆིན་མཁྲིས་ཀྱི་ཚ་བ་སེལ།

生长于藏区风化岩片地、草地、密林和石崖，体小，生长在圆形莲座上，花梗色红，花红黄，有光泽。具有清肝、胆热的功效。

13.0308 གསེར་ཏིག 长角糖芥

གྲམ་ཁྲོད་དང་ཞིང་ཐུ་སོགས་སུ་ཤས་ཆེར་སྐྱེ་ཞིང་། ལོ་སྡོང་ཡུངས་ཀར་འདྲ་བར་གདེངས་པ། མེ་ཏོག་ཤིན་ཏུ་སེར་ལ་དམར་མདངས་གསལ་བ། ནུས་པས་བད་མཁྲིས་དང་རིམས་ཚད་སེལ།

大多生长于荒滩和田间等处，叶茎如白芥子叶茎昂起；花很黄且红色光泽明显。具有治疗“培赤”病和瘟疠热的功效。

13.0309 དངུལ་ཏིག 苞茎獐牙菜

སྡོང་པོ་ཁོང་སྟོང་སྲབ་ལ་ཚིགས་མཚམས་དོད་པ། མེ་ཏོག་སྔོ་དཀར་འདབ་མ་ལྔ་ཅན། ནུས་པས་མཆིན་ཚད་དང་། མཁྲིས་ཚད། སྐྲན་ནད་སེལ།

茎中空且薄而有节，花淡蓝有五瓣。具有清肝热和胆热，除瘤的功效。

13.0310 ཟངས་རྡིག 川西獐牙菜

སྡོང་པོ་དམར་པོ་ཁོང་སྟོང་ཅན་ལོ་མ་ཚིགས་མཚམས་ནས་ཁ་སྤྲོད་དུ་སྐྱེས་པ། མེ་ཏོག་དམར་སེར་འཆར་བ། ནུས་པས་རླུང་ལྷན་མཁྲིས་ཚད་སེལ།

茎色红而中空，叶子在枝节上对生；花橙色。具有清兼“隆赤”热的功效。

13.0311 ལྕགས་རྡིག 花锚

སྡོང་པོ་གྲུ་བཞི་ཁོང་སྟོང་ཅན་ལོ་མ་དང་ངར་པ་ཚིགས་མཚམས་ནས་ཁ་སྤྲོད་དུ་སྐྱེས་པ། མེ་ཏོག་སྔོ་སྐྱ་དབྱིབས་ར་མགོ་འདྲ་བ། ནུས་པས་རྨ་ཚད་དང་རིམས་ཚད་སེལ།

茎四棱中空，叶和柄在枝节上对生，花淡蓝，状如羊角。具有清疮伤热、瘟热的功效。

13.0312 གྱུར་རྡིག 垂头虎耳草

སྡོང་པོ་ཐུང་ཐུང་ཁོང་སྟོང་ཅན་ལ་མེ་ཏོག་སེར་སྐྱ་ཅུང་ཟུམ་པའི་ཚུལ་དུ་འཆར་བ། ནུས་པས་རྨ་གསོ་ཞིང་རྩ་ཚད་དང་མཁྲིས་ནད་སེལ།

茎短而中空，花淡黄，呈略闭合状。具有愈疮伤，清脉热，治疗“赤巴”病的功效。

13.0313 བ་ཤ་ཀ 鸭嘴花

ལོ་སྡོང་ཆེ་བ་སྟར་ག་གསར་བ་འདྲ་བའི་ཕང་ཁོང་གསོབ་པ། ཚིགས་མཚམས་རྒྱས་ཤིང་ཡལ་ཕྲན་ལ་སྤུ་ཆུང་སྐྱ་བོས་ཁྱབ་པ། ལོ་མ་ནར་འཛོང་མཐུག་མཁྲེགས་ལ་མེ་ཏོག་དཀར་སེར་འཆར་བ། ནུས་པས་ཁྲག་གཟེར་གཅོག ཁྲག་ཚད་དང་མཆིན་མཁྲིས་ཀྱི་ཚད་པ་སེལ།

大灌木似新核桃树，茎内疏松，茎节膨大，幼枝有毛，叶厚而硬，呈椭圆形，花白黄色，具有止血刺痛，清血热、肝胆热的功效。

13.0314 མ་ནུ་པ་ཏྲ། 藏木香

ལྡུམ་རར་བཏབ་ནས་སྐྱེས་པའི་ལོ་མ་ཆེ་ལ་མེ་ཏོག་སེར་པོ་འོད་དང་ལྡན་ཞིང་དྲི་ཞིམ་ལྡང་བ། ནུས་པས་རླུང་ཁྲག་ཚ་བ་སེལ།

田园中种植生长，叶大，花黄有光泽；气味芳香。具有清“隆”热、血热的功效。

13.0315 པུཥྐར་མཱུ་ལ། 总状木香

ཁམས་ཡུལ་དུ་སྐྱེས་པའི་ལོ་མ་ཆེ་ལ་མེ་ཏོག་སེར་པོ་འཆར་བ། རྩ་བ་ཕང་གཅིག་དཀར་པོ་ཤིན་ཏུ་མཁྲེགས་པ། ནུས་པས་བད་ཀན་ཚ་བ་སེལ།

生长于康巴地区，叶大花黄，一条主根，灰白色，异常坚硬。具有清“培根”热的功效。

13.0316 རུ་རྟ། 广木香

ལོ་མ་ལྗང་སེར་སོག་ལེའི་ཁ་འདྲ་བ་ས་ལ་བཀྲད་ནས་སྐྱེ་ཞིང་། སྡོང་པོ་དྲང་བ། རྩ་བ་གསར་པ་སྐྱེ་དུས་ཁོང་རུལ་བ་ལྟར་སྟོང་ལ་ཚི་ཁུ་ཁྲག་དང་ཆུ་སེར་འདྲ་བ་འབྱུང་། ནུས་པས་རླུང་ཁྲག་འཐབ་པ་དང་། ཕོ་བ་སྦྲོས་པ། གློ་ནད་སོགས་ལ་ཕན། གག་པའི་ཤ་རོ་གཅོད་པར་བྱེད།

叶黄绿，锯齿状，铺地而生；树干直，生出新根时树干开始腐般中空，流出血和黄水样黏液。具有治疗

"隆"血相搏、胃胀、肺病，去白喉坏肉的功效。

13.0317 འབྲ་གོ། 海枣

རྒྱ་གར་དང་ཁ་ཆེའི་ཡུལ་སོགས་སུ་སྐྱེ་ཞིང་། སྡོང་པོ་ཟླུམ་རིང་གཉེར་ཚོགས་ཅན་ངར་པ་མེད་པ། འབྲས་བུ་འཛོང་ནར་ལ་ཕྱི་ཡི་ཁ་དོག་སེར་སྐྱ། ནང་གི་ཚི་གུ་འགྲོན་བུ་གས་པ་འདྲ་བ། ནུས་པས་བད་ཀན་སྨུག་སེར་དང་ཕོ་ནད་སེལ།

生长于印度和克什米尔等地，树干长而圆，有条纹，无花葶，椭圆形果实呈淡黄色；果核似贝齿开裂。具有治疗紫"培根"和灰"培根"、胃病的功效。

13.0318 མ་ནུ་ཀྲུ་ཟུར། 山姜

མིང་གཞན་དུ་སྒ་ཁོད་ཀྱང་ཟེར་ཞིང་། ཀང་སྡོང་གི་སྐོགས་པ་སེར་པོ་ཅན་ཞིག་ལ་མེ་ཏོག་དཀར་པོ་འཆར་བ། ནུས་པས་མཁལ་མའི་དྲོད་གསོ། ཕོ་བའི་གྲང་བ་སེལ། གྲང་སྐྲན་འཛོམས་ཤིང་རོ་ཙ་བསྐྱེད།

又称"嘎高"，茎皮色黄，开白花。具有温肾、祛胃寒、治疗寒性痞瘤，壮阳之功效。

13.0319 སྨན་སྒ། 高良姜

ཡུལ་སོ་སོའི་ཞིང་ལ་བཙུགས་ནས་སྐྱེ་བ། སྡོང་པོ་ཕྲ་ལ་རིང་ཞིང་ལོ་མ་རལ་གྲི་འདྲ་བ། མེ་ཏོག་དཀར་པོ་སྤུངས་ནས་སྐྱེ་བ། རྩ་བར་ཚིགས་དང་སུལ་རིས་ཅན་མཁྲིགས་ལ་བཅག་ཁར་དམར་སྐྱ་མདོག་པ། ནུས་པས་དྲོད་སྐྱེད་ལ་ཟས་འཇུ་བ་དང་བད་ཀན་གྱི་ནད་སེལ།

各地田园中栽培生长，树干细长，叶子如剑，花白簇生，根部有节和皱纹，断面色淡红。具有增胃火，消食，治疗"培隆"病的功效。

13.0320 སྒ་སྐྱ། 干姜

རྒྱ་ནག་ཡུལ་དུ་ཕལ་ཆེ་བར་སྐྱེ་བ་རྩ་བ་འབྲེལ་ཞིང་པགས་པ་དཀར་སྐྱ་ཅུང་མཐུག་ལ་གསོབ་ཅིང་ཁོང་སྤུ་ཡོད་པ་ཡིན། ནུས་པས་བད་རླུང་སེལ་ཞིང་ཁྲག་འཁྱགས་འཇུ།

生长于我国内地，根部相连且外皮呈灰白色，较厚，质松，有须根。具有祛"培隆"，化淤血的功效。

13.0321 ཡུང་བ། 姜黄

ཡུལ་ཕལ་མོ་ཆེར་འདེབས་འཛུགས་བྱེད་པ། རྩ་བ་གཤགས་པས་ཁ་དོག་དམར་སེར་མདངས་དང་ལྡན་ཞིང་ཁུ་བ་སེར་པོ་འབབ་པ། ནུས་པས་དུག་སེལ། རྨ་ངན་རུལ་བ་གཅོད། གཉན་ནད་འཛོམས།

大部分地区种植，根切面呈橙色，有光泽，流出黄色液汁。具有解毒，去烂疮腐肉，治疗疠疫的功效。

13.0322 ཤུ་དག 藏菖蒲

འདམ་རྫབ་དང་ཆུ་འགྲམ་དུ་སྐྱེ་བ་རྩ་བ་སྲོམ་ཕྲ་མཛུབ་མོ་ཙམ་ལ་གཉེར་ཚོགས་མང་བ། དྲི་ངད་ལྡང་བ། ནུས་པས་དྲོད་སྐྱེད། མ་ཞུ་འཇུ། གག་ལྷོག་སེལ།

生长于沼泽和水边，根如手指粗细有许多环纹，气味浓。具有增胃火，消食，治疗白喉和炭疽的功效。

13.0323 ཐང་ཕྲོམ་དཀར་པོ། 马尿泡

གཡའ་རི་དང་སྤང་མཚམས་ལ་སྐྱེ་བ། ལོ་མ་

སྤང་ནག་ས་ལ་བསྒྲད་པའི་དཀྱིལ་ནས་མེ་ཏོག་དཀར་པོ་སེར་ཁ་ཅན་འཆར་བ། གང་བུ་རས་དཀར་གྱི་ཁུག་མ་འདྲ་བ། ནུས་པས་གཉན་སྲིན་འཇོམས།

生长于石山和草地交界处，叶黑绿，平铺于地面，中间开黄底白花，果荚像白布袋。具有除疠“蛀”的功效。

13.0324 ཐང་ཕྲོམ་གཡུང་བ། 茄参

སྤང་སྤོངས་དང་ཕྱུགས་ལྷས་རྙིང་པར་སྐྱེ་བ། རྩ་བ་དཀར་པོ་རྐང་གཅིག་མཛུབ་མོ་ཙམ། མེ་ཏོག་སེར་པོ་འཆར་བ། ནུས་པས་གཉན་སྲིན་འཇོམས་ལ་འདོད་པ་འཕེལ།

生长于草原和旧畜圈中，一条白根手指粗细；花黄。具有除疠“蛀”，增强性欲的功效。

13.0325 ཐང་ཕྲོམ་ནག་པོ། 山莨菪

ཕྱུགས་ལྷས་རྙིང་པ་དང་གྲམ་པར་སྐྱེ་བ། སྡོང་པོར་ངར་པ་མང་པོ་གྱེས་ལ། མེ་ཏོག་དྲིལ་ཆུང་འདྲ་བ། སྨུག་ནག་དུག་དྲི་བྲོ་བ། གང་བུ་ཐང་ཁུག་འདྲ་བའི་ནང་དུ་མཁལ་དབྱིབས་འདྲ་བའི་འབྲུ་གུ་ནག་ཞིབ་ཀྱིས་གང་བ། ནུས་པས་སྲིན་དང་ལྷོག་པ་འཇོམས།

生长于旧畜圈和河滩边，干茎多花葶，花似小铃铛，紫黑色，气味浓臭，如小皮袋状果实内充满黑色肾状种子。具有除“蛀”，治疗炭疽的功效。

13.0326 ལང་ཐང་རྩེ། 天仙子

གྲོང་གི་ཉེ་འཁོར་དང་ལྡུམ་རར་སྐྱེ་བའི་སྡོང་པོ་ཕྲ་ཞིང་རིང་ལ་དྲི་ངད་བྲོ་བ། གང་བུ་བུམ་ཆུང་འདྲ་བ་གྲལ་གྱི་སྒྲིག་པའི་ནང་འབྲས་བུ་ནག་ཞིབ་སེག་བཏར་རིས་གང་བ། ནུས་པས་སྲིན་ནད་སེལ།

生长于村边或花园，茎细长，具浓味；如小宝瓶排列状荚果内充满锉屑状黑色种子。具有治疗“蛀”病的功效。

13.0327 དབང་པོ་ལག་པ། 手掌参

སྡོང་པོ་མཐོ་གང་ཙམ་ལ་མེ་ཏོག་སྙེ་དབྱིབས་སྐམ་སྐྱེས་ལ་དཀར་པོ་དང་། རྣན་སྐྱེས་ལ་དམར་པོ་འཆར་བ། རྩ་བ་མིའི་ལག་པ་འདྲ་བར་མཛུབ་མོ་མི་གཅིག་པ་དུ་མ་ཡོད། ནུས་པས་ལུས་སྟོབས་གསོ་ཞིང་ཁུ་བ་སྐྱེད།

茎长一卡，花如麦穗，生在旱地的呈白色，湿地的呈红色，根似人手有多个不同的手指。具有强身、生精的功效。

13.0328 ལྡུ་བ། 西藏凹乳芹

ལོ་སྡོང་གོ་སྙོད་འདྲ་བ་དང་། མེ་ཏོག་དཀར་པོ་གདུགས་ལྟར་འཆར་བ་ཞིག ནུས་པས་ཆུ་སེར་སྐེམ་པ་དང་མཁལ་རྐེད་ཀྱི་གྲང་བ་སེལ།

茎叶似葛缕子，花白色如状伞。具有干黄水，治疗肾腰寒症的功效。

13.0329 ཉེ་ཤིང་། 天门冬

སྡོང་བུ་ཕྲ་ལ་རིང་ཞིང་ཚེར་མ་ཡོད་མེད་གཉིས་ཏེ། ས་ལ་འཁྲིལ་ནས་སྐྱེ་བ། རྩ་བ་ནར་མོ་དཀར་སོབ་ཅན་འབྱར་བག་ཆེ་བ། ནུས་པས་ཚེ་བསྲིང་བ་དང་ཆུ་སེར་གྱི་ནད་སེལ།

茎细而长，分带刺和无刺两种，卷附地面而生，根长圆，质松，色白，有黏性。具有延年益寿，治疗黄水病的功效。

13.0330 ར་མཉེ། 黄精

སྡོང་པོ་ཕྲ་ལ་རིང་བ། ལོ་མའི་གྱེས་མཚམས་ནས་འབྲས་བུ་རིལ་ཆུང་དཀར་དམར་མང་པོ་ཐུར་དུ་འཕྱངས་ནས་ཐོགས་པ། ནུས་པས་ཚེ་བསྲིང་བ་དང་ཆུ་སེར་གྱི་ནད་སེལ།

茎细而长，抱茎叶基处长有许多白红色垂下的果实。具有延年益寿，治疗黄水病的功效。

13.0331 ལུག་མཉེ། 玉竹

ར་མཉེའི་ཁོངས་གཏོགས་ཏེ། སྡོང་པོ་ཕྲ་ལ་རིང་བ། ལོ་མ་རེས་མོས་ཕྱོགས་གཅིག་ནས་སྐྱེ་བ། རྩ་བ་སེར་སྐྱ་ཚིགས་གཉེར་ཅན་མཁྲེགས་པ། ནུས་པས་ཚེ་བསྲིང་བ་དང་ཆུ་སེར་གྱི་ནད་སེལ།

黄精种属，茎细而长，叶子定向互生，根淡黄，有节纹，质坚硬。具有延年益寿，治疗黄水病的功效。

13.0332 བ་སྲ། 喜马拉雅紫茉莉

མིང་གཞན་དུ་ཨ་ཤོ་གཟླ་ཡང་ཟེར་ཞིང་། སྡོང་པོར་ཚིགས་མང་ལ། ལོ་མ་སྔོ་སྐྱ་འབྱར་རྩི་ཅན། མེ་ཏོག་ཟིང་དམར་འཆར་བ། ནུས་པས་སྨད་ཀྱི་གྲང་བ་དང་ཆུ་སེར་སེལ།

又称，茎多节，叶淡青有黏液，花粉红。具有治疗下体寒症、干黄水的功效。

13.0333 གཟེ་མ། 蒺藜

ངར་བ་ས་ལ་བགྲད་ནས་སྐྱེ་ལ། ལོ་མ་སྲན་མའི་ལོ་མ་འདྲ་བ། མེ་ཏོག་དཀར་སེར་འདབ་ལྔ་ཅན་འཆར་བ། འབྲས་བུ་ཟུར་ཅན་ཚེར་མས་ཁྱབ། ནུས་པས་གཅིན་སྲི་བ་དང་། གྲུམ་བུ། མཁལ་ནད་སེལ།

茎叶铺地而生，叶如豌豆叶，花淡黄，具五瓣，棱形果实多刺。具有治疗尿涩、痹症、肾病的功效。

13.0334 ལྷམ་པ། 荬巴

ཟོ་ལྷམ་སོགས་ལྷམ་པ་རིགས་ཀྱི་སྤྱི་མིང་།

蜀葵等葵类的总称。

13.0335 ཟོ་ལྷམ། 蜀葵

ལྷམ་རར་སྐྱེ་བའི་སྡོང་ཁང་ཟླུམ་རིལ་མི་ཚད་ལས་མཐོ་ཙམ་སྐྱེ་བ། ལོ་མ་ལྟར་མོ་འདྲ་བ། མེ་ཏོག་དཀར་པོ་དང་ཡང་ན་རྒྱ་དམར་སྨུག་ཁ་འདབ་ལྔ་ཅན་འཆར་བ་ཉི་མ་གར་གནས་སུ་འཁོར་བ། འབྲས་བུ་སྐོར་ལེབ་སྐམ་ནས་ཐོར་ཞིག་ཏུ་འགྲོ་བ་ཡིན། ནུས་པས་ཆུ་འགགས་དང་སྐོམ་དད་སེལ་ཞིང་ས་བོན་འཛག་པ་གཅོད།

在田园中生长，茎干圆柱状，比人稍高，叶如手掌，花呈白、粉红、紫色，有五片花瓣，向阳，扁圆形种子晒干后容易散落。具有治疗尿闭症、渴症、遗精的功效。

13.0336 མོ་ལྷམ། 锦葵

ལྷམ་རར་སྐྱེ་བའི་སྡོང་ཁང་ཟླུམ་རིལ་ཁྲུ་གང་ཙམ། ལོ་མ་ལྟར་མོ་འདྲ་བ། མེ་ཏོག་དམར་སྨུག་འདབ་ལྔ་ཅན་འཆར་བ་ལ་རྩ་རིས་ཡོད་པ་ཉི་མ་གར་གནས་སུ་འཁོར་བ། འབྲས་བུ་སྐོར་ལེབ་སྐམ་ནས་ཐོར་ཞིག་ཏུ་འགྲོ་བ་ཡིན། འབྲས་བུས་ཆུ་འགགས་དང་སྐོམ་དད་སེལ་ཞིང་། མེ་ཏོག་གིས་མཁལ་སྡོབས་སྐྱེད། རྩ་བས་ཟད་བྱེད་དང་ཡི་ག་འཆུས་པར་ཕན།

在田园中生长，茎干圆柱状，高约

一肘，叶子如手掌，花呈红紫色，五片花瓣上有脉纹，向阳，扁圆形种子晒干后容易散落。种子具有治疗尿闭症，渴症的功效；花具有补肾的功效；根对耗精瘤疾和无食欲有效。

13.0337 བོད་ལྗུམ། 冬葵

སྡོང་རྐང་ཟླུམ་རིལ་ཁྲུ་གང་ཙམ་ལ། ལོ་མ་སྦར་མོ་འདྲ་བ་ཟུར་ལྔ་ཅན། མེ་ཏོག་རྒྱ་དཀར་འདབ་མ་ལྔ་ཅན་འཆར་བ་ཉི་མ་གར་གནས་སུ་འཁོར་བ། འབྲས་བུ་སྒོར་ལེབ་སྐམ་ནས་ཐོར་ཞིག་ཏུ་འགྲོ་བ་ཡིན། ནུས་པས་ཆུ་འགགས་དང་། སྐོམ་དང་། འཁྲུ་བ་སེལ།

茎干圆柱状，高约一肘，叶如手掌有五个深裂，白花有五瓣，向阳，果扁球形；种子晒干后容易散落。具有治疗尿闭症、渴症、腹泻的功效。

13.0338 བྲག་ལྗུམ་པ། 圆叶报春

བྲག་གི་ལོགས་སུ་སྐྱེ་བའི་ལོ་མ་མཐུག་ལ་སྙུམ་པ་སྒོར་ཞིང་སོག་ལེའི་ཁ་ཅན། རྒྱབ་སྐྱ་བ། ངར་པ་ཆིག་སྐྱེས་ཕྲ་རིང་གི་རྩེར་མེ་ཏོག་ཚོམ་བུར་དཀར་དམར་གང་རུང་འཆར་བ། ནུས་པས་རྨ་རྣམས་འདུབ།

生长于石崖畔，叶厚而油润，形圆；叶缘锯齿状，背面灰色；细长单花梗尖端丛生白、红等任意色花朵。具有愈疮伤的功效。

13.0339 ལྗུམ་བྲུ་རེ་རལ། 骨碎补

ནགས་གསེབ་དང་བྲག་སྲུབས་སུ་སྐྱེ་ཞིང་། ལོ་མ་ཕྲ་རིང་ཤག་ཆེན་ཅན་ལ་རྒྱབ་ཏུ་གསེར་ཐིག་ཡོད་པ། རྩ་བ་ལྗང་གུ་སྤུ་འཇམ་ཁམ་སེར་གྱིས་གཡོགས་པ། ནུས་པས་ཤ་དུག་དང་སྦྱར་དུག་སེལ།

生长在林间或岩缝中，叶细长深裂，叶背具有黄色斑点；根色绿，表面被黄褐色毛状须根。具有解肉毒和配制毒的功效。

13.0340 བྲག་སྤོས། 瓦韦

བྲག་གི་ཟུར་ལོགས་སུ་སྐྱེ་ཞིང་། ལོ་མ་ཕྲ་རིང་མཐའ་སྙོམས་པ། རྒྱབ་ཏུ་གསེར་ཐིག་ཡོད་པས་དྲི་ཞིམ་པ། ནུས་པས་རྨ་འདུབ་ལ་རྣག་སྐེམ་པ་དང་ལྷ་བ་འཛིན།

生长于石崖畔，叶子细长，叶缘均匀，叶背具有黄色斑点，气香。具有愈疮伤，干黄水，增强骨松质密度的功效。

13.0341 བྲག་སྐྱ་ཏ་བོ། 卷丝苣苔

ལོ་མ་ས་ལ་བཀྲད་ནས་སྐྱེ་ཤིང་རྒྱབ་ལ་སྤུ་འཇམ་སེར་སྐྱ་ཆགས་པ། ངར་པ་ཆིག་སྐྱེས་ཕྲ་ལ་རིང་བ། རྩེར་མེ་ཏོག་སྔོན་པོ་དྲིལ་ཆུང་འདྲ་བ་ཚོམ་བུར་འཆར། ནུས་པས་དུག་ནད་སེལ་ཞིང་ཚ་འཁྲུ་གཅོད།

叶子铺地而生，叶背被淡黄色绵毛，茎细长单花梗尖端蓝色似铃的花朵簇生。具有治疗毒病，止热泻的功效。

13.0342 ཁྱུང་སྡེར། 钩藤

ནགས་གསེབ་སོགས་ནས་སྐྱེ་བའི་འཁྲི་ཤིང་ཞིག ལོ་མའི་མཚན་ཁུང་ནས་ཡལ་ཁྲན་ལྕགས་ཀྱུ་ལྟར་ཁ་སྒྲོད་དུ་སྐྱེ་བ། མེ་ཏོག་ཟླུམ་རིལ་དཀར་དམར་མདངས་ཅན་འཆར་བ། ནུས་པས་དུག་ཚད་སེལ།

生长于林间的藤本植物，叶腋对生似

铁钩样的钩；花白、红色圆球形具光泽。具有清毒热的功效。

13.0343 ཟྭད། 西藏棱子芹

རྫ་བྲག་སོགས་ལས་སྐྱེ་ཞིང་། སྡོང་པོ་ཟླུམ་རིལ་ཁོང་སྟོང་ལ་ལོ་མ་ཕྲ་ཞིབ་ཉག་ཁ་ཅན་ཁྲད་པོར་སྐྱེ་བ། མེ་ཏོག་སེར་སྐྱ་གདུགས་ལྟར་འཚར་བ། ནུས་པས་དུག་ནད་སེལ།

生长于岩崖等处，茎圆而中空；叶细小深裂斜生；花淡黄如伞状。具有治疗毒病的功效。

13.0344 ཀྲུམ་ཉག 马钱子

མིང་གཞན་དུ་ཀོ་བྱི་ལའང་ཟེར་ཞིང་། སྡོང་པོ་དཀར་ལ་སྔོ་མདངས་ཡོད་པ་དང་། མེ་ཏོག་དཀར་པོ་གང་བུ་སེར་པོའི་ནང་ནས་འབྲས་བུ་སྲུ་ལེབ་སྤུ་ཚུང་ཅན། ནུས་པས་དུག་ནད་དང་དུག་ཚད། གླང་ཐབས། ཁྲག་རླུང་སྟོད་འཚངས་སེལ།

又称“果西拉”，茎白而带有青色，花白色，黄色浆果内有密被绒毛的扁圆种子。具有清热、止痛。治疗毒病和血“隆”上壅症的功效。

13.0345 གྲེས་མའི་གེ་སར། 鸢尾子

ལོ་མ་ལེབ་རིང་ཚོམ་བུར་སྐྱེ་བའི་དཀྱིལ་ནས་གང་བུ་སྐྱ་བོ་ཟུར་གསུམ་རྐྱལ་པ་འདྲ་བའི་ནང་གི་འབྲུ་གུ་དཀར་ཞིབ་སྐམ་ནས་དམར་པོར་འགྲོ་བ། ནུས་པས་སྲིན་གསོད་ལ་གླང་ཐབས་འཛོམས།

扁长形叶簇生，从中有灰色三棱形皮囊样角果，内有白色细小种子，干后变成红色。具有除“蛀”病，治疗绞痛症的功效。

13.0346 ཉ་བའི་ཟྭ་བ། 天南星根

གྲམ་པ་དང་ཞིང་མུར་སྐྱེ་ཞིང་། འབྲས་ཏོག་སྨིན་ནས་ཁ་དོག་དམར་པོ་བྱུ་རུ་སྤུངས་པ་འདྲ་བ། རྩ་བ་ཟླུམ་རིལ་སྲ་མཁྲེགས་ཅན་ལ་བཅད་ཁ་དཀར་པོར་འོང་བ། ནུས་པས་སྲིན་གསོད་རུས་འཛེར་འདོག

生长于河岸或田边，浆果成熟后变成红色如珊瑚堆。坚硬的圆球形根断面为白色；具有除“蛀”，剔除骨刺的功效。

13.0347 ཉ་ལོ། 叉枝蓼

སྲིབས་རི་ལ་སྐྱེ་བ་སྡོང་ཁང་དམར་ལ་ཚིགས་པ་ཅན། མེ་ཏོག་དཀར་ཞིབ་མང་དུ་འཚར་བ། རྩ་བ་སྦོམ་ལ་ཀྱོང་བ་ནང་སྙིང་དམར་པོ་ཅན། ནུས་པས་རྒྱུ་ལོང་སོགས་སྣོད་ཀྱི་ཚ་བ་སེལ།

生长于阴山，茎红色，有节；多个白色小花排列紧密；根粗壮，内心红色。具有清大、小肠等腑热的功效。

13.0348 ལྕག་སྐུར། 螃蟹甲

སྤང་མུར་དང་ཞིང་འགྲམ་སོགས་ལ་སྐྱེ་ཞིང་། ལོ་མ་ལྗང་སེར་སྤུ་ཅན། ངར་པ་དམར་སྨུག་གྲུ་བཞི་ཚིགས་པ་ཡོད་པ། རྩ་བ་སེར་སྐྱ་རྗོག་པོར་འདྲིལ་བ། ནུས་པས་འབྲས་དང་། གློ་ནད། གྲེ་སྐམ་སེལ།

生长于草坡或田边，叶黄绿被毛；花柄紫红色，方形，有节；块根淡黄色。具有除“哲”，治疗肺病、咽喉干的功效。

13.0349 ཤིང་མངར། 甘草

བྱེ་ཐང་དང་ཞིང་མུར་སྐྱེ་བ། ལོ་མ་ལེབ་ཆུང་

ངར་པའི་གཡས་གཡོན་དུ་རེས་མོས་སུ་སྐྱེ་བ། མེ་ཏོག་དམར་སྨུག་ཕྱོགས་གཅིག་ཏུ་འཕྱངས་ནས་འཆར་བ། རྩ་བ་སེར་ལ་མངར། ནུས་པས་གློ་ནད་དང་རྩ་ནད་སེལ།

生长于沙地或田边，叶小形扁在叶柄左右互生；红紫色花垂生于一边；根色黄而味甘。具有治疗肺病和脉病的功效。

13.0350 དུར་བྱིད། 喜马拉雅大戟

རྩ་ལོ་སྡོང་པོ་གང་བཅད་ཀྱང་འོ་མ་འཛག་པ། རྩ་བ་རྐང་གཅིག་ཁོ་ན་འབྱུང་ཞིང་འོ་མང་བ། ནུས་པས་ཚ་གྲང་ནད་ཀུན་སྦྱོང་།

切断根、茎、叶皆溢白汁，单生根多白汁。具有泻下寒热诸病的功效。

13.0351 ཐར་ནུ། 大果大戟

སྡོང་པོ་དམར་པོ་མདའ་ཚད་ཙམ་གྱི་རྩེར་མེ་ཏོག་སེར་པོ་འདབ་མ་གསུམ་ཅན། འབྲས་བུ་སུམ་ཚོམས་སུ་སྐྱེ་བ། རྩ་ལོ་སྡོང་པོ་གང་བཅད་ཀྱང་འོ་མ་འཛག་པ། ནུས་པས་ཚ་གྲང་ནད་ཀུན་སྦྱོང་།

红色茎约箭身长，尖端有三瓣黄色花，三蒴果簇生，切断根、茎、叶皆有白汁溢出。具有泻下寒热诸病的功效。

13.0352 ཐྱིན་ཟུ། 高原大戟

ལོ་སྡོང་སྔོ་ལྗང་སྟོན་དུས་རྒས་ནས་རིམ་བཞིན་དམར་པོར་འགྱུར་ཞིང་། མེ་ཏོག་སེར་པོ་འདབ་མ་གསུམ་ཅན། འབྲས་བུ་སུམ་ཚོམས་སུ་སྐྱེ་བ། ལོ་སྡོང་སོགས་གང་ནས་བཅད་ཀྱང་འོ་མ་འཛག་པ། ནུས་པས་མཁྲིས་ནད་སྦྱོང་ངས།

叶、茎青绿色，秋季成熟后逐渐变红；三瓣黄色花；三蒴果簇生；切断根、茎、叶皆有白汁溢出。具有下泻“赤巴”病的功效。

13.0353 སྔོན་ཟུ། 杂毛蓝钟花

ལོ་མ་ཞིབ་མོ་སྤུ་ཆུང་ས་ལ་འབྱར་ཞིང་། མེ་ཏོག་སྔོན་པོ་འདབ་བཞི་ཅན། རྩ་བ་བཅད་ན་འོ་མ་འཛག་པ། ནུས་པས་ཆུ་སེར་ནད་རྣམས་སྦྱོང་ངས།

被毛细叶铺在地面，四瓣蓝色花；根切断后有白汁溢出。具有泻下诸黄水病的功效。

13.0354 ལྕུམ་རྩ། 大黄

ཛ་བྲག་དང་སྤང་ཐང་དུ་སྐྱེ་ཞིང་། སྡོང་པོ་ཁོང་སྟོང་དམར་སྨུག་རིང་ལ་ཚིགས་པ་ཅན། ལོ་མ་ལེབ་ཆེན་ས་གཞི་མཉམ་པ། མེ་ཏོག་དམར་པོ་སྤུངས་ནས་འཆར་བ། རྩ་བ་སྦོམ་ལ་སེར་པོ་དྲིག་པ་ནག་པོ་ཅན། ནུས་པས་དུག་ཚད་སྣོད་ཚད་སེལ་ཞིང་བད་ཀན་སྦྱོངས།

生长于岩崖或草地，茎中空，色红紫，长而有节；大叶片铺地而生；红色花聚生。根粗色黄附黑点，具有清毒热、腑热，泻“培根”病的功效。

13.0355 ཆུ་རྩ། 穗序大黄/水脉

❶ལོ་མ་སྐྱོར་ཆེན་རྩུབ་ལ་ས་གཞི་མཉམ་ཞིང་། སྡོང་རྐང་དམར་པོ་ཁྲུང་ལ་མེ་ཏོག་དམར་པོ་སྤུངས་ནས་འཆར་བ། རྩ་བ་སྦོམ་ལ་སེར་པོ་ཕྱི་དྲིག་ནག་པོ་གཉེར་མ་ཅན། ནུས་པས་གཉན་སྦྱོང་རྨ་ཡི་སྐྲམ་རྩི་བྱེད། ❷རྩ་དཀར་གྱི་མིང་གཞན།

❶大圆叶粗糙，铺地而生，茎色红

且短，红花聚生，根粗而黄；外皮黑而具褶皱。具有泻痨，愈疮伤的功效。❷白脉的别名。

13.0356 ཆུ་ཨ་རྩི། 小大黄

རི་འགོར་སྐྱེ་ཞིང་སྡོང་པོ་ཁོང་སྟོང་ཅན་ལ། མེ་ཏོག་གི་འདབ་མ་དཀར་པོས་སྡོང་པོ་བཏུམ་ནས་གནས་པ། ལོ་མ་ལྗང་སྐྱ་འཇམ་ལ་མཐུག ནུས་པས་ཆུ་སེར་སེལ་ཞིང་དམུ་ཆུ་སྐྱོངས།

生长于山腰，茎中空，白色花瓣裹茎，叶色淡绿，绵而厚。具有干黄水，泻腹水的功效。

13.0357 རེ་ལྕག་པ། 瑞香狼毒

སྡོང་ཕྲང་ཕྲ་མོ་མང་པོ་མཉམ་གཤིབས་སུ་སྐྱེ་ཞིང་། ལོ་མ་ཞིབ་པ། མེ་ཏོག་ཕྱི་དམར་ལ་ནང་དཀར་མདངས་ཅན་ཚོམ་བུར་འཆར་བ། རྩ་བ་ཕྲང་གཅིག་ཕྲ་ལ་དཀར་བ། བོད་ཤོག་བཟོ་བྱེད་ཀྱི་རྒྱུ། ནུས་པས་འབྲས་འདུལ་ཞིང་གཉན་ནད་སྐྱོངས།

细茎众多丛生，叶细小；花外红内白具光泽，簇生；单根细而白，用作造藏纸的原料。具有除“哲”病，泻痨的功效。

13.0358 སྤྲུང་ཚེར། 飞廉

སྡོང་པོ་ཟླུམ་རིལ་ཁོང་སྟོང་དྲང་ལ་ཚིགས་པ་ཅན་དང་། ལོ་མ་ཉ་ག་ཚེར་མའི་ཁ་སོ་ཡོད་པ། མེ་ཏོག་དམར་པོ་རྒས་ནས་བ་སྤུ་ལྟར་རླུང་གིས་འཕྱིར་བ། ནུས་པས་བད་ཀན་གྱི་ནད་རྣམས་གྱེན་དུ་འདྲེན།

圆球形茎中空直立且有节；叶裂，叶缘有刺齿；红色花成熟后如绵毛被风吹走。具有引吐诸“培根”病的功效。

13.0359 ཤོ་མང་། 酸模

སྡོང་པོ་དང་མེ་འབྲས་རྒས་ནས་དམར་ལ་ལོ་མ་སྔོ་ལྗང་ལེབ་མོ་ཅན། འབྲས་བུ་གཟེ་མ་ར་མགོ་འདྲ་བ། ནུས་པས་རྨ་ཡི་ཚད་པ་སེལ།

茎、花、果等成熟后变红色，叶青绿扁平；果如刺蒺藜。具有清疮伤热的功效。

13.0360 རི་ཤོ། 黄帚橐吾

ལོ་མ་ལེབ་ཆེ་འཇམ་ལ་རིང་ཞིང་། དར་པ་ཆིག་སྐྱེས་ལ་མེ་ཏོག་སེར་པོ་མང་དུ་འཆར་བ། ལུས་ཡོངས་ལ་སྤུ་འཇམ་ཕྲ་མོས་གཡོགས་པ། ནུས་པས་མཁྲིས་ནད་གྱེན་དུ་འདྲེན།

叶片巨大，光滑而修长，单茎上黄花丛生，全身被细小软毛。具有引吐胆病的功效。

13.0361 ཀླུང་ཤོ། 尼泊尔酸模

སྡོང་པོ་ཁོང་སྟོང་དམར་གསོབ་ཆེ་ལ་ཚིགས་པ་ཅན། ལོ་མ་ལྗང་སྣུམ་ཆེ་ཞིང་མེ་ཏོག་དམར་སེར། འབྲས་བུ་གཟེ་མ་ར་མགོ་འདྲ་བ། ནུས་པས་རྨ་རྣམས་མ་ལུས་འཇོར།

茎红色中空，质松，有节；叶大油绿；花色红黄；果如刺蒺藜。具有愈诸疮伤的功效。

13.0362 ཆུ་ཤོ། 紫茎酸模

སྡོང་པོ་དམར་སྨུག་ཁོང་སྟོང་ཕྲ་ལ་རིང་བ། ལོ་མ་སྔོར་ཞིང་མེ་ཏོག་སེར་པོ་སྤུངས་པ་ལྟར་སྐྱེ་བ། ནུས་པས་རྨ་ཚད་དང་མེས་འཚིག་ཚ་དབལ་འཇོམས།

茎紫红中空而细长，叶圆形，黄色花簇生。具有清疮伤热、烧伤热的功效。

13.0363 ལུག་སྒོ། 毛裂蜂斗菜

གཡའ་སྤང་དང་ཆུ་འགྲམ་སོགས་འཇོལ་སར་སྐྱེ་ཞིང་། ལོ་མ་ལྗང་སྐྱ་རྟ་རྨིག་འདྲ་བ་མཐུག་པ། སྡོང་ཀང་ཡོད་པ་ཉུང་། ནུས་པས་རྨ་འབྲུམ་ཚད་པ་གསོད།

生长于山岩，草地和水边等松软土中，叶淡绿如马蹄，质厚，少茎。具有清疮伤、痘疹热的功效。

13.0364 རྒྱ་སྒོ། 皱叶酸模

ལྡུམ་རར་སྐྱེ་ཞིང་སྡོང་པོ་ཁོང་སྟོང་ཚིགས་པ་ཅན། ལོ་མ་ལྗང་དམར་ཆེ་བ། མེ་ཏོག་དམར་པོ་རྩུབ་ཅིང་སྤུངས་པ། ནུས་པས་རྨ་གསོ་རུས་ཚད་འཇོམས།

生长于园中，茎中空，有节；叶大，色绿红；花红色粗糙且簇生。具有愈疮伤，清骨热的功效。

13.0365 ལྕེ་སྒོ། 舌叶垂头菊

རི་ཀླུང་སོགས་ཀྱི་ཆུ་འགྲམ་དུ་སྐྱེ་ཞིང་ལོ་མ་མཐུག་ལ། སྡོང་ཀང་སྨུག་ཆུང་ཕྲ་ལ་མཉེན་པའི་རྩེར་མེ་ཏོག་སེར་པོ་ཁ་ཐུར་དུ་གུག་པ། ནུས་པས་རྨ་གསོ་རུས་ཚད་འཇོམས།

生长于山川和水边，叶厚；茎紫色，细而软，茎端黄花垂生。具有愈疮伤，清骨热的功效。

13.0366 སྤྲུ་མ། 羌活

སྡོང་ཀང་ཁོང་སྟོང་ཆེ་ལ་མེ་ཏོག་དཀར་སེར་གང་ཟུང་གདུགས་ལྟར་འཆར་ཞིང་། ལོ་འདབ་ཆེ་ཞིང་སྤུ་དཀར་འཇམ་པོས་ཁྱབ་པ། ནུས་པས་གཉན་ཚད་དང་། སྲིན་ནད། འབྲས་ནད། མཛེ་ནད་འཇོམས་ཤིང་། ཁྱད་པར་དུ་ཁྲག་ཤོར་གཅོད།

茎粗而中空；开有白、黄花，状如伞；叶片大而被白色软毛。具有清疠热，治疗“蛀”病、麻风病，除“哲”病的功效，尤其能止血。

13.0367 ངང་ཀུན། 舟瓣芹

ལོ་མ་ཕྲ་སིབ་སྨུག་ནག་ལ་སྡོང་པོ་རིང་ལྡེམ་ཡལ་ག་ཆུང་། མེ་ཏོག་གི་དབྱིབས་ནི་སྤྲུ་ནག་འདྲ། རོ་ནི་ཚ་ལ་དྲི་མི་ཞིམ། ནུས་པས་སྙིང་ཚད་དང་དུག་ནད་སེལ།

叶细疏色紫黑，茎长柔而分枝小，花如羌活，味辛而气不香。具有清心热，治疗毒病的功效。

13.0368 འབམ་ཟོ། 蕨叶藁本

སྤང་དང་སྲིབ་ལ་སྐྱེ་བ་སྡོང་པོ་དང་ལོ་མ་སོགས་གོ་སྙོད་འདྲ་བ་ལ་དེ་ལས་ཆུང་ཞིང་དྲི་དུགས་པ། མེ་ཏོག་དཀར་པོ་གདུགས་ལྟར་འཆར་བ། ནུས་པས་སྐྲངས་པ་འཇོམས་ཤིང་ཁོང་འབྲས་བཞིག

生长于草地和阴坡，茎、叶似葛缕子但小而气臭，白花如伞状。具有消肿，除内脏“哲”病的功效。

13.0369 རྒྱ་སྲི། 升麻

བྲག་དང་གྲམ་པར་ཁྲད་པོར་སྐྱེ་ཞིང་། སྡོང་པོ་ཁོང་སྟོང་སྨུག་སྦོམ་ཐུང་ལ་ལོ་མ་ནག་སྤུངས་འབམ་པོ་འདྲ་བ། དྲི་དུགས་པ། ནུས་པས་རྨ་ཤུ་དང་ཛེ་འཇོམས་ཤིང་འབྲས་སྨན་འདུལ།

在岩石和河滩地带横生；茎中空紫

色，粗而短；叶色黑簇生，如蕨叶藁本，气臭。具有去脓疮、疥癣，除“哲”、瘤的功效。

13.0370 ཟྭ་འབྲུམ། 荨麻籽

སྡོང་པོ་གྲུ་བཞི་སྨུག་ནག་ཁོང་སྟོང་ལ་ལོ་མ་ཉག་ཅན་ལུས་ཡོངས་ལ་ཚེར་མས་ཁྱབ་པ། ལུས་ལ་རེག་ན་ཚ་ཤར་གཏོང་བ། ལོ་མའི་མཚམས་ནས་སྙེ་དབྱིབས་མེ་ཏོག་བང་རིམ་ཅན་འཆར་ཞིང་སྐམ་ཚགས་འབྲས་བུ་ཡིན། ནུས་པས་དྲོད་སྐྱེད་པ་དང་རླུང་ལྷན་གྱི་ཚད་ཉིད་སེལ།

茎为四棱形，色紫黑中空；叶裂被刺，触摸时刺痛；叶腋处开穗序状花，干燥后为瘦果。具有增胃火，清兼“隆”陈旧热的功效。

13.0371 ཟྭ་ཤྲི་ཤ་ཡ། 高原荨麻

སྡོང་པོ་སྨུག་ནག་ཁོང་སྟོང་ལ་ལོ་མ་ཉག་ཅན་རྩུབ་ཅིང་། ལུས་ཡོངས་ལ་ཚེར་མས་ཁྱབ་པ། ནུས་པས་དམུ་ཆུ་དང་རྨ་ལ་ཕན།

茎紫黑中空，叶裂粗糙被刺。具有治疗腹水和创伤的功效。

13.0372 ཕུ་གྲུ་ཤིང་། 川西合耳菊

དཀར་ནག་གཉིས་ལས། དཀར་པོ་ཁ་སྨད་གྲོག་སུལ་དག་ལས་སྐྱེ་ཞིང་སྡོང་པོ་ལྷུག་ཕྲན་སྤྲ་བས་དྲིལ་བ། ལོ་མ་ཁམ་བུའི་ལོ་མ་འདྲ་བ་ལ་རྒྱབ་ལ་སྤྲ་བས་གཡོགས་པ། མེ་ཏོག་སྐྱ་སེར་འཆར། ནག་པོ་མེ་ཏོག་སྔོན་པོ་ལུག་མིག་པ་འདྲ་བ་འཆར། ནུས་པས་རྨ་འགྲོར་བ་དང་དུག་ཚད་སེལ།

分为黑白两种。白者生长于深谷等处，茎细被绒毛，叶如桃叶背面被绒毛；黑者花蓝色如紫菀。具有愈疮伤，清毒热的功效。

13.0373 བྱི་ཙོ་ཙེ་ཙེ། 小角柱花

བོད་ཀྱི་ཁ་སྨད་ཀླུང་ཤོད་ཀྱི་ཡུལ་རྣམས་སུ་སྐྱེས། རྩ་བ་ཤིང་གི་ཁེ་ཚེ་འདྲ་བ། ངར་བ་ཁམ་སེར་ཅན་ཚོམ་བུར་སྐྱེས་པ། མེ་ཏོག་སྔོན་པོ་འདབ་མ་ལྔ་ཅན་འཆར་བ་རྙིས་ནས་དམར་པོར་འགྱུར་བ་དེའོ། །ནུས་པས་ཟླ་མཚན་འབྱམས་པ་དང་། ཁྲག་ཤོར་བ། གློ་རྣག་འདྲེན།

藏区河谷等低处生长，根硬，木状，茎黄褐色，簇生。花为蓝色，具五瓣，凋谢时呈红色。具有止月经淋漓，止血，引肺脓之功效。

13.0374 གཡེར་ཤིང་པ། 齿叶玄参

གྲམ་པ་དང་བྱེ་ཁྲིབ་ཏུ་སྐྱེ་ཞིང་། མེ་ཏོག་སེར་པོ་འཆར་བ། འབྲས་བུ་ལྗང་ཁུ་གཡེར་འབྲུ་འདྲ་བ་ཞོས་ན་གཡེར་མའི་རོ་ཅུང་ཟད་བྲོ་བ། ནུས་པས་འབྲུམ་པའི་ཚ་བ་སེལ།

生长于河边和沙地，花黄色；蒴果色绿如花椒果，尝时略有花椒味。具有清痘疹热的功效。

13.0375 མཚེ་ལྡུམ། 麻黄

ངར་པ་སྔོ་ལྗང་ཕྲ་སྦོམ་མ་ངེས་པ། སྨྱུག་ཚིགས་ཅན་གྲོང་རྩུབ་སྤུངས་ནས་སྐྱེ་བ། ལོ་མ་མེད་པ། བརྡུངས་ན་དམ་ཆི་འབྱུང་བ། ནུས་པས་ཁྲག་ཤོར་གཅོད་པ་དང་མཆེར་ཚད་སེལ།

茎呈青绿色，粗细不一，有竹节，僵硬粗糙，丛生，无叶，捣时有汁液。具有止血，清脾热的功效。

13.0376 ཕུར་མོང་། 普芒

སྡོང་པོ་ཆེ་ལ་མཁྲེགས་ཤིང་པགས་པ་ཁམ་སེར་སྲབ་པ། མེ་ཏོག་སྙེ་མ་འདྲ་བ་དཀར་སེར་སྨུག་ནག་མ་ངེས་ལ་དྲི་མ་དུགས་པ། ནུས་པས་སྲིན་གསོད་གཉན་ལྷོག་ནད་གདོན་འཇོམས།

茎粗壮坚硬，皮薄，黄褐色；花如穗状，呈白、黄、紫、黑任意色，气臭。具有除“蛀”，治疗疠、炭疽，驱魔的功效。

13.0377 ཡོག་མོ། 碎米桠

སྐམ་སར་སྐྱེ་བ་སྡོང་པོ་ཕུར་མོང་ཙམ་ལ་ལོ་མ་སྐྱ་ཤུར་སྒོར་ཆུང་མེ་ཏོག་སྔོ་ནག་འཆར་བ། ནུས་པས་རྨ་འབྲས་འདུལ་ཞིང་རྣག་ཆུ་སྐེམས།

生长于旱地，茎如“普芒”，叶淡白，小而圆；花色青黑。具有除疮伤“哲”，干脓水的功效。

13.0378 འཁན་པ། 大籽蒿

གད་ཁྲེབ་དང་ཞིང་ཟུར་སོགས་སུ་སྐྱེ་ཞིང་། སྡོང་པོ་ཁོང་སྟོང་པགས་མདོག་སྔོ་ལྗང་ངམ་སྨུག་ནག་ཅན་ལ་ལོ་མ་ཤག་ཅན་རྒྱབ་སྐྱ་བ། མེ་ཏོག་སེར་པོ་དང་ཁམ་སེར་གང་རུང་འཆར་ཞིང་དྲི་ངད་ལྡང་བ། ནུས་པས་ཁྲག་གཅོད་པ་དང་ཡན་ལག་གི་སྐྲངས་པ་འཇོམས།

生长于悬崖边和田边，茎中空，皮色青绿或紫黑；叶裂背面灰色；花呈黄色和黄褐色任意色，气浓。具有止血，消四肢肿胀等功效。

13.0379 ཚར་བོང་། 沙蒿

སྡོང་ཕྲང་ཕྲ་ལྷུག་ལ་ལོ་མ་ཕྲ་ཞིབ་ཉ་ག་ཅན། འབྲས་བུ་འཁན་འབྲུམ་དོད་ཅིང་། དྲི་ངད་ཆེ་བ། ནུས་པས་གྲེ་ཚད་དང་གློ་ནད་སེལ།

茎细嫩，叶裂细小；瘦果如蒿籽且气浓。具有清喉热，治疗肺病的功效。

13.0380 ཨ་ཀྲོང་། 阿仲

རྩ་ཨ་ཀྲོང་དང་འཁན་ཨ་ཀྲོང་། ཤིང་ཨ་ཀྲོང་གསུམ་གྱི་སྤྱི་མིང་། ནུས་པས་གློ་ཚད་སེལ།

垫状点地梅、紫花亚菊、皱叶醉鱼草三者的总称，具有清肺热的功效。

13.0381 མིང་ཅན། 臭蚤草

སེར་ནག་གཉིས་ལས། སེར་པོ་ནི་ལོ་སྡོང་ཡོངས་ལ་སྤུ་དཀར་པོས་ཁྲིལ་ལ་མེ་ཏོག་སེར་པོ་ལུག་མིག་འདྲ་བ། བཙངས་ན་འབྱར་བག་ཅན་དྲི་ངན་མནམ་པ། ནག་པོ་ནི་སྡོང་པོ་སྔོ་སྨུག་ཕྲ་བར་སྤུ་དཀར་མང་པོ་ཡོད་པ་ལ་ཡལ་ག་མེད་པ་མཐོ་གང་ཙམ་སྐྱེ་ཞིང་། ལོ་མ་སྔོ་ལྗང་མཐུག་པ་སྒོང་དབྱིབས་ཅན། ནུས་པས་གཉན་ལྷོག་སྐྲངས་པ་འཇོམས།

有黄黑两种，黄者叶茎被白色密毛，花黄如紫菀，手握时有黏性，气臭；黑者茎青紫色，细小，被白色密毛，无分枝，高约一卡，叶厚青绿色，卵圆形。具有治疗疠、炭疽，消肿胀的功效。

13.0382 བྱི་བཟུང་། 牛蒡

སྡོང་པོ་ཁོང་སྟོང་ཡལ་ག་མང་ཞིང་ལོ་མ་ཆེ་ལ་རྩུབ་པ། གང་བུ་རྡོག་པོའི་ཕྱི་ངོས་སུ་ལྕགས་ཀྱུ་འདྲ་བའི་ཚེར་མས་ཁྱབ་པ་བྱི་བཟུང་དུ་སྤྱོད་པ། ནུས་པས་རྡོ་ཡི་སྨན་

བཤིག་པ་དང་རྩ་ནད་སྦྱོང་།
茎中空，多分枝，叶大而粗糙，球状瘦果外被铁钩状刺，用以捉鼠。具有除石瘤，泄脉病的功效。

13.0383 ཙུ་ལ། 木拉

ལེགས་སྦྱར་སྐད་དེ་རྩ་བའི་མིང་།
梵语，根的名称。

13.0384 རྡོང་ཀྲ། 良姜

སྨན་སྒའི་མིང་གི་རྣམ་གྲངས་ཤིག
高良姜的别称。

13.0385 ཝ་ཏ། 瓦达

ཐམ་ཐྲོམ་དཀར་པོའི་འབྲས་བུ།
马尿泡籽。

13.09 སྔོ་སྨན་གྱི་སྡེ། 草本类药

13.0386 སྔོ་སྨན། 草药

རྩ་སྡོང་ཕྲ་བའི་རྩྭའམ་སྔོ་ལྷམ་རིགས་ཀྱི་སྨན་རྫས།
根茎细小的草本类药材。

13.0387 བུ་ཙེ་ཤེལ། 布泽协

རྟོང་ལེན་གྱི་མིང་གི་རྣམ་གྲངས་ཤིག
兔耳草的别称。

13.0388 རྟོང་ལེན། 兔耳草

གཡའ་ཤག་རྫ་ལ་སྐྱེ་ཤིང་ལོ་མ་ས་ལ་བགྲད་པ། མེ་ཏོག་སྨུག་པོ་སྙེ་མ་སྤུངས་ནས་འཆར་བ། ནུས་པས་ཁྲག་སྐེམ་ལ་འཁྲུགས་ཚད་དང་དོན་ཚད་སེལ།
生长于流石滩，叶子铺地而生，紫色花穗簇生。具有干脓血，清紊乱热和脏热的功效。

13.0389 བོང་ང་དཀར་པོ། 榜莪嘎布

མེ་ཏོག་སྔོན་པོ་དང་རྩ་བ་དཀར་པོ་དབྱིབས་གླང་ཆེན་མཆེ་བ་ལྟ་བུ་མཐེ་བོང་ཙམ་སྲ་མཁྲེགས་ཀྱི་རང་བཞིན་ཅན་མཆོག་དང་དམན་པ་གཉིས་ཡོད། ནུས་པས་རིམས་དུག་མཁྲིས་ཚད་སེལ།
花蓝色，根白如象牙，粗如拇指，坚硬。分为上品和下品两种。具有解瘟毒，清“赤巴”热的功效。

13.0390 བོང་ང་དམར་པོ། 榜莪玛布

མེ་ཏོག་རྒྱ་ཚོས་ལྟར་ལ་རྩ་བ་དམར་པོ་དབྱིབས་ལ་ལུག་འདྲ་བ་མཐེ་བོང་ནས་ལུག་རིལ་ཙམ་བྱུང་བ། བཅག་ན་འོད་དང་བཅས་མཁྲེགས་པ་མཆོག་དང་དམན་པ་གཉིས་ཡོད། ནུས་པས་ཤ་དུག་དང་བཙན་དུག་སེལ།
花红紫色，根红如萝卜，大小如拇指至羊粪；根据断面光泽和坚硬分为上品和下品。具有解肉毒和“榜那”中毒的功效。

13.0391 བོང་ང་སེར་པོ། 金莲花

མེ་ཏོག་སེར་པོ་ལ་རྩ་བའི་དབྱིབས་ལ་ཕུག་འདྲ་ཞིང་། ཁ་དོག་ཤིན་ཏུ་སེར་བ། ནུས་པས་ཤ་དུག་དང་བཙན་དུག་སེལ།
花微黄有光泽，根部状如萝卜，甚黄。具有解肉毒和“榜那”中毒的功效。

13.0392 བོང་ང་ནག་པོ། 榜莪那布

རིགས་ལྔར་དབྱེ་ཡང་མེ་ཏོག་དང་རྩ་བའི་དབྱིབས་སོགས་བོང་དཀར་དང་འདྲ་ཞིང་། སྡོང་པོ་དྲང་བ། རྩ་བ་དཀར་ལ་རྗོག་ཅན་འཛིན་དཀར་རམ་བདུད་རྩི་ལོ་མ་ཞེས་པ་རྒྱུག་ཆེ། ནུས་པས་གཉན་དང་ཚད་པ་གཟེར་སོགས་སེལ།

虽分为五种，但花和根的形状如“榜嘎”，茎直立，白色块根者，多称为“曾格”或“杜孜络玛”。具有治疗疠，清热止痛等功效。

13.0393 སྦྲང་དུག་པ། 姜豆巴

ལོ་མ་སོག་ལེ་ཁ་འདྲ་བ་དང་། མེ་ཏོག་དམར་ནག་ཁ་ཐུར་དུ་འཕྱང་བ། སྡོང་མདོག་སྐྱ་བ་དང་། ལོ་མའི་རྒྱབ་ཏུ་འབྲུམ་པ་ཡོད་པ། འདི་སྤྱང་གིས་དང་འཕྲད་ན་འཆི་འགྲོ་ཞིང་། མི་ཁྱིའི་སྣར་བཏབ་ན་བརྒྱལ་འགྲོ་བ། ནུས་པས་དུག་རིགས་ཀྱི་ནུས་པ་གསོད།

叶缘锯齿状，花黑红垂吊，茎灰白，叶背有颗粒状孢子，狼遇即死，人或狗嗅之晕倒。具有灭诸毒毒性的功效。

13.0394 ར་དུག་དམར་པོ། 赤芍

རྩ་བ་དང་སྡོང་ཁང་དམར་སྨུག་སྣུམ་པ། མེ་ཏོག་དམར་ལ་དབྱིབས་དང་ཆེ་ཆུང་ལྕང་ཤོག་སེར་པོ་འདྲ་བ་གོང་བུ་ར་མའི་ནུ་མ་འདྲ་བ་གསུམ་ཚོམས་བཞི་ཚོམས་སུ་སྐྱེ་ཞིང་། རྩེ་མོ་ཁ་གདངས་པའི་ནང་དུ་འབྲས་བུ་གླ་རིལ་འདྲ་བ་བྱུང་བ། ནུས་པས་གདུག་པའི་གཉན་སྲིན་འདུལ།

根和茎干色红紫，油润；花色红，形状和大小如全缘叶绿绒蒿；果荚似山羊乳头，三枚或四枚堆生，裂开的尖端内有麝粪状的种子。具有除恶性疠“蚌”的功效。

13.0395 དབའ་བོ་དཀར་པོ། 商陆

རྩ་བ་ལ་ཕུག་འདྲ་བའི་ནང་ན་ཁོང་སྤུ་ཡོད་པ། ནུས་པས་དུག་ཚད་སེལ།

根如萝卜，内有纤维。具有清毒病热的功效。

13.0396 དབའ་བོ་སེར་པོ། 轮叶獐牙菜

མེ་ཏོག་སེར་པོ་ཆུང་ལ་ལོ་སྡོང་བ་སྤྲ་འདྲ་བ། རྩ་བ་ཁོང་སྟོང་ཁ་དོག་སེར་ཅན་ཞིག ནུས་པས་དུག་ཚད་སེལ།

花色黄而小，茎叶像喜马拉雅紫茉莉，根中空，色黄。具有清毒病热的功效。

13.0397 དབའ་རྐོད། 垂序商陆

དཔའ་བོ་དཀར་པོ་འདྲ་ལ་རྩ་བ་དེ་ལས་ཆེ་ཞིང་ཁོང་སྤུ་མེད་པ་སྐྱ་ལ་གསོབ་པ། ནུས་པས་དུག་ཚད་སེལ།

与商陆相似，根比其大，内无纤维色灰白而疏松。具有清毒病热的功效。

13.0398 དབའ་བོ་ཆེན་པོ། 人参

རྩ་བ་ཆེ་ལ་མཁྲེགས་པ་གྲི་བཟང་བས་ཐུབ་པ་ཙམ་དྭངས་ཤིང་འོད་དང་བཅས་རྡོ་བཅག་པ་ལྟ་བུ་དཀར་ལ་ཅུང་ཟད་སེར་ཁ་ཡོད་པ། ནུས་པས་དུག་དང་ཚད་པ་སེལ།

根大而坚硬，利刃刀勉强能砍开，透亮具光泽，断面如敲碎石块断面色白微黄。具有清热和解毒的功效。

13.0399 སུ་མི་དམར་པོ། 樟木秋海棠

རྩ་རྡོག་གྲོ་མ་འདྲ་ལ་དམར་ཞིང་སྙི་བ་དང་། ཆེ་བ་ལུག་གི་མིག་ཙམ་ནས་ཆུང་བ་སྲན་འབྲུ་ཙམ་བར་འབྱུང་། ནུས་པས་སྦྱར་དུག་སོགས་དུག་རིགས་ཀུན་འཇོམས།

块根如蕨麻，色红质软，大者如羊眼小者如豆粒。具有解配制毒等诸毒的功效。

13.0400 སུ་མི་སེར་པོ། 延胡素

རྩ་བ་སེར་སྨུག་ཆུང་ལ་རྡོག་རྡིལ་བ་ལུག་ཨུར་གྱི་རྩ་བ་ལྟར་གཞོགས་ན་ཕྱེ་མ་སེར་སྨུག་འབྱུང་བ། ནུས་པས་དུག་ནད་ཀུན་འཇོམས།

根色黄灰小而呈球状如螃蟹甲根，削之成深黄色粉末。具有治疗诸毒病的功效。

13.0401 སུ་མི་སྨུག་པོ། 苏目木布

རྩ་བའི་ཁ་དོག་སུ་མི་སེར་པོ་འདྲ་བ་ལས་སྨུག་ཁམ་སེར་ཁ་མེད་པ་ཤ་སྣལ་འདྲ་བའི་རྣམ་པ་ཅན། མྱངས་ན་ལྕེ་ཙུང་ཟད་སྲིད་པ། ནུས་པས་དུག་ཚད་སེལ་ཞིང་ཟུག་གཟེར་འཇོམས།

根色如延胡索呈紫褐而不带黄，肉丝状，尝时舌头微麻。具有清毒病热，止痛的功效。

13.0402 སྲོ་ལོ་དཀར་པོ། 高山辣根菜

གཡའ་གངས་རྫ་ལས་སྐྱེ་ཞིང་རྩ་བ་སྲ་དཀར་གཏིང་རིང་བ། མེ་ཏོག་དཀར་དམར་འོད་དང་ལྡན་པ། དྲི་ཆེ། ནུས་པས་ཚ་བའི་ནད་ཀུན་སེལ། རྩ་ཡི་རྩ་ཁ་སྡོམ། ཁྱད་པར་གློ་ཚད་དང་རྙོག་ཚད་སེལ།

生长于石山、雪山、石崖。根细长呈白色，花粉红，有光泽，味浓；具有清诸热，封脉止血的功效。尤其对肺热和紊乱热有效。

13.0403 སྲོ་ལོ་སྨུག་འདྲ། 索洛叟扎

མིང་གཞན་ལ་སྲོ་ལོ་སྨུག་པོའང་ཟེར་ཞིང་། རྩ་བ་ཙུང་སྦོམ་ཞིང་སུག་པ་འདྲ་བ། ལོ་མ་ལྗང་མཐུག་སྒྲོང་ལ་མེ་ཏོག་སྔོ་དམར་གང་བུ་གཞུ་ཤུབས་འདྲ། ནུས་པས་གློ་བའི་ཚད་པ་སེལ།

又称丛菔。根略粗如腺女娄菜根，绿叶厚而硬，花绿红色，角果如弓套。具有清肺热的功效。

13.0404 སྲོ་ལོ་དམར་པོ། 红景天

རྫ་བྲག་གཡའ་སྤང་ཆུ་སོགས་ལས་སྐྱེ་ཞིང་སྡོང་པོ་དམར་སྲོང་མང་ལ་ལོ་མ་མཐུག་པོས་ཁྱབ་པ། མེ་ཏོག་དམར་པོ་རྩེ་མོ་ནད་ཀྱིས་བཅད་པ་འདྲ་བ། རྩ་བའི་བཅད་ཁ་མིའི་གློ་བ་འདྲ་ཞིང་པགས་པ་ནག་མཐུག་དྲི་ངད་ཆེ་བ་འབྱུང་། ནུས་པས་གློ་གསོ་ཚད་པ་འཇོམས།

生长于石崖、石岩、石山、草地、水边等处，茎红硬而多生满厚叶；花红色在尖端如截状；根部断面如人肺，皮黑厚，气味浓。具有养肺，清热的功效。

13.0405 འབྲི་མོག 藏紫草

 རྡན་འཇམ་བྱེ་སར་སྐྱེ་ཞིང་ལོ་མ་སྐྱ་ལ་མེ་ཏོག་སྔོ་དམར། རྩ་བ་སྲ་ལ་དམར་པོ་ཅན་དང་ནག་ལ་སྨྲོམ་པ་གཉིས་ཡོད། ནུས་པས་གློ་ནད་སེལ་ཞིང་ཁྲག་ལ་ཕན།

生长于潮湿的白细沙中，叶色灰白，花色蓝红，分为两种，一种根细，色红；一种根粗，色黑。具有治疗肺病，益血的功效。

13.0406 ཀ་དུར། 岩白菜

མིང་གཞན་ལ་ལི་ཀ་དུར་ཡང་ཟེར། རྩ་བའི་ཕྱི་ནག་ལ་གཉེར་མ་ཅན། ནང་དམར་ལ་སྐྱི་ཞིང་དྲི་མ་ཞིམ་ཏུ་ཞིམ་པ་དང་དབྱིབས་སྲོ་ལོ་འདྲ་བ་གཉིས་ཡོད། ནུས་པས་རིམས་དང་། གློ་ཚད། རྩ་ནད་སེལ།

又称为“露嘎杜”，分为两种，一种为根部外皮色黑有皱纹，内呈红色，松软而气特香；一种根如红景天。具有除瘟，清肺热，治疗脉病的功效。

13.0407 ཧྲ་སྣང་། 圆穗蓼

སྤང་མཐུག་སར་སྐྱེ་ཞིང་རྩ་ལོ་ཕྲ་ལ་རྩ་བ་ཤྲོ་མ་འདྲ་བ་ཞིག་དང་། ལོ་མ་ཕྲ་ཞིང་ལོ་བཙན་འདྲ་ལ་ཀྲང་དམར་བ། མེ་ཏོག་རྒྱ་དཀར་སྤྲིན་མའི་མེ་ཏོག་ཆེ་བ་ཙམ་འཆར་བ། རྩ་བ་མོན་བུ་འདྲ་བ་ཕྱི་ནག་ལ་ནང་དམར་བ་གཉིས་འབྱུང་། ནུས་པས་སྐད་འགགས་དང་། གློ་ནད། རྒྱུ་མར་ཕན།

生长于草茂盛处，分为两种，一种根细叶小，根部如蕨麻；一种叶细小如翠雀，茎色红，花色粉红，如鞭麻花略大，根部如珠芽蓼外黑内红。具有治疗肺病、喑哑的功效，利于小肠。

13.0408 ཧུར་ལྕ། 白草

ཀླུང་ཆེན་འགྲམ་རྣམས་སུ་སྐྱེ་ཞིང་འཇག་མ་འདོམ་རེ་ལྷག་ཙམ་ལ་ལྦང་བུ་མདའ་སྨྱུག་གི་ལོ་མ་ཅན། རྩ་བ་སོག་མའི་ཕྲ་སྦོམ་འདོམ་གསུམ་བཞི་ཙམ་སྐྱེ་བ། ནུས་པས་དུག་ནད་འཇོམས་ཤིང་ཚེ་བསྲིང་བ་དང་ཆུ་འགགས་འབིགས།

生长于河流沿岸等处，如一庹条茅草茎上生有竹样的叶片；根如秸秆粗细，长约三四庹。具有治疗毒病，延寿，利尿的功效。

13.0409 ཟྭ་རེལ་ཅེ། 石斛

གཙང་འགྲམ་དུ་སྐྱེ་བའི་རྩྭ་འཇག་མའི་རྩེ་མོ་གསུམ་བཞི་ལྔ་དྲུག་ཙམ་ཡོད་པ། རྩ་བ་སྤང་རྒྱུས་མཁྲེགས་ལ་དྲི་ཞིམ་པ་དཀར་པོ་དང་། སྨྱུག་མ་གཞོན་ནུ་འདྲ་ལ་སྐོགས་ལྤགས་རིམ་པ་མང་བ་ག་བུར་བྲོ་བ་ཞིག རྒྱ་གར་དུ་སྐྱེ་བ་དབྱིབས་སྔ་མ་གཉིས་འདྲ་ལ་དྲི་མ་མཆོག་ཏུ་བཟང་བ་འདི་གསུམ་རིམ་པས་ཕྱི་མ་བཟང་བའོ། །ནུས་པས་སྐྱུགས་པ་གཅོད་ཅིང་བད་ཀན་ཚ་བ་སེལ།

有生长于河边，如茅草，茎梢分三至六枝，根须纵横，坚硬具气香者为白石斛；如嫩竹外皮多层有冰片气味者为石斛；生长于印度的形状与前两者相同，气味特香的石斛等三种，三种中后者依次为上品。具有止吐，清“培根”热的功效。

13.0410 གྲོ་མ། 蕨麻

ལོ་མ་སྔོ་སྐྱ་འོག་དཀར་ལ་ལོ་སྡོང་ས་སྙིང་ཁྲབ་ཅིང་ངར་པ་དམར་པོ་དྲྭ་བ་ཅན། མེ་ཏོག་སེར་ལ་རྩ་བ་སྨྱུག་ནག་རྫོག་པོ་རིལ་མ་འདྲ་བ། ནུས་པས་ཚ་འཁྲུ་གཅོད།

叶表面色绿，背面色白，茎叶铺地生长；花梗色红网状，花黄色；块根色紫黑，球形如羊粪粒。具有止热泻的功效。

13.0411 སྦྲག་ལ་དག་བྱེད། 腺女娄菜

ལོ་མ་ཕྲ་ལ་གང་བུ་རྐྱལ་བ་འདྲ་བ། རྩ་བ་སྦོམ་པ་དང་ལོ་སྡོང་ནག་ལ་རྩ་བ་ཆུང་བ་གཉིས་འབྱུང་། ནུས་པས་རྣ་བ་འོན་པར་ཕན།

分为叶细，蒴果如皮袋状根粗和叶茎色黑而根小的两种。具有治疗耳聋的功效。

13.0412 སྟོང་རི་ཟིལ་པ། 斑花黄堇

ཆུ་དང་རྫ་བྲག་འདྲེས་པའི་སར་སྐྱེ་ཞིང་ལོ་མ་མཐུག་ལ་ཕྲ་བ། སྡོང་བུ་ཁོང་སྟོང་ཕྲ་ལ་རིང་བ། མེ་ཏོག་སྔོ་དམར་དང་དམར་སེར་ཟིལ་པ་ཅན་གཉིས་འབྱུང་། ནུས་པས་རིམས་དང་ཚད་རིགས་འཇོམས།

生长于水和石崖交界处，叶厚而细，茎中空，细长；花分为蓝红色和红黄色两种。具有除瘟，清热的功效。

13.0413 གཡའ་ཀྱི་མ། 金腰草

མེ་ཏོག་མི་འདྲ་བ་རིགས་ལྔ་ཙམ་འབྱུང་། རྫ་ལས་སྐྱེ་ཞིང་ལོ་མ་ལྗང་སེར་ཅུང་ཟད་སྐྱ་ལ་སྒོར་མོ་པདྨ་སྤུངས་པ་ལྟར་སྐྱེ་བ། ནུས་པས་མཁྲིས་པ་ཞི་སྦྱོང་བྱེད།

花分为不同的五种，生长于石崖，叶色黄绿略灰，形圆如莲蓬，簇生。具有平息和下泄“赤巴”邪的功效。

13.0414 སྟོ་སྣག་པ། 轮叶棘豆

ཤིང་གཞན་དུ་གཉན་དུག་ཀྱང་ཟེར་ཞིང་། རི་ཐང་མཚམས་སུ་ལོ་མ་མཐུག་ཕྲ་ཟུར་བཞིར་སྐྱེ་བ། མེ་ཏོག་སྨུག་པོ་སྲད་མ་འདྲ་བ། དྲི་ངད་ཆེ་ཞིང་བཅངས་ན་བདུད་རྩི་སྐྱིན་བག་འཛག་པ་རིགས་དཀར་ནག་གཉིས་འབྱུང་། ནུས་པས་རྨ་འདུབ་པ་དང་གཉན་གསོད་ཅིང་དུག་ནད་སེལ།

又称“念都”，生长于山坡和平原交界处，叶厚而细茎干四周轮生；花色紫如紫花黄华，气味浓，用手捏时有胶状黏液滴出，分为黑白两种。具有愈疮伤，治疗除疠、毒病的功效。

13.0415 ཨ་ཤ། 洼瓣花

བྲག་ལས་སྐྱེ་བ་རྒྱ་ཁབ་གཤིབས་པ་འདྲ་བ་མཆོག་དང་། སྐུད་པ་སྙིང་སྐུད་འདྲ་བ་འབྲིང་། སྤང་ལས་སྐྱེ་བ་ལྗང་དཀར་ཕག་ཟེ་འདྲ་བ་ཆུན་དུ་ཆུང་བ་རེ་སྐྱེ་བ་ཐ་མའོ། །ནུས་པས་རྨ་དང་མིག་ལ་ཕན།

生长于石崖如大针排列状者为上品；如细丝线者为次品；生长于草地色淡绿如猪鬃小团簇生者为劣品。对创伤和眼有益。

13.0416 པར་པ་ཏ། 角茴香

ས་ནག་དང་ཞིང་མུ་ལས་སྐྱེ་ཞིང་ལོ་མ་སྔོ་སིབ་ས་ལ་བཀྲམ་ཅིང་མེ་ཏོག་དཀར་པོ་འགྲོན་ཚོམ་འདྲ་བ། གང་བུ་ནར་མོ་ཉ་ག་ཅན་འབྲས་བུ་མོན་སྲན་དབྱིབས་འདྲ་བ་འབྱུང་། ནུས་པས་རིམས་དང་དུག་ཚད་སེལ།

生长在黑土和田边，叶色青，疏松，铺在地面；花色白，状如堆贝齿；蒴果长圆有棱，种子如四季豆。具有除瘟，清毒病热的功效。

13.0417 འདམ་བུ་ཀ་ར། 沿沟草

ཆུའི་ནང་དུ་ནས་ཀྱི་ལྗང་ཆུང་འདྲ་བར་སྐྱེ་ཞིང་ཕོང་སྟོང་སྙེ་མ་རམ་པ་འདྲ་བ། ནུས་པས་གློ་མཆིན་དང་རྩ་ཚད་སེལ།

生长于水中如青稞绿苗，茎中空，穗如白草。具有治疗肺病和肝病，清脉热的功效。

13.0418 ཀོན་པ་གབ་སྐྱེས། 风毛菊

སྤང་ལས་སྐྱེ་བ་ལོ་མ་ནར་རིང་ནག་མཐུག་ཅན་ལ་ཉག་ཆེ་བ་ཞིག་དང་། ཁ་སྨད་སྐྱེ་བའི་ལོ་མ་ཆེ་རིང་སྲབ་ལ་ཉ་ག་ཅན་འདབ་མ་འཕུར་ན་སྤྲ་བ་ལྟར་འགྲོ་བ་གཉིས་འབྱུང་། གཉིས་ཀའི་ལོ་མ་རྒྱབ་ལྗང་སྐྱ་སྤུ་དཀར་ཅན་ལ་མེ་ཏོག་རྒྱ་སྨུག་རྟའི་དོམ་དོམ་འདྲ། ནུས་པས་རྩ་ཚད་དང་ཁྲག་ཤོར་གཅོད།

生长于草地的叶长黑厚而叶裂大；生长于低处的叶大而长薄，具深裂，花瓣揉碎后如艾绒般飘飞。二者叶背面淡绿被白毛，花色绛紫如马缨。具有清脉热，止血的功效。

13.0419 ཁྲག་ཆུང་བ། 大丁草

ས་འབོལ་སར་སྐྱེ་ཞིང་། ལོ་མ་སྲབ་ཆུང་ཉུང་ལ་རྒྱབ་སྐྱ་བ། སོག་ལེ་ཁ་ལྟ་བུ། མེ་ཏོག་སྔོ་དམར་འཆར་བ། ནུས་པས་ཁྲག་གཅོད།

生长于土质松软处，叶薄稀少背面色灰，叶缘锯齿状；花色青红。具有止血的功效。

13.0420 ཟེ་ཧྲུ་ཏ་འདྲ། 长毛风毛菊

སྤང་ལས་སྐྱེ་བ་ལོ་མ་ལེབ་ཅིང་སྤུ་ཆུང་ལྡན་པས་ས་གཞི་མནན་ལ། སྡོང་བུ་ཐུང་ལ་མེ་ཏོག་སྨུག་ནག་མགོ་ཏོག་ཆེར་མི་བཞད་པ། ནུས་པས་དམུ་འོར་ཆུ་འདྲེན་བྱེད།

生长在草地，叶扁被小毛，铺在地面；茎短而花色紫黑，朵小。具有引腹水和下坠水肿的功效。

13.0421 གསོར་ལྡེམ་པ། 水葫芦苗

ཆུ་ནང་སྐྱེ་ཞིང་ལོ་མ་རྩེ་གསུམ་ཤིང་གསོར་འདྲ་བ། མེ་ཏོག་དཀར་ལ་སེར་མདངས་ཅན་འཆར་བ། ནུས་པས་མེས་ཚིག་རྨ་ལ་ཕན།

生长于水中，叶有三尖，状如木钻；花色白泛黄光。具有治疗烧伤的功效。

13.0422 ཉ་སྤྲིབས། 水绵

ཆུ་ཤིན་ཏུ་དལ་བའི་ནང་དུ་སྐྱེས་པ་སྔོ་ལྗང་ནལ་ནལ་བལ་འདབ་འདྲ་བ་དེའོ། །ནུས་པས་མེས་ཚིག་རྨ་ལ་ཕན།

生长于缓流的水中，色青绿如松软的棉花状。具有治疗烧伤的功效。

13.0423 སྤོ་ཆུ་སྲིན་སྡེར་མོ། 垫状卷柏

ས་རོང་གི་བྲག་ལ་བགྲད་ནས་སྐྱེ་ཞིང་། ལོ་མ་སྦལ་པའི་ལག་པ་འདྲ་བ། སྟོན་དགུན་གཉིས་སུ་བྱའི་སྡེར་མོ་བསྐུམ་པ་ལྟར་ཟུབ་ནས་འཁུམས་པ། ནུས་པས་དྲི་ཆུ་འགགས་པ་སེལ།

于山谷的山岩铺地而生，叶片如蛙掌，在秋冬两季叶片收缩如禽爪。具有治疗尿闭症的功效。

13.0424 གསེར་སྐུད། 松萝

ཐྲ་སྨོམ་སོག་མ་འདྲ་ལ་ཚིགས་ཐག་ཐུང་བ། སྦུབས་སྟོང་ཕྱི་སེར་པོ་གསེར་མདོག་འོད་

ཅན་ བྲག་ངོས་ལ་སྐུད་ཆུན་དཔྱངས་པ་ལྟར་སྐྱེ་བ། ནུས་པས་གློ་མཆིན་དང་རྩ་ཚད་དུག་ཚད་སེལ།

粗细如秸秆，茎节距离短，中空，外表白色泛银光，如线丝悬挂在松树样生长。具有清肺热、肝热、脉热和毒病热的功效。

13.0425 ཀུ་ཤ 粽叶芦

རྩྭ་ཀུ་ཤ་སྟེ། བུམ་པའི་ཁ་རྒྱན་བྱེད་པའི་སྨྱུག་འདྲ་གྲ་མ་ཅན། ནུས་པས་ཚེ་བསྲིང་ཞིང་ལུས་ཟུངས་རྒྱས་པར་བྱེད།

即棕叶草，插在瓶口做装饰的如竹有芒的植物。具有延寿强身的功效。

13.0426 གཉན་འདུལ་བ། 扭连钱

རྫ་མཐོན་པོར་སྐྱེ་བ་སྡོང་བུ་གྲུ་བཞི་དམར་སྨུག་ཁང་ཅན། ལོ་མ་ཐེའུ་ཕྲན་བརྩེགས་འདྲའི་གསེང་ནས་མེ་ཏོག་སྔོན་པོ་གོས་སྤུ་ཅན་འཆར་བ། ནུས་པས་གཉན་གཟེར་ཚ་བ་འཇོམས།

生长于高山，茎方形，色红紫；叶片如小拇指重叠，叠叶缝隙中开蓝色花，被毛。具有治疗疠，止痛，清热的功效。

13.0427 གཉན་ཐུབ་པ། 珠芽景天

གཡའ་ཤག་ཏུ་སྐྱེ་ཞིང་མེ་ཏོག་སེར་པོ་སར་འབྱར་བ། རས་ནས་ཆུ་བུར་ནོར་གྱི་ཁ་ཚེར་ལྟར་འབྱུང་བ། ནུས་པས་པགས་ནད་དང་མཛེར་པ་ཞི།

生长于板岩缝隙，花黄色铺地开，老时长出牛口肉刺状的水泡。具有治疗皮肤病和疣的功效。

13.0428 ཨུཏྤལ། 绿绒蒿

བསིལ་ལ་མཐོ་བའི་བྱང་བལྟའི་རིར་སྐྱེ་བ་ལོ་སྡོང་སྤུ་ཆུང་ཅན། རྩ་བ་ཀང་གཅིག་མེ་ཏོག་རྒྱ་མེན་ལྟར་ཆིག་སྐྱེས་མགོ་སྤྲེལ་མི་འབྱུང་བའི་རིགས་གསུམ་འབྱུང་། ནུས་པས་གློ་མཆིན་གྱི་ཚད་པ་མ་ལུས་སེལ།

生长于朝北的高山上，茎叶被小毛，根单一，花如虞美人，花瓣蓝色、花葶单生不相连，可分为三种。具有清肺热和肝热的功效。

13.0429 ཨ་བྱག་གཟེར་འཇོམས། 打箭菊

སྤང་ལ་སྐྱེ་ཞིང་སྡོང་པོ་གདུགས་ཀྱི་ཡུ་བ་འདྲ་ལ་ལོ་མ་རྣོ་ལ་ཀྲོང་། མེ་ཏོག་དམར་སེར་ལུག་མིག་དབྱིབས་ལྟར་ལ་དེ་བས་འདབ་མ་ཉུང་། འདི་ལ་རིགས་གཉིས་འབྱུང་། ནུས་པས་མགོ་ཆག་གསོ་ཞིང་ཆུ་སེར་སྐེམ།

生长于草甸，茎如伞把，叶尖锐而硬，花红黄如紫菀状，较其花瓣少，可分两类。具有接合头部骨折，干黄水的功效。

13.0430 ཚེར་སྔོན། 多刺绿绒蒿

ལོ་སྡོང་དང་མེ་ཏོག་གི་གོས། གང་བུ་རྣམས་ལ་ཚེར་མས་ཁྱབ་པ། སྐྱེ་ཚུལ་ཨུཏྤལ་འདྲ་ཞིང་ཁོང་སྟོང་ལ་མེ་ཏོག་སྔོ་སངས་འཆར། འདི་ལ་རིགས་གསུམ་འབྱུང་། ནུས་པས་རུས་ཆག་གསོ་ཞིང་ལྷ་བ་འདེགས།

叶、茎、花葶、果荚皆被刺，形态似绿绒蒿，茎中空，花蓝色，可分为三种。具有接骨，硬化骨松质的功效。

13.0431 ཨུག་ཆོས། 波罗花

བྲག་གསེབ་དང་གཡའ་ལས་སྐྱེ་ཞིང་། ལོ་

མ་ས་འབྱར་ཉ་ག་ཅན་ལ་མེ་ཏོག་རྒྱ་གླིང་ཁ་ལྟ་བུ། འདབ་མ་ལྡི་ཅན་གང་བུ་དགོ་ར་འདྲ་བའི་ནང་དུ་འབྲས་བུ་སྲན་ཆུང་ལྟ་བུ་ནག་ལ་སྣུམ་པ། མེ་ཏོག་དཀར་དམར་སེར་གསུམ་འབྱུང་། ནུས་པས་རྣ་བའི་ནད་སེལ་ཞིང་སྐྱོས་པ་སྦྱོང་།

生长于石崖缝和石山，叶铺地，深裂；花如喇叭口，具五瓣；果荚如黄羊角，种子如兵豆黑而油润，花分为白、红、黄等三色。具有治疗耳病，泄腹胀的功效。

13.0432 གང་གྒ་ཆུང་། 乌奴龙胆

རྫ་ཤག་མཐོན་པོར་སྐྱེ་ཞིང་། ལོ་མ་ཐེལ་ཙེ་བརྩེགས་འདྲ་ཟུར་བཞི་ལོགས་བརྒྱད་མཆོད་རྟེན་བརྩེགས་པའི་རྩེར་མེ་ཏོག་དཀར་ལ་སྔོ་མདངས་ཆགས་པ་དྲིལ་བུ་གྱེན་དུ་བཟེད་པ་འདྲ་བ་འབྱུང་། ནུས་པས་དུག་དང་ཚད་འཁྲུ་གཅོད།

生长于高崖处，叶如重叠的图章，植株四角八面如宝塔重叠，顶端开有泛蓝光的白花形似铃铛倒立。具有解毒，止热泻的功效。

13.0433 ཀྱི་ལྕེ་དཀར་པོ། 麻花秦艽

ན་ཐང་དུ་སྐྱེ་ཞིང་ལོ་མ་སྔོ་ལ་མཐུག་འཇམ་རིང་བ། སྡོང་བུ་གྱེན་དུ་ལངས་པའི་རྩེར་མེ་ཏོག་དཀར་པོ་མང་བ་མགོ་འབྲེལ་དུ་སྐྱེ་བ། འབྲས་བུ་ནག་པོ་ལྕགས་ཕྱེ་འདྲ་བ། ནུས་པས་སྣོད་ཚད་དང་མཁྲིས་ཚད་སེལ།

生长于草甸，叶色青且厚长，光滑；茎直立，茎端开多个相连的白花；种子色黑如铁粉。具有清腑热和“赤巴”热的功效。

13.0434 ཀྱི་ལྕེ་ནག་པོ། 粗茎秦艽

ཐང་བདེ་སར་སྐྱེ་ཞིང་དབྱིབས་ཀྱི་ལྕེ་དཀར་པོ་དང་འདྲ་ལ། ལོ་མ་དེ་ལས་ཆེ་བ་མེ་ཏོག་སྔོ་སྐྱ་འཆར་བ། ནུས་པས་སྐྲངས་པ་འཇོམས་ཤིང་གག་པ་དང་ཆུ་སེར་སེལ།

生长于平地，状如麻花秦艽，叶较其略大，开蓝灰色花。具有消肿，治疗白喉，干黄水的功效。

13.0435 སྤང་རྒྱན་དཀར་པོ། 白花龙胆

ལ་མཐོན་པོའི་རྩེ་མོར་སྟོན་རྡིང་ས་འཁྱགས་ཁར་སྐྱེ་ཞིང་། ལོ་མ་ཀྱི་ལྕེ་འདྲ་ལ་སྡོང་བུ་མེད་པར་ས་ནས་མེ་ཏོག་དཀར་ལ་དམར་མདངས་རྒྱས་པ་ཆེ་བ་བཞི་ལྔ་ཙམ་རྡིང་བ་འབྲེལ་ནས་སྐྱེ་བ། ནུས་པས་དུག་དང་གྲེ་ནད་སེལ།

深秋地冻时生长在高山顶上，叶如秦艽，无茎，贴地面盛开四五朵基部相连的色白有红色光泽的花。具有解毒，治疗喉病的功效。

13.0436 སྤང་རྒྱན་སྔོན་པོ། 短柄龙胆

སྟོན་མགོར་ན་སྤང་སྣ་ཤས་ཅན་དུ་སྐྱེ་ཞིང་། དབྱིབས་སོགས་སྤང་རྒྱན་དཀར་པོ་འདྲ་ལ་དེ་ལས་ཆུང་བ་མེ་ཏོག་སྔོ་སྐྱ་ཁ་དོག་ཤིན་ཏུ་གསལ་བ། ནུས་པས་དུག་ནད་དང་། གྲེ་ནད། གློ་ནད་སེལ།

初秋生长于潮湿的草甸，形状等如白花龙胆但较其小，花色淡蓝，非常鲜艳。具有治疗毒病、喉病、肺病的功效。

13.0437 སྤང་རྒྱན་ནག་པོ། 蓝玉簪龙胆

སྟོན་གཞུང་ལ་སྐྱེ་ཚུལ་སྔ་མ་ཇི་ལྟ་བ་ལས་མེ་ཏོག་མཐིང་ག་ཤིན་ཏུ་གསལ་བ་སྔོན་པོ་ལས་ཙུང་ཆེ་བ། ནུས་པས་འབྲུམ་ནག་སེལ་ཞིང་ཚ་དབལ་འཇོམས།

秋季生形态同前，花色深蓝，非常鲜艳，较短柄龙胆大。具有治疗黑痘，清热的功效。

13.0438 དེ་ཝ། 帝瓦

སྔོ་དེ་ཝ་དང་། ཆུ་དེ་ཝ། ཤིང་དེ་ཝ་གསུམ་གྱི་སྤྱི་མིང་།

暗绿紫堇、矮紫菀、山杨的总称。

13.0439 སྔོ་དེ་ཝ། 暗绿紫堇

གཡའ་སྤང་རྫ་འདབ་ཏུ་ལོ་མ་སྔོན་པོ་ཉ་ག་ཅན་ས་ལ་གབ་པའི་ཚུལ་གྱིས་སྐྱེ་ཞིང་། མེ་ཏོག་དྲུག་དཀར་དབྱིབས་སྟོང་ཟིལ་འདྲ་བ་གཉིས་ནས་ལྔ་བར་འཆར་བ། ནུས་པས་རྩ་ཚད་དང་རིམས་ཚད་སེལ།

生长于石山、草地、石崖边，叶色淡绿，深裂，盖地而生；花蓝色，六瓣，如斑花黄堇，开二至五朵花。具有清脉热，瘟热的功效。

13.0440 ཆུ་དེ་ཝ། 矮紫菀

ལོ་མ་མཐུག་པོ་ས་ལས་འཕགས་ཙམ་ལས་མི་སྐྱེ་ལ་མེ་ཏོག་སྔོན་པོ་ལུག་མིག་འདྲ་བ། ནུས་པས་རྩ་ཚད་དང་རིམས་ཚད་སེལ།

叶厚略伸出地面而生，花蓝色如紫菀。具有清脉热和瘟热的功效。

13.0441 ཤིང་དེ་ཝ། 山杨

ཤིང་དབྱར་བ་འདྲ་ལ་དེ་ལས་ཙུང་ཟད་དཀར་བ། མཛེར་པ་མང་ལ་མཁྲེགས་པ། ནུས་པས་རྩ་ཚད་དང་རིམས་ཚད་སེལ།

似白杨但较其略白，树瘤多，坚硬。具有清脉热、瘟热的功效。

13.0442 རྩྭ་མཁྲིས། 粉苞苣

ཞིང་སྐྱེས་ལོ་མ་སྔོ་སེབ་མེ་ཏོག་ཁུར་ནག་འདྲ་ལ་ཆུང་བ། བོངས་མཐོ་རེ་ཙམ་པ་བཅད་ན་འོ་མ་འཛག་པ། ནུས་པས་མཁྲིས་ཚད་སེལ།

田间生长，叶淡绿色；花如蒲公英较其略小，株高约一卡，折断流出白色乳汁。具有清“赤巴”热的功效。

13.0443 རྩ་མཁྲིས་བ་སྨོ་ཁ། 禾叶风毛菊

ལོ་མ་ཕྲ་ལ་རིང་ཞིང་སྡོང་པོ་མཛུབ་རེ་ཙམ་ལ་མེ་ཏོག་སྔོ་སྐྱབ་སེང་གི་མེ་ཏོག་ལྟར་སྨུག་ཛོག་སྐྱེ་བ། ལོ་མ་བཅད་ན་བ་སྤུ་དཀར་པོ་འབྱུང་ཞིང་འཕུར་ན་སྤྲ་བ་འདྲ་བ། ནུས་པས་མཁྲིས་ཚད་སེལ།

叶细长，茎约一指长，花紫黑色呈头状花序如长毛风毛菊，叶折断时出现白色绒毛，手搓时如艾绒。具有清“赤巴”热的功效。

13.0444 སྣ་ཚ། 高原毛茛

མིང་གཞན་དུ་ཅེ་ཚ་ཡང་ཟེར་ཞིང་། སྤང་ལས་སྐྱེ་ལ་ལོ་མ་སྔོ་ལྗང་སྦལ་ལག་འདྲ་བ། སྡོང་པོ་ཕྲ་ཐུང་མེ་ཏོག་སེར་ཆུང་འདབ་མ་ལྔ་ལྡན་འཆར་བ། ནུས་པས་དྲོད་སྐྱེད་ཅིང་། ཟུལ་བ་གཅོད་པ་དང་། ཆུ་སེར་འདྲེན་པར་བྱེད།

又称“介嚓”。生长于草地，叶色青绿如蛙爪，茎细短，黄色小花具五瓣。具有增胃火，祛腐，引黄水的功效。

13.0445 གཡར་མོ་ཐང་། 束花报春

སྤང་ལྗོངས་ནེའུ་གསིང་ཀུན་ལ་སྐྱེ་ཞིང་། ལོ་མ་ཕྲ་སིབ་ཉ་ག་ཅན་མེ་ཏོག་དམར་སྐྱ་འདབ་མ་ཆུང་བ་ཟེའུ་སེར་པོ་བྱ་མིག་གྱེན་བལྟ་འདྲ་བ། ནུས་པས་སྐྲངས་པོ་འཇོམས་ཤིང་རྨ་ལ་ཕན།

生长于草原、草场各等处，叶细疏，叶裂，花淡红，花瓣小，花蕊色黄如鸟目朝上看。具有消肿，愈疮伤的功效。

13.0446 པད་རྩ། 莲藕

ལྡུམ་རར་འཛུགས་པའི་མེ་ཏོག་དཀར་པོ་པུཎྜ་རཱི་ཀ་དང་། དམར་པོ་གངས་ལ་ཟེར་བ་ལོ་རེ་བཞིན་ས་བོན་འདེབས་དགོས་པ། ནུས་པས་མདངས་འབྱིན་ཞིང་། མེ་དབལ། གཉན་ལ་ཕན།

种植于园中，白花者称为“本扎若嘎”，红花者称为“冈拉”，需每年播种。具有焕肤，治疗丹毒、痨的功效。

13.0447 རྒྱ་མེན། 虞美人

ལྡུམ་རར་འཛུགས་པའི་མེ་ཏོག་གདན་ཟུག་རྩ་བ་གཞོན་ཚེ་མེ་ཏོག་ཏུར་དམར་དང་རྒས་ནས་ཏུར་སེར་འཆར་བའི་རྩ་གཞོན་ཏུར་དམར་ལི་ཁྲི་ཁ་དོག །ནུས་པས་ཁྲག་འཁྲུགས་རོ་སྟོད་གཟེར་བར་ཕན།

本品为园中栽培，花茎从根挺直生长，幼时花梗呈褐红色，老后花梗变为褐黄色。采集幼根花梗褐红像黄丹色的花。具有治疗血热紊乱、上身疼痛的功效。

13.0448 ལེ་བརྒན། 万寿菊

ཀང་ཕྲ་ལ་ལོ་མ་དང་དར་པ་བར་བར་ནས་འཕྱེད་དུ་སྐྱེ་བ། སྡོང་དན་པ་ལས་དབྱིབས་བལ་པོ་མེ་ཏོག་འདྲ་བ། འདབ་མ་བརྒྱད་ལ་ནང་གོས་རྒྱ་ཚོས། ཕྱི་ལི་ཁྲང་། ཟེའུ་འབྲུ་སེར་པོ་ཀང་སྦུབས་ཅན། ནུས་པས་རྩ་ཆད་མཐུད་ཅིང་རྨ་ལ་ཕན།

茎细在叶子和叶柄间横生，除花茎之外，花形如“百波”花，花瓣八片，内瓣大红，外色橙红，花蕊色黄，茎中空。具有接断脉，愈疮伤的功效。

13.0449 ལུག་རུ་སྨུག་པོ། 扭盔马先蒿

རྡོ་རོག་གསེབ་ཏུ་སྐྱེ་ཞིང་ལོ་མ་རིང་ལ་ཉ་ག་ཡོད་པ། མེ་ཏོག་དམར་སྨུག་ཀང་སྦུབས་རིང་བའི་ལོགས་གཅིག་ཏུ་འདབ་མ་གསུམ་ཡོད་པའི་ཕྱོགས་གཅིག་ནས་མེ་ཏོག་ལུག་ཐུག་གི་རྭ་འདྲ་བར་འཁྱིལ་བ། ནུས་པས་དུག་སྡུད་ཅིང་ཤ་དུག་སེལ།

生长于碎石中，叶长有叶裂；花色红紫；茎长，一侧有三片花瓣，一侧的花如种羊角般弯曲。具有敛毒，解肉毒的功效。

13.0450 ལུག་རུ་དམར་པོ། 极丽马先蒿

ན་ཁར་སྐྱེ་ཞིང་མེ་ཏོག་དམར་པོ་འཆར་བ་མ་གཏོགས་ལུག་རུ་སྨུག་པོ་དང་སྐྱེ་དབྱིབས་མཚུངས། ནུས་པས་དུག་སྡུད་ཅིང་ཤ་དུག་སེལ།

生长于草原，除了花色红以外，形态与扭盔马先蒿相似。具有敛毒，解肉毒的功效。

13.0451 ལུག་རུ་སེར་པོ། 斑唇马先蒿

ན་ཁར་སྐྱེ་བ་ལོ་མ་ལྡང་སེར་ཁ་དོག་མ་

གཏོགས་སྐྱེ་ཚུལ་ལུག་རྟ་དམར་པོ་དང་འདྲ་ལ་མེ་ཏོག་སེར་པོ། རྐང་སྦུབས་རིང་ལ་དྲི་ཤིན་ཏུ་ཞིམ་པ། ནུས་པས་རླུང་ཚད་འཇོམས་ཅིང་མཆིན་མཁྲིས་ཀྱི་ནད་ལ་ཕན།

生长于草原，除叶色绿黄外，形态与极丽马先蒿相似，花黄色，花梗长，气味香。具有清“隆”热，治疗肝病和胆病的功效。

13.0452 མེ་ཏོག་གླང་སྣ། 伞房马先蒿

ཉིན་སྲིབ་ཀྱི་སྤང་ལས་སྐྱེ་ཞིང་རྩ་བ་དང་སྡོང་པོ་གཅིག་པ། མེ་ཏོག་རྒྱ་ཚོས་གླང་ཆེན་སྣ་འདྲ་བ། ལོ་མ་སྨུག་ལ་སྲབ་ཅིང་དྲི་ཞིམ་པ་སྐྱེ་ཚུལ་ཅུང་ཟད་མི་འདྲ་བ་རིགས་ལྔ་ཙམ་འབྱུང་། ནུས་པས་རྨ་འདྲུབ་ཅིང་ཆུ་འཇིད་བྱེད།

生长于阴面或阳面草地，根、茎为单生；花大红如象鼻；叶薄色紫，气味香；因生态较不同可分为五种。具有愈疮伤，利尿的功效。

13.0453 ཟང་དྲིལ་དམར་པོ། 偏花报春

ཛྲན་སར་སྐྱེ་ཞིང་སྡོང་བུ་སྤོས་རིང་འདྲ་བའི་རྩེར་མེ་ཏོག་དམར་པོ་དྲིལ་བུའི་ཚོམ་བུ་འཕྱངས་པ། ལོ་མས་ས་གཞི་མནན་ནས་སྐྱེ་བ། ནུས་པས་རྩ་ཁྲག་ནད་ཀུན་སེལ།

生长于潮湿处，花葶如长香，顶端红色钟状花簇悬垂，叶盖地而生。具有治疗诸脉病、血病的功效。

13.0454 ཟང་དྲིལ་དཀར་པོ། 锡金报春

རི་དང་སྐམ་སར་སྐྱེ་ཞིང་སྡོང་བུ་སྤོས་རིང་འདྲ་བའི་རྩེར་མེ་ཏོག་དཀར་པོ་དྲིལ་བུའི་ཚོམ་བུ་འཕྱངས་པ། ལོ་མས་ས་གཞི་མནན་ནས་སྐྱེ་བ། ནུས་པས་རིམས་འཁྲུགས་རླུང་ལ་ཕན།

生长于山坡、旱地，花葶如长香，顶端白色钟状花簇悬垂，叶盖地而生。具有清瘟热、紊乱热，祛“隆”病的功效。

13.0455 ཟང་དྲིལ་སྨུག་པོ། 雪山报春

རི་དང་སྐམ་སར་སྐྱེ་ཞིང་སྡོང་བུ་སྤོས་རིང་འདྲ་བའི་རྩེར་མེ་ཏོག་སྨུག་པོའམ་སྔོན་པོ་དྲིལ་བུའི་ཚོམ་བུ་འཕྱངས་པ། ལོ་མས་ས་གཞི་མནན་ནས་སྐྱེ་བ། ནུས་པས་གློ་རྣག་ཞི་བར་བྱེད།

生长于山坡、旱地，花葶如长香，顶端紫色或蓝色钟状花簇悬垂，叶盖地而生。具有清肺脓的功效。

13.0456 ཟང་དྲིལ་སེར་པོ། 巨伞钟报春

ཛྲན་སར་སྐྱེ་ཞིང་སྡོང་བུ་སྤོས་རིང་འདྲ་བའི་རྩེར་མེ་ཏོག་སེར་པོ་དྲིལ་བུའི་ཚོམ་བུ་འཕྱངས་པ། ལོ་མས་ས་གཞི་མནན་ནས་སྐྱེ་བ། ནུས་པས་རིམས་སྨིན་ཚ་བ་ཀུན་ལ་ཕན།

生长于潮湿处，花葶如长香，顶端黄色钟状花簇悬垂，叶盖地而生。具有治疗瘟病，清诸热的功效。

13.0457 སྣ་རིག་ནག་པོ། 点地梅

ས་བྲག་འདྲེས་པའི་ངོས་སུ་སྐྱེ་ཞིང་ལོ་སྡོང་ལ་སྤུ་ཆུང་གིས་ཁྱབ་པ། སྡོང་བུ་དམར་སྨུག་གི་རྩེར་མེ་ཏོག་དམར་པོ་བདུན་དགུ་འདུས་པ་ཟེའུ་ཁུང་དམར་པོ་བྱ་མིག་འདྲ་བ། ནུས་པས་དམུ་རྫིང་ཆུ་སེར་འདྲེན།

生长于石土相杂的地方，叶茎被小毛；紫红色茎的顶端有七至九朵花，红色花蕊似鸟目。具有引腹水、黄水的功效。

13.0458 མེ་ཏོག་སེར་ཆེན། 金罂粟

སྐམ་སར་སྐྱེ་བའི་ལོ་ཁང་སོགས་རྒྱ་མིན་དང་དབྱིབས་འདྲ་ལ། ལོ་མ་ལབ་ལོ་དང་འདྲ་བ་ཁང་དེ་ལས་ཐུང་ཞིང་མེ་ཏོག་སེར་པོ་འཆར་བ། ནུས་པས་རྨ་འདྲུབ་ཅིང་རྩ་རུལ་གསོ།

生长于旱地，叶、茎等形态像虞美人，叶似萝卜叶，茎较其短，花色黄。具有愈疮伤、医腐脉的功效。

13.0459 གསེར་གྱི་མེ་ཏོག 波棱瓜子

ལྡུམ་ར་དང་རི་མ་འདབས་སུ་སྡོང་པོ་ཕྲ་རིང་གཞན་ལ་འཁྲིལ་ནས་སྐྱེ་ལ། ལོ་མ་ཆེ་ལ་མེ་ཏོག་སེར་པོ་འོད་དུ་འབར་བ། གང་བུ་བུམ་གཟུགས་ཀྱི་ནང་དུ་འབྲས་བུ་ཤིང་བཟོ་བའི་གསོར་འདྲ་འབྱུང་། ནུས་པས་སྣོད་ཚད་དང་མཁྲིས་ཚད་སེལ།

生长于园子和山脚下，茎细长攀援其它植物而生，叶大，花色黄，有光泽；瓶状葫芦果实种子如木钻。具有清腑热、“赤巴”热的功效。

13.0460 གསེར་གྱི་ཕུད་བུ། 丝瓜子

སྐྱེ་ཚུལ་གསེར་མེ་འདྲ་བ་ལ་མེ་ཏོག་སེར་པོ་འབྲས་བུ་ངོས་འཇམ་འབྲུ་གུ་ནག་ལེབ་སྦུར་བ་ཞར་བ་འདྲ་བ། ནུས་པས་མཁྲིས་པ་གྱེན་དུ་འདྲེན།

形态似波棱瓜子，花色黄，果实表面光滑，种子黑扁如无头甲虫。具有引吐“赤巴”邪的功效。

13.0461 དུག་མོ་ཉུང་། 止泻木子

ནགས་གསེབ་སོགས་སུ་སྐྱེ་ཞིང་ལོ་མ་ཆེ་ལ། མེ་ཏོག་སེར་ཞིང་ཆུང་བ་གོང་བུ་རིལ་མོ་མཆུ་རིང་ནང་དུ་འབྲས་བུ་ནེ་ཙོའི་ལྕེ་འདྲ་བར་སྤུ་འདྲས་དྲིལ་ནས་ཡོད་པ། ནུས་པས་མཁྲིས་སེལ་ཚ་འཁྲུ་གཅོད།

生长于林间，叶大，花黄而小，果荚圆而嘴长，其内如鹦鹉舌状的种子如毛样物包裹。具有治疗“赤巴”病，止热泻的功效。

13.0462 ཨུ་སུ། 芫荽

ལྡུམ་རར་སྐྱེ་བའི་ལོ་སྡོང་མེ་ཏོག་གོ་སྙོད་འདྲ་ལ་དྲི་ཞིམ་པ། འབྲས་བུ་གཞུ་ཁ་སྦྱོར་འདྲ་བ་འབྱུང་། ནུས་པས་ཕོ་བའི་བད་ཀན་ཚ་བ་སེལ།

生长于园中，叶、茎、花如葛缕子，气味香；对合状果荚。具有清胃“培根”热的功效。

13.0463 ཟུ་རི། 黑芫荽

སྐྱེ་ཚུལ་ཨུ་སུ་དང་འདྲ་བ་ལས་མེ་ཏོག་སེར་པོ་དྲི་ངད་ཤིན་ཏུ་ཆེ་བ་སྣེ་ཨུ་སུ་ནག་པོའོ། །ནུས་པས་ཕོ་བའི་བད་ཀན་ཚ་བ་སེལ།

形态与芫荽相似，花色黄，气味很浓，称黑芫荽。具有清胃“培根”热的功效。

13.0464 ཟི་ར་དཀར་པོ། 孜然芹

ལྡུམ་རར་སྐྱེ་བའི་ལོ་མ་ཕྲ་ལ་ཉ་ག་ཅན། མེ་ཏོག་དཀར་པོ་གདུགས་ཀྱི་ཚུལ་ལ་འབྲས་བུ་གོ་སྙོད་འདྲ་བ། ནུས་པས་གློ་བའི་ཚད་པ་སེལ།

生长于园中，叶细而叶裂，花白色，花序伞形，种子如葛缕子。具有清肺热的功效。

13.0465 ཟི་ར་ནག་པོ། 黑种草

སྡོང་པོ་ཕྲ་ལ་རིང་བ་ལོ་མ་སྣུམ་ཞིང་མེ་ཏོག་སྔོན་པོ་ཆུང་དུ་འཆར་བ། འབྲས་བུ་ནག་པོ་ཟུར་གསུམ་ཁོ་ན་འབྱུང་བ། ནུས་པས་མཆིན་པའི་གྲང་བ་སེལ།

茎细而长，叶油润，开蓝色小花，种子黑色三角形。具有治疗寒性肝病的功效。

13.0466 ཟི་ར་སེར་པོ། 柴胡

སྡོང་པོ་ཁོང་སྟོང་ཕྲ་ལ་རིང་ཞིང་ལོ་མ་སྲབ་ཅིང་འཇམ་པ། མེ་ཏོག་སེར་པོ་འདབ་མ་ཆུང་བ་གདུགས་མང་ཚུལ་གྱིས་ཡལ་གའི་རྩེར་འཆར་བ། ནུས་པས་ཆམ་རིམས་དང་ཚད་པ་སེལ།

茎中空且细长，叶薄而光滑，花黄色花瓣小，像多个伞在枝端盛开。具有治疗感冒，清热的功效。

13.0467 ལ་ལ་ཕུད། 茴香

སྐྱེ་དབྱིབས་གོ་སྙོད་ལྟ་བུ་ལ། འབྲུ་གུ་ཟི་ར་འདྲ་བ་ལེབ་མོ་སྲུལ་རིས་ཅན། དབྱིབས་སྒུར་བས་ཟླ་ཚེས་ལྟ་བུ་དང་། མཆུ་སླང་བ་ཆེ་ཆུང་ཏིལ་གྱི་འབྲུ་ཙམ་འབྱུང་། ནུས་པས་ཕོ་ནད་གྲང་བ་སེལ།

形态似葛缕子，种子如孜然芹扁而具皱纹，形状弯曲如新月，嘴尖，大小如同芝麻。具有治疗寒性胃病的功效。

13.0468 གོ་སྙོད། 葛缕子

ཁ་ལུང་ན་ལས་སྐྱེ་ཞིང་ལོ་མ་འཛོང་སྟབས་ཉ་ག་ཅན། སྡོང་པོ་ཕྲ་རིང་རྩེ་མང་གྱིས་པའི་རྩེར་མེ་ཏོག་དཀར་པོ་གདུགས་ལྟར་ཟླུམ་ལ། འབྲས་བུ་ཁམ་སྨུག་སྲུལ་ཞིབ་ཅན་འབྱུང་། ནུས་པས་རླུང་ཚད་དང་། དུག མིག་ནད་སོགས་སེལ།

生长于山沟、草原等地，叶椭圆全裂；茎细长，分枝多，顶端开白色伞状花朵；果实色棕紫具细棱。具有清“隆”热，治疗眼病，解毒的功效。

13.0469 ཀུ་མོ་ཟ། 胡芦巴

ཞིང་སྐྱེས་མེ་ཏོག་དཀར་པོ་སྲན་མའི་མེ་ཏོག་དབྱིབས་ཅན་གང་བུ་ཨུག་ཆོས་འདྲ་བར་འབྲས་བུ་དང་སེར་ལེབ་ལ་དྲི་ངད་ཅན། ནུས་པས་གློ་རྣག་འཁྲུ་བ་གཅོད།

生长于田间，花白色如豌豆花，果荚如波罗花，种子棕色扁而有气味。具有干肺脓，止腹泻的功效。

13.0470 སྐང་ཐོག་པ། 垂果蒜芥

སྡོང་པོ་གཅིག་ལ་ཡལ་ག་མང་ཞིང་མེ་ཏོག་སེར་པོ་འཆར་བ། གང་བུ་རིང་ལ་ཕྱོགས་གཅིག་འཕྱངས་པ། འབྲས་བུ་གསེར་གྱི་བྱེ་མ་འདྲ་བ། ནུས་པས་ཤ་དུག་དང་འཁྲུགས་ཚད་སེལ།

单茎多分枝，开黄花，荚果长同侧悬垂，状如金沙。具有解肉毒，清紊乱热的功效。

13.0471 སྙེ་ཚེ། 葶菜

མེ་ཏོག་སེར་ཞིབ་འཆར་ལ་གང་བུ་ནར་མོའི་ནང་དུ་འབྲས་བུ་ཁམ་སེར་ཞིབ་མོ་ཡོད་པ། ལོ་མ་འཕྱུར་ན་ཉུང་མའི་དྲི་བྲོ་བ། ནུས་པས་བགེགས་དང་། སྐྲངས་པོ། ལྷོག་པ་སེལ།

开小黄花，果荚长条形，内含细小黄褐色种子；叶子用手搓时有蔓菁味。功效为驱邪，消肿，治疗炭疽的功效。

13.0472 ཁང་ཚེ། 播娘蒿

སྐྱེ་ཚུལ་སྐྱེ་ཚེ་ལྟར་ལ་སྡོང་བུ་དེ་ལས་རིང་བ་འབྲུ་གུ་ཆུང་ལ་སེར་པོ་འབྱུང་། ནུས་པས་ལྷོག་རིགས་འདུལ་བར་བྱེད།

形态如葶菜，茎较其长，种子小而呈黄色。具有除炭疽的功效。

13.0473 བྲེ་ག 菥蓂

ས་འབོལ་ས་དང་ཞིང་གསེབ་ཏུ་སྐྱེ་ཞིང་ལོ་མ་སྔོ་མཐུག་ཡལ་ག་མང་། མེ་ཏོག་དཀར་ཆུང་གང་བུ་ཌ་ཆུང་འདྲ་བའི་ནང་དུ་འབྲུ་གུ་དམར་སྨུག་ནེའུ་ལེའི་རི་མོ་ཡོད་པ་འབྱུང་། ནུས་པས་གློ་དང་མཁལ་མའི་ཚ་བ་སེལ།

生长于松软的土地和田间，叶青厚，分枝多；花小而白；果荚如手鼓内有紫红色具箕形指纹的种子。具有清肺热、肾热的功效。

13.0474 སོག་ཀ་བ། 荠菜

སྐྱེ་ལུགས་དབྱིབས་སོགས་བྲེ་ག་འདྲ་ལ་ལོ་སྡོང་དེ་ལས་ཆུང་བ་མེ་ཏོག་དཀར་ཞིབ་ཚོམ་བུར་བཞད་པ། གང་བུ་ཟུར་གསུམ་སོག་པ་འདྲ་བའི་ནང་དུ་འབྲུ་གུ་སེར་ལ་ཞིབ་མོ་འབྱུང་། ནུས་པས་སྐྱུག་པ་གཅོད།

形态等似菥蓂，茎叶较其小，小白花簇生，三角形荚果状如肩胛骨，内含细小的黄色种子。具有止吐的功效。

13.0475 སྲུབ་ཀ 草玉梅

ཐང་དང་ཞིང་ཟུ་ལས་སྐྱེ་ཞིང་ལོ་མ་སེང་གེའི་སྡེར་མོ་འདྲ་བ། སྡོང་པོའི་དབུས་ནས་ངར་པ་ཕྱོགས་སུ་གྱེས་ཤིང་རྩེར་མེ་ཏོག་དཀར་པོ་འདབ་ལྔ་འཆར་བ། འབྲུ་གུ་ནས་སྔོ་ལྕགས་ཀྱུའི་མཆུ་འདྲ་འབྱུང་། ནུས་པས་རུལ་བ་གཅོད་ཅིང་དྲོད་སྐྱེད་པ་དང་ཆུ་སེར་འདྲེན།

生长于平原和田边，叶子如狮爪，叶柄从茎中向四面伸出；顶端开白色五瓣花；种子如蓝青稞粒具铁钩状喙。具有祛腐，增胃火，引黄水的功效。

13.0476 མདའ་རྒྱུས། 相思子

འཁྲི་ཤིང་གི་རིགས་ལོ་ཧྲང་ལྗང་ཀུ་ལོ་དབྱིབས་སྲད་ནག་འདྲ་བ། གང་བུ་སྲད་མའི་གང་བུ་འདྲ་བའི་ནང་དུ་འབྲུ་དམར་པོ་བྱུ་རུ་འདྲ་ལ་སྣེ་ནག་པོ་ཅན། ནུས་པས་རྩ་འབྱེད་པ་དང་བུ་འབྱིན། མོ་ནད་འཇོམས། སྣོད་ཀྱི་མཁྲིས་སྐྲན་བཞིག་པར་བྱེད།

藤类，叶茎色绿，叶如短序棘豆；荚果如豆荚，内含红色珊瑚状种子，头部色黑。具有通脉，催产，治疗妇女病，除胆囊瘤的功效。

13.0477 ཤ་མང་པ། 蘑菇

ནགས་གསེབ་དང་ལུད། སྤང་སོགས་སུ་སྐྱེ་ཤིང་རྩ་བ་སའི་གཏིང་རིང་པོར་མི་ཟུག་ཅིང་ལོ་མ་མེ་འབྲས་གང་ཡང་མེད་པ། གཞི་རྩ་རིལ་ཞིང་སོབ་པའི་སྐྱེ་དངོས་རིགས་ཤིག་གི་སྤྱི་མིང་སྟེ། དབྱེ་ན་རིགས་བརྒྱད་ཙམ་ཡོད། ནུས་པས་དུག་དང་རྨ་ལ་ཕན།

生长于林间、粪堆和草地等处，根浅而无叶、花、果，块根圆而疏松的一种菌类的总称。具有解毒，愈疮伤的功效。

13.0478 དངུལ་ཤ་མང་། 双孢菇

སྤང་ལས་སྐྱེ་ཞིང་དབྱིབས་ཕྱུ་བ་བུབ་པ་འདྲ

བ། ཕྱི་དཀར་ལ་ནང་དམར་ཞིང་སྲུལ་ཞིབ་པ་གདུགས་རྩིབས་ལྟ་བུ་ཡུ་བས་དབུས་ནས་བརྟེགས་པ་འབྱུང་། ནུས་པས་རྨ་དང་ཤ་དུག་སེལ།

生长于草地，形状如小锅倒扣，冠外白内红褶皱细密，茎似伞骨从中央顶生。具有愈疮伤，解肉毒的功效。

13.0479 གསེར་ཤ་མང་། 皇菇

སྤང་ལས་སྐྱེ་ཞིང་དབྱིབས་ཕྲུ་བ་བུབ་པ་འདྲ་བ། ཕྱི་སེར་ལ་ནང་དམར་ཞིང་སྲུལ་ཞིབ་པ་གདུགས་རྩིབས་ལྟ་བུ་ཡུ་བས་དབུས་ནས་བརྟེག་པ་འབྱུང་། ནུས་པས་རྨ་དང་ཤ་དུག་སེལ།

生长于草地，形状如小锅倒扣，冠外黄内红褶皱细密，茎似伞骨从中央顶生。具有愈疮伤，解肉毒的功效。

13.0480 ཤ་མང་སྨུག་པོ། 贝内什蘑菇

སྤང་ལས་སྐྱེ་ཞིང་ཕྱི་མདོག་ཁམ་སྨུག་གསེར་ཤའི་དབྱིབས་འདྲ་བ། ནུས་པས་མཁྲིས་རླུང་སེལ་ལ་བད་ཀན་སྐྱེད།

生长于草地，外表色褐紫如皇菇。具有平息“赤隆”邪，激发“培根”邪的功效。

13.0481 ཤིང་ཤ་མང་། 獐子菌

ནགས་གསེབ་ཏུ་སྐྱེ་བའི་ཤ་མང་དབྱིབས་མི་སྡུག་པ་སྣ་ཚོགས་མདོག་སེར་སྐྱ་ཁམ་ནག་སོགས་འབྱུང་། དེ་བསྲེགས་པའི་ཐལ་བས་གྲི་འགགས་སེལ།

生长于林间的蘑菇，形状多样，不美观，呈黄、灰、黑褐色等。火烧炭灰能通喉阻。

13.0482 གླང་ཤ་མང་། 松乳菇

གླང་ཤོད་དུ་སྐྱེ་བའི་ཤ་མང་དབྱིབས་སྔ་མ་དག་དང་འདྲ་ལ་ཁ་དོག་དམར་ཁམས་འབྱུང་། ནུས་པས་རླུང་གི་ནད་ལ་ཕན།

生长于河谷，形状同上述各菇，色红褐。具有治疗“隆”病的功效。

13.0483 ལུད་ཤ་མང་། 墨汁鬼伞

རྫབ་ལུད་ཀྱི་ནང་དུ་སྐྱེ་བའི་ཤ་མང་དབྱིབས་སྔ་མ་འདྲ་བ་ཆུང་ལ་སྲབ་པ་ཁ་དོག་ཅུང་ནག་པ། ནུས་པས་སྐྲངས་པ་དང་རྣག་འབྱམས་གཅོད།

生长于污泥粪堆中，形状同上述各菇，小而薄，色较黑。具有消肿，止脓的功效。

13.0484 འབྲི་ཤ་མང་། 马勃

མིང་གཞན་དུ་ཕ་བ་དགོ་དགོའང་ཟེར་ཞིང་། སྲིབ་ཀྱི་སྤང་ལས་སྐྱེ་ཞིང་མདོག་དཀར་ལ་དངུལ་གྱི་ལྦ་བ་འདྲ་བ། རས་དུས་ནང་ནས་དུད་པ་འབྱུང་བ་། ནུས་པས་ཁྲག་གཅོད་མེས་ཚིག་འཚོ།

又称为“帕哇高高”，生长于阴面草地，色白如银色泡沫状，成熟则其内冒烟。具有止血，治疗烧伤的功效。

13.0485 ས་ཛྲི་ཀ 麦奴

ཞིང་ནང་དུ་སྐྱེ་བའི་སྙེ་མ་ནག་པོ་འཕྱུར་ཚེ་སོལ་ཐལ་འདྲ་བ་འབྱུང་བ་དེའོ། །ནུས་པས་ཕོ་བའི་མེ་དྲོད་སྐྱེད།

生长于田间，穗黑，搓时可成炭灰样物。具有增胃火的功效。

13.0486 ཀྲི་ཡང་ཀུ། 甘青青兰

ཉིན་སྲིབ་གར་ཡང་སྐྱེ་ཞིང་ལོ་མ་སེབ་ལ་སྡོང་པོ་གྲུ་བཞི་མེ་ཏོག་དར་སྔོན་འཕྱར་བ་འདྲ་བ། ནུས་པས་ཕོ་མཆིན་ཚ་བ་སེལ།

生长于阴阳坡各处，叶细，茎方形，花如展开的蓝旗。具有清胃热、肝热的功效。

13.0487 འཇིབ་རྩི་ཆེན་པོ། 康定鼠尾草

ལོ་མ་ཁྱིའི་ལྕེ་འདྲ་ཞིང་སྡོང་པོ་སྨུག་ལ་གྲུ་བཞི། མེ་ཏོག་ཀྲི་ཡང་ཀུ་འདྲ་ལ་དེ་བས་ཆེ་ཞིང་དྲི་མ་ཞིམ་པ་དཀར་སྔོ་གཉིས་འབྱུང་། ནུས་པས་ཁ་སོའི་ནད་དང་མཆིན་ཚད་སེལ།

叶片如犬舌，茎呈紫色方形，花如甘青青兰，较其大，气香；可分为白、蓝两色。具有治疗口腔病、牙病，清肝热的功效。

13.0488 བྱ་རྒོད་སྤྲོས། 囊距翠雀

བྲག་ལས་སྐྱེ་ཞིང་ལོ་མ་མཐུག་པོ་སྤུབ་ཀའི་ལོ་མ་འདྲ་ལ། མེ་ཏོག་སྔོ་སྐྱ་སྲིན་བྱའི་མགོ་དབྱིབས་ཅན་གླ་རྩིའི་དྲི་མནམ་པ། ནུས་པས་གདོན་དང་། དུག་ནད། རིམས་ཚད་སོགས་སེལ།

生长于石崖，叶厚如草玉梅叶；淡蓝色花如夜鹰头，有麝香味。具有驱魔，治疗毒病，清瘟热等的功效。

13.0489 འབྲུ་སུ་རྟང་། 花苜蓿

ཞིང་ཐུར་སྐྱེ་ཞིང་ལོ་དབྱིབས་སྲན་ཆུང་ལོ་མ་འདྲ་ལ། མེ་ཏོག་སེར་ཞིང་གང་བུ་སྲན་མའི་གང་བུ་འདྲ་བ་རིགས་གཉིས་འབྱུང་། ནུས་པས་རྨ་འདྲུབ་ཅིང་གློ་ཚད་སེལ།

生长于田边，叶如兵豆叶，花黄色，果荚如豆荚，可分为两种。具有愈疮伤，清肺热的功效。

13.0490 ཞིམ་ཐིག་ལེ། 夏至草

ཞིང་དང་ས་ནག་ལས་སྐྱེ་ཞིང་སྡོང་པོ་གྲུ་བཞི་གདེངས་ཀ་ཅན་ལ། མེ་ཏོག་དཀར་སེར་སྔོན་པོ་སོགས་རིགས་དྲུག་ཡོད། གང་ཡང་འབྲས་བུ་ནག་ཞིབ་ཟུར་གསུམ་བྲ་བོ་གས་པ་འདྲ། ནུས་པས་མིག་གི་ལིང་ཏོག་ལེན།

生长于田间和黑土中，茎方形，有纵棱；花可分为白、黄、蓝等六色；种子黑色，三角形，如荞麦开裂。具有除云翳的功效。

13.0491 སྙི་བ། 鸡蛋参

ལོ་ཏོག་གི་གསེབ་དང་ཤིང་སོགས་ལ་འཁྲིལ་ནས་སྐྱེ་ཞིང་། ཙ་བ་རྡོག་པོ་མར་གྱི་རྐྱལ་བ་འདྲ་བ་མངར་ཤས་ཆེ་བ། མེ་ཏོག་སྔོན་པོ་འཆར་བ། ནུས་པས་བྲང་ཚ་བ་དང་ཆམ་པ་སེལ།

生长于作物间和攀援树木而生，根圆形如酥油袋，味偏甘，开蓝色花。具有治疗胸热、感冒的功效。

13.0492 སྲོ་མ་ནག་པོ། 大麻

ལོ་མ་ནག་པོ་དབྱིབས་ཐང་ཤིང་ལྟར་སྐྱེ་ཞིང་སྡོང་བུ་འདོམ་རེ་ཙམ། ཕྱིའི་པགས་པས་གོས་དང་ཐག་པ་འཚོས་པ། འབྲས་བུ་ལྗང་སེར་འོད་ཅན། ནུས་པ་བཅུད་དང་ལྡན་པས་ལུས་སྟོབས་སྐྱེད།

叶色黑，形状如松树，茎长约一庹；外皮可制做衣物和绳子；果实青黄色具光泽，有营养。具有增强体力的功效。

13.0493 ཆུ་རུག 碎米荠

ན་གཞོང་གི་ཆུ་འགྲམ་དུ་སྐྱེ་ཞིང་ལོ་མ་སྦལ་པའི་ལག་པ་འདྲ་ལ་སྣུམ་པ། ནུས་པས་རྒྱུས་ཚད་སེལ།

生长于沼泽的水边，叶如蛙爪，油润。具有清肌腱热的功效。

13.0494 སྤོ་རྟ་རྨིག 双花堇菜

རི་བྲག་མཚམས་སུ་སྐྱེ་བ་རྟ་རྨིག་དཀར་པོ་དང་། ཀླུང་ཤོད་དུ་སྐྱེ་བ་རྟ་རྨིག་ནག་པོ་གཉིས་འབྱུང་། ནུས་པས་རྨ་གསོ་ཞིང་རུས་ཆག་སྦྱོར་བ་དང་རྩ་སྒོ་འགེགས།

有生长于山坡和石崖交界处的为白色双花堇菜，生长于河谷的为黑色马蹄草两种。具有愈疮伤、接骨、封脉的功效。

13.0495 ལུག་ངལ། 齿苞黄堇

ཀླུང་ཤོད་དུ་སྐྱེ་ཞིང་ལོ་མ་འབོལ་བ་དང་། ངར་པ་ཕྲ་ལ་འབྱར་བག་ཡོད་ཅིང་མེ་ཏོག་སེར་སྐྱ་བྱིའུ་མཆུ་འདྲ་བ་འབྱུང་། ནུས་པས་དུག་སེལ་ཞིང་ཡན་ལག་སྐྲངས་པ་འཇོམས།

生长于河谷，叶柔软，茎细具黏液，花色淡黄如雀喙。具有解毒，消四肢肿胀的功效。

13.0496 ཟངས་རྩེ་བ། 桑孜巴

ཞིང་ས་སོགས་ལས་སྐྱེ་ཞིང་སྡོང་པོ་གྲུ་བཞི། རིགས་དཀར་ནག་གཉིས། ནག་པོ་ལོ་མ་ལྗང་ནག་ལ་ཆུང་ཞིང་འབྱར་བག་ཅན། དྲི་ཤིན་ཏུ་དུགས། དཀར་པོ་མེ་ཏོག་དཀར་ཆུང་འབྲས་བུ་རིལ་མོ་ཉིས་འབྲེལ་རྩུབ་པས་གོས་ལ་འབྱར་བ། ནུས་པས་མཁྲིས་ནད་མིག་སེར་སེལ།

生长于田边，茎方形，可分为黑白两种。黑者为臭蒿，叶深绿而小，具黏液，味臭；白者为原拉拉藤，花白而小，种子圆形，两粒相连，粗糙。具有治疗“赤巴”目黄的功效。

13.0497 ཐ་རམ། 平车前

སྤང་ཐང་དུ་ས་ལ་བགྲད་ནས་སྐྱེ་ཞིང་ལོ་མ་ལྗང་འཇམ་ཅིང་མཐུག་པ། སྡོང་བུ་གཅན་གཟན་མཇུག་མ་འདྲ་བ། ནུས་པས་འཁྲུ་བ་གཅོད།

草甸上铺地而生，叶厚绿而光滑，茎如兽尾。具有止泻的功效。

13.0498 ན་རམ། 海韭菜

ན་ལས་སྐྱེ་ཞིང་ལོ་མ་ཐ་རམ་འདྲ་བ། སྡོང་བུ་སྙེ་འབྲས་ཁམ་སེར་རྩིང་ཞིང་སྣུམ་པའི་མདངས་ཅན་དུ་འགྲེང་བ། ནུས་པས་ཚ་འཁྲུ་གཅོད།

生长于草甸，叶如平车前，茎、穗、果实褐黄色，粗糙，具油光，向上生长。具有止热泻的功效。

13.0499 རམ་བུ། 珠芽蓼

རི་ལས་སྐྱེ་ཞིང་ལོ་མ་སྔོ་ནག་རལ་གྲི་འདྲ་བ། ཁང་སྡོང་དམར་བ་མེ་ཏོག་དཀར་པོ་ཁྱི་མཇུག་འདྲ་བ། འབྲས་བུ་དམར་ཞིབ་བྱུ་རུ་འདྲ་བ་རིགས་གཉིས་འབྱུང་། ནུས་པས་གྲང་འཁྲུ་གཅོད་ཅིང་རྒྱུ་མའི་གྲང་གཟེར་འཇོམས།

生长于山坡和草甸，叶色蓝黑，如剑，茎红色，花白如狗尾，种子细红如珊瑚，可分为两种。具有止寒泻、肠寒刺痛的功效。

13.0500 སྲང་རམ། 狭叶圆穗蓼

སྤང་ལས་སྐྱེ་ཞིང་ལོ་མ་ཕྲ་མོ་སེག་བཟར་འདྲ་ལ། སྡོང་བུ་ཕྲ་ཐུང་མེ་ཏོག་དཀར་ཞིང་འབྲས་བུ་སེར་ཞིབ་འོད་ལྡན་ཟུར་གསུམ་བྲ་བོ་འདྲ་བ་འབྱུང་། ནུས་པས་གྲང་འཁྲུ་གཅོད།

生长于草甸，叶细如锉，茎细短，花白，种子细黄有光泽如三角荞麦粒。具有止寒泻的功效。

13.0501 ཏི་ཀྲ་ས། 蓝翠雀

ཉིན་ཕྱོགས་མ་ངེས་པར་སྐྱེ་ཞིང་ལོ་མ་སྤྱར་འདྲ་ཙུང་ཟད་སྔོ་བ། སྡོང་པོ་སྔོན་པོ་ཕྲ་ལ་རིང་བ། མེ་ཏོག་སྔོ་དམར་ཕུ་ཤུད་མགོ་འདྲ་བ་ལ་རིགས་གསུམ་འབྱུང་། ནུས་པས་འཁྲུ་བ་གཅོད།

生长于阳面任意处，叶如老鹳草略青，茎蓝色细而长，花色青红如戴胜头。可分为三种。具有止泻的功效。

13.0502 ཁྲ་ཟླུག་པ། 西藏杓兰

དྲོ་སར་སྐྱེ་ཞིང་ལོ་མ་གླེས་མ་གཞོན་ནུ་འདྲ་ལ། མེ་ཏོག་མཆོང་གི་བུམ་པ་དང་རྩ་བ་གསེར་གྱི་སྨྱར་རྩེ་འདྲ་བ། ནུས་པས་རྩ་འབྱེད་ཆུ་འགགས་འབྱིན།

生长于温暖处，叶如嫩鸢尾叶，花状如玛瑙瓶，根似金钻头。具有通脉，利尿的功效。

13.0503 ཟྲི་ཤང་དཀར་མོ། 长苞灯心草

སྤང་ལས་སྡོ་ཕུང་ལོ་མ་མེད་པའི་ངར་པ་གཅན་གཟན་གྱི་ཁ་སྤུ་ལྟར་སྐྱེ་བ། མེ་ཏོག་དཀར་པོ་འཆར་བ། ནུས་པས་གློ་ཚད་དང་ཕྱི་སྐྲན་སེལ།

生长于草地，植株丛生，无柄叶片如野兽须，开白色花。具有清肺热，除外瘤的功效。

13.0504 ནད་མ། 琉璃草

ཆུ་འགྲམ་དང་ཞིང་ཟུ་སོགས་ལས་སྐྱེ་ཞིང་རིགས་འབྱར་མ། རྒྱུན་བུ། སྦྱིབ་མ་གསུམ། གང་ཡང་ལོ་མ་སོགས་ལ་རེག་པས་རྩུབ་ལ་འབྱར་ཞིང་འཁྲིལ། ནུས་པས་རུས་ཆག་སྦྱོར་ཞིང་རྨ་འདྲུབ་ལ་སྐྲངས་པོ་གཞིལ།

生长于水边和田边等处，可分为倒钩琉璃草、“门布”、糙草三种。任意一种触摸时叶片等粗糙且粘并缠绕手指。具有接骨，愈疮伤，消肿的功效。

13.0505 ཟྲུ་རྡོག་ཉུང་མ། 拉萨风毛菊

བྱེ་མར་ས་ལ་བགྲད་ནས་སྐྱེ་ཞིང་ལོ་མ་ལེབ་ལ་ཉ་ག་ཅན་ལོ་རྒྱབ་སྐྱ་བ། རྩ་སྡོང་པགས་པ་དམར་པོ། ནུས་པས་རྨ་གསོ་ཞིང་འབྲས་ནད་འདུལ།

在沙中铺地而生，叶扁而具叶裂，叶背灰白色，根、茎、皮为红色。具有愈疮伤，除“哲”病的功效。

13.0506 རྒྱ་སྙེ། 尾穗苋

ལྡུམ་རར་སྐྱེ་ཞིང་རྩ་ལོ་སྡོང་གསུམ་དམར་ལ་འབྲུ་གུ་དཀར་ཞིབ་རིང་བསྲེལ་འདྲ་བ། ནུས་པས་རླུང་སེལ་ཚད་པ་འདོན།

生长于园中，根、叶、茎三者为红色；种子白细如舍利。具有祛“隆”邪，清热的功效。

13.0507 སོད་སྙེ། 藜

ཞིང་ལས་སྐྱེ་ཞིང་ལོ་མ་གཡུ་ཡི་བསིལ་ཡབ་འདྲ་བའི་རྒྱབ་ཏུ་བདུད་རྩིའི་ཟིལ་པ་ཆགས་པ། ནུས་པས་རྔུལ་འདྲེན་ནད་ཀུན་སེལ།

生长于田间，叶如绿松石扇子，叶背有水珠。具有发汗，治疗诸病的功效。

13.0508 ཀ་ཕྲར་ཏིས་ལོ། 毛翠雀

ཁ་སྟོད་གཡའ་དང་སྲིབ་ལས་སྐྱེ་ཞིང་རྩ་བ་ནག་པོ་ཆུན་པོར་འབྲེལ་བ། ལོ་མ་གཅན་གཟན་སྡར་སྡེར་དང་། སྡོང་པོ་མེ་ཏོག་ར་དུག་དང་འདྲ་བ། ནུས་པས་གློ་རིམས་ཚད་པ་སེལ།

生长于高处山岩和阴山，根色黑，相连成束，叶如野兽爪，茎和花似赤芍。具有清肺热、瘟热的功效。

13.0509 རོག་པོ་འཇོམས་སྐྱེས། 美花草

རི་སྟོད་སོགས་ལས་སྐྱེ་ཞིང་ལོ་མ་སྔོ་སྐྱ་མཐུག་པོ་ཉ་ག་ཅན་སྟོང་ཐིལ་དང་འདྲ་བ། མེ་ཏོག་དཀར་སེར་འབྲས་བུ་ཚོམ་བུར་སྐྱེ་བ། ནུས་པས་གློ་ནད་མགོ་རུས་གསོ།

生长于山巅高处，叶淡青厚而深裂如斑花黄堇，花白黄色，种子簇生。具有治疗肺病、头骨外伤的功效。

13.0510 ཟིན་ཏིག 白苞筋骨草

གཡའ་ཤག་སོགས་ལས་སྐྱེ་ཞིང་ལོ་འདབ་དཀར་པོ་སྤུ་ཆུང་ཅན་ཟུར་བཞི་རེས་བརྩེགས་རིམ་མཆོད་རྟེན་དབྱིབས་འདྲ་བ། སྡོང་པོ་མི་མཐོང་བར་ལོ་མའི་གསེང་ནས་མེ་ཏོག་མདོན་པ། ནུས་པས་གཉན་ལྷོག་དང་། གཟའ་ནད། སྲིན་ལ་ཕན།

生长于石山岩缝等处，叶色白被细毛，茎四棱形，叶轮生，每轮四叶，植株如塔形；茎不显，叶间开花。具有治疗疠、炭疽、星曜病，除“蛀”的功效。

13.0511 གླུ་བདུད་རྡོ་རྗེ། 脉花党参

སྲིབ་ཀྱི་ཤིང་ཕྲན་གསེབ་སོགས་ལ་སྐྱེ་ཞིང་ལོ་མ་དངུལ་གྱི་མདེའུ་ཞིབ་འདྲ་བ། སྡོང་བུ་ཕྲ་ལ་རིང་བའི་རྩེར་མེ་ཏོག་ཐལ་མདོག་དྲིལ་བུ་འདྲ་བ་ཐུར་དུ་བུབ་པ། སྣོམ་ན་གླང་ཆེན་ཁ་དྲི་ཞིང་བཅད་ན་འོ་མ་འབབ་པ་རིགས་གཉིས་འབྱུང་། ནུས་པས་གཟའ་ཀླུ་འབམ་གདོན་འཇོམས།

生长于阴山灌木丛等处，叶如细小银镞，茎细而长，顶端开灰色花状如铃铛悬垂；嗅时有大象口气味，折断后流白色乳汁。可分两种。具有治疗星曜病、龙魔病、“冈斑”病，驱魔的功效。

13.0512 གཟའ་དུག་ནག་པོ། 苞叶雪莲

གངས་དང་བྲག་ལས་སྐྱེ་བ་སྡོང་བུ་ཟུར་བཞི་ལོགས་བརྒྱད་ལ་འདབ་མ་གཉིས་རེ་གྱེན་དུ་གྱེས་ཞིང་། མེ་ཏོག་སྔོན་པོ་དར་ལྗང་ཅན་གླ་རྩིའི་དྲི་བྲོ་བ། ནུས་པས་སྟེང་གདོན་གཟའ་ནད་འཇོམས།

生长于雪山和石崖，茎为四棱八面形，两叶对生向上展开，花色蓝带绿，具麝香气味。具有驱天魔，治疗星曜病的功效。

13.0513 ཐུམ་ནག་རོམ་མཁྲིས། 毛果婆婆纳

ནག་དང་སྤང་ལས་སྐྱེ་ཞིང་ལོ་མ་སྔོན་པོ་སྤུ་

ཅན་མཐུག་ལ་རྩ་བ་ཆུང་བ། སྡོང་པོ་མཐོ་གང་ཡས་མས་ལ་མེ་ཏོག་སྔོན་པོ་སྤུངས་ནས་སྐྱེ་བ། ནུས་པས་ཁྲག་ཚད་སེལ་ཞིང་། རྨ་གསོ་རྩ་ཁ་འཛིན།

生长于林间和草地，叶色蓝，被毛，质厚，根小，茎高约一卡，花蓝色簇生。具有清血热，愈疮伤，封脉的功效。

13.0514 བྱི་རུག 香薷

ཞིང་ས་ཆུ་འགྲམ་དག་ལས་སྐྱེ་ཞིང་སྡོང་པོ་གྲུ་བཞི་ཚིགས་པ་ནས་ཡལ་ག་གྱེས་པ། ལོ་མ་ཡུ་མོའི་རྣ་བ་འདྲ་ཞིང་མེ་ཏོག་སྔོ་སྨུག་སེར་གསུམ་འཆར་ལ་དྲི་མ་དུགས་པ། ནུས་པས་རྨ་ཡི་འབུ་སྲུང་ཞིང་སྲིན་ཐོལ་སེལ།

生长于田边和水边，茎方形从节上分枝，叶如雌鹿耳，花呈蓝、紫、黄三色，气臭。具有防疮伤生虫，治疗“蛀”疽的功效。

13.0515 སྤྲ་ཐོག 火绒草

སྤང་དང་ན་ཁར་སྐྱེ་ཤིང་ལོ་སྡོང་ཡོངས་ལ་སྤུ་དཀར་པོས་གཡོགས་པ་མེ་ཏོག་སེར་སྐྱ་འཆར་བ། ནུས་པས་རིམས་དང་རྡོ་དུག་སེལ།

生长于草地、沼泽边，茎叶皆被白毛，花色淡黄。具有除瘟，解石毒的功效。

13.0516 གཟྲ་ཧ་ཐ། 鼠麴草

སྐྱེ་ཚུལ་སྤྲ་ཐོག་པ་དང་འདྲ་ལ་དྲི་ཞིམ་ཞིང་མེ་ཏོག་དཀར་པོ་དང་སེར་པོ་འཆར་བ། ནུས་པས་སྐྲན་དང་བད་ཀན་སེལ།

形态如火绒草，气香，开白、黄花。具有除瘤，祛“培根”邪的功效。

13.0517 འོད་ལྡན། 优越虎耳草

རྐང་སྡོང་ཕྲ་ཞིང་འབྱར་བག་ཡོད་པ། མེ་ཏོག་སེར་པོ་འདབ་མ་ལྔ་ཅན་ལ་བདུད་རྩི་ཟེལ་པ་རྒྱུན་དུ་ཆགས་ཤིང་རྩ་བ་གྲོ་མའི་རྡོག་པོ་འདྲ་བ། ནུས་པས་ཁྲག་མཁྲིས་ལ་མི་གནོད་ཅིང་བཅུད་ལེན་གྱི་མཆོག་ཏུ་འགྱུར།

茎细而具黏性，花色黄，五瓣，上面常有水珠，根如蕨麻块根。是对血“赤”无害的滋补佳品。

13.0518 དར་ཡ་ཀན། 独行菜/甘露

❶ཡུལ་ཀུན་ལ་སྐྱེ་ཞིང་ལོ་སྡོང་ཡལ་ག་ཁྲད་པོར་སྐྱེ་བ། མེ་ཏོག་དཀར་པོ་འདབ་མ་བཞི་ཅན་ལ་འབྲས་བུའི་ཁ་དོག་མུ་མེན་འདྲ་བ་འབྱུང་། ནུས་པས་བྱང་ཁོག་གི་ཆུ་སེར་སྐེམ་ཞིང་མགོ་བོའི་རུས་ཆག་སྦྱོར་ལ་ལྷ་བ་འཛིན། ❷ཞང་ཞུང་གི་སྐད་དེ། བདུད་རྩིའི་དོན་ཡིན།

❶生长于各处，叶、茎、枝均横生，花白色四瓣，种子颜色像青金石。具有干体腔黄水，接骨，增强骨松质密度的功效。❷象雄语，意为甘露。

13.0519 རེ་སྐོན། 尼泊尔黄堇

གཡའ་སྤང་དུ་སྐྱེ་ཞིང་ལོ་མ་སྔོ་སེབ་ས་ལ་བགྲད་པ། མེ་ཏོག་དཀར་སེར་ཆུང་བ་རྩ་བ་རྐང་གཅིག་རབ་ཏུ་དམར་བ། ནུས་པས་ཁྲག་ངན་སྐེམ་ཞིང་སྨུག་པོའི་ནད་དང་རྩ་ཚད་སོགས་སེལ།

生长于石山和草地，叶色蓝，铺地而生，花色淡黄而小，根单一色红。具有干坏血，治疗紫“培根”病，清脉热等的功效。

13.0520 སྲོལ་གོང་བ། 绢毛菊

སྤང་ལས་སྐྱེ་ཞིང་ལོ་མ་ཁུར་མོང་འདྲ་བ་ས་ལ་བགྲད་པ། སྡོང་པོ་ཁོང་སྟོང་སྦོམ་ལ་མེ་ཏོག་སེར་པོ་ཕྲུགས་ཤད་ཁ་འདྲ་བ་བཅད་ན་འོ་མ་འབབ་པ། ནུས་པས་མགོ་ཆག་གསོ་ཞིང་དུག་ཚད་སེལ།

生长于草地，叶如蒲公英铺地而生，茎中空而粗，花黄色如缨毛，枝折断后流乳汁。具有接合头部骨折，清毒病热的功效。

13.0521 ཕུ་མོ་མདེའུ་འབྱིན། 拟耧斗菜

བྲག་ལོགས་དག་ལས་སྐྱེ་ཞིང་ལོ་མ་སྡོང་པོས་བྲག་ལོགས་ཐམས་ཅད་ཁྱབ་པ། མེ་ཏོག་དཀར་སྔོ་དྲིལ་བུ་བུབ་པར་གསེར་ཐིག་སེར་པོས་གང་ནས་གནས་པ། ནུས་པས་བུ་རོ་ཟུག་རྡུ་འབྱིན།

生长于石崖边，茎叶铺盖岩面，花色淡蓝如铃铛下垂上面布满金色斑点。具有引出死胎、异物的功效。

13.0522 སྤང་རྩི་དོ་བོ། 翼首草

ཁ་ལུང་དུ་སྐྱེ་ཞིང་ལོ་འདབ་ཤག་ཅན་ཤག་མེད་གཉིས་ཀ་ཡོད། སྡོང་བུ་རིང་བ་མེ་ཏོག་དཀར་པོ་མི་རྒན་མགོ་བོ་འདྲ་བ་རིགས་གསུམ་འབྱུང་། ནུས་པས་རིམས་དུག་དང་རྙིང་ཚད་སེལ།

生长于山沟，叶片分有裂和无裂两种，茎长，花白色如老人头，可分为三种。具有解瘟毒，清陈旧热的功效。

13.0523 རྟ་ལྤགས། 独一味

རི་ཀླུང་ཀུན་ནས་སྐྱེ་ཞིང་ལོ་མ་སྒོར་མོ་མཐུག་པོ་ས་ལ་འབྱར་ནས་ཁྲད་པོར་སྐྱེ་བ། སྡོང་བུ་གྲུ་བཞི་མེ་ཏོག་རྒྱ་སེར་དཀར་གསུམ་ཚེར་མ་དང་བཅས་ཁྱི་གཞུག་འདྲ་བ། ནུས་པས་ལྷ་བ་འཛོན་ཞིང་ཆུ་སེར་འདྲེན།

生长于山川河谷各处，叶厚，圆形，贴地横生，茎方形，花分紫、黄、白三色被刺，状如狗尾。具有增强骨松质密度，引黄水的功效。

13.0524 ཡ་ཟི་ཁ། 梭砂贝母

གཡའ་སྤང་དུ་སྐྱེ་ཞིང་ལོ་མ་ར་མཉེ་འདྲ་བ། སྡོང་པོ་སྨུག་མཉེན་ལྗེམ་པར་མེ་ཏོག་རྒྱ་སྨུག་ཁྲ་ཐིག་ཅན་གྱེན་དུ་སྐྱེས་ཀྱང་ཐུར་དུ་དྲིལ་བུ་ལྟར་བུབ་པ། ནུས་པས་མགོ་ཆག་དུག་ནད་སེལ།

生长于石山和草地，叶如黄精叶，茎色紫，柔软，花色绛紫，有花斑，虽朝上长却如铃铛样下垂。具有接合头部骨折，治疗毒病的功效。

13.0525 ཐྲ་ཡག་རྩ་བ། 肉果草根

ལོ་མས་ས་གཞི་མནན་ནས་སྐྱེ་བ། མེ་ཏོག་སྔོ་མདངས་ཅན་འབྲས་དབྱིབས་སྙིང་འདྲ་བ་སྨིན་ནས་དམར་སྨུག་ཏུ་འགྱུར་བ། རྩ་བ་ཕྲ་རིང་ལ་ཡན་ལག་མང་ཞིང་ཕན་ཚུན་སྦྲེལ་བ། ནུས་པས་གློ་གསོ་གློ་རྣག་འདྲེན།

叶片盖地而生，花具青色光泽，种子如心脏成熟后变红紫色，根细长分枝多且相连接。具有养肺，引肺脓的功效。

13.0526 སྨུག་ཆུང་མདན་ཡོན། 川西绿绒蒿

རི་མཐོན་པོ་དང་ཕུ་ལག་རྣམས་སུ་སྐྱེ་ཞིང་ལོ་མ་རལ་གྱི་འདྲ་ལ། མེ་ཏོག་སྡོང་བུ་ཆེར་སྡོན་འདྲ་ཙང་ཅིག་སྐྱེས་ཤས་ཆེ་ལ་སྦྲེལ་

མཐང་རེ་གཉིས་འབྱུང་ཞིང་། མེ་ཏོག་དམར་སྨུག་མཆིན་ཁ་འཆར་བ། ནུས་པས་རུས་གསོ་ལྷ་བ་འདེགས།

生长于高山和沟头沟叉等处，叶如剑，花梗如多刺绿绒蒿多数为单生，也有个别并生，花色红紫，如肝色。具有养骨，硬化骨松质的功效。

13.0527 འབྲི་ཏ་ས་འཛིན། 短穗兔耳草

ཐང་དང་རྣན་ལྡོངས་སུ་སྐྱེ་ཞིང་། ལོ་མ་ཆུང་ཞིང་མེ་ཏོག་དཀར་དམར་ཆུང་ལ་མཛེས་པ། ངར་པ་དམར་པོས་ས་སྙིང་ཁྱབ་པ་འབྲས་བུ་སྨིན་ནས་བྱུར་ཚོམ་འདྲ་བ། ནུས་པས་རྣག་ཁྲག་དང་ཆུ་སེར་འདྲེན།

生长于平原和潮湿处，叶小，花白红小而美丽，茎红色，匍匐在地面，种子成熟后如珊瑚堆。具有引出脓血和黄水的功效。

13.0528 སྤང་སྤོས། 甘松

སྲིབ་ཀྱི་སྤང་ལས་སྐྱེ་ཞིང་ལོ་མ་ནར་མོ་རྩེ་རྣོ་བ། སྡོང་བུ་སྨུག་ལ་མེ་ཏོག་དམར་པོ་དྲི་ཞིམ་པ། ནུས་པས་རྙིངས་ཚད་དང་དུག་ཚད་སེལ་ཞིང་སྐྲངས་པོ་འདུལ།

生长于阴面草地，叶扁而尖锐，茎紫，花色红，气香。具有清陈旧热和毒病热，消肿的功效。

13.0529 རྒྱ་སྤོས། 小缬草

ལྡུམ་རར་སྐྱེ་ཞིང་ལོ་མ་ཤ་མོ་ཟ་དང་འདྲ་བ་མེ་ཏོག་དཀར་པོ་མདངས་ཆགས་པ། དྲི་ཞིམ་པ། ནུས་པས་ཡན་ལག་གི་རྣག་རྣམས་སྐེམ།

生长于园中，叶如胡芦巴，花白色有光泽，气香。具有干四肢脓的功效。

13.0530 འོལ་མོ་སེ། 桃儿七

རོང་ཤོད་ལས་སྐྱེ་བ་རྩ་བ་མཁྲེགས་ཤིང་ལོ་མ་ཆེ་བ། ཀང་རིང་མེ་ཏོག་དམར་ཆུང་མཛེས་ལ། གང་བུ་གླང་གཡག་ཐུག་འབྲས་འདྲ་བ་སྨིན་ནས་དམར་པོར་འགྱུར་བ། ནུས་པས་རྩ་ནད་མངལ་སྐྱོན་སེལ།

生长于山谷河谷，根坚硬，叶片大，茎长，花色红，小而美丽，果实如公牛睾丸，成熟后变成红色。具有治疗脉病、子宫病的功效。

13.0531 རྒྱ་ཟྲུས། 迭裂黄堇

ཉིན་སྲིབ་གཉིས་ཀར་སྐྱེ་ཞིང་ལོ་མ་ཕྲ་འཇམ་སྡོང་པོ་རིང་ལ་ཚིགས་པ་ཅན། མེ་ཏོག་དཀར་སེར་འབྲས་བུ་ཕྱུར་བུར་གང་བ། རྩ་བ་སེར་པོ་ལྕུག་མ་འདྲ་བ། ནུས་པས་རྨ་འདུབ་ཅིང་རྩ་མཐུད་དང་རྒྱུ་གཟེར་འཇོམས།

生长于阴阳坡各处，叶细而光滑，茎长有节，花色淡黄；种子充盈果壳，根色黄如柳条。具有愈疮伤，接脉，治疗肠痢的功效。

13.0532 བྲིའུ་ལ་ཕུག 蚓果芥

ས་ནག་དང་གྲམ་ལས་སྐྱེ་ཞིང་ལོ་མ་ལྗང་གུ་མཐུག་ལ། མེ་ཏོག་དམར་སྐྱ་ཆུང་བ། ངར་པ་ཕྲ་བ། རྩ་སྡོང་ལ་ལ་ཕུག་གི་དྲི་བྲོ་བ། ནུས་པས་ཟས་འཇུ་བ་དང་ཤ་དུག་སེལ།

生长于黑土地和河滩，叶厚绿色，花小淡红色，花梗细，根茎有萝卜味。具有消食，解肉毒的功效。

13.0533 སྒོག་སྐྱ། 大蒜

ཞིང་ལ་བཏབ་པར་སྒོག་སྐྱ་དང་རི་ལས་སྐྱེས་པར་སྒོག་སྔོན་ཞེས་རྩ་བ་དཀར་ལ་རྫོག་

རིལ་ཅན། ནུས་པས་རླུང་སྲིན་དང་དུག་མཛེ། གདོན་ནད་སེལ།

种植在田间的为大蒜，生长在山野的为野蒜，根白圆球形。具有祛“隆”邪，除“蛀”，解毒，治疗麻风病、魔病的功效。

13.0534 བཙོང་སྒོག 葱

རི་དང་ལྡུམ་རར་སྐྱེ་ཞིང་འདབ་མ་རིལ་མོ་སྦུབས་ཅན་ལ་རྩ་རྡོག་མེད་པ། ནུས་པས་གཉིད་འཕེལ་ཞིང་། ཟས་ལེན་པ་དང་། བད་རླུང་སེལ།

生长于山地和田间，叶为圆筒状中空，无块根。具有助眠，增进食欲，祛“培隆”邪的功效。

13.0535 རི་སྒོག 蓝苞葱

རི་མགོར་སྐྱེ་བ་ལོ་མ་བཙོང་འདྲ་ལ་མེ་ཏོག་སེར་པོ་འཆར་བ། ནུས་པས་ཟས་ལེན་པར་བྱེད།

生长于山顶，叶如葱叶，开黄花。具有增进食欲的功效。

13.0536 བྲག་སྒོག 昌都韭

བྲག་དང་རྫ་ལས་སྐྱེ་ཞིང་ལོ་མ་བཙོང་འདྲ་ཕྲ་སིབ་ཅན། རྩ་བ་རྡོག་ཕྲན་འབྱུང་ཞིང་མེ་ཏོག་མ་ངེས་པ། ནུས་པས་གྲང་སྲིན་འཇོམས།

生长于石岩和石崖，叶如葱叶但细而蓬松，块根小，花无定色。具有除寒性“蛀”的功效。

13.0537 འཛིམ་ནག 青甘韭

གཡའ་དང་བྱེ་མར་སྐྱེ་ཞིང་ལོ་མ་རྒྱ་ཁབ་གཞིབས་པ་འདྲ་བ། སྡོང་རྐང་གི་རྩེར་མེ་ཏོག་དམར་ཆུང་ཚོམ་བུར་འཆར་བ། ནུས་པས་མགོ་སྲིན་འཇོམས།

生长于石山和沙地，叶如大针排列，茎端红色小花簇生。具有除头“蛀”的功效。

13.0538 རྒྱ་སྒོག 钟花韭

སྤང་ལས་སྐྱེ་ཞིང་ལོ་མ་མཐུག་ལ་རིང་བ། མེ་ཏོག་དམར་པོ་འབྲས་བུ་སྔོ་ལ་ཟླུམ་པ། ནུས་པས་ཕོ་མཆིན་མཁལ་མའི་གྲང་ནད་དང་སྲིན་ནད་འཇོམས་ཤིང་། ཁོང་པའི་ཆུ་རྣག་འདྲེན།

生长于草地，叶厚而长，花色红，种子色青而圆。具有治疗寒性胃、肝、肾病，除“蛀”，引体内脓血的功效。

13.0539 ཀླུང་སྒོག་ཀེ་ཛེ། 粗根韭

ཀླུང་ཤོད་སྤང་ལས་སྐྱེ་ཞིང་རྩ་བ་དཀར་པོ། ལོ་མ་སྒོག་སྐྱ་འདྲ་ལ་སྡོང་རྩེར་མེ་ཏོག་དམར་རམ་སེར་བ། འབྲས་བུ་ཞིབ་པ་སྔོ་དཀར་འབྱུང་། ནུས་པས་རྨ་གསོ་ཞིང་སྐྲངས་པ་འདུལ་བ་དང་། ཆུ་སེར་སྐེམ་ལ་ལྷོག་འབྲས་དང་གག་པ་སེལ།

生长于河谷底，根色白，叶如大蒜叶，茎端开红色或黄色花，种子细小淡青色。具有愈疮伤，消肿，干黄水，治疗炭疽、白喉，除“哲”等的功效。

13.0540 རྫིའུ་སྒོག 高山韭

ཕུང་པོ་ཆུང་ལ་ལོ་མ་འཇམ་པ། མེ་ཏོག་མཐིང་སྔོན་འཆར་བ། ནུས་པས་སྲིན་སེལ་

ཞིང་ཁ་ཟས་འཇུ་བ་དང་ཡི་ག་འབྱེད།

植株小而叶光滑，开深蓝色花。具有除“蛀”，消食，增加食欲等的功效。

13.0541 རྟག་སྒོག 太白韭

སྐྱིབ་རི་སོགས་སུ་སྐྱེ་ཞིང་ལོ་མ་རལ་གྲི་འདྲ་བ། རྩ་བ་དཀར་ཕྲ་སྤུ་མང་བ། མེ་ཏོག་དམར་ལ་འབྲས་བུ་དཀར་བ། ནུས་པས་དྲོད་སྐྱེད་ཅིང་གྲང་འཁྲུ་གཅོད།

生长于阴山等处，叶如剑，根白色，细而多须，花色红，种子色白。具有增胃火，止寒泻的功效。

13.0542 ཡུང་རྩི་སྤྲས། 黄连

ནགས་རི་མཐུག་པོའི་སྤང་ལས་སྐྱེ་བ། ལོ་མ་ཕྲ་ལ་སྣུམ་ཞིང་སྡོང་པོ་རིང་ལ་མཉེན་པ། རྩ་བ་དང་མེ་ཏོག་སེར་ལ་བཅད་ཁ་ནས་འོ་མ་འཛག་པ། ནུས་པས་ཆུ་སེར་སོགས་འབྱུང་བའམ་སྐེམ་པ་དང་རིམས་ཚད་སེལ།

生长于密林山坡的草地，叶细而油润，茎长而柔软，根和花呈黄色，折断后流乳汁。具有吸出或干黄水，清瘟热等的功效。

13.0543 ལྕགས་ཀྱུ། 唐松草

མིང་གཞན་དུ་སྔོ་སྤྲིན་རྒས་པའང་ཟེར་ཞིང་། ཉིན་གྱི་རྫ་བྲག་ཏུ་སྐྱེ་ཞིང་། སྡོང་བུ་རིང་ལ་ཅུང་སེར་བ། ལོ་མ་གཡུ་བུན་གཏོར་འདྲ་བ། མེ་ཏོག་སེར་ལ་ཟེའུ་འབྲུ་སླ་སྤུ་འཐོར་བ་འདྲ། ནུས་པས་གཉན་ནད་འདུལ་ཞིང་དུག་ཚད་སེལ།

又称为“俄贞给巴”，生长于阳面的石崖和石岩，茎长微黄，叶如绿松石瓶碎片，花色黄，花蕊如散开的麝毛。具有治疗疠，清毒病热的功效。

13.0544 ཆུ་རྒོད་སྲུག་པ། 水母雪莲

རྫ་ལས་སྐྱེ་ཞིང་སྡོང་བུ་ཁོང་སྟོང་རས་བལ་གྱོན་པ་སྐྱེ་ཚུལ་སྤྲོལ་གོང་འདྲ་བ་མེ་ཏོག་ཙུང་ཟད་སྨུག་པོ་འབྱུང་། ནུས་པས་མགོ་རྨ་གསོ་ཞིང་ལྷོག་རྒོད་འདུལ།

生长于石滩，茎中空被棉状绒毛，形态似绢毛菊，花微紫。具有愈头部创伤，除猛炭疽的功效。

13.0545 ཁང་ལེན་སྨུག་པོ། 绵参

བྱང་བལྟས་རྫ་རིའི་ཡོགས་ལས་སྐྱེ་ཞིང་སྡོང་པོ་གསེར་གྱི་ཐུར་མ་འདྲ་བ། ལོ་མ་རིམ་བརྩེགས་མེ་ཏོག་དཀར་དམར་ཆུང་ལ་སྙོམས་པ། ཟེའུ་ཁུང་ཅོ་གའི་མིག་དང་འདྲ། ནུས་པས་གློ་བའི་ནད་ལ་ཕན།

生长于北向石山边，茎如金针，叶重叠，花白红小而均匀，花蕊窝似百灵眼。具有治疗肺病的功效。

13.0546 ཁུར་མང་། 蒲公英

སྤང་དང་ཞིང་མུ་ལས་སྐྱེ་ཞིང་ལོ་མ་འཇོང་རིང་སྡོང་སྦུབས་ཁོང་སྟོང་གདུགས་ཡུ་འདྲ་བ། རྩེར་མེ་ཏོག་སེར་པོ་འདབ་སྟོང་ལྡན་པ། གང་ནས་བཅད་ཀྱང་འོ་མ་འཛག་པ། ནུས་པས་རྨ་ཡི་ཚད་པ་སེལ་བར་བྱེད།

生长于草地和田边，叶长椭圆形，茎中空状如伞把，顶端开千瓣黄花，任意处折断后流乳汁。具有清疮伤热的功效。

13.0547 པ་ཏོ་ལ། 白及

རི་ཐང་མཚམས་སུ་སྐྱེ་ཞིང་ལོ་མ་རལ་གྲི་

འདྲ་བ། རྩ་བ་སྒ་སྐྱ་ལྟར་མང་དུ་འབྲེལ་ཞིང་ཡན་ལག་སྤུ་ཕྲན་མང་བ། ནུས་པས་ཡི་ག་འབྱེད་ལ་སྲིན་ནད་སེལ།

生长于山原交界处，叶如剑，主根如干姜多块连生，分支须根多。具有增食欲，治疗“蛀”病的功效。

13.0548 ཐྲོར། 老鹳草

ཞིང་ཞུ་དང་སྤང་ལ་སྐྱེ་ཞིང་ལོ་མ་སྤར་མོ་འདྲ་ལ། མེ་ཏོག་དམར་སྨུག་རྒྱ་ཕོར་འདྲ་བ་འཆར། ནུས་པས་རིམས་རྙིང་དང་། གཟེར་ནད། སྲིན་ནད་སོགས་སེལ།

生长于田边和草地，叶如掌，花色紫红似瓷碗。具有治疗陈旧瘟、疼痛病、“蛀”病等的功效。

13.0549 སྲད་སྨུག 高山米口袋

གཡའ་དང་ཐྱ་འདབ་སོགས་སུ་སྐྱེ་ཞིང་། ལོ་མ་ལེབ་ཆུང་མེ་ཏོག་དམར་སྨུག་འཆར་བ། རྩ་བ་རྒྱུས་པ་ཤད་པ་འདྲ་བ། ནུས་པས་དམུ་ཆུ་དག་ལ་ཕན།

生长于石岩和石崖旁等处，叶扁而小，花色红紫，根如梳理的肌腱。具有治疗腹水的功效。

13.0550 སྲད་དཀར། 多花黄芪

གཡའ་ཤས་ཆེ་བ་དང་ས་རོང་དུ་སྐྱེ་ཞིང་། ལོ་མ་བ་སྤུ་དཀར་པོ་ཅན། མེ་ཏོག་དཀར་པོ་འཆར། ནུས་པས་དམུ་ཆུ་དང་སྐྲ་ཐབ་སྦྱོང་།

生长于碎片石和川地，叶被白毛，花色白。具有引腹水和浮肿的功效。

13.0551 སྲད་ནག 短序棘豆

སྤང་མཐར་སྐྱེ་ཞིང་མེ་ཏོག་སྔོ་ནག་རྒྱ་ཕོར་ཁ་ཙམ། ལོ་མ་སྤུ་ཆུང་ཅན་ས་ལ་བགྲད་ནས་སྐྱེ་བ། ནུས་པས་དུག་དང་དམུ་རྫིང་རྒྱ་མཚོ་འདྲེན།

生长于草地边，花蓝黑色如瓷碗口，叶面被毛贴地而生。具有解毒，引腹水的功效。

13.0552 སྲད་སྔོན། 青海黄芪

ས་ཤག་ལས་སྐྱེ་ཞིང་མེ་ཏོག་སྔོན་པོ་དམར་མདངས་ཡོད་པ་ས་ལ་བགྲད་ནས་ཡལ་འདབ་བརྒྱངས་པ། ནུས་པས་རྨ་གསོ་ཞིང་ཆུ་རིགས་འདྲེན།

生长于宅地，花蓝色具红色光泽贴地而生，枝叶伸展。具有愈疮伤，引水类病的功效。

13.0553 སྲད་དམར། 锡金岩黄蓍

ཁ་སྟོད་སོགས་སུ་སྐྱེ་ཞིང་ལོ་མ་ཐུང་ལ་སྡོང་བུ་རིང་པོ་གྱེན་འགྲེང་རྒྱལ་མཚན་འདྲ་བ། མེ་ཏོག་དམར་པོ་ཐུར་དུ་འཕྱང་བ། ནུས་པས་སྨུག་པོའི་གཟེར་ཟུག་འཇོམས།

生长于高处，叶短，茎长直立如幢，花色红下垂。具有止紫“培根”病和血刺痛的功效

13.0554 སྲད་སེར། 康定黄芪

ཁ་སྟོད་སོགས་སུ་སྐྱེ་ཞིང་ལོ་མ་རྩིང་པ་ལ་སྡོང་བུ་ཕྲ་ཞིང་རིང་བ་རྒྱལ་མཚན་འདྲ་བ། མེ་ཏོག་སེར་པོ་ཐུར་དུ་འཕྱང་བ། ནུས་པས་རྨ་གསོ་ཞིང་རྩ་མཐུད་ལ་ཆུ་ལམ་འབྱེད།

生长于高处，叶粗糙，茎细长如幢，花色黄下垂。具有愈疮伤、接断脉、利尿等的功效。

13.0555 ཟླ་བ་སྤྲད་མ། 紫花黄华

ཁ་སྟོད་དུ་སྐྱེ་ཞིང་ལོ་མ་སྤུ་ཅན། མེ་ཏོག་སྔོ་ལ་དམར་སྐྱུག་ཤས་ཆེ་ཞིང་འབྲས་བུ་ལེབ་མོ་ཅན། ནུས་པས་སྲིན་སེལ་ཞིང་ལྷོག་སྐྲངས་འདུལ།

生长于高处，叶片被毛，花蓝色略红紫，种子扁。具有除“蛀”，消炭疽肿的功效。

13.0556 ཐྱིའུ་སྤྲད་མ། 歪头菜

ཉིན་སྲིབ་ཀྱི་རི་ལས་སྐྱེ་ཞིང་ལོ་མ་དང་སྡོང་པོ་ཅུང་ཕྲ་ལ། མེ་ཏོག་སྔོ་དམར་འཆར་བ། ནུས་པས་རྨ་གསོ་ཞིང་ཆུ་འབྱེད་ལ་ཁྱི་སྨྱོན་ནད་སོགས་སེལ།

生长于阴面阳面各山，茎叶较细，花色篮红。具有愈疮伤，利尿，治疗狂犬病等的功效。

13.0557 དུག་སྤྲད། 黄花棘豆

དམའ་སར་ལོ་མ་འབོལ་ལ་ཕུང་པོར་སྐྱེ་ཞིང་། མེ་ཏོག་སྐྱ་ལ་མདངས་མི་གསལ་ཞིང་དྲི་མ་དུགས་པ། རྩ་བས་ཤོག་བུ་འཚོས་ནུས་པ། ནུས་པས་སྐྲངས་པོ་འདུལ་ཞིང་གདོན་ནད་སེལ།

生长于低处，叶柔软簇生，花灰白无光泽，味臭，其根可造纸。具有消肿，治疗魔病的功效。

13.0558 མེ་ཏོག་ལུག་མིག 紫菀

ན་སྤང་ལ་སྐྱེ་ཞིང་སྡོང་བུ་སྨུག་ལ་རིང་བའི་རྩེར་མེ་ཏོག་སྔོན་པོ་འདབ་སྟོང་ཅན་གྱི་སར་སེར་པོ་འཆར་བ། ནུས་པས་དུག་དང་རིམས་ཚད་སེལ།

生长于草甸，紫色长茎端开蓝色花瓣千层，花蕊色黄。具有解毒，清瘟热的功效。

13.0559 ལུག་ཆུང་། 狗娃花

དབྱིབས་སོགས་ལུག་མིག་དང་འདྲ་ཡང་ལོ་སྡོང་ཆུང་ལ་དཀར་ཞིང་ཞིབ་མང་སྐྱེ་བ། ནུས་པས་རིམས་དུག་དང་། སྨུག་པོ། རྩ་ཚད་སོགས་སེལ།

形状等虽如紫菀，但其茎叶小而色白，细密。具有解瘟毒，治疗紫“培根”病，清脉热等的功效。

13.0560 སྔོག་སྒོན། 青蒜

བཙོང་གི་མིང་གི་རྣམ་གྲངས།

葱的别名。

13.10 ལན་ཚྭའི་སྨན་གྱི་སྡེ། 盐类药

13.0561 རྒྱ་ཚྭ། 硇砂

རང་བྱུང་རྒྱ་ཚྭ་དབྱིབས་ཤེལ་ལྟར་ལ་བཅག་ན་སྣ་སྲུལ་དོད་པ། ཁ་དོག་དཀར་ལ་ལྕེ་འབིགས་སྙམ་བྱེད་པ། ཁ་ཞབས་དྭངས་སྙིགས་ཀྱི་རྣམ་པ་མེད་པ། ནུས་པས་དུག་དང་སྲིན་གསོད་པ་དང་། རྩ་ནད་སྦྱོང་། གག་པ་དང་རྨའི་ཤ་རོ་གཅོད། ཆུ་འགགས་འབིགས།

天然硇砂状如晶石，敲破后断面有条痕，白色，有刺舌感，表里无杂质。具有解毒，除“蛀”病，泄脉病，治疗白喉、去腐肉，利尿等的功效。

13.0562 རྒྱམ་ཚྭ། 光明盐

བྲག་སོགས་ནས་འབྱུང་བ་མདོག་སྔོ་དཀར་ཤེལ་ལྟར་དྭངས་པ་དང་ཅུང་དམར་ཁམས་འོད་པ། ཅི་ལྟར་བཅག་ཀྱང་གྲུ་བཞིར་འགྲོ་བ། ནུས་པས་མ་ཞུ་བ་དང་བད་རླུང་སོགས་སེལ།

产自石岩等处，呈淡青色，如晶石样透明略带红色光泽，怎样砸时碎块皆成四方体。具有治疗不消化，“培隆”病等的功效。

13.0563 ཁ་རུ་ཚྭ། 紫硇砂

མདོག་དམར་ནག་འོད་དང་ལྡན་ལ། རོ་ཚ་ལ་རྭ་གཞོབ་ཀྱི་དྲི་བྲོ་བ་ཞིག ནུས་པས་མེ་དྲོད་སྐྱེད་ཅིང་སྦོ་སྐྱིག་འཁྱིངས་འཁྲུག་སོགས་སེལ་བ་དང་། བད་རླུང་འཇོམས་པར་བྱེད།

呈红黑色具光泽，味辛，有焦角味。具有增胃火，消除腹胀、嗳气、大便滞留而胀鸣等，治疗“培隆”病的功效。

13.0564 ཅབས་རུ་ཚྭ། 杂如嚓

ཆུ་དང་བྲག་ལས་འབྱུང་བ་ཁ་དོག་དཀར་པོ་མདུང་རྩེ་འདྲ་བ། ནུས་པས་མེ་དྲོད་སྐྱེད་ཅིང་སྦོ་སྐྱིག་འཁྱིངས་འཁྲུག་སོགས་སེལ་བ་དང་། བད་རླུང་གི་ནད་འཇོམས་པར་བྱེད།

产自海水和石岩中，色白如硅灰石。具有增胃火，消除腹胀、嗳气、大便滞留而胀鸣等，治疗“培隆”病的功效。

13.0565 ལྕེ་མྱང་ཚྭ། 大青盐

ཆུ་དང་བྲག་སོགས་ལས་འབྱུང་བའི་ཁ་དོག་དཀར་ལ་དམར་མདངས་ཆགས་པ། འཁར་གོང་དམར་པོ་འདྲ་བ་ཞིག ནུས་པས་མིག་ལ་ཕན།

产自海水和石岩等，色白具红色光泽，似白石英。具有治疗眼病的功效。

13.0566 མཚོ་ཚྭ། 海盐

མཚོ་ལས་བྱུང་བ་སྙད་མེད་དྭངས་ལ་འཁར་གོང་འདྲ་བ་ཞིག ནུས་པས་བད་རླུང་སེལ།

产自海中，透明无杂质，状如白石英。具有治疗“培隆”病的功效。

13.0567 ལྡྲ་ཚྭ། 碘盐

ལ་སྟོད་ནས་འོང་བ་བྱེ་མ་ཀ་ར་གོང་བུར་འདྲིལ་བ་འདྲ་བ་ཞིག ནུས་པས་ལྦ་བ་འཇོམས་ཤིང་ཤ་ལྷག་འཇུ།

产自藏北一带，如砂糖球。具有治疗颈瘿、消赘肉的功效。

13.0568 ཚ་ལ། 硼砂

ས་འོག་སོགས་སུ་འཁྱག་པ་ལྟར་ཆགས་པ་ཁ་དོག་སྔོ་དཀར་དྭངས་ལ་འོད་ཟེར་ཆགས་པ་བཟང་། སྐྱ་རྡུག་བྱི་བྲུན་འདྲ་བ་འབྲིང་། བུལ་ཏོག་འདྲ་བའི་དཀར་ཤོབ་ཅན་ངན། ནུས་པས་རྨ་འདྲུབ་ཅིང་ཁྲག་འཇུ་སྦྱོང་བར་བྱེད།

地下如结冰样存在，色青白，透亮，有光泽者佳；色灰，碎粒如鼠粪者次；如碱花，色白灰者劣。具有愈疮伤，清瘀血，下泻等的功效。

13.0569 ལན་ཚྭ། 盐

ཚྭ་རྒྱུའི་རྒྱ་མིག་ལས་ཚྭ་ཆུ་ཟུར་དུ་བླུགས་ནས་ཞུན་ཆགས་སུ་བཅུག་པ་རྒྱུན་དུ་ཟས་སུ་འདེབས་ཚྭ་བྱེད་པ་དེའོ། །ནུས་པས་ཟས་འཇུ་བ་དང་སྨན་བཤིག་ཅིང་འགགས་པ་

འབྱིན།

从盐水泉中取出，经蒸发形成的结晶，日常作为食盐。具有消食，除瘤，通塞等的功效。

13.0570 མཛེ་ཚྭ། 含水芒硝

བྲག་སྐྱབས་སོགས་སུ་ཚུར་ཀྱི་ལྦུ་བ་ལྟར་ཆགས་པ་བྱང་ཚྭ་ལྟར་དཀར་ཞིང་དྭངས་ལ་ཚྭ་བྲོ་བ་ཞིག ནུས་པས་ཁྲག་འཇུ་བ་དང་རྨ་ཡི་ཆུ་སེར་འདྲེན།

在石岩缝隙等处形成明矾沫样的结晶，如藏北盐般白而透亮，具咸味。具有消淤血，引疮伤黄水等的功效。

13.0571 ཡ་བཀྵཱ་ར། 无水芒硝

བྲག་སྐྱབས་དང་ཕུག་པ་གྲོག་རོང་སོགས་ལ་ཆགས་པའི་བ་ཚྭ་དཀར་པོ་ཡང་ལ་མངར་བག་ལྡན་པ། བཙངས་ན་ཁྲིག་སྒྲ་འབྱིན་པས་ཁ་བ་འདྲ་བ་དེའོ། །ནུས་པས་མེ་དྲོད་སྐྱེད་ཅིང་སྐྲན་ནད་སྦྱོང་།

在石岩缝隙和岩洞深谷等处形成的质轻而味甘的白色硝泥，捏时如雷发出“咯吱”声。具有增胃火，除瘤的功效。

13.0572 བུལ་ཏོག 碱花

ལྷོ་བྱང་སོགས་ཡུལ་མ་ངེས་པ་ནས་འབྱུང་བའི་དཀར་པོ་ཅུ་གང་འདྲ་ལ་ལྗི་ཞིང་ཁ་མངར་ལན་ཚྭ་བ། ནུས་པས་རུལ་བ་གསོད་པ་དང་རྩམ་པ་སྨྱུགས་པར་བྱེད།

产自南北等任意地带，白如“居冈”，性重，味苦、甘、咸。具有祛腐、糜熟“糌粑”食物的功效。

13.0573 སག་ཛི། 萨孜

❶ སག་རམ་ཛི་སྟེ་མཚུར་སྔོན་གྱི་མིང་། ❷ཟངས་རག་ལ་ཞོ་བསྐྱལ་བའི་གཡའ་སྔོན་པོ།

❶蓝矾的别名。❷铜器内的酸奶表面生成的铜绿。

13.0574 ད་ཚུར། 白矾

མཚུར་དཀར་པོ་སྟེ་བྲག་ལས་འབྱུང་བ་ཚ་ལ་བཟང་པོ་འདྲ་ཡང་དེ་ལས་ཅུང་ཟད་དཀར་བ། ནུས་པས་ཁ་ཡི་དྲི་མ་སྦྱོང་ཞིང་རུས་པའི་ནད་སེལ།

产自石岩中，如优质硼砂而较其略白。具有除口臭，治疗骨病的功效。

13.0575 དར་མཚུར། 达醋

ཚ་ལའི་མིང་གཞན།

硼砂的别称。

13.0576 ནག་མཚུར། 绿矾

ས་དང་བྲག་ལས་འབྱུང་བ་ཁ་དོག་མ་ངེས་ཀྱང་ནག་ཤས་ཆེ་བ་དེའོ། །ནུས་པས་རུལ་བ་གསོད་ཅིང་སྐྲན་བཞིག་པར་བྱེད།

产自土和石岩中，颜色不一，但多为黑色。具有祛腐，除瘤的功效。

13.0577 སེར་མཚུར། 黄矾

བྲག་ལས་འབྱུང་བ་ཕྱི་དཀར་ལ་སྐྱ་བ། ནུས་པས་རུལ་བ་གསོད་ཅིང་སྐྲན་བཞིག་པར་བྱེད།

产自石岩中，外表灰白色。具有祛腐，除瘤的功效。

13.0578 འཛེབ་བུ་ཀ 孜布嘎

བུལ་ཏོག་གི་མིང་གི་རྣམ་གྲངས།

碱花的别名。

13.0579 ཟིག་པན། 布斑

❶བྲག་ལ་ཆགས་པ་ཁ་དོག་མཐིང་ག་དང་གཡུ་ཁ་གཉིས་ཏེ་གཡའ་ཙུང་བྲོ་བ། རླན་པབ་ནས་ལྕགས་ལ་བྲུད་ན་ཟངས་མདོག་འཛིན་པ། ནུས་པས་འབྲས་གཅོད་པ་དང་སྐྲན་བཞིག་ཅིང་ལིང་ཏོག་ལེན། ❷སྒོག་སྐྱ་བསྲེགས་པའི་ཐལ་བ། རླུང་ནད་ལ་ཕན།

❶胆矾，产自石岩中，颜色有深蓝和绿松石色两种，略有铜锈味，湿润后在铁面摩擦时显铜色。具有除“哲”、瘤、云翳等的功效。❷蒜灰，对“隆”病有效。

13.0580 སྐམ་ཚྭ། 干嚓

གད་རལ་དང་ས་ཕུག་སྐམ་པོ་ལས་བྱུང་བ་སྟེ། བ་ཚྭ་བཞིན་ཆགས་ཀྱང་རྡུལ་གྱི་རང་བཞིན་ཅན། ནུས་པས་བད་ཀན་སྐྱེད་ཅིང་ངོ་བོ་ལྕི་བས་འཇུ་དཀའ་བ།

产自断崖和干燥土洞中，如碱花，具土性。具有激生“培根”病的功效，性重难以消化。

13.0581 བྲག་གི་སྐམ་ཚྭ། 岩干嚓

བྲག་སྐམ་པོ་ཉི་ཆར་མི་ཕོག་ཅིང་རླུང་ཕོག་སར་ཚྭ་དབྱིབས་དང་སྲབ་མཐུག་ཅི་རིགས་འབྱུང་བ། ནུས་པས་ཟས་འཇུ་བར་བྱེད།

产于日晒雨淋不到而风吹干燥石岩上，形成各种形状和薄厚的盐。具有消食的功效。

13.0582 བ་ཚྭ། 硝泥

གད་གྲོག་ལ་ཆགས་པ་སྣུམ་འཐོལ་རླན་ཅན་ཟེ་ཚྭའི་རྒྱུ་འདྲ་བའི་ཚྭ་བྲོ་ངད་ཆེ་ཡང་མེར་བསྲེགས་ན་ཟེ་ཚྭ་ལྟར་མི་ཁོལ་བ་ཞིག་སྟེ། ནུས་པས་ཆུ་ལམ་འབྱེད་ཅིང་ཐུར་དུ་སྦྱོང་བར་ནུས།

断崖和深谷中形成的松软，油润，潮湿如火硝样的硝，具咸味，火烧时不会像火硝样沸腾。具有利尿、下泻的功效。

13.0583 ཚྭ་དམར་བྲག་ཚྭ། 红岩盐

ས་བྲག་ཁང་ཤོད་སོགས་ཉི་རླུང་གང་ཡང་མི་ཕོག་པའི་རླན་དང་ས་རླངས་ལས་ཆགས་པའི་ཚྭ། ནུས་པས་དྲག་པོར་སྦྱོང་།

产自土岩或房下等风吹日晒不到的地方，由湿气和土气形成的一种盐。具有峻泻的功效。

13.0584 ཐང་ཚྭ། 松硝

ཐང་ཤིང་གི་རྩ་བའམ་སྡོང་དུམ་རུལ་པ་ལས་ཆགས་པའི་ཚྭ། ནུས་པས་འབྲས་འདུལ་ཡང་ཉེས་པ་གསུམ་ག་སྐྱེད།

松树根或腐朽墩上形成的一种盐。虽除“哲”，却能生发三邪。

13.0585 ཆུ་ཚྭ། 水盐

ཆུ་མིག་རང་བཞིན་དུ་རྫོལ་བ་ཚྭ་ཆུའི་རང་བཞིན་ཅན་ཇ་སོགས་ལ་བླུགས་པས་ཚྭ་གོ་ཆོད་པ་ཞིག ནུས་པས་ཟས་འཇུ་བར་བྱེད་པ་དང་ལྕེན་སྐྲན་བཞིག

含有盐的涌泉水中调入茶等可代盐用。具有消食，除剑突瘤的功效。

13.0586 ཟེ་ཚྭ། 火硝

བྲག་སྲུབ་དང་ཀྱང་རྫང་སོགས་ལས་འཁྲུག་

པ་ལྟར་ཆགས་པ་དང་། བྱ་སྤུ་ལྟར་ཆགས་པ། སྣུམ་འཐོལ་དུ་ཆགས་པ་རྒྱ་ཚྭའི་དྲི་བྲོ་བ་དེ་ཆུ་བདུན་འགྱུར་ལ་བསྐོལ་ནས་བགྲུངས་པའི་ཕྱེ་མ་སྟེ། མེ་ལ་བཏབ་ན་ཁོལ་ཞིང་ཚ་ཚ་འཕྲོ་བའོ། ནུས་པས་རྡོ་འཇུ་ཞིང་རྗེའུ་དང་རྡོ་སྐྲན་བཤིག

在石岩缝隙和墙根等处结成像冰样、羽毛样，油润松软，具硇砂味，于七倍水中煮沸后澄清干燥的粉末状硝，撒在火中沸有泡沫，且发出爆裂声。具有消结石，除大小石瘤的功效。

13.0587 རྭ་ཚ། 角盐

རྭ་སྣ་དང་ཚྭ་རིགས་གང་འཛོམས་མཉམ་དུ་སྦྱར་ཏེ་ཚུལ་བཞིན་བསྲེགས་པའི་བཙོས་ཚྭ། ནུས་པས་ཕོ་ལོང་སྟོད་ཀྱི་གྲང་བ་སེལ།

由各种角和盐类调配按要求烧制的盐。具有治疗胃、大肠等腑府寒性病的功效。

13.0588 ཐལ་ཚྭ། 灰碱

སྐྱེར་པ་སོགས་མེར་བསྲེགས་པའི་ཐལ་བས་བཙོས་པའི་ཚྭ། ནུས་པས་གྲང་ནད་སེལ་ཞིང་ཕོ་བ་སྦོས་པ་འཛོམས།

小檗等烧灰制成的盐，具有治疗寒症、胃胀的功效。

13.0589 མཚལ་ཚྭ། 朱红盐

མདོག་སྨུག་ལ་དམར་བ་མཚལ་དང་ཕྱོགས་འདྲ་ཞིང་ལན་ཚྭའི་རོ་བྲོ་བའི་བཙོས་ཚྭ། ནུས་པས་རྩ་ནད་དང་ཁྲག་སྐྲན་བཤིག་པར་བྱེད།

色紫红，似朱砂，具盐味的人造盐。具有治疗脉病，除血瘤的功效。

13.11 སྲོག་ཆགས་སྨན་གྱི་སྡེ། 动物类药

13.0590 སྲོག་ཆགས་སྨན། 动物药

སྲོག་ཆགས་ལས་བྱུང་བའི་སྨན་རྫས།

源自动物的药材。

13.0591 སྐྱུང་ག 红嘴山鸦

ལུས་མདོག་ནག་ལ་མཆུ་དང་རྐང་པ་དམར་བ། ཆེ་ཆུང་ཕུག་རོན་ཙམ་སྟེ། ཤ་ཡི་ནུས་པས་སྐྱེ་རྒྱུན་གཅོད།

通体黑色，喙和爪色红，大小与鸽子相似，具有避孕的功效。

13.0592 སྐྱ་ག 喜鹊

སྤུ་མདོག་ནག་པོ་ལྟོ་བའི་རྒྱུད་དང་རྩིབ་ལོགས་ཀྱི་སྤུ་མདོག་དཀར་ལ་འཇམ་པ། ཆེ་ཆུང་ཕུག་རོན་ཙམ་པ་ཞིག

羽毛黑色，腹部后方及侧面羽色白而光滑，大小与鸽子相似。

13.0593 སྐྱ་གའི་ཤ 喜鹊肉

ནུས་པས་ལྦ་བ་འཛོམས།

具有治疗颈瘿的功效。

13.0594 སྐྱ་གའི་བྲུན། 喜鹊粪

ནུས་པས་སྐྲངས་པ་རྣག་ཏུ་འགྱུགས།

具有促进肿胀化脓的功效。

13.0595 འཕར་བ། 豺

གཟུགས་དབྱིབས་ཁྱི་དང་འདྲ་བའི་གཅན་

གཟན་ཞིག་སྟེ། ཤ་རུས་ཀྱི་ནུས་པས་ཕོ་བའི་མེ་དྲོད་སྐྱེ་ཞིང་སྐྲན་བཤིག་ལ་གྲང་བའི་ནད་སེལ།

形态与狗相似的一种食肉野兽，其骨肉具有增胃火、除瘤、治疗寒性病等的功效。

13.0596 གསའ། 雪豹

ཟ་རི་མཐོ་སར་ཡོད་པའི་གཟིག་གི་རིགས་ཅན་ཀྱི་གཅན་གཟན་ཞིག་སྟེ། ཤ་རུས་ཀྱི་ནུས་པས་ཕོ་བའི་མེ་དྲོད་སྐྱེས་ཞིང་སྐྲན་བཤིག་ལ་གྲང་བའི་ནད་སེལ།

栖息于高山裸岩上的豹类食肉动物，其骨、肉具有增胃火、除瘤、治疗寒症等的功效。

13.0597 སྒོམ་ཛོ། 关布

ཕ་གླང་ངམ་གཡག་དང་མ་མཛོ་མོ་འདུས་པ་ལས་བྱུང་བའི་སྣོ་སྤྱུགས་རྫོལ་ཏེ། ཤ་ཡི་ནུས་པས་ཕོ་བ་དང་བད་ཀན་གྱི་ཚད་ནད་སེལ།

公黄牛或公牦牛和母犏牛交配而生的牛犊，其肉具有清胃热、“培根”热的功效。

13.0598 རི་དྭགས་རྭ། 野生动物角

རི་ལ་གནས་ནས་རྩྭ་ཆུས་འཚོ་བའི་དུད་འགྲོའི་རིགས་ཀྱི་རྭ་ཅོ་སྟེ། ནུས་པ་སྙོམས་པས་ཀུན་ལ་འཕྲོད།

栖息于高山的食草类动物角，性温平，益于各类疾病。

13.0599 བསེ་རུ། 犀角

ཚ་བ་ཆེ་བའི་རྩྭ་གསེབ་དང་འདམ་རྫབ་ཏུ་འཚོ་ཞིང་། ལུས་ཡོངས་ལ་སྤུ་མེད། པགས་མདོག་དཀར་སྐྱ་དང་ཁམ་ནག་ལ་མཐུག་མཁྲེགས་གཉེར་རིས་དོད་པ། སྣ་སྟེང་དུ་རྭ་གཅིག་གམ་གཉིས་རེ་སྐྱེས་པ་དེའོ། །

栖息于亚热带草丛和泥沼，通体无毛，皮肤呈灰白或黑褐色，厚而硬，带褶纹，鼻上方长有一或两个角。

13.0600 བསེ་རུ་དཀར་པོ། 白犀角

རི་དྭགས་ཆེ་བ་བསེ་རུ་དཀར་པོའི་རྭ། ནུས་པས་དུག་ཚད་སེལ།

大型野生动物白犀牛的角，具有清毒病热的功效。

13.0601 བསེ་རུ་ཁྲ་བོ། 花犀角

རི་དྭགས་ཆེ་བ་བསེ་རུ་ཁྲ་བོའི་རྭ། ནུས་པས་དུག་སྲུང་ཞིང་ནད་གཞི་ཀུན་ལ་འཕྲོད།

大型野生动物花犀牛的角，具有防毒的功效，益于各类疾病。

13.0602 བསེ་རུ་ནག་པོ། 黑犀角

རི་དྭགས་ཆེ་བ་བསེ་རུ་ནག་པོའི་རྭ། ནུས་པས་རྣག་ཁྲག་དང་ཆུ་སེར་སྐེམ།

大型野生动物黑犀牛的角，具有干脓血、黄水的功效。

13.0603 བསེ་ཀོ། 犀牛皮

རི་དྭགས་ཆེ་བ་བསེའི་ཀོ་བ་སྟེ། ནུས་པས་འབྲུམ་ནག་ལ་ཕན།

大型野生动物犀牛的皮，具有治疗天花的功效。

13.0604 ཁ་ཤ 狍

ནགས་དང་སྤང་ལྗོངས་སོགས་སུ་འཚོ་ལ། དབྱར་དུས་སྤུ་མདོག་ཁམ་དམར་དང་དགུན་

དུས་དཀར་སྐྱར་འགྱུར་བ་དང་། ཕོ་ལ་རྭ་ལྷག་གསུམ་ཡོད་ཅིང་མོ་ལ་མེད།

栖息于森林和草原等处，夏季毛为红褐色，冬季变为灰白色，雄性角端分三叉，雌性无角。

13.0605 ཟོག་རྭ། 茸

གསར་དུ་སྐྱེས་པའི་རྭ་ཕྱི་སྤུ་སེར་གྱིས་གཏུམས་པའི་ནང་ཁྲག་གིས་གང་བ་དེ་ལ་རིམ་བཞིན་ཁ་དབྱག་གཉིས་གསུམ་ཙམ་གྱེས་པ་ཅན། ནུས་པས་བྱང་ཁོག་གི་རྣག་ཁྲག་དང་ཆུ་སེར་སྐེམ་ཞིང་། མཁལ་མ་གཟེར་བ་འཇོམས།

新生的角，外被黄色毛包裹，其内充满血液，分别有两或三个分叉。具有干体腔内脓血和黄水，治疗肾区疼痛等的功效。

13.0606 ཁ་ཤའི་གློ་བ། 狍肺

ནུས་པས་གློ་རྣག་སེལ།

具有除肺脓的功效。

13.0607 ཁ་ཤའི་ཤ 狍肉

ནུས་པས་གདོན་ནད་སེལ།

具有治疗魔病的功效。

13.0608 ཤ་བ། 马鹿

ནགས་གསེབ་དང་རི་ལུང་དུ་འཚོ་བ། སྤུ་མདོག་ཁམ་སེར་དང་ནག་པོ། ཐིག་ལེ་ཅན་སོགས་འབྱུང་ལ། མགྲིན་པ་དང་རྐང་ལག་རིང་ལ་མཇུག་མ་ཐུང་བ། ཕོ་ལ་རྭ་ཁ་དབྲག་ཅན་ལོ་རེ་བཞིན་བརྗེ་བ། མོ་ལ་རྭ་མེད།

栖息于森林和山谷，毛色有黄褐色、黑色和带有斑点等，颈和四肢较长，尾巴短。雄性生叉角，每年换一次；雌性无角。

13.0609 ཤ་བའི་རྭ། 鹿角

རྭ་རྙིང་ཐལ་བས་དམུ་ཆུ་སྐེམ། རྭ་གཞོབ་ཀྱིས་བད་ཀན་གྱི་ལྷ་བ་དང་གཟེར་རྣམས་འཇོམས།

陈年鹿角灰具有干腹水功效；焦角具有治疗“培根”性颈瘿和止痛的功效。

13.0610 ཤ་བའི་ཚིལ། 鹿脂

ནུས་པས་སྲིན་ནད་སེལ་ཞིང་དུག་ནད་སྲུང་།

具有除“蛀”病和防毒病的功效。

13.0611 ཤ་བའི་ཁྲག 鹿血

ནུས་པས་སྲིན་གསོད་པ་དང་ཟླ་མཚན་འབྱམས་པ་གཅོད།

具有除“蛀”病，止月经淋漓的功效。

13.0612 ཤ་བའི་ཤ 鹿肉

ནུས་པས་ཚད་པ་དང་འབྲས་ནད་ལ་ཕན།

具有清热和除“哲”病的功效。

13.0613 ཤ་བའི་སློ། 鹿胃糜

སློ་ལུམས་ནུས་པས་སྲིན་ནད་ལ་ཕན།

敷胃糜具有治疗“蛀”病的功效。

13.0614 གཡག་རྒོད། 野牦牛

བྱང་ཐང་དང་མཐོ་སྒང་དུ་འཚོ་བ་གཟུགས་སྦོམས་སོགས་ཡུལ་གཡག་ལས་ཆེ་བ། སྤུ་མདོག་ཕལ་ཆེ་བ་ནག་པོ། རྩིད་པ་མཐུག་ལ་རིང་བ། ཁ་སྣ་དཀར་པོ། རྭ་སྦོམ་ལ་ཆེ་བ་ཡིན།

栖息于藏北高原和高原，体形等较牦牛大，毛色多为黑色，缨毛厚而长，唇鼻为灰色，角粗而大。

13.0615 གཡག་རྒོད་སྙིང་། 野牦牛心

ནུས་པས་རྒྱལ་གདོན་དང་སྨྱོ་འབོག སྙིང་

གཟེར་སོགས་སེལ།

具有驱魔王，治疗疯癫、心绞痛等的功效。

13.0616 གཡག་རྒོད་མཁྲིས་པ། 野牦牛胆

ནུས་པས་བྱང་ཁོག་གི་རྩ་ཁ་སྡོམ་ཞིང་མེ་དྲོད་སྐྱེད།

具有封闭体腔的脉道和增胃火的功效。

13.0617 གཡག་རྒོད་ཁྲག 野牦牛血

ནུས་པས་འཁྲུ་བ་གཅོད། ཁོང་ཁྲག་དྲོན་སོས་རྨ་ལ་ཕན།

具有止泻的功效，体腔内热血对疮伤有效。

13.0618 གཡག་རྒོད་རྭ། 野牦牛角

ནུས་པས་དྲོད་སྐྱེད་པ་དང་སྐྲན་ནད་བཞིག་ཅིང་རྭ་གཞོབ་ཀྱིས་བད་ཀན་གྱི་ལྦ་བ་དང་གཟེར་རྣམས་འཇོམས། ཐུག་པོའི་རྭ་ཡིས་རྨ་འབྲས་དང་ཕོ་ནད་སེལ།

具有增胃火和除瘤的功效；焦角能治疗“培根”性颈瘿，止痛；公野牦牛角能治疗疮伤、胃病，除“哲”病。

13.0619 གཡག་རྒོད་ཤ་རྒྱུས། 野牦牛筋

ནུས་པས་རླུང་སེལ་བ་དང་དམུ་ཆུ་སྐེམ།

具有治疗“隆”病和干腹水的功效。

13.0620 གཡག་རྒོད་རུས་པ། 野牦牛骨

ནུས་པས་དྲོད་སྐྱེད།

具有增体内胃火的功效。

13.0621 གཡག་རྒོད་རྐང་མར། 野牦牛髓

བྱུགས་པས་རྨ་ལ་ཕན།

涂抹时愈疮伤。

13.0622 གཡག་རྒོད་གྲེ་བ། 野牦牛喉

ནུས་པས་ལྦ་བར་ཕན།

治疗颈瘿有效。

13.0623 གཡག་རྒོད་ལྕེ། 野牦牛舌

ནུས་པས་བད་ཀན་གྲང་བ་སེལ།

具有治疗寒性“培根”病的功效。

13.0624 གཙོད། 藏羚羊

བྱང་ཐང་དང་སྤང་ལྗོངས་སུ་འཚོ་བ། སྤུ་མདོག་སེར་སྐྱ། སྐེ་དང་བྲང་། ལྟོ་བ་བཅས་དཀར་པོ་ཡིན་པ། ཕོ་ལ་རྭ་ནག་པོ་གཉེར་རིས་ཅན་ཕྱིར་དགྱེ་ནས་སྐྱེས་ཡོད། མོ་ལ་རྭ་མེད།

栖息于藏北高原和草原，毛呈淡黄色，颈、胸、腹部均为白色，雄性有带黑纹的角向上展开，雌性无角。

13.0625 གཙོད་རྭ། 藏羚羊角

ནུས་པས་འཁྲུ་བ་གཅོད། རྒྱུ་ཚད་སེལ། བུ་འབྱིན་པར་བྱེད། རྭ་གཞོབ་ཀྱིས་བད་ཀན་ལྦ་བ་དང་གཟེར་རྣམས་འཇོམས།

具有止泻，清肠热，催产的功效。焦角治疗“培根”性颈瘿和止痛。

13.0626 གཙོད་ཁྲག 藏羚羊血

ནུས་པས་འཁྲུ་བ་གཅོད།

具有止泻的功效。

13.0627 གཙོད་ཤ 藏羚羊肉

ནུས་པས་མཁྲིས་ཚད་རླུང་ལྡན་སེལ།

具有治疗兼“隆赤巴”热的功效。

13.0628 གཙོད་གྲེ། 藏羚羊喉

ནུས་པས་ལྦ་བ་འཇོམས།

具有治疗颈瘿的功效。

13.0629 དགོ་བ། 藏原羚

བྱང་ཐང་དུ་འཚོ་ཞིང་། སྤུ་མདོག་ཁམ་སེར་ལ་བྲང་དང་། ལྟོ་བ། འཕོངས་བཅས་དཀར་ལ། ཕོ་ལ་རྭ་ནག་པོ་གཉེར་རིས་ཟོ་འཁོར་ལྷུར་རིམ་པར་དོད་པ་ཡོད།

栖息于藏北高原，毛色呈黄褐色，胸、腹、臀部为白色。雄性有一对带棱纹的角。

13.0630 དགོ་བའི་རྭ། 藏原羚角

ནུས་པས་ཚ་གྲང་གི་འཁྲུ་བ་གཅོད།

具有止寒、热腹泻的功效。

13.0631 དགོ་བའི་གྲེ་བ། 藏原羚喉

ནུས་པས་ལྦ་བ་འཇོམས་པར་བྱེད།

具有治疗颈瘿的功效。

13.0632 ལུག 绵羊

སྤུ་མདོག་དཀར་པོ་དང་ནག་པོ་ཅི་རིགས་འབྱུང་ལ། རྨིག་པ་ཁ་དབྲག་ཅན། ཕོ་ལ་རྭ་ཆེ་ལ་འཁྱིལ་བ་མོ་ལ་དེ་ལས་ཆུང་བ། འབྲོག་པའི་འཚོ་རྟེན་བྱེད་པ་དེ་ཡིན།

毛色呈白、黑各种颜色，偶蹄，公羊角大而弯曲，母羊角较其小，是牧民生活的依靠。

13.0633 ལུག་ཐུག་རྭ། 种羊角

འབྲས་བུ་མ་བཏོན་པའི་ཕོ་ལུག་གི་རྭ། ནུས་པས་བུ་འབྱིན་པར་བྱེད།

为未阉割的公绵羊角，具有催产的功效。

13.0634 ལུག་རུ། 绵羊角

ལུག་གི་རྭ། ནུས་པས་གྲང་བ་སེལ།

绵羊的角，具有驱寒的功效。

13.0635 ལུག་གི་མིག་འབྲས། 绵羊眼

ནུས་པས་སོ་ཡི་བཅུད་ལེན་བྱེད།

具有营养牙齿的功效。

13.0636 ལུག་མཆིན། 绵羊肝

ནུས་པས་མཆིན་རླུང་དང་མིག་འགྲིབ་ལ་ཕན།

具有治疗肝“隆”病和眼障的功效。

13.0637 ལུག་མཁྲིས། 绵羊胆

ནུས་པས་རྨ་ལ་ཕན།

具有愈疮伤的功效。

13.0638 ཐོང་ཚེར། 二岁羊

ཕོ་ལུག་ཐོང་པ་དང་མོ་ལུག་ཚེར་མོ་གཉིས་ཀྱི་བསྡུས་མིང་།

两岁公羊和两岁母羊的简称。

13.0639 ལུག་ཐོང་མཁལ་མ། 二岁绵羊肾

ཕོ་ལུག་ལོ་གཉིས་ལོན་པའི་མཁལ་མ། ནུས་པས་མཁལ་ནད་གྲང་བ་སེལ།

两岁公绵羊的肾，具有治疗寒性肾病的功效。

13.0640 ལུག་རུས། 绵羊骨

ནུས་པས་རླུང་ནད་དང་། གཞུག་ཆུང་ཐང་གིས་མཁལ་རྐེད་ནད་ལ་ཕན།

具有治疗“隆”病的功效，尾骨熬汤有益于肾腰疾病。

13.0641 སེ་བ་རུས། 赛瓦如

❶པུས་ཚིགས་སྟེང་གནས་པའི་རུས་པ་ལྷ་ངའི་མིང་། ❷དཔྱིའི་འཁོར་མིག་ཏུ་གནས་པའི་རུས་པ་ཨོ་ཐོ་རིལ་བུའི་མིང་།

❶髌骨，位于膝关节上的骨头。❷股骨头，处于髋臼内的股骨端。

13.0642 ལུག་ཐོད། 绵羊头骨

གདུས་ཁུས་མོ་ནད་དང་། རུས་པ་ཀུན་བརྡུངས་པའི་ལུམས་ཀྱིས་རླུང་ཚབས་སེལ།

熬汤具有治疗妇女病的功效；碎骨浴治疗“隆娱”病。

13.0643 ལུག་ཀླད། 绵羊脑

ནུས་པས་མགོ་འཁོར་བ་དང་མཚོ་འཁྲུམས་པ་གསོ།

具有治疗头晕和脑震伤的功效。

13.0644 ལུག་ཤ 绵羊肉

ནུས་པ་དྲོ་བས་བད་ཀན་སེལ།

性热，具有祛“培根”病的功效。

13.0645 ལུག་རིལ། 绵羊粪

ལུམས་ཀྱིས་ཡན་ལག་ཆུ་སེར་ནད་རྣམས་འཇོམས།

浴疗治四肢黄水病。

13.0646 ལུག་འོ། 绵羊乳

ནུས་པས་རླུང་འཇོམས། སྙིང་ནད་དང་བད་མཁྲིས་སེལ། དབུགས་མི་བདེ་བ་དང་སྲིན་ལ་གནོད།

具有祛“隆”邪，治疗心脏病、培赤病的功效，但对哮喘和“蛀”病有害。

13.0647 ལུག་མར། 绵羊酥油

ནུས་པས་གྲང་རླུང་སེལ་ལ་མེ་དྲོད་སྐྱེད།

具有治疗寒性“隆”病和增胃火的功效。

13.0648 ལུག་གྲེ། 绵羊喉

ནུས་པས་ལྦ་བར་ཕན།

具有治疗颈瘿的功效。

13.0649 ཐུག་འབྲས། 种绵羊睾

ར་ཐུག་དང་ལུག་ཐུག་ལྟ་བུ་རྒྱུད་སྤེལ་བར་བྱེད་མཁན་གྱི་འབྲས་བུ།

种山羊和种绵羊的睾丸。

13.0650 ར། 山羊

སྤུ་མདོག་དཀར་པོ་དང་ནག་པོ། སྔོན་པོ་སོགས་ཅན་འབྱུང་ཞིང་། རྭ་ཅན་རྭ་མེད་གཉིས་ཀ་འབྱུང་ལ་ཨག་ཚོམ་ཡོད་པ། བྲག་ལ་འཛེག་མཁས་པ་ཡིན།

有黑、白、青等毛色，有角和无角两种，有胡须，善于攀岩。

13.0651 ར་རྭ། 山羊角

རའི་རྭ། གཞོབ་ཀྱི་ནུས་པས་བད་ཀན་ལྦ་བ་དང་། གཟེར་རྣམས་འཇོམས། ར་མ་དཀར་མོའི་རྭ་ཡིས་རྨོངས་པ་དང་རིམས་ནད་སེལ། གཟེར་འཇོམས། ར་དཀར་པོའི་རྭ་རྩེ་གཡས་པ་བསྲེགས་ཐལ་གྱིས་བ་སྤུ་བུ་གའི་ཚ་བ་སེལ།

焦角具有治疗“培根”性颈瘿和止痛的功效；白山羊角具有治疗愚痴、瘟病，止痛的功效；白山羊右角尖烧灰具有清毛孔热的功效。

13.0652 ར་སྙིང་། 山羊心

ནུས་པས་སྲིན་སེལ།

具有除“蛀”的功效。

13.0653 ར་གློ། 山羊肺

ནུས་པས་སྲིན་སེལ། རེའུ་སྐྱེས་འཕྲལ་ཤི་བའི་གློ་བས་གློ་བ་གསོ།

具有除“蛀”的功效；产出即死的山羊羔肺，具有养肺的功效。

13.0654 **ར་མཆིན།** 山羊肝

ཞུས་པས་སྲིན་སེལ་བ་དང་མིག་ལ་ཕན།

具有驱“蛀”、益目的功效。

13.0655 **ར་མཁྲིས།** 山羊胆

ཞུས་པས་སྲིན་གསོད། དུག་ནད་ཚིགས་ལ་ཁྱེར་བ་སེལ།

具有除“蛀”，治疗毒病扩散至关节的功效。

13.0656 **ར་མཆེར།** 山羊脾

ཞུས་པས་བྱིས་པའི་ཁ་ལྐུགས་འབྱེད།

具有治疗小儿哑结的功效。

13.0657 **ར་རུས།** 山羊骨

ཞུས་པས་མདེའུ་དང་རུས་འཛེར་འདོན།

具有剔除弹镞、骨刺的功效。

13.0658 **རའི་དཔྱི་རུས།** 山羊髋骨

དཔྱི་རུས་ཀྱི་ཐལ་བས་གག་པ་སེལ། ཕ་གདོང་གིས་ཆུ་ལམ་འབྱེད།

髋骨灰具有治疗白喉的功效；骶骨具有利尿功效。

13.0659 **ར་ཀླད།** 山羊脑

ཞུས་པས་ཆུ་རྒྱུས་གསོ།

具有滋养韧带、肌腱的功效。

13.0660 **ར་ཚིལ།** 山羊脂

ཞུས་པས་སྲིན་དང་། རེག་དུག རྨ་ལ་ཕན། ར་རྒྱ་བོའི་ཚིལ་གྱིས་རེག་དུག་དང་། སྐང་ཤུ། གཉན་ལྷོག་འཛོམས།

具有除“蛀”，治疗触毒，愈疮伤的功效；黑山羊脂具有治疗触毒、牛皮癣、疠、炭疽等的功效。

13.0661 **ར་ཁྲག།** 山羊血

ཞུས་པས་རེག་དུག་དང་འབྲུམ་ནག་སེལ། ར་རྒྱ་བོའི་ཁྲག་གིས་རྨ་ལ་ཕན། ར་རོག་གཉའ་ཁྲག་གིས་ཡན་ལག་ཚིགས་ཀྱི་ཆུ་སེར་སྡོམ།

具有治疗触毒，黑痘的功效；黑山羊血具有愈疮伤的功效；黑山羊的颈部血具有敛四肢关节黄水的功效。

13.0662 **ར་ཤ།** 山羊肉

ཞུས་པ་ལྕི་ལ་བསིལ་བས་ཚད་པ་དང་འབྲས་ནད་འཛོམས།

性重而凉，具有清热和除“哲”的功效。

13.0663 **ར་ལྤགས་རློན་པ།** 山羊鲜皮

ར་ལྤགས་རློན་པ་བཀབ་པས་པགས་སྲིན་དང་རེག་དུག་སེལ།

罨敷，可杀皮肤“蛀”和治疗触毒。

13.0664 **ར་སྤུ།** 山羊毛

སྤུའི་གཞོབ་ཀྱིས་རྨ་རིད་འདུལ། ར་རོག་ལྐོག་མའི་སྤུ་བཀབ་པས་རྨ་ལ་ཕན། ར་དཀར་སྤུ་ཡིས་གདོན་སྲུང་ཆུ་བུར་འཛོམས། ར་སྔོན་ཨག་ཚོམ་གཞོབ་ཀྱི་དུད་པ་བདུག་པས་དམུ་ཆུའི་ནད་བདག་སྐྲོད། ར་བལ་གྱིས་ཤའུ་སྐྱེད་པ་དང་མཆེར་ནད་སེལ། ར་ཐུག་རྫོང་སྤུས་ལྷོག་པ་འཛོམས་པ་དང་། ཐེའུ་རང་སྲུང་།

焦毛灰具有治疗疮伤感染的功效；黑山羊胡须敷在伤口具有愈创的功效；白山羊毛具有辟魔，治疗水泡的功效；青山羊胡须熏烟具有治疗腹水的功效；山羊毛具有生新肌，治疗脾病的功效；种山羊的阴毛具有治疗炭疽，防独脚鬼的功效。

13.0665 ར་རིལ། 山羊粪

ལུམས་ཀྱི་ནུས་པས་མཛེ་དང་དུག་ལ་ཕན།

浴疗具有治疗麻风病和解毒的功效。

13.0666 ར་ཁྲུག་ཆུ། 种山羊尿

འབྲས་བུ་མ་བཏོན་པའི་རའི་དྲི་ཆུ། ནུས་པས་སྣ་ནད་སེལ།

未阉割的种山羊尿，具有治疗鼻病的功效。

13.0667 ར་སྐྱེས། 种山羊

འབྲས་བུ་མ་ཕྱུང་བའི་ར་སྐྱེ་ར་ཁྲུག

未阉的山羊。

13.0667 ར་འོ། 山羊乳

ནུས་པས་སྐོམ་དད་ཆེ་བ་དང་། རིམས།

ཁྲག་མཁྲིས་ཀྱི་ཚད་པར་ཕན།

具有治疗渴症、瘟病，清血“赤”热的功效。

13.0668 ར་མར། 山羊酥油

ནུས་པ་བསིལ་ལ་སྙོམས་པས་རླུང་ཚད་འཇོམས།

性平凉，具有清“隆”热的功效。

13.0669 ར་གློ། 山羊胃糜

ལུམས་ཀྱི་ནུས་པས་སྦྲུལ་དང་སྦྲང་བུ་སོགས་ཀྱི་སོ་དུག་འཇོམས།

浴疗具有解蛇和蜜蜂等的叮咬毒的功效。

13.0670 ར་རྒོད། 斑羚

བྲག་དང་ནགས་ཡོད་སར་འཚོ་ཞིང་། གཟུགས་དབྱིབས་ར་དང་འདྲ་བ་ལ། སྤུ་མདོག་སྔོ་སྐྱ་དང་སྔོ་ཁམ་ལ་གྲ་སེར་པོ་ཅན། རྭ་གཉེར་རིས་ཅན་རྒྱབ་ཏུ་འཁྱོག་ཏེ་སྐྱེས་པ། བང་མགྱོགས་ཤིང་བྲག་ལ་འཛེག་མཁས་པ་ཡིན། ནུས་པས་གདོན་ནད་སེལ།

栖息于山岩和森林，体型似山羊，毛色为青灰色和棕褐色，毛端为黄色，角有棱纹，略向后弯曲，善于奔跑、攀岩。具有治疗魔病的功效。

13.0671 རི་དྭགས་གཉན། 盘羊

སྤང་ཐང་དང་རི་ལུང་དུ་འཚོ་ཞིང་། སྤུ་མདོག་ཁམ་སྐྱ་ལ་ཨོག་མ་དང་། ལྟོ་བ། འཕོངས་དཀར་པོ། ཕོ་ལ་རྭ་ཆེན་པོ་གཉེར་རིས་ཅན་འཁྱིལ་བ། མོའི་རྭ་དེ་ལས་ཆུང་བ་ཡིན།

栖息于草甸和山谷，毛色为深灰，下颏和腹部、臀部为白色，雄性的角粗大，呈螺旋状，外侧有环棱，雌性的角相比较短。

13.0672 གཉན་རྭ། 盘羊角

དུགས་བྱས་པས་གྲང་སྲིན་སེལ་ཞིང་། རྟོང་ལེན་དང་སྦྱར་བས་རིམས་ནད་འཇོམས།

罨敷具有除寒性“蛀”的功效，与兔耳草配伍内服具有治疗瘟病的功效。

13.0673 གཉན་གློ། 盘羊肺

ནུས་པས་རྒྱུ་མའི་ཁྲག་ཚབས་སེལ།

具有治疗妇女小肠血“媬”病的功效。

13.0674 གཉན་ཤ 盘羊肉

ནུས་པས་ལུས་ཟུངས་གསོ་ཞིང་མཁྲིས་ཚད་སེལ།

具有滋补和治疗“赤巴”热的功效。

13.0675 མ་ཧེ། 水牛

ཚ་བ་ཆེ་བའི་ས་ཁུལ་དུ་འཚོ་ཞིང་སྤུ་མདོག་ཐལ་སྐྱའམ་ཁམ་ནག མགོ་བོ་ཆེ་ཞིང་གདོང་

ཞིབ་པ། ར་ཞིབ་མཐུག་ཅིང་གཉེར་རིས་ཅན་རྒྱབ་ཏུ་ཞལ་བ། འདམ་རྫབ་དང་ཆུའི་ནང་དུ་འདུག་རྒྱུར་དགའ་བ།

栖息于热带地区，毛色为灰色或黑褐色，头大而口吻扁，角扁厚，带长纹，向后方弯曲，喜欢泡于泥泞或水中。

13.0676 མ་ཧེ་རྭ། 水牛角

ནུས་པས་འོར་ནད་སེལ་བ་དང་། ཚད་པར་ཕན།

具有治疗下坠水肿和清热的功效。

13.0677 མ་ཧེ་ཤ 水牛肉

བཅུད་དང་ལྡན། ནུས་པས་ལུས་ཀྱི་སྟོབས་འཕེལ་ཞིང་ཉམས་གསོ།

营养丰富，具有滋补强身的功效。

13.0678 མ་ཧེ་འོ་མ། 水牛乳

ནུས་པས་ལུས་ཉམས་གསོ་ཞིང་། གཉིད་འཕེལ། ཟས་མྱུར་དུ་འཇུ།

具有滋补，助眠，促消化的功效。

13.0679 བ་མེན། 印度黄牛

རྒྱ་གར་ཡུལ་དུ་མིས་བདག་བྱེད་ཀྱི་སྒོ་ཕྱུགས་གཟུགས་དབྱིབས་ཕལ་ཆེ་བ་བ་གླང་དང་འདྲ་ཡང་རྭ་ཅོ་ཅུང་ཐུང་བ་ཞིག

印度地区饲养的家畜，体型大多与黄牛相似，但角较短。

13.0680 བ་མེན་རྭ། 印度黄牛角

ནུས་པས་རྣག་ཁྲག་སྐེམ།

具有干脓血的功效。

13.0681 བ་མེན་ཤ 印度黄牛肉

ནུས་པས་ལུས་ཀྱི་སྟོབས་འཕེལ་ལ་ལུས་ཉམས་གསོ།

具有滋补强身的功效。

13.0682 གླང་། 公黄牛

གཟུགས་སྟོབས་སོགས་བ་མོ་ལས་ཆེ་བ། སྤུ་མདོག་དམར་སེར་དང་ཁམ་ནག་སོགས་ཅི་རིགས་འབྱུང་ལ། རྭ་ཐུང་ལ་དྲང་བ། རྔ་མ་ཕྲ་བ་ཡིན།

体型等比黄牛大，毛色呈黄褐或黑褐等各种颜色，角短而直，尾巴细。

13.0683 གླང་ཐུག་རྭ། 种黄牛角

ཐིག་འབྲས་མ་བཏོན་པའི་གླང་གི་རྭ། ནུས་པས་མགོ་ཆག་དང་མཛེ་ལ་ཕན།

未阉割的黄牛角，具有接合头部骨折、治疗麻风病的功效。

13.0684 གླང་གི་རྭ་གཞོབ། 公黄牛焦角

རྩི་རྟོག་བསྲེགས་པའི་གཞོབ་ཐལ་བྲག་ཞུན་དང་སྦྱར་བས་མཆིན་ཚད་སེལ།

煨制的角灰与岩精配伍具有清肝热的功效。

13.0685 གླང་ནག་མཁྲིས་པ། 黑黄牛胆

ནུས་པས་སྦྱར་དུག་མིག་ལ་ཡོག་པར་ཕན།

对配制毒侵入眼睛有益。

13.0686 གླང་གི་མཆེར་པ། 黄牛脾

ནུས་པས་རྨ་དང་དུག་ལ་ཕན།

具有愈疮伤和解毒的功效。

13.0687 གླང་གི་མཁལ་མ། 黄牛肾

ནུས་པས་མཁལ་ཚད་སེལ།

具有清肾热的功效。

13.0688 གླང་ཁྲག 黄牛血

ནུས་པས་དུག་བྱེར་བ་སྡུད།

具有敛扩散毒的功效。

13.0689 **གླང་དམར་ཐུག་པོའི་གསོན་ཁྲག་རློན་མོ།**

活红色种黄牛鲜血

ཧྲིག་འབྲས་མ་བཏོན་པའི་གླང་སྤུ་མདོག་དམར་པོ་ལས་ཕྱུང་བའི་ཁྲག་རློན་མོ། ནུས་པས་དུག་ནད་རྩ་རུ་འགྲོས་པའི་འཕྲང་སྡོམ་པར་བྱེད།

未阉割的红色黄牛的鲜血，具有阻止毒病扩散至脉道的功效。

13.0690 **གླང་ནག་རྒོང་ཁའི་སྤུ།** **黑色公黄牛阴毛**

རྨ་ཁར་བཀབ་པས་རྨ་སོས།

敷于伤口具有愈疮伤的功效。

13.0691 **མཛོ།** **公犏牛**

གླང་དང་འབྲི་སྤེལ་བ་ལས་བྱུང་བའི་གནག་ཕྱུགས་ཕོ་ལ་མཛོ་དང་མོ་ལ་མཛོ་མོ། སྤུ་མདོག་མ་ངེས་ལ་ར་ཅན་ར་མེད་ཅི་རིགས་འབྱུང་།

公黄牛和母牦牛交配所产的雄性牲畜为公犏牛，雌性为犏牛，毛色不定，有角或无角。

13.0692 **མཛོ་ར།** **公犏牛角**

ནུས་པས་དུག་ལ་ཕན།

具有解毒的功效。

13.0693 **མཛོའི་ཁོང་ཁྲག** **公犏牛内腔血**

ནུས་པས་རྨ་ལ་ཕན།

具有愈疮伤的功效。

13.0694 **མཛོ་འོ།** **犏牛乳**

ནུས་པ་སྙོམས་པས་ནད་ཀུན་ལ་འཕྲོད། ལུས་ཟུངས་གསོ་ཞིང་སྟོབས་སྐྱེད།

性平，益于各类疾病，具有滋补强身的功效。

13.0695 **མཛོ་མར།** **犏牛酥油**

ནུས་པ་བསིལ་ལ་སྙོམས་པས་རླུང་ཚད་འཇོམས།

性凉而平，具有清“隆”热的功效。

13.0696 **མཛོ་ལྕི།** **犏牛粪**

ནུས་པས་ཡན་ལག་ན་བ་དང་རེངས་འཁུམས་དག་ལ་ཕན།

具有治疗四肢疼痛和硬僵萎缩的功效。

13.0697 **གནའ་བ།** **岩羊**

རྫ་རི་དང་བྲག་གསེབ་ཏུ་གནས་བཅས་པ་སྤུ་མདོག་སེར་སྐྱ་དང་ལྟོ་ཞེར་དཀར་པོ། མཇུག་སྣེ་ནག་པོ་ཡིན། ཕོ་ལ་ར་གྲུ་བཞི་ཕྱིར་ཕྱོགས་ཏེ་གཉུས་ཤིང་ལོ་ཚོད་དང་མཉམ་པའི་གཉེར་རིས་ཡོད་པ། མོ་ར་ཐུང་ཕྲེན་དུ་དྲང་པོར་སྐྱེ་བ་ཡིན།

栖息于山崖和石岩间，毛色呈淡黄色，腹部为白色，尾端黑色。雄性的角方形，向两侧分开外展，且具有与年龄相仿的横棱；雌性角短而细，向上直长。

13.0698 **གནའ་བའི་ར།** **岩羊角**

ནུས་པས་རྨ་འབྲས་དང་ཚད་པ། ཕོ་ནད་ལ་ཕན།

具有治疗疮伤、热症和胃病，除“哲”病的功效。

13.0699 **གནའ་བའི་ཁྲག** **岩羊血**

ནུས་པས་ཆང་ནད་སྲུང་བར་བྱེད།

具有预防酒病的功效。

13.0700 **གནའ་བའི་ཤ** **岩羊肉**

ནུས་པས་ལུས་ཟུངས་གསོ།

具有滋补功效。

13.0701 གནའ་ཐུག་སྤུ། 种岩羊毛

སྡིག་འབྲས་མ་བརྟོན་པའི་གནའ་བའི་སྤུ། ནུས་པས་དུག་སེལ་བ་དང་རྣག་ཆུ་སྐེམ།

未阉割的岩羊毛，具有清毒和干脓的功效。

13.0702 གནའ་བའི་མཇུག་སྤུ། 岩羊尾毛

ནུས་པས་ནུ་མའི་ཁྲག་ཚབས་སེལ།

具有治疗乳房血“媬”病的功效。

13.0703 རྒྱ། 鬣羚

ནགས་དང་བྲག་གསེབ་ཏུ་འཚོ་བ། སྤུ་མདོག་ན་ཕྲ་བའི་དུས་ཁམ་དམར་དང་། དར་མའི་དུས་ནག་པོ། རྒས་ནས་ཐལ་སྐྱར་འགྱུར་བ། ཟེག་མ་ཡོད་པ། རྭ་ནག་ལ་གཉེར་རིས་ཀྱིས་ཁྱབ་པ། རྣ་བ་ཆེ་ལ་རིང་བ་ཡིན།

栖息于林间和石岩间，幼时毛色为红褐色，成年时呈黑色，老时变为灰色。有鬃毛，角为黑色有横棱，耳朵大而长。

13.0704 རྒྱ་རྭ། 鬣羚角

རི་དྭགས་རྒྱའི་རྭ། ནུས་པས་བུ་འབྱིན་ལ་མོ་ནད་དང་མཁལ་གཟེར་ལ་ཕན། གྲང་བ་འཇོམས།

野兽鬣羚的角，具有催产功效，对妇女病、肾疼痛、驱寒有益。

13.0705 རྒྱ་ཚིལ། 甲次

❶ རི་དྭགས་རྒྱའི་ཚིལ་བུ། བྱུགས་པས་མཛེ་ལ་ཕན། ❷ ཁྱི་བྲུན་གྱི་དཀྱིལ་དུ་དཀར་པོ་རིལ་རིལ་འབྱུང་བ་དེའོ། །ནུས་པས་རེག་དུག་དང་སླང་ཤུ། གཉན་ཕྱོགས་འཇོམས། ❸ ར་རྒྱ་བོའི་ཚིལ་བུ། ནུས་པས་སྲིན་ནད་དང་རེག་དུག་སེལ།

❶ 鬣羚脂肪，涂搽对治疗麻风病有益。❷ 狗粪白，狗粪中的白色丸状物，具有治疗触毒、牛皮癣、疠、炭疽的功效。❸ 黑山羊脂肪，具有治疗“蛀”病和触毒的功效。

13.0706 རྒྱ་ཤ 鬣羚肉

ནུས་པས་ལུས་ཟུངས་གསོ།

具有滋补的功效。

13.0707 བྱ་རྒོད། 秃鹫

བྲག་དང་ནགས་གསེབ་ཏུ་གནས་བཅའ་ཞིང་། སྒྲོ་མདོག་དཀར་པོ་དང་ནག་ཤས་ཆེ་བ་གཉིས་ཡོད། འཕུར་རྩལ་ཆེ་བས་ནམ་འཕང་གཅོད་ཐུབ་པ་དང་། མཆུ་དང་སྡེར་མོ་ཤིན་ཏུ་རྣོ་ལ་གུག་པ་ཞིག་ཡིན།

栖息于石岩和林间，羽色有白色和深黑色两种，善于飞翔，喙和爪锋利，内钩。

13.0708 བྱ་རྒོད་གྲེ་བ། 秃鹫喉

ནུས་པས་མ་ཞུ་བ་འཇུ་བ་དང་། ཁྱད་པར་ཤ་མ་ཞུ་བ་འཇུ།

具有治疗不消化的功效，尤其对食肉不消化有效。

13.0709 བྱ་རྒོད་སྙིང་། 秃鹫心

ནུས་པས་དྲན་པ་ཉམས་པ་གསོ། སྙིང་གཟེར་དང་སྙིང་འཁོག་ལ་ཕན།

具有治疗记忆减退、心绞痛、心昏症的功效。

13.0710 བྱ་རྒོད་མཁྲིས་པ། 秃鹫胆

མཁྲིས་པ་མིག་ལ་བྱུགས་པ་དང་བཏུང་བས་མིག་གསལ། རྨ་གསོ། གློ་ནད་ལ་ཕན།

胆涂于眼部或口服可益目，对愈疮伤，治疗肺病有益。

13.0711 བྱ་རྒོད་ཕོ་བ། 秃鹫胃

ནུས་པས་སྐྲན་བཤིག་པ་དང་མེ་དྲོད་སྐྱེད།

具有除瘤和增胃火的功效。

13.0712 བྱ་རྒོད་རུས་པ། 秃鹫骨

ནུས་པས་ཆུ་འགགས་སེལ།

具有治疗尿闭症的功效。

13.0713 བྱ་རྒོད་ཤ 秃鹫肉

ནུས་པས་མེ་དྲོད་སྐྱེད་པ་དང་། ལྦ་བ་འཇིག གདོན་ནད་སེལ།

具有增胃火，破颈瘿，治疗魔病的功效。

13.0714 བྱ་རྒོད་བྲུན། 秃鹫粪

ནུས་པས་མེ་དྲོད་སྐྱེད་པ་དང་། སྐྲན་བཤིག ལྷེན་དང་ལྕགས་དྲེག་འགོག སྐྲངས་པ་འཇོམས་པ་དང་རྣག་ཏུ་འགྱུགས། གདོན་ཀུན་སྲུང་།

具有增胃火，除瘤，预防剑突“培根”和铁垢“培根”病，消肿，化脓，辟邪的功效。

13.0715 བྱ་རྒོད་མིག 秃鹫眼

མིག་ལ་བྱུག་པས་མིག་གིས་རྒྱང་རིང་པོར་གསལ་བ་དང་། མིག་འགྲིབ་དང་གློ་གཅོང་ལ་ཕན།

涂于眼部可增强视力，对眼障和肺痼疾有益。

13.0716 བྱི་བ། 鼠

སྤུ་མདོག་ཁམ་སེར་དང་ནག་པོ། དཀར་པོ་སོགས་ཅི་རིགས་འབྱུང་ལ། མཆེ་བ་གཉིས་མདུན་དུ་འབུར་བ། མིའི་ཟས་རིགས་བརྐུས་ནས་ཟ་བ་ཡིན།

毛色呈黄褐、黑、白等各种颜色，两门齿外凸，喜偷食人类食物。

13.0717 བྱི་བའི་མིག 鼠目

ནུས་པས་གཉིད་མཐུག་པོ་མི་ཐུབ་པ་སྲུང་།

具有防嗜睡的功效。

13.0718 བྱི་བའི་མཁྲིས་པ། 鼠胆

ནུས་པས་རྨ་འདྲུབ། རྨ་ལ་རླུང་ཞུགས་པ་སེལ།

具有愈疮伤，祛“隆”邪侵入创伤的功效。

13.0719 བྱི་བའི་པགས་རློན། 鼠鲜皮

པགས་རློན་དྲོན་མོ་བཀབ་ལ་ནན་བྱས་ན་རྣག་སྣ་འདྲེན་པར་བྱེད།

鲜皮热罨具有引脓的功效。

13.0720 བྱི་བྲུན། 鼠粪

ནུས་པས་གདོན་སེལ་བ་དང་། སྨྱོ་བྱེད་འཇོམས། ཆང་དུ་བཙོས་ནས་འབྱར་བྱས་ན་རྣག་སྣ་འདྲེན།

具有驱魔，治疗癫狂的功效；酒煮后外敷，具有引脓的功效。

13.0721 སྤྱང་ཀི། 狼

སྤང་ཐང་དང་ནགས་སུ་འཚོ་ཞིང་། གཟུགས་དབྱིབས་ཁྱི་དང་འདྲ་ལ་སྤུ་མདོག་ཕལ་ཆེར་སེར་སྐྱ་གྲ་ནག་པོ་ཅན་སོས་ཀར་དམར་སེར་དུ་འགྱུར་བ། ཨོག་བཞི་དཀར་སྐྱ། ཆགས་པ་

འཕྱིལ་བའི་སྐབས་སུ་ངུ་སྐད་འདོན་པ་ཡིན།
栖息于草地和森林，体型似狗，毛色大多呈灰黄色，毛端为黑色，春季变成棕黄色，下颏为灰白色，发情期发出哀嚎声。

13.0722 སྤྱང་ཀིའི་ལྕེ། 狼舌

ནུས་པས་ལྕེ་སྐྲངས་དང་གག་པ་སེལ།
具有治疗舌肿和白喉的功效。

13.0723 སྤྱང་ཀིའི་ཕོ་བ། 狼胃

ནུས་པས་ཕོ་བའི་དྲོད་སྐྱེད་པ་དང་མ་ཞུ་བ་འཇུ།
具有增胃火和消化食积不化的功效。

13.0724 སྤྱང་ཀིའི་ཤ 狼肉

ནུས་པས་མ་ཞུ་བ་འཇུ།
具有消化食积不化的功效。

13.0725 སྤྱང་ཀིའི་སྤུ། 狼毛

སྤུ་དུགས་ཀྱི་ནུས་པས་མགོ་དང་ལུས་ཀྱི་གཟེར་ཀུན་འཇོམས།
毛敷具有治疗头部和全身疼痛的功效。

13.0726 སྤྱང་བྲུན། 狼粪

ནུས་པས་གདོན་འཇོམས་ཤིང་སྐྲངས་པ་ཞི།
具有驱邪，消肿的功效。

13.0727 སྤྱང་ཀིའི་གྲེ་བ། 狼喉

ནུས་པས་ལྦ་བ་འཇོམས་པར་བྱེད།
具有治疗颈瘿的功效。

13.0728 ཁྱི། 狗

སྤུ་མདོག་ནག་པོ་དང་དཀར་པོ་སོ་སོ་རིགས་འབྱུང་ལ། མི་རྣམས་ཀྱིས་སྒོ་ཁྱིར་སྐྱོང་པ་དེ་ཡིན།
毛色呈黑、白等各种颜色，人类将其用以看家。

13.0729 ཁྱིའི་རྫང་སྤུ། 狗阴毛

ནུས་པས་ཁ་ནད་དང་། རྣག ཆུ་སེར་སྐེམས།
焦毛有治疗口腔病，干脓，干黄水的功效。

13.0730 ཁྱིའི་སྤུ་གཞོབ། 狗焦毛

ཁྱི་སྤུ་མེར་བསྲེགས་པའི་ཐལ་བ། ནུས་པས་ལྷོག་སྐྲངས་གནོན།
燎犬毛的炭灰。具有治疗炭疽、消肿的功效。

12.0731 ཁྱི་གཞོབ། 犬毛灰

ཁྱིའི་སྤུ་གཞོབ་དང་དོན་གཅིག
与狗焦毛同义。

13.0732 ཁྱིའི་མཇུག་སྤུ། 狗尾毛

ཁྱི་ནག་བྲང་སྙིང་གི་སྤུ་དཀར་པོ་ཅན་གྱི་མཇུག་སྤུའི་ནུས་པས་མོ་གདོན་སྲུང་། ཁྱི་ནག་གི་མཇུག་སྤུ་རྨ་ལ་བཀབ་པས་རྨ་སོས།
胸毛色为白的黑狗尾毛，具有防女魔的功效。黑狗尾毛敷于伤口可愈创。

13.0733 ཁྱི་ལྕེ། 狗舌

ནུས་པས་རྨ་འདྲུབ།
具有愈疮伤的功效。

13.0734 ཁྱི་རླིག 狗睾丸

ནུས་པས་བུ་རོ་འབྱིན།
具有下死胎的功效。

13.0735 ཁྱི་གུའི་ཀླད་པ། 狗崽脑

ནུས་པས་ཀླད་པ་འཛག་པ་གཅོད།
具有止脑漏的功效。

13.0736 ཁྱི་ཀླད། 狗脑

ནུས་པས་མིག་ནད་ཕྱི་འགྲིབ་ལ་ཕན།

具有治疗眼外障症的功效。

13.0737 ཁྱི་རྒྱ་སེར་གྱི་སྣ་ཁྲག 四眼狗鼻血

གཞི་སྤུ་མདོག་ནག་པོ་ལ་རྐང་ལག་དང་མགུལ་མཆུ་སེར། མིག་གཉིས་གོང་དུ་སེར་ཐིག་རེ་ཡོད་པ་ཅན་གྱི་ཁྱིའི་སྣ་ཁྲག ནུས་པས་ཤ་ཡི་ཤའུ་གསོ།

基部毛为黑色，手足、颈部和双唇为黄色，双目上方带黄色斑点的狗，其鼻血具有生新肌的功效。

13.0738 ཁྱི་ཁྲག 狗血

ནུས་པས་མཛེ་དང་གླང་ཤུ་འཇོམས།

具有治疗麻风病和牛皮癣的功效。

13.0739 ཁྱི་ཤ 狗肉

ནུས་པས་གྲང་བའི་ནད་སེལ་ཞིང་ཆུ་སེར་སྐེམ།

具有治疗寒症，干黄水的功效。

13.0740 ཁྱི་སྤུ། 狗毛

ནུས་པས་སྲིན་དང་སྐྲངས་པ་འཇོམས།

具有除“蛀”和消肿的功效。

13.0741 ཁྱི་བྲུན། 狗粪

ནུས་པས་གདོན་འཇོམས་ལ་སྐྲངས་པ་ཞི།

具有驱邪和消肿的功效。

13.0742 ཁྱིའི་མཆེ་བ། 狗犬齿

ནུས་པས་གག་པ་སེལ།

具有治疗白喉的功效。

13.0743 སི་ཏ་ཤྭ་ན་ཛི་ཧྭ། 白狗舌

ཁྱི་དཀར་པོའི་ལྕེ། ནུས་པས་ཕོ་མཚན་འགྲེངས།

白狗的舌头，具有勃起阴茎的功效。

13.0744 ཕག 猪

སྤུ་མདོག་ནག་པོ་མང་ཞིང་། དཀར་པོ། ཁྲ་བོ་སོགས་ཅི་རིགས་བྱུང་། རྣ་བ་ཆེ་ཞིང་ཐུར་དུ་འཕྱངས་ལ། སྣ་དབྱིབས་འཁོར་ལོ་འདྲ་བ་ཡིན།

毛色多为黑色，亦有白、花等各种颜色，耳大且下垂，鼻圆似轮。

13.0745 ཕག་ལྕེ། 猪舌

ནུས་པས་རུས་འཛེར་འགོག

具有剔除骨刺的功效。

13.0746 ཕག་མཁྲིས། 猪胆

ནུས་པས་རྨ་འདྲུབ། དུག་ཚད་སེལ་ཞིང་མིག་ལ་ཕན།

具有愈疮伤，清毒病热，益目的功效。

13.0747 ཕག་ཐོད། 猪顶骨

ནུས་པས་དམུ་ཆུ་སེལ།

具有治疗腹水的功效。

13.0748 ཕག་རུས། 猪骨

ནུས་པས་སྨུག་པོ་སེལ།

具有治疗紫“培根”病的功效。

13.0749 ཕག་གི་རྐང་མར། 猪髓

ནུས་པས་སྐྲ་དང་སྨིན་མ་བྱི་བ་སྐྱེ།

具有生发和生眉的功效。

13.0750 ཕག་ཚིལ། 猪脂

ཁོང་དུ་བསྟེན་ཆེ་ནུས་པས་དུག་སྡུད། བྱུགས་ན་ཆུ་སེར་དང་ཤུ་ཐོར་འཇོམས།

内服有敛毒的功效；涂擦有干黄水，疗细疹的功效。

13.0751 ཕག་ཁྲག 猪血

ནུས་པས་དུག་དང་སྨུག་པོ་བྱེར་བ་སྡུད།

具有敛毒和收敛扩散紫“培根”的功效。

13.0752 ཕག་ནག་སྣ་ཁྲག 黑猪鼻血

ནུས་པས་ཡན་ལག་དང་ཚིགས་ཀྱི་ཆུ་སེར་སྡོམ་པར་བྱེད།

具有敛四肢和关节黄水的功效。

13.0753 ཕག་ཤ 猪肉

ནུས་པས་ཚད་པ་དང་འབྲས་ནད་འཇོམས།

具有清热、除“哲”的功效。

13.0754 ཕག་རྒོད། 野猪

ནགས་ཚལ་དང་འདམ་གཞུང་དུ་འཚོ་བ། ཆེ་ཆུང་གསོས་ཕག་ལས་ཆུང་ཙམ། རྫོག་མ་གཟེངས་ཤིང་མཆུ་རིང་ལ་མ་མགལ་གྱི་མཆེ་བ་གཉིས་ཆེ་ལ་ཕྱིར་འབུར་བ་ཡིན།

栖息于森林和泥滩，体形比家猪小，鬃毛挺直，嘴长，两对犬齿长而外突。

13.0755 ཕག་རྒོད་མཆེ་བ། 野猪獠牙

ནུས་པས་གདོན་དང་རིམས་ནད་སྲུང་།

具有辟魔，预防瘟病的功效。

13.0756 ཕག་རྒོད་ཤ 野猪肉

ནུས་པས་གདོན་ནད་སེལ།

具有治疗魔病的功效。

13.0757 ཕག་བྲུན། 猪粪

ཕག་རྒོད་ཀྱི་བྲུན། ནུས་པས་མ་ཞུ་བ་དང་། གཉན་རིམས། མཁྲིས་སྐྲན་འཇོམས། གྲང་མཁྲིས་ལ་མཆོག

野猪的粪便，具有治疗不消化、痨、瘟，除“赤巴”瘤的功效，对寒性“赤巴”病有特效。

13.0758 བོང་བུ། 驴

སྤུ་མདོག་ཁམ་སྐྱ་དང་ཐལ་སྐྱ། ནག་པོ་སོགས་ཅི་རིགས་འབྱུང་། རྣ་བ་རིང་ཞིང་རྐང་ལག་ཕྲ་ལ་རྨིག་པ་ཟླུམ་པོ་ཅན། སྐད་ཆེན་འདོན་པ་ཞིག་ཡིན།

毛色呈灰褐、灰、黑等各种颜色，耳朵长，四肢细，蹄圆，叫声响亮。

13.0759 བོང་བུའི་ལྗེ། 驴舌

མིང་གཞན་དུ་དུང་མཁན་ལྗེ་ཟེར་ཞིང་། ནུས་པས་འགྲུ་བ་གཅོད་པར་བྱེད།

又称“东坎杰”，具有止泻的功效。

13.0760 བོང་ཚིལ། 驴脂

ནུས་པས་ཟ་འཕྲུག་དང་གླང་ཤུ་སེལ།

具有止痒和治疗牛皮癣的功效。

13.0761 བོང་བུའི་མཇུག་ཁྲག 驴尾血

ནུས་པས་སྣ་ཁྲག་དང་རྨ་ལ་ཕན།

具有止鼻血，愈疮伤的功效。

13.0762 བོང་ཁྲག 驴血

ནུས་པས་གྲུམ་བུའི་ཆུ་སེར་སེལ།

具有治疗痹症黄水的功效。

13.0763 བོང་ཤ 驴肉

ནུས་པས་ཕོ་བའི་དྲོད་སྐྱེད་པ་དང་ལུས་ཟུངས་འཕེལ།

具有增胃火和滋补的功效。

13.0764 བོང་ནག་སྦངས། 黑驴鲜粪

འབྱར་བྱས་པས་རྨ་ལ་ཕན།

贴敷利于疮伤。

13.0765 བོང་བུའི་འོ་མ། 驴乳

ནུས་པས་ཡན་ལག་གི་རླུང་ནད་སེལ་ཞིང་གློ་གསོ། རྨོངས་པར་བྱེད།

具有治疗四肢的“隆”病，养肺的功效，但用之过多可致人愚笨。

13.0766 **བོང་རྨིག** 驴蹄

བོང་བུའི་རྨིག་པ། ནུས་པས་ཆུ་འགགས་སེལ།
驴的蹄子，具有治疗尿闭症的功效。

13.0767 **བོང་གསེབ་ཆུ།** 种驴尿

ཉིག་འབྲས་མ་བཏོན་པའི་བོང་བུའི་དྲི་ཆུ། ནུས་པས་སྣ་ནད་སེལ།
未阉割的驴尿，具有治疗鼻病的功效。

13.0768 **གཡག** 公牦牛

ཕོ་ལ་གཡག་དང་མོ་ལ་འབྲི་ཟེར། གཟུགས་སྟོབས་སོགས་མཛོ་ལས་ཆེ་བ། སྤུ་མདོག་ནག་པོ། རྩིད་པ་མཐུག་ལ་རིང་བ། རྭ་རྩ་སྦོམ་ཞིང་རིང་བ། འབྲོག་པའི་འཚོ་རྟེན་བྱེད་པ་དེ་ཡིན།
藏语里公牦牛称之为“亚”，母牦牛称之为“智”，体形力量比犏牛大，毛色为黑色，缨毛厚而长，牛角根粗而长，牧民作为生活的依靠。

13.0769 **གཡག་ལྕེ།** 公牦牛舌

ནུས་པས་བད་ཀན་གྲང་བ་སེལ།
具有治疗寒性“培根”病的功效。

13.0770 **གཡག་ཤ** 公牦牛肉

ནུས་པས་རླུང་སེལ། ཚད་པར་གནོད།
具有祛“隆”病的功效，但对热症有害。

13.0771 **གཡག་ཁྲུག་དཔུང་རྩིད།** 种牦牛肩毛

ཉིག་འབྲས་མ་བཏོན་པའི་གཡག་གི་དཔུང་བའི་རྩིད་པ། ནུས་པས་མོ་གདོན་སྲུང་།
未阉割的牦牛肩部的缨毛，具有预防女魔病的功效。

13.0772 **གཡག་ཁྲུག་རྭ།** 种牦牛角

ཉིག་འབྲས་མ་བཏོན་པའི་གཡག་གི་རྭ། ནུས་པས་རྨ་འབྲས་དང་ཕོའི་ནད་སེལ།
未阉割的牦牛角，具有治疗疮伤、胃病，除“哲”的功效。

13.0773 **གླང་ཆེན།** 大象

ཚ་བ་ཆེ་བའི་ས་ཁུལ་དུ་འཚོ་བ། གཟུགས་པོངས་ཆེ་ལ་མཐོ་ཞིང་། རྣ་བ་ཆེ་ལ་མིག་ཆུང་། སྣ་རིང་ལ་སུག་བཞི་སྦོམ་པ། ཕོ་ལ་མཆེ་བ་དཀར་པོ་གཉིས་མདུན་ནས་གྱེན་དུ་གཟེངས་པར་བ་སོ་ཞེས་བརྗོད་ལ། མཇུག་མ་ཐུང་བ། ལུས་སྟེང་དུ་སྤུ་ཐར་ཐོར་ཙམ་ལས་མེད།
栖息于热带地区，体形高大，耳大眼小，鼻子长，四肢粗，雄性的白色犬齿从两侧向上竖立，称作象牙，尾巴短，体毛稀疏。

13.0774 **གླང་ཆེན་མཁྲིས་པ།** 琅青赤巴

ནུས་པས་དུག་གིས་ཤ་སྐམ་པ་གསོ།
具有治疗中毒性肌肉萎缩的功效。

13.0775 **གླང་ཆེན་ཤ** 象肉

ནུས་པས་གདོན་ནད་སེལ།
具有驱魔的功效。

13.0776 **གླང་ཆེན་ཀོ་ལྤགས།** 象皮

ནུས་པས་འབྲུམ་ནག་ནད་ལ་ཕན། རྨའི་ཤའུ་གསོ།
具有治疗黑痘，创口生新肌的功效。

13.0777 **སྲམ།** 水獭

ཆུ་བོ་དང་མཚོའུ་སོགས་སུ་གནས་པ། སྤུ་མདོག་ཁམ་སྨུག་གམ་ཁམ་ནག་ལ་ཡོག་མ་

དང་དང་ག་དཀར་ཤས་ཆེ་བ། མགོ་ཞེབ་ལ་ལུས་སྣ་རིང་བ། ཆུར་རྐྱལ་མཁས་པ། སྡེར་མོའི་བར་དུ་སྐྱི་མོ་སྤྲབ་པོས་སྦྲེལ་ཡོད།
栖息于河流和湖泊中，毛色为棕色或褐色，下颏、胸部偏白，头部扁，体型长，善于游泳，趾间有蹼。

13.0778 སྲམ་གྱི་མཆེ་བ། 水獭犬齿

ནུས་པས་གྱི་བར་ཉ་རུས་ཟུག་པ་འདོན། རྡེའུ་ནད་དང་ཆུ་འགགས་སེལ།
具有除鱼刺鲠喉，治疗结石病和尿闭症的功效。

13.0779 སྲམ་གྱི་མཆིན་པ། 水獭肝

ནུས་པས་ཆུ་འགགས་དང་མངལ་འཁྲིལ་འབྱིན།
具有利尿和排宫内瘀血的功效。

13.0780 སྲམ་གྱི་མཇུག་རྟོ། 水獭尾骨

ནུས་པས་རོ་ཙ་བར་བྱེད་ཅིང་། འདོད་པ་འཕེལ།
具有壮阳，增强性欲的功效。

13.0781 སྲམ་རུས། 水獭骨

ནུས་པས་དམུ་ཆུ་སྐེམ།
具有干腹水的功效。

13.0782 སྲམ་ཤ 水獭肉

ནུས་པས་རོ་ཙ་གསོ་ཞིང་། མཁལ་ནད་གྲང་བར་ཕན།
具有壮阳的功效，对治疗寒性肾病有益。

13.0783 སྲམ་བྲུན། 水獭粪

ནུས་པས་དམུ་ཆུ་སྐེམ་ཞིང་མངལ་ནད་འབྱིན།
具有干腹水，治疗子宫病的功效。

13.0784 དོམ། 熊

བྲག་རི་དང་ནགས་གསེབ་སོགས་སུ་འཚོ་ཞིང་། སྤུ་མདོག་ནག་པོ། ཞེ་སྡང་ཧ་ཅང་ཆེ་བ། གོག་ལ་འདངས་གང་ རུང་གིས་འགྲོ་ནུས་ཤིང་དགུན་ཉལ་བྱེད་པ་ཡིན།
栖息于石岩和森林等处，毛黑色，易怒，既可以爬行，也可站立行走，冬眠动物。

13.0785 དོམ་གྱི་མཆེ་བ། 熊犬齿

ནུས་པས་ཁྲག་ཤོར་གཅོད།
具有止血功效。

13.0786 དོམ་ཀླད། 熊脑

ནུས་པས་མགོ་རྨ་གསོ།
具有治疗头部外伤功效。

13.0787 དོམ་ཤ 熊肉

ནུས་པས་གདོན་ནད་དང་ཚད་པ་སེལ།
具有驱魔和清热的功效。

13.0788 དོམ་གྱི་མཇུག་སྒྲ། 熊尾毛

ནུས་པས་མོ་གདོན་སྲུང་།
具有预防女魔病的功效。

13.0789 འབྲུག་གི་མཆེ་བ། 龙犬齿

ས་འོག་ནས་ཐོན་ཞིང་དབྱིབས་སྲོག་ཆགས་ཀྱི་སོ་འདྲ་བ། བཅད་ཁར་ལྕེ་འབྱར་བ། ནུས་པས་སོ་ཡི་གཟེར་འཛོམས་ལ་སོ་རྩ་བརྟན་པར་བྱེད།
源自地底，形似动物的牙齿，断面粘舌，具有止牙痛且固齿的功效。

13.0790 འབྲུག་རུས། 龙骨

ས་འོག་ནས་ཐོན་ཞིང་དབྱིབས་སྲོག་ཆགས་ཀྱི་རུས་པ་དང་འདྲ་བ། མདོག་དཀར་སྐྱ་དང་

ཁམ་སེར་སོགས་ཅི་རིགས་འབྱུང་། ཕྱི་ཅུང་འཇམ་ལ་ནང་ལྷ་སོབ་ཅན། ངོ་བོ་ལྕི་ལ་ཕྱེ་མར་བཏུལ་སླ་བ། ནུས་པས་རུལ་གཅོད། རྨ་འདྲུབ། རྨེན་པ་བཞུ།

出自地下，状似动物骨，呈白灰和黄褐等各种颜色，表面较光滑而内酥脆，性重而易粉碎。具有去腐肉、愈疮伤、消淋巴肿的功效。

13.0791 གཟིག 豹

ནགས་ཚལ་དང་བྲག་ཕུག་ཏུ་གནས་བཅས་པ། སྤུ་མདོག་སེར་སྐྱ་ལ་ཐིག་ལེ་ནག་པོ་ཆེ་ཆུང་མང་པོས་ཁྱབ་པ། རྒྱུག་པའི་བང་རྩལ་མགྱོགས་པ། ཤིང་སྡོང་ལ་འཛེག་ཐུབ་པ་ཡིན།

栖息于森林和岩洞中，毛色呈淡黄色且布满大小黑斑，奔跑速度快，会爬树。

13.0792 གཟིག་གི་མཆེ་བ། 豹犬齿

ནུས་པས་སོ་ཡི་གཟེར་འཇོམས་ལ་སོ་རྩ་བརྟན་པར་བྱེད།

具有止牙痛和固齿功效。

13.0793 གཟིག་རུས། 豹骨

ནུས་པས་ཁྱི་རྨ་དང་ལྷོག་ཐབས་འཇོམས། རུས་ཐལ་གྱིས་སྐྲན་བཤིག

具有治疗犬咬伤、类炭疽肿的功效，其骨灰可除瘤。

13.0794 གཟིག་ཤ 豹肉

ནུས་པས་གདོན་ནད་སེལ་ཞིང་ཟས་འཇུ། མེ་དྲོད་སྐྱེད།

具有驱魔，消食，增胃火的功效。

13.0795 གཟིག་སྤུ། 豹毛

ནུས་པས་སྣ་ཁྲག་གཅོད།

具有止鼻血的功效。

13.0896 སྡིག་སྲིན་ནག་པོ། 蝎

སྡིག་པ་ར་ཙ་སྟེ། རྡོ་གསེབ་དང་གྱང་སྦུབ། ཤིང་པོ་རུལ་པའི་འོག་སོགས་སུ་གནས། ཆེ་ཆུང་མི་དར་མའི་མཐེ་བོང་ཙམ། ཁོག་སྟོད་སྦོམ་ལ་ཐུང་བ་ལྷུ་ཚིགས་བདུན་ལས་གྲུབ། ཁོག་སྨད་ཕྲ་རིང་ལ་ལྷུ་ཚིགས་ལྔ་རེ་འབྲེལ་བའི་སྡེར་མཛུག་མ་ཁམ་སེར་ལྕུགས་ཀྱུ་ཅན། རྐང་ལག་བཅུ་ཡོད། ནུས་པས་ཞྭ་ལོག་དང་མཁལ་ནད། ཆུ་སེར་སོགས་འདྲེན།

又称为“斗巴拉杂”，栖息于石缝、墙缝、腐树下等处，大小如成年人的拇指，身体前段粗而短，由七个体节组成；后段细长，由五个体节及一个黄褐色尾刺组成，有十只手足。具有治疗转筋、肾病、黄水等的功效。

13.0897 འཕྱི་བ། 旱獭

རི་ལུང་དུ་འཚོ་བ་སྤུ་མདོག་ཕལ་ཆེར་སེར་སྐྱ་ཀྲ་ནག་པོ་ཅན། མཆུ་ཤོ་རི་མཆེ་བ་གཉིས་ཕྱིར་འབུར་བ། གོག་ལངས་བྱེད་ཐུབ་པ། དགྲ་ཉེན་བྱུང་སྐབས་སྐད་རྒྱག་པ། དགུན་ཉལ་བྱེད་པ་ཡིན།

栖息于山谷，毛色大多为淡黄色，毛端为黑色，兔唇，两犬齿向外突出；既能爬行，也能直立行走，遇敌时发出鸣叫声，有冬眠习性。

13.0898 འཕྱི་བའི་མཆེ་བ། 旱獭犬齿

ནུས་པས་རུས་ཆག་སྦྱོར།

具有接骨的功效。

13.0899 འབྲི་བའི་སྙིང་། 旱獭心

ནུས་པས་སྙིང་གི་རླུང་ཚབས་སེལ།

具有治疗心脏“隆婇”病的功效。

13.0800 འབྲི་བའི་མཆིན་པ། 旱獭肝

ནུས་པས་རུས་པ་གས་ཆག་སྦྱོར།

具有接骨的功效。

13.0801 འབྲི་བའི་མཁྲིས་པ། 旱獭胆

ནུས་པས་སྦྱར་དུག་དང་རྨར་ཕན། ཆང་ནད་འབྱངས་པར་བྱེད།

具有解配制毒、愈疮伤、治疗酒病的功效。

13.0802 འབྲི་ཚིལ། 旱獭脂

ནུས་པས་གྲང་རླུང་དང་ཉ་སྐྲངས་འཇོམས།

具有治疗寒性“隆”病、鱼肌肿胀的功效。

13.0803 འབྲི་བའི་ཤ 旱獭肉

ནུས་པས་གྲང་རླུང་དང་མོ་ནད་སེལ།

具有治疗寒性“隆”病和妇女病的功效。

13.0804 གོ་བོ། 胡兀鹫

རྫ་བྲག་དང་རི་སུལ་དུ་གནས་པ། ལུས་རྒྱབ་དང་གཤོག་པ། མཇུག་མའི་སྤུ་མདོག་སྔོ་སྐྱ། མགོ་སྐེ་དང་ལྟོ་བ། བརླ་རྐང་། གཤོག་པའི་ནང་ངོས་སེར་སྐྱ། མཆུ་རྩེ་གུག་ལ་རྣོ་བ། སྲོག་ཆགས་ཀྱི་རུས་པ་ཁྱུར་མིད་བྱས་ཀྱང་འཇུ་ནུས་པ་ཡིན།

栖息于石崖、山岩、山沟等处，背部、翅膀、尾毛为淡蓝色，头、颈、腹部、腿部及翅膀内侧均为红褐色；喙端内钩而尖锐，能吞咽并能消化动物骨头。

13.0805 གོ་བོའི་གྲེ་བ། 胡兀鹫喉

ནུས་པས་མ་ཞུ་བ་འཇུ་ཞིང་ཁྱད་པར་དུ་ཤ་མ་ཞུ་བ་འཇུ།

具有消化食积不化的功效，尤其对食肉不消化有特效。

13.0806 གོ་བོའི་ཕོ་བ། 胡兀鹫胃

ནུས་པས་ཟས་འཇུ་ཞིང་སྐྲན་བཀོ།

具有消食和除瘤的功效。

13.0807 གོ་བོའི་ཀླད་པ། 胡兀鹫脑

ནུས་པས་རྣག་སྐེམ། དུག་འཇོམས།

具有干脓、解毒的功效。

13.0808 གོ་བོའི་ཤ 胡兀鹫肉

ནུས་པས་མེ་དྲོད་སྐྱེད་ཅིང་ལྦ་བ་འཇིག གདོན་ནད་སེལ།

具有增胃火，破颈瘿，治疗魔病的功效。

13.0809 གོ་བོའི་སྒྲོ། 胡兀鹫羽

ནུས་པས་གདོན་ནད་འཇོམས་ཤིང་ཆུ་སེར་སྐེམ།

具有治疗魔病，干黄水的功效。

13.0810 གོ་བོའི་བྲུན། 胡兀鹫粪

ནུས་པས་དྲོད་སྐྱེད་ལ་སྐྲན་བཤིག ལྷེན་དང་ལྕགས་དྲེག་འགོགས། སྐྲངས་པ་འཇོམས་ཤིང་རྣག་ཏུ་འགྱུགས།

具有增胃火，除瘤，治疗剑突“培根”病、铁垢“培根”病，消肿促脓的功效。

13.0811 ཙེ་སྤྱང་ར། 豺角

མདོག་དབྱིབས་སོགས་སྤྱང་ཀི་དང་འདྲ་ལ། ལུས་བོངས་དེ་ལས་ཅུང་ཆུང་བའི་

གཅན་གཟན་ཞིག ར་ཡི་ནུས་པས་ཕྱུགས་ནོར་གྱི་ནད་རྣམས་སྲུང་།

毛色、外形等像狼，身体较小的食肉动物，其角具有防家畜疾病的功效。

13.0812 བོང་རྨིག་གཡས་བཞུར། 驴右蹄削片

བོང་བུ་ནག་པོ་ལོ་གཉིས་ལོན་པའི་ལག་རྨིག་གཡས་པ་སེག་བརྡར་ལ་བརྡར་བའི་ཕྱེ་མ་དེ་ཉིད་བོང་བུའི་དྲི་ཆུའི་ནང་བཙོས་ནས་དུག་བཏོན་ཏེ་སླར་བྱེ་མའི་ནང་མདོག་སེར་ཙམ་བསྲེགས་པ་ལ་བྱ། ནུས་པས་ཆུ་འགགས་དང་རིམས་ནད་སེལ།

两岁黑驴的右前蹄锉成粉末后置于驴尿中煮而进行炮制，其后再次置于沙子中炒至略黄，具有治疗尿闭症和痨病的功效。

06.00813 ཆུ་སྲིན། 曲蛀

❶ ཆུར་གནས་པའི་ཉའི་རིགས་ཀྱི་སྲོག་ཆགས་ཆུ་སྲིན་ཤ་བ་ཁ་ཆེ། ❷ རྫངས་པའི་རིགས་ཀྱི་སྲོག་ཆགས་ཆུ་སྲིན་རྫངས་པ་ཁ་རལ།

❶海洋哺乳动物鲸。❷爬行类动物蜥蜴。

13.0814 སོ་བྱ། 鸬鹚

མཚོ་དང་མཚེའུ་འགྲམ་དུ་གནས་པ། སྒྲོ་མདོག་ནག་པོ་ཨོག་མར་དཀར་ཐིག་ཡོད་པ། མཆུ་ལེབ་ཅིང་རྣོ་ལ་གུག་པ། སྡར་མོའི་བར་དུ་སྐྱི་ལྤགས་སྲབ་མོས་སྦྲེལ་ཡོད།

栖息于海和湖泊边的鸟类，羽毛为黑色，下颏有白色块斑，喙扁而锐，带钩，趾间具蹼。

13.0815 སོ་བྱའི་གྲེ་བ། 鸬鹚喉

ནུས་པས་མ་ཞུ་བ་འཇུ་བ་དང་ཁྱད་པར་དུ་ཤ་མ་ཞུ་བ་འཇུ།

具有消化食积不化的功效，尤其对肉食不消化有特效。

13.0816 སོ་བྱའི་རུས་པ། 鸬鹚骨

ནུས་པས་དྲུ་ཆུ་སྐེམ།

具有干腹水的功效。

13.0817 སོ་བྱའི་ཤ 鸬鹚肉

ནུས་པས་གདོན་ནད་སེལ་ཞིང་ཆུ་འགགས་འབྱིན།

具有治疗魔病，利尿的功效。

13.0818 སོ་བྱའི་སྤུ་གཙོབ། 鸬鹚焦羽

ནུས་པས་ལྷོག་སྐྲངས་གཞོམ།

具有消类炭疽肿的功效。

13.0819 སོ་བྱའི་མཇུག་སྒྲོ། 鸬鹚尾翎

ནུས་པས་དྲི་ཆུ་འགགས་པ་འབྱེད།

具有治疗尿闭症的功效。

13.0820 ཁྱིམ་བྱ། 鸡

སྤུ་མདོག་དམར་པོ་དང་། ནག་པོ། དཀར་པོ་སོགས་ཅི་རིགས་འབྱུང་ལ། ཕོ་བྱའི་ཟེ་བ་ཆེ་ལ་ཨོག་ཞོལ་འཕྱང་། མོ་བྱ་ལ་དེ་ཙམ་མི་མངོན་གསལ་མེད། གང་ཡང་ནམ་ཚོད་འཛིན་པར་མཁས་ཤིང་དུས་ཚོད་ངེས་ཅན་ནང་སྐད་གསང་མཐོན་པོར་སྐད་བརྡ་གཏོང་བ་ཡིན།

羽毛呈红、黑、白等各种颜色；公鸡的鸡冠大且有肉垂，母鸡的不太明显，均善于打鸣报晓，并会在一定时间内大声鸣叫。

13.0821 ཁྱིམ་བྱའི་ཤ 鸡肉

ནུས་པས་ལུས་ཡང་བ་དང་། རྩལ་སྟོབས་རྒྱས། རོ་ཙ་འཕེལ།

具有瘦身，强身，壮阳生精的功效。

13.0822 བྱ་ཕོའི་ཕྱི་སྡེར། 鸡距

ནུས་པས་མངལ་ནད་ཁྲག་ཚབས་སེལ།

具有治疗子宫病和血“婇”病的功效。

13.0823 བྱ་མོའི་སྒོ་ང་། 鸡蛋

ནུས་པས་ཁུ་བ་འཕེལ། སྒོ་ངའི་སེར་ཐིག་གིས་ཞིང་རོ་གཙོད་ཅིང་རྨ་ལ་ཕན།

具有增精液的功效；蛋黄对除翳障，愈疮伤有益。

13.0824 བྱ་མོ་ནག་མོའི་ཤ 黑母鸡肉

ནུས་པས་སྦྱོར་དུག་སེལ།

具有解配制毒的功效。

13.0825 མཚལ་ལུ་མཁྲིས་པ། 红鸡胆

ཁྱིམ་བྱ་དམར་པོའི་མཁྲིས་པ། རྨ་བྱའི་སྒོ་ང་ལ་སྦྱར་བས་དུག་ནད་སེལ།

红色家鸡的胆汁，配以孔雀蛋具有治疗毒病功效。

13.0826 མཚལ་ལུའི་བྲུན། 红鸡粪

ཁྱིམ་བྱ་དམར་པོའི་བྲུན། ནུས་པས་མིག་ལ་ཕན།

红色家鸡粪，具有益目功效。

13.0827 བྱ་ཕོའི་ཤོག་ཚིལ་ཁྲག 公鸡肉垂血

ནུས་པས་ཟླ་མཚན་འབྱམས་པ་གཙོད།

具有止月经淋漓的功效。

13.0828 བྱ་ཕོའི་ཟེ་ཁྲག 公鸡冠血

མིང་གཞན་འདོད་ཆགས་རྩེ་ཟེར་ཞིང་། ནུས་པས་ཤའུ་གསོ་ཞིང་རུས་པའི་ལྷ་བ་འཛིན། ཟླ་མཚན་འགགས་པ་འབབ་པར་བྱེད།

又称为欲望顶，具有生肌和增强骨松质密度，治疗闭经的功效。

13.0829 བྱ་ཕོའི་དངར་སྒོང་། 公鸡蛋

ནུས་པས་རོ་ཙ་བྱེད།

具有壮阳功效。

13.0830 ཅོ་ག 凤头百灵

བོངས་དབྱིབས་དང་སྤུ་མདོག་སོགས་མཆིལ་བ་དང་འདྲ་ལ། དཔྱིད་ཀྱི་དུས་སྐད་སྣ་ཚོགས་འབྱིན་ཞིང་མཁའ་དབྱིངས་ཀྱི་གནས་གཅིག་ཏུ་སྐར་ཆ་ཁ་ཤས་སྡོད་ཐུབ་པའི་བྱིའུ་ཆུང་ཞིག

体型和毛色等像麻雀，春季发出各种鸟鸣声，能在空中悬停片刻的一种小鸟。

13.0831 ཅོ་གའི་གྲེ་བ། 凤头百灵喉

ནུས་པས་སྐད་འགགས་སེལ་ཞིང་སྐད་སྙན་པོར་འགྱུར།

具有治疗喑哑的功效，能使声音变得悦耳动听。

13.0832 ཁུ་བྱུག 杜鹃鸟

ནགས་ཚལ་དང་ཤིང་རྩེར་གནས་པ། ཆེ་ཆུང་ཕུག་རོན་ལས་ཆུང་ཙམ་སྤུ་མདོག་ཐལ་ཆེར་ཐལ་སྐྱ། མཇུག་སྣེ་དཀར་ཁྲ། རྐང་པ་སེར་པོ་ཕྲ་ལ་ཐུང་བ་ཡིན།

栖息于森林和树顶，体形比鸽子较小；羽毛多为灰白色，尾部尖端有白斑；爪子黄色，细而短。

13.0833 ཁུ་བྱུག་གྲེ་བ། 杜鹃喉

ནུས་པས་གྲེ་བའི་ནད་དང་སྐད་འགགས་སེལ་ཞིང་སྐད་སྙན་པོར་འགྱུར།

具有治疗咽病、喑哑的功效，能使声音变得悦耳动听。

13.0834 ཁུ་བྱུག་ཤ 杜鹃肉

ནུས་པས་སྲིན་སེལ་བ་དང་། ལུས་ཡང་། མདངས་གསལ་ལ་རྩལ་སྟོབས་སྐྱེད།

具有除“蛀”，瘦身，美容，强身的功效。

13.0835 འཛོལ་མོ། 噪鹛

ནགས་ཚལ་དང་ཤིང་ཕྲན་དུ་གནས་ཤིང་། སྒྲོ་མདོག་ཁམ་སེར་ཤས་ཆེ་བ་ལ་བྲང་དང་ལྟོ་བ་དཀར་པོ་དང་སེར་པོ་ཅི་རིགས་འབྱུང་བ། སྐད་སྙན་པོ་སྒྲོག་པ་ཡིན།

栖息于森林和灌木丛中，羽毛多为黄褐色，胸、腹部呈白、黄等各种颜色，鸣叫动听。

13.0836 འཛོལ་མོའི་གྲེ་བ། 噪鹛喉

ནུས་པས་སྐད་འགགས་སེལ་ཞིང་སྐད་སྙན་པོར་འགྱུར།

具有治疗喑哑的功效，能使声音变得悦耳动听。

13.0837 འཛོལ་མོའི་ཤ 噪鹛肉

ནུས་པས་ལུས་ཡང་ཞིང་། རྩལ་སྟོབས་རྒྱས། ཁུ་བ་སྐྱེད།

具有瘦身，强身，增精液的功效。

13.0838 རྟ། 马

མིས་འཚོ་སྐྱོང་བྱས་ཏེ་རྩྭ་དང་འབྲུ་རིགས་སོགས་ཀྱིས་གསོས་པའི་ཕྱུགས་ཀྱི་བྱེ་བྲག་ཅིག སྤུ་མདོག་ངེས་མེད་སྣ་ཚོགས་ལ། རྔོག་མ་དང་མཇུག་མ་རིང་བ། འགྲོས་མྱུར་བ་ཅན།

由人饲养，以草和谷类为食的一种家畜，毛色多样，鬃及尾毛长，奔跑速度快。

13.0839 རྟའི་གྲེ་བ། 马喉

ནུས་པས་སྐད་འགགས་དང་ལྦ་བ་སེལ།

具有治疗喑哑和颈瘿的功效。

13.0840 རྟ་སྙིང་། 马心

ནུས་པས་དུག་ནད་ཚིགས་ལ་བྱེར་བ་སྡུད།

具有收敛扩散至关节的毒病的功效。

13.0841 རྟའི་མཁལ་མ། 马肾

ནུས་པས་མཁལ་ཚད་སེལ།

具有清肾热的功效。

13.0842 རྟའི་སྦྲུ་མ། 马胎盘

ནུས་པས་མེས་ཚིག་རྨ་ལ་ཕན།

具有治疗烧伤的功效。

13.0843 རྟ་ཚིལ། 马脂

ནུས་པས་ཟ་འཕྲུག་དང་གླང་ཤུ་སེལ།

具有止痒和治疗牛皮癣的功效。

13.0844 རྟ་ཤ 马肉

ནུས་པས་རླུང་ནད་གྲང་བ་སེལ། ལུས་ཟུངས་གསོ་བ་དང་སྟོབས་སྐྱེད།

具有治疗寒性“隆”病，滋补强身的功效。

13.0845 རྟ་རྨིག 马蹄

ནུས་པས་སྐྲན་ནད་སེལ་ཞིང་ཀླུ་གདོན་ནད་འཇོམས།

具有除瘤，治疗龙魔病的功效。

13.0846 རྟ་བོན་པ། 马附蝉

རྟ་ཡི་ལག་ངར་ནང་ལྷེབས་ཀྱི་རྭ་འབྱུར། ནུས་པས་ཞ་ཡོག་འཇོམས།

马前肢内侧的角质胼胝，具有治疗肌

疠的功效。

13.0847 རྟ་དཀར་རྨིག་པ། 白马蹄

བསྲེགས་ཐལ་གྱི་ནུས་པས་སྐྱི་བ་དང་པགས་ནད་སེལ།

烧灰具有去痣、治疗皮肤病的功效。

13.0848 རྟ་ལྦངས། 马鲜粪

ནུས་པས་སྲིན་སེལ། མཁྲིས་ རླུང་འཇོམས། སྐྱུགས་པ་གཅོད།

具有除“蛀”，祛“赤隆”病，止吐的功效。

13.0849 རྟ་གསེབ་སྔོན་པོའི་ལྦངས།

青色种马鲜粪

རླིག་འབྲས་མ་བཏོན་པའི་རྟ་སྔོན་པོའི་ལྦན། ནུས་པས་ཁྱི་སྨྱོན་ནད་ལ་ཕན།

未阉割的青色公马粪便，具有治疗狂犬病的功效。

13.0850 ཨ་ཤྭ་ཀྵ་ར། 青色种马尿

རྟ་གསེབ་སྔོན་པོའི་དྲི་ཆུ། ནུས་པས་དངུལ་ཆུའི་དྲེག་གཡའ་འཕྲུད།

青色种马尿，具有水银去锈的功效。

13.0851 རྟའི་འོ་མ། 马乳

ནུས་པས་ཡན་ལག་གི་རླུང་ནད་སེལ་ཞིང་གློ་གསོ། རྒྱུན་ལྡང་པར་བྱེད།

具有治疗“隆”病，养肺，常饮致人愚笨。

13.0852 རྟའི་རུས་པ། 马骨

ནུས་པས་ཆུ་སེར་སེལ།

具有干黄水的功效。

13.0853 རྟ་གསེབ་འབྲས་བུ། 种马睾丸

རིགས་རྒྱུད་སྤེལ་ནུས་པའི་རྟའི་འབྲས་བུ། ནུས་པས་རོ་ཙ་སྐྱེད།

有育种能力的马睾丸，具有壮阳的功效。

13.0854 ནེ་ཙོ། 鹦鹉

ནགས་ཚལ་དུ་གནས་པ་མགོ་ལེབ་མོ། ཕོ་མཆུ་དམར་པོ་དང་མོ་མཆུ་ནག་པོ་ཐུང་ལ་གུག་པ། སྐེ་དང་ལུས་རྒྱབ་ཀྱི་སྤྲོ་མདོག་ལྗང་གུ། གཤོག་པ་ལྗང་སེར། བྲང་དང་ལྟོ་བའི་མདོག་དམར་པོ་དང་སེར་པོ་སོགས་ཅི་རིགས་འབྱུང་བ། མི་སྐད་ལབ་ཤེས་བྱེད་ཤེས་པ་ཡིན།

栖息于森林，头扁，雄性喙红，雌性喙黑，喙短而内钩；颈、背部的羽毛颜色发绿；翅膀黄绿色；胸、腹部为红、黄等各种颜色，能学人说话的一种鸟。

13.0855 ནེ་ཙོའི་སྙིང་། 鹦鹉心

ནུས་པས་རྒྱལ་གདོན་དང་སྨྱོ་འབོག སྙིང་གཟེར་འཇོམས།

具有驱魔王，治疗疯癫、心绞痛的功效。

13.0856 ནེ་ཙོའི་མཁྲིས་པ། 鹦鹉胆

ནུས་པས་སྦྱར་དུག་སེལ།

具有解配制毒的功效。

13.0857 ནེ་ཙོའི་ཤ 鹦鹉肉

ནུས་པས་ལུས་ཡང་། རྩལ་སྟོབས་རྒྱས། ཁུ་བ་སྐྱེད།

具有瘦身，强体，增精液的功效。

13.0858 རི་བོང་། 野兔

སྤུ་མདོག་སྔོ་སྐྱ་འཇམ་ལ་ཁྲ་སེར་སྐྱ་ཅན། རྣ་བ་ཆེ་ཞིང་རིང་ལ་གྱེན་དུ་ལངས་པ། མདུན་སོ་རིང་ལ་འབུར་བ། ཡ་མཆུ་ཤོ་རེ། ལག་

པ་ཐུང་ལ་རྐང་པ་རིང་བས་གྱེན་དུ་རྒྱུག་ན་མགྱོགས་པ་ཡིན།

毛色为灰白色，光滑，毛端为黄灰色；耳朵大而长，向上竖起；两颗门牙长而突出；上唇为唇裂；前肢短，后肢长，故在上坡跑得快。

13.0859 རི་བོང་སྙིང་། 野兔心

ནུས་པས་རྒྱལ་གདོན་དང་སྨྱོ་འབོག སྙིང་གཟེར་འཇོམས།

具有驱魔王，治疗疯癫、心绞痛的功效。

13.0860 རི་བོང་ཀླད་པ། 野兔脑

ནུས་པས་རྒྱུ་གཟེར་འཇོམས།

具有治疗肠痢的功效。

13.0861 རི་བོང་གསོན་པོའི་སྨ་ར། 活野兔须

ནུས་པས་སྦྱར་དུག་བརྟག་ནུས།

具有诊断配制毒的功效。

13.0862 རི་བོང་རིལ་མ། 野兔粪

ནུས་པས་དམུ་ཆུ་སྤྱོང་།

具有引腹水的功效。

13.0863 རི་བོང་ཤ 野兔肉

ནུས་པས་རུས་འཛེར་འགོག

具有剔除骨刺的功效。

13.0864 སྤྲེའུ། 猴

ནགས་ཚལ་དུ་འཚོ་བ། ཁ་སྣ་སོགས་མི་དང་འདྲ་ཞིང་ལུས་ཀྱི་སྤུ་མདོག་ཕལ་ཆེར་ཁམ་སེར་ཤས་ཆེ། རྔ་མ་ཡོད་ཞིང་རི་དང་། བྲག་དང་སྡོང་པོར་འཛེག་མཁས་ཤིང་རྩལ་ཆེ་བ་ཡིན།

栖息于森林，外形略像人，身上有毛，多为黄褐色，有尾巴，善于攀岩、爬树，行动敏捷。

13.0865 སྤྲེའུ་སྙིང་། 猴心

ནུས་པས་སྙིང་གི་ཚབས་ནད་སེལ།

具有治疗心脏血“㛥”病的功效。

13.0866 སྤྲེའུ་རུས། 猴骨

ནུས་པས་བུ་དང་ཤ་མ་འབྱིན། གག་ལྷོག་སེལ།

具有娩出胎儿和胎盘，治疗白喉、炭疽的功效。

13.0867 སྤྲེའུ་བྲུན། 猴粪

ནུས་པས་སྐྲངས་པ་འཇོམས།

具有消肿的功效。

13.0868 སྤྲེའུ་དྲི་ཆུ། 猴尿

ནུས་པས་གདོན་ལ་ཕན།

具有驱魔的功效。

13.0869 ཝ། 狐

ནགས་གསེབ་དང་རྩྭ་ཐང་དུ་འཚོ་བ། སྤུ་མདོག་ཕལ་ཆེར་དམར་སེར་ལ་ཨོག་བའི་སྐྱ་བ། མཇུག་མའི་སྤུ་གཟིངས་ལ་ཐུང་རིང་བ། མཇུག་སྣེར་དཀར་ཐིག་ཡོད།

栖息于森林和草原，毛色多为黄褐色，下颏为灰色；尾巴长，尾毛蓬松，尾端有白斑。

13.0870 ཝ་སྙིང་། 狐心

ནུས་པས་དམུ་ཆུ་སྤྱོང་། སྲིན་སེལ།

具有引腹水，除“蛀”的功效。

13.0871 ཝ་གློ། 狐肺

ནུས་པས་གློ་རྣག་སེལ་ཞིང་གློ་རྡོལ་གཅོད།

具有治疗肺脓、肺穿孔的功效。

13.0872 ཝ་ཀླད། 狐脑

ནུས་པས་རྩ་ཁ་སྡོམ།

具有止血的功效。

13.0873 ཝ་བྲུན། 狐粪

ནུས་པས་གདོན་དང་སྨྱོ་བྱེད་འཇོམས།
具有驱魔，治疗癫狂症的功效。

13.0874 ཝ་གཅིན། 狐尿

ནུས་པས་གདོན་དང་སྨྱོ་བྱེད་སེལ།
具有驱魔，治疗癫狂症的功效。

13.0875 རུས་སྦལ། 乌龟

ལུས་དབྱིབས་སྒོར་ནར་ཕྱི་སྐོགས་སེར་སྐྱ་སྲ་ལ་གཉེར་རིས་ཡོད་པ། སྐེ་རིང་ལ་མགོ་བོ་སྦྲུལ་མགོའི་དབྱིབས་འདྲ་བ་དང་། སུག་བཞི་ཐུང་ལ་མཇུག་མ་ཕྲ་ཞིང་ཐུང་། གནོད་པ་དང་འཕྲད་ཚེ་མགོ་བོ་དང་ཡན་ལག་སོགས་རུས་སྐོགས་ནང་བསྐུམས་པས་ཕྱི་ནས་གནོད་མི་ཐུབ།

身体呈椭圆形，外壳为棕黄色，坚硬而具纹路，颈长，头似蛇头，四肢短，尾巴细短；遇敌时将头和四肢缩于龟壳内，使敌人无法从外袭击。

13.0876 རུས་སྦལ་སྙིང་། 乌龟心

ནུས་པས་མགོ་ཡི་རྨ་གསོ།
具有愈合头部创伤的功效。

13.0877 རུས་སྦལ་རུས་པ། 龟骨

ནུས་པས་མཛེ་ལ་ཕན།
具有治疗麻风病的功效。

13.0878 ཁུག་རྟ། 燕子

བྲག་ངོས་སུ་གནས་བཅའ་བ། ཆེ་ཆུང་མཆིལ་པ་ལས་ཆེ་ཙམ་སྤུ་མདོག་ནག་པོ་ལ་སྐེ་དང་ལྟོ་བ་དཀར་པོ། མཇུག་རྩེ་གཉིས་ཡོད་པ་ཡིན།

栖息于石岩等处，体型比麻雀较大；羽色呈黑色；颈、腹部为白色；尾羽分两叉。

13.0879 ཁུག་རྟའི་གློ་བ། 燕肺

ནུས་པས་གློ་རྣག་སྐེམ་ཞིང་གློ་རྡོལ་གསོད།
具有干肺脓，治疗肺穿孔的功效。

13.0880 ཁུག་རྟའི་བྲུན། 燕粪

ནུས་པས་རྩ་ནད་སྒྲོང་ཞིང་དམར་བཤལ་འཇོམས།
具有脉病下泄，止泻血的功效。

13.0881 སྦལ་པ། 蛙

ཆེ་ཆུང་དང་ཁ་དོག་མི་འདྲ་བ་མང་ཡང་སྐྱེ་འབྲུམ་དང་བསེ་ཁྲབ་ཡོད་པ། ཁ་ཆེ་ཞིང་མིག་འབུར་བ། ལག་པ་ཐུང་ལ་རྐང་པ་རིང་བས་ཐག་རིང་འཕགས་མཆོང་ཐུབ་པ། དགུན་ཉལ་བྱེད་པ་ཡིན།

大小和颜色虽各异，但背侧有斑疹和脊线，嘴大、眼睛外凸，前肢短而后肢长，故能长距离跳跃，有冬眠习性。

13.0882 སྦལ་ནག་མཆིན་པ། 蟾蜍肝

ནུས་པས་སྦྱར་དུག་སེལ།
具有解配制毒的功效。

13.0883 སྦལ་ནག་མཁྲིས་པ། 蟾蜍胆

ནུས་པས་སྦྱར་དུག་སེལ།
具有解配制毒的功效。

13.0884 སྦལ་ནག་ཤ 蟾蜍肉

ནུས་པས་ལྷོག་རིགས་དང་ཤ་ཁུས་ལྕེ་སྐྲངས་འཇོམས།
具有治疗炭疽的功效，肉汤可治疗舌肿。

13.0885 མ་མ་མིག 蛙卵

སྦལ་པའི་སྒོ་ངའི་མིང་སྟེ། ནུས་པས་འཁྲུ་བའི་ནད་ལ་ཕན།

为蛙的卵，具有治疗腹泻的功效。

13.0886 དྲེད་མོང་། 棕熊

སྤང་ཐང་དང་ནགས་གསེབ་ཏུ་འཚོ་བ། སྤུ་མདོག་ཁམ་སེར་མཐུག་ཅིང་རྩུབ་ལ། མགོ་བོ་ཟླུམ་ཞིང་སུག་བཞི་རགས་ལ་སྡེར་མོ་ཆེ་བ། གོག་ལངས་ཐུབ་ལ་དགུན་ཉལ་བྱེད་པ་ཡིན།

栖息于草原和森林，毛为黄褐色，厚而粗糙，头圆，四肢粗壮，爪子硕大。既能爬行，也能直立行走，有冬眠习性。

13.0887 དྲེད་མོའི་མཁྲིས་པ། 棕熊胆

ནུས་པས་རྨ་གསོ་བ་དང་མིག་གི་ནད་ལ་ཕན།

具有愈疮伤，治疗眼病的功效。

13.0888 དྲེད་ཤ 棕熊肉

ནུས་པས་རླུང་འཇོམས།

具有祛"隆"病的功效。

13.0889 ངུར་པ། 赤麻鸭

སྒྲོ་མདོག་དཀར་སེར་རིགས་གཉིས་ཡོད། མཆུ་ལེབ་མོ་ནག་པོ། རྐང་པ་དམར་པོ་སྐྱི་མོས་སྦྲེལ་ཡོད།

羽色有白、黄两种；嘴扁而黑，爪子为红色，具蹼。

13.0890 ངུར་པའི་མཁྲིས་པ། 赤麻鸭胆

མིང་གཞན་བན་དེའི་མཁྲིས་པ་ཟེར་ཞིང་། ནུས་པས་ཉ་ལོག་འཇོམས། མེས་འཚིག་རྨ་ལ་ཕན།

又称"万德赤巴"，具有治疗转筋、烧伤的功效。

13.0891 ངུར་པའི་ཤ 赤麻鸭肉

ནུས་པས་ཉ་ལོག་དང་གཉན་ནད་འཇོམས།

具有治疗转筋，疠的功效。

13.0892 རྩངས་པ། 鬣蜥

མགོ་དབྱིབས་ལེབ་མོ་ཟུར་གསུམ་ཅན། མིག་སྒོར་ཞིང་ཁ་ཆེ་བ་སྦལ་མགོ་འདྲ་བ། ལུས་པོ་སེར་སྐྱ་ཐིག་ལེ་ཅན་ལ་ཉ་སག་ཞིབ་མོས་ཁྱབ་པ། མཇུག་མ་ཕྲ་ལ་རིང་བ་ཡིན།

头扁，呈三角状；眼睛圆而嘴大；头似蛙头；全身灰黄色，带块斑，并有鳞片；尾巴细长。

13.0893 རྩངས་པའི་མཁྲིས་པ། 鬣蜥胆

ནུས་པས་མགོ་ཡི་ཤའུ་སྐྱེད།

具有生头部新肌的功效。

13.0894 རྩངས་པའི་ཀླད་པ། 鬣蜥脑

ནུས་པས་མགོ་རྨ་གསོ།

具有治疗头部外伤的功效。

13.0895 རྩངས་པའི་ཤ 鬣蜥肉

ནུས་པས་རོ་ཙ་བར་བྱེད་ཅིང་། མཁལ་ནད་གྲང་བར་ཕན།

具有壮阳，治疗寒性肾病的功效。

13.0896 ནགས་སྦལ་ཤ 蛤蚧肉

གཟུགས་ཀླུང་རྩངས་ལས་ཆེ་ཞིང་། མགོ་ཆེ་ལ་དབྱིབས་ཟུར་གསུམ། སྐལ་ཚིགས་འབུར་བས་དབྱིབས་ཟེ་བ་འདྲ་བ། ཉ་ཁྲབ་ཅན་མདོག་སྐྱ་སྨུག་ལ་སྨེ་ཐིག་ཁམ་སེར་ཡོད། ནུས་པས་རོ་ཙ་བར་བྱེད་ཅིང་། མཁལ་ནད་གྲང་བར་ཕན།

体型比鬣蜥大，头大，呈三角状，腰

椎外凸似冠，具鳞，呈黄褐色，并带有黄褐色斑点。具有壮阳，治疗寒性肾病的功效。

13.0897 བ། 母黄牛

མོ་ལ་བ་དང་ཕོ་ལ་གླང་ཟེར། སྤུ་མདོག་དམར་སེར་དང་ཁམ་ནག་སོགས་ཅི་རིགས་འབྱུང་ལ། ར་ཐུང་ལ་དྲང་བ། རྔ་མ་ཕྲ་བ་ཡིན།

黄母牛藏语称为“哇”，公牛为“琅”，毛色有黄褐和棕黑等的各种颜色，角短而直，尾巴细。

13.0898 བ་སེར་མཁྲིས་པ། 黄色母黄牛胆

བ་སྤུ་མདོག་སེར་པོ་ཅན་གྱི་མཁྲིས་པ། ནུས་པས་སྨྱོ་བྱེད་ཀྱི་ནད་ལ་ཕན།

毛色为黄色的母黄牛之胆汁，具有治疗癫狂的功效。

13.0899 བ་སེར་མཆེར་པ། 黄色母黄牛脾

བ་སྤུ་མདོག་སེར་པོ་ཅན་གྱི་མཆེར་བ། ནུས་པས་དུག་ནད་དང་མིག་ལ་ཕན།

毛色为黄色的母黄牛脾，具有治疗毒病，益目的功效。

13.0900 བ་སེར་ཁྲག 黄色母黄牛血

བ་སྤུ་མདོག་སེར་པོ་ཅན་གྱི་ཁྲག ནུས་པས་དུག་བྱེར་བ་སྡུད།

毛色为黄色的母黄牛血，具有敛扩散毒的功效。

13.0901 བ་ལང་ཤ 黄牛肉

ནུས་པས་མཁྲིས་ཚད་སེལ།

具有清“赤巴”热的功效。

13.0902 བ་སེར་ལྕི་བ། 黄色母黄牛鲜粪

བ་སྤུ་མདོག་སེར་པོ་ཅན་གྱི་ལྕི་བ། ནུས་པས་སྒྱུར་དུག་སེལ།

毛色为黄色的母黄牛新鲜粪便，具有治疗转化毒的功效。

13.0903 བ་གསར་ལྕི་བ། 母黄牛犊鲜粪

བ་གཞོན་ནུའི་ལྕི་བ། ནུས་པས་ཆུ་སེར་དང་ཤུ་ཐོར་སེལ། དབུགས་མི་བདེ་བར་ཕན།

毛色为黄色的母黄牛犊新鲜粪便，具有治疗黄水病、细疹、哮喘的功效。

13.0904 བ་ཆུ། 母黄牛尿

ནུས་པས་ཆུ་སེར་དང་ཚད་རྙིང་སྐྱོང་། དངུལ་ཆུའི་དུག་གཡའ་འབྲུད།

具有下泄黄水、陈旧热，水银去锈的功效。

13.0905 བ་འོ། 黄牛乳

ནུས་པས་གློ་རྡོལ་དང་གློ་གཅོང་ལ་ཕན།

具有治疗肺穿孔、肺痼疾的功效。

13.0906 བ་མར། 黄牛酥油

ནུས་པས་ནད་གཞི་ཀུན་ལ་འཕྲོད།

具有治疗诸病的功效。

13.0907 སྦྲུལ། 蛇

ལུས་པོ་ཟླུམ་རིལ་སྣ་རིང་ཞིང་ཉ་ཁྲབ་ཀྱི་རང་བཞིན། ཁ་དོག་དུད་ཁ་ཐིག་ལེ་ཅན་འོད་དང་ལྡན་པ་ནུར་བགྲོད་བྱེད་པ། དགུན་ཉལ་བྱེད་པ་ཡིན།

身体呈圆筒状且长而有鳞片；皮色为栗色，带斑点，有光泽，爬行，有冬眠习性。

13.0908 སྦྲུལ་ཆེན་མཁྲིས་པ། 蟒胆

ནུས་པས་ནད་རྣམས་སྤྱི་ལ་ཕན།

对诸病有益。

13.0909 སྦྲུལ་ཚིལ། 蛇脂

ནུས་པས་མདེའུ་འབྱིན།

具有除弹镞的功效。

13.0910 གསེར་སྦྲུལ་ཤ 锦蛇肉

ནུས་པས་གཉན་འཇོམས། རོ་ཙ་བར་བྱེད་ཅིང་ལུས་ཤ་རྒྱས།

具有治疗疠，壮阳，增肉的功效。

13.0911 ལྕགས་སྦྲུལ་ཤ 乌梢蛇肉

ནུས་པས་མིག་ལ་ཕན་ཞིང་བུ་དང་ཤ་མ་འགགས་པ་འབྱིན།

具有益目功效，能娩出胎儿和胎盘。

13.0912 གཡུ་སྦྲུལ་ཤ 翠青蛇肉

ནུས་པས་འཁྲིལ་བ་བཤིག

具有破淤聚的功效。

13.0913 སྨན་སྦྲུལ་ཤ 黑眉锦蛇肉

ནུས་པས་ཤ་སྐྱེད། འགགས་པ་འབྱིན།

具有生新肌，通塞的功效。

13.0914 ཐག་སྦྲུལ་ཤ 银环蛇肉

མངལ་དུ་སྲིད་སྲུམ་སྲུང་བར་བྱེད་ཅིང་། མིག་དང་དབང་པོར་གནོད།

具有保胎的功效，对眼睛和五官有害。

13.0915 སྦྲུལ་གྱི་སྟོད་ཤ 蛇前体

ནུས་པས་མཆིན་པ་དང་མཁྲིས་པར་སྦྱར་བའི་དུག་འཇོམས།

具有治疗肝胆配制毒的功效。

13.0916 སྦྲུལ་ལྤགས། 蛇皮

ནུས་ལྷན་བསྲེགས་ཏེ་བྱུག་ན་ཤ་བཀྲ་སྐྲང་ཤུ་སེལ་ལ། ཁོང་དུ་བཏང་ན་ཤ་མ་འབྱིན།

经过焖煅后涂擦可治疗白斑病、牛皮癣；内服具有下引胎盘的功效。

13.0917 གཡི། 猞猁

ནགས་ཚལ་དང་བྲག་གསེབ་ཏུ་གནས་བཅའ་ཞིང་། གཟུགས་དབྱིབས་བྱི་ལ་འདྲ་ལ་དེ་ལས་ཆེ་བ། སྤུ་མདོག་ཕལ་ཆེར་ཁམ་སྐྱ་འབྱུང་ལ། རྣ་རྩེར་སྤུ་ནག་པོ་གྱེན་དུ་ཚོམ་བུར་འགྲེངས་ཡོད།

栖息于森林和岩缝，形似猫，但比猫大；毛色一般呈棕灰色，耳尖有呈旋涡状竖立黑毛。

13.0918 གཡིའི་རྒྱུ་མ། 猞猁肠

ནུས་པས་རྒྱུ་གཟེར་འཇོམས།

具有治疗痢疾的功效。

13.0919 གཡི་ཤ 猞猁肉

ནུས་པས་གདོན་ནད་སེལ།

具有治疗魔病的功效。

13.0920 གཡི་སྤུ། 猞猁毛

ནུས་པས་མགོ་དང་ལུས་ཀྱི་གཟེར་ཀུན་འཇོམས།

具有止头痛和全身疼痛的功效。

13.0921 གྲུམ་པ། 獾

རི་སུལ་དང་ཤིང་ཕྲན་གསེབ་ཏུ་གནས་བཅའ་ཞིང་། སྤུ་རྩ་དཀར་ལ་སྐེད་པ་ནག་གྲ་དཀར་ནག་འདྲེས་མ། ཨོག་བཞི་སེར་སྐྱ། གདོང་དང་འགྲམ་ཟུར་དུ་དཀར་ཤུར་ཡོད་པ། དགུན་ཉལ་བྱེད་པ་ཡིན།

栖息于山沟和灌丛中；毛色基部为白色，背部毛端为黑白相杂，下颏和四肢内侧为黄白色；口吻正、侧面有白色纵纹；有冬眠习性。

13.0922 གྲུམ་པའི་རྒྱུ་མ། 獾肠

ནུས་པས་རྒྱུ་གཟེར་འཇོམས་ཤིང་འཁྲུ་བ་གཅོད།

具有治疗痢疾和止泻的功效。

13.0923 གྲུམ་པའི་ཚིལ། 獾脂

ནུས་པས་གྲང་རླུང་དང་ཉ་སྐྲངས་འཇོམས།

具有治疗寒性“隆”病，消除鱼肌肿胀的功效。

13.0924 གྲུམ་པའི་ཤ 獾肉

ནུས་པས་གདོན་ནད་སེལ་བ་དང་ཆུ་སེར་སྐེམ།

具有治疗魔病，干黄水的功效。

13.0925 བྱི་ལ། 猫

སྤུ་མདོག་མ་ངེས་ཅི་རིགས་འབྱུང་ལ། མིག་ཆེ་ལ་སེར་བ། སྡེར་མོ་རྣོ་ལ་བྱི་བ་འཛིན་མཁས་པ་ཡིན།

毛色不一，眼睛大而黄，爪锋利，善于捕捉老鼠。

13.0926 བྱི་ལའི་མཇུག་རུ། 猫尾骨

ནུས་པས་འདོད་པ་འཕེལ། ནུས་པས་མཚན་བར་རྡོལ་བ་སོགས་རྨ་ངན་གསོ།

具有增强性欲，治疗会阴瘘等烂疮的功效。

13.0927 བྱི་ལའི་རུས་པ། 猫骨

ནུས་པས་མཚན་བར་རྡོལ་བ་སོགས་རྨ་ངན་གསོ།

具有治疗会阴瘘等烂疮的功效。

13.0928 བྱི་ལའི་པགས་པ། 猫皮

པགས་པ་དྲོན་མོ་བཀབ་ལ་ནན་བྱས་ན་གཞང་འབྲུམ་ནད་ལ་ཕན།

热皮外敷并按压对痔疮有益。

13.0929 ཁྲུང་ཁྲུང་། 鹤

སྐེ་དང་རྐང་པ་རིང་བ། ལུས་ཕལ་གྱི་སྤུ་མདོག་དཀར་ལ། མགོ་སྐེ་དང་། རྐང་པ། མཇུག་མ། གཤོག་སྒོ་ནག་པོ། དཔྲལ་བའི་སྟེང་ཏོག་དམར་པོ་ལྷན་པ་བརྒྱབ་པ་འདྲ་བ། འཕུར་དུས་གྲལ་སྟར་བསྒྲིགས་ཞིང་གཤོག་རྩལ་ཆེ་བས་རྒྱང་རིང་དུ་འཕུར་ཐུབ་པ་ཞིག་ཡིན།

颈和腿长；全身大多羽毛为白色，头、颈、爪及尾羽、翅膀边缘为黑色；前额有红色冠。飞行时常成群结队，因飞行能力强，能长途飞行。

13.0930 ཁྲུང་ཁྲུང་རུས་པ། 鹤骨

ནུས་པས་ཆུ་འགགས་སེལ།

具有治疗尿闭症的功效。

13.0931 ཁྲུང་ཁྲུང་ཤ 鹤肉

ནུས་པས་ཚད་པ་སེལ་ཞིང་ཉ་ལོག་དང་གཉན་ནད་འཇོམས།

具有清热，治疗转筋、疠的功效。

13.0932 ཟ་མོང་། 骆驼

སྤུ་མདོག་ཁམ་སེར་མགྲིན་པ་དང་ལུག་བཞི་རིང་ལ། སྒལ་པའི་སྟེང་དུ་ཤ་འབུར་གཉིས་ཡོད་པ། ཁ་ཤོར་བ། ལན་ཚ་ཤས་ཆེ་བའི་ཟས་ཟ་རྒྱུར་དགའ།

体毛为黄褐色，颈和四肢长，背部具有两个肉峰；能耐饥渴，喜食咸味重的食物。

13.0933 ཟ་མོང་རུས་པ། 骆驼骨

ནུས་པས་ཆུ་འགགས་སེལ།

具有治疗尿闭症的功效。

13.0934 ཟེའུ་སྐྱེས་འཕྲལ་ཤི་ཤ 产下即死驼羔肉

རྨ་ལ་འབྱར་བྱས་པས་ཤའུ་སྐྱེད།

敷于疮伤可生新肌。

13.0935 རྔ་མོང་སྤུ། 驼毛

ནུས་པས་རྨ་རིད་འདུལ། རྨ་ཆུ་སྐེམ།

具有治疗疮伤性感染，干黄水的功效。

13.0936 རྔ་མོའི་འོ་མ། 骆驼乳

ནུས་པས་རླུང་དང་། བད་ཀན། ལྟོ་སྐྱོས། སྲིན་ནད། འོར། དམུ་ཆུ། གཞང་ནད་བཅས་ལ་ཕན།

具有祛“隆”病、“培根”病，治疗腹胀、“蛀”病、下坠水肿、腹水、直肠病等的功效。

13.0937 བྱ་མ་བྱི། 飞鼠

བྲག་སྲུབས་དང་ཤིང་སྦུབས་སུ་གནས་བཅའ་བ། གཟུགས་དབྱིབས་བྱི་ལ་འདྲ་ཞིང་སྤུ་མདོག་ཁམ་ནག་ལ་དབྱར་དུས་སྤུ་ནག་པོ་དང་དགུན་དུས་སེར་སྐྱར་འགྱུར་བ། སུག་བཞིའི་སེན་མོ་རྣོ་ལ། རྐང་ལག་བརྐྱངས་ཚེ་བར་སྐྱིའི་ནུས་པས་འཕུར་མཆོངས་ནུས་པ་ཡིན།

栖息于岩缝和树洞中，形似猫，毛色为黑褐色，毛端夏季为黑色，冬季为黄灰色；四肢爪锋利；四肢伸展时具飞膜而能飞跃。

13.0938 བྱ་མ་བྱིའུ་རུས། 飞鼠骨

ནུས་པས་བུ་འབྱིན་པ་དང་རྩ་ནད་སྦྱོང་།

具有催产，脉病下泄的功效。

13.0939 བྱ་མ་བྱིའུ་ཤ 飞鼠肉

ནུས་པས་མོ་ནད་དང་གདོན་ནད་སེལ།

具有治疗妇女病、魔病的功效。

13.0940 བྱ་ལེབ་སྒྲོ། 飞鼠羽

བྱ་མ་བྱིའུའི་སྒྲོ། ནུས་པས་མངལ་ནད་འབྱིན།

飞鼠翼膜，具有治疗子宫病的功效。

13.0941 ཟེར་མོ། 血雉

ནགས་ཚལ་དུ་གནས་ཤིང་བྱ་ཕྲན་སྒྲོ་མདོག་སྔོན་པོ་གཤོག་སྒྲེ་སེར་པོ། གཙུག་ཕུད་ཅུང་ཟད་དང་། སྤུ་དམར་པོ་ཡང་ཡོད།

栖息于树林，羽色蓝，翅膀边缘为黄色，具少许冠羽；毛色也有红色的。

13.0942 ཟེར་མོའི་རུས་པ། 血雉骨

ནུས་པས་ཁྲག་ཤོར་གཅོད།

具有止血的功效。

13.0943 ཟེར་མོའི་ཤ 血雉肉

ནུས་པས་ལུས་ཡང་། རྩལ་སྟོབས་སྐྱེད། ཁུ་བ་འཕེལ།

具有瘦身，增体力，增精液的功效。

13.0944 ཧེ་ཕོ། 家鸡

ཁྱིམ་བྱའི་མིང་གི་རྣམ་གྲངས།

家鸡的别名。

13.0945 ཧེ་ཕོའི་ཀླད་པ། 家鸡脑

ནུས་པས་རོ་ཙ་བྱེད།

具有壮阳功效。

13.0946 ཧེ་ཕོའི་ཤ 家鸡肉

ནུས་པས་རོ་ཙ་བར་བྱེད་ཅིང་། མཁལ་ནད་གྲང་བར་ཕན།

具有壮阳，治疗寒性肾病的功效。

13.0947 ཧེ་ཕོའི་མགོ 家鸡头

ནུས་པས་རོ་ཙ་རེམ་ལ་རྨ་གསོ།

具有迅速壮阳，愈疮伤的功效。

13.0948 རྨ་བྱ། 孔雀

རྩྭ་ཐང་དང་ཤིང་ཕྲན་སྟེང་གནས་བཅའ་ཞིང་། མགྲིན་པའི་སྒྲོ་མདོག་སྔོན་པོ་འོད་དང་ལྡན་པ། གཤོག་སྒྲོ་ཁམ་སེར་ཤས་ཆེ་བ་

ལ་མཇུག་སྒྲོ་རིའི་སྟེང་མདོངས་ཐིག་རེ་ཡོད་པ། སྒྲོ་གུར་ཕུབ་ཚེ་མཛེས་སྡུག་ལྡན་པ།
栖息于草原和灌木上，喉部的羽毛为蓝色，有光泽；翅膀为黄褐色；每根翎羽均有眼状斑；开屏时极其美丽。

13.0949 རྨ་བྱའི་མདོངས་སྒྲོ། 孔雀翎

བསྲེག་ཐལ་གྱིས་སྦྱར་དུག་དང་གློ་རྣག་སེལ།
烧灰具有解配制毒，治疗肺脓的功效。

13.0950 རྨ་བྱའི་བྲུན། 孔雀粪

ནུས་པས་གཉན་སྐྲངས་འཇོམས་ཤིང་གཉན་ནད་ཞི།
具有消疠肿，治疗疠的功效。

13.0951 རྨ་བྱའི་ཤ 孔雀肉

ནུས་པས་མཁྲིས་པའི་ནད་དང་དུག་ནད་སེལ།
具有治疗“赤巴”病、毒病的功效。

13.0952 རྨ་བྱའི་མཁྲིས་པ། 孔雀胆

ནུས་པས་སྦྱར་དུག་སེལ་ཞིང་རྨ་ལ་དུག་ཐོག་པར་ཕན།
具有解配制毒、创伤毒的功效。

13.0953 ཕུག་རོན། 岩鸽

མིང་གཞན་ཐི་བ་ཞེས་ཀྱང་ཟེར། བྲག་དང་ཕུག་པར་གནས་བཅའ་ཞིང་། ཆེ་ཆུང་སྐྱ་ཀ་ཙམ་ལ་མདོག་ཐལ་སྨུག་སྐེ་མདོག་འཇའ་འོད་ལྟར་སྣང་བ། རྐང་པ་དམར་བ།
又称为“土哇”，栖居于石岩和山洞，形态大小与喜鹊相似，羽色为灰黑色，颈部羽彩虹色，爪为红色。

13.0954 ཕུག་རོན་ཀླད་པ། 岩鸽脑

ནུས་པས་རོ་ཙ་བྱེད། འདོད་པ་སྤུར།
具有壮阳，增强性欲的功效。

13.0955 ཕུག་རོན་ཤ 岩鸽肉

ནུས་པས་ལུས་ཡང་ཞིང་། རྩལ་སྟོབས་རྒྱས་ལ་ཁུ་བ་འཕེལ།
具有瘦身，强身，增精液的功效。

13.0956 ཕུག་རོན་སྒྲོ། 岩鸽羽

ནུས་པས་གློ་ནད་སེལ།
具有治疗肺病的功效。

13.0957 ཕུག་རོན་བྲུན། 岩鸽粪

མིང་གཞན་ཤ་བྲའང་ཟེར་ཞིང་། ནུས་པས་སྐྲངས་པ་རྣག་ཏུ་འགྱུག
又名“夏扎”，具有促脓的功效。

13.0958 ཕུག་རོན་མགོ། 岩鸽头

ནུས་པས་རོ་ཙ་བྱེད། འདོད་པ་སྤུར།
具有壮阳、增强性欲的功效。

13.0959 མཆིལ་པ། 麻雀

མིང་གཞན་ནས་ཟན་ཡང་ཟེར་ཏེ། རྒྱུན་དུ་ཁྱུ་བྱས་ཏེ་གྲོང་གི་ཁང་ཁྱམས་སོགས་སུ་གནས་ཤིང་། སྒྲོ་མདོག་ཁམ་སེར། མཆུ་ནག་ལ་སྲུག་པ་གཉིས་ཐུང་ཞིང་སེར་ཤས་ཆེ་བ་དེ་ཡིན།
又名“乃散”，经常群居于屋檐等处；羽色为黄褐色，喙黑，腿短而呈偏黄色。

13.0960 མཆིལ་པའི་ཀླད་པ། 麻雀脑

ནུས་པས་རོ་ཙ་བར་བྱེད།
具有壮阳的功效。

13.0961 མཆིལ་པའི་ཤ 麻雀肉

ནུས་པས་རོ་ཙ་འཕེལ། ལུས་ཡང་། མཁལ་ནད་གྲང་བར་ཕན།

具有壮阳，瘦身，治疗寒性肾病的功效。

13.0962 ནས་ཟན་བྱིན། 雀粪

མཆིལ་པའི་བྱིན། ནུས་པས་སྐྱིགས་བུ་སེལ། གྲང་སྐྲན་འཇོམས།

麻雀粪，敷之具有治疗呃逆症，除寒性瘤的功效。

13.0963 ཀ་ལ་ཏྲ་ཀའི་མགོ། 雀头

མཆིལ་པའི་མགོ། ནུས་པས་རོ་ཙ་རེམ་ལ་རྨ་གསོ།

麻雀头，具有迅速壮阳、愈疮伤的功效。

13.0964 ཏི་ལོ། 艾鼬

སྤང་ལྗོངས་དང་ནགས་གསེབ་ཏུ་འཚོ་ཞིང་། སྤུ་མདོག་ཁམ་ནག་དང་ཁམ་སྐྱ་འདྲེས་མ་གྲ་ནག་པོ་ཅན། ལུས་ཕྲ་ལ་མཉེན་པས་ཁུང་བུ་སོགས་ནས་ཐོགས་མེད་དུ་འཛུལ་ཞིང་བྲག་དང་གད་པར་འཛེག་ཐུབ་པ་ཡིན།

生活在草原和森林中，毛色基部为黑褐色、灰褐色相间，毛端为黑色；身体细而柔软，擅钻洞穴等，能爬悬崖峭壁。

13.0965 ཏི་ལོའི་ཀླད་པ། 艾鼬脑

ནུས་པས་སྦྱར་དུག་སྙིང་ལ་བབས་པ་སེལ།

具有解侵入心脏配制毒的功效。

13.0966 ཏི་ལོའི་ཤ 艾鼬肉

ནུས་པས་གདོན་ནད་སེལ་བ་དང་ཆུ་སེར་སྐེམ།

具有治疗魔病，干黄水的功效。

13.0967 ཐུ་ཁྲུད། 戴胜

ཟེ་བ་དམར་སེར་རྩེ་ནག་པོ་ཅན། མགོ་དང་ཕྲག་མཇིང་དམར་སེར་མདངས་དང་ལྡན་པ། གཤོག་པ་དང་མཇུག་སྒྲོ་དཀར་ནག་རིམ་པ་དོད་པ། མཆུ་རྣོ་ལ་རིང་བ་ཡིན།

羽冠红黄色，尖端黑色；头、颈、肩部羽毛具红黄色光泽；翅膀、尾羽黑白相间；喙锋利且长。

13.0968 ཐུ་ཁྲུད་ཤ 戴胜肉

ནུས་པས་གདོན་ནད་སེལ།

具有治疗魔病的功效。

13.0969 ཐུ་ཁྲུད་སྒྲོ། 戴胜羽

ནུས་པས་གདོན་འཇོམས། གྲིབ་སྲུང་།

具有辟魔，驱邪的功效。

13.0970 ཐུ་ཁྲུད་སྒོ་ང་། 戴胜蛋

ནུས་པས་རྨ་བྱའི་སྔོང་དུག་སེལ།

具有解孔雀蛋毒的功效。

13.0971 ཟེ་རོག 渡鸦

གྲོང་འདབས་སུ་གནས་ཤིང་། སྒྲོ་མདོག་ཤིན་ཏུ་ནག་པོ་འོད་དང་ལྡན་པ། ཕག་ཅེས་པའི་སྐད་སྒྲོག་པ་ཡིན། མི་རྣམས་སྨུག་གསེབ་ཏུ་མགོ་འཐོམ་པའི་ཚེ་ལམ་སྣེ་ཁྲིད་པ་ཡིན།

栖息于村镇附近，羽毛黑色，有光泽，发出“哇合”的鸣声，当人们在浓雾中迷路时可引导人走出迷雾。

13.0972 ཟེ་རོག་ཤ 渡鸦肉

ནུས་པས་གདོན་ནད་སེལ།

具有治疗魔病的功效。

13.0973 ཟེ་རོག་མཇུག་སྒྲོ། 渡鸦尾羽

ནུས་པས་རྨ་གསོ།

具有愈疮伤的功效。

13.0974 ཟེ་རོག་སྒྲོ། 渡鸦羽

ནུས་པས་གདོན་འཇོམས།

具有驱邪的功效。

13.0975 ཁྭ་ཏ། 乌鸦

ཞིང་ཁུལ་དང་གྲོང་འདབས་སུ་འཚོ་ཞིང་། གཟུགས་སྐྱུང་ཀ་ལས་ཆེ་ཙམ་དང་མགོ་ལུས་ཡོངས་ཀྱི་སྤུ་མདོག་ནག་པོ། སྒྲ་མི་སྙན་པ་ཨག་སྐད་སྒྲོག་པ་ཞིག་ཡིན།

栖息于田间和村镇附近，比红嘴山鸦较大，头及全身羽毛为黑色，发出难听的鸣声。

13.0976 ཁྭ་ཏའི་ཤ 乌鸦肉

ནུས་པས་གདོན་ནད་སེལ།

具治疗魔病的功效。

13.0977 ཁྭ་ཏའི་སྒྲོ། 乌鸦羽

སྒྲོ་གཞོབ་ཀྱི་ནུས་པས་སྒྲིབ་ཤིང་གི་རྫས་སུ་འགྲོ།

羽灰可用于隐身草的原料。

13.0978 སྲེ་མོང་། 黄鼬

བྲག་གསེབ་དང་ནགས་ཚལ་དུ་འཚོ་ཞིང་། སྤུ་མདོག་ཁམ་སེར་ལ་དབོ་དང་ལྟོ་ཐེར་དཀར་སྐྱ། ལུས་ཕྲ་ལ་མཉེན་པས་བྱི་ཁུང་སོགས་ནས་རྒྱུ་ནུས་ཤིང་བྲག་དང་ཤིང་སྡོང་སོགས་ལ་འཛེག་མཁས་པ་ཡིན།

栖息于岩缝和森林；毛色为黄褐色，羽翼和腹周为灰白色；身体细而柔软，可穿行于鼠洞等，善于攀岩爬树等。

13.0979 སྲེ་མོང་ཤ 黄鼬肉

ནུས་པས་ཤ་ལ་སྦྱར་བའི་དུག་དང་གདོན་ནད། ཁ་ནད་སེལ། ལྷོག་པ་འདུལ། ཆུ་སེར་སྐེམ།

具有解肉配制毒，治疗魔病、口腔病、炭疽，干黄水的功效。

13.0980 སྲེ་མོང་སྤུ་ར། 黄鼬须

ནུས་པས་བྱ་རིགས་ཀྱི་ཤར་སྦྱར་བའི་དུག་སེལ།

具有解禽肉配制毒的功效。

13.0981 སྲིན་བྱ། 鸱鸺

འུག་པ་ལས་ཆུང་བ་ཉིན་མོར་ཡིབ་ནས་མཚན་མོར་རྒྱུ་བ་དང་། མགོ་དབྱིབས་གྲུ་བཞི། མིག་སེར་པོ་སྒོར་ལ་ཆེ་བ། སྒྲོ་མདོག་ཁམ་སྐྱ་ལ་ནག་ཐིག་ཡོད་པ། མཆུ་དང་སྡེར་མོ་རྣོ་ལ་གུག་པ་ཡིན།

体形比猫头鹰小，白天隐蔽，夜间活动；头为方形，黄色眼睛圆而大；羽色为灰褐色，带黑色斑点；喙、爪锋利而内钩。

13.0982 སྲིན་བྱའི་ཤ 鸱鸺肉

ནུས་པས་གདོན་ལ་ཕན།

具有驱魔的功效。

13.0983 སྲིན་བྱའི་སྒྲོ། 鸱鸺羽

ནུས་པས་འབྱུང་གདོན་གྱི་ནད་སེལ།

具有治疗邪魅病的功效。

13.0984 བྱ་ཤང་། 藏马鸡

ནགས་ཚལ་དང་ཤིང་ཕྲན་དུ་གནས་པ། སྒྲོ་མདོག་ནག་པོ་དང་དཀར་ཤས་ཆེ་བ་གཉིས་འབྱུང་། མཆུ་དང་། སུག་པ། མིག་འཁོར་བཅས་དམར་པོ་ཡིན།

栖息于森林和灌木中，羽色有偏黑和偏白两种；喙、爪、眼周为红色。

13.0985 བྱ་ཤང་ཤ 藏马鸡肉

ནུས་པས་སྐྱུགས་པ་གཅོད། ལུས་ཟུངས་གསོ།

སྟོབས་སྐྱེད།

具有止吐、滋补、强身的功效。

13.0986 བྱ་ཕང་བྲུན། 藏马鸡粪

ནུས་པས་གདོན་ཀུན་སྲུང་། སྨྱོ་འབོག་སེལ།

具有辟魔，治疗疯癫的功效。

13.0987 སྐྱར་མོ། 水鸥

གཙང་པོ་དང་མཚོ་མཚེའུ་སོགས་སུ་གནས་ཞིང་། ཉ་འཛིན་པའི་མཐུ་རྩལ་ཆེ་བ། སྤུ་མདོག་དཀར་པོ་ཅན་གཤོག་སྒོ་དང་མགོ་ནག་པོ། མཆུ་ལེབ་རིང་དྲང་ལ་རྣོ་ངར་ལྡན་པ་ཞིག་ཡིན།

栖息于河水、海、湖泊等处，擅长捉鱼；全身羽色为白色，翅膀边缘、头部为黑色；喙扁直而锋利。

13.0988 སྐྱར་མོའི་ཤ 水鸥肉

ནུས་པས་ཉ་ཤ་ལ་སྦྱར་བའི་དུག་དང་ཉ་ཤས་རྐྱེན་བྱས་པའི་དུག་སེལ།

具有解鱼肉配制毒、鱼肉中毒的功效。

13.0989 སྐྱར་མོའི་སྤུ། 水鸥羽

སྤུ་གཞོབ་ཀྱི་ནུས་པས་སྐྲངས་པ་རྣག་ཏུ་འགྱུགས།

羽毛灰具有促脓的功效。

13.0990 ཉ། 鱼

ལུས་ཀྱི་ཆེ་ཆུང་མི་འདྲ་བ་མང་ལ། ཉ་ཁྲབ་དང་ཐིག་རིས་ཡོད་པ། སྐེ་མཇིང་དང་སྒལ་པ། ལྟོ་བ་བཅས་ཀྱི་གཡས་གཡོན་དུ་ཆུ་རྐྱལ་བྱེད་ཀྱི་གཤོག་པ་ཡོད་པ། མཇུག་མའང་གཤོག་པ་དང་འདྲ་བར་ལེབ་ལ་ཞུང་སྲབ།

体形大小各异，具有鱼鳞和斑纹，颈部和背部、腹部两侧均有游水的鱼翅，尾巴似翅扁而薄。

13.0991 ཉ་མིག 鱼目

ནུས་པས་གཉིད་མཐུག་པོ་སྲུང་ཞིང་མིག་གསལ་བར་བྱེད།

具有防嗜睡和明目的功效。

13.0992 ཉ་མཁྲིས། 鱼胆

ནུས་པས་རྨ་ཚད་དང་། མིག་འགྲིབ་དག་ལ་ཕན་ཞིང་། མེས་འཚིག་གསོ།

具有清伤热、治疗眼障和烧伤的功效。

13.0993 ཉ་རུས། 鱼骨

ནུས་པས་དམུ་ཆུ་སྐེམ།

具有干腹水的功效。

13.0994 ཉ་ཀླད། 鱼脑

ནུས་པས་མོ་ཡི་འདོད་པ་ཉམས་པ་གསོ་ཞིང་ཆགས་པ་སྐྱེད།

具有增强女性性欲的功效。

13.0995 ཉ་ཤ 鱼肉

ནུས་པས་རྣག་འཁྱིལ་བཟློལ་བ་དང་བད་མཁྲིས་སེལ། འབྲས་བཤིག རྨ་སྨན། དྲེག་དང་མོ་ནད་སེལ། རོ་ཙ་བར་བྱེད། མཁལ་ནད་གྲང་བར་ཕན།

具有引脓，治疗“培赤”病，除“哲”、创伤瘤，治疗痛风、妇女病，壮阳，治疗寒性肾病的功效。

13.0996 ཉ་མགོ། 鱼头

ནུས་པས་བུད་མེད་ཀྱི་ཚབས་ནད་སེལ།

具有治疗妇女“媃”病的功效。

13.0997 འབྲི། 母牦牛

ཕོ་ལ་གཡག་དང་མོ་ལ་འབྲི་ཟེར། གཟུགས་སྟོབས་སོགས་མཛོ་ལས་ཆེ་ཙམ། སྤུ་མདོག

ནག་པོ། རྩིད་པ་མཐུག་ལ་རིང་བ། རྭ་ཕྲ་ལ་ཆུང་བ། འབྲོག་པའི་འཚོ་རྟེན་བྱེད་པ་དེ་ཡིན།

藏语里雄性称为“雅”，雌性称为“智”，体形力量等比犏牛大，毛为黑色，缨毛厚而长，角细而小；为牧民的生活依靠。

13.0998 འབྲི་ཤ 母牦牛肉

ནུས་པས་རླུང་སེལ། ཚད་པར་གནོད།

具有祛“隆”病的功效，对热症不利。

13.0999 འབྲི་འོ། 母牦牛乳

ནུས་པས་རླུང་འཇོམས། བད་མཁྲིས་ནད་ལ་གནོད།

具有祛“隆”病的功效，对“培赤”病不利。

13.1000 འབྲི་མར། 母牦牛酥油

ནུས་པས་གྲང་རླུང་སེལ་ལ་མེ་དྲོད་སྐྱེད།

具有治疗寒性“隆”病，增胃火的功效。

13.1001 གླ་བ། 麝

བྲག་དང་ནགས་གསེབ་ཏུ་འཚོ་ཞིང་། སྤུ་མདོག་ཁམ་སེར་བྲང་དང་ལྟོ་བ་དཀར་པོ། སྤུ་ཁང་རྒྱ་ཁབ་ཙམ། ཁོང་སྟོང་བ། མཆེ་བ་རིང་ཞིང་ཕྱིར་འབུར་བ། ཕོའི་ལྟེ་བ་ནས་གླ་རྩི་ཐོན་པ་ཡིན།

栖息于山岩和森林中，毛色为黄褐色，胸、腹部为白色；毛约针粗细，中空；犬齿长，向外突出；公麝脐部分泌麝香。

13.1002 གླ་བའི་ཤ 麝肉

ནུས་པས་ལུས་ཟུངས་གསོ། མཁྲིས་པ་རླུང་ལྡན་སེལ།

具有滋补，治疗兼“隆赤巴”病的功效。

13.1003 གླ་རིལ། 麝粪

རིལ་མའི་ལུམས་ཀྱིས་རྩ་ནད་སྤྱི་དང་། ཚ་བ་གབ་པའི་གཟེར་རིགས་ཀླད་པར་བབས་པ། བྱང་ཁོག་རྨ་བཅས་ལ་ཕན།

麝粪浴具有治疗脉病、隐热引起的头痛、躯干创伤等的功效。

13.1004 གོང་མོ། 雪鸡

གངས་ཞོལ་དང་རྫ་རི་སོགས་སུ་གནས་བཅའ་བ། སྤུ་ཐལ་སྐྱ་ལ་དཀར་ཁྲ་ཡོད་པ། བྲང་དང་ལྟོ་བའི་སྤུ་མདོག་དཀར་ཤས་ཆེ་བ། མཆུ་དང་མིག་འཁོར། རྐང་པ་བཅས་དམར་སེར་ཅན་ཞིག་ཡིན།

栖息于雪山和山崖等处，羽色为灰色，带白色斑点，胸、腹部的羽毛偏白色，喙及眼周、爪为红黄色。

13.1005 གོང་མོའི་མཇུག་སྒྲོ། 雪鸡尾羽

ནུས་པས་མོ་ནད་སྤྱི་དང་ཁྱད་པར་ཟླ་མཚན་འབྱམས་པ་གཅོད།

具有治疗妇女病的功效，尤其对止月经淋漓有特效。

13.1006 གོང་བྲུན། 雪鸡粪

ནུས་པས་གདོན་འཇོམས། སྐྲངས་པ་ཞི།

具有驱魔病，消肿的功效。

13.1007 གོང་མོའི་ཤ 雪鸡肉

ནུས་པས་ལུས་ཟུངས་གསོ། རོ་ཙ་སྐྱེད། ཆུ་སེར་དང་མོ་ནད་སེལ།

具有滋补，壮阳，干黄水，治疗妇女病的功效。

13.1008 འུག་པ། 雕鸮

བྲག་དང་ནགས་ལ་གནས་པ་མགོ་བྱི་ལ་འདྲ་བ་དབྱིབས་གྲུ་བཞི། རྣ་བའི་སྤུ་སྒྲོ་གཉིས་གྱེན་དུ་གཟེངས་པ། མིག་སྒོར་ཞིང་སེར་ལ་ཆེ་བ་དང་། སྒྲོ་མདོག་དཀར་ཁྲ་དང་ཁམ་ཁྲ་ཅི་རིགས་འབྱུང་བ། མཆུ་དང་སྡེར་མོ་རྣོ་ལ་གུག་པ་ཡིན།

栖息于山岩和森林中，头像猫呈方形，耳羽竖立，眼睛圆呈黄色且大，羽色呈花白或褐花等各种颜色，喙、爪锋利，内钩。

13.1009 འུག་པའི་ཤ 雕鸮肉

ནུས་པས་གདོན་ནད་སེལ། རྨ་ནད་དང་རྨ་ངན་ཁྲིས་པ་འཇོམས།

具有治疗魔病，愈疮伤及治疗坏疮恶化功效。

13.1010 འུག་སྒྲོ། 雕鸮羽

ནུས་པས་དམུ་ཆུ་སྐེམ་ཞིང་གློ་རྣག་འདྲེན།

具有干腹水，引肺脓的功效。

13.1011 འུག་བྲུན། 雕鸮粪

ནུས་པས་གདོན་དང་སྨྱོ་བྱེད་ཀྱི་ནད་ལ་ཕན།

具有治疗魔病，疯癫的功效。

13.1012 བྱ་ཁྲ། 隼

བྲག་མཐོན་པོར་གནས་བཅའ་ཞིང་། སྤུ་མདོག་སྐྱ་བོར་ནག་ཁྲ་ཅུང་ཟད་ཡོད་པ། ཨོག་མ་དང་། ལྟོ་བ། གཤོག་པའི་ནང་ངོས་བཅས་དཀར་སྐྱ་ཅན་ཞིག་ཡིན།

栖息于高山岩壁，羽色为灰色，带少许黑色斑纹；下颏、腹部、翅膀内侧为灰白色。

13.1013 བྱ་ཁྲའི་ཤ 隼肉

ནུས་པས་འབྱུང་གདོན་འདུལ།

具有治疗邪魅病的功效。

13.1014 བྱ་ཁྲའི་མཇུག་སྒྲོ། 隼尾羽

ནུས་པས་ཚབས་ནད་དང་ཟླ་མཚན་འབྱམས་པ་སོགས་མོ་ནད་སེལ།

具有治疗“媬”病，止月经淋漓等妇女病的功效。

13.1015 བྱ་ཁྲའི་བྲུན། 隼粪

ནུས་པས་སྐྲངས་པ་རྣག་ཏུ་འགུགས།

具有促脓的功效。

13.1016 བྱ་ཁྲའི་སྒོ་ང་། 隼蛋

ནུས་པས་ས་བོན་འཛག་པ་སྲུང་ཞིང་སྙིང་ལ་ཕན།

具有预防遗精，治疗心脏病的功效。

13.1017 མིའི་འོ་མ། 人乳

ནུས་པས་རླུང་མཁྲིས་ཁྲག་ནད་སེལ། ཚིམ་པར་བྱེད་ལ། སྣར་བླུགས་ན་སྣ་ནད་དང་། མིག་ཏུ་བླུགས་ན་མིག་བསྣད་པའི་ནད་སོགས་ལ་ཕན། རྨར་བཏབ་ན་རྨ་གསོ། བསྐོལ་ནས་བཏུང་ན་རོ་ཙ་སྐྱེད།

具有治疗“隆赤”病，血病的功效；能带来满足感；滴鼻能治疗鼻病；滴眼能治疗眼伤；涂于伤口能愈创；煮沸后饮用具有壮阳的功效。

13.1018 གྲི་སྙིང་། 智宁

ནུས་པས་རྒྱལ་གདོན་དང་། སྨྱོ་འབོག སྙིང་གཟེར་འཇོམས།

具有驱魔王，治疗疯癫、心绞痛的功效。

13.1019 མིའི་སྐྲ་གཞོབ། 血余炭

ནུས་པས་རྣག་ཁྲག་དང་ཆུ་སེར་གཅོད། མོ་ཡི་སྤྱི་གཙུག་གི་སྐྲས་བུ་འབྱིན་པར་བྱེད།

具有止脓血、黄水的功效，女性头顶的头发烧炭具有催产的功效。

13.1020 མིའི་མིག་འབྲས། 弥眼珠

སྔགས་པ་སོགས་བསྐྱེད་རྫོགས་ཤེས་པའི་མིག་འབྲས་ལུས་ལ་བཏགས་ན་གཟའ་ནད་སྲུང་ཞིང་འཛོམས།

佩戴密咒师等了悟生圆次第者的眼珠，能预防、治疗星曜病的功效。

13.1021 མིའི་དུར་ཐོད། 天灵盖

ལོ་མང་ཆར་ཉིས་གདུངས་ནས་མདོག་དཀར་པོ་ཞག་ཚི་མེད་པའི་མགོ་ཐོད། ནུས་པས་མགོ་ཚད་སེལ་ལ་ཆུ་སེར་སྐེམ།

经常年淋雨暴晒后变为白色的无油脂头骨，具有清头热，干黄水的功效。

13.1022 སོག་ཐལ། 胛骨灰

ལོ་མང་ཆར་ཉིས་གདུངས་ནས་མདོག་དཀར་པོ་ཞག་ཚི་མེད་པའི་སོག་པ་མེར་བསྲེགས་པའི་ཐལ་བ། ནུས་པས་ཚད་རྙིང་ལུས་ལ་ཞེན་པ་འགོག

经常年淋雨暴晒后变为白色的无油脂胛骨焚烧的灰炭，具有清陈旧热的功效。

13.1023 མི་རུས། 弥骨

རུས་པ་གསར་པས་རྨ་གསོ། རྙིང་ནས་དཀར་པོར་སོང་བས་ནད་རྣམས་འཁྲུ་ཞིང་རྨ་འབྲས་གཅོད།

新骨具有愈创的功效；陈旧白骨，具有下泻诸病，除创伤“哲”的功效。

13.1024 ཐོག་རུས། 雷击骨

ཐོག་གིས་བསད་པའི་རུས་པ་སྟེ། ནུས་པས་རྒྱ་གཟེར་འཇོམས།

雷击致死之骨，具有止痢疾的功效。

13.1025 མིའི་དབྱི་རུས། 弥髋骨

ནུས་པས་ལྷོག་པ་འཇོམས་པ་དང་། རྐང་མགོའི་རུས་པས་འབྲས་ནད་འདུལ།

具有治疗炭疽的功效，足骨具有除“哲”的功效。

13.1026 འབྲུམ་ནག་རང་ཤིའི་ཐོད་པ། 黑痘天灵盖

ནུས་པས་འབྲུམ་པ་ཁོང་ལོག་ཕྱི་རུ་འབྱུད་པར་བྱེད།

具有使体腔痘疹透发于体表的功效。

13.1027 རྒྱ་གཟེར་གྱིས་ཤི་བའི་རུས་པ། 痢疾亡骨

ནུས་པས་རྒྱ་གཟེར་འཇོམས།

具有治疗痢疾的功效。

13.1028 མི་རུས་བཅའ་མ། 陈骨

ས་འོག་ཏུ་ཡུན་རིང་ལུས་པས་རྙིངས་ཤིང་མདོག་དཀར་པོར་གྱུར་པ་ཅན། ནུས་པས་ནད་རྣམས་འཁྲུ།

长埋于地下的陈年白骨，具有下泻诸病的功效。

13.1029 མགོ་གཟེར་རུས་པ། 头急痛骨

ཁོང་དུ་སྨན་མ་སོང་བར་མགོ་གཟེར་གྱིས་ཤི་བའི་རུས་པ། ནུས་པས་རྒྱ་གཟེར་འཇོམས།

未服用药物而因头痛致死之骨，具有治疗痢疾的功效。

13.1030 མཇུག་ཆུང་། 久琼

གཞུག་ཆུང་རུས་པའི་མིང་གི་རྣམ་གྲངས། ནུས་པས་རླུང་ཆེན་གནོན།

尾骨的别名，具有镇“隆”病功效。

13.1031 མགོ་རུས། 头骨

ནུས་པས་རླུང་སྲིན་སེལ།

具有除“隆”性“蛀”病的功效。

13.1032 མིའི་སྦྲུ་མ། 弥胎衣

ནུས་པས་དྭངས་མའི་གནས་སུ་ཞུགས་པའི་དུག་རྣམས་ཞི།

具有解侵入精华之毒的功效。

13.1033 ཨེ་གྲོ་ཏ། 艾卓达

བྱིས་པ་ལོ་བརྒྱད་པའམ་དགེ་སློང་ཁྲིམས་ལྡན་གྱི་དྲི་ཆུ། ནུས་པས་གཉན་རིམས་དང་། དུག་ཚད། གདོན་ནད། ནད་རྙིང་རུས་ལ་ཞེན་པ་སེལ།

八岁小儿或守戒僧侣的尿液，具有治疗疠、瘟、毒病热、魔病、沉着骨头的陈旧病的功效。

13.1034 མཆན་སྤུ། 腋毛

ནུས་པས་གདོན་དང་དུག་ལ་ཕན།

具有驱魔病，解毒的功效。

13.1035 ལོ་བརྒྱད་དྲི་ཆུ། 八岁童尿

བྱིས་པ་ཕོ་ལོ་བརྒྱད་ལ་སོན་པའི་དྲི་ཆུ་སྟེ། དྲོན་མོ་མཁུར་བཀང་བྱས་པས་ཁ་ནད་སེལ་བ་དང་། གྲང་མོས་མིག་ནད་སེལ།

八岁男童的尿液，口噙热尿可治疗口腔病；冷尿具有治疗眼病功效。

13.1036 མི་ཁྲག 弥查

ནུས་པས་མཛེ་ནད་འཇོམས། སྣ་ཁྲག་གིས་སྣ་ཁྲག་གཅོད་ཅིང་རྩ་སྒོ་སྡོམ་པར་བྱེད།

具有治疗麻风病的功效，鼻血具有止鼻血及封锁脉道的功效。

13.1037 མི་ཤ། 弥夏

ནུས་པས་འབྲས་འདུལ། གཉན་དུག་དང་། རླུང་ནད། གདོན་འཇོམས།

具有除“哲”，解疠毒，治疗“隆”病，驱魔病的功效。

13.1038 མིའི་མཆེ་བ། 弥切瓦

ཤུ་དག་དང་སྦྱར་ཏེ་སྐེ་ལ་བཏགས་ན་རིམས་ནད་སྲུང་བར་བྱེད།

与藏菖蒲相配佩戴在脖子上，具有预防瘟病的功效。

13.1039 མིའི་ཚང་མར། 弥岗玛

བྱུགས་པས་རེག་བྱ་ཉམས་པ་སོར་བར་བྱེད།

涂擦可恢复知觉。

13.1040 ཐིག་ལེ། 精子

ནུས་པས་ཐིག་ལེ་འཛག་པ་སྡོམ་པ་དང་། རྨ་དང་དམུ་ཆུར་ཕན། ཚད་ལྡན་བཅུད་ལེན་གྱི་མཆོག་ཡིན།

具有止遗精，愈创，治疗腹水的功效，滋补之佳品。

13.1041 མི་མཁྲིས། 弥赤

ནུས་པས་རྩ་ཡི་འགྲོས་འཕྲང་སྡོམ། དུག་སོགས་རྩ་ལམ་རྒྱུད་གནས་གཞན་དུ་བྱེར་བའི་ལམ་དགག་པས་བྱེར་དུ་མི་འཇུག་པར་རྨ་ལ་ཕན། དུག་དང་མཁྲིས་ནད་ལ་ཕན། བཤལ་རྫེས་གཅོད།

具有封锁脉道，防止毒性等侵入脉道而扩散，愈创，解毒，治疗“赤巴”病，止泻的功效。

13.1042 མཁྲིས་ཆེན། 赤钦

མིའི་མཁྲིས་ཁུ།

人的胆汁。

13.1043 མི་ཀླད། 弥莱

ནུས་པས་སྐྲངས་པ་འཇོམས་ཤིང་། ཆུ་སེར་འདྲེན། རུར་ཀླད་ལོ་ལོན་པ་འབྲས་ལ་བྱུགས་པས་འཇིགས།

具有消肿、吸黄水的功效，陈脑外涂能除“哲”。

13.1044 གཟུགས་མོ། 豪猪

ཚ་བ་ཆེ་བའི་ནགས་ཁྲུལ་དང་རྩྭ་ལྷུམ་དུ་འཚོ་བ། སྤུ་མདོག་ནག་པོ་དང་སེར་སྐྱ་སོགས་འབྱུང་ལ། ལུས་རྒྱབ་ལ་ཐུར་མ་ལས་ཕྲ་བའི་སྤུ་ཚེར་རྣོན་པོ་ཡོད་པ་དགྲ་དང་འཕྲད་ན་གཟེངས་པ་ཡིན།

栖息于热带森林、草甸，毛色有黑色、灰黄色等，背部有比筷子细的锋利棘刺，遇敌时竖立。

13.1045 བྱི་ཐུར་གྱི་སྤྲོ། 豪猪毛

གཟུགས་མོའི་སྤྲོ། ནུས་པས་སྤུ་ལ་སྦྱར་བའི་དུག་དང་གློ་རྣག་སེལ།

具有解毛配制毒，治疗肺脓的功效。

13.1046 གཟུགས་མོའི་མཆིན་པ། 豪猪肝

ནུས་པས་སྦྱར་དུག་སེལ།

具有解配制毒的功效。

13.1047 གཟུགས་མོའི་མཁྲིས་པ། 豪猪胆

ནུས་པས་སྦྱར་དུག་འཇོམས།

具有除配制毒的功效。

13.1048 གཟུགས་མོའི་ཀླད་པ། 豪猪脑

ནུས་པས་ཀླད་པ་འཛག་པ་གཅོད།

具有止脑漏的功效。

13.1049 གཟུགས་མོའི་ཁྲག 豪猪血

ནུས་པས་སྨིན་མ་བྱི་བ་སྐྱེ།

具有生眉的功效。

13.1050 གཟུགས་མོའི་བྲུན། 豪猪粪

ནུས་པས་གདོན་ཀུན་སྲུང་།

具有辟诸魔的功效。

13.1051 ཀླད་རུལ་གང་རུང་། 各种腐脑

སེམས་ཅན་གང་ཡང་རུང་བའི་ཀླད་པ་རུལ་བ་སྟེ། ནུས་པས་རྨེན་བུའི་ནད་དང་བྱིས་པའི་ལྟེ་འཁོར་ལ་ཕན།

各类生物的腐脑，具有治疗淋巴病、小儿脐旋症的功效。

13.1052 བཀྲུལ་ཆགས་ཤ 奇蹄肉

རྟ་བོང་སོགས་རྨིག་ཟླུམ་ཅན་གྱི་ཤ

马、驴等奇蹄动物的肉。

13.1053 བཀྲུལ་ཆགས་རུས་པ། 奇蹄骨

རྟ་བོང་སོགས་རྨིག་ཟླུམ་ཅན་གྱི་རུས་པ། ནུས་པས་ཆུ་སེར་སེལ་བར་བྱེད།

马、驴等奇蹄动物的骨，具有干黄水的功效。

13.1054 བཀྲུལ་ཆགས་ཚིལ། 奇蹄脂

རྟ་བོང་སོགས་རྨིག་ཟླུམ་ཅན་གྱི་ཚིལ། ནུས་པས་རྗེ་ཤུ་ཟ་འཕྲུག་སེལ།

马、驴等奇蹄动物的脂，具有治疗皮癣、瘙痒的功效。

13.1055 སྣ་ཁྲག་རང་ལོག 鼻血自用

རང་གི་སྣ་ཁྲག་རང་ལ་སྤྱོད་པ། ནུས་པས་ཁྲག་གཅོད་ཅིང་རྩ་སྒོ་སྡོམ།

自己的鼻血自用，具有止血、封锁脉道的功效。

13.1056 སེང་གེའི་ཤ 狮子肉

སྤང་ཐང་དང་ནགས་གསེབ་ཏུ་འཚོ་ཞིང་། སྤུ་མདོག་ཕལ་ཆེར་ཁམ་སྐྱ། ཕོ་ལ་རལ་པ་ཆེན་པོ་ཡོད་པ། རྩལ་དང་མཐུ་སྟོབས་ཆེ་བ་རི་དྭགས་ཡིན། ཤ་ཡི་ནུས་པས་གདོན་ནད་སེལ།

栖息于草原和森林中，毛色多为灰褐色，雄狮颈部有长鬣，力大、矫健，其肉具有治疗魔病的功效。

13.1057 སྨྱུག་གླང་གི་ཤ 羚牛肉

སྨྱུག་མའི་ནགས་ན་གནས་པའི་སྨྱུག་སྟག་གམ་སྨྱུག་གླང་གི་ཤ་ཡི་ནུས་པས་གདོན་ནད་སེལ།

栖息于竹林中的羚牛，其肉具有治疗魔病的功效。

13.1058 གུང་ཤ 云豹肉

གཟིག་དང་ཕྱོགས་འདྲ་བ་ཐྲ་ཐིག་ཨ་ལོང་འདྲ་བ་ཡོད་པ། ནུས་པས་གདོན་ནད་སེལ།

有与豹相似的豹纹，其肉具有治疗魔病的功效。

13.1059 ད་ཞིད་ཤ 达西肉

མིང་གཞན་ལ་གངས་སྦལ་ཡང་ཟེར། སྐེ་ཐུང་ལ་མིག་དམར་ཞིང་མདོག་སྨུག་སྔོ་དམར་ལྗང་སོགས་ལ་ཐིག་ལེ་སྣ་ཚོགས་ཡོད་ཅིང་། བཅད་ན་ཚིལ་བུའི་རང་བཞིན་ཅན། ནུས་པས་རོ་ཙ་སྐྱེད་ཅིང་། མཁལ་ནད་གྲང་བར་ཕན།

又名雪蛙，脖子短，眼睛红，有紫、青、黄、绿等色多种，带各色斑点，切开多为脂肪。具有壮阳，治疗寒性肾病的功效。

13.1060 རྫིགས་བྱིའི་ཤ 沙蜥肉

མགོ་དབྱིབས་ལེབ་མོ་ཟུར་གསུམ་སྦལ་མགོ་འདྲ་བ། ལུས་པོ་སེར་སྐྱ་ཐིག་ལེ་ཅན་ལ་ཉ་སག་ཞིབ་མོས་ཁྱབ་པ། མཇུག་མ་ཕྲ་ལ་རིང་བ་ཡིན། སྨན་དུ་སྦྱར་བྱ་ཤ ནུས་པས་རོ་ཙ། མཁལ་ནད་གྲང་བ་དང་། སྲིན་ནད། དུག་ནད་ལ་ཕན།

头扁，呈三角形，似蛙头，身体黄灰色带斑点，并具鱼鳞，尾巴细而长，肉入药。具有壮阳，治疗寒性肾病、“蛀”病、毒病的功效。

13.1061 ཆུ་བྱིའི་ཤ 水鼩鼱肉

ཆུ་ནང་དུ་རྒྱུག་ཅིང་ཆུ་རགས་སོགས་ལ་གནས་བཅའ་བའི་བྱི་བ་སྣ་ཕག་གི་སྣ་དང་འདྲ་བ། སེམས་ཅན་ཆུ་ཁར་ཡོང་བ་རྨུགས་ནས་སྐྲངས་པོ་འབྱམས་པར་བྱེད་པ་དེའོ། །ནུས་པས་ཤ་དུག་སེལ།

在水中活动，沿堤坝建窝的鼠类，鼻如猪鼻，可咬伤水边的动物，并使咬伤部位肿胀蔓延。具有解肉毒的功效。

13.1062 རྐྱང་། 野驴

ས་བབས་མཐོ་བའི་བྱང་ཐང་དུ་འཚོ་ཞིང་། གཟུགས་དབྱིབས་བོང་བུ་འདྲ་ལ་ཆེ་བ། སྤུ་མདོག་ཁམ་སེར། ཁ་སྣ་དང་། བྲང་ལྟོ། རྐང་བཞི་སོགས་དཀར་སྐྱ་ཅན་ཞིག་ཡིན།

栖息于高原荒漠，体形似驴，较驴大；毛色为黄褐色，嘴、鼻、胸、腹、四肢等为灰白色。

13.1063 རྐྱང་ཤ 野驴肉

ནུས་པས་རླུང་ནད་གྲང་བ་སེལ།

具有治疗寒性“隆”病的功效。

13.1064 རྐྱང་གྲེ། 野驴喉

ནུས་པས་ལྦ་བ་འཇོམས།

具有治疗颈瘿的功效。

13.1065 ཐླག་ཤ 雕肉

བྲག་མཐོན་པོར་གནས་བཅའ་ཞིང་། སྒྲོ་མདོག་ཁམ་ནག་ལ་མགོ་སྐེ་དང་། བྲང་གསུམ། བརླ་རྐང་སོགས་དཀར་ཤས་ཆེ་བ། འཕུར་རྩལ་ཆེ་བ་ཞིག་ཡིན། ནུས་པས་འབྱུང་གདོན་འདུལ།

栖息于高岩处，羽色为黑褐色，头、颈、胸、腹、腿部等偏白色；善于飞翔，具有治疗邪魅病的功效。

13.1066 འོལ་བའི་ཤ 鸢肉

མིང་གཞན་ནེ་ལེའང་ཟེར་ཞིང་། སྒྲོ་མདོག་ཁམ་སྨུག་ལ་ནག་ཐིག་ཡོད་པ། མཆུ་དང་སྡེར་མོ་རྣོ་ལ་གུག་པ། ནུས་པས་འབྱུང་གདོན་འདུལ། རོ་ཙ་བར་བྱེད།

又称为“内里”，羽色为暗褐色，带黑色斑点；喙、爪锋利而内钩。具有治疗邪魅病，壮阳的功效。

13.1067 ཟ་བྱིའི་ཤ 河乌肉

ཆུ་བོ་རྒྱུན་འབབ་ཀྱི་འགྲམ་བརྒྱུད་དུ་འཚོ་བ་དང་རྡོ་ཐོག་ཏུ་བབས་ཏེ་མཇུག་མ་འདེགས་ཙམ་བྱེད་ཅིང་། སྒྲོ་མདོག་ཁམ་ནག་ལ་མགོ་དཀར་པོ་ཅན་ཞིག་ཡིན། ནུས་པས་ཤ་དུག་དང་སྲིན་སེལ།

栖息河流沿岸，落于石头上时尾羽微翘，羽色为黑褐色，头为白色。具有解肉毒、除“蛀”的功效。

13.1068 ཤིང་རྟ་མོའི་ཤ 啄木鸟肉

ཤིང་སྡོང་གི་ཁོག་པ་བྲུས་ནས་ཟས་འཚོ་བ། སྒྲོ་མདོག་ལྗང་སེར་ལ་གཤོག་སྒྲོ་དཀར་ནག་རིམ་པ་དོད་པ། མཆུ་རྣོ་ལ་རིང་ཞིང་། ཕོ་ཡི་སྤྱི་གཙུག་དམར་པོ་ཡིན། ནུས་པས་ལུས་ཡང་། རྩལ་སྟོབས་སྐྱེད། ཁུ་བ་འཕེལ།

以凿树捕虫为生，羽毛为黄绿色，翅羽黑白相间，喙锋利而长，雄性头顶为红色。具有瘦身，强身，增精液的功效。

13.1069 ཉེ་ཉེའི་ཤ 地鸦肉

རྩྭ་ཐང་དང་སྤང་ལྗོངས་སུ་གནས་བཅའ་ཞིང་། ལུས་རྒྱབ་ཀྱི་སྒྲོ་མདོག་ཁམ་སེར་དང་། མདུན་ཕྱོགས་དཀར་ཤས་ཆེ་བ། མཆུ་དང་རྐང་བ་རིང་ལ་ཕྲ་བ་ཡིན། ནུས་པས་གཟའ་ཡིས་ཁ་ལྐུགས་པ་འབྱེད།

栖息于草原、草甸，背部羽色为黄褐色，前胸偏白色，喙、爪细而长。具有治疗星曜病引起暗哑的功效。

13.1070 ཆུ་སྲིན་སྡེར་མོ། 海螺厣爪

སྤྲག་ཆགས་ཀྱི་སྐོགས་པ་མདོག་ཁམ་སེར་ལ། དབྱིབས་ནར་ལེབ་ནང་ངོས་སུ་གཉེར་རིམ་དོད་པ་དེའི་སྡེར་མོ། ནུས་པས་རུས་ཚད་སེལ།

外壳为黄褐色，体型尖锥形，壳内有沟纹。其爪子具有清骨热功效。

13.1071 སྲིན་བུ་པད་མ། 水蛭

ཆུ་ལ་གནས་ཤིང་ལུས་པོ་ལྗང་ནག་ནར་ལེབ་མཉེན་ལ་གཉེར་རིས་ཅན། མི་དང་ཕྱུགས་ཀྱི་རྩ་ལ་འབྱར་བས་ནད་ཁྲག་འཐུང་ཐུབ་པ་ཡིན།

栖息于水中，身体呈暗绿色，扁条状，柔软，带环纹，吸附于人或动物的血管能吸出病血。

13.1072 སྦྲང་ཁྲ། 七星瓢虫

ནུས་པས་ཁྱི་དུག་སེལ།

具有清犬毒功效。

13.1073 བསེ་སྦྲང་། 喙尾琵琶甲

ལུས་པོ་ནག་པོ་རྭ་གཉིས་དང་རྐང་ལག་དྲུག་གཤོག་པ་ཉིས་རིམ་ཅན། བསེ་དྲི་མནམ་པ་ཡིན། བྱབས་རིལ་གྱི་ནུས་པས་གླང་ཐབས་འཇོམས།

身体黑色，具一对触角，有六足，两层翅膀，有臭味。全虫具有治疗绞痛症的功效。

13.1074 སྦྲང་མགྲོགས། 龙虱

རྫིང་བུ་དང་ཁྲོན་པའི་ནང་དུ་གནས་པ། ལུས་པོ་ནག་པོ་ལེབ་མོ། རྭ་གཉིས་དང་རྐང་པ་དྲུག་ཅན། ཆུའི་ཁ་གདིང་ཀུན་ལ་རྒྱུ་ཐུབ། བྱབས་རིལ་གྱི་ནུས་པས་ཆུ་འགགས་འབིགས།

栖息于池塘和井内，身体黑而扁，具一对触角和六足，能在水面和水底游行。全虫具有利尿的功效。

13.1075 སྦྲ་འབུ། 羌活虫

སྦྲ་མ་དཀར་པོའི་རྩ་བར་གནས་པའི་འབུ། ནུས་པས་ཁྲག་ཤོར་སྡོམ།

栖息于白羌活根部的一种虫，具有止血的功效。

13.1076 བྱང་པ། 斑蝥

སྡོ་ལྷམ་གྱི་གསེབ་ཏུ་གནས་པའི་རྒྱབ་སྐོགས་དམར་ཁྲའམ་སེར་ཁྲ་ཅན། ནང་གཤོག་སྲབ་ཅིང་དྭངས་པ། རྐང་ལག་གཡས་གཡོན་དུ་གསུམ་རེ་སྟེ་དྲུག་ཡོད། བྱབས་རིལ་གྱི་ནུས་པས་རྩ་ཡི་ནད་རྣམས་སྦྱོང་།

栖息于草木间，背壳颜色为红花或黄花色，内翅薄而透明，手足左右各3只共6只。全虫具有治疗诸脉病的功效。

13.1077 བྱིང་བྱིང་བུ་ལུ། 地鳖

རྡོ་འོག་དང་གྱང་སྨྲུབས་སུ་གནས་ཤིང་། ཕྱི་སྐོགས་སྨུག་ནག་དབྱིབས་ལེབ་སྒོར་ཅན། རྐང་ལག་དྲུག་ཡོད། བྱབས་རིལ་གྱི་ནུས་པས་གླང་ཐབས་འཇོམས།

栖息于石底或墙缝，外壳黑褐色，体形扁圆，有6只手足。全虫具有治疗绞痛症的功效。

13.1078 སྡིག་སྲིན་དཀར་པོ། 螃蟹

མིང་གཞན་ཀ་ཀ་རུའང་ཟེར་ཞིང་། མཚོ་དང་། མཚེའུ། རླན་གཤེར་གྱི་ནགས་གསེབ་ཏུ་གནས། དབྱིབས་སྒོར་ལེབ་གསོན་པོའི་སྐབས་ཐལ་སྔོན་ལ་གཤེར་འོད་ཅན། སྐམ་ནས་དམར་སེར་ཅན་ཡིན་ཞིང་། རྐང་ལག་བཅུ་ཡོད། བྱབས་རིལ་གྱི་ནུས་པས་ཉྭ་ལོག་དང་མཁལ་ནད་སེལ་ཞིང་། དྲི་ཆུ་འགགས་པ་འདྲེན།

又称为“嘎嘎日”，栖息于海、湖、潮湿的森林，体形圆而扁，活者颜色为灰蓝色，具光泽，晒干后变为橙色，有10只手足。全虫具有治疗转筋、肾病、尿闭症的功效。

13.1079 སྟག 虎

ནགས་དང་གྲོག་རོང་དུ་འཚོ་བ། གཟུགས་

སྟོབས་ཆེ་ཞིང་གདུག་དྲག་ཆེ་བ། སྤུ་མདོག་ཁམ་སེར་དང་དམར་སེར། དཀར་སྐྱ་སོགས་ལ་ཐིག་ལེ་ནག་པོ་ཡོད་པ། ཨོག་བཞི་དཀར་པོ་ཅན་ཞིག་ཡིན།

栖息于森林和山谷中，体大且凶猛，毛色呈黄褐、橙黄、灰色等，均有黑色横纹，下颏为白色。

13.1080 སྟག་རུས་ཐལ་བ། 虎骨灰

ནུས་པས་ལྷ་བ་འགྲུགས་ཤིང་། ཐལ་བས་སྐྲན་བཤིག་པར་བྱེད།

具有增强骨松质密度，除瘤的功效。

13.1081 སྟག་ཤ 达夏

❶ གཅན་གཟན་སྟག་གི་ཤ་སྟེ་ནུས་པས་གདོན་ནད་སེལ་ཞིང་རྨ་གསོ། ❷སྟོ་སྟག་ཤ་སྟེ། སྐམ་པའི་རི་ཐང་ལ་སྐྱེ་ཞིང་ལོ་མ་མཐུག་ཟླ་ལ་ཟུར་བཞིར་སྐྱེས་པ། མེ་ཏོག་སྨུག་པོ་དྲི་ཆེ་ལྷང་ཞིང་གཏིང་ནས་ཞིམ། བཙིར་བ་ན་བདུད་རྩི་སྦྱིན་བག་འཛག ནུས་པས་རྨ་འབྱུབ། གཉན་གསོད། དུག་ནད་སེལ།

❶虎肉，具有驱魔、愈疮伤的功效。❷轮叶棘豆，生长于干旱的山坡、平原；叶厚而细，有四角，花紫色，气味浓，花底有甜蜜气；捏时流出粘液。具有愈疮伤，治疗疠、毒病的功效。

13.1082 སྟག་གསོན་སྨ་ར། 活虎须

ནུས་པས་དུག་སེལ།

具有解毒功效。

13.1083 སྟག་སྤུ། 虎毛

ནུས་པས་མགོ་ལུས་ཀྱི་གཟེར་རིགས་ཀུན་འཇོམས། གཞོབ་ཀྱིས་སྣ་ཁྲག་གཅོད།

具有止痛的功效，其焦毛可止鼻血。

13.1084 སྟག་གི་མཆེ་བ། 虎犬齿

ནུས་པས་སོ་ཡི་གཟེར་འཇོམས་ལ་སོ་རྩ་བརྟན་པར་བྱེད།

具有止牙痛和固齿功效。

13.1085 ཆ་ག་པ། 蝗虫

ལོ་ཏོག་དང་རྩྭ་གསེབ་ཏུ་གནས་ཤིང་། ལུས་མདོག་ཁམ་སེར་ལྗང་སྨུག་ཅི་རིགས་འབྱུང་བ། རྐང་བ་དྲུག་ཡོད་པའི་རྗེས་མ་གཉིས་ཆེ་ཞིང་རིང་བས་དེའི་ཤུགས་ལ་བརྟེན་ནས་ཐག་རིང་དུ་མཆོངས་ནུས་པ། འཕུར་དུས་ཚག་སྒྲ་འབྱིན་པ་ཡིན།

栖息于庄稼和草丛间，体色为褐、黄、绿、紫等各种颜色；有六个手足，因后足大而长，能借助其力向远处飞跃，飞跃时发出“呲”声。

13.1086 ཆ་ག་པའི་མགོ། 蝗虫头

ནུས་པས་བྱང་དུག་འཇོམས།

具有解斑蝥毒的功效。

13.1087 བདུད་རྩི་སྨུག་པོ། 蝗虫涎

འབུ་ཆ་ག་པའམ་ཚག་པའི་ཁ་སྐྱུགས་ཆུ། ནུས་པས་ཀླད་པ་འཛག་པ་གཅོད།

蝗虫或蚱蜢吐出的液体，具有止脑漏的功效。

13.1088 བྱེ་ལེབ་སེར་ཁྲ། 金凤蝶

བྱེ་མ་ལེབ་སེར་ཁྲ། ནུས་པས་སོ་སྲིན་དང་ཞ་ལོག་སེལ།

黄底彩色蝴蝶，具有治疗齿“蛀”和转筋的功效。

13.1089 སྒོང་སྙི་དཀར་པོ། 蛋清

སྒོ་ངའི་ནང་སྙི་དཀར་པོ། ནུས་པས་མིག་ལ་ཕན།

蛋壳内的蛋白，具有益目的功效。

13.1090 རབྱ་མིག་མེད། 拉恰目麦

སྲོག་ཆགས་གྲོག་མའི་མིང་གི་རྣམ་གྲངས། ནུས་པས་རྩ་འབྱེད། དམུ་ཆུ་སྦྱོང་།

蚂蚁的别名，具有通脉，引腹水的功效。

13.1091 ཤ་ཟའི་བྱ་རིགས་བྲུན། 食肉禽粪

ཤ་ཟ་བའི་བྱ་རིགས་ཀྱི་བྲུན། ནུས་པས་གདོན་དང་སྐྲན་འཇོམས།

食肉类飞禽的粪便，具有驱魔病，除瘤的功效。

13.1092 འབྲུ་ཟན་བྱ་རིགས་བྲུན། 食谷禽粪

འབྲུ་ཟ་བའི་བྱ་རིགས་ཀྱི་བྲུན། ནུས་པས་གྲང་སྐྲངས་འཇོམས།

食谷类飞禽的粪便，具有消寒性肿胀的功效。

13.1093 རྩྭ་ཟན་བྲུན། 食草兽粪

རྩྭ་ཟ་བའི་རི་དྭགས་རིགས་ཀྱི་བྲུན། ནུས་པས་ཚ་སྐྲངས་འཇོམས།

食草类野兽的粪便。具有消热性肿胀的功效。

13.1094 ཆུར་གནས་མཁྲིས་པ། 水生动物胆

ཆུ་ལ་གནས་པའི་སྲོག་ཆགས་ཀྱི་མཁྲིས་པ། ནུས་པས་མེས་འཚིག་རྨ་གསོ།

栖息于水中的动物胆，具有治疗烧伤的功效。

13.1095 སྣ་ཚོགས་མཁྲིས་བསྲུས། 各种胆汁

སྲོག་ཆགས་སྣ་ཚོགས་ཀྱི་མཁྲིས་པ་ལྷན་དུ་བསྲུས་ནས་ཁནྡ་བརྒྱབ་པ། ནུས་པས་རྨ་དུག་དང་མཁྲིས་ནད། མིག་ནད་ལ་ཕན།

用各类动物胆一起熬制而成的膏剂。具有解创伤毒，治疗胆病、眼病的功效。

13.1096 ཤ་ཟན་ཕོ་བ། 食肉动物胃

ཟས་སུ་ཤ་ཟ་བའི་བྱ་དང་གཅན་གཟན་ཀུན་གྱི་ཕོ་བ། ནུས་པས་ཕོ་བའི་གྲང་བ་བསྐྱོ།

食肉类飞禽和猛兽的胃。具有增胃火的功效。

13.1097 ད་བྱིད་སྨུག་པོ། 达西木布

མིང་གཞན་ཕུ་ཡི་རྒྱལ་བུ་དང་གངས་སྤྲེལ་གསེར་གྱི་སྨིན་མ་ཅན་ཡང་ཟེར། ནུས་པས་རོ་ཙ་སྐྱེད་པར་བྱེད།

又称为“浦宇杰布”和金眉雪娃。具有壮阳的功效。

13.1098 ར་འདར་མའི་མཚན་མ། 山羊阴器

ར་ཡི་མཚན་མ། ནུས་པས་ཐེའུ་གདོན་སྲུང་།

山羊的生殖器，具有防独脚魔的功效。

13.1099 འབུ་སྐོགས། 田螺壳

ན་བུན་བུ་མོ་སོགས་སྲོག་ཆགས་རྣམས་ཀྱི་རང་གྲུབ་རུས་སྐོགས། དབྱིབས་དུང་གཡས་གཡོན་འཁྱིལ་འདྲ་བ། གསར་དུས་མཁྲེགས་ལ་རྙིང་ནས་སོབ་པ། ནུས་པས་སྲིན་སེལ། དམུ་ཆུ་སྐེམ།

蜗牛等动物自体形成的钙化壳，形似左、右旋海螺，鲜壳坚硬，旧壳脆。具有除“蛀”，干腹水的功效。

13.1100 ན་བུན་བུ་མོ། 蜗牛

ཆར་ཤུལ་དང་རླན་ཆེ་བའི་གནས་སུ་མཐོང་མང་བ། འབུ་སྐོགས་གཟི་དུང་འདྲ་བའི་ནང་

གནས་པའི་འབུ་ལུས་མཉེན་ཞིང་འབྱར་བག་ཅན། མགོ་ལ་རྭ་ཆ་གཉིས་ཡོད། བུབས་རིལ་གྱི་ནུས་པས་ཀླད་པ་འཛག་པ་གཅོད།

多见于雨后和潮湿的地方，与田螺相似，其身体柔软而带粘性，有一对触角。全虫具有止漏脑的功效。

13.1101 འགྲོན་བུ། 贝齿

ཆུ་དང་བརླན་གཤེར་ཆེ་བའི་རྡོ་གསེབ་སོགས་ལ་གནས་ཤིང་། ཕྱི་རང་གྲུབ་རུས་སྐོགས་སྐྱེ་ཆེ་ཆུང་མཛུབ་མགོ་ཙམ་རྒྱབ་འབུར་ཞིང་དཀར་སེར་ཅི་རིགས་འབྱུང་།

栖息于水和潮湿的石缝等处，外包自体形成的钙化壳，指头大小，背凸而呈黄、白各种颜色。

13.1102 འགྲོན་ཐལ། 贝齿灰

འགྲོན་བུའི་ཕྱི་སྐོགས་བསྲེགས་པའི་ཐལ་བ། ནུས་པས་ཁྲག་གཅོད། འདྲིལ་བ་བཤིག རྣག་ཆུ་སྐེམ།

贝齿外壳烧制的灰，具有止血，破滞结，干脓的功效。

13.1103 ཕིར་གྱི་རུས་པ། 鳖甲

དབྱིབས་འཁར་ཊ་ཁ་སྦྱར་ལྟར་མཐའ་འཁོར་བའི་ཁ་སོ་ཅན། ཕྱི་རྡོས་ནག་པོ། ནང་རྡོས་སྒྲ་རྩིབ་མ་འདྲ་བའི་རུས་རྐང་སོ་སོར་གྱེས་པ། ནུས་པས་བྱིས་གདོན་ཆུང་སྲི་ཐུབ།

形似一对闭合的锣，周边锯齿状，外壳为黑色，内部似肋骨，各骨间分开。具有治疗小儿魔病的功效。

13.1104 ཆེ་གཅིག་ལུས་གཉིས། 蝌蚪

ལྕོང་མོ། ནུས་པས་གཉན་ནད་འཇོམས།

具有治疗疠病的功效。

13.1105 རྨིག་ཟླུམ་རྐང་མར། 奇蹄骨髓

རྟ་བོང་སོགས་སྲོག་ཆགས་རྨིག་ཟླུམ་ཅན་གྱི་རྐང་མར། ནུས་པས་ཞུ་བ་དང་ཟ་རྐོང་འཇོམས།

马、驴等奇蹄动物的骨髓。具有治疗疱疹、“萨公”病的功效。

13.1106 མཆིན་པ་རྗེན་པོ། 鲜肝

སྲོག་ཆགས་ཀྱི་མཆིན་པ་སོས་པ་མ་རྙམ་པ།

动物的新鲜肝脏。

13.1107 མཆིན་པ་སྣ་ཚོགས། 各种肝脏

དུག་གིས་འཆི་བ་དང་རི་བོང་གི་མཆིན་པ་མ་ཡིན་པའི་མཆིན་སྣ་ཚོགས་ཚད།

非中毒死亡和野兔肝脏之外的各种肝脏。

13.12 ཞིང་སྐྱེས་ལོ་ཏོག་གི་སྨན་གྱི་སྡེ། 作物类药

13.1108 འབྲས། 大米

ལོ་རེ་བཞིན་བཏབ་ནས་སྐྱེ་བའི་གྲ་མ་ཅན་གྱི་འབྲུ་ཞིག་སྟེ། འབྲས་བུ་མདོག་དཀར་ལ་དབྱིབས་འཛོང་མོ་ཅན། ནུས་པས་ཉེས་གསུམ་སེལ་ཞིང་རོ་ཙ་བར་བྱེད་ལ། སྐྱུག་པ་གཅོད།

为一年生芒类作物，米粒色白，椭圆形。具有治疗“隆”病、“赤巴”病、“培根”病，壮阳，止吐功效。

13.1109 ཁྲེ། 粟

ལོ་རེ་བཞིན་བཏབ་ནས་སྐྱེ་བའི་གྲ་མ་ཅན་

ཀྱི་འབྲུ་ཞིག་སྟེ། འབྲས་བུ་ཞིབ་ལ་རིལ་བ་མདོག་སེར་སྐྱ་དང་སྨུག་པོ། ནུས་པས་རྨ་བཏས། རུས་ཆག་སྦྱོར་ཞིང་འཁྲུ་བ་གཅོད། དུག་ནད་སེལ།

为一年生芒类作物，粟粒细而圆，淡黄和紫色。具有愈创，接骨，止泻，治疗毒病的功效。

13.1110 ཁྲ་མ། 龙爪稷

ལོ་རེ་བཞིན་བཏབ་ནས་སྐྱེ་བའི་གྲ་མ་ཅན་ཀྱི་འབྲུ་ཞིག་སྟེ། བཏབ་ནས་ཞག་དྲུག་ཅུ་ན་སྨིན་པའི་ནས་ཀྱི་རིགས་ཤིག ནུས་པས་ཡི་གར་འཕྲོད།

为一年生芒类作物，播种后六十日内即可成熟的一种青稞。具有开胃功效。

13.1111 གྲོ། 小麦

ལོ་རེ་བཞིན་བཏབ་ནས་སྐྱེ་བའི་གྲ་མ་ཅན་ཀྱི་འབྲུ་ཞིག་སྟེ། འབྲས་བུ་འཇོང་ནར་ཁ་དོག་དཀར་སེར་ཅན། ནུས་པས་རོ་ཙ་སྐྱེད། ཤ་མཁྲེགས། ཆག་གྲུམ་སྦྱོར། རླུང་ནད་དང་། མཁྲིས་པའི་ནད། དུག་ནད་སེལ།

为一年生芒类作物，麦粒椭圆形，淡黄色。具有壮阳，强肌，接骨，治疗“隆”病、“赤巴”病、毒病的功效。

13.1112 ཙི་ཙི། 稷

ལོ་རེ་བཞིན་བཏབ་ནས་སྐྱེ་བའི་གྲ་མ་ཅན་ཀྱི་འབྲུ་ཞིག་སྟེ། འབྲས་བུ་ཟླུམ་འཇོང་ཁ་དོག་ངང་སེར་རམ་ཁམ་སེར་ཅན། ནུས་པས་བད་ཀན་མཁྲིས་པ་སེལ་ཞིང་དང་ག་འབྱེད།

为一年生芒类作物，椭圆形，杏黄色或黄褐色。具有治疗“培根”病和“赤巴”病，增加食欲的功效。

13.1113 སོག་ཚིགས། 麦秸节

ནས་སྔོན་པོའི་སོག་མའི་ཚིགས་མཚམས། ནུས་པས་ཆང་མ་ཞུ་བ་འཇུ།

为蓝青稞的秸节，具有解酒的功效。

13.1114 ནས་དཀར། 白青稞

ལོ་རེ་བཞིན་བཏབ་ནས་སྐྱེ་བའི་གྲ་མ་ཅན་ཀྱི་འབྲུ་ཞིག་སྟེ། འབྲས་བུ་འཇོང་ནར་ཁ་དོག་དཀར་སེར་ཅན། ནུས་པས་རོ་ཙ་སྐྱེད་ཅིང་ལུས་བརྟས་པར་བྱེད་ལ། གཅིན་ནད་དང་ཚིལ་ནད། མཁྲིས་པའི་ནད། བད་ཀན་ནད། ཆམ་པ། དབུགས་མི་བདེ་བ་སོགས་སེལ།

为一年生芒类作物，椭圆形，淡黄色。具有壮阳，强身，治疗尿病、脂病、“赤巴”病、“培根”病、感冒、哮喘等的功效。

13.1115 ནས་སྔོན། 蓝青稞

ལོ་རེ་བཞིན་བཏབ་ནས་སྐྱེ་བའི་གྲ་མ་ཅན་ཀྱི་འབྲུ་ཞིག་སྟེ། འབྲས་བུ་འཇོང་ནར་ཁ་དོག་སྔོ་ཤས་ཆེ་བ། ནུས་པས་བྱིས་པའི་གློ་ནད་ཚ་སུབས་དང་རྒྱ་གཟེར་སེལ། བསྲེགས་ཐལ་གྱིས་གློ་ནད་ལ་ཕན།

为一年生芒类作物，椭圆形，偏蓝色。具有治疗小儿热阻肺病、痢疾的功效；炒蓝青稞灰对肺病有益。

13.1116 ནས་ནག 黑青稞

ལོ་རེ་བཞིན་བཏབ་ནས་སྐྱེ་བའི་གྲ་མ་ཅན་ཀྱི་འབྲུ་ཞིག་སྟེ། འབྲས་བུ་འཇོང་ནར་ཁ་དོག་ནག་པོ་ཅན། ནུས་པས་རྨ་དང་། ཤུ་

བ། གདོན་ལ་ཕན།

为一年生芒类作物，椭圆形，黑色。具有愈创，治疗疱疹，驱魔的功效。

13.1117 ནས་རྨོད། 红青稞

ལོ་རེ་བཞིན་བཏབ་ནས་སྐྱེ་བའི་གྲ་མ་ཅན་གྱི་འབྲུ་ཞིག་སྟེ། འབྲས་བུ་འཇོང་ནར་ཁ་དོག་དམར་པོ་ཅན། ནུས་པས་སྐྲག་ནད་དང་པགས་ནད་སེལ།

为一年生芒类作物，椭圆形，红色。具有治疗喉病和皮肤病的功效。

13.1118 སྲེ་ད། 燕麦

ཡུལ་སྐད་དུ་ཡུག་པོ་ཟེར་ཞིང་། ལོ་རེ་བཞིན་བཏབ་ནས་སྐྱེ་བའི་གྲ་མ་ཅན་གྱི་འབྲུ་ཞིག་སྟེ། སྐྱེ་དབྱིབས་སོགས་ནས་དང་མཚུངས་ལ། འབྲས་བུ་སྐྱི་ལྤགས་དཀར་པོས་བཏུམས་པའི་རྩེར་གྲ་མ་ཕྲ་ལ་རྩེ་རྣོ་བ་རེ་ཡོད་པའི་ནང་དུ་འབྲུ་དཀར་པོ་རེ་ཡོད། ནུས་པས་བད་མཁྲིས་སེལ་ལ་ཟུག་རྔུ་འདྲེན།

藏语方言称为“右波”，为一年生芒类作物，形态特征等与青稞相似，果实由白色外皮包裹，顶端具有细尖的芒刺，内有白色谷物。具有治疗“培赤”病，除镞止痛。

13.1119 སོ་བ། 大麦

ལོ་རེ་བཞིན་བཏབ་ནས་སྐྱེ་བའི་གྲ་མ་ཅན་གྱི་འབྲུ་ཞིག་སྟེ། རྩ་སྡོང་སྙེ་མ་སོགས་ཀྱི་སྐྱེ་དབྱིབས་ནས་དང་མཚུངས་ལ་འབྲུ་རྡོག་ཀྱང་ནས་ཙམ་ལ་སྐྱི་ལྤགས་དཀར་པོས་བཏུམས་ནས་ཡོད། ནུས་པས་བད་མཁྲིས་སེལ་ལ་ཟུག་རྔུ་འདྲེན།

为一年生芒类作物，根、茎和穗等形态特征与青稞相似，大小如同青稞由白色外皮包裹。具有治疗“培赤”病，除镞止痛。

13.1120 མ་ཤ 花豆

སོན་སྲུན་གྲེའུའི་མིང་གཞན།

四季豆的别名。

13.1121 འབྲུ་མར། 植物油

ཏིལ་དཀར་ནག་དང་ཡུངས་དཀར་སོགས་འབྲུ་རིགས་ཀྱི་འབྲས་བུ་ལས་བྱུང་བའི་སྣུམ་རིགས་སྤྱི་ལ་གོ།

芝麻和黑、白芥子等种子所榨的油。

13.1122 ཏིལ། 芝麻

ལོ་རེ་བཞིན་བཏབ་ནས་སྐྱེ་བའི་གང་བུ་ཅན་གྱི་འབྲུ་ཞིག་སྟེ། འབྲས་བུ་ལེབ་མོ་ཅུང་ཟད་འཇོང་སྟབས་ལ་སྟོད་སྨད་ཆེ་ཆུང་ཅུང་ཟད་ཡོད་པའི་འབྲུ། རིགས་དཀར་ནག་གཉིས་འབྱུང་། ནུས་པས་རླུང་འཇོམས། ལུས་སྟོབས་འཕེལ། ཁམས་སྐྱེད།

为一年生荚类作物，芝麻籽扁而略椭圆形，上下部稍有大小的谷物，分为黑、白两种。具有祛“隆”病，强身、益精的功效。

13.1123 ཟར་མ། 亚麻

ལོ་རེ་བཞིན་བཏབ་ནས་སྐྱེ་བའི་གང་བུ་ཅན་གྱི་འབྲུ་ཞིག་སྟེ། འབྲས་བུ་ལེབ་འཇམ་ཁམ་སེར་འོད་དང་ལྡན་པ། ནུས་པས་རླུང་སེལ་སྐྲངས་པ་རྣག་ཏུ་འགྱུགས།

为一年生荚类作物，亚麻籽扁而光滑，黄褐色，有光泽。具有祛“隆”病，使肿胀促脓的功效。

13.1124 བྲ་བོ། 荞麦

ལོ་རེ་བཞིན་བཏབ་ནས་སྐྱེ་བའི་གང་བུ་ཅན་གྱི་འབྲུ་ཞིག་སྟེ། འབྲས་བུ་ཟུར་གསུམ་ཕྱོགས་བཞི་སྨུག་ནག་ཅན། ནུས་པས་རྨ་འཛིན། ཁྲག་བཤིག འབྲས་ནད་ལ་ཕན།

为一年生荚类作物，种子三角形，四侧紫黑色。具有愈创，清淤血，除“哲”的功效。

13.1125 སྲན་མ། 豌豆

ལོ་རེ་བཞིན་བཏབ་ནས་སྐྱེ་བའི་གང་བུ་ཅན་གྱི་འབྲུ་ཞིག་སྟེ། དབྱིབས་ཟླུམ་རིལ་ཁ་དོག་དཀར་པོ་དང་ནག་ཁྲ་སོགས་ཅི་རིགས་འབྱུང་། ནུས་པས་རླུང་ནད་སྐྱེད།

为一年生荚类作物，圆球形，有白、黑花等各种颜色，具有激发“隆”病的功效。

13.1126 སྲན་མའི་མེ་ཏོག 豌豆花

མེ་ཏོག་ཕྱེ་ལེབ་འདྲ་བ་ཕྱི་གོས་ཟིང་སྐྱ་ནང་གོས་དམར་སྨུག་ཅན། ནུས་པས་ཁྲག་ཤོར་སྐེམ་ཞིང་མཁལ་ནད་ལ་ཕན།

花如蝴蝶，外表粉红色，内呈紫红色。具有止血，治疗肾病的功效。

13.1127 སྲན་ཚང་། 兵豆

ལོ་རེ་བཞིན་བཏབ་ནས་སྐྱེ་བའི་གང་བུ་ཅན་གྱི་འབྲུ་ཞིག་སྟེ། དབྱིབས་ལེབ་སྒོར་ཁ་དོག་སེར་སྐྱ་ཅན། ནུས་པས་གཞང་འབྲུམ་ལ་ཕན། སྐྱོ་མ་བྱུགས་ན་མེ་དབལ་དང་། དྲེག་ནད། ཁྲག་ནད་འཇོམས།

为一年生芒类作物，形状扁圆，淡黄色。具有治疗痔疮的功效；糊剂涂擦治疗丹毒、痛风、血病。

13.1128 སྲན་མ་རིལ་མོ། 黑豌豆

ལོ་རེ་བཞིན་བཏབ་ནས་སྐྱེ་བའི་གང་བུ་ཅན་གྱི་འབྲུ་ཞིག་སྟེ། དབྱིབས་ཟླུམ་རིལ་ཕྱི་ལྤགས་ནག་པོ་ནང་སྙིང་དཀར་པོ་ཅན། ནུས་པས་རླུང་སྐྱེད། དུག་ནད་ཐེར་བ་སྡུད་ཅིང་རྨ་དང་འབྲུམ་ནག་ལ་ཕན།

为一年生荚类作物，呈圆球状，外皮黑色而内呈白色。具有激发“隆”病，敛毒病，愈疮伤，治疗黑痘的功效。

13.1129 རྒྱ་སྲན། 蚕豆

ལོ་རེ་བཞིན་བཏབ་ནས་སྐྱེ་བའི་སྲན་མའི་རིགས། སྡོང་པོ་རིང་ལ་ཡལ་ག་མེད། ལོ་མ་སྒོར་ལ་མཐུག་ཅིང་འཇམ་པ་སྤུ་དཀར་ཐར་ཐོར་ཡོད་པ། མེ་ཏོག་གི་དབྱིབས་སྲན་མའི་མེ་ཏོག་དང་འདྲ་བ། གང་བུ་སྔོ་སྐྱ་འཇོང་ནར་ཅན་ཆེ་ཆུང་མཐེ་བོང་ཙམ་གྱི་ནང་དུ་འབྲུ་གསུམ་བཞི་རེ་ཡོད། དབྱིབས་ནར་མོ་ལ་དཀྱིལ་ཀྱོང་། རྩེ་ནག་པོ་སྐྲད་དབྱིབས་ཅན། ནུས་པས་བད་རླུང་ལུད་པ་དབུགས་མི་བདེ་བ་དང་། ཁུ་བའི་རྡེའུ་འཇོམས། གཞང་འབྲུམ་སེལ།

为一年生豆类作物，茎长而无分支，叶圆厚而光滑，且具有稀疏的白色绒毛；花形与大豆花相似；豆荚淡绿色，卵圆状，大小如拇指，其中有三至四粒荚果，荚果呈长圆形，中间凹陷，顶端种脐线呈黑色。具有祛“培隆”病，痰多，哮喘，精液中出现的结石，痔疮等的功效。

13.1130 མོན་སྲན་ལེབ་མོ་དཀར་པོ། 白扁豆

ལོ་རེ་བཞིན་བཏབ་ནས་སྐྱེ་བའི་གང་བུ་ཅན་

གྱི་འབྲུ་ཞིག་སྟེ། འབྲས་བུའི་དབྱིབས་སྒོང་འཛིང་། ཁ་དོག་དཀར་པོ་འོད་ཙམ་ཡོད་པ། ཟླ་རྡོས་ན་ཟླ་དབྱིབས་དཀར་པོ་འབུར་དུ་དོད། ནུས་པས་རྩ་འགགས་དང་བད་ཀན་གྱི་ཚད་པ་སེལ། འཁྲུ་བ་གཅོད།

为一年生荚类作物，荚果呈卵圆形，色白，略具光泽，一侧有突出的月牙状种阜。具有通便，清“培根”热，止泻功效。

13.1131 མོན་སྲན་གྲེ་ཙུ། 四季豆

ལོ་རེ་བཞིན་བཏབ་ནས་སྐྱེ་བའི་གང་བུ་ཅན་གྱི་འབྲུ་ཞིག་སྟེ། འབྲས་བུ་དབྱིབས་སྒོང་འཛིང་ཕལ་ཆེར་ཁྲ་ཐིག་ཡོད། ནུས་པས་རླུང་སེལ། ཁུ་སྟོབས་དང་བད་མཁྲིས་སྐྱེད།

为一年生荚类作物，种子呈长圆形，多数表面有花斑。具有祛“隆”病，壮阳功效；可激发“培赤”病。

13.1132 བལ་སྲན། 尼泊尔豆

ལོ་རེ་བཞིན་བཏབ་ནས་སྐྱེ་བའི་གང་བུ་ཅན་གྱི་འབྲུ་ཞིག་སྟེ། སྲན་མའི་རིགས་ཤིག ནུས་པས་དུག་འབྱིན་ཆུ་འབེབས་འཛིག

为一年生荚类作物，豆类的一种。具有清毒，利尿功效。

13.1133 ཡུངས་ཀར། 白芥子

ལོ་རེ་བཞིན་བཏབ་ནས་སྐྱེ་བའི་གང་བུ་ཅན་གྱི་འབྲུ་ཞིག་སྟེ། འབྲས་བུ་སྒོང་རིལ་དཀར་སེར་ཆུང་བ། ནུས་པས་རོ་ཙ་བར་བྱེད་ཅིང་ཆུ་སེར་དང་། གདོན་ནད། དུག་ནད། གཉན་ནད་ལ་ཕན།

为一年生荚类作物，种子圆球状，呈白黄色。具有壮阳，治疗黄水病、魔病、毒病、疠病的功效。

13.1134 མར་ནག 芥菜油

ཡུངས་ནག་གི་འབྲས་བུ་བཙིར་བ་ལས་བྱུང་བའི་སྣུམ་ཁུ་ལ་གོ་ཞིང་། སྐབས་འགར་ཡུངས་ནག་རང་ལ་གོ་བའང་ཡོད། སྣུམ་གྱིས་གྲང་བ་སེལ་ཞིང་རླུང་ནད་འཇོམས། ཁྲག་མཁྲིས་འཕེལ།

芥菜种子所榨的油，有时指芥菜。芥菜油具有驱寒，治疗“隆”病的功效；可激发血“赤”病。

13.1135 ཉུངས་མ། 蔓菁

དབྱིབས་ལ་ལུག་དང་ཅུང་འདྲ་བ་ལ། རྩ་བ་རྡོག་རིལ་རྟིང་པ་ཕྲ་ལ་ཐུང་བ། ནང་སྙིང་དཀར་པོ་ཡིན། ནུས་པས་རླུང་སེལ་དུག་ནད་སྲུང་།

形似萝卜，块根椭圆形，根端细短，内部呈白色。具有祛“隆”病，预防毒病的功效。

13.1136 ཉུངས་སོན། 蔓菁籽

ཉུངས་མའི་ས་བོན་ལོ་ལྔ་ལོན་པ། ནུས་པས་སྦྱར་དུག་རིགས་ཀུན་སྲུང་།

五年陈蔓菁籽，具有预防各类配制毒的功效。

13.1137 ལ་ཕུག 萝卜

རྩ་བ་རྐང་གཅིག་སྒྲུམ་ནར་སྦོམ་ལ་རྒྱས་པ། རྟིང་པ་རིམ་བཞིན་ཕྲ་བ། ནང་ཤ་དཀར་པོ་ཡིན། ནུས་པས་དྲོད་སྐྱེད། སྐྲན་དང་། ལྐུད་གཅོད། དབུགས་མི་བདེ་བ་སེལ།

单根呈椭圆球形，根端逐渐变细，内肉呈白色。具有增胃火，除瘤，治疗痰痨、哮喘的功效。

13.1138 ལ་ཕུག་ས་བོན། 萝卜子

མིང་གཞན་དུ་ལབ་གཞི་ཡང་ཟེར་ཞིང་། ནུས་པས་དམུ་རྫིང་སེལ་ཞིང་ཟས་འཇུ།

又称为“莱宇”，具有治疗腹水，消食的功效。

13.1139 གཙང་གཡེར། 江椒

གཙང་ཆུའི་འགྲམ་དུ་སྐྱེས་པའི་སྤོད་ཀྱི་རིགས་གཡེར་མའི་མིང་སྟེ། ནུས་པས་རྩ་ཁ་འབྱེད།

生长在雅鲁藏布江边的一种作料类花椒之名，具有通脉的功效。

13.1140 ཆང་ཕྱེ། 酒曲

ཆན་ལ་བཏབ་ནས་ཆང་ལདས་བྱེད་ཀྱི་ཕྱེ། ནུས་པས་མ་ཞུ་བ་འཇུ། ཆུ་རྒྱུས་འགྲམས་པ་དང་མངལ་ནད་སེལ།

加入醅中用于酿酒的酒曲，具有治疗不消化，韧带、肌腱扩散伤热和子宫病的功效。

13.1141 འབབའ་ཚ། 油渣

ཡུངས་དཀར་ནག་དང་ཏིལ་སོགས་ལས་མར་ཁུ་བཏོན་རྗེས་ཀྱི་སྙིགས་མ་སྟེ། ཚ་དུགས་ཀྱིས་སྟོང་ཚད་རླུང་གིས་བུས་པའི་ཚད་གཟེར་དང་། ཚིགས་འགྲམས་པ་སོགས་ལ་ཕན།

白、黑色芥子和芝麻等榨过油后的残渣，热罨具有治疗虚热引起的热痛症和关节扩散伤热等的功效。

13.13 ཆུ་སྨན་གྱི་སྡེ། 水药类

13.1142 བཏུང་བའི་ཆུ། 饮用水

ཆར་ཆུ་དང་གངས་ཆུ་སོགས་ཁོང་དུ་བཏུང་རུང་བའི་ཆུ་རིགས།

雨水和雪水等可饮用的水类。

13.1143 སྨན་ཆུ། 药水

ཅོང་ཞི་དང་རྡོ་ཐལ་སོགས་ལས་བབས་པའི་སྨན་ཆུ། ནུས་པས་རླུང་མཁྲིས་བད་ཀན་ལྡན་པ་དང་འདུས་པ་སོགས་ཀྱི་ནད་སེལ།

源自寒水石和石灰石等的药水，具有治疗“隆”、“赤巴”、“培根”二合病和聚合型病等的功效。

13.1144 རེག་བྱའི་ཆུ། 外用水

ཆུ་ཚན་དང་ཆུ་ལུམས་སོགས་ལུས་ཀྱི་ཕྱིར་སྤྱོད་པའི་ཆུ་རིགས།

温泉和水浴等用于体外的水类。

13.1145 རྐྱེན་སྨན། 京药

ནད་གསོ་བར་བྱེད་པའི་སྨན་གྱི་མིང་སྟེ་རྐྱེན་ཕྱེ་དང་དོན་གཅིག

治疗疾病的药物名，与“京子”同义。

13.1146 ཆུ་སྐོལ། 开水

ནུས་པས་དྲོད་སྐྱེད། ཟས་འཇུ། སྐྱིགས་བུ་སེལ།

具有增胃火，消食，治疗呃逆的功效。

13.1147 སྐར་མ་རི་ཁྲིའི་ཆུ། 太白星水

སྟོན་དུས་སྐར་མ་རི་ཁྲི་འཆར་བའི་ཞག་

བདུན་རིང་གི་ཆུ་སྟེ། དེའི་དུས་ཀྱི་ཆུ་རྣམས་རང་བཞིན་གྱིས་ཆུ་བོ་ཡན་ལག་བརྒྱད་ལྡན་དུ་འགྱུར་བས་བདུད་རྩི་དང་མཚུངས་སོ། །

秋季太白星升起之七昼夜内的水，这时所有的水自然成为恒河水似甘露。

13.14 མེ་སྨན་གྱི་སྡེ། 火性药类

13.1148 བསྟེན་བྱ་སྨན་གྱི་མེ། 内服火药

མེ་དང་ནུས་པ་མཚུངས་པའི་དྲོད་སྨན་རྣམས་དང་མེ་ལ་བསྲེགས་པའི་ཐལ་སྨན།

性质与火相似的热性药和用火烧过的灰药。

13.1149 རེག་བྱ་དཔྱད་ཀྱི་མེ། 外用火药

ཏིལ་མེ་དང་མེ་བཙའ་སོགས་མེ་ཡི་དཔྱད།

烙器和火灸等火性外治器械。

13.15 གདུས་སྨན་གྱི་སྡེ། 煅熬药类

13.1150 ཚ་བ་མེས་གདུས་པ། 煅烧药

མེ་ཡིས་བསྲེགས་པའི་ཐལ་སྨན།

用火烧制的灰药。

13.1151 བསིལ་བ་ཆུས་གདུས་པ། 水熬药

ཆུ་རུ་གདུས་པའི་ཁནྡ་སོགས།

用水熬煮的膏药等。

13.16 སྨན་རྟའི་སྡེ། 引药类

13.1152 སྨན་རྟ། 引药

❶ སྨན་ནུས་རྩ་ལ་འཁྲིད་པར་བྱེད་པའི་རྟ། ❷སྨན་ཁོང་དུ་འཕུལ་བར་བྱེད་པའི་རྟ།

❶将药效引入脉络的引药。❷送服药物的引药。

13.1153 སྤྱི་ལ་གཅེས་པའི་སྨན་རྟ་གསུམ།

常用三引药

རླུང་ནད་ཀྱི་སྨན་རྟ་བུ་རམ་དང་། མཁྲིས་པའི་ནད་ཀྱི་སྨན་རྟ་ཀ་ར། བད་ཀན་ནད་ཀྱི་སྨན་རྟ་སྦྲང་རྩི་བཅས་གསུམ་གྱི་བསྡུས་མིང་།

“隆”病的引药为藏糖；“赤巴”病的引药为冰糖；“培根”病的引药为蜂蜜。

13.1154 བུ་རམ། 藏糖

བུ་རམ་ཤིང་གི་ཁུ་བ་བསྐུས་པ་ལས་བྱུང་བའི་དྭངས་མ་སྟེ། ནུས་པས་གྲང་རླུང་སེལ།

甘蔗汁熬煮后的结晶，具有治疗寒性“隆”病的功效。

13.1155 ཀ་ར། 冰糖

ལི་ཁ་རའི་ཤིང་གི་ཁུ་བ་བསྐུས་པ་ལས་བྱུང་

བའི་དྭངས་མ་སྟེ། ནུས་པས་ཁྲག་མཁྲིས་ཚ་བ་སེལ།
甘蔗汁熬煮后的结晶，具有清血“赤”热的功效。

13.1156 སྦྲང་རྩི། 蜂蜜

བུང་བ་སོགས་ཀྱིས་བསགས་པའི་མེ་ཏོག་སྣ་ཚོགས་ཀྱི་རྩི་བཅུད་དེ། ནུས་པས་བད་ཀན་ཆུ་སེར་སེལ།
为蜜蜂所采集的各种花之蜜粉，具有祛“培根”病，治疗黄水病的功效。

13.1157 ཡོངས་གྲགས་མིན་པའི་སྨན་རྟ།

非常用药引

ཀ་ར་དང་བུ་རམ་སྦྲང་རྩི་གསུམ་མ་ཡིན་པའི་སྨན་ཁོང་དུ་འཕུལ་བར་བྱེད་པའི་སྨན་རྟ།
除冰糖和藏糖、蜂蜜以外的送服药物之引药。

13.1158 བདུད་རྩི་ཆོས་སྨན། 甘露法药

གསང་སྔགས་ཀྱི་ཡི་དམ་གྱི་སྒོ་ནས་སྨན་སྒྲུབ་ཚུལ་བཞིན་བགྱིས་པའི་དམ་རྫས་རིལ་བུ་སྟེ། ནུས་པས་སྨན་ནུས་བརྟས་པར་བྱེད།
经密宗具法力本尊修炼诵咒等加持制成的圣丸，具有增强药效的功效。

13.1159 སྤྱིན། 胶

ཉ་དང་ཆུ་སྲིན་གྱི་ཁོག་ནས་རང་བྱུང་དུ་འབྱུང་བ་སེར་ལ་དྭངས་པ་དང་། རྭ་དང་ཀོ་བ་གདུས་པའི་འབྱར་བག་ཅན་སྟེ། ནུས་པས་འབྱར་བག་འགོག་པས་རྩི་སྲུང་བརྟས།
为鱼和“曲蛙”体腔内自然生成的黄色透明液，或用角和皮子熬制成具黏性的胶糊。具有黏合脱落黏膜的功效。

13.17 སྨན་མིང་བསྡུས་པའི་སྐོར། 合成药名

13.1160 བསིལ་གསུམ། 三凉

ཅུ་གང་དང་། གུར་གུམ། ལི་ཤི་བཅས་ཀྱི་བསྡུས་མིང་།
“居冈”、红花、丁香的合称。

13.1161 བསིལ་བཞི། 四凉

ཅུ་གང་དང་། གུར་གུམ། ལི་ཤི། སུག་སྨེལ་བཅས་ཀྱི་བསྡུས་མིང་།
“居冈”、红花、丁香、豆蔻的合称。

13.1162 བཟང་པོ་གསུམ། 三良

ཛཱ་ཏི་དང་། སུག་སྨེལ། ཀ་ཀོ་ལ་བཅས་ཀྱི་བསྡུས་མིང་།
肉豆蔻、豆蔻、草果的合称。

13.1163 བཟང་པོ་བཞི། 四良

ཛཱ་ཏི་དང་། སུག་སྨེལ། ཀ་ཀོ་ལ། ལི་ཤི་བཅས་ཀྱི་བསྡུས་མིང་།
肉豆蔻、豆蔻、草果、丁香的合称。

13.1164 བཟང་པོ་དྲུག 六良

ཅུ་གང་དང་། གུར་གུམ། ལི་ཤི ཛཱ་ཏི། སུག་སྨེལ། ཀ་ཀོ་ལ་བཅས་ཀྱི་བསྡུས་མིང་།
“居冈”、红花、丁香、肉豆蔻、豆蔻、草果的合称。

13.1165 ཚ་བ་གསུམ། 三辛

སྨན་སྒ་དང་། པི་པི་ལིང་། ཕོ་བ་རིས་བཅས་ཀྱི་བསྡུས་མིང་།

高良姜、荜茇、胡椒的合称。

13.1166 ཚ་བ་ལྔ། 五辛

པི་པི་ལིང་དང་། ཕོ་བ་རིས། སྨན་སྒ། དབྱི་མོང་། ཙི་ཏྲ་ཀ་བཅས་ཀྱི་བསྡུས་མིང་།

荜茇、胡椒、高良姜、铁线莲、小米辣的合称。

13.1167 སྔོ་ཡི་ཚ་བ་གསུམ། 三辛草药

ལྕེ་ཚ་དང་། དབྱི་མོང་། སྲུབ་ཀ་བཅས་ཀྱི་བསྡུས་མིང་།

高原毛茛、铁线莲、草玉梅的合称。

13.1168 ཚ་བ་བདུན། 七辛

པི་པི་ལིང་དང་། ཕོ་བ་རིས། སྨན་སྒ། དབྱི་མོང་། ཙི་ཏྲ་ཀ ལྕེ་ཚ། སྲུབ་ཀ་བཅས་ཀྱི་བསྡུས་མིང་།

荜茇、胡椒、高良姜、铁线莲、小米辣、高原毛茛、草玉梅的合称。

13.1169 ར་གསུམ། 三子

ཨ་རུ་ར་དང་། བ་རུ་ར། སྐྱུ་རུ་ར་བཅས་ཀྱི་བསྡུས་མིང་།

诃子、毛诃子、余甘子的合称。

13.1170 འབྲས་བུ་གསུམ། 三果

ཨ་རུ་ར་དང་། བ་རུ་ར། སྐྱུ་རུ་ར་བཅས་ཀྱི་བསྡུས་མིང་།

诃子、毛诃子、余甘子的合称。

13.1169 ཚྭ་སྣ་གསུམ། 三盐

རྒྱ་ཚྭ་དང་། རྒྱམ་ཚྭ། ཁ་རུ་ཚྭ་བཅས་ཀྱི་བསྡུས་མིང་།

白硇砂、光明盐、紫硇砂的合称。

13.1170 ཚྭ་སྣ་ལྔ། 五盐

རྒྱ་ཚྭ་དང་། རྒྱམ་ཚྭ། ཁ་རུ་ཚྭ། ལྕེ་མྱང་ཚྭ། ཙབས་རུ་ཚྭ་བཅས་ཀྱི་བསྡུས་མིང་།

白硇砂、光明盐、紫硇砂、大青盐、“杂如嚓”的合称。

13.1171 འབྲས་སྣ་གསུམ། 三实

ཨ་འབྲས་དང་། སྟ་འབྲས། འཇམ་འབྲས་བཅས་ཀྱི་བསྡུས་མིང་།

芒果核、海南蒲桃、大托叶云实的合称。

13.1172 ཤོ་ཤ་གསུམ། 三肖夏

སྙིང་ཤོ་ཤ་དང་། མཁལ་མ་ཤོ་ཤ གླ་གོར་ཤོ་ཤ་བཅས་ཀྱི་བསྡུས་མིང་།

广枣、刀豆、油麻藤子的合称。

13.1173 ཤོ་ཤ་བཞི། 四肖夏

སྙིང་ཤོ་ཤ་དང་། མཁལ་མ་ཤོ་ཤ གླ་གོར་ཤོ་ཤ བ་མཁལ་ཤོ་ཤ་བཅས་ཀྱི་བསྡུས་མིང་།

广枣、刀豆、油麻藤子、榼腾子的合称。

13.1174 གེ་སར་གསུམ། 三格萨

པདྨ་གེ་སར་དང་། ནཱ་ག་གེ་སར། པུཥྤ་གེ་སར་བཅས་ཀྱི་བསྡུས་མིང་།

木棉花瓣、木棉花蕊、木棉花萼的合称。

13.1175 ཆུ་སེར་སྨན་གསུམ། 三黄水药

སྤོས་དཀར་དང་། ཐལ་ཀ་རྡོ་རྗེ། སོ་མ་རཱ་ཛ་བཅས་ཀྱི་བསྡུས་མིང་།

琥珀、决明子、黄葵子的合称。

13.1176 ཆུ་སེར་སྨན་བརྒྱད། 八黄水药

སྤོས་དཀར་དང་། ཐལ་ཀ་རྡོ་རྗེ། སོ་མ་རཱ་ཛ། སེང་ལྡེང་། ཏིལ་ནག ཏིལ་དཀར། ཟི་ར་དཀར་པོ། ཟི་ར་ནག་པོ་བཅས་ཀྱི་བསྡུས་མིང་།

琥珀、决明子、黄葵子、西藏猫乳、黑芝麻、白芝麻、孜然芹、黑种草的合称。

13.1177 ཚྭ་སྨན་རྫོན་པོ་གསུམ། 三利水药

རྒྱ་ཚྭ་དང་། གསེར་བྱེ། སྡིག་སྲིན་བཅས་ཀྱི་བསྡུས་མིང་།

白硇砂、海金沙、螃蟹的合称。

13.1178 རེ་རལ་གསུམ། 三日惹

ལྕུམ་བུ་རེ་རལ་དང་། བྲག་སྐྱ་ཏ་པོ། བྲག་སྤོས་བཅས་ཀྱི་བསྡུས་མིང་།

骨碎补、卷丝苣苔、瓦苇的合称。

13.1179 གུར་གུམ་གསུམ། 三红花

ཁ་གུར་དང་། བལ་གུར། ཐྱི་ཡང་ཀུ་བཅས་ཀྱི་བསྡུས་མིང་།

藏红花、尼泊尔红花、甘青青兰的合称。

13.1180 ཏིག་ཏ་གསུམ། 三蒂达

རྒྱ་ཏིག་དང་། བོད་ཏིག བལ་ཏིག་བཅས་ཀྱི་བསྡུས་མིང་།

印度獐牙菜、西藏獐牙菜、普兰獐牙菜的合称。

13.1181 གྭ་དོར་གསུམ། 三角

བསེ་རུ་དང་། ཁ་ཤ ཤ་རུ་བཅས་ཀྱི་བསྡུས་མིང་།

犀角、狍角、鹿角的合称。

13.1182 པཏྲ་གསུམ། 三叶

ས་ལ་པཏྲ་དང་། ཀྲིཥྞ་པཏྲ། མ་ཤ་པཏྲ་བཅས་ཀྱི་བསྡུས་མིང་།

“萨拉巴呢”、“格尔那巴呢”、“玛夏巴呢”的合称。

13.1183 ལྕུམ་བུ་གསུམ། 三灌木

སེ་རྒོད་དང་། སྐྱེར་བ། འོམ་བུ་བཅས་ཀྱི་བསྡུས་

蔷薇、小檗、水柏枝的合称。

13.1184 གཉན་ཐུབ་གསུམ། 除疫三药

མིང་ཅན་དང་། ལྕགས་ཀྱུ། སྟག་ཤ་བཅས་ཀྱི་བསྡུས་མིང་།

臭蚤草、唐松草、轮叶棘豆的合称。

13.1185 ཚོས་གསུམ། 三颜

བཙོད་དང་། འབྲི་མོག རྒྱ་སྐྱེགས་བཅས་ཀྱི་བསྡུས་མིང་།

梵茜草、藏紫草、紫草茸的合称。

13.1186 རྩེ་གསུམ། 三孜药

མ་རུ་རྩེ་དང་། ལང་ཐང་རྩེ། བྱི་ཏང་ག་བཅས་ཀྱི་བསྡུས་མིང་།

紫铆子、天仙子、酸藤果的合称。

13.1187 དམར་པོ་གསུམ། 三红

བཙོད་དང་། འབྲི་མོག རྒྱ་སྐྱེགས་བཅས་ཀྱི་བསྡུས་མིང་དང་ཚོས་གསུམ་གྱི་མིང་གཞན།

梵茜草、藏紫草、紫草茸的合称及三颜的别称。

13.1188 དམར་པོ་བཞི། 四红

བཙོད་དང་། འབྲི་མོག རྒྱ་སྐྱེགས། ཞུ་མཁན་བཅས་ཀྱི་བསྡུས་མིང་།

梵茜草、藏紫草、紫草茸、山矾的合称。

13.1189 སེར་པོ་གསུམ། 三黄

ཡུང་བ་དང་། སྐྱེར་པ། ལྕུམ་རྩ་བཅས་ཀྱི་བསྡུས་མིང་།

姜黄、小檗、大黄的合称。

13.1190 ནག་པོ་གསུམ། 三黑药

གུ་གུལ་ནག་པོ་དང་གླ་རྩི། ཤུ་དག་བཅས་ཀྱི་བསྡུས་མིང་།

穆库尔没药、麝香、藏菖蒲的合称。

13.1191 **དུག་མེད་བོང་ང་སྨན་གསུམ།** 无毒三榜阿

བོང་ང་དཀར་པོ་དང་། བོང་ང་དམར་པོ། བོང་ང་སེར་པོ་བཅས་ཀྱི་བསྡུས་མིང་།

"榜莪嘎布"、"榜莪玛布"、金莲花的合称。

13.1192 **ཕྲུ་ཚན་གསུམ།** 三胎粪

མི་རྟ་ཁྱི་གསུམ་གྱི་ཕྲུ་གུ་སྐྱེས་མ་ཐག་ནུ་ཞོ་ཁོང་དུ་མ་སོང་གོང་གི་སྦྲུན།

人、马、犬三者的胎儿产后哺乳前的粪便。

13.1193 **རོ་ཚན་གསུམ།** 三尸粪

མི་རྟ་ཁྱི་གསུམ་གྱི་ཕྲུ་གུ་སྐྱེས་འཕྲལ་ཤི་བའི་ཁོང་ནས་བཏོན་པའི་སྦྲུན།

人、马、犬三者所产死胎的粪便。

13.1194 **གྭ་རོར་གཉིས།** 二茸

སྐྱེས་ནས་འབུར་ཙམ་ཐོན་པའི་ཤྭ་བ་དང་ཁ་ཤ་གཉིས་ཀྱི་རྭ།

刚长出的鹿角和狍角。

13.1195 **ཤིང་མཆོག་གསུམ།** 三佳木

ཙན་དན་དཀར་པོ་དང་། ཙན་དན་དམར་པོ། ཨ་གར་བཅས་ཀྱི་བསྡུས་མིང་།

檀香、紫檀、香木的合称。

13.1196 **ཨ་གར་རིགས་གསུམ།** 三香木

ཨར་སྐྱ་དང་། ཨར་ནག ཨར་དམར་བཅས་ཀྱི་བསྡུས་མིང་།

白木香、沉香、香樟的合称。

13.1197 **གཟེར་འཇོམས་གསུམ།** 三镇痛药

ཨ་བྲག་གཟེར་འཇོམས་དང་། ཨ་བྲག་ཚེར་སྔོན། མིང་ཅན་སེར་པོ་བཅས་ཀྱི་བསྡུས་མིང་།

打箭菊、多刺绿绒蒿、臭蚤草的合称。

13.1198 **གཉན་སྨན་བཞི།** 四瘟药

གྲི་ཤ་དང་། གླ་རྩི། གུ་གུལ། སྨན་ཆེན་བཅས་ཀྱི་བསྡུས་མིང་།

凶死肉、麝香、穆库尔没药、"榜那"的合称。

13.1199 **མེ་ཏོག་གསུམ།** 三花

ཀྱི་ལྕེ་དང་། སྤང་རྩི་དོ་བོ། སྤང་རྒྱན་དཀར་པོ་བཅས་ཀྱི་བསྡུས་མིང་།

秦艽、翼首草、白花龙胆的合称。

13.1200 **རྡོ་རྒྱལ་བཞི།** 四石王

སྤལ་རྒྱབ་དང་། མདུང་རྩེ། གངས་ཐིགས། ཅོང་ཞི་བཅས་ཀྱི་བསྡུས་མིང་།

代赭石、硅灰石、硬石膏、寒水石的合称。

13.1201 **དྲི་བཟང་བཞི།** 四芳香

ཀ་ཀོ་ལ་དང་། ཤིང་ཚ། སུག་སྨེལ། གི་སར་བཅས་ཀྱི་བསྡུས་མིང་།

草果、肉桂、豆蔻、木棉花的合称。

13.1202 **ཨིནྡྲ་བཞི།** 四恩扎

དུག་མོ་ཉུང་དང་། བོང་ང་དཀར་པོ། ག་དུར། བ་ལེ་ཀ་བཅས་ཀྱི་བསྡུས་མིང་།

止泻木子、"榜莪嘎布"、岩白菜、西藏马兜铃的合称。

13.1203 **མཁྲིས་ཆེན་བཞི།** 四胆

མི་མཁྲིས་དང་། དོམ་མཁྲིས། བྱ་རྒོད་མཁྲིས་པ། ཉ་མཁྲིས་བཅས་ཀྱི་བསྡུས་མིང་།

"弥"胆、熊胆、秃鹫胆、鱼胆的合称。

13.1204 **མེ་ཏོག་ཏིང་བཞི།** 四当花

ཏིང་ལོ་བྱིང་དང་། ཏིང་སག་ཀྱུ། ཏི་སུ་ལ།

ཏི་མུ་ས་བཅས་ཀྱི་བསྡུས་མིང་།
唐古特兰青、香薷、得么拉、奇林翠雀的合称。

13.1205 རྒྱམ་ཚྭ་བཞི། 四味光明盐

ཆ་མཉམ་བཞིའང་ཟེར་ཏེ། རྒྱམ་ཚྭ་དང་། བཙའ་སྒ། ཨ་རུ་ར། པི་པི་ལིང་བཅས་ཀྱི་བསྡུས་མིང་།
又称四均等。光明盐、生姜、诃子、荜茇的合称。

13.1206 གཡུ་ཐོག་ལྷུམ་བཞི། 宇妥四仙草

སྟོང་ཟིལ་དང་། འཛིན་པ། གང་གྷ་ཆུང་། སྤྱང་རྩི་དོ་བོ་བཅས་ཀྱི་བསྡུས་མིང་།
斑花黄堇、“榜那”、乌奴龙胆、翼首草的合称。

13.1207 གུ་གུལ་གཉིས། 二果格

གུ་གུལ་ནག་པོ་དང་། སྤོས་དཀར་གཉིས་ཀྱི་བསྡུས་མིང་།
穆库尔没药和琥珀二者的合称。

13.1208 སེར་མོ་གསུམ། 三爪

ཁྲུང་སེར་དཀར་པོ་དང་། ཁྲུང་སེར་སྨུག་པོ། ཆུ་སྲིན་སེར་མོ་བཅས་ཀྱི་བསྡུས་མིང་།
白钩藤、紫钩藤、垫状卷柏的合称。

13.1209 རྩི་བཞི། 四甘露

ཤུག་འབྲུ་དང་། བ་ལུ་དཀར་པོ། ལུག་མཆོ། མཁན་པ་དཀར་པོ་བཅས་ཀྱི་བསྡུས་མིང་།
柏枝仁、白烈香杜鹃、高山麻黄、白大籽蒿等的合称。

13.1210 བདུད་རྩི་ལྔ། 五甘露

ཤུག་པ་དང་། བ་ལུ། མཁན་དཀར། མཆོ། འོམ་བུ་བཅས་ཀྱི་བསྡུས་མིང་།
柏树、樱草杜鹃叶、白蒿、麻黄、水柏枝的合称。

13.1211 དྭངས་མ་ལྔ། 五精华

བྲག་ཞུན་དང་། ཅོང་ཞི། བུ་རམ། སྦྲང་རྩི། མར་དཀར་བཅས་ཀྱི་བསྡུས་མིང་།
岩精、寒水石、藏糖、蜂蜜、白酥油等的合称。

13.1212 རྩ་བ་ལྔ། 五根

ལྕ་བ། ར་མཉེ་དང་། ཉེ་ཤིང་། བ་སྤྲུ། གཟེ་མ་བཅས་ཀྱི་བསྡུས་མིང་།
西藏凹乳芹、黄精、天门冬、喜马拉雅紫茉莉、蒺藜的合称。

13.1213 ཀྲ་ར་རྣམ་གསུམ། 三尿

ན་ར་ཀྲ་ར་བྱིས་པའི་ཆུ་དང་། ཨ་ཤྭ་ཀྲ་ར་རྟ་གསེབ་ཆུ། གོ་བ་ཀྲ་ར་བ་ལང་ཆུ་བཅས་ཀྱི་བསྡུས་མིང་།
童尿、种马尿、黄牛尿的合称。

13.1214 སྐྱུར་ཁུ་གསུམ། 三酸汁

ཆང་སྐྱུར་དང་། སྟར་བུ། མཚུར་ནག་བཅས་ཀྱི་བསྡུས་མིང་།
酸酒、沙棘果、绿矾的合称。

13.1215 མངར་གསུམ། 三甘

ཀ་ར་དང་། བུ་རམ། སྦྲང་རྩི་བཅས་ཀྱི་བསྡུས་མིང་།
冰糖、藏糖、蜂蜜的合称。

13.1216 ཁྲག་ལྔ། 五血

མི་ཁྲག་དང་། ཁྱི་ཁྲག ར་ཁྲག རྟ་ཁྲག མངལ་ཁྲག་བཅས་ཀྱི་བསྡུས་མིང་།
人血、狗血、山羊血、马血、胎血的合称。

13.1217 ཚིལ་གཉིས། 二脂

མི་དང་རི་དྭགས་རྒྱ་ཡི་ཚིལ་གཉིས་ཀྱི་བསྡུས་མིང་།

人和羚羊脂肪的合称。

13.1218 དྲི་ཅན་དྲུག 六浓味

གླ་རྩི་དང་། ཤུ་དག ཤིང་ཀུན། མུ་ཟི། སྒོག་སྐྱ། སྤྲུ་རྩ་བཅས་ཀྱི་བསྡུས་མིང་།

麝香、藏菖蒲、阿魏、硫磺、大蒜、羌活的合称。

13.1219 ཤ་གཉིས། 二肉

སྦལ་ཤ་དང་སྦྲུལ་ཤ་གཉིས་ཀྱི་བསྡུས་མིང་།

蛙肉和蛇肉的合称。

13.1220 དྲི་གསུམ། 三气味

མུ་ཟི་དང་། ལྡོང་རོས། སྤྲུ་ནག་གི་རྩ་བ་བཅས་ཀྱི་བསྡུས་མིང་།

硫磺、雄黄、羌活根的合称。

13.1221 གཞོབ་གསུམ། 三焦灰

གླང་ནག་པོའི་རྭ་དང་། རྟ་རྨིག རྨ་བྱའི་མདོངས་བཅས་མེར་བསྲེག་པའི་ཐལ་བ།

黑黄牛角、马蹄、孔雀翎等焚烧后的炭灰。

13.1222 ཟ་བྱེད་ཁམས་བརྒྱད། 能食八矿

ཆུ་སྐྱུར་རྡོ་དང་། ལྷང་ཚེར་དམར་པོ། གསེར་རྡོ། བ་བླ། ཁབ་ལེན། ཕ་བོང་ལོང་བུ། ལྡོང་རོས། དངུལ་རྡོ་བཅས་ཀྱི་བསྡུས་མིང་།

酸石、锂云母、黄铜矿、雌黄、磁石、自然铜、雄黄、银矿石的合称。

13.1223 འཆིང་བྱེད་ལྕགས་བརྒྱད། 能持八金

གསེར་དང་། དངུལ། ཟངས། ལྕགས། འཁར་བ། ར་གན། ཞ་ཉེ། གཤའ་དཀར་བཅས་ཀྱི་བསྡུས་མིང་།

金、银、铜、铁、青铜、黄铜、铅、锡的合称。

13.1224 སྤོ་ཡི་བུ་མོ་སྨན་བདུན། 七姊妹仙草

གཡའ་ཀྱི་མ་དང་། སྟོང་ཟིལ། གང་གྒ་ཆུང་། ཧོང་ལེན། ཏིག་ཏ། བོང་ང་དཀར་པོ། སྤང་རྩི་དོ་བོ་བཅས་ཀྱི་བསྡུས་མིང་།

金腰草、斑花黄堇、乌奴龙胆、兔耳草、“蒂达”、“榜莪嘎布”、翼首草的合称。

13.1225 ཆུ་ཚན་རིགས་ལྔ། 五温泉

❶རྡོ་སོལ་དང་མུ་ཟི་འདྲེས་པའི་ཆུ་ཚན་དང་། རྡོ་སོལ་དང་མུ་ལྷང་འདྲེས་པའི་ཆུ་ཚན། རྡོ་སོལ་དང་རྡོ་ཞོ་འདྲེས་པའི་ཆུ་ཚན། རྡོ་སོལ་དང་རྡོ་ཆུ་འདྲེས་པའི་ཆུ་ཚན། རྡོ་སོལ་དང་ཅོང་ཞི་འདྲེས་པའི་ཆུ་ཚན་བཅས་རིགས་ལྔ་དང་། ❷རྡོ་སོལ་དང་ཅོང་ཞི་འདྲེས་པའི་ཆུ་ཚན། རྡོ་སོལ་དང་མུ་ཟི་འདྲེས་པའི་ཆུ་ཚན། རྡོ་སོལ་དང་བྲག་ཞུན་འདྲེས་པའི་ཆུ་ཚན། རྡོ་སོལ་དང་ཅོང་ཞི་མུ་ཟི་གསུམ་འདྲེས་པའི་ཆུ་ཚན། རྡོ་སོལ་དང་ཅོང་ཞི་མུ་ཟི་བྲག་ཞུན་ལྡོང་རོས་ལྔ་འདྲེས་པའི་ཆུ་ཚན་ལྔ་ཡིན་ནོ། །

❶煤和硫黄相混的温泉、煤和绿硫黄相混的温泉、煤和石灰相混的温泉，煤和泉华相混的温泉，煤和寒水石相混的温泉等五类温泉。❷煤和寒水石相混的温泉、煤和硫黄相混的温泉、煤和岩精相混的温泉，煤、寒水石和硫黄相混的温泉，煤、寒水石、硫黄、岩精和雄黄五者相混的温泉等五

类温泉。

13.1226 ཟླ་ཞུན་རིགས་ལྔ། 五岩精

གསེར་ཞུན་དང་། དངུལ་ཞུན། ཟངས་ཞུན། ལྕགས་ཞུན། ཞ་ཉེ་ཞུན་བཅས་ཀྱི་བསྡུས་མིང་།

金精、银精、铜精、铁精和铅精的合称。

13.1227 སྨན་ཆུ་རིགས་ལྔ། 五药水

རླུང་ནད་སེལ་བའི་སྨན་ཆུ་དང་། མཁྲིས་པའི་ནད་སེལ་བའི་སྨན་ཆུ། བད་ཀན་གྱི་ནད་སེལ་བའི་སྨན་ཆུ། ལྡན་པའི་ནད་སེལ་བའི་སྨན་ཆུ། འདུས་ནད་སེལ་བའི་སྨན་ཆུ་བཅས་ཀྱི་བསྡུས་མིང་།

治疗“隆”病、“赤巴”病、“培根”病、二合病和聚合病药水的合称。

14 ཞི་བྱེད་སྨན་སྦྱོར། 平息药方

14.01 སྨན་གྱི་སྦྱར་ཐབས། 药物配伍法

14.0001 སྦྱར་ཐབས། 配法

སྨན་རྫས་སོ་སོའི་རོ་དང་ནུས་པ། ཞུ་རྗེས་ལ་དཔགས་ནས་ལྷན་ཅིག་སྦྱོར་པའི་ཐབས།

根据药物各自的味、功效、化味进行的配伍法。

14.0002 རོ་སྦྱོར་དྲུག་ཅུ་རྩ་གསུམ། 六十三种味配

རོ་རྐྱང་པ་དྲུག་དང་། གཉིས་སྦྱོར་བཅོ་ལྔ། གསུམ་སྦྱོར་ཉི་ཤུ། བཞི་སྦྱོར་བཅོ་ལྔ། ལྔ་སྦྱོར་དྲུག དྲུག་སྦྱོར་གཅིག་བཅས་དྲུག་ཅུ་རྩ་གསུམ་གྱི་བསྡུས་མིང་།

六种单味方、十五种二味配方、二十种三味配方、十五种四味配方、六种五味配方、一种六味配方共六十三种配方的合称。

14.0003 སྨན་སྦྱོར། 方剂

རོ་ནུས་ཞུ་རྗེས་མཐུན་པའི་སྨན་མཉམ་དུ་སྦྱོར་པའི་སྦྱོར་བ།

按味、功效及化味相符的药物配伍的药方。

14.0004 ཐུལ་གང་། 一捧

ཁྱོར་བ་གང་སྟེ། དོན་དུ་སྲང་བཞིའོ། །

即一掬，意为四两。

14.0005 བཞི་ནམ། 宇南

བཞི་ཆའི་གཅིག

四分之一。

14.0006 བྲེ་གང་། 一升

སྐྱིམ་པ་བཞིའི་ཤོང་ཚད།

为四捧的容量。

14.0007 སྲང་གང་། 一两

རྒྱ་མ་གང་ཆ་བཅུར་བགོས་པའི་ཆ་གཅིག་གི་ལྗིད་ཚད།

一斤的十分之一重量。

14.0008 ཞོ་གང་། 一钱

སྲང་གང་ཆ་བཅུར་བགོས་པའི་ཆ་གཅིག་གི་ལྗིད་ཚད།

一两的十分之一重量。

14.0009 ཐུར་གང་། 一勺

སྨན་གྱི་ཐུན་ཚད་འཇལ་བྱེད་ཀྱི་སྨན་ཐུར་གང་གི་ཚད།

测定药量的一药勺量。

14.02 ཐང་གི་སྦྱོར་བ། 汤剂

14.0010 གསོ་ཐབས་ལག་ལེན་བཅོ་བརྒྱད།

十八实践疗法

ཐང་དང་། ཕྱེ་མ། རིལ་བུ། ལྡེ་གུ། སྨན་མར། སྣུམ་འཚོས། བཤལ། སྐྱུགས། སྣ་སྨན། འཇམ་རྩི། ནི་རུ་ཧ། རྩ་སྦྱོང་། གཏར། བསྲེག རྡུགས། ལུམས། བྱུག་པ། ཐུར་དཔྱད་བཅས་གསོ་ཐབས་བཅོ་བརྒྱད་ཀྱི་བསྡུས་མིང་།

汤、散、丸、糊、药油、油疗、下泻、催吐、鼻药、缓导、“尼如哈”、泄脉、放血、火灸、罨敷、药浴、涂擦、穿刺等十八种疗法的简称。

14.0011 ཐང་། 汤

ཞི་བྱེད་སྡེ་བརྒྱད་ཀྱི་ཡ་གྱལ་ཞིག་སྟེ། སྨན་གྱི་ཁུ་བའོ། །

八平息疗法之一，为药物的汤汁。

14.0012 ཐང་སྦྱོར། 汤剂

ཁུ་བ་བཏོན་ནས་བསྟེན་དགོས་པའི་སྦྱོར་སྡེ།

服用药汁的方剂。

14.0013 གདུས་ཐང་། 熬汤

སྨན་རྫས་ཆུ་རུ་བསྐོལ་ནས་ཁུ་བ་སུམ་ཆ་གཉིས་གདུས་པའི་ཐང་།

药物在水中熬煮去三分之二水分的汤。

14.0014 གྲང་ཐང་། 冷汤

སྨན་རྫས་ཆུའི་ནང་དུ་སྦངས་པའི་ཁུ་བ།

药物在水中浸泡的汤。

14.0015 ཚ་ཐང་། 热汤

ཚ་མོར་བསྟེན་དགོས་པའི་སྨན་གྱི་ཁུ་བ།

需乘热服用的药汤。

14.0016 ཚ་སེལ་གྱི་ཐང་། 清热汤

ཚ་བའི་ནད་རིགས་སེལ་བར་བྱེད་པའི་སྨན་གྱི་ཁུ་བ།

治疗热性疾病的药汤。

14.0017 གྲང་སེལ་གྱི་ཐང་། 除寒汤

གྲང་བའི་ནད་རིགས་སེལ་བར་བྱེད་པའི་སྨན་གྱི་ཁུ་བ།

治疗寒性疾病的药汤。

14.0018 ཆིག་ཐང་། 单味汤

སྨན་སྣ་གཅིག་ལས་བཏོན་པའི་ཁུ་བ།

单味药泡煮的汤。

14.0019 བསྐོལ་ཐང་། 煎汤

སྨན་རྫས་རྣམས་ཆུ་ལ་ཞིགས་པར་བསྐོལ་བའི་ཁུ་བ།

药物在水中煎煮的汤剂。

14.0020 སྐྱུ་རུ་རའི་ཆིག་ཐང་། 余甘子单味汤

སྐྱུ་རུ་རའི་ཐང་། ནུས་པས་ཁྲག་ངན་འབྱེད་ཅིང་སྐེམ།

单味余甘子汤，具有分离和干坏血的功效。

14.0021 རྒྱམ་ཚྭའི་ཆིག་ཐང་། 光明盐独味汤

རྒྱམ་ཚྭའི་ཐང་། ནུས་པས་བད་ཀན་གྲང་བའི་ནད་དང་ཟས་སྨན་མི་འཇུ་བ་ལ་ཕན།

单味光明盐汤，具有治疗“培隆”病及助药食消化的功效。

14.0022 ཀོ་ལ་གཉིས་ཐང་། 二味草果汤

ཀ་ཀོ་ལ་དང་ཨ་རུ་ར་གཉིས་ཀྱི་ཐང་། ནུས་

པས་མཆེར་ནད་སེལ།
由草果和诃子二味药配制成汤，具有治疗脾病的功效。

14.0023 སྤང་རྩི་གཉིས་ཐང་། 二味翼首汤

སྤང་རྩི་དོ་བོ་དང་ཀཎྜ་ཀ་རི་གཉིས་ཀྱི་ཐང་། ནུས་པས་ཚ་བའི་ནད་སེལ།
由翼首草和悬构木二味药配制成汤，具有治疗热症的功效。

14.0024 ཡུང་བ་གཉིས་ཐང་། 二味姜黄汤

ཡུང་བ་དང་སྐྱེར་ཤུན་གཉིས་ཀྱི་ཐང་། ནུས་པས་གཅིན་སྙིའི་ནད་སེལ།
由姜黄和小檗皮二味药配制成汤，具有治疗尿频症的功效。

14.0025 རུ་རྟ་གཉིས་ཐང་། 二味广木香汤

རུ་རྟ་དང་ཨ་རུ་ར་གཉིས་ཀྱི་ཐང་། ནུས་པས་རྣ་བའི་རྣག་ཁྲག་ཟུག་གཟེར་འཇོམས།
由广木香和诃子二味药配制成汤，具有治疗耳内脓血、疼痛的功效。

14.0026 གུལ་ནག་གསུམ་ཐང་། 三味没药汤

གུ་གུལ་ནག་པོ་དང་། ཤུ་དག་ནག་པོ། གླ་རྩི་བཅས་སྨན་སྣ་གསུམ་གྱི་ཐང་། ནུས་པས་གཉན་ནད་ཁ་མེད་འཇོམས།
由穆库尔没药、藏菖蒲和麝香等三味药配制成汤，具有治疗"卡迈"痨的功效。

14.0027 རྒྱམ་ཚྭ་གསུམ་ཐང་། 三味光明盐汤

བཙའ་སྒ་དང་། རྒྱམ་ཚྭ། ཨ་རུ་ར་བཅས་སྨན་སྣ་གསུམ་གྱི་ཐང་། ནུས་པས་བྱིས་པའི་མཆིན་ནད་གྲང་བབས་ལ་ཕན།
由生姜、光明盐和诃子等三味药配制成汤，具有治疗小儿肝病寒降的功效。

14.0028 ལྕུམ་རྩ་གསུམ་ཐང་། 三味大黄汤

ལྕུམ་རྩ་དང་། ཨ་རུ་ར། བུལ་ཏོག་བཅས་སྨན་སྣ་གསུམ་གྱི་ཐང་། ནུས་པས་ཧྲུག་སྐམ་དྲི་མ་འགགས་པ་སེལ།
由大黄、诃子和碱花等三味药配制成汤，具有治疗屎干、便秘，通便的功效。

14.0029 ནག་མཚུར་གསུམ་ཐང་། 三味绿矾汤

ནག་མཚུར་དང་། སེང་ཕྲོམ། ཨ་རུ་ར་བཅས་སྨན་སྣ་གསུམ་གྱི་ཐང་། ནུས་པས་ཁ་ཡི་ཁྲག་ནད་ཟུག་གཟེར་འཇོམས།
由绿矾、桑纯（山矾）、诃子等三味药配制成汤，具有治疗口腔血症及疼痛的功效。

14.0030 དྲོད་གསུམ་ཐང་། 三温汤

ན་ལེ་ཤམ་དང་། ཕོ་བ་རིས། སྒ་སྐྱ་བཅས་སྨན་སྣ་གསུམ་གྱི་ཐང་། ནུས་པས་གྲང་རླུང་དང་གྲང་ནད་ཀུན་ལ་ཕན།
由白胡椒、胡椒、干姜等三味药配制成汤，具有治疗寒性"隆"病和诸寒症的功效。

14.0031 འབྲས་བུ་གསུམ་ཐང་། 三果汤

ཨ་རུ་ར་དང་། བ་རུ་ར། སྐྱུ་རུ་ར་བཅས་སྨན་སྣ་གསུམ་གྱི་ཐང་། ནུས་པས་རིམས་འཁྲུགས་དང་ཚ་བ་གསར་རྙིང་སོགས་སེལ།
由诃子、毛诃子、余甘子等三味药配制成汤，具有治疗瘟热、紊乱热以及新旧热症的功效。

14.0032 བར་ཤུན་གསུམ་ཐང་། 三中皮汤

སེ་རྒོད་ཀྱི་བར་ཤུན་དང་། འོམ་བུའི་བར་ཤུན། སྐྱེར་པའི་བར་ཤུན་བཅས་སྨན་སྣ་གསུམ་གྱི་

ཐང་། ནུས་པས་གཞན་ནད་གག་པ་སེལ།
由钝叶蔷薇内皮、水柏枝内皮、小檗内皮等三味药配制成汤，具有治疗疠病和白喉的功效。

14.0033 འབྲས་ཡོས་གསུམ་ཐང་། 三味炒米汤

འབྲས་ཡོས་དང་། ཤིང་མངར། སུག་སྨེལ་བཅས་སྨན་སྣ་གསུམ་གྱི་ཐང་། ནུས་པས་སྐྱུགས་པ་གཅོད།
由炒米、甘草、豆蔻等三味药配制成汤，具有止吐的功效。

14.0034 འབྲུག་རུས་གསུམ་ཐང་། 三味龙骨汤

འབྲུག་རུས་དང་། ཏིག་ཏ། གུ་གུལ་ནག་པོ་བཅས་སྨན་སྣ་གསུམ་གྱི་ཐང་། ནུས་པས་མགོ་བོའི་ནད་རིགས་འཇོམས།
由龙骨、“蒂达”、穆库尔没药等三味药配制成汤，具有治疗各类头部病的功效。

14.0035 དམར་པོ་གསུམ་ཐང་། 三红汤

བཙོད་དང་། འབྲི་མོག རྒྱ་སྐྱེགས་བཅས་སྨན་སྣ་གསུམ་གྱི་ཐང་། ནུས་པས་གློ་མཁལ་འགྲམས་ཚད་སྨིན་པར་བྱེད།
由梵茜草、藏紫草、紫草茸等三味药制成，具有促使肺、肾扩散伤热成熟的功效。

14.0036 ཙན་དན་གསུམ་ཐང་། 三味檀香汤

ཙན་དན་དང་། ཛཱ་ཏི། སྙིང་ཞོ་ཤ་བཅས་སྨན་སྣ་གསུམ་གྱི་ཐང་། ནུས་པས་སྙིང་གི་ཚ་བ་འཇོམས།
由檀香、肉豆蔻、广枣等三味药配制成汤，具有清除心热的功效。

14.0037 ཞིམ་ཤིང་གསུམ་ཐང་། 三味星夏汤

ཞིམ་ཤིང་དང་། འོམ་བུ། བྱིའུ་ལ་ཐུག་བཅས་སྨན་སྣ་གསུམ་གྱི་ཐང་། ནུས་པས་མ་ཞུ་དུག་ཚད་དང་ཤ་དུག་སྦྱར་དུག་སོགས་ལ་ཕན།
由“星夏”（大黄）、水柏枝、蚓果芥等三味药制成，具有治疗不消化，清毒热，解肉毒、配制毒等的功效。

14.0038 གཟེ་མ་གསུམ་ཐང་། 三味蒺藜汤

གཟེ་མ་དང་། ཕྲུམ་པ། སྡིག་སྲིན་བཅས་སྨན་སྣ་གསུམ་གྱི་ཐང་། ནུས་པས་ཆུ་འགགས་སེལ།
由蒺藜、“柬巴”、螃蟹等三味药配制成汤，具有治疗尿闭症的功效。

14.0039 ཡུང་བ་གསུམ་ཐང་། 三味姜黄汤

ཡུང་བ་དང་། སྐྱེར་ཤུན། སྐྱུ་རུ་ར་བཅས་སྨན་སྣ་གསུམ་གྱི་ཐང་། ནུས་པས་ཆུ་ཁ་སྡོམ་པར་བྱེད།
由姜黄、小檗内皮、余甘子等三味药配制成汤，具有治疗小便淋漓不止的功效。

14.0040 རྒུན་འབྲུམ་བཞི་ཐང་། 四味葡萄汤

རྒུན་འབྲུམ་དང་། ཇུ་གང་། བོང་དཀར། ཀྱི་ལྕེ་དཀར་པོ་བཅས་སྨན་སྣ་བཞི་ཡི་ཐང་། ནུས་པས་རྒྱུ་མ་རུལ་བ་བསྲུང་།
由葡萄、“居冈”、“榜嘎”、麻花秦艽等四味药配制成汤，具有预防小肠坏死的功效。

14.0041 རྒྱ་སྐྱེགས་བཞི་ཐང་། 四味紫草茸汤

རྒྱ་སྐྱེགས་དང་། བཙོད། འབྲི་མོག སྤྲ་ཚོ་དཀར་པོ་བཅས་སྨན་སྣ་བཞི་ཡི་ཐང་། ནུས་

པས་གློ་རྒྱས་ནད་ལ་ཕན།

由紫草茸、梵茜草、藏紫草、高山辣根菜等四味药配制成汤，具有治疗肺充血病的功效。

14.0042 རྒྱམ་ཚྭ་བཞི་ཐང་། 四味光明盐汤

བཙའ་སྒ་དང་། རྒྱམ་ཚྭ། ཨ་རུ་ར། པི་པི་ལིང་བཅས་སྨན་སྣ་བཞི་ཡི་ཐང་། ནུས་པས་གྲང་བ་ཀུན་སེལ་སྨན་མ་ཞུ་བ་འཇུ།

由生姜、光明盐、诃子、荜茇等四味药配制成汤，具有驱诸寒，促药物消化之功效。

14.0043 དར་ལྕེ་བཞི་ཐང་། 四味达杰汤

སྟོང་རི་ཟིལ་པ་དང་། རེ་སྐོན་རྩེ་དམར། སྔོན་བུ། སྒོ་ལོ་དཀར་པོ་བཅས་སྨན་སྣ་བཞི་ཡི་ཐང་། ནུས་པས་ཚད་པའི་ནད་རིགས་སེལ།

由斑花黄堇、尼泊尔黄堇、杂毛蓝钟花、高山辣根菜等四味药配制成汤，具有治疗各类热症的功效。

14.0044 སྤང་རྒྱན་བཞི་ཐང་། 四味龙胆汤

བ་ཤ་ཀ་དང་། སྤང་རྒྱན་དཀར་པོ། ཀྱི་ལྕེ་དཀར་པོ། བོང་དཀར་བཅས་སྨན་སྣ་བཞི་ཡི་ཐང་། ནུས་པས་བད་མཁྲིས་ནད་ཀྱི་སྐད་འགགས་གྲི་འགགས་སེལ།

由鸭嘴花、白花龙胆、麻花秦艽、“榜嘎”等四味药配制成汤，具有治疗“培赤”病引起喑哑、喉阻的功效。

14.0045 མ་ནུ་བཞི་ཐང་། 四味藏木香汤

མ་ནུ་དང་། ཀནྡ་ཀ་རི། སླེ་ཏྲེས། སྒ་སྐྱ་བཅས་སྨན་སྣ་བཞི་ཡི་ཐང་། ནུས་པས་རིམས་ཚད་སྨིན་པར་བྱེད།

由藏木香、悬购木、宽筋藤、干姜等四味药配制成汤，具有促使瘟热成熟的功效。

14.0046 ཤིང་ཀུན་བཞི་ཐང་། 四味阿巍汤

ཤིང་ཀུན་དང་། དོང་གྲ། ཁ་རུ་ཚྭ། ཤིང་ཚ་བཅས་སྨན་སྣ་བཞི་ཡི་ཐང་། ནུས་པས་སྙིང་རླུང་དང་གྲང་རླུང་ཕོ་བ་སྦོས་པ་སེལ།

由阿魏、良姜、紫硇砂、肉桂等四味药配制成汤，具有治疗心“隆”病、寒性“隆”病引起胃胀的功效。

14.0047 སྒོ་ལོ་བཞི་ཐང་། 四味高山辣根菜汤

སྒོ་ལོ་དཀར་པོ་དང་། ཤིང་མངར། རྒྱ་སྐྱེགས། ག་དུར་བཅས་སྨན་སྣ་བཞི་ཡི་ཐང་། ནུས་པས་གློ་ཡི་ཁྲག་ཚད་གཟེར་དང་ལུད་པ་སེལ།

由高山辣根菜、甘草、紫草茸、岩白菜等四味药配制成汤，具有治疗肺血热引起的疼痛、祛痰的功效。

14.0048 ཨར་ནག་བཞི་ཐང་། 四味沉香汤

ཨར་ནག་དང་། གོ་སྙོད། ཛཱ་ཏི། ཤིང་ཀུན་བཅས་སྨན་སྣ་བཞི་ཡི་ཐང་། ནུས་པས་སྙིང་ནད་དང་། སྲོག་རླུང་ནད་ལ་ཕན།

由沉香、葛缕子、肉豆蔻、阿魏等四味药配制成汤，具有治疗心脏病和命脉“隆”病的功效。

14.0049 ཨ་རུ་བཞི་ཐང་། 四味诃子汤

ཨ་རུ་ར་དང་། རྒྱ་སྐྱེགས། ཞུ་མཁན་པོ་མ། བཙོད་བཅས་སྨན་སྣ་བཞི་ཡི་ཐང་། ནུས་པས་མཁལ་ཚད་གཟེར་ཁྲིད་རྒྱུ་ཡོང་སྨད་ཚད་སེལ།

由诃子、紫草茸、山矾叶、梵茜草等四味药配制成汤，具有治疗热性肾病引起的疼痛，大小肠下体热症的功效。

14.0050 ཨུག་ཆོས་བཞི་ཐང་། 四味波罗花汤

ཨུག་ཆོས་འབྲུ་གུ་དང་། ལ་ཕུག་ས་བོན། རུ་ཏ། གླ་རྩི་བཅས་སྨན་སྣ་བཞི་ཡི་ཐང་། ནུས་པས་རྣ་ནད་ཀུན་སེལ།

由波罗籽、萝卜子、广木香、麝香等四味药配制成汤，具有治疗诸耳病的功效。

14.0051 ཨིནྡྲ་བཞི་ཐང་། 四味恩扎汤

མིང་གཞན་དུག་ཞུང་བཞི་ཐང་ཡང་ཟེར་ཞིང་། དུག་མོ་ཞུང་དང་། བོང་དཀར། ག་དུར། བ་ལེ་ཀ་བཅས་སྨན་སྣ་བཞི་ཡི་ཐང་། ནུས་པས་རྒྱུ་ལོང་སྣོད་ཚད་སེལ།

别名为四味止泻木子汤，由止泻木子、“榜嘎”、岩白菜、西藏马兜铃等四味药配制成汤，具有清大小肠等腑热的功效。

14.0052 ཀོ་བྲི་ལྔ་ཐང་། 五味马钱子汤

ཀོ་བྲི་ལ་དང་། མ་ནུ། སླེ་ཏྲེས། ཀཎྜ་ཀ་རི། སྒ་སྐྱ་བཅས་སྨན་སྣ་ལྔ་ཡི་ཐང་། ནུས་པས་ཁྲག་རླུང་སྟོད་འཚངས་ལ་ཕན།

由马钱子、藏木香、宽筋藤、悬钩木、干姜等五味药配制成汤，具有治疗血“隆”上壅症的功效。

14.0053 རྒྱོང་སྙོན་ལྔ་ཐང་། 五味润僵汤

མིང་གཞན་སླེ་ཏྲེས་ལྔ་ཐང་ཡང་ཟེར་ཞིང་། ཨ་རུ་ར་དང་། བ་རུ་ར། སྐྱུ་རུ་ར། ཏིག་ཏ། སླེ་ཏྲེས་བཅས་སྨན་སྣ་ལྔ་ཡི་ཐང་། གྲུམ་བུའི་ནད་ལ་ཕན།

别名为五味宽筋藤汤，由诃子、毛诃子、余甘子、“蒂达”、宽筋藤等五味药配制成汤，具有治疗痹症的功效。

14.0054 སྐྱུ་རུ་ལྔ་ཐང་། 五味余甘子汤

སྐྱུ་རུ་ར་དང་། བ་ཤ་ཀ རི་ཤོས། རྒྱ་སྐྱེགས། རེ་སྐོན་བཅས་སྨན་སྣ་ལྔ་ཡི་ཐང་། ནུས་པས་སྣ་ཁྲག་དང་ཟླ་མཚན་གཅོད།

由余甘子、鸭嘴花、“如萃”（藏紫草）、紫草茸、尼泊尔黄堇等五味药配制成汤，具有止鼻血和月经的功效。

14.0055 ཏིག་ཏ་ལྔ་ཐང་། 五味蒂达汤

ཏིག་ཏ་དང་། གསེར་གྱི་མེ་ཏོག ཀྱི་ལྕེ་དཀར་པོ། བ་ཤ་ཀ བོང་ང་དཀར་པོ་བཅས་སྨན་སྣ་ལྔ་ཡི་ཐང་། ནུས་པས་མཁྲིས་ནད་ཚ་བ་སེལ།

由“蒂达”、波棱瓜子、麻花秦艽、鸭嘴花、“榜莪嘎布”等五味药配制成汤，具有治疗“赤巴”热症的功效。

14.0056 བྲག་ཞུན་ལྔ་ཐང་། 五味岩精汤

བྲག་ཞུན་དང་། བ་ལེ་ཀ བ་ཤ་ཀ གུར་གུམ། དོམ་མཁྲིས་བཅས་སྨན་སྣ་ལྔ་ཡི་ཐང་། ནུས་པས་མཆིན་ཚད་སེལ།

由岩精、西藏马兜铃、鸭嘴花、红花、熊胆等五味药配制成汤，具有清肝热的功效。

14.0057 ར་མཉེ་ལྔ་ཐང་། 五味黄精汤

ར་མཉེ་དང་། བ་སྤྲུ། གཟེ་མ། ཙ་སྲུ། ལྕམ་འབྲུ་བཅས་སྨན་སྣ་ལྔ་ཡི་ཐང་། ནུས་པས་

གྲང་བའི་ཆུ་འགགས་སེལ།

由黄精、喜马拉雅紫茉莉、蒺藜、芫荽、冬葵子等五味药配制成汤，具有治疗寒性尿闭症的功效。

14.0058 རུ་རྟ་ལྔ་ཐང་། 五味广木香汤

རུ་རྟ་དང་། ཏིག་ཏ། བ་ཤ་ཀ། སྤྲ་ཤིལ་ཙེ། མ་ནུ་བཅས་སྨན་སྣ་ལྔ་ཡི་ཐང་། ནུས་པས་སྨུག་པོའི་འཕྲུལ་ཟུག་གཅོག

由广木香、“蒂达”、鸭嘴花、石斛、藏木香等五味药配制成汤，具有止紫“培根”病引起急痛的功效。

14.0059 སེ་རྒོད་ལྔ་ཐང་། 五味蔷薇汤

སེ་རྒོད་འབྲས་བུ་དང་། སྤང་རྒྱན་དཀར་པོ། ཤིང་མངར། ཅུ་གང་། སྟར་བུ་བཅས་སྨན་སྣ་ལྔ་ཡི་ཐང་། ནུས་པས་སྐད་འགགས་སེལ།

由蔷薇果、白花龙胆、甘草、“居冈”、沙棘等五味药配制成汤，具有治疗喑哑的功效。

14.0060 ཨ་རུ་ལྔ་ཐང་། 五味诃子汤

ཨ་རུ་མཆུ་སྔུང་དང་། ལྕུམ་རྩ། གསེར་གྱི་མེ་ཏོག ཧོང་ལེན། བ་ཆུ་བཅས་སྨན་སྣ་ལྔ་ཡི་ཐང་། ནུས་པས་མཆིན་མཁྲིས་ཀྱི་ཚ་བའི་ནད་ལ་ཕན།

由诃子、大黄、波棱瓜子、兔耳草、母黄牛尿等五味药配制成汤，具有治疗肝胆热症的功效。

14.0061 ཤུག་ཆོས་ལྔ་ཐང་། 五味波罗汤

ཤུག་ཆོས་འབྲུ་གུ་དང་། ལ་ཕུག་ས་བོན། རུ་རྟ། གླ་རྩི། སྒོག་སྐྱ་བཅས་སྨན་སྣ་ལྔ་ཡི་ཐང་། ནུས་པས་རྣ་སྲིན་སོ་སྲིན་སེལ།

由波罗籽、萝卜子、广木香、麝香、大蒜等五味药配制成汤，具有治疗耳“蛀”病、齿“蛀”的功效。

14.0062 ག་དུར་དྲུག་ཐང་། 六味岩白菜汤

ལི་ག་དུར་དང་། རྒྱ་སྐྱེགས། བ་ཤ་ཀ ཨ་རུ་ར། བ་རུ་ར་སོགས་སྨན་སྣ་དྲུག་གི་ཐང་། ནུས་པས་ཁྲག་ཤས་ཆེ་བའི་རྒྱས་ཚད་སེལ།

由岩白菜、紫草茸、鸭嘴花、诃子、毛诃子等六味药配制成汤，具有治疗血性盛热病的功效。

14.0063 གུར་གུམ་དྲུག་ཐང་། 六味红花汤

གུར་གུམ་དང་། སེ་འབྲུ། སུག་སྨེལ། ཤིང་ཚ། ཨ་རུ་ར་སོགས་སྨན་སྣ་དྲུག་གི་ཐང་། ནུས་པས་མཆིན་ནད་གྲང་བའི་རིགས་སེལ།

由红花、石榴、豆蔻、肉桂、诃子等六味药配制成汤，具有治疗寒性肝病的功效。

14.0064 ལྕགས་ཕྱེ་དྲུག་ཐང་། 六味铁粉汤

ལྕགས་ཕྱེ་དང་། ཨ་རུ་ར། བ་རུ་ར། སྐྱུ་རུ་ར། སྐྱེར་ཤུན་སོགས་སྨན་སྣ་དྲུག་གི་ཐང་། ནུས་པས་མིག་ནད་སེལ།

由铁粉、诃子、毛诃子、余甘子、小檗皮等六味药配制成汤，具有治疗眼病的功效。

14.0065 ལྕམ་ཐང་དྲུག་པ། 六位蜀葵汤

ཧོ་ལྕམ་མེ་ཏོག་དང་། སྐྱུ་རུ་ར། སླེ་ཏྲེས། རྒྱ་སྐྱེགས། འབྲི་མོག་སོགས་སྨན་སྣ་དྲུག་གི་ཐང་། ནུས་པས་ས་བོན་འཛག་པ་གཅོད།

由蜀葵花、余甘子、宽筋藤、紫草茸、藏紫草等六味药配制成汤，具有治疗遗精的功效。

14.0066 ལྡོང་རོས་དྲུག་ཐང་། 六味雄黄汤

ལྡོང་རོས་དང་། ཨ་རུ་ར། ཐིག་པན། ལྕེ་མྱང་ཚྭ། སྐྱེར་ཤུན་སོགས་སྨན་སྣ་དྲུག་གི་ཐང་། ནུས་པས་ཁ་ཡི་རྨ་རིགས་སེལ།

由雄黄、诃子、胆矾、大青盐、小檗皮等六味药配制成汤，具有治疗各类口疮的功效。

14.0067 སྒྲུག་ཚི་དྲུག་ཐང་། 六味竹沥汤

མ་ནུ་དང་། གཙྭ་ཀ་རི། སླེ་ཏྲེས། སྒ་སྐྱ། སྒྲུག་ཚི་སོགས་སྨན་སྣ་དྲུག་གི་ཐང་། ནུས་པས་མོ་ནད་རིགས་ཀུན་འཇོམས།

由藏木香、悬钩木、宽筋藤、干姜、竹沥等六味药配制成汤，具有治疗各类妇女病的功效。

14.0068 མཛོ་མོ་དྲུག་ཐང་། 六味锦鸡儿汤

མཛོ་མོ་ཤིང་དང་། མ་ནུ། ཀ་ཀོ་ལ། གོ་ཡུ། སུག་སྨེལ་སོགས་སྨན་སྣ་དྲུག་གི་ཐང་། ནུས་པས་མཁལ་འགྲམས་དང་། དཔྱི་རྐེད་གཟེར་བ། དགྱེ་གུག་དཀའ་བ་སོགས་སེལ།

由藏锦鸡儿、藏木香、草果、槟榔、豆蔻等六味药配制成汤，具有治疗伤热扩散肾病、髂腰疼痛及伸曲困难等的功效。

14.0069 ཧོང་ལེན་དྲུག་ཐང་། 六味兔耳草汤

ཧོང་ལེན་དང་། སྐྱུ་རུ་ར། མ་ནུ། གཙྭ་ཀ་རི། སླེ་ཏྲེས་སོགས་སྨན་སྣ་དྲུག་གི་ཐང་། ནུས་པས་ཚ་ཆུ་གྲང་ཆུར་གཏན་ལ་འབེབས།

由兔耳草、余甘子、藏木香、悬钩木、宽筋藤等六味药配制成汤，具有使热性腹水转变为寒性腹水的功效。

14.0070 ཨ་བྲག་དྲུག་ཐང་། 六味打箭菊汤

ཨ་བྲག་གཟེར་འཇོམས་དང་། ཨ་གྲོང་། ཨ་རུ་ར། ཀྱི་ལྕེ་དཀར་པོ། བ་ཤ་ཀ་སོགས་སྨན་སྣ་དྲུག་གི་ཐང་། ནུས་པས་གློ་ཚད་དང་། གཟེར་ཐུང་། ཁྲག་ལུ་བ། གཟེར་བ་འཇོམས།

由打箭菊、“阿仲”、诃子、麻花秦艽、鸭嘴花等六味药配制成汤，具有清肺热，治疗肺疫、急痛疫、咳血，以及止痛的功效。

14.0071 ཨ་ཧྲི་དྲུག་ཐང་། 六味阿毕汤

མིང་གཞན་དུ་སྐྱུ་རུ་དྲུག་ཐང་ཡང་ཟེར་ཞིང་། ཤིང་མངར་དང་། ཨུ་སུ། ལྕམ་པ། སྲད་དཀར། སྐྱུ་རུ་ར་སོགས་སྨན་སྣ་དྲུག་གི་ཐང་། ནུས་པས་ཚ་ཆུའི་རྩ་ལམ་དང་ཆུ་ལམ་འབྱེད།

别名为六味余甘子汤，由甘草、芫荽、“柬巴”、多花黄芪、余甘子等六味药配制成汤，具有开通热性腹水的脉道和尿道的功效。

14.0072 ཐང་ཆེན་བདུན་པ། 七味大汤

ཏིག་ཏ་དང་། དུག་མོ་ཉུང་། གསེར་མེ། ག་དུར། སྐྱུ་རུ་ར་སོགས་སྨན་སྣ་བདུན་གྱི་ཐང་། ནུས་པས་རྒྱས་པའི་ཚ་བ་སེལ།

由“蒂达”、止泻木子、波棱瓜子、岩白菜、余甘子等七味药配制成汤，具有治疗盛热的功效。

14.0073 ནོར་བུ་བདུན་ཐང་། 七珍汤

མིང་གཞན་ཆམ་ཚོད་བདུན་ཐང་ཡང་ཟེར་ཞིང་། ཨ་རུ་ར་དང་། བ་རུ་ར། སྐྱུ་རུ་ར། མ་ནུ།

ཀནྡ་ཀ་རི་སོགས་སྨན་སྣ་བདུན་གྱི་ཐང་། ནུས་པས་རླུང་ཁྲག་འཁྲུགས་གསུམ་ནད་རྣམས་སེལ།
别名为七味感冒汤，由诃子、毛诃子、余甘子、藏木香、宽筋藤等七味药制成，具有治疗“隆”病、血病、紊乱症的功效。

14.0074 བོང་ང་བདུན་ཐང་། 七味榜那汤

བོང་ང་ནག་པོ་དང་། ཤུ་དག་ནག་པོ། གླ་རྩི། ཨ་རུ་ར། གུ་གུལ་སོགས་སྨན་སྣ་བདུན་གྱི་ཐང་། ནུས་པས་གཉན་ནད་གག་པ་སེལ།
由“榜莪那布”、藏菖蒲、麝香、诃子、穆库尔没药等七味药配制成汤，具有治疗瘟病和白喉的功效。

14.0075 སྲོ་ལོ་བདུན་ཐང་། 七味高山辣根菜汤

སྲོ་ལོ་དཀར་པོ་དང་། ཤིང་མངར། ལི་ག་དུར། རྒྱ་སྐྱེགས། བཙོད་སོགས་སྨན་སྣ་བདུན་གྱི་ཐང་། ནུས་པས་གློ་ནད་ཀུན་སེལ།
由高山辣根菜、甘草、岩白菜、紫草茸、梵茜草等七味药配制成汤，具有治疗诸肺病的功效。

14.0076 སླེ་ཏྲེས་བདུན་ཐང་། 七味宽筋藤汤

སླེ་ཏྲེས་དང་། ཨ་རུ་ར། སྐྱུ་རུ་ར། བ་རུ་ར། ཏིག་ཏ་སོགས་སྨན་སྣ་བདུན་གྱི་ཐང་། ནུས་པས་བ་སྤུའི་སྒོ་འབྱེད་ཅིང་འབྲུམ་པ་འདྲེན།
由宽筋藤、诃子、余甘子、毛诃子、“蒂达”等七味药配制成汤，具有打开毛孔，祛痘疹的功效。

14.0077 ཐང་ཆེན་བརྒྱད་པ། 八味大汤

ཨ་རུ་ར་དང་། བ་རུ་ར། སྐྱུ་རུ་ར། གླ་སྒང་། ཁྱི་ཚེར་སོགས་སྨན་སྣ་བརྒྱད་ཀྱི་ཐང་། ནུས་པས་གཉན་ཚད་གཟེར་ཐུང་འཇོམས།
由诃子、毛诃子、余甘子、圆穗蓼、苍耳等八味药配制成汤，具有治疗瘟热和急痛瘟的功效。

14.0078 ཏིག་ཏ་དགུ་ཐང་། 九味獐牙菜汤

རྒྱ་གར་ཏིག་ཏ་དང་། བ་ཤ་ཀ ལི་ག་དུར། སླེ་ཏྲེས། སེང་ལྡེང་སོགས་སྨན་སྣ་དགུ་ཡི་ཐང་། ནུས་པས་འབྲུམ་བུའི་ནད་ལ་ཕན།
由印度獐牙菜、鸭嘴花、岩白菜、宽筋藤、西藏猫乳等九味药配制成汤，具有祛痘疹的功效。

14.0079 ཁྲག་ཚད་བཅུ་ཐང་། 十味血热汤

ཨ་རུ་ར་དང་། བ་རུ་ར། སྐྱུ་རུ་ར། འབྲི་མོག སླེ་ཏྲེས་སོགས་སྨན་སྣ་བཅུ་ཡི་ཐང་། ནུས་པས་ཁྲག་ཚད་སེལ་ཞིང་། སྟོད་གཟེར་བ་དང་། མགོ་ན་བ། མིག་ཁྲིན་དམར་བ། ཚ་བ་རྒྱས་པ། སྐད་འགགས་པ། ཟླ་མཚན་འགགས་པ་བཅས་ལ་ཕན།
由诃子、毛诃子、余甘子、藏紫草、宽筋藤等十味药配制成汤，具有清血热，治疗胸背痛，头痛，巩膜充血，热盛，喑哑，闭经等的功效。

14.0080 མགོ་ཐང་བཅུ་གསུམ། 十三味头骨汤

མི་ཐོད་དང་། འབྲུག་རུས། ཏིག་ཏ། གཡའ་ཀྱི་མོ། ཨ་བྲག་སོགས་སྨན་སྣ་བཅུ་གསུམ་གྱི་ཐང་། ནུས་པས་མགོ་ནད་ཀླད་གཟེར་དང་ཁྲག་མཁྲིས་ཡ་མའི་ནད་རིགས་སེལ།
由天灵盖、龙骨、“蒂达”、金腰草、打箭菊等十三味药配制成汤，具有治疗瘟性脑痛、血“赤”性头病，“亚玛”性头病的功效。

14.0081 གསེར་ཐང་བཅོ་བརྒྱད། 十八味金汤

ཨ་རུ་གསེར་མདོག་དང་། བ་རུ་ར། སྐྱུ་རུ་ར། སླེ་ཏྲེས། སེང་ལྡེང་སོགས་སྨན་སྣ་བཅོ་བརྒྱད་ཀྱི་ཐང་། ནུས་པས་སྟོད་གཟེར་དང་། ཁྲག་མཁྲིས་ཀྱི་ནད། འདུ་བ་འཁྲུགས་པའི་ནད་རྣམས་སེལ།

由金色诃子、毛诃子、余甘子、宽筋藤、西藏猫乳等十八味药配制成汤，具有治疗胸背痛、血“赤”病、聚合紊乱等病的功效。

14.0082 ཚམ་ཐང་ཉེར་ལྔ། 二十五味感冒汤

སླེ་ཏྲེས་དང་། ཨ་རུ་ར། བ་རུ་ར། སྐྱུ་རུ་ར། ཏིག་ཏ། པར་པ་ཏ་སོགས་སྨན་སྣ་ཉེར་ལྔ་ཡི་ཐང་། ནུས་པས་ཚ་བ་སྨིན་པར་བྱེད།

由宽筋藤、诃子、毛诃子、余甘子、“蒂达”、角茴香等二十五味药配制成汤，具有促热病成熟的功效。

14.0083 ཐང་ཆེན་ཉེར་ལྔ། 二十五味大汤

ཨ་རུ་ར་དང་། བ་རུ་ར། སྐྱུ་རུ་ར། མ་ནུ་པ་ཏྲ། མ་ནུ་ཤུཀྵར་སོགས་སྨན་སྣ་ཉེར་ལྔ་ཡི་ཐང་། ནུས་པས་དུག་དང་སྨུག་པོ། ཚད་རྙིང་བྱེར་བ་སྡུད་ཅིང་བད་མཁྲིས་ཀྱི་ནད་སེལ།

由诃子、毛诃子、余甘子、藏木香、川木香等二十五味药配制成汤，具有治疗毒病，紫“培根”病、“培赤”病，以及敛扩散陈旧热的功效。

14.0084 སྡུད་ཐང་ཉེར་ལྔ། 二十五味敛汤

ཨ་རུ་ར་དང་། བ་རུ་ར། སྐྱུ་རུ་ར། ཙུ་གང་། གུར་གུམ་སོགས་སྨན་སྣ་ཉེར་ལྔ་ཡི་ཐང་། ནུས་པས་དུག་དང་། ཚ་བ། ཁྲག་མཁྲིས་ཀྱི་ནད། སྨུག་པོ་བྱེར་བ་སྡུད།

由诃子、毛诃子、余甘子、“居冈”、红花等二十五味药配制成汤，具有敛毒病、热病、血“赤”病、紫“培根”病扩散的功效。

14.0085 རྒྱ་ཚྭའི་གྲང་ཐང་། 硇砂冷汤

རྒྱ་ཚྭ་དང་། གཡེར་མ། གཟེ་མ། ཟླུམ་པ་བཅས་སྨན་སྣ་བཞི་ཡི་ཐང་། ནུས་པས་ལྕེ་ནད་དང་། གཅིན་སྲི། གཅིན་འགགས་སོགས་སེལ།

由硇砂、花椒、蒺藜、“柬巴”等四味药配制成汤，具有治疗舌病、尿涩、尿闭症等的功效。

14.0086 གྲུམ་ཐང་། 痹症汤

ཨ་རུ་ར་དང་། བ་རུ་ར། སྐྱུ་རུ་ར། སླེ་ཏྲེས། ཏིག་ཏ་སོགས་སྨན་སྣ་བདུན་གྱི་ཐང་། ནུས་པས་ཆུ་སེར་སེལ་ཞིང་གྲུམ་བུ་འཇོམས།

由诃子、毛诃子、余甘子、宽筋藤、“蒂达”等七味药配制成汤，具有干黄水，治疗痹症的功效。

14.0087 གཏར་གའི་འབྱེད་ཐང་། 放血分化汤

ཨ་རུ་ར་དང་། བ་རུ་ར། སྐྱུ་རུ་ར། སླེ་ཏྲེས། བ་ཤ་ཀ་བཅས་སྨན་སྣ་ལྔ་ཡི་ཐང་། ནུས་པས་ཁྲག་རླུང་དྭངས་སྙིགས་འབྱེད་ཅིང་ངན་ཁྲག་སྣ་རུ་འདྲེན།

由诃子、毛诃子、余甘子、宽筋藤、鸭嘴花等五味药配制成汤，具有分离“隆”血的精华与糟粕，引出坏血的功效。

14.0088 གདུས་ཐང་ཆེན་མོ། 大熬汤

སླེ་ཏྲེས་དང་། ཨ་རུ་ར། བ་རུ་ར། སྐྱུ་རུ་ར། ཏིག་ཏ་སོགས་སྨན་སྣ་དགུ་ཡི་ཐང་། ནུས་པས་འབྲུམ་ནད་འཇོམས།

由宽筋藤、诃子、毛诃子、余甘子、“蒂达”等九味药材配制成汤，具有治疗痘疹的功效。

14.0089 རྣམ་རྒྱལ་ཐང་ནག 殊胜黑汤

ཨ་རུ་རྣམ་རྒྱལ་དང་། བཙོད། འབྲི་མོག རྒྱ་སྐྱེགས། ཚ་ལ་ཆུ་བཅད་སོགས་སྨན་སྣ་བཅུ་གཉིས་ཀྱི་ཐང་། ནུས་པས་ཚ་བ་མ་སྨིན་འབྱེད་པ་དང་། རྩ་ཁ་སྡོམ་ཞིང་དོན་སྣོད་ཀྱི་སྲོ་སྲུང་། གློ་ཚད་དང་ཀླད་གཟེར་འཇོམས།

由殊胜诃子、梵茜草、藏紫草、紫草茸、除水硼砂等十二味药配制成汤，具有分离未成熟热，封脉护脏腑，治疗肺热、疠侵脑痛的功能。

14.0090 འབྲུལ་ཐང་། 催汤

མ་ནུ་དང་། ཀ་ཊ་ཀ་རི། སླེ་ཏྲེས། སྒ་སྐྱ། ཨ་རུ་ར་སོགས་སྨན་སྣ་དགུ་ཡི་ཐང་། ནུས་པས་རིམས་ཚད་དང་གཉན་ཚད་སྨིན་སྡུད་འབྱེད།

由藏木香、悬钩木、宽筋藤、干姜、诃子等九味药配制成汤，具有促使瘟热和疠热成熟，将其收敛、分离的功效。

14.0091 སིབ་ཐང་ཆེན་མོ། 麻疹大汤

ཨ་རུ་ར་དང་། བ་རུ་ར། སྐྱུ་རུ་ར། མ་ནུ། རུ་རྟ་སོགས་སྨན་སྣ་བཅུ་དྲུག་གི་ཐང་། ནུས་པས་སིབ་བུ་འཇོམས།

由诃子、毛诃子、余甘子、藏木香、广木香等十六味药配制成汤，具有治疗麻疹的功效。

14.0092 སྦྲངས་ཐང་། 浸汤

སྨན་གྱི་ཁུ་བ་ཐོན་པར་སྦངས་པའི་ཐང་།

浸泡出药汁的汤。

14.03 ཕྱེ་མའི་སྦྱོར་བ། 散剂

14.0093 ཕྱེ་མ། 粉/散

སྤྱིར་ཞིབ་མོར་བཏགས་པའི་དངོས་རྫས་ཀྱི་མིང་དང་། བྱེ་བྲག་ཞི་བྱེད་སྡེ་བརྒྱད་ཀྱི་ཡ་གྱལ་ཏེ། སྨན་རྣམས་བཞིག་ནས་ཞིབ་མོར་བཟོས་པའི་ཕྱེ་མ།

广义指研磨成细粉的物质；狭义指八种平息方剂之一，药物经粉碎研磨后的药粉。

14.0094 ཐུན་ཚད། 剂量

སྨན་གཏོང་བའི་བུངས་ཚད།

药物服用的剂量。

14.0095 སྦྱོར་ཚད། 配量

སྨན་སྦྱོར་ཁྲོད་ཀྱི་སྨན་སྣ་སོ་སོའི་སྡེབ་ཚད།

方剂中各药材入方的量。

14.0096 གྲིབ་སྐམ། 阴干

མེ་དང་ཉི་མ་མ་ཐོག་པར་གྲིབ་མར་སྐམ་པ།

未经火和太阳烤晒而在阴处凉干。

14.0097 ཚ་སེལ། 除热

ཚ་བའི་ནད་སེལ་བྱེད་ཀྱི་སྨན།

治疗热症的药物。

14.0098 གྲང་སེལ། 除寒

གྲང་བའི་ནད་སེལ་བྱེད་ཀྱི་སྨན།

治疗寒症的药物。

14.0099 བདུད་རྩི་གསུམ་སྦྱོར། 三味甘露散

ཅོང་ཞི་དང་། མ་ནུ། སྤྲི་ཡང་ཀུ་བཅས་སྨན་སྣ་གསུམ་གྱི་ཕྱེ་མ། ནུས་པས་སྟོད་དུ་བད་ཁྲག་རྒྱས་པ་དང་། སྨད་དུ་མཆིན་ཁྲག་ལྷུང་བ། བྲང་ཚ་ཆུ་སྐྱུར་སྐྱུག་པ། མགོ་དང་ཡན་ལག་སོགས་ཀྱི་རུས་ཆག་འཇོད་པ། བད་མཁྲིས་ཟ་ཁུ་སོགས་སེལ།

由寒水石、藏木香、甘青青蓝等三味药研末而成，具有治疗上体“培”血增盛，下体肝血下注，胃烧反酸，头和四肢等处的骨折接合，“培赤萨酷”等的功效。

14.0100 བློན་པོ་གསུམ་སྦྱོར། 三臣散

མིང་གཞན་ཅུ་གང་གསུམ་པའང་ཟེར་ཞིང་། ཅུ་གང་དང་། གུར་གུམ། གི་ཝང་བཅས་སྨན་སྣ་གསུམ་གྱི་ཕྱེ་མ། ནུས་པས་བྱིས་པའི་ཚད་ནད་སེལ།

别名为三味“居冈”散，由“居冈”、红花、牛黄等三味药研末而成，具有治疗小儿热症的功效。

14.0101 སྟར་བུ་ལྔ་པ། 五味沙棘散

མིང་གཞན་སྟར་བུ་པཉྩའང་ཟེར་ཞིང་། སྟར་བུ་དང་། ཤིང་མངར། རྒུན་འབྲུམ། སྐྱུ་རུ་ར། རུ་རྟ་བཅས་སྨན་སྣ་ལྔ་ཡི་ཕྱེ་མ། ནུས་པས་གློ་བའི་རྣག་ཁྲག་འདྲེན་ཞིང་མགྲིན་པ་བདེ།

别名为“达布班杂”，由沙棘、甘草、葡萄、余甘子、广木香等五味药研末而成，具有治疗哮喘，引出肺脓血的功效。

14.0102 བྲག་ཞུན་ལྔ་པ། 五味岩精散

བྲག་ཞུན་དང་། གུར་གུམ། བ་ལེ་ཀ ཨ་རུ་ར། སྤྲི་ཡང་ཀུ་བཅས་སྨན་སྣ་ལྔ་ཡི་ཕྱེ་མ། ནུས་པས་མཆིན་ནད་ལྟེམ་བུ་སེལ།

由岩精、红花、西藏马兜铃、诃子、甘青青蓝等五味药研末而成，具有治疗“旦布”肝病的功效。

14.0103 སེ་འབྲུ་ལྔ་པ། 五味石榴散

སེ་འབྲུ་དང་། ཤིང་ཚ། སུག་སྨེལ། པི་པི་ལིང་། དོང་གྲ་བཅས་སྨན་སྣ་ལྔ་ཡི་ཕྱེ་མ། ནུས་པས་བད་ཀན་ནད་དང་། ཟས་མི་འཇུ་བ། ཕོ་བའི་གྲང་སྐྲན། སྐྱུག་པ། ཡི་ག་འཆུས་པ། སྙིང་རླུང་དང་མཁལ་རྐེད་ནད་སོགས་ལ་ཕན།

由石榴、肉桂、豆蔻、荜茇、良姜等五味药研末而成，具有治疗“培根”病、不消化，寒性胃瘤、呕吐、无食欲、心“隆”病、肾腰疾病等的功效。

14.0104 དཀར་པོ་དྲུག་སྦྱོར། 六味白药散

བྱང་བུལ་རྙིང་པ་དང་། ཅོང་ཞི། མ་ནུ། ཚ་ལ། རྒྱམ་ཚྭ་སོགས་སྨན་སྣ་དྲུག་གི་ཕྱེ་མ། ནུས་པས་མ་ཞུ་བ་དང་བྲང་ཚ་ཆུ་སྐྱུར་སྐྱུག་པ། ཁ་མངལ་བ་དང་། དང་ག་མི་བདེ་བ། མིག་ལ་སྐྱ་འགྲིབས་བྱུང་བ་སོགས་སེལ།

由陈碱花、寒水石、藏木香、硼砂、光明盐等六味药研末而成，具有治疗不消化、胃烧反酸、口不知味、食欲不佳、眼障等的功效。

14.0105 ཅོང་ཞི་དྲུག་པ། 六味寒水石散

ཅོང་ཞི་དང་། སེ་འབྲུ། སུག་སྨེལ། པི་པི་ལིང་། མ་ནུ་སོགས་སྨན་སྣ་དྲུག་གི་ཕྱེ་མ། ནུས་པས་བད་ཀན་སྦྲང་ཚ་དང་ཚ་སྐྱུར་སྐྱུག་པ་སེལ།

由寒水石、石榴、豆蔻、荜茇、藏木香等六味药研末而成，具有治疗“培根”引起胃烧反酸的功效。

14.0106 འཇམ་འབྲས་དྲུག་པ། 六味云实散

སེ་འབྲུ་དང་། ཤིང་ཚ། སུག་སྨེལ། པི་པི་ལིང་། འཇམ་འབྲས་སོགས་སྨན་སྣ་དྲུག་གི་ཕྱེ་མ། ནུས་པས་གྲང་དཀར་འཛག་པ་དང་འབྱམས་པ་སེལ།

由石榴子、肉桂、豆蔻、荜茇、大托叶云实等六味药研末而成，具有止白带滴漏或淋漓不断的功效。

14.0107 རྣོ་མཆོག་དྲུག་པ། 六锐散

ཨ་རུ་ར་དང་། གུར་གུམ། བ་ཤ་ཀ རུ་རྟ། གུ་གུལ་ནག་པོ་སོགས་སྨན་སྣ་དྲུག་གི་ཕྱེ་མ། ནུས་པས་ཁྲག་མཁྲིས་གཉན་སོགས་ཀྱིས་མགོ་བོ་ན་བ་དང་། ལིང་ཏོག་ལ་སོགས་མིག་གི་ནད་ལ་ཕན།

由诃子、红花、鸭嘴花、广木香、穆库尔没药等六味药研末而成，具有治疗血“赤”、疠疫引起头痛，以及云翳等眼病的功效。

14.0108 ཞི་བྱེད་དྲུག་པ། 六味安消散

མ་ནུ་དང་། སྒ་སྐྱ། ཨ་རུ་ར། ལྕུམ་རྩ། ཅོང་ཞི་སོགས་སྨན་སྣ་དྲུག་གི་ཕྱེ་མ། ནུས་པས་མ་ཞུ་པོ་སྦོས་དང་། གླང་ཐབས། ཐུར་སེལ་རླུང་གི་རྒྱུ་བ་ལོག་ནས་བུ་དང་ཤ་མ་ཐོགས་པ། དྲི་མ་འགགས་པ་སོགས་ལ་ཕན།

由藏木香、干姜、诃子、大黄、寒水石等六味药研末而成，具有治疗不消化引起的腹胀，绞痛症，下行“隆”反转引起胎儿或胎盘不下、便秘的功效。

14.0109 རུ་རྟ་དྲུག་པ། 六味木香散

རུ་རྟ་དང་། སྐྱུ་རུ་ར། སེ་འབྲུ། བ་ཤ་ཀ སུག་སྨེལ་སོགས་སྨན་སྣ་དྲུག་གི་ཕྱེ་མ། ནུས་པས་སྨུག་པོ་འཐབ་པ་དང་། གླང་ཐབས། སྒྲེག་སྐྱུག་དང་ཕོ་ཁར་ཟུག་པ་སེལ།

由广木香、余甘子、石榴子、鸭嘴花、豆蔻等六味药研末而成，具有治疗紫“培根”寒热相搏、绞痛症、嗳气呕吐、胃痛功效。

14.0110 གསོ་བྱེད་ཉི་མའི་དཀྱིལ་འཁོར། 日轮散

མིང་གཞན་སེ་འབྲུ་བཅུ་པའང་ཟེར་ཞིང་། སེ་འབྲུ་དང་། ལྕ་བ། སུག་སྨེལ། བ་སྤྲུ། པི་པི་ལིང་སོགས་སྨན་སྣ་བཅུའི་ཕྱེ་མ། ནུས་པས་མ་ཞུ་བ་དང་། སྐྲན། སྐྱ་རབ། འོར། དམུ་ཆུ། མཁལ་མའི་རྡོག་ཤོར་བ། ས་བོན་ཉམས་པ་དང་འཛག་པ། ཆུ་སྲི་བ། མཁལ་རྐེད་ཟུག་པ་སོགས་གྲང་བའི་ནད་ཀུན་སེལ། ཁྱད་པར་དུ་ཕོ་བའི་དྲོད་སྐྱེད་ཅིང་ཆུ་ལམ་འབྱེད། དྭངས་མ་གནས་སུ་འཇོག་ལ་ཆུ་སེར་ཚ་བ་སྐེམ། ལུས་ཟུངས་བརྟས་པར་བྱེད་ལ་ཚེ་རིང་ཞིང་བཅུད་ལེན་དུ་འགྱུར།

别名为十味石榴散，由石榴子、西藏凹乳芹、豆蔻、喜马拉雅紫茉莉、荜芨等十味药研末而成，具有治疗不消化、痞瘤、浮肿、下坠水肿、腹水、肾寒症、少精或遗精、尿涩、肾腰疼痛等各类寒性疾病的功效，尤其能增胃火、开通尿道、安置精华、干黄水、清热，以及滋补养生。

14.0111 གཡའ་ཀྱི་བཅོ་བརྒྱད། 十八味金腰草散

གཡའ་ཀྱི་མ་དང་། རེ་སྐོན། སྲོ་ལོ་དཀར་པོ། ཕྲི་ཡང་ཀུ། པར་པ་ཏ་སོགས་སྨན་སྣ་བཅོ་བརྒྱད་ལས་གྲུབ། ནུས་པས་ཚ་བའི་ནད་ལ་མེ་སྟེང་ཆུ་བླུག་པ་འདྲ་བར་ཞི་བར་བྱེད།

金腰草、尼泊尔黄堇、高山辣根菜、甘青青兰、角茴香等十八味草药研末成，具有治疗热性疾病的功效。

14.0112 ལི་ཤི་དྲུག་པ། 六味丁香散

ལི་ཤི་དང་། ཅུ་གང་། ཤིང་མངར། སྤང་རྒྱན་དཀར་པོ། རུ་རྟ་སོགས་སྨན་སྣ་དྲུག་གི་ཕྱེ་མ། ནུས་པས་གློ་ནད་དང་། གྲེ་བ་ཚ་ཞིང་སྐམ་པ། སྐད་འགགས་སོགས་སེལ།

由丁香、“居冈”、甘草、白花龙胆、广木香等六味药研末而成，具有治疗肺病、咽喉干烧，喑哑等功效。

14.0113 ཀོ་བྲི་བདུན་པ། 七味马钱子散

ཀོ་བྲི་དང་། རུ་རྟ། ཨར་ནག ཅུ་གང་། གུར་གུམ་སོགས་སྨན་སྣ་བདུན་གྱི་ཕྱེ་མ་ལས་གྲུབ། ནུས་པས་ངན་ཁྲག་སྟོད་དུ་རྒྱས་པའི་རིགས་དང་། འབམ་རིགས་གྱེན་དུ་ལོག་པ། འགྲམས་འཁྲུགས་རླུང་གིས་བྱུས་པའི་ནད་བཅས་ལ་བསྟགས།

由马钱子、广木香、沉香、“居冈”、红花等七味药研末而成，对治疗坏血上壅类，“斑”类上行，“隆”病引发的扩散伤热和紊乱热等疾病的功效。

14.0114 མཁྲིས་ཕྱེ་བདུན་པ། 七味胆粉散

དོམ་མཁྲིས་དང་། གསེར་གྱི་མེ་ཏོག དུག་མོ་ཉུང་། སླ་སྐང་། བོང་ང་དཀར་པོ་སོགས་སྨན་སྣ་བདུན་གྱི་ཕྱེ་མ། ནུས་པས་རྒྱུ་ལོང་སྦོས་པ་དང་། ཁྲག་མཁྲིས་ཀྱི་ཚ་འཁྲུ་གཅོད།

由熊胆、波棱瓜子、止泻木子、圆穗蓼、“榜莪嘎布”等七味药研末而成，具有治疗肠胀、血“赤”性热泻的功效。

14.0115 གོ་ཡུ་བདུན་པ། 七味槟榔散

གོ་ཡུ་དང་། སེ་འབྲུ། ཤིང་ཚ། སུག་སྨེལ། པི་པི་ལིང་སོགས་སྨན་སྣ་བདུན་གྱི་ཕྱེ་མ། ནུས་པས་མཁལ་གཅོང་དང་མཁལ་རླུང་སེལ།

由槟榔、石榴子、肉桂、豆蔻、荜茇等七味药研末而成，具有治疗肾瘤疾、“隆”性肾病的功效。

14.0116 གུར་གུམ་མཆོག་བདུན།

七味红花殊胜散

གུར་གུམ་དང་། ཅུ་གང་། ཨུཏྤལ། བ་ལེ་ཀ ཏིག་ཏ་སོགས་སྨན་སྣ་བདུན་གྱི་ཕྱེ་མ། ནུས་པས་མཆིན་ནད་གསར་རྙིང་དང་། མཆིན་པ་བརྡད་པ་དང་འགྲམས་པ། ཁྲག་རྒྱས་དང་མིག་སེར་སེལ།

由红花、“居冈”、绿绒蒿、西藏马兜铃、“蒂达”等七味药研末而成，具有治疗新旧肝病，肝伤和扩散伤热，血盛，目黄的功效。

14.0117 རྒུན་འབྲུམ་བདུན་པ། 七味葡萄散

རྒུན་འབྲུམ་དང་། ཙུ་གང་། གུར་གུམ། ཤིང་མངར། གླ་སྒང་སོགས་སྨན་སྣ་བདུན་གྱི་ཕྱེ་མ། ནུས་པས་གློ་ཡི་ནད་དང་དབུགས་མི་བདེ་བ་སེལ།

由葡萄、“居冈”、红花、甘草、圆穗蓼等七味药研末而成，具有治疗肺病和哮喘的功效。

14.0118 སྙིང་ཞོ་བདུན་པ། 七味广枣散

སྙིང་ཞོ་ཤ་དང་། ཛཱ་ཏི། ཨ་རུ་ར། ཏང་ཀུན། བཙའ་སྒ་སོགས་སྨན་སྣ་བདུན་གྱི་ཕྱེ་མ། ནུས་པས་སྙིང་ནད་ཚ་གྲང་ཐམས་ཅད་དང་། ཁྱད་པར་ཡིད་མི་བདེ་བ་སེལ།

由广枣、肉豆蔻、诃子、舟瓣芹、生姜等七味药研末而成，治疗所有寒、热性心脏疾病，特别对心慌有功效。

14.0119 གཉེན་པོ་བདུན་སྦྱོར། 七味平息散

སེ་འབྲུ་དང་། བསེ་ཡབ། ཨུ་སུ། སྟར་བུ། མ་ནུ་སོགས་སྨན་སྣ་བདུན་གྱི་ཕྱེ་མ། ནུས་པས་སྨུག་པོ་མ་ལུས་འཇོམས།

由石榴子、木瓜、芫荽、沙棘、藏木香等七味药研末而成，具有治疗诸紫“培根”病的功效。

14.0120 བྱི་ཏང་བདུན་པ། 七味酸藤果散

བྱི་ཏང་ཀ་དང་། ཤིང་ཀུན། མ་རུ་ཙེ། བཙའ་སྒ། གླ་རྩི་སོགས་སྨན་སྣ་བདུན་གྱི་ཕྱེ་མ། ནུས་པས་ཕོ་ལོང་གི་སྲིན་ནད་དང་གཞང་འབྲུམ་འཇོམས།

由酸藤果、阿魏、紫铆子、生姜、麝香等七味药研末而成，具有治疗胃肠“蛀”病和痔疮的功效。

14.0121 གཡུ་སྙིང་བདུན་པ། 七味松石散

གཡུ་སྙིང་དང་། གུར་གུམ། ཙུ་གང་། ཨུཏྤལ། ཁྲི་ཡང་ཀུ་སོགས་སྨན་སྣ་བདུན་གྱི་ཕྱེ་མ། ནུས་པས་མིག་དམར་བ་དང་སྟོད་བརྒྱངས་པ། མཆིན་མཁྲིས་ཀྱི་ནད། སྨུག་པོའི་རིགས། དུག་གི་རིགས་ལ་ཕན།

由绿松石、红花、“居冈”、绿绒蒿、甘青青蓝等七味药研末而成，具有治疗目赤胸闷、肝胆疾病、紫“培根”病，以及解毒的功效。

14.0122 ཨ་རུ་བདུན་པ། 七味诃子散

ཨ་རུ་ར་དང་། ལི་ཤི གསེར་གྱི་མེ་ཏོག སྤང་སྤོས། ནཱ་ག་གེ་སར་སོགས་སྨན་སྣ་བདུན་གྱི་ཕྱེ་མ། ནུས་པས་མཆེར་པ་བསྣད་པ་དང་འགྲམས་པ། ཚ་རྒྱས་དང་སྦོས་གཟེར་འཇོམས།

由诃子、丁香、波棱瓜子、甘松、木棉花蕊等七味药研末而成，具有治疗脾脏中伤和扩散伤热、热盛、腹部胀痛等功效。

14.0123 སྐྱེར་ཤུན་བརྒྱད་པ། 八味小檗皮散

སྐྱེར་ཤུན་དང་། པི་པི་ལིང་། སྐྱུ་རུ་ར། ཤིང་མངར། གླ་རྩི་སོགས་སྨན་སྣ་བརྒྱད་ཀྱི་ཕྱེ་མ། ལས་གྲུབ། ནུས་པས་ཆུ་བཙག་རྫེས་ལ་ཆུ་ཁ་ཚ་ཅག་བྱེད་པ་དང་། ས་བོན་ཁྲག་དང་བསྡོངས་ནས་འཛག་པ། ཁྲག་མཁྲིས་ལས་གྱུར་པའི་ཚ་འཛག་སེལ་བར་བྱེད།

由小檗皮、荜茇、余甘子、甘草、麝香等八味药研末而成，具有治疗尿痛、遗精伴血，血“赤”引起的热性精液滴漏的功效。

14.0124 ཁྲག་གཅོད་གུར་གུམ་བརྒྱད་པ།

八味红花止血散

ཁ་ཆེ་གུར་གུམ་དང་། སྲན་མའི་མེ་ཏོག ཙན་དན་དམར་པོ། གསེར་གྱི་མེ་ཏོག འབྲི་ཏ་ས་འཛིན་སོགས་སྨན་སྣ་བརྒྱད་ཀྱི་ཕྱེ་མ། ནུས་པས་ཁྲག་ཤོར་མ་ལུས་གཅོད།

由红花、豌豆花、紫檀、波棱瓜子、短穗兔耳草等八味药研末而成，具有止血的功效。

14.0125 གོ་ཡུ་བརྒྱད་པ། 八味槟榔散

གོ་ཡུ་དང་། སུག་སྨེལ། བྲག་ཞུན་ཁན྄ཏ། ཨ་འབྲས། སྲ་འབྲས་སོགས་སྨན་སྣ་བརྒྱད་ཀྱི་ཕྱེ་མ། ནུས་པས་མཁལ་ནད་སྤྱི་དང་ཁྱད་པར་མཁལ་གཅོང་སེལ།

由槟榔、豆蔻、岩精膏、芒果核、海南蒲桃等八味药研末而成，具有治疗肾病的功效，对肾瘤疾有特效。

14.0126 ལྕགས་ཕྱེ་བརྒྱད་པ། 八味铁粉散

ལྕགས་ཕྱེ་དང་། ཨ་རུ། གི་ཝང་། བྲག་ཞུན། གུར་གུམ་སོགས་སྨན་སྣ་བརྒྱད་ཀྱི་ཕྱེ་མ། ནུས་པས་མཆིན་ནད་ཚ་གྲང་ཀུན་ལ་ཕན།

由铁粉、诃子、牛黄、岩精、红花等八味药研末而成，具有治疗寒、热性肝病的功效。

14.0127 ཏིག་ཏ་བརྒྱད་པ། 八味蒂达散

ཏིག་ཏ་དང་། གསེར་གྱི་མེ་ཏོག བོང་ང་དཀར་པོ། རུ་རྟ། ཛ་མཁྲིས་སོགས་སྨན་སྣ་བརྒྱད་ཀྱི་ཕྱེ་མ། ནུས་པས་མཁྲིས་ཚད་ཀྱིས་མིག་ཆུ་དང་ཤ་མདངས་སེར་བ་འཇོམས།

由“蒂达”、波棱瓜子、“榜莪嘎布”、广木香、粉苞苣等八味药研末而成，具有治疗“赤巴”热引起的眼、尿和肌肤黄染的功效。

14.0128 དྲང་སྲོང་ཨར་བརྒྱད། 常松八味沉香散

མིང་གཞན་ཏང་ཀུན་བརྒྱད་པའང་ཟེར་ཞིང་། ཨར་ནག་དང་། སྙིང་ཞོ་ཤ ཙན་དན་དཀར་པོ། ཙན་དན་དམར་པོ། ཛཱ་ཏི་སོགས་སྨན་སྣ་བརྒྱད་ཀྱི་ཕྱེ་མ། ནུས་པས་ཁྲག་རླུང་འཐབ་སྟེ་མདུན་རྒྱབ་གཟེར་བ་སེལ།

别名为八味舟瓣芹散，由沉香、广枣、檀香、紫檀、肉豆蔻等八味药研末而成，具有治疗血“隆”相搏而引起胸背疼痛的功效。

14.0129 འབྲོང་ཁྲག་བརྒྱད་པ། 八味野牛血散

གཡག་རྒོད་ཀྱི་ཁྲག་དང་། ཨ་རུ་གསེར་མདོག གླ་རྩི། གུ་གུལ་ནག་པོ། གུར་གུམ་སོགས་སྨན་སྣ་བརྒྱད་ཀྱི་ཕྱེ་མ། ནུས་པས་བད་ཀན་མིད་འཆུས་སེལ།

由野牦牛血、金诃子、麝香、穆库尔没药、红花等八味药研末而成，具有治疗“培根”引起食管阻塞的功效。

14.0130 འབྲོང་རྩེ་ཨ་གར་བརྒྱད་པ།

仲泽八味沉香散

ཨར་ནག་དང་། ཛཱ་ཏི། སྙིང་ཞོ་ཤ རུ་རྟ། རི་བོང་སྙིང་སོགས་སྨན་སྣ་བརྒྱད་ཀྱི་ཕྱེ་མ། ནུས་པས་རླུང་ཁྲག་གིས་གཟེར་བ་དང་སྨྱོ་འབོག་སེལ།

由沉香、肉豆蔻、广枣、广木香、

野兔心等八味药研末而成，具有治疗“隆”血引起的疼痛和疯癫的功效。

14.0131 བྱི་རུག་བརྒྱད་པ། 八味香薷散

བྱི་རུག་སེར་པོ་དང་། ཞིམ་ཐིག་ལེ། སྐྱེ་ཚེ། ལྕ་བ། སྙེའུ་སོགས་སྨན་སྣ་བརྒྱད་ཀྱི་ཕྱེ་མ། ནུས་པས་མངལ་གྱི་སྲིན་བུ་ལངས་ཁྲིས་གཉིས་འཇོམས།

由黄花香薷、夏至草、蔊菜、西藏凹乳芹、藜菜等八味药研末而成，具有治疗两种阴道“蛀”病的功效。

14.0132 ཙན་དན་བརྒྱད་པ། 八味檀香散

ཅུ་གང་དང་། གུར་གུམ། ཙན་དན་དཀར་པོ། ལི་ཤི། ལི་ག་དུར་སོགས་སྨན་སྣ་བརྒྱད་ཀྱི་ཕྱེ་མ། ནུས་པས་གློ་ཚད་དང་རྣག་ཁྲག་སོགས་སེལ།

由“居冈”、红花、檀香、丁香、岩白菜等八味药研末而成，具有清肺热、干脓血的功效。

14.0133 གཙོ་བོ་བརྒྱད་པ། 八味主药散

གི་ཝང་དང་། ཙན་དན་དཀར་པོ། ཅུ་གང་། གུར་གུམ། ཏིག་ཏ་སོགས་སྨན་སྣ་བརྒྱད་ཀྱི་ཕྱེ་མ། ནུས་པས་དོན་སྣོད་དང་གློ་མཆིན། ཁྲག་མཁྲིས་དང་འཁྲུགས་རིམས་ཀྱི་ཚད་པ་གསར་རྙིང་མ་ལུས་འཇོམས།

由牛黄、檀香、“居冈”、红花、“蒂达”等八味药研末而成，具有清脏腑、肺肝、一切新旧血“赤”热、瘟热的功效。

14.0134 ཁ་སྦྱོར་བརྒྱད་པ། 八味鹊肉散

སྐྱ་གའི་ཤ་དང་། གུ་གུལ། ལི་ཤི། ཨ་རུ་ར། བ་རུ་ར་སོགས་སྨན་སྣ་བརྒྱད་ཀྱི་ཕྱེ་མ། ནུས་པས་ལྦ་བ་ཐམས་ཅད་ཞི་བར་བྱེད།

由鹊肉、穆库尔没药、丁香、诃子、毛诃子等八味药研末而成，具有治疗颈瘿的功效。

14.0135 ཨ་ཀར་བརྒྱད་པ། 八味沉香散

ཨར་ནག་དང་། ཛཱ་ཏི། སྙིང་ཞོ་ཤ ཅུ་གང་། སྤོས་དཀར་སོགས་སྨན་སྣ་བརྒྱད་ཀྱི་ཕྱེ་མ། ནུས་པས་སྙིང་ལ་མཚོན་ཕོག་དང་། འགྲམས་འཁྲུགས་ཀྱི་ནད། སྨྱོ་ལྐུགས་ཀྱི་ནད། ནུ་མཆན་གཟེར་བ་འཇོམས།

由沉香、肉豆蔻、广枣、“居冈”、琥珀等八味药研末而成，具有治疗心外伤，扩散伤热、紊乱热，疯病，喑哑，以及止乳房腋区疼痛的功效。

14.0136 ཁྱུང་སྔོན་དགུ་པ། 九味青鹏散

སྟག་ཤ་དང་། ཨ་རུ་ར། མ་ནུ། གུ་གུལ་ནག་པོ། སྤང་རྩི་སོགས་སྨན་སྣ་དགུ་ཡི་ཕྱེ་མ། ནུས་པས་རིམས་འཁྲུགས་དང་། གློ་ཆམ་གྲེ་བར་བབས་པ་སེལ།

由轮叶棘豆、诃子、藏木香、穆库尔没药、翼首草等九味药研末而成，具有治疗瘟病、紊乱热、肺感冒引发咽喉疼痛的功效。

14.0137 གི་ཝཾ་དགུ་པ། 九味牛黄丸

གི་ཝང་དང་། གུར་གུམ། ཨུཏྤལ། བ་ལེ་ཀ ཏིག་ཏ་སོགས་སྨན་སྣ་དགུ་ཡི་ཕྱེ་མ། ནུས་པས་མཆིན་པ་བསྣད་པ་དང་འགྲམས་པ། མཆིན་ཁྲག་རྒྱས་པ། མཆིན་ཚད། བད་ཀན་སྨུག་པོ་རྒྱས་པ་སོགས་སེལ།

由牛黄、红花、绿绒蒿、西藏马兜

铃、“蒂达”等九味药研末而成，具有治疗肝伤、扩散伤热，肝血增盛，肝热，紫“培根”增盛等的功效。

14.0138 ནག་པོ་དགུ་སྦྱོར། 九味黑药散

སྨན་ཆེན་དང་། ཤུ་དག ཀུ་ཀུལ། གླ་རྩི། ཤིང་ཀུན་སོགས་སྨན་སྣ་དགུ་ཡི་ཕྱེ་མ། ནུས་པས་གཉན་རིམས་མ་ལུས་སྲུང་།

由“榜那”、藏菖蒲、穆库尔没药、麝香、阿魏等九味药研末而成，具有预防一切疠瘟的功效。

14.0139 བྲག་ཞུན་དགུ་པ། 九味岩精丸

བྲག་ཞུན་དང་། གླ་རྩི། གུར་གུམ། སུག་སྨེལ། དོམ་མཁྲིས་སོགས་སྨན་སྣ་དགུ་ཡི་ཕྱེ་མ། ནུས་པས་ཕོ་བའི་ཁྲག་མཁྲིས་ཀྱི་ཚད་པ་སེལ།

由岩精、麝香、红花、豆蔻、熊胆等九味药研末而成，具有治疗胃血“赤”热的功效。

14.0140 གར་ནག་བཅུ་པ། 十味黑冰片散

མིང་གཞན་གྲང་མཁྲིས་བཅུ་པའང་ཟེར་ཞིང་། སེ་འབྲུ་དང་། ཤིང་ཚ། སུག་སྨེལ། པི་པི་ལིང་། ཨ་རུ་ར་སོགས་སྨན་སྣ་བཅུ་ཡི་ཕྱེ་མ། ནུས་པས་རླུང་དང་མ་ཞུ་བ། བད་སྐྲན། གཞན་དབང་ལྡན་པའི་མཁྲིས་ནད། ཁྱད་པར་དུ་གྲང་མཁྲིས་ཀྱི་ནད་འཇོམས།

别名为十味寒“赤”散，由石榴子、肉桂、豆蔻、荜茇、诃子等十味药研末而成，具有治疗“隆”病、不消化、“培根”瘤、他系胆病的功效，对寒性“赤巴”病有特效。

14.0141 སྤོས་དཀར་བཅུ་པ། 十味琥珀散

སྤོས་དཀར་དང་། ཐལ་ཀ་རྡོ་རྗེ། སོ་མ་ར་ཛ། རུ་རྟ། བ་ཤ་ཀ་སོགས་སྨན་སྣ་བཅུ་ཡི་ཕྱེ་མ། ནུས་པས་དྲེག་གྲུམ་གྱི་ནད་དང་། འབམ་ནད། ཆུ་སེར་གྱི་ནད། མཛེ་ནད་སོགས་སེལ།

由琥珀、决明子、黄葵子、广木香、鸭嘴花等十味药研末而成，具有治疗痛风、痹症、“斑”病，黄水病、麻风病等的功效。

14.0142 དབང་ལག་བཅུ་པ། 十味手参散

དབང་ལག་དང་། སུག་སྨེལ། ཉེ་ཤིང་། མཁལ་མ་ཙོ་ཤ པི་པི་ལིང་སོགས་སྨན་སྣ་བཅུ་ཡི་ཕྱེ་མ། ནུས་པས་ས་བོན་ཉམས་པ་དང་། གྲང་གཞི་རྒྱུན་དུ་འཛག་པ་སེལ་ཞིང་། ལུས་ཀྱི་ཟུངས་སྟོབས་རྒྱས་པར་བྱེད།

由手掌参、豆蔻、天门冬、刀豆、荜茇等十味药研末而成，具有治疗少精、白带过多，滋补强身的功效。

14.0143 ཟས་སྨན་བཅུ་པ། 十味消食散

ཨ་རུ་ར་དང་། སེ་འབྲུ། ཤིང་ཚ། སུག་སྨེལ། པི་པི་ལིང་སོགས་སྨན་སྣ་བཅུ་ཡི་ཕྱེ་མ། ནུས་པས་ཕོ་བའི་བད་ཀན་འཕེལ་ཏེ་ཟས་མི་འཇུ་བ་དང་། དང་ག་འགགས་པ། གྱེན་སྐྱུགས་ཐུར་དུ་འཁྲུ་བ། བད་ཀན་སྨུག་པོ་སོགས་ཕོ་མཆིན་ནད་ལ་བསྟགས།

由诃子、石榴子、肉桂、豆蔻、荜茇等十味药研末而成，具有治疗因胃“培根”增盛导致的消化不良、食欲不振、上吐下泻，紫“培根”等胃肝疾病的功效。

14.0144 སུག་སྨེལ་བཅུ་པ། 十味豆蔻散

སུག་སྨེལ་དང་། བཙའ་སྒ། རྒྱམ་ཚྭ། པི་པི་ལིང་། གླ་རྩི་སོགས་སྨན་སྣ་བཅུ་ཡི་ཕྱེ་མ། ནུས་པས་མཁལ་མའི་གྲང་བ་དང་རྡེའུ་ནད། ཆུ་འགགས་སེལ།

由豆蔻、生姜、光明盐、荜茇、麝香等十味药研末而成，具有治疗寒性肾病、肾系结石病、尿闭症的功效。

14.0145 ཨ་རུ་བཅུ་པ། 十味诃子散

ཨ་རུ་ར་དང་། གུར་གུམ། སུག་སྨེལ། བྲག་ཞུན། ཏིག་ཏ་སོགས་སྨན་སྣ་བཅུ་ཡི་ཕྱེ་མ། ནུས་པས་མཁལ་མ་བསྣད་འགྲམས་ཀྱིས་དྲི་ཆུ་སྲི་བ་དང་། སྐེད་འཁོར་དུ་ན་བ། གཞོགས་བཞལ་འཕྱེས་པ་སོགས་མཁལ་ཚད་ཀྱི་ནད་སེལ་བར་བྱེད།

由诃子、红花、豆蔻、岩精、"蒂达"等十味药研末而成，具有治疗肾脉伤、热致尿涩、腰周疼痛、偏瘫等热性肾病的功效。

14.0146 སྲོག་འཛིན་བཅུ་གཅིག 十一味安命散

ཨར་ནག་དང་། ཛཱ་ཏི། སྙིང་ཞོ་ཤ ཅུ་གང་། སྤོས་དཀར་སོགས་སྨན་སྣ་བཅུ་གཅིག་གི་ཕྱེ་མ། ནུས་པས་སྨྱོ་ལྐུགས་ཀྱི་ནད་དང་། སྙིང་སོགས་ནུ་མཆན་གཟེར་བ་འཇོམས།

由沉香、肉豆蔻、广枣、"居冈"、琥珀等十一味药研末而成，具有治疗疯病、喑哑、心脏病、止乳房腋区疼痛的功效。

14.0147 ཞི་བྱེད་བཅུ་གཅིག 十一味能消散

མིང་གཞན་སྐྱེ་ཟུག་རིལ་བུའང་ཟེར་ཞིང་། མ་ནུ་དང་། སྒ་སྐྱ། ཨ་རུ་ར། ལྕུམ་རྩ། ཅོང་ཞི་ཆ་བདུལ་སོགས་སྨན་སྣ་བཅུ་གཅིག་གི་ཕྱེ་མ། ནུས་པས་སྐྱེ་ཟུག་གཅོག་པ་དང་། མོ་ནད་ཁྲག་སྐྲན་འདྲིལ་བ་བཞིག་པར་བྱེད། ཁྱད་པར་བཙས་རྗེས་སྲིན་སླང་འདྲིལ་རོ་སེལ།

别名为产痛丸，由藏木香、干姜、诃子、大黄、热制寒水石等十一味药研末而成，具有治疗分娩痛，除妇女血瘤的功效，尤其对产后"蛀"绞痛及残血凝留有特效。

14.0148 སྤང་རྩི་བཅུ་གཉིས། 十二味翼首散

སྤང་རྩི་དང་། བོང་ང་དཀར་པོ། སྟག་ཤ པར་པ་ཏ། ཅུ་གང་སོགས་སྨན་སྣ་བཅུ་གཉིས་ཀྱི་ཕྱེ་མ། ལས་གྲུབ། ནུས་པས་གཉན་ཚད་དང་རིམས་ནད་སྟོབས་ཆེན་འཇོམས་པར་བྱེད།

由翼首草、"榜莪嘎布"、轮叶棘豆、角茴香、"居冈"等十二味药研末而成，具有治疗瘟疠热和疫病的功效。

14.0149 ཀ་ཀོ་ལ་བཅུ་གསུམ། 十三味草果散

ཀ་ཀོ་ལ་དང་། གུར་གུམ། ཅུ་གང་། ལི་ཤི། གསེར་གྱི་མེ་ཏོག་སོགས་སྨན་སྣ་བཅུ་གསུམ་གྱི་ཕྱེ་མ། ནུས་པས་མཆེར་ནད་ཚ་གྲང་མ་ལུས་སེལ།

由草果、红花、"居冈"、丁香、波棱瓜子等十三味药研末而成，具有治疗各类寒、热性脾病的功效。

14.0150 ཀོ་བྱི་བཅུ་གསུམ། 十三味马钱子散

ཀོ་བྱི་དང་། གུར་གུམ། ལི་ཤི། ཅུ་གང་། སེ་འབྲུ་སོགས་སྨན་སྣ་བཅུ་གསུམ་གྱི་ཕྱེ་

མ། ཞུས་པས་སྟོད་འཁྲུགས་དང་། ཁྲག་རླུང་གི་ནད། གློ་སྙིང་གཟེར་བ། སྟོད་འཚངས་མ་ལུས་སེལ་བར་བྱེད།

由马钱子、红花、丁香、“居冈”、石榴子等十三味药研末而成，具有治疗紊乱热，血“隆”病，肺心疼痛，各类上壅症的功效。

14.0151 གུར་གུམ་བཅུ་གསུམ། 十三味红花散

གུར་གུམ་དང་། ལི་ཤི། གི་ཝང་། གླ་རྩི། བསེ་རུ་སོགས་སྨན་སྣ་བཅུ་གསུམ་གྱི་ཕྱེ་མ། ཞུས་པས་མཆིན་རྒུད་དང་། སྦྱར་དུག་དང་། མཁལ་མ་བསྣད་འགྲམས། ཆུ་སྲི་དང་། ཚ་སྦོས། ཡ་མ་ནག་པོའི་སྲིན་ནད་སོགས་སེལ་བར་བྱེད།

由红花、丁香、牛黄、麝香、犀角等十三味药研末而成，具有解配制毒，清肾伤热扩散，治疗肝衰病、尿涩、热胀、黑“亚玛蚌”病等的功效。

14.0152 བོང་དཀར་བཅུ་གསུམ། 十三味榜嘎散

བོང་ང་དཀར་པོ་དང་། གསེར་གྱི་མེ་ཏོག་ཀྱི་ལྕེ་དཀར་པོ། ཏིག་ཏ། བ་ཤ་ཀ་སོགས་སྨན་སྣ་བཅུ་གསུམ་གྱི་ཕྱེ་མ། ཞུས་པས་མཁྲིས་པའི་ཚད་པ་མ་ལུས་འཇོམས།

由“榜莪嘎布”、波棱瓜子、麻花秦艽、“蒂达”、鸭嘴花等十三味药研末而成，具有清诸“赤巴”热的功效。

14.0153 བྲ་གོ་བཅུ་གསུམ། 十三味菥蓂子散

བྲ་གོ་དང་། ཨ་འབྲས། སྙ་འབྲས། འཇམ་འབྲས། ཚོས་སོགས་སྨན་སྣ་བཅུ་གསུམ་གྱི་ཕྱེ་མ། ཞུས་པས་གླང་པའི་ནད་དང་། མཁལ་རྐེད་འགྲམས་པ་དང་། འོར་ལྷུང་། ཚ་གྲང་གང་གིས་འབྲས་བུ་སྐྲངས་པ་འཇོམས།

由菥蓂、芒果核、海南蒲桃、大托叶云实、紫草茸等十三味药研末而成，具有治疗膀胱病，肾腰伤热，下坠水肿，寒、热性睾丸作肿的功效。

14.0154 མན་ངག་གུར་གུམ་བཅུ་གསུམ།

秘诀十三味红花散

མིང་གཞན་ཏིག་ཏ་བཅུ་གསུམ་ཡང་ཟེར་ཞིང་། མི་ཐོད་རྙིང་པ་དང་། འབྲུག་རུས། ཏིག་ཏ། གུར་གུམ། གཡའ་ཀྱི་མ་སོགས་སྨན་སྣ་བཅུ་གསུམ་གྱི་ཕྱེ་མ། ཞུས་པས་ཁྲག་མཁྲིས་ཀྱིས་མགོ་ན་བ་དང་། ཡ་མ་དཀར་ནག གླད་པའི་ཚད་རིགས་མཐའ་དག་སེལ།

别名为十三味“蒂达”散，由陈旧天灵盖、龙骨、“蒂达”、红花、金腰草等十三味药研末而成，具有治疗血“赤”引起的头痛、黑白“亚玛”病、各种胸部热症的功效。

14.0155 གསུ་ཏྲིལ་བཅུ་གསུམ། 十三味青兰散

མིང་གཞན་རུ་རྟ་བཅུ་གསུམ་ཡང་ཟེར་ཞིང་། རུ་རྟ་དང་། སྐྱུ་རུ། སེ་འབྲུ། བ་ཤ་ཀ སུག་སྨེལ་སོགས་སྨན་སྣ་བཅུ་གསུམ་གྱི་ཕྱེ་མ། ཞུས་པས་སྨུག་པོ་ཚ་གྲང་འཐབ་པ་དང་། ཁྲག་མཁྲིས་ཀྱི་ནད། བད་ཀན་གྱི་ནད། ཕོ་བའི་ནད་སོགས་སེལ།

别名为十三味广木香散，由广木香、余甘子、石榴子、鸭嘴花、豆蔻等十三味药研末而成，具有治疗寒热相搏紫“培根”病、血“赤”病、“培根”病、胃病等的功效。

14.0156 ལོང་སྐྲན་སེ་འབྲུ་བཅུ་གསུམ།

十三味消痞散

སེ་འབྲུ་དང། ཛཱ་ཏི། ཀ་ཀོ་ལ། ཤིང་ཚ། རྒྱམ་ཚྭ་སོགས་སྨན་སྣ་བཅུ་གསུམ་གྱི་ཕྱེ་མ། ནུས་པས་ཕོ་ལོང་དང་སྨུག་པོའི་སྐྲན་བཞིག མེ་དྲོད་སྐྱེད། སྦོ་འཁྲིག དྲི་མ་འགགས་དང་བཤལ་སྐྱུགས་སོགས་སེལ།

由石榴子、肉豆蔻、草果、肉桂、光明盐等十三味药研末而成，具有除胃、大肠、紫“培根”瘤，增胃火，治胀鸣、便秘，止吐泻等的功效。

14.0157 ལོང་རླུང་སེ་འབྲུ་བཅུ་གཉིས།

十二味平隆散

སེ་འབྲུ་དང་། སྨན་སྒ། ཕོ་བ་རིས། པི་པི་ལིང་། ཛཱ་ཏི་སོགས་སྨན་སྣ་བཅུ་གཉིས་ཀྱི་ཕྱེ་མ། ནུས་པས་ལོང་རླུང་ནད་ཀྱིས་སྦོ་འཁྲིག་བྱེད་པ་དང་འབྲུ་བ་འཇོམས།

由石榴子、高良姜、胡椒、荜茇、肉豆蔻等十二味药研末而成，具有治疗大肠“隆”病引起的腹胀、肠鸣、腹泻的功效。

14.0158 རྒྱ་རུ་བཅུ་བཞི། 十四味鬣羚角散

རྒྱ་རུ་དང་། ཤ་རུ། གུར་གུམ། དོམ་མཁྲིས། མཚལ་དཀར་སོགས་སྨན་སྣ་བཅུ་བཞི་ཡི་ཕྱེ་མ། ནུས་པས་ཁྲག་ཚབས་ཀྱིས་རྐེད་རུས་དང་རྒྱུ་ཞབས་གཟེར་བ། དབུགས་སྣ་ཐུང་ཞིང་སྟོད་གཟེར་བ་སོགས་མངལ་སྐྲན་ཁྲག་ཚབས་མ་ལུས་སེལ།

由鬣羚角、鹿角、红花、熊胆、密陀僧等十四味药研末而成，具有治疗由血“娱”病引起的腰部和小腹疼痛、气短、胸背疼痛等的功效。

14.0159 དྭགས་སྨན་བཅོ་ལྔ། 十五味黑药散

ཅོང་ཞི་དང་། ལན་ཚྭ། དབྱི་མོང་། བ་ལུ། ཛཱ་ཏི་སོགས་སྨན་སྣ་བཅོ་ལྔའི་ཕྱེ་མ། ནུས་པས་ཕོ་ལོང་རྒྱུ་མའི་གཅོང་ནད་སེལ།

由寒水石、盐、铁线莲、樱草杜鹃叶、肉豆蔻等十五味药研末而成，具有治疗胃、大肠和小肠痼疾的功效。

14.0160 ད་ལི་བཅུ་དྲུག 十六味杜鹃散

སེ་འབྲུ་དང་། ཤིང་ཚ། སུག་སྨེལ། པི་པི་ལིང་། གུར་གུམ་སོགས་སྨན་སྣ་བཅུ་དྲུག་གི་ཕྱེ་མ། ནུས་པས་མ་ཞུ་བ་དང་གླང་ཐབས་ཀྱི་ནད། ཕོ་བ་སྦོས་པ། ཚ་གྲང་འཐབ་པ། སྟོད་འཚང་དང་བད་རླུང་མགོ་འཁོར། ལུས་པོ་སྐྲངས་པ། སྐྱ་ཐབ་དང་། ས་ཆུ་མི་ཐུབ་པ་སོགས་སེལ།

由石榴子、肉桂、豆蔻、荜茇、红花等十六味药研末而成，具有治疗不消化、绞痛症、腹胀、寒热相博、上壅症、“培隆”引起的头晕、身体肿胀、浮肿、水土不服等的功效。

14.0161 གཅིན་སྙི་ཨ་རུ་བཅོ་བརྒྱད།

尿频十八味诃子散

ཨ་རུ་ར་དང་། གུར་གུམ། སུག་སྨེལ། བྲག་ཞུན། ཞུ་མཁན་སོགས་སྨན་སྣ་བཅོ་བརྒྱད་ཀྱི་ཕྱེ་མ། ནུས་པས་མཆིན་ཁྲག་གི་ནུས་པ་ཉམས་པ་དང་། མཁལ་སྨད་དུ་ཟ་ཁྲ་ལྷུང་བ། གཅིན་སྙི་དང་མཁལ་ནད་སེལ།

由诃子、红花、豆蔻、岩精、山矾等

十八味药研末而成，具有治疗肝血功能衰弱、“萨酷”落于肾脏和膀胱、尿频症、肾病等的功效。

14.0162 སྟར་བུ་བཅོ་བརྒྱད། 十八味沙棘散

སྟར་བུ་དང་། རྒྱ་ཚྭ། རྒྱམ་ཚྭ། ཨ་རུ་ར། བ་སྤྲུ་སོགས་སྨན་སྣ་བཅོ་བརྒྱད་ཀྱི་ཕྱེ་མ། ནུས་པས་ཁྲག་ཚབས་ཕོ་མཆིན་དང་མཁལ་མར་བབས་པ། ཟླ་མཚན་འགྲིངས་འདྲིལ་འགགས་པ་དང་སྐྲན་ནད་སོགས་འཇོམས།

由沙棘、白硇砂、光明盐、诃子、喜马拉雅紫茉莉等十八味药研末而成，具有治疗血“媃”病落于胃、肝、肾脏，月经滞留，痞瘤等的功效。

14.0163 ད་ལི་བཅོ་བརྒྱད། 十八味杜鹃散

ད་ལི་དང་། ཀྱི་ལྕེ། ཤིང་མངར། གུར་གུམ། ཙུ་གང་སོགས་སྨན་སྣ་བཅོ་བརྒྱད་ཀྱི་ཕྱེ་མ། ནུས་པས་རྩ་དཀར་གྱི་ནད་དང་ཡན་ལག་ཞ་སྦྲིད་དང་སྐམ་པ་སོགས་སེལ།

由樱草杜鹃、麻花秦艽、甘草、红花、“居冈”等十八味药研末而成，具有治疗白脉病，肢体麻木，肌肉萎缩等的功效。

14.0164 སྟོད་ལུགས་ཅོང་ཞི་ཉེར་གཅིག

强派二十一味寒水石散

མིང་གཞན་སྨུག་པོ་གཡུལ་རྒྱལ་ཡང་ཟེར་ཞིང་། ཅོང་ཞི་དང་། སེ་འབྲུ། སུག་སྨེལ། པི་པི་ལིང་། མ་ནུ་སོགས་སྨན་སྣ་ཉེར་གཅིག་གི་ཕྱེ་མ། ནུས་པས་བྲང་ཚ་བ་དང་། བཤལ་སྐྱུགས་བྱེད་པ། ཕོ་མཆིན་རོ་རྒྱབ་ན་བ། ཁྲག་མཁྲིས་སྨུག་པོ་རྒྱས་པ་དང་གབ་ཅིང་འཁྲུགས་པ། རང་གཞན་གནས་སུ་ཞེན་ཅིང་རྙིངས་པ་སོགས་འདུས་ནད་སྨུག་པོའི་རིགས་སེལ།

别名为“木布玉杰”，由寒水石、石榴子、豆蔻、荜茇、藏木香等二十一味药研末而成，具有治疗胸口灼热、吐泻、胃肝区及后背疼痛，血“赤”增盛、各类紫“培根”病的功效。

14.0165 ཙུ་གང་ཉེར་ལྔ། 二十五味居冈散

ཙུ་གང་དང་། གུར་གུམ། ལི་ཤི། ཛཱ་ཏི། སུག་སྨེལ་སོགས་སྨན་སྣ་ཉེར་ལྔའི་ཕྱེ་མ། ནུས་པས་གློ་ནད་དང་གློ་གཟེར་ཁྲག་ཏུ་ལུ་བ། གློ་ཚད། གློ་བརྒྱལ། གློ་མང་རོ་སྟོད་གཟེར་བ། ཆམ་རྙན་ཏུས་ཞེན་སོགས་ལ་ཕན།

由“居冈”、红花、丁香、肉豆蔻、豆蔻等二十五味药研末而成，具有治疗肺病、肺刺痛咯血、肺热病、剧烈咳嗽、频咳引起上身疼痛、陈旧性感冒等的功效。

14.0166 ཨིནྡྲ་བཅོ་ལྔ། 十五味恩扎散

དུག་མོ་ཉུང་དང་། བོང་དཀར། ག་དུར། བ་ལེ་ཀ གི་ཝང་སོགས་སྨན་སྣ་བཅོ་ལྔའི་ཕྱེ་མ། ནུས་པས་རྒྱུ་ལོང་སོགས་དོན་སྣོད་ཀྱི་གཉན་ཚད་སེལ་ཞིང་ཚ་འཁྲུ་གཅོད།

由止泻木子、“榜嘎”、岩白菜、西藏马兜铃、牛黄等十五味药研末而成，具有治疗大小肠等脏腑痨热，以及止热泻的功效。

14.0167 རྩ་ཐག་བཅུ་དྲུག 十六味鸢尾子散

དྲེས་འབྲུ་དང་། སུག་སྨེལ། སྡིག་སྲིན། བྲི་ག་ཤུག་ཚེར་སོགས་སྨན་སྣ་བཅུ་དྲུག་གི་ཕྱེ་མ། ནུས་པས་ཧྲིག་པ་སྐྲངས་པ་དང་། མཁལ་རྩ་

འགྲམས་པ། མཁལ་རྒྱུང་སོགས་སེལ།
由鸢尾子、豆蔻、螃蟹、菥蓂、刺柏等十六味药研末而成，具有治疗睾丸肿大、肾脉损伤、“隆”性肾病等的功效。

14.0168 ཀྱུང་སྙིན་བཅོ་བརྒྱད། 十八味润僵散

རུ་རྟ་དང་། གོ་ཡུ། ཀ་ཀོ་ལ། ལི་ག་དུར། སྒ་དམར་སོགས་སྨན་སྣ་བཅོ་བརྒྱད་ཀྱི་ཕྱེ་མ། ནུས་པས་རྨ་གསར་རྙིང་དང་ཟླ་མཚན་འགགས་པ། རྩ་དཀར། རྩ་ནད་དང་དུག་རིགས་སོགས་འཇོམས།
由广木香、槟榔、草果、岩白菜、高良姜等十八种味药研末而成，具有治疗新旧创伤、闭经、白脉病、脉病和诸毒症等的功效。

14.0169 ཨ་རུ་བཅོ་བརྒྱད། 十八味诃子散

ཨ་རུ་ར་དང་། གུར་གུམ། སུག་སྨེལ། བྲག་ཞུན། ཏིག་ཏ་སོགས་སྨན་སྣ་བཅོ་བརྒྱད་ཀྱི་ཕྱེ་མ། ནུས་པས་མཁལ་འགྲམས་དང་། ཁྲག་ཚབས། སྨུག་པོ་མཁལ་མར་བབས་པ། ཆུ་སེར་གྱི་ནད། གྲུམ་བུ། གྲང་བ་སྨད་འབྱེར་སོགས་སེལ།
由诃子、红花、豆蔻、岩精、“蒂达”等十八味药研末而成，具有治疗肾扩散热、血“媟”病、紫“培根”落于肾脏、黄水病、痹症、下落寒症等的功效。

14.0170 ག་བུར་ཉེར་ལྔ། 二十五味冰片散

མིང་གཞན་གཉིད་འདོན་ཉེར་ལྔའང་ཟེར་ཞིང་། ག་བུར་དང་། ཙུ་གང་། གུར་གུམ། ལི་ཤི། ཙན་དན་སོགས་སྨན་སྣ་ཉེར་ལྔའི་ཕྱེ་མ། ནུས་པས་དོན་སྣོད་དང་ཤ་པགས། རྩ་རུས་སོགས་ཀྱི་ཚད་པ་དང་། འགྲམས་འཁྲུགས་དང་། རིམས་དུག ཚད་པ་གསར་རྙིང་། དྲེག་གྲུམ། མེ་དབལ། བྱང་ཁོག་ཐིག་ཟགས། རྣག་དང་ལུས་ལ་གནས་པའི་ཚད་པ་མ་ལུས་འཇོམས་ཤིང་། ཁྱད་པར་དུ་ཚད་རྙིང་འབྱེར་བ་གཉིད་ནས་འདོན།
别名为二十五味根治散，由冰片、“居冈”、红花、丁香、檀香等二十五味药研末而成，具有治疗脏腑、皮肤、肌肉、脉、骨等的热症，扩散伤热、紊乱热、瘟毒、新旧热症、痛风、痹症、丹毒、体腔滴漏、脓和诸热症的功效，尤其对陈旧扩散伤热症有特效。

14.0171 ཝ་གློ་ཉེར་ལྔ། 二十五味狐肺散

སྟར་བུ་དང་། རྒུན་འབྲུམ། ཤིང་མངར། ལི་ག་དུར། སྤང་རྒྱན་དཀར་པོ་སོགས་སྨན་སྣ་ཉེར་ལྔའི་ཕྱེ་མ། ནུས་པས་གློ་ཚད་དང་། ལུད་པ་ཁྲག་ཏུ་ལུ་བ། རྩིབ་ལོགས་གཟེར་བ། གློ་སྒྲུགས་བྱེད་པ། དབུགས་ཐུང་དང་སྟོད་འཚངས་སོགས་སེལ།
由沙棘、葡萄、甘草、岩白菜、白花龙胆等二十五味药研末而成，具有治疗肺热病、咳带血痰、胁肋疼痛、咳嗽引起的呕吐、气短、上壅症等的功效。

14.0172 ཤིང་ཀུན་ཉེར་ལྔ། 二十五味阿魏散

མིང་གཞན་སྲོག་འཛིན་ཉེར་ལྔའང་ཟེར་ཞིང་། ཤིང་ཀུན་དང་། ཛཱ་ཏི། ཤིང་ཚ། སྒ་སྐྱ། པི་པི་ལིང་སོགས་སྨན་སྣ་ཉེར་ལྔའི་ཕྱེ་

མ། ནུས་པས་ཕྱི་ནང་གསང་གསུམ་གྱི་རླུང་ནད་ཀུན་འཇོམས།

别名为二十五味维命散，由阿魏、肉豆蔻、肉桂、干姜、荜茇等二十五味药研末而成，具有治疗内、外、秘诸“隆”病的功效。

14.0173 སྤྲུ་ནག་ཉེར་དགུ། 二十九味姜活散

སྤྲུ་ནག་དང་། སྨན་ཆེན། ནིམ་པ། སུམ་ཏིག ཙན་དན་སོགས་སྨན་སྣ་ཉེར་དགུའི་ཕྱེ་མ། ནུས་པས་བལ་ནད་རྒྱ་གཟེར་དང་། གག་ལྷོག འབྲུམ་ནག མཁྲིས་པ་ཚར་རྒྱུག གཟེར་ཐུང་སུམ་འཁྲིལ་སེལ།

由姜活、“榜那”、印楝、小伞虎耳草、檀香等二十九味药研末而成，具有治疗天母瘟、痢疾、白喉、炭疽、黑痘、“赤巴”窜脉瘟、急痛痧等的功效。

14.0174 ཞི་བྱེད་ཉེར་དགུ། 二十九味能消散

མ་ནུ་དང་། སྒ་སྐྱ། ཨ་རུ་ར། ལྕུམ་རྩ། ཅོང་ཞི་སོགས་སྨན་སྣ་ཉེར་དགུའི་ཕྱེ་མ། ནུས་པས་མ་ཞུ་བ་དང་། སྐྲན་བཤིག ཤ་དུག་སོགས་གྲང་ནད་འཇོམས།

由藏木香、干姜、诃子、大黄、寒水石等二十九种药研末而成，具有治疗不消化，瘤、肉毒等寒性疾病的功效。

14.0175 ཏྲི་ཀ་ཏན། 志嘎汗散

ག་བུར་དང་། ཀུ་གང་། གུར་གུམ། ལི་ཤི། ཙན་དན་སོགས་སྨན་སྣ་བཅུ་གཉིས་ཀྱི་ཕྱེ་མ། ནུས་པས་བྱིས་པའི་རིམས་ཚད་སེལ།

由冰片、“居冈”、红花、丁香、檀香等十二味药研末而成，具有治疗小儿瘟热的功效。

14.0176 ལྐུགས་པ་ཁ་འབྱེད། 开哑散

གུ་གུལ་ནག་པོ་དང་། སྤོས་དཀར། གི་ཝང་། གཙོད་ཁྲག གཡེར་མ་སོགས་སྨན་སྣ་ལྔའི་ཕྱེ་མ། ནུས་པས་ལྐུགས་པ་འབྱེད།

由穆库尔没药、琥珀、牛黄、藏羚羊血、花椒等五味药研末而成，具有治疗喑哑的功效。

14.0177 སྐྲན་འཇོམས་ཟླ་བསིལ། 凉月除瘤散

གུར་གུམ་དང་། ཏིག་ཏ། གསེར་མེ། རུ་རྟ། འགྲོན་ཐལ་སོགས་སྨན་སྣ་བཅུ་གསུམ་གྱི་ཕྱེ་མ། ནུས་པས་མཁྲིས་སྐྲན་དང་ཚ་སྐྲན། ཁྲག་སྐྲན་སོགས་འཇོམས།

由红花、“蒂达”、波棱瓜子、广木香、贝齿灰等十三味药研末而成，具有治疗胆囊瘤、热性瘤、血管瘤等的功效。

14.0178 མཁྲིས་ལས་རྣམ་རྒྱལ། 赤利南杰散

སེ་བའི་མེ་ཏོག་དང་། གསེར་མེ། ཨ་རུ་གསེར་མདོག་བཅས་སྨན་སྣ་གསུམ་གྱི་ཕྱེ་མ། ནུས་པས་མཁྲིས་པའི་ནད་མ་ལུས་སེལ།

由蔷薇花、波棱瓜子、金色诃子三味药研末而成，具有治疗一切“赤巴”病的功效。

14.0179 ཁྲག་བཤིག་རྡོ་རྗེ་པ་ལམ། 除血金刚散

མིང་གཞན་ཁྲག་བཤིག་ཉེར་ལྔའང་ཟེར་ཞིང་། མཛོ་མོ་ཤིང་དང་། ཙན་དན། མཚལ། གི་ཝང་། གུར་གུམ་སོགས་སྨན་སྣ་ཉེར་དྲུག་གི་ཕྱེ་མ། ནུས་པས་སྨུག་པོ་མཆིན་ཁྲག་རྒྱས་པ་དང་། ཚ་གྲང་འཐབ་པ། མོ་ནད། སྟོད་

གཟིར་སེལ་ཞིང་། ཁྲག་སྐྲན་བཤིག

别名为二十五味除血散，由藏锦鸡儿、檀香、朱砂、牛黄、红花的二十六味药研末而成，具有治疗紫“培根”肝血增盛，寒、热相搏症，妇女病、胸背痛，除血管瘤等的功效。

14.0180 ཁྲག་འཁྲུགས་ཀུན་སེལ། 血骚普清散

ཅོང་ཞི་དང་། མ་ནུ། འབྲི་མོག བ་ཤ་ཀ གི་ཝང་སོགས་སྨན་སྣ་བརྒྱད་ཀྱི་ཕྱེ་མ། ནུས་པས་ཁྲག་ནད་གཏར་དགོས་ཀྱང་གཏར་མི་ཉུང་བར་ཕན། ཁྱད་པར་གཟེར་གྱི་རིགས་ལ་བརྟགས།

由寒水石、藏木香、藏紫草、鸭嘴花、牛黄等八味药研末而成，对禁忌放血治疗的血病有效，尤其对缓解胸背疼痛有特效。

14.0181 འཁྲུགས་གློ་ཀུན་སེལ། 清肺止咳散

སྲུ་ལོ་དཀར་པོ་དང་། ལི་ག་དུར། འབྲི་མོག བཙོད། ཨ་རུ་སོགས་སྨན་སྣ་བཅུ་གསུམ་གྱི་ཕྱེ་མ། ནུས་པས་གློ་མཆིན་དང་། མཁལ་རྩ་སོགས་འགྲམས་པ་དང་འཁྲུགས་པ། གཟེར་བ། ཁྲག་ཚད་གསར་རྙིང་སོགས་སེལ།

由高山辣根菜、岩白菜、藏紫草、梵茜草、诃子等十三味药研末而成，具有治疗肺、肝、肾脉损伤或被三邪紊乱及疼痛、新旧血热等症的功效。

14.0182 གམ་ཕྱེ་དམར་པོ། 红药散

བཙོད་དང་། ཞུ་མཁན། བོང་ང་། གླ་རྩི། གུ་གུལ་སོགས་སྨན་སྣ་དགུའི་ཕྱེ་མ། ནུས་པས་རིམས་ཚད་རྒྱུ་ལོང་ལ་བབས་པ་དང་། གཉན་ཚད་ཁྲག་དང་བསྲོངས་པ། དྲེག་གྲུམ་གཉན་དང་བསྲོངས་པ། ཆུ་སེར་མཁལ་མར་འགྲམས་པ། དཔྱི་མིག་གཟེར་བ་སོགས་སེལ།

由梵茜草、山矾、“榜那”、麝香、穆库尔没药等九味药研末而成，具有治疗瘟热落入大小肠，血性疠热，疠性痛风和痹症，黄水扩散至肾脏，髋臼疼痛等的功效。

14.0183 གློ་ཚད་ཀུན་སེལ། 肺热普清散

མིང་གཞན་གློ་ཚད་བཅུ་བཞི་ཡང་ཟེར་ཏེ། ཅུ་གང་དང་། གུར་གུམ། ལི་ཤི། ཙན་དན་དཀར་པོ། ལི་ག་དུར་སོགས་སྨན་སྣ་བཅུ་བཞིའི་ཕྱེ་མ། ནུས་པས་གློ་བར་ཚད་པ་དང་གཉན། རླུང་སོགས་ཞུགས་པ་སེལ།

别名为十四味肺热散，由“居冈”、红花、丁香、檀香、岩白菜等十四味药研末而成，具有治疗肺热、疠、“隆”病等侵入肺的功效。

14.0184 གླང་ཆེན་གང་གཱ་ཆུ་བསྐྱུར། 牛黄利水散

གི་ཝང་དང་། གུར་གུམ། ཨུཏྤལ། བ་ལེ་ཀ ཏིག་ཏ་སོགས་སྨན་སྣ་ཉེར་གཅིག་གི་ཕྱེ་མ། ནུས་པས་སྨུག་པོའི་ཁྱེར་ཆུ་དང་། དུག་ནད་རུས་ཞེན། དམུ་ཆུ་མཆིན་རྒྱུས། ཁང་འབམ་སོགས་སེལ།

由牛黄、红花、绿绒蒿、西藏马兜铃、“蒂达”等二十一味药研末而成，具有治疗紫“培根”散布性水肿、毒性入骨、肝性腹水、“冈斑”病等的功效。

14.0185 རྒོད་མ་ཁའི་སྦྱོར་བ། 果玛卡散

མིང་གཞན་ཀ་རཱུ་རྡུག་པའང་ཟེར་ཞིང་།

ཀ་རླུ་དང་། བཙའ་སྒ ཙི་ཏྲ་ཀ བྱི་ཏང་ག ཨ་རུ་སོགས་ཀ་ར་དང་སྦྱར་བ་ལས་གྲུབ་ཅིང་། ནུས་པས་ཕོ་བའི་མེ་དྲོད་སྐྱེད།

别名为六味“嘎然杂”散，由“嘎然杂”、高良姜、小米辣、酸藤果、诃子等六味药研末而成，具有增胃火的功效。

14.0186 མཚོན་ཐུམ་མེ་འདྲ། 如火散

རྒྱམ་ཚྭ་དང་། ལ་ལ་ཕུད། ཨ་ཟ་མོ། པི་ལིང་། སྒ་སོགས་སྦྱར་བས་ཕོ་བའི་མེ་དྲོད་སྐྱེད།

由光明盐、茴香、铁线莲、荜茇、干姜等研末而成，具有增胃火的功效。

14.0187 ཅོང་ཞི་འཕྲུལ་ཐལ། 寒水石神灰

ཅོང་ཞིས་གཙོས་པའི་སྨན་རྣམས་འཕྲུལ་ཐབས་ཀྱིས་བསྲེགས་པའི་ཐལ་བའི་མིང་། ནུས་པས་མ་ཞུ་བ་དང་། བད་ཀན་ལྷེན། བད་ཀན་ལྕགས་དྲེག རྡོ་དུག དཀྱིག་དུག བད་མཁྲིས་སྨུག་པོའི་སྐྲན་སོགས་ཕོ་ནད་ཚ་གྲང་ཐ་དག་འཇོམས།

由寒水石为主的多种药材通过特殊的煅制制成的灰剂，具有治疗不消化、剑突“培根”病、铁垢“培根病”、石毒、珍宝毒、“培赤”性紫“培根”引起痞瘤等各类寒、热性胃病的功效。

14.0188 ཅོང་ཞི་ཙུར་ཉིས། 寒水石散

ཅོང་ཞི་དང་། སེ་འབྲུ། ཤིང་ཚ། སུག་སྨེལ། པི་པི་ལིང་སོགས་སྨན་སྣ་བཅུ་གཅིག་གི་ཕྱེ་མ། ནུས་པས་སྨུག་པོ་འཐབ་པ་དང་། མ་ཞུ་བ། བད་ཀན་གྱི་ནད། དང་ག་མི་བདེ་བ་སོགས་སེལ།

由寒水石、石榴、肉桂、豆蔻、荜茇等十一味药研末而成，具有治疗紫“培根”寒热相搏症、不消化、“培根”病、食欲不佳等的功效。

14.0189 ཅུ་གང་བདེ་བྱེད་ཆུང་བ། 小居冈散

ཅུ་གང་དང་། གུར་གུམ། ལི་ཤི། ཨུཏྤལ། སེ་འབྲུ་སོགས་སྨན་སྣ་བདུན་གྱི་ཕྱེ་མ། ནུས་པས་ཚ་གྲང་སྙོམས་པར་བྱེད་ལ། ཟས་ཀྱི་དང་ག་འབྱེད།

由“居冈”、红花、丁香、绿绒蒿、石榴子等七味药研末而成，具有调和寒热，开胃的功效。

14.0190 ཅུ་གང་བདེ་བྱེད་འབྲིང་པོ། 中居冈散

ཅུ་གང་དང་། ཨུཏྤལ། སེ་འབྲུ། རྒུན་འབྲུམ་སོགས་སྨན་སྣ་དགུ་གི་ཕྱེ་མ། ནུས་པས་གློ་བའི་ནད་རྙིང་མ་ལུས་སེལ།

由“居冈”、绿绒蒿、石榴子、葡萄等九味药研末而成，具有治疗一切陈旧肺病的功效。

14.0191 ཅུ་གང་བདེ་བྱེད་ཆེན་པོ། 大居冈散

ཅུ་གང་དང་། གུར་གུམ། ལི་ཤི། ཨུཏྤལ། སེ་འབྲུ་སོགས་སྨན་སྣ་བཅུ་གཅིག་གི་ཕྱེ་མ། ནུས་པས་ཚ་བ་གབ་རྙིང་སེལ།

由“居冈”、红花、丁香、绿绒蒿、石榴子等十一味药研末而成，具有治疗陈热、隐热的功效。

14.0192 གཅིག་ཤེས་ཀུན་གྲོལ། 一知百解散

ཅུ་གང་དང་། གུར་གུམ། ལི་ཤི། ཙན་དན། ལི་ག་དུར་སོགས་སྨན་སྣ་དགུའི་ཕྱེ་མ། ནུས་

པས་བྱིས་པའི་ཚད་རིམས་སེལ།

由“居冈”、红花、丁香、檀香、岩白菜等六味药研末而成，具有治疗小儿瘟热的功效。

14.0193 དྭངས་མ་ཆུ་འདྲེན། 精华利水散

སེ་འབྲུ་དང་། གུར་གུམ། གསེར་གྱི་བྱེ་མ། སྡིག་སྲིན། ལྷམ་པའི་འབྲས་བུ་སོགས་སྨན་སྣ་དགུའི་ཕྱེ་མ། ནུས་པས་ཆུ་རིགས་བཅོ་ལྔ་འདྲེན་ཞིང་སྐེམས་པར་བྱེད།

由石榴子、红花、海金沙、螃蟹、冬葵子等九味药研末而成，具有引出并干十五种水肿病的功效。

14.0194 བདེ་བྱེད་སྙོམས་ལྡན། 能安均宁散

སེ་འབྲུ་དང་། གུར་གུམ། ཅུ་གང་། ལི་ཤི ཛཱ་ཏི་སོགས་སྨན་སྣ་བཅོ་བརྒྱད་ཀྱི་ཕྱེ་མ། ནུས་པས་བད་ཀན་ལྷེན་དང་། ལྕགས་དྲེག མ་ཞུ་བ། དུག་རོ། ཕོ་མཆིན་གྱི་ནད། སྨུག་པོ་གབ་པ་དང་འགྱིངས་པ། པགས་ནད་དང་། སྐྱིགས་བུ་སོགས་སེལ།

由石榴子、红花、“居冈”、丁香、肉豆蔻等十八味药研末而成，具有治疗剑突“培根”病、铁垢“培根病”、不消化、残毒遗留、肝胃疾病、紫“培根”潜伏及滞留、皮肤病、呃逆等的功效。

14.0195 ཕག་གྲུ། 帕朱散

མིང་གཞན་ཅོང་ཞི་བཅུ་གཅིག་ཀྱང་ཟེར་ཞིང་། ཅོང་ཞི་དང་། ཨ་རུ་རྣམ་རྒྱལ། གུར་གུམ། ཤིང་ཚ། སུག་སྨེལ་སོགས་སྨན་སྣ་བཅུ་གཅིག་གི་ཕྱེ་མ། ནུས་པས་མ་ཞུ་བ་དང་། བད་ཀན་ལྷེན། ལྕགས་དྲེག སྐྲན་ནད། དུག་ནད། སྨུག་པོས་བཤལ་སྐྱུག་བྱེད་པ། མཆིན་ནད་དང་ཆང་ནད་སོགས་སེལ།

别名为十一味寒水石散，由寒水石、殊胜诃子、红花、肉桂、豆蔻等十一味药研末而成，具有治疗不消化、剑突“培根”病、铁垢“培根”病、痞瘤、毒病、紫“培根”引起的吐泻、肝病、酒病等的功效。

14.0196 མན་ངག་བསིལ་སྦྱོར། 秘诀清凉散

མིང་གཞན་མན་ངག་ཅོང་ཞི་བསིལ་སྦྱོར་ཡང་ཟེར་ཞིང་། ཙན་དན། ཨར་ནག གུར་གུམ། ཅུ་གང་། ཛཱ་ཏི་སོགས་སྨན་སྣ་ཉེར་བཞིའི་ཕྱེ་མ། ནུས་པས་དུག་དང་སྨུག་པོ་མཆིན་མཁྲིས་ལ་རྒྱས་པ། ཁྲག་རྙིང་སྟོད་དུ་བརྒྱངས་པ། མཆིན་དྲིའི་ནད། ཚད་རྙིང་སོགས་སེལ།

别名为秘诀寒水石清凉散，由檀香、沉香、红花、“居冈”、肉豆蔻等二十四味药研末而成，具有治疗毒和紫“培根”增盛于肝胆、陈血上壅、膈膜病、陈旧热等的功效。

14.0197 གཡུ་རྙིང་ཙུར་ཉེས། 松石散

གཡུ་རྙིང་དང་། ག་བུར། ལི་ཤི། ཙན་དན། དོམ་མཁྲིས་སོགས་སྨན་སྣ་བརྒྱད་ཀྱི་ཕྱེ་མ། ནུས་པས་མཆིན་ནད་ལྡེམ་བུ་སེལ།

由绿松石、冰片、丁香、檀香、熊胆等八味药研末而成，具有治疗“旦布”肝病的功效。

14.0198 རོ་ཙ་ཡོན་ཏན་རྒྱ་མཚོ། 海阔壮阳散

དབྱར་རྩྭ་དགུན་འབུ་དང་། ཨ་རུ་གསེར་མདོག ཅུ་གང་། གུར་གུམ། ལི་ཤི་སོགས་

སྨན་སྣ་བཅུ་བཞིའི་ཕྱེ་མ། ཉུས་པས་ལུས་ཀྱི་ཟུངས་བདུད་རྩིས་ཤིང་རོ་ཙ་འཕེལ་བར་བྱེད།

由冬虫夏草、金色诃子、“居冈”、红花、丁香等十四味药研末而成，具有滋补壮阳的功效。

14.0199 སེ་འབྲུ་པདྨ་འདབ་བརྒྱད། 八瓣莲花散

སེ་འབྲུ་དང་། ཤིང་ཚ། སུག་སྨེལ། པི་པི་ལིང་། སྒ་སྐྱ་སོགས་སྨན་སྣ་བཅུའི་ཕྱེ་མ། ཉུས་པས་མ་ཞུ་གསར་རྙིང་དང་། བད་ཀན་སྐྱ་སྨུག བད་མཁྲིས་ཀྱི་ནད། ཕོ་རིམས། ལྷན་འདུས་ཀྱི་ནད་སོགས་སེལ་ཞིང་། ཁྱད་པར་དུ་བད་ཀན་སེར་པོའི་ནད་ལ་བསྔགས།

由石榴子、肉桂、豆蔻、荜茇、干姜等十味药研末而成，具有治疗不消化、灰“培根”病、紫“培根”病、“培赤”病、胃瘟、二合型和聚合型疾病的功效，尤其对黄“培根”病有特效。

14.0200 དྭངས་མ་གནས་འཛོག 安置精华散

སེ་འབྲུ་དང་། ཤིང་ཚ། སུག་སྨེལ། པི་པི་ལིང་། གུར་གུམ་སོགས་སྨན་སྣ་ལྔའི་ཕྱེ་མ། ཉུས་པས་དྭངས་མ་གནས་སུ་འཛོག་པ་དང་། ཚ་གྲང་འཐབ་པ་སེལ། དྲོད་སྣོད་ཀྱི་ཁ་འཛིན་ཞིང་ཕོ་བའི་མེ་དྲོད་གསོ།

由石榴子、肉桂、豆蔻、荜茇、红花等五味药研末而成，具有安置精华和治疗寒、热相搏病、增胃火的功效。

14.0201 སེ་འབྲུ་དར་གདུགས། 石榴宝伞散

སེ་འབྲུ་དང་། ཤིང་ཚ། སུག་སྨེལ། ཅོང་ཞི། ཀ་ཀོ་ལ་སོགས་སྨན་སྣ་བཅོ་ལྔའི་ཕྱེ་མ། ཉུས་པས་སྐྱུག་དྲགས་སོགས་ལས་ཕོ་བ་ན་བ་ཞི། ཁྱད་པར་དུ་སྐྲན་གྱི་ནད་ལ་བསྔགས།

由石榴子、肉桂、豆蔻、寒水石、草果等十五味药研末而成，具有治疗由剧烈呕吐引起胃痛的功效，尤其对痞瘤有特效。

14.0202 སེ་འབྲུ་ཀུན་ཕན་བདེ་བྱེད། 石榴普安散

སེ་འབྲུ་དང་། ཤིང་ཚ། དོང་གྲ། བྲི་ཀ ཕྲི་ཡང་ཀུ་སོགས་སྨན་སྣ་བཅུ་བདུན་གྱི་ཕྱེ་མ། ཉུས་པས་ཕོ་མཁལ་གྱི་དྲོད་ཉམས་པ་དང་སྐྱོས་པ། མཆིན་ཆུ་ཟགས་པ། ཆུ་འགགས་ནད། སྐྲན་ཀུན་སེལ།

由石榴子、肉桂、良姜、菥蓂、甘青青蓝等十七味药研末而成，具有治疗胃、肾的火热减退、胃胀、肝腹水、尿闭症及诸痞瘤的功效。

14.0203 སེམས་ཀྱི་བདེ་སྐྱིད། 安神散

གོ་ཡུ་དང་། ཨར་ནག ཛཱ་ཏི། རུ་རྟ། སྙིང་ཞོ་ཤ་སོགས་སྨན་སྣ་བཅུ་བཞིའི་ཕྱེ་མ། ཉུས་པས་རླུང་ནད་ཀུན་དང་ཁྱད་པར་སྲོག་རླུང་གིས་སེམས་མི་བདེ་བ། འཁྱོ་འདར། སྨྱོ་ལྐུགས་སོགས་ལ་ཕན།

由槟榔、沉香、肉豆蔻、广木香、广枣等十四味药研末而成，具有治疗诸“隆”病的功效，尤其对命脉“隆”引起的心神不宁、浮躁颤抖、疯病和喑哑等有效。

14.0204 སེར་སྦྱོར། 黄药散

སྒ་སེར་དང་། གོ་སྙོད། སེ་འབྲུ། ཉེ་ཤིང་། ར་མཉེ་སོགས་སྨན་སྣ་བཅུ་གཉིས་ཀྱི་ཕྱེ་

མ། ནུས་པས་རྩ་དཀར་རླུང་དང་བསྒོངས་པའི་ནད་སེལ།

由姜黄、葛缕子、石榴子、天门冬、黄精等十种药研末而成，具有治疗“隆”性白脉病的功效。

14.04 རིལ་བུའི་སྦྱོར་བ། 丸剂

14.0205 རིལ་བུ། 丸

ཞི་བྱེད་སྡེ་བརྒྱད་ཀྱི་ཡ་གྱལ་ཞིག་སྟེ། སྨན་ཕྱེ་ཆུ་གཙང་གིས་བརླན་ཅིང་སྦྲུས་ནས་གོང་བུར་འདྲིལ་བ།

为八种平息方剂之一，药粉用纯净水调和后制成的丸子。

14.0206 འདམ་བདགས། 湿研

སྨན་རྫས་རྣམས་ཆུ་གཙང་གིས་རླན་ཐན་ཞིང་གར་སླ་ཐོ་ཙམ་བྱས་ཏེ་ཡང་ཡང་འཐག་པའི་དོན།

药物用纯净水加湿至稀稠适中后反复进行研磨。

14.0207 ཟུབས། 整

རིལ་པོའི་མིང་།

整体之名。

14.0208 ཐུན་གསུམ་ཆ་མཉམ་རིལ་བུ། 三份均等丸

རྒྱ་ཚྭ་སོགས་ཚྭ་སྣ་གསུམ་ཐུན་གཅིག ཚ་བ་གསུམ་ཐུན་གཅིག འབྲས་བུ་གསུམ་ཐུན་གཅིག་བཅས་ཆ་མཉམ་པར་སྦྱར་བའི་སྨན་སྦྱོར་ཞིག ནུས་པས་ལྷེན་སྐྲན་དང་མངལ་སྐྲན། ཁྲག་སྐྲན་སོགས་འཇོམས།

取硇砂等三种盐为一份、三种热药为一份、三种果实药为一份，三份分量均等配制成丸。具有除剑突瘤、子宫瘤、血瘤的功效。

14.0209 ཁྱུང་ལྔ་རིལ་བུ། 五鹏丸

བོང་ནག་དང་། གླ་རྩི། རུ་རྟ། ཤུ་དག ཨ་རུ་ར་བཅས་སྨན་སྣ་ལྔ་ལས་གྲུབ། ནུས་པས་ཕོ་ལོག་དང་སྲིན་ནད། གཉན་གཟེར། གག་ལྷོག ཆམ་པ། ཆུ་སེར། མཛེ་ནད་སོགས་འཇོམས།

由“榜那”、麝香、广木香、藏菖蒲、诃子等五味药配制成丸，具有治疗痞胃逆、“蛙”病、痞刺痛、白喉、炭疽、感冒、黄水病、麻风病等的功效。

14.0210 གསེར་མདོག་ལྔ་པ། 五味金色丸

ཨ་རུ་གསེར་མདོག་དང་། སེ་འབྲུ། གསེར་མེ། བྲག་ཞུན། གར་ནག་བཅས་སྨན་སྣ་ལྔ་ལས་གྲུབ། ནུས་པས་མཁྲིས་རླུང་དང་། མ་ཞུ་བ། མིག་སེར་སོགས་སེལ།

由金色诃子、石榴子、波棱瓜子、岩精、黑冰片等五味药配制成丸，具有治疗“赤隆”病、不消化、目黄等的功效。

14.0211 ཤིང་མངར་དྲུག་པ། 六味甘草丸

ཤིང་མངར་དང་། འབྲས་དཀར་པོ། བསེ་ཡབ། གོ་སྙོད། ཅ་སུ་སོགས་སྨན་སྣ་དྲུག་ལས་གྲུབ།

ནུས་པས་སྐྱུགས་པ་གཅོད།

由甘草、大米、木瓜、葛缕子、芫荽等六味药配制成丸，具有止吐的功效。

14.0212 ལྕག་སྲུར་བདུན་པ། 七味螃蟹甲丸

ལྕག་སྲུར་དང་། ཨ་རུ་ར། ཅུ་གང་། ཤིང་མངར། ལི་ཤི་སོགས་སྨན་སྣ་བདུན་ལས་སྦྱར། ནུས་པས་ཆམ་གཞུག་གི་གློ་བརྒྱལ་སེལ།

由螃蟹甲、诃子、“居冈”、甘草、丁香等七味药配制成丸，具有治疗感冒后期咳嗽昏厥症的功效。

14.0213 འབོལ་སྨན་བདུན་པ། 七味消肿丸

གུར་གུམ་དང་། སྤྲི་ཡང་ཀུ། ཨུཏྤལ། བ་ཤ་ཀ སྐྱུ་རུ་ར་སོགས་སྨན་སྣ་བདུན་ལས་སྦྱར། ནུས་པས་ཚ་གྲང་གི་ཆུ་རིགས་མ་ལུས་སེལ།

由红花、甘青青兰、绿绒蒿、鸭嘴花、余甘子等七味药配制成丸，具有治疗各类寒、热性水肿的功效。

14.0214 ཅུ་གང་བརྒྱད་པ། 八味居冈丸

ཅུ་གང་དང་། གུར་གུམ། ལི་ཤི བྲག་ཞུན། ཏིག་ཏ་སོགས་སྨན་སྣ་བརྒྱད་ལས་སྦྱར། ནུས་པས་མཆིན་ཁྲག་རྒྱས་པ་དང་། བད་ཀན་སྨུག་པོའི་ཚ་བ་རྒྱས་པ། གློ་ནད། ཆུ་སྲི། མིག་བོལ་སྐྲངས་པར་ཕན།

由“居冈”、红花、丁香、岩精、“蒂达”等八味药配制成丸，具有治疗肝血增盛、紫“培根” 引起的热盛、肺病、尿涩、眼及足背浮肿的功效。

14.0215 སྟབ་སེང་བརྒྱད་པ། 八味秦皮丸

སྟབ་སེང་དང་། འབྲི་ཏ་ས་འཛིན། ཅོང་ཞི། ཅོག་ལ། གླ་རྩི་སོགས་སྨན་སྣ་བརྒྱད་ལས་སྦྱར། ནུས་པས་བཪབས་ཆག་དང་། རྨས་སྐྱོན། རྣག་ཆུ་བསགས་པ། རུས་གཙོང་། གཉན་ཚད་སོགས་སེལ།

由秦皮、短穗兔耳草、寒水石、辰砂、麝香等八味药配制成丸，具有接骨，治疗摔伤、创伤、积脓、骨痼疾、疠热等的功效。

14.0216 སེར་པོ་དགུ་སྦྱོར། 九味黄药丸

ཐར་ནུ་དང་། ཧོང་ལེན། ཆུ་རྩ། རེ་ལྔག་པ། གུ་གུལ་སོགས་སྨན་སྣ་དགུ་ལས་སྦྱར། ནུས་པས་ཚ་གཟེར་དང་། རྒྱུ་གཟེར། གག་ལྷོག གཉན་ཚད། ཆམ་པ་སོགས་སེལ།

由大果大戟、兔耳草、穗序大黄、瑞香狼毒、穆库尔没药等九味药配制成丸，具有治疗热刺痛、痢疾、白喉、炭疽、疠热、感冒等的功效。

14.0217 ཁྱུང་ལྔ་བཅུ་པ། 十味鹏鸟丸

ཨ་རུ་ར་དང་། ཤུ་དག གླ་རྩི། གི་ཝང་། ཅུ་གང་སོགས་སྨན་སྣ་བཅུ་ལས་སྦྱར། ནུས་པས་གཉན་རིམས་དང་། གག་ལྷོག ཡ་མ། ཆམ་འཁྲུགས། གཉན་གློ་སོགས་སེལ།

由诃子、藏菖蒲、麝香、牛黄、“居冈”等十味药配制成丸，具有治疗疠瘟、白喉、炭疽、“亚马”病、感冒、肺疠等的功效。

14.0218 བྱང་བ་བཅུ་གཅིག 十一味斑蝥丸

བྱང་བ་དང་། ཐིག་ནག ཉེ་ཤིང་། ཀོ་བྱི་ལ། ཨར་ནག་སོགས་སྨན་སྣ་བཅུ་གཅིག་ལས་

སྦྱར། ནུས་པས་བརྒྱལ་གཟེར་ནད་ལ་ཕན།

由斑蝥、全蝎、天门冬、马钱子、沉香等十一味药配制成丸，具有治疗痛厥症，止痛的功效。

14.0219 གསེར་མདོག་བཅུ་གཅིག 十一味金色丸

ཨ་རུ་གསེར་མདོག་དང་། སེ་འབྲུ། གསེར་གྱི་མེ་ཏོག བྲག་ཞུན། གར་ནག་སོགས་སྨན་སྣ་བཅུ་གཅིག་ལས་སྦྱར། ནུས་པས་མ་ཞུ་བ་དང་། མིག་སེར། ཕོ་བ་རྒྱུ་མར་ཁྲག་མཁྲིས་ལྷུང་བ། སྟོད་ཀྱི་མཁྲིས་སྐྲན། ཡ་མ་ནག་པོ་སོགས་སེལ།

由金色诃子、石榴子、波棱瓜子、岩精、黑冰片等十一味药配制成丸，具有治疗不消化、目黄、血“赤”落于胃肠症、胆囊瘤、黑“亚马”病等的功效。

14.0220 གླང་ཆེན་བཅུ་གསུམ། 十三味牛黄丸

གི་ཝང་དང་། གུར་གུམ། ཨུཏྤལ། བ་ལེ་ཀ ཏིག་ཏ་སོགས་སྨན་སྣ་བཅུ་གསུམ་ལས་སྦྱར། ནུས་པས་སྨུག་པོ་ཁྲག་རྒྱས་འཇོམས།

由牛黄、红花、绿绒蒿、西藏马兜铃、“蒂达”等十三味药配制成丸，具有治疗血盛紫“培根”病的功效。

14.0221 དྲག་པོ་བཅུ་གསུམ། 十三味猛药丸

བཙན་དུག་དང་། གླ་རྩི། གུ་གུལ། ཤོག་ཤིང་། ཐར་ནུ་སོགས་སྨན་སྣ་བཅུ་གསུམ་ལས་སྦྱར། ནུས་པས་མཁྲིས་པ་རྩར་རྒྱུག་གི་ནད་ཀུན་ལ་ཕན།

由“榜那”、麝香、穆库尔没药、瑞香狼毒、大果大戟等十三味药配制成丸，具有治疗“赤巴”窜脉病的功效。

14.0222 སཱ་རའི་བྱ་ཁྱུང་བཅུ་གསུམ།

萨热十三味鹏鸟丸

མིང་གཞན་སཱ་རའི་ཤེས་བཙོན་ཡང་ཟེར་ཞིང་། ནག་པོ་དང་། གླ་རྩི། ཛཱ་ཏི། བྱི་རུ། མུ་ཏིག་སོགས་སྨན་སྣ་བཅུ་གསུམ་ལས་སྦྱར། ནུས་པས་ཕྱི་ནང་རྩ་དཀར་ནད་ཀུན་དང་། གཟའ་གདོན། ཀླུ་གདོན་སོགས་ལ་ཕན།

别名为“萨热西宗”丸，由“榜莪那布”、麝香、肉豆蔻、珊瑚、珍珠等十三味药配制成丸，具有治疗各类白脉病、星曜病、魔病、龙魔病等的功效。

14.0223 སྤང་རྒྱན་བཅོ་ལྔ། 十五味龙胆花丸

སྤང་རྒྱན་དང་། ཨར་ནག སྙིང་ཞོ་ཤ ཙན་དན། ཛཱ་ཏི་སོགས་སྨན་སྣ་བཅོ་ལྔ་ལས་སྦྱར། ནུས་པས་ཆམ་ཚད་གྲེ་བར་བབས་པ་དང་། བད་རླུང་སྟོད་དུ་འཁྲིམས་པ་སོགས་སེལ།

由龙胆花、沉香、广枣、檀香、肉豆蔻等十五味药配制成丸，具有治疗感冒热落于咽喉、“培隆”上旋症等的功效。

14.0224 སྤོས་ཁྱུང་བཅོ་ལྔ། 十五味琥鹏丸

སྤོས་དཀར་དང་། ཐལ་ཀ་རྡོ་རྗེ། སོ་མ་ར་ཛ། རུ་རྟ། བ་ཤ་ཀ་སོགས་སྨན་སྣ་བཅོ་ལྔ་ལས་སྦྱར། ནུས་པས་དྲེག་གྲུམ་དང་། ཆུ་སེར། རྐང་འབམ། ཞ་རེངས་འཁུམས་པ། གཉན་སྐྲངས། མཛེ་ནད་སོགས་འཇོམས།

由琥珀、决明子、黄葵子、广木香、鸭嘴花等十五味药配制成丸，具有治疗痛风、痹症、黄水病、冈斑、瘫僵、疠肿、麻风病等的功效。

14.0225 གསལ་བྱེད་ཨ་ལྭ་བཅོ་ལྔ།

十五味洼瓣花明目丸

ཅོང་ཞི་དང་། ཙ་གང་། གུར་གུམ། ལི་ཤི། ཨ་རུ་ར་སོགས་སྨན་སྣ་བཅོ་ལྔ་ལས་གྲུབ། ནུས་པས་མིག་ནད་ཀུན་སེལ།

由寒水石、“居冈”、红花、丁香、诃子等十五味药配制成丸，具有治疗诸眼病的功效。

14.0226 ཨ་གར་བཅོ་ལྔ། 十五味沉香丸

ཨར་ནག་དང་། ཛཱ་ཏི། སྙིང་ཞོ་ཤ ཙ་གང་། སྤོས་དཀར་སོགས་སྨན་སྣ་བཅོ་ལྔ་ལས་གྲུབ། ནུས་པས་འགྲམས་འཁྲུགས་དང་། སྨྱོ་ལྐུགས། ནུ་མཆིན་གཟེར་བ། ཁྲག་རླུང་སྟོད་འཚངས་སོགས་ལ་ཕན།

由沉香、肉豆蔻、广枣、“居冈”、琥珀等十五味药配制成丸，具有治疗扩散伤热、紊乱热、癫狂、喑哑、乳房及肝区疼痛、“血隆”上壅症等的功效。

14.0227 ཁྱུང་ཆེན་བཅུ་བདུན། 十七味大鹏丸

མིང་གཞན་སྣར་ཁྱུང་བཅུ་བདུན་དང་ཨ་རུ་བཅུ་བདུན་ཡང་ཟེར་ཞིང་། ཨ་རུ་ར་དང་། སྨན་ཆེན། ཤུ་དག རུ་རྟ། གླ་རྩི་སོགས་སྨན་སྣ་བཅུ་བདུན་ལས་གྲུབ། ནུས་པས་གཉན་ནད་དང་མཁལ་ནད་མ་ལུས་སེལ།

别名为十七味“萨琼丸”或十七味诃子丸，由诃子、“榜那”、藏菖蒲、广木香、麝香等十七味药配制成丸，具有治疗一切疠病和肾病的功效。

14.0228 ཀླུ་བདུད་བཅོ་བརྒྱད། 十八味党参丸

མིང་གཞན་གུ་གུལ་བཅོ་བརྒྱད་ཀྱང་ཟེར་ཞིང་། ཀླུ་བདུད་རྡོ་རྗེ་དང་། སྨན་ཆེན། སྟོང་ཟིལ། བྲག་ཞུན། ཤུ་དག་སོགས་སྨན་སྣ་བཅོ་བརྒྱད་ལས་གྲུབ། ནུས་པས་མཛེ་ནད་དང་། དྲེག་ནད། སྐྱང་ཤུ། ཆུ་སེར་ཚ་བའི་ནད་རིགས་སེལ།

别名为十八味穆库尔没药丸，由脉花党参、“榜那”、斑花黄堇、岩精、藏菖蒲等十八味药配制成丸，具有治疗麻风病、痛风、牛皮癣、热性黄水病的功效。

14.0229 གླང་ཆེན་མེ་ཏོག་བཅོ་བརྒྱད།

十八味牛黄丸

གི་ཝང་དང་། གུར་གུམ། ཨུཏྤལ། པ་ལེ་ཀ ཏིག་ཏ་སོགས་སྨན་སྣ་བཅོ་བརྒྱད་ལས་གྲུབ། ནུས་པས་མཆིན་ཁྲག་སྨུག་པོས་རྒྱས་པ། རྐང་འབམ་སོགས་སེལ།

由牛黄、红花、绿绒蒿、西藏马兜铃、“蒂达”等十八味药配制成丸，具有紫“培根”引起的肝血增盛、“冈斑”病等的功效。

14.0230 དངུལ་ཆུ་བཅོ་བརྒྱད། 十八味水银丸

དངུལ་ཆུ་བཙོ་བཏུལ་དང་། ཙ་གང་། གུར་གུམ། ལི་ཤི ཛཱ་ཏི་སོགས་སྨན་སྣ་བཅོ་བརྒྱད་ལས་གྲུབ། ནུས་པས་རྐང་ལག་གི་ཚིགས་ན་ཞིང་སྐྲངས་ཏེ་དམར་པོར་གྱུར་པ་དང་། ཤུ་ཐོར། ཡ་མ། ཆུ་སེར་ནད་དང་གྲུམ་བུ་སོགས་སེལ།

由热制水银、“居冈”、红花、丁香、肉豆蔻等十八味药配制成丸，具有治疗肢体关节疼痛及红肿、泡疹、“亚马”病、黄水病、痹症等的功效。

14.0231 བུ་བཙས་ཙན་དན་བཅོ་བརྒྱད།

产后十八味檀香丸

ཙན་དན་དཀར་པོ་དང་། ཙན་དན་དམར་པོ། རྟོང་ཞིན། བ་ལེ་ཀ པདྨ་གེ་སར་སོགས་སྨན་སྣ་བཅོ་བརྒྱད་ལས་གྲུབ། ནུས་པས་མོ་ནད་དང་། རིམས་ཚད། བུ་བཙས་རྗེས་སུ་ཚད་པ་སྐྱེ་བ་སོགས་སེལ།

由檀香、紫檀、兔耳草、西藏马兜铃、木棉花瓣等十八味药配制成丸，具有治疗妇女病、瘟热、产后热等的功效。

14.0232 ཙན་དན་བཅོ་བརྒྱད། 十八味檀香丸

ཙན་དན་དཀར་པོ་དང་། ཙན་དན་དམར་པོ། རྟོང་ཞིན། བ་ལེ་ཀ པདྨ་གེ་སར་སོགས་སྨན་སྣ་བཅོ་བརྒྱད་ལས་གྲུབ། ནུས་པས་རྩིབ་ལོགས་དང་རྒྱབ་སྟོད་གཟེར་བ་དང་། སྙིང་རླུང་གི་རྒྱུ་བ་ངན་པ། རྩ་ཆད་པ། ཁྲག་མཁྲིས་ཀྱི་ཚ་བ་སོགས་སེལ།

由檀香、紫檀、兔耳草、西藏马兜铃、木棉花瓣等十八味药配制成丸，具有治疗肋胁及后背疼痛、心“隆”病、断脉、血“赤”热等的功效。

14.0233 སྤྲུ་ནག་ཉི་ཤུ། 二十味姜活丸

སྤྲུ་ནག་དང་། གླ་རྩི། མུ་ཟེ། གུ་གུལ། ཤུ་དག་སོགས་སྨན་སྣ་ཉི་ཤུ་ལས་གྲུབ། ནུས་པས་ཕོ་ནད་ཚ་གྲང་མ་ལུས་སེལ།

由羌活、麝香、硫黄、穆库尔没药、藏菖蒲等二十味药配制成丸，具有治疗各类寒、热性胃病的功效。

14.0234 ཨ་གར་ཉི་ཤུ། 二十味沉香丸

ཨར་ནག་དང་། ཛཱ་ཏི། སྙིང་ཞོ་ཤ ཅུ་གང་། སྤོས་དཀར་སོགས་སྨན་སྣ་ཉི་ཤུ་ལས་གྲུབ། ནུས་པས་རླུང་ཁྲག་འཐབ་པ་དང་། གྲིབ་ནད། རྩ་དཀར་གྱི་ནད། སྲོག་རྩར་རླུང་ཞུགས་ནད་དང་། སྨྱོ་སྐྱུགས། ཡན་ལག་སྦྲིད་པ། རླུང་གིས་ཚ་བ་བྲུས་ཏེ་ཁྱེར་བ་སོགས་ལ་ཕན།

由沉香、肉豆蔻、广枣、“居冈”、琥珀等二十味药配制成丸，具有治疗“隆”血相搏症、类中风、白脉病、隆侵命脉、癫狂、喑哑、肢体麻木、“隆”热扩散等的功效。

14.0235 རུ་རྟ་ཉེར་གཅིག 二十一味木香丸

རུ་རྟ་དང་། གླ་རྩི། པ་ཡག་པ། འོལ་མོ་སེ། བ་སྤྲུ་སོགས་སྨན་སྣ་ཉེར་གཅིག་ལས་གྲུབ། ནུས་པས་རླུང་ཚབས་དང་ཁྲག་ཚབས་སོགས་མོ་ནད་ཀུན་ལ་ཕན།

由广木香、麝香、肉果草、桃儿七、喜马拉雅紫茉莉等二十一味药配制成丸，具有治疗“隆媣”病和血“媣”病等各类妇女病的功效。

14.0236 སྐྱུ་རུ་ཉེར་ལྔ། 二十五味余甘子丸

སྐྱུ་རུ་ར་དང་། བ་རུ་ར། ཨ་རུ་ར། བ་ཤ་ཀ བ་ལེ་ཀ་སོགས་སྨན་སྣ་ཉེར་ལྔ་ལས་གྲུབ། ནུས་པས་ཁྲག་འཁྲུགས་ཀྱི་ནད་དང་། ཚ་བ་སྟོད་རྒྱས། སྨུག་པོ་ཁྲག་རྒྱས། ཐང་ཚ་ཆུ་

སྐྱུར་སྐྱུགས་པ། མཁྲིས་པ་རྒྱ་བཤལ། ཁྲག་ཙལ་དུད་ཁུ་སྐྱུགས་པ་སེལ། ཁྱད་པར་དུ་ཁྲག་ཤེད་མ་ལུས་གཅོག

由余甘子、毛诃子、诃子、鸭嘴花、西藏马兜铃等二十五味药配制成丸，具有治疗血紊乱症，上体热盛，盛血紫“培根”病，胃烧反酸，止吐紫褐色胆汁、烟汁样腐血的功效，尤其可降血力。

14.0237 ཁྱུང་ཆེན་ཉེར་ལྔ། 二十五味大鹏丸

སྨན་ཆེན་དང་། གླ་རྩི། རུ་རྟ། ཤུ་དག ཨ་རུ་ར་སོགས་སྨན་སྣ་ཉེར་ལྔ་ལས་གྲུབ། ནུས་པས་མཛེ་ནད་དང་། གཟའ་གདོན། གཉན་ནད་སོགས་སེལ།

由“榜那”、麝香、广木香、藏菖蒲、诃子等二十五味药配制成丸，具有治疗麻风病、星曜病、疠病等的功效。

14.0238 དངུལ་ཆུ་ཉེར་ལྔ། 二十五味水银丸

དངུལ་ཆུ་ཚ་བཏུལ་དང་། ཛཱ་ཏི། སུག་སྨེལ། ཀ་ཀོ་ལ། ཙུ་གང་སོགས་སྨན་སྣ་ཉེར་ལྔ་ལས་གྲུབ། ནུས་པས་གྲུམ་བུ་དང་། ཆུ་སེར། འབྲས་སྐྲན། གག་ལྷོག་སོགས་འཇོམས།

由热制水银、肉豆蔻、豆蔻、草果、“居冈”等二十五味药配制成丸，具有治疗痹症、黄水、“哲”瘤、白喉、炭疽等的功效。

14.0239 ཅོང་ཞི་ཉེར་ལྔ། 二十五味寒水石丸

ཅོང་ཞི་དང་། ཙུ་གང་། གུར་གུམ། ལི་ཤི ཛཱ་ཏི་སོགས་སྨན་སྣ་ཉེར་ལྔ་ལས་གྲུབ། ནུས་པས་བད་ཀན་སྐྱ་སྨུག་སེར་གསུམ་དང་། མ་ཞུ་བ། ཚ་བ་བྲེར་བ་སོགས་སེལ།

由寒水石、“居冈”、红花、丁香、肉豆蔻等二十五味药配制成丸，具有治疗灰“培根”病、紫“培根”病、黄“培根”病、不消化、扩散伤热等的功效。

14.0240 ཆུ་རྩི་ཉེར་ལྔ། 二十五味小大黄丸

ཆུ་མ་རྩི་དང་། སྲད་ནག སྲད་དཀར། སྤྲི་ཡང་ཀུ། སྤང་རྩྭ་སོགས་སྨན་སྣ་ཉེར་ལྔ་ལས་གྲུབ། ནུས་པས་ཚ་གྲང་ལྡན་པའི་ཆུ་ནད་གང་ཏུང་འདྲེན།

由小大黄、短序棘豆、乳白花黄芪、甘青青兰、伞房马先蒿等二十五味药配制成丸，具有治疗寒、热性腹水的功效。

14.0241 ཏིག་ཏ་ཉེར་ལྔ། 二十五味蒂达丸

རྒྱ་ཏིག་དང་། སུམ་ཙུ་ཏིག བལ་ཏིག སྐྱེར་ཤུན། དུག་མོ་ཉུང་སོགས་སྨན་སྣ་ཉེར་ལྔ་ལས་གྲུབ། ནུས་པས་མཁྲིས་ནད་ཚ་གྲང་མ་ལུས་སེལ།

由印度獐牙菜、小伞虎耳草、普兰獐牙菜、小檗皮、止泻木子等二十五味药配制成丸，具有治疗各类寒、热性胆囊病的功效。

14.0242 མདུང་རྡེ་ཉེར་ལྔ། 二十五味硅灰石丸

མདུང་རྡེ་དང་། ཛཱ་ཏི། སུག་སྨེལ། ཀ་ཀོ་ལ། ཙུ་གང་སོགས་སྨན་སྣ་ཉེར་ལྔ་ལས་གྲུབ། ནུས་པས་མིག་ནད་སེལ།

由硅灰石、肉豆蔻、豆蔻、草果、“居冈”等二十五味药配制成丸，具有治疗眼病的功效。

14.0243 རྡོ་ཐལ་ཉེར་ལྔ། 二十五味石灰丸

རྡོ་ཐལ་དང་། ཀ་རཛྫ། དོང་གྲ། པི་པི་ལིང་། རྒྱམ་ཚྭ་སོགས་སྨན་སྣ་ཉེར་ལྔ་ལས་གྲུབ། ནུས་པས་མ་ཞུ་བེ་སྐྱབས་འཕེལ་ཞིང་ཕོ་བ་སྦོས་པ། སྒྲེག་པ་མང་བ། ཕོ་གཟེར། སྐྲན་རིགས་ཀུན་ལ་ཕན།

由石灰石、“嘎然杂”、腊肠豆、荜茇、光明盐等二十五味药配制成丸，具有治疗胃粘液增盛而引起的胃胀、嗳气频发、胃疼及各种痞瘤的功效。

14.0244 དཔའ་བོ་ཉེར་ལྔ། 二十五味商陆丸

དཔའ་བོ་དཀར་པོ་དང་། དཔའ་བོ་སེར་པོ། ཡུང་བ། ཨ་རུ་གསེར་མདོག སྐྱེར་ཤུན་སོགས་སྨན་སྣ་ཉེར་ལྔ་ལས་གྲུབ། ནུས་པས་སྦྱར་དུག་དང་། གྱུར་དུག དངོས་དུག ཟས་དུག་སོགས་སེལ།

由商陆、黄花商陆、姜黄、金色诃子、小檗皮等二十五味药配制成丸，具有解配制毒、转化毒、自然毒、食毒等的功效。

14.0245 ར་ཏྲིག་ཉེར་ལྔ། 二十五味盐麸果丸

ར་ཏྲིག་དང་། སྨུག ཀ་པེད། དུག་མོ་ཉུང་། གསེར་མེ་སོགས་སྨན་སྣ་ཉེར་ལྔ་ལས་གྲུབ། ནུས་པས་ཚ་འཁྲུ་དང་། གཉན་ནད། རྒྱུ་གཟེར་སོགས་སེལ།

由盐麸果、莎木面、葫芦、止泻木子、波棱瓜子等二十五味药配制成丸，具有治疗热泻、疠病、痢疾等的功效。

14.0246 མགྲིན་མཚལ་ཉེར་ལྔ། 二十五味驴血丸

མགྲིན་མཚལ་དང་། གི་ཝང་། ཙུ་གང་། གུར་གུམ། ལི་ཤི་སོགས་སྨན་སྣ་ཉེར་ལྔ་ལས་གྲུབ། ནུས་པས་ཆུ་སེར་ཚ་བ་སྐེམ་ཞིང་དྲེག་ནད་མ་ལུས་འཇོམས།

由驴血、牛黄、“居冈”、红花、丁香等二十五味药配制成丸，具有干热性黄水和治疗痛风的功效。

14.0247 གཙོ་བོ་ཉེར་ལྔ། 二十五味主药丸

གི་ཝང་དང་། ཙན་དན་དཀར་པོ། ཙུ་གང་། གུར་གུམ། ཏིག་ཏ་སོགས་སྨན་སྣ་ཉེར་ལྔ་ལས་གྲུབ། ནུས་པས་གློ་སྐྱུགས་དང་། གློ་བརྒྱལ། ལུད་པ་མང་བ་སོགས་སེལ།

由牛黄、檀香、“居冈”、红花、“蒂达”等二十五味药配制成丸，具有治疗咳嗽引起的呕吐、咳嗽引起的昏厥、痰多等的功效。

14.0248 ཟངས་ཐལ་ཉེར་ལྔ། 二十五味铜灰丸

ཟངས་ཐལ་དང་། ཙུ་གང་། གུར་གུམ། ལི་ཤི ཛཱ་ཏི་སོགས་སྨན་སྣ་ཉེར་ལྔ་ལས་གྲུབ། ནུས་པས་གློ་ཚད་སེལ་ཞིང་གློ་རྣག་སྐེམ་པར་བྱེད།

由铜灰、“居冈”、红花、丁香、肉豆蔻等二十五味药配制成丸，具有治疗肺热、肺脓的功效。

14.0249 འོལ་སེ་ཉེར་ལྔ། 二十五味桃儿七丸

མིང་གཞན་འཛམ་གླིང་ནོར་བུ་ཀུན་ཟེར་ཞིང་། འོལ་མོ་སེ་དང་། སེ་འབྲུ། ཤིང་ཚ། ཕོ་བ་རིས། ཨ་རུ་ར་སོགས་སྨན་སྣ་ཉེར་ལྔ་ལས་གྲུབ། ནུས་པས་མོ་ནད་རིགས་ཀུན་སེལ།

别名为“赞郎诺协”，由桃儿七、石榴子、肉桂、胡椒、诃子等二十五味药配制成丸，具有治疗各类妇女病的功效。

14.0250 ཡུངས་ཀར་ཉེར་ལྔ། 二十五味白芥丸

ཡུངས་ཀར་དང་། ཨར་ནག ཛཱ་ཏི། ཀུ་གང་། གུར་གུམ་སོགས་སྨན་སྣ་ཉེར་ལྔ་ལས་གྲུབ། ནུས་པས་རླུང་འབམ་དང་བད་ཀན་གྱི་འབམ། མཁྲིས་པའི་འབམ་ཀུན་སེལ།

由白芥子、沉香、肉豆蔻、“居冈”、红花等二十五味药配制成丸，具有治疗“隆”性“斑”病、“赤巴”性“斑”病、“培根”性“斑”病的功效。

14.0251 སེར་མོ་ཉེར་ལྔ། 二十五味色莫丸

ཨ་རུ་ར་དང་། བྲག་ཞུན། བོང་ནག གླ་རྩི། གུ་གུལ་སོགས་སྨན་སྣ་ཉེར་ལྔ་ལས་གྲུབ། ནུས་པས་མོ་ནད་དང་། མཁྲིས་ནད། དུག་རིགས། གག་ལྷོག ཆམ་པ་སོགས་སེལ།

由诃子、岩精、“榜那”、麝香、穆库尔没药等二十五味药配制成丸，具有治疗妇女病、“赤巴”病、中毒症、白喉、炭疽、感冒等的功效。

14.0252 སེང་ལྡེང་ཉེར་ལྔ། 二十五味西藏猫乳丸

སེང་ལྡེང་དང་། ཨ་རུ་ར། བ་རུ་ར། སྐྱུ་རུ་ར། སྐྱེར་ཤུན་སོགས་སྨན་སྣ་ཉེར་ལྔ་ལས་གྲུབ། ནུས་པས་ཞ་རེངས་དང་། གཟའ་ཕོག་པ། རྩ་འགྲམས། གྲུམ་བུ། ཆུ་སེར་ནད་སོགས་སེལ།

由西藏猫乳、诃子、毛诃子、余甘子、小檗皮等二十五味药配制成丸，具有治疗瘫僵、星曜病、脉伤扩散热、痹症、黄水病等的功效。

14.0253 བསེ་རུ་ཉེར་ལྔ། 二十五味犀角丸

བསེ་རུ་དང་། ཛཱ་ཏི། ཀུ་གང་། གུར་གུམ། ལི་ཤི་སོགས་སྨན་སྣ་ཉེར་ལྔ་ལས་གྲུབ། ནུས་པས་གློ་ནད་གསར་རྙིང་སེལ།

由犀角、肉豆蔻、“居冈”、红花、丁香等二十五味药配制成丸，具有治疗新旧肺病的功效。

14.0254 གསལ་བྱེད་ཉེར་ལྔ། 二十五味明目丸

ཙྷ་ཨ་ཤ་དང་། ལྕགས་ཕྱེ། གོ་སྙོད། སྦྲུལ་ཤ མདུང་རྩེ་སོགས་སྨན་སྣ་ཉེར་ལྔ་ལས་གྲུབ། ནུས་པས་མིག་ཤེད་སྐྱེད་པ་དང་། སྐྱ་རིབ། སྔོ་རིབ། སྐམ་ཚག དམར་ཚག ལིང་ཏོག་སོགས་སེལ།

由洼瓣花、铁粉、葛缕子、蛇肉、硅灰石等二十五味药配制成丸，具有增强视力，以及治疗灰色朦胧、青膜障、干沙眼病、赤沙眼病、云翳等的功效。

14.0255 ཨུཏྤལ་ཉེར་ལྔ། 二十五味绿绒蒿丸

ཨུཏྤལ་དང་། གླ་རྩི། བ་ལེ་ཀ ཀུ་གང་། གུར་གུམ་སོགས་སྨན་སྣ་ཉེར་ལྔ་ལས་གྲུབ། ནུས་པས་དུག་དང་སྨུག་པོ་མཁྲིས་བབས་དང་། མཆིན་ཁྲག་རྒྱས་པ། མཆིན་དྲིའི་ནད། ཕོ་མཆིན་ཁྲག་འདྲིལ་ལྷུང་བ་སོགས་སེལ།

由绿绒蒿、麝香、西藏马兜铃、“居冈”、红花等二十五味药配制成丸，具有治疗毒病和紫“培根”落于胆囊，肝血增盛，膈膜病，凝血落入胃、肝等的功效。

14.0256 གོ་ཡུ་ཉེར་བརྒྱད། 二十八味槟榔丸

གོ་ཡུ་དང་། ཤིང་ཚ། སུག་སྨེལ། པི་པི་ལིང་། སྒ་སྐྱུ་སོགས་སྨན་སྣ་ཉེར་བརྒྱད་ལས་གྲུབ།

ནུས་པས་མཁལ་མའི་གྲང་ནད་སེལ།

由槟榔、肉桂、豆蔻、荜茇、干姜等二十八味药制成，具有治疗寒性肾病的功效。

14.0257 ཨ་གར་སོ་ལྔ། 三十五味沉香丸

ཨར་ནག་དང་། ཨར་སྐྱ། ཙན་དན། ཙུ་གང་། གུར་གུམ་སོགས་སྨན་སྣ་སོ་ལྔ་ལས་གྲུབ། ནུས་པས་གཉན་ཚད་རླུང་གསུམ་འཐབ་པ་དང་། གློ་སྐམ། ཐེས་སྲུབ། གྲུམ་བུ། བར་རྟ། འདུ་བ་འཁྲུགས་པའི་ནད་སོགས་སེལ།

由沉香、白木香、檀香、“居冈”、红花等三十五味药配制成丸，具有治疗疠、热、“隆”邪相搏症、干咳、湿咳、痹症、疝气、聚合紊乱等的功效。

14.0258 ཨ་རུ་སོ་ལྔ། 三十五味诃子丸

ཨ་རུ་ར་དང་། གུར་གུམ། སུག་སྨེལ། མཁལ་མ་ཙོ་ཤ ཨ་འབྲས་སོགས་སྨན་སྣ་སོ་ལྔ་ལས་གྲུབ། ནུས་པས་མཁལ་ནད་དང་། ཁྲག་ཚབས། དྲེག་ནད། གྲུམ་བུ། ཆུ་སེར་དཀར་ནག་གི་ནད་སོགས་སེལ།

由诃子、红花、豆蔻、刀豆、芒果核等三十五味药配制成丸，具有治疗肾病、血“媒”病、痛风、痹症、黑白黄水病等的功效。

14.0259 གྲུམ་བུའི་ཟུག་གཅོག་ཆེན་མོ། 痹症镇痛丸

ཨ་རུ་ར་དང་། སུག་སྨེལ། ཁ་གུར། ཤུག་ཚེར། ག་བུར་སོགས་སྨན་སྣ་སོ་གཅིག་ལས་གྲུབ། ནུས་པས་གྲུམ་བུའི་ཟུག་གཟེར་གཅོག

由诃子、豆蔻、藏红花、刺柏、冰片等三十一味药配制成丸，具有镇痹症疼痛的功效。

14.0260 གྲུབ་ཐོབ་རིལ་དཀར། 智托洁白丸

མིང་གཞན་ཅོང་ཞི་རིལ་དཀར་ཡང་ཟེར་ཞིང་། ཅོང་ཞི་དང་། ཨ་རུ་གསེར་མདོག ཧོང་ལེན། བྲག་ཞུན། རུ་རྟ་སོགས་སྨན་སྣ་དྲུག་ལས་གྲུབ། ནུས་པས་རླུང་མཁྲིས་བད་ཀན་ལས་གྱུར་པའི་ནད་རིགས་སྤྱི་དང་། ཕོ་བའི་ནད། བད་ཁྲག་ནད་སོགས་ལ་ཕན།

别名为寒水石洁白丸，由寒水石、金色诃子、兔耳草、岩精、广木香等六味药配制成丸，具有治疗“隆”、“赤巴”、“培根”病引起的各类疾病，以及胃病、“培根”血合病等的功效。

14.0261 གླང་ཐབས་ཕན་པ་ཀུན་ལྡན།

止痛百益丸

ཐང་ཕྲོམ་དཀར་པོ་དང་། སེ་འབྲུ། སུག་སྨེལ། རྒྱ་ཚྭ། ཤ་ཕོ་རུ་རྟ་སོགས་སྨན་སྣ་བཅོ་བརྒྱད་ལས་གྲུབ། ནུས་པས་གླང་ཐབས་མཐའ་དག་འཇོམས།

由马尿泡、石榴子、豆蔻、硇砂、广木香等十八味药配制成丸，具有治疗各种绞痛症的功效。

14.0262 ཀ་ལོ་སྨན་དམར། 嘎洛红药丸

འབྲི་མོག་དང་། ཅོང་ཞི། བ་ཤ་ཀ མ་នུ། རུ་རྟ་སོགས་སྨན་སྣ་བདུན་ལས་གྲུབ། ནུས་པས་བད་ཁྲག་ནད་ལ་མཆོག་ཏུ་བསྔགས།

由藏紫草、寒水石、鸭嘴花、藏木香、广木香等七味药配制成丸，治疗“培根”血合病有特效。

14.0263 ཆོས་ཉིད་དམར་པོ། 却尼玛保

ཡུངས་ཀར་དང་། བོང་ནག སྤོས་དཀར། ཐལ་ཀ་རྡོ་རྗེ། སོ་མ་ར་ཛ་སོགས་སྨན་སྣ་དགུ་ལས་གྲུབ། ནུས་པས་མོ་ནད་དང་། མཛེ་ནད། ཆུ་སེར་ནད་སོགས་སེལ།

由白芥子、“榜那”、琥珀、决明子、黄葵子等九味药配制成丸，具有治疗妇女病、麻风病、黄水病等的功效。

14.0264 འཆི་མེད་སྲིན་སེལ། 除蛀丸

མིང་གཞན་ཁྲི་ཏང་དྲུག་པའང་ཟེར་ཞིང་། སྨན་ཆེན་དང་། ཨ་རུ་ར། ཤུ་དག གླ་རྩི། ཁྲི་ཏང་ཀ་སོགས་སྨན་སྣ་དྲུག་ལས་གྲུབ། ནུས་པས་སྲིན་གྱི་ནད་རིགས་ཀུན་འཇོམས།

别名为六味酸藤果丸，由“榜那”、诃子、藏菖蒲、麝香、酸藤果等六味药配制成丸，具有治疗各类“蛀”病的功效。

14.0265 ཉི་ཟླ་ཁྲིན་ཟློག 精血止漏丸

བ་ཤ་ཀ་དང་། ཏིག་ཏ། རྔོང་ལེན། བོང་དཀར། རྒྱ་ཤུག་སོགས་སྨན་སྣ་བཅུ་གསུམ་ལས་གྲུབ། ནུས་པས་བྱང་སེམས་དཀར་དམར་ཐུར་དུ་བབས་པ་ཁྲིན་དུ་ཟློག

由鸭嘴花、“蒂达”、兔耳草、“榜嘎”、圆柏等十三味药配制成丸，具有治疗精血不调的功效。

14.0266 རྟ་ཟི་དམར་པོ། 达斯玛保丸

འཛིན་པ་དང་། ཚོས། བཙོད། སྲོ་སྟག་ཤ ཚེར་སྔོན་སོགས་སྨན་སྣ་བཅོ་བརྒྱད་ལས་གྲུབ། ནུས་པས་ཚམ་རིམས་དང་། ཚད་པ། གློ་ཚད། གཟེར་ཁྲུང་སོགས་སེལ།

由“榜那”、紫草茸、茜草、轮叶棘豆、多刺绿绒蒿等十八味药配制成丸，具有治疗感冒、热病、肺热病、急痛疠等的功效。

14.0267 བདེ་བའི་སྨྱུ་གུ། 安乐禾苗丸

མིང་གཞན་ཅོང་ཞི་བཅུ་བདུན་ཡང་ཟེར་ཞིང་། ཨ་རུ་གསེར་མདོག་དང་། ཅོང་ཞི། བྲག་ཞུན། པི་པི་ལིང་། བ་ཤ་ཀ་སོགས་སྨན་སྣ་བཅུ་བདུན་ལས་གྲུབ། ནུས་པས་ཁྲག་མཁྲིས་ཀྱི་ནད་དང་། ཁྲག་སྐྲན། མ་ཞུ་བ། ཕོ་ནད་ཚ་གྲང་སོགས་སེལ།

别名为十七味寒水石丸，由金色诃子、寒水石、岩精、荜茇、鸭嘴花等十七味药配制成丸，具有治疗血“赤”病，血瘤，不消化，寒、热性胃病等的功效。

14.0268 པད་རག་མདོག་ལྡན། 白热朵丹丸

ཕོ་ལྗམ་དང་། གུར་གུམ། གཟེ་མ། སུག་སྨེལ། སྐྱེར་ཤུན་སོགས་སྨན་སྣ་བཅུ་གསུམ་ལས་གྲུབ། ནུས་པས་མཁལ་འགྲམས་ནད་དང་། ཚ་འཛག གྲང་འཛག འགྲམས་ཁྲག་སྨད་དུ་ལྷུང་བ་སོགས་སེལ།

由蜀葵、红花、蒺藜、豆蔻、小檗皮等十三味药配制成丸，具有治疗肾扩散伤热、热性尿淋漓、寒性尿淋漓、扩散伤血下落等的功效。

14.0269 སྤྱི་འཇོམས་མན་ངག་རིལ་བུ། 广治秘诀丸

བོང་ནག གླ་རྩི། ག་བུར། ཨར་ནག ཙན་དན་སོགས་སྨན་སྣ་སོ་དྲུག་ལས་གྲུབ། ནུས་

པས་ཀླད་གཟེར་དང་། སྟོད་གཟེར། སྲིན་རིགས། ཆུ་སེར་ནད། དྲེག་གྲུམ་ལ་སོགས་འཇོམས།

由“榜那”、麝香、冰片、沉香、檀香等三十六味药配制成丸，具有治疗疠脑痛、上身疼痛、“蛀”病、黄水病、痛风、痹症等的功效。

14.0270 དཔའ་བོ་དྲུག་སྦྱོར། 六味勇士丸

དངུལ་ཆུ་དང་། བྱང་པ། མུ་ཟི་སེར་པོ། སྨན་ཆེན། ཨ་རུ་གསེར་མདོག་སོགས་སྨན་སྣ་དྲུག་ལས་གྲུབ། ནུས་པས་གཉན་ཚད་རྫད་ནས་འབྱིན་ཞིང་དམུ་རྫིང་གསོ།

由水银、斑蝥、黄硫黄、“榜那”、金色诃子等六味药配制成丸，具有清疠热，治疗腹水的功效。

14.0271 ཕན་པ་ཀུན་ལྡན། 百益丸

མིང་གཞན་ཐང་ཕྲོམ་བཅུ་གཅིག་ཀྱང་ཟེར་ཞིང་། ཐང་ཕྲོམ་དཀར་པོ་དང་། གུལ་ནག བཙན་དུག མུ་ཟི། གླ་རྩི་སོགས་སྨན་སྣ་བཅུ་གཅིག་ལས་གྲུབ། ནུས་པས་གག་ལྷོག་དང་། གཉན་འབྲུམས་པོ། ལྕེ་འབམ་སོགས་སེལ།

别名为十一味马尿泡丸，由马尿泡、穆库尔没药、“榜那”、硫黄、麝香等十一味药配制成丸，具有治疗白喉、炭疽、疠病、舌“斑”等的功效。

14.0272 ཚ་ལའི་འཕྲུལ་བཤལ། 硼砂下泻丸

ཚ་ལ་དང་། དན་རོག དུར་བྱིད། བྱུལ་ཏོག རྒྱམ་ཚྭ་སོགས་སྨན་སྣ་བརྒྱད་ལས་གྲུབ། ནུས་པས་མ་ཞུ་བ་དང་། སྐྱེན། ལྕགས་དྲེག མཆིན་ཁྲག་ཕོ་བར་ལྷུང་བ། ཕོ་རླུང་གིས་སྦོས་པ། འོར་དང་གྲང་སྐྲན་གྱི་རིགས་སོགས་སེལ།

由硼砂、巴豆、喜马拉雅大戟、碱花、光明盐等八味药配制成丸，具有治疗不消化、剑突“培根”病、铁垢“培根”病、肝血落于胃，胃“隆”病引起腹胀，下坠水肿，寒性痞瘤等的功效。

14.0273 ལུག་ཀླད་རིལ་བུ། 羊脑丸

མིང་གཞན་ཤིང་ཀུན་བརྒྱད་པའང་ཟེར་ཞིང་། ཤིང་ཀུན་དང་། ཏང་ཀུན། ཨར་ནག ཛཱ་ཏི། རུ་རྟ་སོགས་སྨན་སྣ་བརྒྱད་ལས་གྲུབ། ནུས་པས་མགོ་འཁྱོམས་དང་བད་རླུང་སེལ།

别名为八味阿魏丸，由阿魏、舟瓣芹、沉香、肉豆蔻、广木香等八味药配制成丸，具有治疗头晕、“培隆”病的功效。

14.0274 དམར་པོ་སྤྱི་འཇོམས་བཤལ་སྦྱོར།

红色广泻丸

ཐར་ནུ་དང་། ཤོག་ཤིང་། གླ་རྩི། འཕུར་སྨྱིག སྐྱེར་པ་སོགས་སྨན་སྣ་བཅུ་གཉིས་ལས་གྲུབ། ནུས་པས་དུག་སྲིན་དང་། གླང་ཐབས་སོགས་ཁོང་ནད་ཀུན་སེལ།

由大果大戟、杂毛蓝钟花、麝香、马钱子、小檗皮等十二味药配制成丸，具有解毒驱“蛀”，治疗绞痛等脏腑疾病的功效。

14.0275 མིད་འཆུས་སྤྱི་སྨན། 阻通丸

ཟེ་ཐལ་དང་། ཙ་གང་། གུར་གུམ། ལི་ཤི།

ཛཱ་ཏི་སོགས་སྨན་སྣ་སུམ་ཅུ་ལས་སྦྱར་བ། ནུས་པས་གྲེ་ཐོག་དང་། སྤུ་ཐོག ཕོ་ཐོག ཚ་འགགས་སོགས་སེལ།

由石灰石、“居冈”、红花、丁香、肉豆蔻等三十味药配制成丸，具有治疗喉阻、食道毛阻、胃阻、热性喉阻等的功效。

14.0276 ཟླ་ཤེལ་ཆེན་མོ། 大月晶丸

མིང་གཞན་ཅོང་ཞི་སོ་ལྔའང་ཟེར་ཞིང་། ཅོང་ཞི་དང་། གི་ཝང་། གུར་གུམ། ཛཱ་ཏི། སུག་སྨེལ་སོགས་སྨན་སྣ་སོ་ལྔ་ལས་སྦྱར་བ། ནུས་པས་དུག་རིགས་དང་། སྨུག་པོའི་ནད་དང་། ཕོ་མཆིན་གྱི་ནད་སོགས་སེལ།

别名为三十五味寒水石丸，由寒水石、牛黄、红花、肉豆蔻、豆蔻等三十五味药配制成丸，具有解毒，治疗紫“培根”病、胃病、肝病等的功效。

14.0277 ཟླ་ཤེལ་བདུད་རྩིའི་ཐིགས་པ།

月晶甘露滴丸

ཙན་དན་དང་། འབྲི་མོག རུ་རྟ། གུར་གུམ། ལི་ཤི་སོགས་སྨན་སྣ་སོ་བརྒྱད་ལས་སྦྱར་བ། ནུས་པས་དུག་དང་སྨུག་པོས་ཁྲག་ཏུ་འཁྲུ་བའམ་སྐྱུགས་པ་དང་། ཚ་བ། ཆུ་ནད་བྱེར་རྙིང་སོགས་སེལ།

由檀香、藏紫草、广木香、红花、丁香等三十八味药配制成丸，具有治疗中毒和紫“培根”病引起的吐血、便血，热病、水肿病扩散陈旧等的功效。

14.0278 ཟླ་ཤེལ་བདུད་རྩི་མ། 月晶甘露丸

མིང་གཞན་ལྕགས་ཕྱེ་བདུན་པའང་ཟེར་ཞིང་། ཨ་རུ་ལྕགས་ཕྱེ་དང་། བྲག་ཞུན། གུར་གུམ། ཀྱི་ཡང་ཀུ། ཅོང་ཞི་སོགས་སྨན་སྣ་བདུན་ལས་སྦྱར་བ། ནུས་པས་མཆིན་ནད་དང་། དུག་ནད། སྨུག་པོའི་ནད་སེལ།

别名为七味铁粉散，由诃子铁粉、岩精、红花、甘青青兰、寒水石等七味药配制成丸，具有治疗肝病、毒病、紫“培根”病的功效。

14.0279 ཟླ་འོད་ནོར་ཁྱུང་། 月光宝鹏丸

གླ་རྩི་དང་། སྨན་ཆེན། རུ་རྟ། ཨ་རུ་ར། ཙུ་གང་སོགས་སྨན་སྣ་ཉེར་གཅིག་ལས་སྦྱར་བ། ནུས་པས་གཟའ་ནད་དང་། གག་ལྷོག གཉན། རྨག ཆུ་སེར་ནད་སོགས་འཇོམས།

由麝香、“榜那”、广木香、诃子、“居冈”等二十一味药配制成丸，具有治疗星曜病、白喉、炭疽、痨病、燥干脓、黄水等的功效。

14.0280 རིལ་དཀར། 洁白丸

ཨ་རུ་ར་དང་། ཅོང་ཞི། སྤང་རྩི། བྲག་ཞུན། མ་ནུ་སོགས་སྨན་སྣ་བཅོ་ལྔ་ལས་སྦྱར་བ། ནུས་པས་ཟས་འཇུ་ལ། སྟོས་གཟེར་སྒྲེག་སྐྱུགས་དང་། བཤང་གཅི་དུས་མིན་འབྱུང་དང་འགགས་པ་སེལ།

由诃子、寒水石、翼首草、岩精、藏木香等十五味药配制成丸；具有治疗不消化，胃胀痛，嗳气，呕吐，腹泻，便秘，尿急，尿闭等的功效。

14.0281 རིལ་དཀར་བད་སྟོང་། 百东洁白丸

ཅོང་ཞི་དང་། ཨ་རུ་གསེར་མདོག ཧོང་ལེན། རེ་སྐོན་པ། རུ་རྟ་སོགས་སྨན་སྣ་བདུན་ལས་སྦྱར་བ། ནུས་པས་བད་རླུང་འཇོམས།

由寒水石、金色诃子、兔耳草、尼泊尔黄堇、广木香等七味药配制成丸，具有治疗“培隆”病的功效。

14.0282 རིལ་དམར། 红丸

ཁ་ཆེ་གུར་གུམ་དང་། རྒྱ་ཚྭ། སྤང་སྤོས། སྨན་ཆེན། ཀོ་བྲེ་ལ་སོགས་སྨན་སྣ་ཉེར་གཅིག་ལས་སྦྱར། ནུས་པས་དུག་ནད་དང་། གདོན་ནད། གག་ལྷོག བད་ཀན་གྱི་ནད། མོ་ནད་སོགས་སེལ།

由藏红花、硇砂、甘松、“榜那”、马钱子等二十一味药配制成丸，具有治疗毒病、魔病、白喉、炭疽、“培根”病、妇女病等的功效。

14.0283 ལོ་རྒྱུན་རིལ་བུ། 流感丸

ཨ་རུ་ར་དང་། རུ་རྟ། མ་ནུ། ལི་ཤི། སུག་སྨེལ་སོགས་སྨན་སྣ་ཉེར་གཅིག་ལས་སྦྱར། ནུས་པས་ཆམ་རིམས་དང་། ཚ་རྒྱས། གཉན་ཚད་སེལ།

由诃子、广木香、藏木香、丁香、豆蔻等二十一味药配制成丸，具有治疗感冒、热盛症、疠热的功效。

14.0284 བསམ་འཕེལ་ནོར་བུ། 如意宝丸

མིང་གཞན་ཉ་ཕྱིས་སོ་གཅིག་ཀྱང་ཟེར་ཞིང་། ཅུ་གང་དང་། གུར་གུམ། ལི་ཤི། ཛཱ་ཏི། སུག་སྨེལ་སོགས་སྨན་སྣ་སོ་གཅིག་ལས་སྦྱར་ཅིང་། ནུས་པས་རིམས་འཁྲུགས་སོགས་ཚ་བ་གསར་རྙིང་དང་། དྲེག་གྲུམ། མཛེ་ནད། མཁལ་རྩ་བསྣད་པ། རེངས་འཁུམས་ནད། ཁྱད་པར་དུ་རྩ་ནད་ཀུན་སེལ།

别名为三十一味珍珠母丸，由“居冈”、红花、丁香、肉豆蔻、豆蔻等三十一味药配制成丸，具有治疗瘟热和紊乱热等新旧热病、痛风、痹症、麻风病、肾脉损伤、僵缩症等的功效，尤其对各类脉病有特效。

14.0285 ཆིག་ཐུབ་རིལ་བུ། 求土丸

ནད་སྟོབས་ཆེ་བ་གཅིག་སྨན་སྦྱོར་ནུས་སྟོབས་ཆེ་བ་གཅིག་གིས་གཞོམ་ནུས་པའི་རིལ་བུ།

一种重病可由一种强效药剂治愈的丸剂。

14.0286 གསལ་བྱེད་ལྷུགས་རིལ། 明目丸

ཨ་རུ་ར་དང་། རྡོ་ཨ་ཤྭ། བྲག་ཞུན། བ་རུ་ར། ཨ་རུ་ལྕགས་ཕྱེ་སོགས་སྨན་སྣ་བཞི་བཅུ་ཞེ་ལྔ་ལས་སྦྱར། ནུས་པས་མིག་ནད་རབ་རིབ་དང་། ཕྱི་ནང་བར་འགྲིབས། མིག་གི་རྒྱལ་མོ་འདལ་བ། ཆུ་འཁྲུགས་པ། རྩ་མདངས་ཉམས་པ། ཤ་འཛེར་དང་། ཡིང་ཏོག་སོགས་མིག་ནད་ཀུན་ལ་ཕན། གཞན་ཡང་སྦྱར་དུག་རྙིང་པ་དང་། འགྲམས་འཁྲུགས། ཤུ་བ། སྨུག་པོ་ཁྲག་སྐྱུགས་སོགས་ལ་ཕན།

由诃子、洼瓣花、岩精、毛诃子、铁粉制诃子等四十五味药配制成丸，具有治疗眼朦胧症，外、内、中障症，瞳仁散大，眼水宫浑浊，视神经衰退，长肉刺、云翳等眼病的功效。另外，对陈旧配制毒、扩散伤热、紊乱热、疱疹、紫“培根”吐血症等具有一定的功效。

14.05 ལྡེ་གུའི་སྦྱོར་བ། 糊剂

14.0287 ལྡེ་གུ། 药糊

ཞི་བྱེད་སྡེ་བརྒྱད་ཀྱི་ཡ་གྱལ་ཞིག་སྟེ། སྨན་རྣམས་ཕྱེ་མར་བཏགས་ནས་མངར་གྱི་རིགས་དང་ལྷན་ཅིག་ཏུ་སྦྱར་བའི་སྐྱོ་མ།

八种平息方剂之一，将药物粉碎后与甘甜类共同制成的糊状药剂。

14.0288 ཟླུག་པ་རྩ་དཀར་ཀུན་སེལ། 白脉普清涂剂

སྤང་སྤོས་དང་། ཤུ་དག གོ་སྙོད། རྡོ་རྒྱུས། གཡེར་མ་སོགས་སྨན་སྣ་བརྒྱད་ལས་སྦྱར། བྱུགས་པས་རྩ་གས་པ་དང་། རྩ་འཆུས་པ། རྩ་རེངས་པ། རྩ་འཁུམས་པ། རྩ་མདུད། གཞོགས་ཞ་བ་སོགས་ཀུན་ལ་ཕན།

由甘松、藏菖蒲、葛缕子、石棉、花椒等八味药配制成糊，涂擦治疗脉道破裂、脉扭歪、脉僵直、拘挛，脉结，偏瘫等的功效。

14.0289 ཟླུག་པ་བྱ་ཁྱུང་སྔོན་པོ། 青鹏涂剂

གུ་གུལ། སྟག་ཤ་དང་། ཆུ་རྩ། སྨན་ཆེན། སླེ་ཏྲེས་སོགས་སྨན་སྣ་དགུ་ལས་སྦྱར། བྱུགས་པས་དྲེག་གྲུམ་དང་། རྨང་འབམ། ཆུ་སེར་ཚ་བབས། ཤུ་ཐོར། གཉན་ནད་ཚ་བ་སོགས་ལ་བསྟགས།

由穆库尔没药、轮叶棘豆、穗序大黄、“榜那”、宽筋藤等九味药配制成糊，具有治疗痛风、痹症、冈斑、热性黄水下注、细疹、热性疠病等的功效。

14.0290 གླང་ཤུ་ཟླུག་སྨན། 牛皮癣涂剂

ཤུ་དག་དང་གླ་རྩི་གཉིས་ལས་སྦྱར། ནུས་པས་ཆུ་སེར་ལས་གྱུར་པའི་ཤུ་བའི་ནད་ལ་ཕན།

由藏菖蒲和麝香配制成糊，具有治疗黄水引起疱疹的功效。

14.0291 མོ་རྡེ། 女结石

རྡེ་ནད་ཀྱིས་བཏབ་པའི་བུད་མེད་ཀྱི་ལྟོ་བའམ་གསང་གནས་ལས་ཐོན་པའི་རྡེའུ་དང་། དེ་མ་འབྱོར་ན་ཆུ་ནང་གི་རྡེའུས་ཀྱང་ཚབ་ཏུ་རུང་ངོ་། །

出自患有结石病妇女的腹部和尿道的结石，不可得者可用水中小石子替代。

14.0292 འཇུ་ཚོད་ལོན། 按消化纳量

མེ་དྲོད་ཀྱི་འཇུ་ཚོད་ལ་གཞིགས་ནས་སྨན་གྱི་བུངས་ཚེ་ཆུང་དཔག་དགོས་པའི་དོན།

根据胃火的消化功能确定药量之意。

14.06 སྨན་མར་གྱི་སྦྱོར་བ། 药油剂

14.0293 སྨན་མར། 药油

ཞི་བྱེད་སྡེ་བརྒྱད་ཀྱི་ཡ་གྱལ་ཞིག་སྟེ། སྨན་ཁུའི་དྭངས་མ་འོ་མ་དང་། དེའི་དྭངས་མ་མར་ལ་གདུས་ནས་བསྐྱིམས་པའི་སྨན།

八种平息方剂之一，药物煎煮后的药汁精华中加入乳汁煎煮后又将其精华中加入酥油熬制而成的药油剂。

14.0294 ཆུ་བཅད། 除水分

འོ་མ་དང་། སྦྲང་རྩི། བུལ་ཏོག་སོགས་སྨན་རྫས་ཀྱི་ཆུ་ཁམས་སྐེམ་པར་བྱས་པ།

蒸发乳汁、蜂蜜和碱花等药物的水分。

14.0295 བཙག་བཅད། 除杂质

མར་སོགས་མེར་བཞུས་ནས་ལྷུ་སྙིགས་ཕྱུང་བ།

酥油等在火上融化后清除其杂质。

14.0296 འབའ་སམ་སྨན་མར། 巴桑药油丸

འབྲས་བུ་གསུམ་དང་རྩ་བ་ལྔ་སོགས་སྨན་སྣ་དགུ་ལས་སྦྱར། ནུས་པས་མཁལ་ནད་སེལ་ཞིང་། རོ་ཙ་བར་བྱེད་པ་དང་། འདོད་པ་ཉམས་པ་གསོ་བ་སོགས་སྟོད་སྨད་ཀྱི་ནད་ཀུན་ལ་མཆོག

由三果、五根等九味药配制成油丸，具有治疗肾病、性欲衰退等上下体各类疾病的功效，且能壮阳。

14.0297 ཙན་དན་སྨན་མར། 檀香药油丸

ཙན་དན་དཀར་པོ་དང་། ཙན་དན་དམར་པོ། སླེ་ཏྲེས། དུག་མོ་ཉུང་། མོན་ལུག་སླ་སྔང་སོགས་སྨན་སྣ་བཅུ་དྲུག་ལས་སྦྱར། ནུས་པས་གློ་སྙིང་དང་མཆིན་པའི་ཚད་པ། རིམས་ཀྱིས་སྨྱོ་བ། སྟོང་སྐྱུག་བྱེད་པ། ཚིགས་གཞི་སྐྲངས་པ་སོགས་སེལ།

由檀香、紫檀、宽筋藤、止泻木子、圆穗蓼等十六味药配制成油丸，具有治疗肺、心、肝热，瘟病引起的疯癫，干呕及关节肿胀等功效。

14.0298 འབྲས་བུ་གསུམ་གྱི་སྨན་མར། 三果药油丸

ཨ་རུ་ར་དང་བ་རུ་ར་སོགས་སྨན་སྣ་གསུམ་ལས་སྦྱར། ནུས་པས་རྒས་ཀ་སྲ་བ་དང་། དབང་པོ་ལྔའི་ནད། སྙིང་རླུང་སོགས་སེལ།

由诃子、毛诃子等三味药配制成油丸，具有延缓衰老，治疗五官疾病、心“隆”病等功效。

14.0299 སྒོག་སྐྱའི་སྨན་མར། 大蒜药油丸

སྒོག་སྐྱ་དང་འབྲི་མར་གཉིས་ལས་སྦྱར། ནུས་པས་རླུང་ནད་མ་ལུས་སེལ་ཞིང་ཚེ་ཡི་བཅུད་ལེན་འགྱུར།

由大蒜和牦牛酥油配制成油丸，具有治疗各类“隆”病和延年益寿的功效。

14.07 ཐལ་སྨན་གྱི་སྦྱོར་བ། 灰药剂

14.0300 ཐལ་སྨན། 灰药

ཞི་བྱེད་སྡེ་བརྒྱད་ཀྱི་ཡ་གྱལ་ཞིག་སྟེ། མེའི་ནུས་པར་བརྟེན་ནས་སྨན་རྫས་རྣམས་བསྲེགས་པའི་ཐལ་བ།

八种平息方剂之一，借助火的功能将药物煅烧成灰。

14.0301 སྲེག་ཐལ། 煅灰

མེ་ལ་བསྲེགས་པའི་ཐལ་བ།

用火锻制的灰。

14.0302 རྨུས་བསྲེགས། 焖烧

རྩི་ལྗུམ་རྣམས་དུ་བ་མ་ཤོར་བར་སྦུབས་བསྲེགས་བྱས་པ།

将草药类药材密封焖烧成灰。

14.0303 ཧར་བསྲེགས། 煅烧

དུང་འགྲོན་ཤ་ར་སོགས་སོལ་མེའི་ནང་དུ་དཀར་སེང་དུ་འགྲོ་བར་བསྲེག་པ།

将海螺、贝壳、鹿角等药材在炭火上烧成白灰。

14.0304 རྨུན་བསྲེགས། 暗烧

རྨུས་བསྲེགས་དང་དོན་གཅིག

与焖烧同义。

14.0305 ཅོང་ཞི་རྒོད་འདུལ། 寒水石猛制

ཅོང་ཞི་སོལ་མེར་ཚོས་པར་བསྲེགས་པ་ཆང་དང་དར་བ་སོགས་ཀྱི་ནང་སྒྱུར་ནས་ངར་བསད་པ།

寒水石在炭火上经过锻制后，放入酒和酪浆中冷却淬火。

14.0306 ཅོང་ཞི་ཚ་འདུལ། 寒水石热制

ཅོང་ཞི་གང་ཡང་ཆེ་ཆུང་སེན་མོ་ཙམ་བརྡུངས་ནས་ཟེ་ཚྭ་བཏབ་སྟེ་ཆུར་བཙོས་ནས་ཆུ་བཤལ་བཏང་བ།

将寒水石捣碎成指甲盖大小，然后加火硝经水煮后清洗。

14.0307 ཅོང་ཞི་གྲང་འདུལ། 寒水石冷制

ཅོང་ཞི་གང་ཡང་ཆེ་ཆུང་སེན་མོ་ཙམ་བརྡུངས་ནས་ཟེ་ཚྭ་བཏབ་སྟེ་ཆུར་བཙོས་ཤིང་ཆུ་བཤལ་བྱས་པ་མཛོ་འོར་འདམ་བཏགས་བྱས་ཏེ་འཕང་ལོ་བཟོས་ནས་བོད་ཟླ་བརྒྱད་པའི་ཚེས་བཅོ་ལྔའི་ཟླ་འོད་ལ་སྐམ་པ།

将寒水石捣碎成指甲盖大小，然后加火硝经水煮后清洗，并加人犏牛奶拌成泥制成纺锤状块，于藏历八月十五日在月光下阴干。

14.0308 ཅོང་ཞི་སྙོམས་ཕབ། 寒水石平制

ཕོ་ཅོང་བཟང་པོ་སོལ་མེར་ཚོས་པར་བསྲེགས་པ་དར་བའི་ནང་སྒྱུར་ནས་ངར་བསད་པ།

雄寒水石在炭火中经过煅烧后放入酪浆中淬火。

14.0309 ཐར་ནུ་འཇམ་འདུལ། 大戟润制

ཐར་ནུ་བ་མཛོའི་འོ་མར་བཙོས་པ།

大果大戟放入犏牛奶中煎煮。

14.0310 ཐར་ནུ་རྣོ་འདུལ། 大戟锐制

ཐར་ནུ་ཆང་དུ་བཙོས་པ།

大果大戟放入酒中煎煮。

14.0311 ཐར་ནུ་བཟང་འདུལ། 大戟良制

ཐར་ནུ་ཆང་ལ་ཤ་ཆེན་བཏབ་པའི་ནང་བཙོས་པ།

大果大戟放入加“夏欠”的酒中煎煮。

14.0312 ཐར་ནུ་དྲག་འདུལ། 大戟猛制

ཐར་ནུ་དགེ་སློང་ངམ་ལོ་བརྒྱད་དྲི་ཆུར་བཙོས་པ།

大果大戟放入僧侣尿或八岁童尿中煎煮。

14.0313 ཐར་ནུ་མྱུར་འདུལ། 大戟速制

ཐར་ནུ་བ་ཆུར་བཙོས་པ།

大果大戟放入黄牛尿中煎煮。

14.0314 ཐར་ནུ་ངར་འདུལ། 大戟威制

ཐར་ནུ་ར་ཤའི་ཚོ་ཁུར་བཙོས་པ།

大果大戟放入肥山羊肉汤中煎煮。

14.0315 ཐར་ནུ་རྒྱས་འདུལ། 大戟细制

ཐར་ནུ་ཨ་རུའི་ཁུ་བར་བཙོས་པ།

大果大戟放入诃子浸液中煎煮。

14.0316 ཐལ་སྨན་རྣོན་པོ། 煅灰锐药

སྒྲོན་ཤིང་དང་། དུར་བྱིད། དནྟི། ཨ་རུ་ར། བ་རུ་ར་སོགས་སྨན་སྣ་ཉེར་ལྔ་ལས་གྲུབ། ནུས་པས་མ་ཞུ་འཇུ་ཞིང་ཕོ་བའི་མེ་དྲོད་སྐྱེད། བད་ཀན་ལྷེན་དང་ལྕགས་དྲེག་སེལ། སྐྲན་བཤིག དམུ་འོར་སྐེམ། ཁྱད་པར་བད་ཀན་རྐྱང་པ་འཇོམས།

由油松、喜马拉雅大戟、巴豆、诃子、毛诃子等二十五味药煅制而成，具有助消化、增胃火，治疗剑突“培根”病、铁垢“培根”病，除瘤，干腹水、下坠水肿等功效，尤其对单一“培根”病有特效。

14.0317 ཐལ་སྨན་འཇམ་པོ། 煅灰润药

སྒྲོན་ཤིང་དང་། དུར་བྱིད། དནྟི། ཨ་རུ་ར། བ་རུ་ར་སོགས་སྨན་སྣ་བཅུ་དགུ་ལས་གྲུབ། ནུས་པས་མ་ཞུ་འཇུ་ཞིང་ཕོ་བའི་མེ་དྲོད་སྐྱེད། བད་ཀན་ལྷེན་དང་ལྕགས་དྲེག་སེལ། སྐྲན་བཤིག དམུ་འོར་སྐེམ། ཁྱད་པར་བད་ཀན་རླུང་ལྡན་འཇོམས།

由油松、喜马拉雅大戟、巴豆、诃子、毛诃子等十九味药煅制而成，具有助消化、增胃火，治疗剑突“培根”病、铁垢“培根”病，除瘤，干腹水、下坠水肿等功效，尤其对“培隆”二合病有特效。

14.0318 ཐལ་སྨན་བར་མ། 煅灰平药

སྒྲོན་ཤིང་དང་། དུར་བྱིད། དནྟི། ཨ་རུ་ར། བ་རུ་ར་སོགས་སྨན་སྣ་ཉེར་གསུམ་ལས་གྲུབ། ནུས་པས་མ་ཞུ་འཇུ་ཞིང་ཕོ་བའི་མེ་དྲོད་སྐྱེད། བད་ཀན་ལྷེན་དང་ལྕགས་དྲེག་སེལ། སྐྲན་བཤིག དམུ་འོར་སྐེམ། ཁྱད་པར་བད་ཀན་དང་མཁྲིས་པ་ལྡན་པ་འཇོམས།

由油松、大戟、巴豆、诃子、毛诃子等二十三味药煅制而成，具有助消化、增胃火，治疗剑突“培根”病、铁垢“培根”病，除瘤，干腹水、下坠水肿等功效，尤其对“培赤”二合病有特效。

14.0319 གསེར་ཐལ། 金灰

གསེར་བསྲེགས་པའི་ཐལ་བ་སྟེ། ནུས་པས་ཚེ་བསྲིང་ཞིང་རྒས་ཀ་སྲ་བ་དང་། དབྱིག་དུག་སོགས་སེལ།

黄金煅成灰，具有延年益寿，延缓衰

老，解珍宝毒等功效。

14.0320 ཟངས་ཐལ། 铜灰

ཟངས་བསྲེགས་པའི་ཐལ་བ་སྟེ། ནུས་པས་རྣག་ཁྲག་དང་ཆུ་སེར་སྐེམ་ཞིང་། གློ་མཆིན་གྱི་ཚ་བ་སོགས་སེལ།

黄铜煅成灰，具有干脓血、黄水，清肺热、肝热等功效。

14.0321 དངུལ་ཐལ། 银灰

དངུལ་བསྲེགས་པའི་ཐལ་བ་སྟེ། ནུས་པས་རྣག་ཁྲག་དང་ཆུ་སེར་སོགས་སྐེམ།

银煅成灰，具有干脓、黄水等的功效。

14.0322 ཚྭ་བསྲེགས། 煅盐灰药

ཚྭ་དང་། འབྲོང་ཤ བ་ཞོ་སོགས་བསྲེགས་པའི་ཐལ་བ་སྟེ། ནུས་པས་མ་ཞུ་བ་དང་། བད་ཀན་ལྷེན། ལྕགས་དྲེག་སོགས་སེལ། ཁྲག་སྐྲན་རྣམས་བཤིག

大青盐、野牛肉、黄牛酸奶等焖烧灰，具有治疗不消化、剑突“培根”病、铁垢“培根”病，除血瘤等功效。

14.0323 ཕུར་མོང་ཐལ་བ། 普芒灰

ཕུར་མོང་ནག་པོ་བསྲེགས་པའི་ཐལ་བ་སྟེ། ནུས་པས་རྣག་དང་ཆུ་སེར་སྐེམས།

“普芒”焖烧灰，具有干脓和黄水的功效。

14.0324 སྒོག་སྐྱའི་ཐལ་བ། 大蒜灰

སྒོག་སྐྱ་བསྲེགས་པའི་ཐལ་བ་སྟེ། ནུས་པས་སྲིན་ནད་དང་ཚད་རླུང་སོགས་སེལ།

大蒜焖烧灰，具有治疗“蛀”病、热性“隆”病等功效。

14.0325 ག་བུར་ནག་པོ། 黑冰片

ཕག་རྒོད་དམ་རི་ཕག་གི་བྲུན་ནུས་བསྲེགས་བྱས་པའི་ཐལ་བ།

野猪或山猪的粪便经过焖烧的炭。

14.0326 ཀུད་དུ་སྦས། 隐藏

མི་མངོན་པར་ཡོགས་སུ་སྦས་པ།

不呈现而隐藏。

14.0327 ཟེ་རྫོག་སྲེག 煨制

ཏར་བསྲེག་མི་དགོས་པའི་རྭ་རྣམས་སྨན་དུ་གང་གཏོང་ཡང་ཕྲ་བར་བཤག་ལ་ཐལ་ཚན་ནང་དུ་བསུབས་ཏེ་སེན་མོས་བཅད་བཏུབ་ཙམ་བྱས་པ་ལ་བྱའོ། །

不用煅烧的角类在入药时劈成细条后埋于热灰中，烧成用指甲能轻易折断即可。

14.08 ཁནྡའི་སྦྱོར་བ། 膏剂

14.0328 ཁནྡ། 膏药

ཞི་བྱེད་སྡེ་བརྒྱད་ཀྱི་ཡ་གྱལ་ཞིག་སྟེ། སྨན་རྣམས་ཆུར་བཏུས་ནས་སྙིགས་མ་དོར་ཞིང་དྭངས་མ་ཞུན་ལྟར་ཆགས་པའི་དུས་སུ།

八种平息方剂之一，药物在水中煎煮去除杂质后浓缩成膏。

14.0329 བཅད་འབྱོར་སྨན། 接断药

བཅད་པའི་རུས་ཤ་ལ་སོགས་པ་དུམ་བུར་གྱུར་བ་མྱུར་དུ་འབྱོར་བའམ་གསོས་ཐུབ་པའི་སྨན།

能够将割断的骨肉创伤快速愈合的药物。

14.0330 ཐར་ནུའི་ཁནྡ། 大戟膏

ཐར་ནུའི་རྩ་བ་དང་། དུར་བྱིད། རྟོང་ལེན། ཆུ་རུག་པ་སོགས་སྨན་སྣ་བཞི་ལས་གྲུབ། ནུས་པས་མི་སྐྱུག་ཅིང་མི་འགྲིངས་ལ་མི་འབྱམས་པར་ཁྲུར་དུ་འཇམ་པོར་བཤལ།

大果大戟根、喜马拉雅大戟、兔耳草、水葫芦苗等四味药熬制成膏，具有不吐不滞，不洞泻而缓泻的功效。

14.0331 མཁྲིས་པའི་ཁནྡ། 胆汁膏

མཁྲིས་པ་ཚོགས་ཚད་དང་། མཚེ་ལྡུམ། རྒྱ་ཚོས། བྲག་སྤོས། གུར་གུམ་སོགས་ལས་གྲུབ། ནུས་པས་སྣ་ཁྲག་དང་། སློ་ཁྲག མངལ་ཁྲག་སོགས་རྩ་ཁ་ཤོར་ཏེ་ཁྲག་མང་དུ་འབྱུང་བ་དང་། ཁྲག་ཏུ་འཁྲུ་སྐྱུག་བྱེད་པ་མ་ལུས་པ་གཅོད།

各类胆、麻黄、紫草茸、瓦苇、红花等药熬制成膏，具有止鼻血、咯血、子宫出血等脉管失控而大量流血，以及止各类呕血或便血的功效。

14.0332 བྲག་ཞུན་ཁནྡ། 岩精膏

བྲག་ཞུན་ཆུར་སྦངས་ནས་དྭངས་སྙིགས་ཕྱེ་བའི་ཁུ་བའི་དྭངས་མ་གདུས་པའི་ཁནྡ་སྟེ། ནུས་པས་ཕོ་བའི་ཚད་པ་དང་། མཆིན་ཚད། མཁལ་ཚད། མིག་ནད། ཆུ་འགགས་པ། བད་ཀན་སྨུག་པོ། དུག་གི་ཚད་པ་སོགས་སེལ།

岩精浸泡于水中，清除杂质，将精华部分熬制成膏，具有清胃热、肝热、肾热，治疗眼病、尿闭症、紫“培根”病、毒病热等功效。

14.0333 བ་ཆུའི་ཁནྡ། 牛溲膏

བ་གསེར་དམར་ཟལ་གྱི་དྲི་ཆུ་གདུས་པའི་ཁནྡ་སྟེ། ནུས་པས་སྐྲ་ཐབ་དང་། འོར་ནད། དམུ་ཆུ། མཛེ་ནད། དབྱིག་དུག ཚད་རྙོགས། ཆུ་སེར་ནད་སོགས་མ་ལུས་སྤྱོང་།

棕黄色黄牛的尿液熬制成膏，具有治疗浮肿、下坠水肿、腹水、麻风病、珍宝毒、浊热病、黄水病等功效。

14.0334 སྟར་བུའི་ཁནྡ། 沙棘膏

སྟར་བུའི་འབྲས་བུ་བཙོས་ནས་གདུས་པའི་ཁནྡ་སྟེ། ནུས་པས་གློ་བའི་ནད་དང་། བད་ཀན་ནད། ཁྲག་སྐྲན་འདྲིལ་བ་བཞིག

沙棘果加水熬制成膏，具有治疗肺病、“培根”病，消血瘤的功效。

14.0335 ཤུག་པའི་ཁནྡ། 柏子膏

ཤུག་འབྲས་ཆུར་གདུས་པའི་ཁནྡ་ལ་བུ་རམ་སྦྱར་བ་ཞིག་སྟེ། ནུས་པས་རྐང་ལག་གི་ཆུ་སེར་སྐེམ་ཞིང་ཚ་བ་ཐམས་ཅད་སེལ།

柏子加水熬制成膏，具有干肢体黄水，清诸热的功效。

14.0336 སེང་ལྡེང་ཁནྡ། 猫乳膏

སེང་ལྡེང་རྡོབ་བརྡུང་བྱས་པ་ཆུར་གདུས་པའི་ཁནྡ་སྟེ། ནུས་པས་མཛེ་ནད་འཇོམས།

西藏猫乳捣碎后加水熬制成膏，具有治疗麻风病的功效。

14.0337 སྐྱེར་པའི་ཁནྡ། 小檗膏

སྐྱེར་པའི་བར་ཤུན་ཆུར་གདུས་པའི་ཁནྡ་སྟེ། ནུས་པས་མིག་ནད་སེལ།

小檗内皮加水熬制成膏，具有治疗眼病的功效。

14.0338 འབམ་པོའི་ཁཎྜ། 蕨叶藁本膏

འབམ་པོ་ཆུར་བཏུས་པའི་ཁཎྜ་སྟེ། ནུས་པས་ཁོང་འབྲས་རྣམས་བཤིག

蕨叶藁木加水熬制成膏，具有治疗腹腔各类“哲”病的功效。

14.09 སྨན་ཆང་གི་སྦྱོར་བ། 酒剂

14.0339 སྨན་ཆང་། 药酒

ཞི་བྱེད་སྡེ་བརྒྱད་ཀྱི་ཡ་གྱལ་ཞིག་སྟེ། རླུང་ནད་སེལ་བའི་སྨན་རྫས་རྣམས་ཆུར་བཙོས་ནས་ཕབས་རྩི་བཏབ་སྟེ་ཆང་བཞིན་བསྙལ་བའི་ཁུ་བ།

八种平息方剂之一，治疗“隆”病的药材在水中煎煮，加入酒曲发酵如酒样酿制成的药酒。

14.0340 སླུམ། 酒醅

ཆང་ལ་ཕབས་བཏབ་སྟེ་བསྙལ་ནས་ལངས་པ།

蒸煮过的粮食加入酒曲后发酵的醅子。

14.0341 ཇ་སྲུན་ཙམ། 一次茶时间

སྐོམ་ཇ་ལན་གཅིག་འཐུང་བའི་ཡུན་ཚད།

饮一次茶水的时间。

14.0342 སྦྲང་ཆང་། 蜜酒

སྦྲང་རྩི་ཆུ་ལ་བསྐོལ་བར་ཕབས་རྩི་དང་ཅོང་ཞི་སོགས་བཏབ་ནས་བསྙལ་བའི་ཆང་།

蜂蜜煮液中加入酒曲和寒水石酿制成的酒。

14.0343 པུཥྤའི་སྦྲང་ཆང་། 花蜜酒

དུག་བྲལ་མེ་ཏོག་གི་རིགས་ཀུན་བུམ་པར་བླུགས་ལ་ཆུས་བསིངས་པའི་ཁུ་བ་བཞུར་ཏེ་དེ་ལ་སྦྲང་རྩི་བཏབ་ནས་བསྙལ་བའི་ཆང་། ནུས་པས་ཆུ་སེར་ཚ་བའི་རིགས་ཀུན་འཇོམས།

各类无毒花放入罐中用水过滤出汁液后加蜂蜜酿制成的酒，具有治疗各类热性黄水病的功效。

14.0344 མར་ཆང་། 酥油酒

ཆང་གི་ནང་དུ་བུ་རམ་དང་། སྦྲང་། མར་སོགས་སྦྱར་ནས་བསྙལ་བའི་ཆང་། ནུས་པས་གྲང་རླུང་སེལ་ཞིང་རླུང་ཚབས་མགོ་མིག་ལ་གྲོས་པ་འདོན།

酒中加入藏糖、蜂蜜、酥油酿制成的酒，具有治疗寒性“隆”病、“隆娱”病扩散至头、眼的功效。

14.0345 གཟེའི་ཆང་། 蒺藜酒

གཟེ་མ་དང་ནས་བཙོས་པ་བསྙལ་ནས་ལངས་པའི་སླུམ་དེ་སྟེང་གཟེ་མ་ཆུར་བཏུས་པའི་ཁུ་བས་བསིངས་པའི་ཆང་། ནུས་པས་ཆུ་སེར་དང་རླུང་ཚབས་མཁལ་མར་བབས་པ་རྣམས་སེལ།

蒺藜和青稞煎煮发酵后的酒醅中，再加入蒺藜煎汁经过过滤制成的酒，具有治疗黄水病、“隆娱”病落于肾的功效。

14.0346 རུས་ཆང་། 骨酒

ལུག་གི་གཞུག་ཆུང་གི་རུས་པ་དང་ཐོང་ཚེར་གྱི་རུས་པ་གང་རུང་ཞིབ་པར་བརྡུངས་པ་

ནས་ཆན་དང་བསྲེས་ཏེ་ཕབས་བཏབ་ནས་བསྐྱལ་བའི་ཆང་། ནུས་པས་རླུང་ནད་ཀུན་དང་ཁྱད་པར་རུས་པའི་རླུང་ཚབས་སེལ།
绵羊尾骨或二岁羊骨捣碎后与煮青稞混匀加入酒曲发酵酿成的酒，具有治疗各类“隆”病功效，尤其对侵骨“隆娱”病有特效。

14.0347 སྲོ་ལོའི་ཆང་། 索洛酒

སྲོ་ལོ་དཀར་པོའི་རྩ་བ་ཁྲམ་ཁྲོམ་ཙམ་བརྡུངས་ཏེ་ཆུ་དྲོད་འཇམ་དུ་སྦངས་པར་གྲོ་ཆང་གིས་བསིངས་པའི་ཆང་། ནུས་པས་གློ་ཚད་རྙིང་པ་རླུང་ལྡན་སེལ།
高山辣根菜根部捣碎后用温水浸泡加入小麦酒过滤而成的酒，具有治疗陈旧性肺热伴“隆”病的功效。

14.0348 གྲོ་ཆང་། 麦酒

གྲོ་བཙོས་པར་ཕབས་བཏབ་སྟེ་བསྐྱལ་ནས་ལངས་པའི་ཆང་། ནུས་པས་གྲེ་བ་ལ་ཕན།
小麦蒸煮后加入酒曲酿制而成的酒，具有润喉的功效。

14.0349 སྦྱངས་ཆང་། 澄清酒

སྦྱམ་ལ་སེང་ལྡིང་སོགས་ཀྱི་ཁུ་བའི་དྭངས་མས་བསིངས་པའི་ཆང་།
酒醅中加入西藏猫乳等的浸泡液过滤取汁的酒。

14.0350 ཟན་ཆང་། 糌粑酒

ར་མཉེ་སོགས་ཡོས་དང་བསྲེས་ནས་ཕྱེ་མར་བཏགས་པའི་ཟན་དྲོན་གྱི་མཐེབ་ཀྲུ་ལ་ཕབས་བྲན་ཏེ་དྲོ་སར་བསྐྱལ་ནས་ལངས་པའི་ཆང་། ནུས་པས་རྐང་ལག་བཤལ་ཞིང་ཚིགས་གཞི་སྐྲངས་པ་དང་། རླུང་ནད་དཀན། སྨད་དྲོད་ཤོར་བ་སོགས་སེལ།
黄精等和炒青稞混合磨成粉，制成热糌粑小团加入酒曲置于暖和处发酵后酿成的酒，具有治疗四肢拘挛、关节肿胀、后仰“隆”病、肾腰寒症等功效。

14.0351 བུར་ཆང་། 藏糖酒

ནས་ཆང་དང་བུ་རམ་འདུར་མ་གཉིས་སྦྱར་ནས་དྲོ་སར་བསྐྱལ་བའི་ཆང་སྟེ། ནུས་པས་རླུང་ནད་མ་ལུས་སེལ།
青稞酒与藏糖糊二者混合后置于暖处发酵酿成的酒，具有治疗各类“隆”病的功效。

14.0352 ཐུར་འགྲོ། 下行

བཤལ་སྨན་གྱི་མིང་།
泻药之名。

14.0353 ཆན་བསྲེས་སྦྱམ། 青稞醅

ནས་ཆན་བསྲེས་ནས་ཕབས་བཏབ་སྟེ་བསྐྱལ་བའི་སྦྱམ་གྱི་མིང་།
煎煮的青稞加酒曲发酵成的酒醅。

14.0354 ཐེ་ཏོར་གདུ། 浓缩熬

ཐེ་གཉིས་མ་སོང་གི་བར་དུ་གདུས་པའོ། །
熬至未达两升之量。

14.10 རིན་པོ་ཆེའི་སྦྱོར་བ། 珍宝药剂

14.0355 རིན་པོ་ཆེའི་སྦྱོར་བ། 珍宝药剂

ཞི་བྱེད་སྡེ་བརྒྱད་ཀྱི་ཡ་གྱལ་ཞིག་སྟེ། ཐོན་ཁུངས་ཉུང་ཞིང་རིན་གོང་མཐོ་ལ་ནུས་མཐུ་ཆེ་བའི་སྨན་རྫས་ཀྱི་སྦྱོར་བ།

八种平息方剂之一，资源稀少、价格昂贵且疗效显著的药物制剂。

14.0356 བསྟེན་ཐབས། 用法

ནད་ཀྱི་སྙིང་དུ་གཉེན་པོ་ཟས་སྤྱོད་སྨན་དཔྱད་བསྟེན་པའི་ཐབས།

疾病治疗采用饮食、起居、药物、外治应用的方法。

14.0357 རིན་ཆེན་རིགས་ཀྱི་བསྟེན་ཐབས།

珍宝类药的制法

རིན་ཆེན་གྲང་སྦྱོར་བསྟེན་པ་ལ་ཐབས་དགུ་ཡོད་དེ། གཡའ་ཕྱི་བ་དང་། དུག་འདོན་པ། འཇམ་བཅལ་བ། སྣ་ཁྲིད་བཏང་བ། བཤིག་པ། རྩ་ཁ་དབྱེ་བ། སྣོད་དུ་བཏང་བ། ཕྱི་བསྲུང་བ། ནུས་པ་སྐྱེད་པ་བཅས་སོ། །

珍宝类药的使用法，即除垢、去毒、调和药性、药引法、除法、通脉法、入腑法、防护法、起效法。

14.0358 རིན་ཆེན་ཚ་སྦྱོར། 仁青嚓觉丸

གསེར་ཐལ་དང་། དངུལ་ཐལ། ཟངས་ཐལ། ལྕགས་ཐལ། མུ་ཟི་སེར་པོ་སོགས་སྨན་སྣ་བཅུ་དགུ་ལས་གྲུབ། ནུས་པས་དྲེག་དང་། གྲུམ་བུ། འབྲས་ནད། སུར་ཡ། མཛེ་ནད། རྩ་ནད། རྩ་སྐྲན། དམུ་འོར་སོགས་སེལ་ལ། གྲང་རྣག་སྐེམ།

金灰、银灰、铜灰、铁灰、黄硫黄等十九味药配制成丸，具有治疗痛风、痹症、“哲”病、日形疮、麻风病，脉病、脉瘤、腹水、下坠水肿及寒性脓等功效。

14.0359 རིན་ཆེན་གྲང་སྦྱོར་རིལ་ནག་ཆེན་མོ།

仁青常觉大黑丸

མིང་གཞན་རིན་ཆེན་གྲང་སྦྱོར་ཡང་ཟེར་ཞིང་། བཙོ་ཐལ་དང་། དཔའ་བོ་དཀར་སེར། གསེར་མེ། ཨ་རུ་ར་སོགས་སྨན་སྣ་བརྒྱ་དང་བཞི་བཅུ་ལྷག་ཙམ་ལས་གྲུབ། ནུས་པས་དམུ་འོར། མཛེ་ནད། འབྲས་ནད། གག་ལྷོག གཉན་ནད་སོགས་བཞི་བརྒྱ་རྩ་བཞིའི་ནད་རིགས་ཐམས་ཅད་དང་། ཁྱད་པར་དུག་ནད་སེལ་ཞིང་། ཚེ་བསྲིང་བ་དང་རྒས་ག་སྲ་བར་བྱེད།

别名为“仁青常觉”，由“佐太”、商陆、轮叶獐牙菜、波棱瓜子、诃子等一百四十味药配制成丸，具有治疗腹水、水肿、麻风病、“哲”病、白喉、炭疽、疠病等404种疾病的功效，尤其对解毒、延年益寿、延缓衰老有特效。

14.0360 དབང་རིལ་ཉེར་ལྔ། 十五味旺日丸

དབང་རིལ་དང་། གུར་གུམ། ཁྱུང་སྐྱུགས། སུ་མི། ལི་ཤི་སོགས་སྨན་སྣ་ཉེར་ལྔ་ལས་གྲུབ།

ནུས་པས་དུག་ནད་གསར་རྙིང་ཀུན་དང་། ཚད་པ་རྙིང་པ། སྨུག་པོ་དུག་ཐབས་སོགས་ལ་ཕན།

旺日、红花、碧玉、苏木、丁香等二十五味药配制成丸，具有治疗新旧中毒症、陈旧热病、紫“培根”病等功效。

14.0361 བྱུ་དམར་ཉེར་ལྔ། 二十五味珊瑚丸

བྱུ་རུ་དང་། མུ་ཏིག མུ་མེན། ཉ་ཕྱིས། ཨ་རུ་ར་སོགས་སྨན་སྣ་ཉེར་ལྔ་ལས་སྦྱར། ནུས་པས་མགོ་ཡི་ནང་རྩའི་ནད་དང་། རྩ་དཀར་གྱི་ནད། གཉའ་རེངས། དཀྱི་སྐྱུར་དཀའ་བ། ཀླད་གཟེར་དང་བརྒྱལ་འཐིབས་སོགས་སེལ།

珊瑚、珍珠、青金石、珍珠母、诃子等二十五味药配制成丸，具有治疗脑血管病、白脉病、颈僵、身体伸曲障碍、疠脑痛和昏厥等功效。

14.0362 མུ་ཏིག་ཉེར་ལྔ། 二十五味珍珠丸

མུ་ཏིག་དང་། གི་ཝང་། ཅུ་གང་། གླ་རྩི། ལི་ཤི་སོགས་སྨན་སྣ་ཉེར་ལྔ་ལས་སྦྱར། ནུས་པས་རྩ་དཀར་གྱི་ནད་ལ་མཆོག་ཏུ་ཕན།

珍珠、牛黄、“居冈”、麝香、丁香等二十五味药配制成丸，对治疗白脉病有特效。

14.0363 གཡུ་རྙིང་ཉེར་ལྔ། 二十五味松石丸

གཡུ་རྙིང་དང་། མུ་ཏིག བྱུ་རུ། མཆལ་དཀར། ཨ་རུ་གསེར་མདོག་སོགས་སྨན་སྣ་ཉེར་ལྔ་ལས་སྦྱར། ནུས་པས་མཆིན་ནད་ལེ་བརྒན་དང་། དུག་ཐབས། རྒུན་བུ། འོར་ལྷུང་སོགས་སེལ།

绿松石、珍珠、珊瑚、密陀僧、金色诃子等二十五味药配制成丸，具有治疗“列干”肝病、类毒性肝病、隐性肝病、肝血下注病等功效。

14.0364 དབང་རིལ་རྟ་རི་མ། 旺日达日玛丸

དབང་པོ་རིལ་བུ་དང་། ཆར་ཞུང་ཁཎྜ། བྱིའུ་ལ་ཕུག ལུག་རུ་སྨུག་པོ་སོགས་སྨན་སྣ་དགུ་ཅུ་གོ་ལྔ་ལས་སྦྱར། ནུས་པས་དུག་ནད་ཀྱི་རིགས་དང་སྨུག་པོ་ཚད་རྙིང་སོགས་སེལ།

旺玻日宝、旱地蔓菁膏、蚓果芥、扭盔马先蒿等九十五味药配制成丸，具有治疗各类中毒症、紫“培根”病、陈旧热等功效。

14.0365 མང་སྦྱོར་ཆེན་མོ། 芒觉青莫丸

བཙོ་ཐལ་དང་། གླ་རྩི། གི་ཝང་། ཁ་ཆེ་གུར་གུམ། སེར་པོ་རྒྱ་དྲུས་སོགས་སྨན་སྣ་བཞི་བཅུ་ལྷག་ཙམ་ལས་སྦྱར། ནུས་པས་དུག་རིགས་མ་ལུས་འཇོམས་ཤིང་། ཚད་རྙིང་གཏིང་ནས་འདོན།

“佐太”、麝香、牛黄、藏红花、迭裂黄堇等四十多味药配制成丸，具有解各类毒，清陈旧热的功效。

14.0366 ཟླ་ཤེལ་སྙུ་གུ 月晶禾苗

མིང་གཞན་ལ་བཙོ་བཀྲུ་ཟླ་ཤེལ་ཡང་ཟེར། བཙོ་ཐལ་དང་། ཙོང་ཞི། ཇ་ཧྲི། སུག་སྨེལ། ཨུཏྤལ་སོགས་སྨན་སྣ་སོ་བདུན་ཙམ་ལས་སྦྱར། ནུས་པས་དུག་དང་སྨུག་པོ་ཁྲག་ཏུ་འགྱུ་རྒྱུག་བྱེད་པ་དང་། གབ་ཚད། རྙིང་ཚད། འགྲམས་འཁྲུགས་ཀྱི་ནད། མ་ཞུ་བ། གླང་ཐབས། ཕོ་ངང་སྐྲན། ཆུ་སེར་གྱི་ནད། སྐྱིན་ནད། ལྷན་འདུས་ཀྱི་ནད་སོགས་

སེལ།

别称为佐珠达协，”佐太”、寒水石、肉豆蔻、豆蔻、绿绒蒿等三十七味药配制成丸，具有治疗由毒病和紫“培根”病引起的吐血或便血、隐热、陈旧热、消化不良、绞痛症、内脏痞瘤、黄水病、“蛀”病、二合病、聚合病等的功效。

14.0367 རཏྣ་བསམ་འཕེལ། 然纳桑培丸

མིང་གཞན་མུ་ཏིག་བདུན་ཅུ་ཡང་ཟེར་ཞིང་། མུ་ཏིག་དང་། བྱུ་རུ། གཟི་ཉིང་། འབྲི་ཏ་ས་འཛིན། བཟང་དྲུག་སོགས་སྨན་སྣ་བདུན་ཅུ་ལས་གྲུབ། ནུས་པས་སྙིང་ཁྲག་གི་ནད་དང་། ཀླད་རྨྱོན། རྩ་དཀར་ནད། ཡན་ལག་ཞ་རེངས། བརྒྱལ་གཟེར་དང་སྨྱོ་འབོག གྲིབ་དང་མཛེ་ནད་སོགས་སེལ།

别称为七十味珍珠丸，由珍珠、珊瑚、九眼珠、短穗兔耳草、六良药等七十味药配制成丸，具有治疗心血管疾病、脑伤、白脉病、四肢瘫痪僵直、昏厥、疯癫、中风、麻风病等功效。

14.0368 བཙོ་ཐལ། 佐太

དངུལ་ཆུ་བཙོ་བཀྲུ་ཆེན་མོ་སོགས་ཀྱི་ལག་ལེན་ཚད་ལྡན་བྱས་པ་ལས་བྱུང་བའི་བཅུད་ཀྱི་རྒྱལ་པོ་ལྟ་བུར་གྱུར་པའི་རིན་ཆེན་སྨན་མཆོག་གང་དེའི་ཕྱེ་མ།

水银按规范操作洗炼等炮制成如精华之王的珍宝粉末。

14.0369 རྡོ་ཞུན། 石灰粉

བྱ་རྡོ་མེར་ཚོས་པར་བསྲེགས་པ་ཆུར་བཙུག་ནས་ཞུན་དུ་གྱུར་པའི་ཕྱེ་མ།

石灰石烧制后浸水而得的粉末。

14.0370 ཁ་བཅད། 封口

ཁ་མཚམས་དམ་པོར་བསྡམས་པའི་དོན།

将装药容器口严密封闭之意。

14.11 སྔོ་སྦྱོར། 草药剂

14.0371 སྔོ་སྦྱོར། 草药剂

ཞི་བྱེད་སྡེ་བརྒྱད་ཀྱི་ཡ་གྱལ་སྟེ། སྔོ་ལྡུམ་གྱི་རིགས་ལྷན་དུ་སྦྱར་བའི་སྨན།

八种平息方剂之一，由草本植物药材制成的方剂。

14.0372 སྔོ་ལ་གཅེས་པའི་ཡན་ལག་བདུན།

草药七必备

སྔོ་སྦྱོར་རིགས་ཀྱི་ལག་ལེན་གནད་ཆེ་བ་བདུན་ཏེ། སྐྱེ་སར་སྐྱེས་པ་དང་། དུས་སུ་བཏུ་བ། སྐམ་གསེད་ལེགས་པ། སོ་མ་ཉིངས་པ། དུག་འདོན་པ། འཇམ་བཙལ་བ། འཕྲོད་པར་སྦྱར་བ་བཅས་སོ། །

处理草本药材必备的七个要点：产地地道、按时采集、合规干燥、保持新鲜、去毒除杂、调和药性、合理配伍。

14.0373 སྐྱེ་སར་སྐྱེས་པ། 产地道地

སྔོ་སྨན་དག་བསིལ་དྲོད་རང་རང་གི་གནས་སུ་སྐྱེས་པ།

寒热性草本药材生长在各原生地带。

14.0374 དུས་སུ་བཏུ་བ། 按时采集

རྩི་སྨན་གང་ཞིག་ནད་འཇོམས་པའི་ནུས་སྟོབས་ཆེར་རྒྱས་པའི་དུས་ངེས་པ་ཅན་དུ་བཏུ་བ།

各类草本药材在其药性最强时进行采挖。

14.0375 སྐམ་གསེད་ལེགས་པ། 合规干燥

བསིལ་དྲོད་ཀྱི་སྨན་རྣམས་ཕན་ཚུན་མ་འདྲེས་པར་གྲིབ་ལྷགས་དང་མེ་ཉི་སོ་སོར་སྐམ་པ།

寒、热性药物分别在阴凉有风处或火和阳光下进行干燥。

14.0376 སོ་མ་རྙིངས་པ། 保持新鲜

རྩི་སྨན་རྣམས་ལོ་དུས་མ་ཡོལ་བའི་གསར་བ།

草本类药材不能经年，要以新换旧。

14.0377 དུག་འདོན་པ། 去毒除杂

སྨན་རྫས་ཀྱི་ངོ་བོ་རྩུབ་ཅིང་འཇུ་དཀའ་བ་སོགས་ཀྱི་ཆ་རྣམས་ཕྱིར་བསལ་བར་བྱེད་པ།

剔除药材性糙及难消化等部分。

14.0378 འཇམ་བཅལ་བ། 调和药性

སྨན་སྦྱོར་གང་ཏུང་གི་སྙིང་དུ་ཁ་འཛིན་གཉེན་པོ་བསྣན་པ་སོགས་ཀྱི་ཐབས་ལ་བརྟེན་ནས་སྦྱོར་བ་དེ་ཉིད་ཀྱི་ནུས་པས་དོན་སྣོད་གཞན་ལ་མི་གནོད་པར་བྱེད་པ།

采用方剂加“卡增”等的方式缓和方剂性能过激不影响其它脏腑。

14.0379 འཕྲོད་པར་སྦྱར་བ། 合理配伍

སྨན་རྣམས་བསིལ་དྲོད་མ་འདྲེས་པར་རོ་ནུས་ཞུ་རྗེས་ཀྱི་ལས་བྱེད་པ་རྣམས་སྒྲིགས་མཐུན་པར་བསྡེབས་པ།

寒、热性药材分别根据其味、性效、化味等功效进行合理配伍。

14.0380 ཟ་ཕབ་པ། 搓打聚性

རྩི་སྨན་གྱི་རིགས་བཏུས་མ་ཐག་ཁུ་བ་ཕྱིར་མ་ཕྱུངས་པར་ཚོམ་ཙམ་རེ་བརྡུངས་པ།

草本药材在采挖后立即进行不渗出汁液为度的搓打。

14.0381 དུག་ཐུལ་སྨན། 去毒

སྨན་གྱི་ནུས་པ་རྩུབ་ཅིང་འཇུ་དཀའ་ལ་ཆོད་པ་རྣམས་བཏུལ་ཏེ་འཇམ་ཞིང་འཇུ་སླ་བར་བྱེད་པ།

对药物糙而难消化等过激性能进行调和使其变得滑而易消化。

14.0382 བསེར་གྱིས་མ་ཞིག 避风

དྲོད་སྨན་ལ་རླུང་བསེར་བུས་མ་ཕོག་པ།

热性药物未经风寒侵袭。

14.0383 གྱེན་འདྲེན་དུས། 上升期

དཔྱིད་ཤིང་རྩི་ཁ་འབུས་མེ་རླུང་གི་ནུས་པ་གྱེན་དུ་འགྲོ་བའི་དུས།

春季植物发芽时其火、风原性能上升的时期。

14.0384 གཏིང་འགྲོའི་དུས། 下降期

སྟོན་རྩི་ཐོག་སྐམ་པ་ས་ཆུའི་ནུས་པ་ཐུར་དུ་འགྲོ་བའི་དུས།

秋季植物干枯时其土、水原性能下降的时期。

15 སྦྱོང་བྱེད་ལས། 泄疗法

15.01 སྣུམ་འཚོས། 油疗法

15.0001 སྣུམ་འཚོས། 油疗法

འབྲུ་མར་དང་། ཞུན་མར། རྐང་མར། ཚིལ་མར་སོགས་སྣུམ་རིགས་ཁོང་དུ་གཏོང་བ་དང་། ཕྱིར་བྱུགས་པ། བུ་གར་དགང་བ་སོགས་ཀྱིས་རླུང་མི་འཁྲུགས་པར་བྱ་བའི་ཐབས་ཞིག

阐述用植物油、熔酥油、骨髓油以及脂肪油等油类内服、外涂、堵塞毛孔，防止“隆”紊乱的一种疗法。

15.0002 རྩུབ་འཚོས། 粗疗

ནུས་པ་སྐྱ་ལ་རྩུབ་པའི་ཟས་བསྟེན་པ་དང་སྨྱུང་བར་འདུག་པ་སོགས་ཀྱི་ཆོ་ག

食用性能燥而糙的食物或禁食等的方法。

15.02 བཤལ་གྱི་བཅོས། 下泻疗法

15.0003 བཤལ་གྱི་བཅོས། 下泻疗法

དུག་དང་། སྟོད་ཚད། ཆུ་སེར་སོགས་མཁྲིས་པ་ཚ་བའི་ནད་གཞི་གཙོ་བོར་གྱུར་པའི་ཕྱི་ནང་ཕལ་ཆེར་ནད་ལ་གཉེན་པོ་ཁོང་དུ་བསྟེན་ནས་ནད་གཞི་ཐུར་དུ་འདྲེན་པར་བྱེད་པའི་ཐབས་ཤིག

阐述针对毒病、腑热、黄水等“赤巴”热性疾病，通过内服药物将病原泄出体外的一种疗法。

15.0004 བཤལ་སྨན། 泻药

ཐུར་དུ་འཁྲུ་བར་བྱེད་པའི་སྨན།

具有下泻作用的药物。

15.0005 ལྟོ་བཤལ། 泻腹

ཁོང་པའི་ནད་རྣམས་བཤང་ལམ་ནས་ཕྱིར་སྦྱོང་བའི་ཐབས།

内病从肛道排泄体外的方法。

15.0006 རྩ་བཤལ། 泻脉

རྩ་རུ་ཞུགས་པའི་ནད་རྣམས་དྲི་ཆུའི་ལམ་ནས་ཕྱིར་སྦྱོང་བའི་ཐབས།

侵入脉道的疾病随尿液排泄体外的方法。

15.0007 སྦྱོང་སྨན། 泄药

ནད་རྣམས་ཕྱིར་སྦྱོང་བར་བྱེད་པའི་སྨན།

疾病排泄体外的药物。

15.0008 མས་བཏང་། 导泻

ལྟེ་བ་མན་གྱི་ནད་ཕྱིར་སྦྱོང་བར་བྱེད་པའི་ཐབས།

脐下疾病从肛门排泄体外的方法。

15.0009 སྲི་བཤལ། 通泻

ནད་ཀུན་ལ་འཕྲོད་པའི་བཤལ་གྱི་བཅོས་ཐབས།

通治所有疾病的下泻疗法。

15.0010 སྒོས་བཤལ། 具体泻法

འཁྲུགས་ཚད་སོགས་བྱེ་བྲག་གི་ནད་ལ་གཏོང་བའི་བཤལ་གྱི་བཅོས་ཐབས།

紊乱热等具体疾病排出体外的疗法。

15.0011 ལྟོ་སེལ་ཐང་། 探腹汤

བཤལ་སྨན་མ་བཏང་བའི་སྔོན་དུ་ལྟོ་བ་སྲ་སྙི་བརྟག་བྱེད་ཀྱི་སྨན།

试探腹难泻或易泻调试的药物。

15.0012 ལྟོ་སྲ། 硬腹

ཕོ་བ་མཁྲེགས་པ་སྟེ་བཤལ་སྨན་བཏང་ཡང་མི་འཁྲུ་བ།

腹难泻即虽使用泻药也不易泻出。

15.0013 ལྟོ་སྙི། 软腹

ལྟོ་བ་སྙི་མོ་སྟེ་བཤལ་སྨན་བཏང་ན་འཕྲལ་དུ་འཁྲུ་བ།

腹易泻即使用泻药可以立即泻出。

15.0014 རྒྱུ་འཁྲོག 肠鸣

རྒྱུ་མའི་ནང་དུ་ཙུར་འཁྲོག་གི་སྒྲ་གྲགས་པ།

肠内发出鸣叫音。

15.0015 ཟོམ་རྡི། 桶壁酥油

འོ་ཟོམ་གྱི་ནང་ལྟེབས་སུ་ཆགས་པའི་འོ་དྲེག

奶桶内壁所积之奶垢。

15.0016 བཤལ་བཀྲལ་བ། 反泻

སྨན་ནུས་རྩུབ་པ་དང་སྨན་ཐུན་ཆེ་བ་སོགས་ཀྱིས་བཤལ་ལོག་བྱུང་ཏེ་སྐྱུག་པ།

由于药性糙或剂量过大等原因不能下泻反而引起上吐。

15.0017 བཤལ་སྟོར་བ། 泻失

སྨན་ཐུན་ཆུང་བ་སོགས་བཤལ་ལོག་པའི་རྐྱེན་གྱིས་སྨན་ནུས་མ་ཐོན་པ།

由于药物剂量过少等原因，失去应有的药效。

15.0018 བཤལ་འགྱིངས་པ། 泻滞

ཡར་སྐྱུག་མར་བཤལ་མི་བྱེད་པར་ཕོ་བ་ཇིངས་པ།

不上吐也不下泻导致腹内满胀。

15.0019 བཤལ་འབྱམས་པ། 崩泻

འཁྲུ་བའི་བཤལ་ཐག་མ་ཆོད་པ།

腹泻不止。

15.0020 ཚ་འབྱམས། 热崩泻

ཚ་བའི་དབང་གིས་འཁྲུ་བ་མ་ཆོད་པ།

热邪所致腹泻不止。

15.0021 གྲང་འབྱམས། 寒崩泻

གྲང་བའི་དབང་གིས་འཁྲུ་བ་མ་ཆོད་པ།

寒邪所致腹泻不止。

15.0022 ཚོ་ཁུ། 肥肉汤

ཤ་ཚོན་པོ་བསྐུས་པའི་ཁུ་བ།

肥肉熬的汤。

15.0023 སྨན་སུན། 厌药

སྨན་ལ་ཡི་ག་ལོག་སྟེ་ཟ་འདོད་མེད་པ།

厌烦药物。

15.0024 སྨན་འདྲེད། 耐药

སྨན་ཡང་ཡང་བསྟེན་ཀྱང་སྨན་ནུས་མི་ཐོན་པ།

反复用药而药物失去功效。

15.0025 སྨན་སྟོར། 药失

སྨན་ཉུང་བའམ་འཇམ་པའི་དབང་གིས་ཐུར་དུ་འཁྲུ་མ་ཐུབ་པ།

药量少或药性柔缓，不能起到下泻作用。

15.0026 ནད་སྟོར། 病失

བཤལ་གཏོང་དུས་གཟེར་ཕྱོང་ཕྱོང་བྱེད་པ་དང་སྐྱུགས་བག་བྱེད་པ།

下泄时出现阵痛或呕吐感。

15.0027 སྣ་སྔུན། 迎头

སྣ་ནས་བསུ་བ།

接引引导。

15.0028 སྐེམ་སྨན། 涸药

གློ་རྣག་སོགས་སྐེམ་པར་བྱེད་པའི་སྨན།

肺脓病等的干涸药物。

15.0029 ཤུག་བཏང་བ། 催泻

མྱུར་དུ་འདེད་བྱེད་ཀྱི་སྨན་བཏང་བ།

服用快速下泻的药物。

15.0030 ཟས་ཀྱིས་ངོར། 厌食

ཟས་ཀྱི་དང་ག་འགག་པ།

无食欲。

15.03 སྐྱུགས་ཀྱི་བཅོས། 催吐疗法

15.0031 སྐྱུགས་ཀྱི་བཅོས། 催吐疗法

མ་ཞུ་བ་དང་། སྙེན་ནད། ལྕགས་དྲེག ཁྲག་མཁྲིས་པོ་ལྷུང་སོགས་ཀྱི་ནད་ལ་གཉེན་པོ་ཁོང་དུ་བསྟེན་ནས་ནད་གཞི་གྱེན་དུ་འདྲེན་པར་བྱེད་པའི་ཐབས་ཤིག

阐述不消化病、剑突“培根”病、铁垢“培根”病、血“赤”落于胃部等疾病，通过内服药物将病原吐出体外的一种疗法。

15.0032 སྐྱུགས་སྨན། 催吐药

ནད་གྱེན་དུ་འདྲེན་པར་བྱེད་པའི་སྨན།

引吐疾病的药物。

15.04 སྣ་སྨན་གྱི་བཅོས། 鼻通疗法

15.0033 སྣ་སྨན་གྱི་བཅོས། 鼻通疗法

མགོ་དང་སྣ་མིག་སོགས་ནམ་ཚོང་ཡན་གྱི་ནད་ལ་སྣར་སྨན་བླུགས་ནས་ནད་ཕྱིར་སྦྱོང་བའི་ཐབས་ཤིག

阐述对头、眼、鼻等“南寸”以上部位的疾病，通过滴鼻将疾病排出体外的一种疗法。

15.0034 སྣ་སྦྱོང་། 鼻泄法

སྣ་བུག་ཏུ་སྨན་བླུགས་ནས་ནད་ཕྱིར་འབྱིན་པ།

将药物滴入鼻腔排出疾病的一种疗法。

15.0035 རྫི་འགོར། 失嗅

སྣའི་རྫི་འགག་པ་སྟེ་དྲི་མི་ཚོར་བ།

嗅觉失灵。

15.0036 བྱ་རྫོགས་སྐད་ཅིག 事边际刹那

བྱ་བ་རིང་ཐུང་གང་ཡིན་ཀྱང་དེའི་མགོ་བཙམས་ནས་མཇུག་མ་རྫོགས་བར་གྱི་རྒྱུན།

任何事从开头到未结尾之间的时间段。

15.05 འཇམ་རྩིའི་བཅོས། 缓泻疗法

15.0037 འཇམ་རྩིའི་བཅོས། 缓泻疗法

ལྟེ་བ་མན་གྱི་ལུས་སྨད་དུ་ཞུགས་པའི་རླུང་ནད་དང་། མཁལ་ཁྲེད་གྲང་བ། གཞང་སྲིན་སོགས་ནད་རྣམས་ཐུར་དུ་འདྲེན་པར་ཤ་མར་འོ་མ་སོགས་བཅུད་ལྡན་ཟས་དང་སྦྱོར་སྨན་འཇམ་པོ་གཉིས་མཉམ་དུ་སྦྱར་ནས་མས་བཏང་བྱ་དགོས་པའི་སྦྱོང་བའི་ཐབས་ཤིག

阐述针对肚脐以下的“隆”病、腰肾寒症和蛲虫病等，通过食用肉类、酥油、牛奶等营养品配以温性泻药，将病原下泻的一种疗法。

15.0038 སྙི་འཇམ། 柔缓泻

རླུང་ནད་རྐྱང་པ་སྦྱོང་བར་བྱེད་པའི་མས་བཏང་།

下泻单一“隆”病的一种导泻法。

15.0039 བཀྲུ་འཇམ། 洗缓泻

རླུང་མཁྲིས་གཉིས་ལྡན་གྱི་ནད་སྦྱོང་བར་བྱེད་པའི་མས་བཏང་།

下泻“隆赤”二合病的一种导泻法。

15.0040 བཀྲུ་མ་སྙེན། 柔洗缓泻

བད་རླུང་གཉིས་ལྡན་གྱི་ནད་སྦྱོང་བར་བྱེད་པའི་མས་བཏང་།

下泻“培隆”二合病的一种导泻法。

15.06 ནི་རུ་ཧའི་བཅོས། 尼如哈疗法

15.0041 ནི་རུ་ཧའི་བཅོས། 尼如哈疗法

རྟུག་སྐམ་དང་། གླང་ཐབས། གཞང་སྲིན་སོགས་རྒྱུ་ལོང་གི་ནད་ཐུར་དུ་འཇོང་བར་བྱེད་ཅིང་། མས་ནས་གཏོང་བའི་སྦྱོང་ཐབས་ཤིག

阐述针对屎干、绞痛症和蛲虫病等大小肠疾病，用烈性泻药将病原下泻的一种疗法。

15.07 རྩ་སྦྱོངས་ཀྱི་བཅོས། 脉泄疗法

15.0042 རྩ་སྦྱོངས་ཀྱི་བཅོས། 脉泄疗法

མངལ་སྐྲན་དང་། དྲེག་གྲུམ་ནད། རྩ་འགྲམས་ནད་སོགས་བཅོས་སྐྱེད་ཞན་པའི་ནད་གཞི་དག་རྩ་ལམ་ནས་ཕྱིར་འདྲེན་པར་བྱེད་པའི་སྦྱོང་བྱེད་ཀུན་གྱི་ཡོག་གནོན་གྱི་མིང་།

阐述针对子宫疾病、痛风、痹症、脉伤等疾病，采用从尿道将病原引出体外的一种疗法。

15.0043 རྩ་བྲུས། 洗脉

རྩ་སྦྱོངས་དང་དོན་གཅིག

与脉泄同义。

15.0044 མདུང་སྨན། 激药

རྩ་སྦྱོངས་ཀྱི་དངོས་གཞིའི་སྨན་མ་བཏང་གོང་ལ་གཏོང་བའི་ནད་སློང་བྱེད་ཀྱི་སྨན།

未服泄脉药物之前激发疾病的药物。

15.0045 རྩ་ལམ། 脉道

ཁྲག་དང་ཆུ་སོགས་རྒྱུ་བའི་བུ་གའམ་ལམ།

鲜血和液体通行的孔道。

15.0046 ཟལ་བ་མནན་པ། 镇呕

སྨན་ནུས་རྩུབ་པ་དང་སྨན་ཐུན་ཆེ་དྲགས་པའི་རྐྱེན་གྱིས་གྱེན་དུ་སྐྱུགས་པ་མར་མནན་པ།

由于药性糙和剂量过大，压制呕吐。

15.0047 སྙོར་བ་བཙལ་བ། 寻失

སྦྱོང་སྨན་གྱི་ནུས་པ་མ་ཐོན་པའི་རྒྱུ་རྐྱེན་བཙལ་བ།

查找泄药无效的原因。

15.0048 འཁྱིངས་པ་དྲངས་པ། 导滞

ཕོ་བ་རྫིངས་པ་ཐུར་དུ་འདྲོང་བའི་ཐབས།

针对胃内的瘀滞物所采用的一种导泄方法。

15.0049 གཟེར་བ་བཅག་པ། 止痛

ན་ཟུག་ལྷང་བ་གཅོག་པའི་ཐབས།

缓解疼痛的方法。

15.0050 འགགས་པ་བསལ་བ། 通塞

སྦུབས་འགགས་པ་བསལ་བའི་ཐབས།

疏通塞孔的方法。

15.0051 ཚོར་ཅིག 一饮

ཧུབ་གང་གི་ཚད།

喝一口的量。

15.0052 ཚ་གཡའ། 灼痒

ཚ་ཞིང་ཟ་འཕྲུག་ལངས་པ།

烧灼且瘙痒。

15.0053 ནད་ལ་བཀོ། 除病

ནད་རྩད་ནས་གཅོད་པའམ་འགོག་པར་བྱེད་པ།

根治或预防疾病。

15.0054 སྲིན་བུ་ལྡོག 蛀布返

བཤང་བ་ལ་འོང་བའི་སྲིན་བུ་དཀར་པོ་དེ་ཁ་ནས་ཐོན་པ།

大便中的白色“蛀布”返至口腔。

15.0055 འབྱམས་པ་གཅོད་པ། 止崩泻

སྦྱོང་ཐེབས་དྲགས་ནས་འཁྲུ་བ་མ་ཆོད་པ་གཅོད་པར་བྱེད་པ།

药物下泄过猛导致腹泻不止得以中止。

16 འཇམ་རྩུབ་དཔྱད། 外治法

16.01 གཏར་གྱི་བཅོས། 放血疗法

16.0001 གཏར་གྱི་བཅོས། 放血疗法

འགྲམས་ཚད་དང་། འཁྲུགས་ཚད། དྲེག་སོགས་ཚ་བ་ཁྲག་མཁྲིས་ལས་གྱུར་པའི་ནད་གཞིར་ཁྲག་རྩ་གཏར་ནས་ནད་ཕྱིར་འབྱིན་པར་བྱེད་པའི་དཔྱད་ཀྱི་བཅོས་ཐབས་ཞིག

阐述扩散伤热、紊乱热、痛风等由热性血“赤”病变而发的疾病，通过血管放血的一种外治疗法。

16.0002 གཏར་ཁྲག 所放血

གཏར་དམིགས་ནས་ཕྱིར་དབྱུང་བའི་ངན་ཁྲག

剖刺穴位放出的坏血。

16.0003 གཏར་རྩ། 血脉

ཁྲག་གཏར་བར་བྱ་བའི་རྩ།

放血之脉。

16.0004 ཁྲག་མ་ཕྱེད། 未分离血

ནད་ཁྲག་དང་དྭངས་ཁྲག་གཉིས་སོ་སོར་དབྱེ་བ་མ་ཕྱེད་པར་འདྲེས་པ།

病血与正血未分离而混在一起的血。

16.0005 ནད་ཁྲག 病血

ལུས་སྲོག་ལ་གནོད་ཅིང་ནད་ཀྱི་རྐྱེན་བྱེད་པའི་ཁྲག

危害身体和生命的坏血。

16.0006 དྭངས་ཁྲག 正血

ལུས་སྲོག་ལ་ཕན་པར་བྱེད་པའི་ཁྲག་གི་དྭངས་མ།

有益于身体的血液精华。

16.0007 རྩ་མདུད། 脉结

ཁྲག་རྩ་གཉིས་སམ་གསུམ་འདོམས་པའི་གནས།

两条或三条血管相交之处。

16.0008 བླ་གནས། 魂位

བླ་འཕོ་ཞིང་རྒྱུ་བའི་གནས།

魂魄游动之处。

16.0009 བསྙལ་ཐབས། 固脉

རྩ་མལ་དུ་གནས་པ་མི་འགྱུར་བར་བྱེད་པའི་ཐབས།

固定脉位的方法。

16.0010 བསྙལ་གདན། 固脉垫

བསྙལ་ཐག་འོག་གི་གདིང་བ།

固脉扎绳下所置的铺垫。

16.0011 བསྙལ་ཐག 固脉绳

བསྙལ་གདན་སྡོམ་བྱེད་ཀྱི་ཐི་གུ།

用于捆扎固脉垫的绳子。

16.0012 གདབ་ཐབས། 剖刺法

གཏར་ག་ཊི་ལྟར་གདབ་པའི་ཐབས།

刀剖放血法。

16.0013 གདབ་དམིགས། 穴位

མེ་བཙའ་དང་གཙགས་བུ་གདབ་སའི་གནས།

艾灸和放血的部位。

16.0014 **གཏར་དམིགས།** 剖位

ཁྲག་གཏར་སྐབས་གཙགས་བུ་གདབ་སའི་གནས།

剖刺放血的部位。

16.0015 **སྦྲིད་ཆིལ།** 麻胀

རྩ་རྒྱུད་སྦྲིད་ཅིང་སྔོ་ཆིལ་ལེར་གྱུར་པ།

血管发麻而色青胀满。

16.0016 **ཁྲག་ཟྲ།** 血象

གཏར་ཁྲག་གི་ཁ་དོག་དང་གར་སླ་སོགས་ཀྱི་རྣམ་པ།

所放之血的颜色和稀稠等现象。

16.0017 **བཟུང་ཚད།** 放血量

གཏར་དམིགས་ནས་ཁྲག་ཅི་ཙམ་ཕྱིར་འདོན་པའི་ཚད།

剖位所放出的血量。

16.0018 **མཚོགས་གསང་གི་རྩ།** 囟门脉

དཔྲལ་བའི་སྐྲ་མཚམས་ནས་གྱེན་དུ་སོར་བཞི་བཅལ་བའི་སར་གནས་པའི་ཁྲག་རྩ་ཞིག

位于发际向上量四横指处的放血脉。

16.0019 **སྣ་རྩེའི་རྩ།** 鼻尖脉

སྣ་བུག་རྩེ་གཞམ་གྱི་དཀྱིལ་ངོས་སུ་གནས་པའི་ཁྲག་རྩ་ཞིག

位于鼻尖下方中央的血脉。

16.0020 **ཐོང་རྩ།** 膛脉

སྐེ་སྟོང་ཙ་ར་ཁུང་ནས་གྱེན་དུ་ཚོན་གང་བཅལ་བའི་སར་གནས་པའི་ཁྲག་རྩ་ཞིག

从喉窝向上量一寸处的血脉。

16.0021 **རྣ་བའི་ཕྱི་སྦྲོན།** 耳后脉

རྣ་བུག་ནས་ལྟག་རྒྱབ་ཏུ་ཚོན་གཉིས་བཅལ་བའི་སར་གནས་པའི་ཁྲག་རྩ་ཞིག

从耳孔向后方量二寸处的血脉。

16.0022 **རྣ་བའི་ནང་སྦྲོན།** 耳前脉

རྣ་བུག་མདུན་གྱི་ཚོན་གང་ནས་གྱེན་དུ་སྨུར་གོང་ལ་གྱེས་པའི་ཁྲག་རྩ་ཞིག

从耳孔前方一寸处向上走向颞颥部位的血脉。

16.0023 **ལྟག་རྩ།** 枕静脉

སྟུད་སྔོའི་གཡས་གཡོན་ནས་གྱེན་སོར་གསུམ་བཅལ་བའི་སར་གནས་པའི་ཁྲག་རྩ་ཞིག

聚门左右向上量三横指处的血脉。

16.0024 **ལྟག་དཔལ།** 颞脉

རྣ་རྩེའི་མདུན་ངོས་ཀྱི་སྐྲའི་གསེབ་ཏུ་གནས་པའི་ཁྲག་རྩ་ཞིག

位于耳尖前方发际处的血脉。

16.0025 **གསེར་མདུང་།** 金矛脉

སྨིན་དཔྲག་དབུས་ནས་གཡས་ཟུར་དུ་ཚོན་གང་དེ་ནས་གྱེན་དུ་སོར་བཞི་བཅལ་བའི་སར་གནས་པའི་ཁྲག་རྩ་ཞིག

从眉间正中向右一寸，再朝上量四横指处的血脉。

16.0026 **དངུལ་མདུང་།** 银矛脉

སྨིན་དཔྲག་དབུས་ནས་གཡོན་ཟུར་དུ་ཚོན་གང་དེ་ནས་གྱེན་དུ་སོར་བཞི་བཅལ་བའི་སར་གནས་པའི་ཁྲག་རྩ་ཞིག

从眉间正中向左一寸，再朝上量四横指处的血脉。

16.0027 **ལྕེ་རྩ་ར་མ་ལུག** 舌下左右脉

ལྕེ་གྱེན་དུ་བསྒྲིལ་བའི་ཚེ་འོག་ཏུ་རྩ་གཉིས་མངོན་པའི་གཡས་ར་རྩ་དང་གཡོན་ལུག་

རྩའི་མིང་།

舌头向上卷起时舌下可见的左右两血脉。

16.0028 མིག་རྩ། 眼脉

སྨིན་མཇུག་གི་གཤོངས་ནས་གྱེན་ཕྱོགས་སྐྲ་མཚམས་སུ་གནས་པའི་འཕར་རྩ་ཞིག

眉尾上方发际处的动脉。

16.0029 སོ་རྩ། 齿脉

མ་འགལ་མ་ལེའི་དཀྱིལ་ནས་ཟུར་དུ་སོར་བཞི་རེ་བཅལ་བའི་སར་གནས་པའི་ཁྲག་རྩ་ཞིག

下颌正中向左右各量四横指处的两血脉。

16.0030 ཇེ་ཚང་། 颈外静脉

སྒྲོག་རུས་སྟེང་ནས་གྱེན་དུ་སོར་བཞི་ན་རྩ་གསུམ་འབྱུང་བའི་ཕྱི་མ་སྟེ་རྫ་ཤལ་གྱེན་འཛིན་རྗེས་སུ་འབྲང་འོང་བའི་ཁྲག་རྩ་ཞིག

锁骨向上量四横指处的三条脉中外侧一方的血脉。

16.0031 དཔུང་རྩ། 肱静脉

དཔུང་པའི་ལུག་གཞུག་གི་སྟེ་ནས་ཐུར་དུ་སོར་གསུམ་བཅལ་བའི་སར་གནས་པའི་ཁྲག་རྩ་ཞིག

从肩部羊尾肌向下衡量三指处的血脉。

16.0032 སྣང་རྩ། 冈脉

གྲུ་མོའི་ཕྱི་ངོས་ཀྱི་སྣང་ཟུར་ནས་ཐུར་དུ་སོར་བཞི་བཅལ་བའི་སར་གནས་པའི་ཁྲག་རྩ་ཞིག

肘关节外侧高突处向下量四横指处的血脉。

16.0033 མཆིན་པའི་དཔང་ཚུང་། 肝脉邦琼

གྲུ་མོའི་རུས་འབུར་ནས་ལག་ངར་ངོས་སུ་སོར་བཅུ་གཉིས་བཅལ་བའི་སར་གནས་པའི་གཏར་རྩ་ཞིག

从肘部高突处向前臂量十二横指处的放血脉。

16.0034 མཆིན་པའི་དཔང་ཆེན། 肝脉邦秦

གྲུ་མོའི་གཞུ་མཆོག་གི་སྣ་ནས་ལག་ངར་གྱི་ངོས་སུ་སོར་བཞི་བཅལ་བའི་སར་གནས་པའི་ཁྲག་རྩ་ཞིག

从鹰嘴朝向前臂面量四横指处的血脉。

16.0035 དྲུག་མགོ། 贵要静脉

གྲུ་མོའི་ནང་ཟུར་ནས་ཐུར་དུ་སོར་བཞི་བཅལ་བའི་སར་གནས་པའི་ཁྲག་རྩ་ཞིག

肘关节内侧向下量四横指处的血脉。

16.0036 སྙོད་ཀ 肘正中静脉

གྲུ་མོའི་ནང་ཁུག་ནས་ཐུར་དུ་སོར་གང་བཅལ་བའི་སར་གནས་པའི་ཁྲག་རྩ་ཞིག

肘关节内窝向下量一横指处的血脉。

16.0037 རུ་ཐུང་། 如通脉

གྲུ་མོའི་གཞུ་མཆོག་གི་སྣ་ནས་ལག་ངར་རྒྱབ་ངོས་སུ་སོར་བཞི་བཅལ་བའི་སར་གནས་པའི་ཁྲག་རྩ་ཞིག

从鹰嘴向前臂背面量四横指处的血脉。

16.0038 གློ་སྙིང་འདོམས་རྩ། 肺心合脉

སྣང་རྩ་དང་སྙོད་ཀ་གཉིས་འདོམས་པའི་མཁྲིག་མའི་ཡར་ཟུར་གྱི་རུས་འབུར་ནས་གྱེན་དུ་སོར་བཞི་བཅལ་བའི་སར་གནས་པའི་ཁྲག་རྩ་ཞིག

“冈”脉和肘正中静脉相交的脉，位于腕关节上角骨突向上量四横指处的血脉。

16.0039 གློ་མཆིན་འདོམས་རྩ། 肺肝合脉

སྣང་རྩ་དང་རུ་ཐུང་གཉིས་འདོམས་པའི་

མཁྲིག་མའི་རུས་འབུར་རྒྱབ་ངོས་ཀྱི་ཁྲག་རྩ་ཞིག

“冈”脉和“如通”脉相交的腕关节骨突背面的血脉。

16.0040 མཆིན་མཁྲིས་འདོམས་རྩ། 肝胆合脉

རུ་ཐུང་དང་མཁྲིས་པ་གཤའ་རིངས་གཉིས་འདོམས་པའི་གྲུ་མོའི་གཞུ་མཆོག་གི་སྣེ་ནས་མཁྲིག་མའི་ངོས་སུ་སོར་བརྒྱད་བཅལ་བའི་སར་གནས་པའི་ཁྲག་རྩ་ཞིག

“如通”脉和“赤巴夏让”脉相交脉，位于鹰嘴端向手腕内面量八横指处的血脉。

16.0041 བད་ཀན་གཤའ་རིངས། 培根夏让脉

གྲུ་ཁུག་དང་མཁྲིག་གཉེར་བར་གྱི་ལག་ངར་ནང་དབུས་སུ་གནས་པའི་ཁྲག་རྩ་ཞིག

肘弯与腕纹间的前臂正中处的血脉。

16.0042 མཁྲིས་པ་གཤའ་རིངས། 赤巴夏让脉

རུ་ཐུང་མར་ཟུར་དུ་ཕྱེས་པའི་ཡལ་ག་དང་པོའི་ཁྲག་རྩ་ཞིག

从“如通”脉下角分支出的第一条血脉。

16.0043 ཆུ་སེར་གཤའ་རིངས། 黄水夏让脉

མཁྲིས་པ་གཤའ་རིངས་དང་བད་ཀན་གཤའ་རིངས་གཉིས་ཀྱི་དབུས་སུ་གནས་པའི་ཁྲག་རྩ་ཞིག

位于“赤巴夏让”和“培根夏让”二者中间的血脉。

16.0044 རྒྱབ་རྩ་དྲུག་འདུས། 手背六合脉

མཁྲིག་མའི་རྒྱབ་ཀྱི་རུས་འབུར་ནས་མར་གུང་མོའི་ཐད་དུ་སོར་བཞི་བཅལ་བའི་སར་གནས་པའི་ཁྲག་རྩ་ཞིག

从手腕背面骨突向中指方向量四横指处的血脉。

16.0045 སྒྲོར་གོང་། 觉公脉

ཆངས་ཁ་ནས་གྱེན་དུ་མཐེ་བོང་ནང་ངོས་སུ་ཚོན་གང་བཅལ་བའི་སར་གནས་པའི་ཁྲག་རྩ་ཞིག

自虎口向上量一寸处的血脉。

16.0046 སྲིན་ལག་རྒྱབ་རྩ། 无名指背脉

སྲིན་ལག་གི་རྩ་བའི་ཚིགས་ནས་མཁྲིག་ངོས་སུ་ཚོན་གང་བཅལ་བའི་སར་གནས་པའི་ཁྲག་རྩ་ཞིག

从无名指根节向手腕量一寸处的血脉。

16.0047 མཁྲིས་རྩ་ཕྲན་བུ། 细赤脉

མཁྲིས་པ་གཤའ་རིངས་ཀྱི་རྩ་སྨད་དུ་གནས་པའི་ཁྲག་རྩ་ཞིག

位于“赤巴夏让”脉下方的血脉。

16.0048 སོར་མོའི་བར་རྩ། 指间脉

མཛུབ་མོ་དང་གུང་མོའི་བར། གུང་མོ་དང་སྲིན་ལག་བར། སྲིན་ལག་དང་མཐེའུ་ཆུང་བར་བཅས་ན་གནས་པའི་ཁྲག་རྩ་གཡས་གཡོན་དྲུག

左右手的食指和中指、中指和无名指、无名指和小指间的六条血脉。

16.0049 བརྐྱ་ནང་རྩ་བོ་ཆེ། 大隐静脉

པུས་ཚིགས་ཀྱི་ནང་ཟུར་ནས་གྱེན་དུ་སོར་བཞི་བཅལ་བའི་སར་གནས་པའི་ཁྲག་རྩ་ཞིག

从膝关节内侧向上量四横指处的血脉。

16.0050 ཉབ་རྩ། 腘静脉

སྒྲིད་ཁུང་ནས་ཐུར་དུ་སོར་བཞི་བཅལ་བའི་སར་གནས་པའི་ཁྲག་རྩ་ཞིག

从腘窝向下量四横指处的血脉。

16.0051 རྟ་མཐུར་རྩ། 达突脉

རྐང་པའི་ངར་གདོང་ངོས་སུ་རྟ་ཡི་མཐུར་མགོ་འདྲ་བར་འཕྲེད་དུ་ཉལ་བའི་ཚུལ་དུ་གནས་པའི་ཁྲག་རྩ་ཞིག

足胫面如马笼头般呈侧卧状的血脉。

16.0052 བྱིན་གཞུག 胫尾静脉

རྟིང་པའི་དྲིག་པ་ཡོད་མེད་ཀྱི་མཚམས་ནས་གྱེན་དུ་མཛུབ་གང་བཅལ་བའི་སར་གནས་པའི་ཁྲག་རྩ་ཞིག

从足跟黑白际处向上量六横指处的血脉

16.0053 བྱིན་ཀྱོག 胫后静脉

བྱིན་པའི་སྐབ་ཀྱི་ཕྱི་ལོང་ནས་མདུན་ངོས་སུ་ཀྱོག་པའི་ཁྲག་རྩ་ཞིག

从足外踝向胫面弯曲走向的血脉。

16.0054 གདོང་རྩ། 胫前静脉

ཐོལ་ཚིགས་སྟེང་ནས་གྱེན་དུ་ཚག་གང་བཅལ་བའི་སར་གནས་པའི་ངར་གདོང་རུས་པའི་ངོས་ཀྱི་ཁྲག་རྩ་ཞིག

从踝关节向上量二横指处胫骨面上的血脉。

16.0055 ལོང་རྩ། 内踝静脉

ནང་ལོང་འབུར་པོ་ནས་གྱེན་དུ་ཚོན་གང་བཅལ་བའི་སར་གནས་པའི་ཁྲག་རྩ་ཞིག

从内踝向上量一寸处的血脉。

16.0056 བྱིན་ལོང་རྩ། 胫踝脉

བྱིན་གཞུག་དང་ལོང་རྩ་གཉིས་ཀྱི་བསྡུས་མིང་།

胫尾静脉和内踝静脉的简称。

16.0057 ཕོ་མདུང་རྩ། 中指脉

ལག་པའི་གུང་མོའི་སྟེང་ན་གནས་པའི་མཆིན་པའི་གཏར་རྩ་ཞིག

位于中指上的肝病放血脉。

16.0058 ཡོབ་གོང་གི་རྩ། 约公静脉

ཐོལ་ཚིགས་སྟེང་ནས་གྱེན་དུ་ཚོན་གང་བཅལ་བའི་སར་གནས་པའི་ཁྲག་རྩ་ཞིག

从踝关节正前方向上量一寸处的血脉。

16.0059 རྐྱུ་རྩ། 足内侧脉

རྐང་བའི་ནང་ངོས་ཀྱི་གཉེར་ཁུག་ཏུ་རྩ་གསུམ་གནས་པའི་ཁྲག་རྩ་དབུས་མ།

足内侧弯膛处有三条脉，中间的血脉。

16.0060 སྦུབས་ཀྱི་རྩ་བཞི། 四隐脉

ཕོ་བའི་ར་གཉིས་དང་ཕོ་མཚན་གྱི་འགྲམ་རྩ་གཉིས་བཅས་བཞིའོ། །

两条腹角静脉和两条阴茎边脉。

16.0061 ཕོ་བའི་ར་རྩ། 腹角静脉

སྙིན་སྣ་ནས་ཐུར་དུ་ཚོན་གང་དང་། དེ་ནས་གཡས་གཡོན་དུ་སོར་གསུམ་རེ་བཅལ་བའི་སར་གནས་པའི་ཁྲག་རྩ་ཞིག

从剑突向下量一寸，由此向左右各量三横指处的两血脉。

16.0062 ཕོ་མཚན་འགྲམ་རྩ། 阴茎边脉

ཕོ་མཚན་གྱི་འགྲམ་གཉིས་སུ་གནས་པའི་ཁྲག་རྩ་ཞིག

位于阴茎两侧的血脉。

16.0063 སྲིད་རྩ། 嗣后脉

ཕོ་མོའི་མཚན་མར་འབྲེལ་བའི་བདེ་བ་སྐྱེད་ཅིང་སྲིད་འཕེལ་བར་བྱེད་པའི་རྩ།

连接于男女阴部能嗣后的脉道。

16.0064 ཟློ་ཕུག 侧穿法

རྩའི་ལོགས་ནས་འཕྲེད་དུ་ཕུག་པའི་གཏར་

ཐབས།

从脉管侧面横向穿刺的一种放血法。

16.0065 སྣང་གཤགས། 顶割法

རྩའི་སྟེང་ནས་གཞུང་དུ་གཤགས་པའི་གཏར་ཐབས།

从脉管纵向剖开的一种放血法。

16.0066 རོལ་ཆོད། 切断法

རྩ་ཐད་ཀྱིས་གཅོད་པའི་གཏར་ཐབས།

将脉管切断的一种放血法。

16.0067 ཉིས་ལེན། 复剖法

གཙགས་བུས་པགས་པ་དབྱལ་ཏེ་ཁབ་རྩེ་གུག་གིས་རྩ་བཏེགས་ནས་གཏར་བའི་གཏར་ཐབས།

放血时将皮肤剖开后，用弯头针将血脉管勾起后再剖刺的一种放血法。

16.0068 སྨྱུག་ཁ། 斜剖法

གཙགས་བུས་གསེག་འཁྱོས་སུ་གཅོད་པའི་གཏར་ཐབས།

脉管斜向剖开的一种放血法。

16.0069 གསོན་ཁྲག 活血

མི་ཕྱུགས་གསོན་པོའི་བྲུངས་ཁྲག

活人和活畜的鲜血。

16.0070 གཅོང་ཐབས། 类痼疾

གཅོང་ནད་ལྟར་ཡུན་རིང་ན་བ།

如痼疾长期发作的疾病。

16.0071 སྨྱུག་སྐམ། 竹夹

སྨྱུག་རིལ་གཤགས་པའི་སྐམ་པ།

用细竹劈开制成的钳子。

16.0072 དབྲི་བ། 削减

བྲི་བའམ་དམད་པ།

削弱或递减。

16.0073 ཡབ་ཆ། 用器

གཏར་ག་ལ་ཉེ་བར་མཁོ་བའི་ཡོ་བྱད།

放血时必用的工具。

16.0074 ག་ཤལ། 胸束扎法

ཕྲག་གོང་གཡས་ནས་མཆན་འོག་གཡོན་དང་། ཕྲག་གོང་གཡོན་ནས་མཆན་འོག་གཡས་བར་བསྐོལ་མར་བཅིང་དགོས་པའི་བསྒྲལ་ཐབས་ཤིག

从右侧肩膀向左侧腋窝和左侧肩膀向右侧腋窝交叉捆扎的一种固脉方法。

16.0075 ཐེམ་རྡོལ། 指弹

མཛུབ་རྩེ་ལུས་སྟེང་དུ་འཛུགས་པའམ་བརྡེག་པ།

指尖叩击身体。

16.0076 ཡས་བབས་གཏར། 逐下放血

རྩ་སྦོམ་པ་ནས་རིམ་བཞིན་རྩ་ཕྲ་བ་གཏར་བ།

先于粗脉向细脉放血的手段。

16.0077 མས་འཛེག་གཏར། 逐上放血

རྩ་ཕྲ་བ་ནས་རིམ་བཞིན་རྩ་སྦོམ་པ་གཏར་བ།

先于细脉向粗脉放血的手段。

16.0078 གཏར་སྐྱེད། 放血功效

གཏར་ག་བྱས་པའི་ཕན་སྐྱེད།

放血的疗效。

16.0079 ཁྲག་ཤེད་སྨད། 降血力

ཁྲག་གི་ཤེད་ཤུགས་སྨད་པར་བྱ་བའི་དོན།

降低血液的气力。

16.0080 ཁ་སྦུ་གདབ། 喷撒

ཆུ་གྲང་སོགས་ཁ་ནང་དུ་གང་བར་བྱས་ནས་ཕྱིར་གཏོར་བ།

口中噙水后喷激。

16.0081 པགས་པ་འཆུས། **皮肤褶皱**

པགས་པ་གཡས་གཡོན་ནམ་ཡར་མར་འཕོད་མི་སྙོམས་པར་འཆུས་ཏེ་འཁྱོག་པའམ་ཡོ་བ།

皮肤左右或上下不平整起皱。

16.0082 ཁྲག་ཞབས། **血界**

ཁྲག་བཟང་ངན་གྱི་དབྱེ་མཚམས།

好血坏血之间的界限。

16.0083 གྲངས་སྐྱེད། **增量**

གྲངས་དང་ཡང་ན་ཐོངས་ཆེ་རུ་བཏང་བ།

增加次数或加量。

16.0084 གཅོང་ཐབས་ལུ། **痨样咳**

གློ་གཅོང་གི་ནད་རྟགས་ལྟར་ལུ་བ།

似肺痼疾样咳嗽。

16.0085 སོབས་སུ་བླུད། **补血**

ཁྲག་མི་ཆོད་པར་ཁྲག་ཚབ་ཏུ་མིའམ་ཕྱུགས་ནད་མེད་ཀྱི་གསོན་ཁྲག་བླུད་པ།

给失血者输入健康人或牲畜的活血。

16.0086 འཚོ་ཁུ། **营养液**

བཅུད་ཆེན་གྱི་ཁུ་བ།

营养丰富的汤。

16.02 མེ་བཙའི་བཅོས། 火灸疗法

16.0087 མེ་བཙའི་བཅོས། **火灸疗法**

མ་ཞུ་བ་དང་། སྐྲན། སྐྱ་རབ་སོགས་བད་ཀན་གྲང་བའི་ནད་གཞིའི་གསང་དམིགས་ཁག་ལ་སྦྲ་མེ་དང་ཏེལ་པ་སོགས་བཞག་ནས་ནད་རིགས་རང་གནས་སུ་བསད་ཅིང་ནད་རོ་ཕྱི་ནས་མི་ལྡང་བར་བྱེད་པའི་དཔྱད་ཀྱི་བཅོས་ཐབས་ཤིག

阐述针对不消化病、痞瘤、浮肿等寒性疾病，通过艾灸或烤烙等方法将病原祛除的一种外治疗法。

16.0088 མེ་དམིགས། **灸穴**

མེ་བཙའ་གདབ་སའི་གསང་དམིགས།

施灸的穴位。

16.0089 གསང་དམིགས། **穴位**

ནད་གཞི་སོ་སོ་ལ་དམིགས་བསལ་སྤྱོད་པའི་གསང་།

针对不同疾病选择的特殊穴位。

16.0090 མདུན་གསང་། **前穴**

ལུས་ཀྱི་མདུན་ངོས་སུ་གནས་པའི་ནད་རང་རང་གི་གསང་དམིགས།

位于身体前部的穴位。

16.0091 ཟུར་གསང་། **侧穴**

ལུས་ཀྱི་ཟུར་གཞོགས་སུ་གནས་པའི་ནད་རང་རང་གི་གསང་དམིགས།

位于身体两侧的穴位。

16.0092 རྒྱབ་གསང་། **背穴**

ལུས་ཀྱི་རྒྱབ་ངོས་སུ་གནས་པའི་ནད་རང་རང་གི་གསང་དམིགས།

位于身体背部的穴位。

16.0093 ཨན་སྟོང་། **大椎/椎间隙**

❶ཟུར་ལུགས་ཀྱིས་མགོ་བོ་ཨེན་ཙམ་སྒུར་སྐབས་མཛིང་པར་ཏུས་འབུར་མཐོན་པོ་

ཞིག་འབྱུང་བ་དེ་འོ། །❷བྱང་ལུགས་ཀྱིས་སྒལ་ཚིགས་ཀྱི་བར་སྟོང་གི་སྤྱི་མིང་ལ་གོ།

❶ 苏喀派指低头时颈部突起的骨突。❷强巴派指椎骨间空隙的总称。

16.0094 བྲང་གཞུང་དཀར་ནག་མཚམས། 胸际穴

སྐེ་སྟོང་ནས་ལྟེ་བར་ཐིག་གཅིག་དང་ནུ་མ་གཉིས་ཀྱི་བར་དུ་དྲང་ཐིག་གཅིག་བཏབ་པའི་རྒྱ་གྲམ་བསྒྲོལ་སའི་གསང་དམིགས།

从喉窝至脐连一条直线，再从两乳之间连一条横线的两线相交处的穴位。

16.0095 སྐེ་སྟོང་ཅ་ར་ཁུང་། 喉窝

སྒྲོག་རུས་གཡས་གཡོན་བར་གྱི་གཤོང་བའི་གནས།

左右锁骨内端的凹陷处。

16.0096 ལྷེན་གསང་། 剑突穴

ལྷེན་སྣའི་རྩེ་ནས་ཐུར་དུ་ཚོན་གང་བཅལ་བའི་གནས།

由剑突向下量一寸处。

16.0097 མེ་ཉམས་གསང་། 火衰穴

ལྷེན་སྣའི་རྩེ་ནས་ཐུར་དུ་ཚོན་དོ་བཅལ་བའི་གནས།

由剑突向下量二寸处。

16.0098 སྐྲན་གསང་། 痞瘤穴

ལྷེན་སྣའི་རྩེ་ནས་ཐུར་དུ་ཚོན་གསུམ་བཅལ་བའི་གནས།

由剑突下向下量三寸处。

16.0099 ལོང་ཐེར་གསང་། 大肠腹穴

ལྟེ་བ་ནས་གཡས་གཡོན་དུ་ཚོན་རེ་བཅལ་བའི་གནས།

由脐向左右各衡量一指寸处。

16.0100 ལོང་ཕུགས་གསང་། 大肠端穴

ལོང་ཐེར་གསང་ནས་གཡས་གཡོན་དུ་ཚོན་རེ་བཅལ་བའི་གནས།

从大肠穴各向左右侧量一寸处。

16.0101 རྒྱུ་སྟོད་གསང་། 小肠上穴

ལྟེ་འོག་ཏུ་ཚོན་གང་བཅལ་བའི་ཁ་གསུམ་གྱི་གནས།

从脐向下量一寸，再从由此向左右各量一横指的三口处。

16.0102 རྒྱུ་སྨད་གསང་། 小肠下穴

རྒྱུ་སྟོད་གསང་ནས་འོག་ཏུ་ཚོན་གང་བཅལ་བའི་ཁ་གསུམ་གྱི་གནས།

从小肠上穴向下量一寸，再从由此向左右各量一横指的三口处。

16.0103 ལྟག་པའི་སྤུ་འཁྱིལ། 风池穴

མཛིང་ཚིགས་གསུམ་པའི་གཡས་གཡོན་དུ་སོར་གསུམ་བཅལ་བའི་སར་སྤུ་འཁྱིལ་ཡོད་པའི་གནས།

从第三颈椎向左右各量三横指的毛旋处。

16.0104 ཕྱི་ལོང་། 外踝

ལོང་ཚིགས་ཕྱི་ངོས་ཀྱི་རུས་པ་འབུར་པོ།

踝关节外侧的骨突。

16.0105 ནང་ལོང་། 内踝

ལོང་ཚིགས་ནང་ངོས་ཀྱི་རུས་པ་འབུར་པོ།

踝关节内侧的骨突

16.0106 སྤྱི་གཙུག 头顶

སྤྱི་བོའི་སྟུད་སྐོའི་མིང་གཞན།

百会的别名。

16.0107 ཨོལ་འཛུམ། 承浆

ཁ་འགུལ་དུས་མ་མཆུའི་འོག་ཏུ་གཉེར་མ་

ཞིག་འབྱུང་བའི་གནས།

动嘴时下唇出现皱纹处。

16.0108 ཡོལ་འཛུམ་ཟུར་གསང་། 承浆侧穴

ཡོལ་འཛུམ་ནས་གཡས་གཡོན་དུ་ཚོན་རེ་བཅལ་བའི་གནས།

从承浆向左右量一寸处。

16.0109 མཐེ་བོང་སྤུ་སྐྱེས། 拇趾生毛穴

རྐང་པའི་མཐེ་བོང་སྟེང་གི་སྤུ་སྐྱེ་སའི་གནས།

足拇趾上面生毛处。

16.0110 རྟིང་པའི་དྲེག་མཚམས། 足跟黑白际

རྐང་པའི་ཕྱི་རྟིང་དྲེག་པ་ཡོད་མེད་ཀྱི་མཚམས་ཀྱི་གནས།

后跟的有垢和无垢界限处。

16.0111 རྟིང་འཛུམ། 足跟横纹穴

རྟིང་པའི་དྲེག་པ་ཡོད་མེད་མཚམས་ཀྱི་གཉེར་མ་ཡོད་སའི་གནས།

足跟黑白际间有皱纹处。

16.0112 ནང་ལོང་འཕར་རྩ། 内踝动脉

ནང་ལོང་གི་ཁུང་དུ་གནས་པའི་འཕར་རྩ་ཞིག

内踝窝处的动脉。

16.0113 ལྟག་ཚོང་མོ། 达雄木

སྨིན་དབྲག་ནས་གྱེན་དུ་སོར་གང་བཅལ་བའི་མཚམས་སུ་ཙུང་ཉག་ཙམ་ཡོད་པའི་གནས།

眉间向上量一寸的凹陷处。

16.0114 མེ་བཙས་བཅོ་བ། 热灸

འབྲས་ནད་སོགས་ལ་མེ་བཙའ་ཐེངས་ཉི་ཤུ་ཡན་ཆད་གཅིག་ཐོག་གཅིག་བསྐྱར་གྱིས་ཤ་པགས་ཚོས་པར་བཅོ་བའི་གདབ་ཐབས།

对“哲”病等反复施灸20次以上，使肌肤烧焦的灸法。

16.0115 མེ་བཙས་བསྲེག་པ། 烧灸

བད་ཀན་གྱི་ནད་སོགས་ལ་མེ་བཙའ་ཐེངས་བཅོ་ལྔ་གཅིག་ཐོག་གཅིག་བསྐྱར་གྱིས་ཤ་པགས་རིམ་པར་བསྲེག་པའི་གདབ་ཐབས།

对“培根”病等反复施灸15次以上，使肌肤烧焦的一种灸法。

16.0116 མེ་བཙས་བསྲོ་བ། 烤灸

རླུང་ནད་སོགས་ལ་མེ་བཙའ་ཐེངས་ལྔའམ་བདུན་གཅིག་ཐོག་གཅིག་བསྐྱར་གྱིས་ཤ་པགས་རིམ་པར་བསྲོ་བའི་གདབ་ཐབས།

对“隆”病等反复施灸5-7次，使肌肤发热的一种灸法。

16.0117 མེ་བཙས་སྲིག་པ། 微灸

བྱིས་པའི་ནད་ལ་སྤྲ་བ་སྲན་མ་ཙམ་རེ་གདབ་ནས་དངངས་ཙམ་བྱ་བའི་གདབ་ཐབས།

对儿病用豆粒大小的艾柱微灸一下，使患儿略有灼感的一种灸法。

16.0118 ཁ་གསུམ། 三口

གསང་དམིགས་རང་སྟེ་དབུས་དང་། དེ་ནས་གཡས་གཡོན་དུ་ཚོན་རེ་གཞལ་བའི་གནས།

主穴即中间的穴位和由此向左右各量一寸处的穴位。

16.0119 འབྲོས་འཕྲང་། 逃隘

འབྲོས་སའི་འཕྲང་ལམ།

逃窜的狭道。

16.0120 སྤྲ་ཐལ། 灸灰

སྤྲ་བའི་ཚིགས་རོ།

艾柱的灰烬。

16.0121 རྒྱས་གདབ། 按压

མེ་བཙའ་གདབ་རྗེས་ནད་སླར་མི་ལྡང་བར་མཐེབ་མོས་གནོན་པ།

施灸后为了防止疾病复发，用拇指按压穴位。

16.0122 གསུམ་ཚོམས། 三角灸

སྤྲ་བ་གསུམ་གྱིས་སྐོར་བའི་ཚུལ་དུ་མེ་བཙའ་གསུམ་འདུས་སུ་གདབ་པའི་ཐབས།

用三个艾柱同时施灸的方法。

16.0123 རླུང་ནད་ཁ་ཡན། 自发隆病

རང་གར་འཕེལ་བའི་རླུང་ནད།

自行增盛的“隆”病。

16.0124 འབྲུ་བ་འབྱམས། 崩泻

བཤལ་ཐག་མ་ཆོད་པ།

腹泻不止。

16.0125 འདྲེ་མཐོང་ལག་པ། 环指

སྲིན་ལག་གི་མིང་།

无名指的别称。

16.0126 ཚོས་པ་སྐྱེན། 易熟

ཚོས་སླ་བ།

容易煮熟。

16.0127 ཕྱིན་མི་ཐུབ། 矢气不禁

འོག་རླུང་བཀག་མི་ཐུབ་པ།

无法禁止矢气。

16.0128 ཁུ་ཁྲག་རྒྱགས། 精血滑漏

ཁུ་ཁྲག་རང་བཞིན་དུ་འཛག་པ།

精血自然漏泄。

16.0129 པུས་མོའི་སྒོ་བཞི། 膝盖四门

པུས་མོ་ལྷ་ངའི་ཟུར་གཡས་ཀྱི་གོང་འོག་གཉིས་དང་ཟུར་གཡོན་གྱི་གོང་འོག་གཉིས་ཀྱི་མེ་དམིགས།

膝盖髌骨左右上下侧的四个穴位。

16.03 དུགས་ཀྱི་བཅོས། 罨敷疗法

16.0130 དུགས་ཀྱི་བཅོས། 罨敷疗法

ཚ་གྲང་གི་ནད་རིགས་གང་ལའང་ནད་རང་རང་ལ་ཕན་པའི་རྫས་གང་དག་ནད་དམིགས་སྟེང་དུ་དུགས་པའམ་སྦྱར་ནས་ནད་ཟུག་འཕྲོལ་དུ་གཅོག་པར་བྱེད་པའི་དཔྱད་ཀྱི་བཅོས་ཐབས་ཤིག

阐述针对热、寒性不同疾病，将药物罨敷于患处以消解疼痛的一种外治疗法。

16.0131 དུགས། 都

❶ནད་རང་ལ་ཕན་པའི་རྫས་གང་ཞིག་ནད་དམིགས་སྟེང་དུ་སྦྱར་བ། ❷སྣ་སྔོར་དྲི་མ་ངན་པ་མནམ་པ། ❸ཁ་དོག་སྨུག་ལ་ནག་ཤས་ཆེ་བ།

❶罨敷。❷臭味。❸黑紫色。

16.0132 བསིལ་དུགས། 冷敷

བསིལ་བའི་སྨན་སོགས་ནད་དམིགས་སྟེང་གྲན་པའི་དཔྱད་བཅོས།

将凉性药物敷于患处的一种外治法。

16.0133 དྲོད་དུགས། 热敷

ཉམས་པ་དྲོ་བའི་སྨན་སོགས་ནད་དམིགས་

སྟེང་སྣན་པའི་དཔྱད་བཅོས།

将温性药物敷于患处的一种外治法。

16.0134 ཚ་དུགས། 热罨

ཉུས་པ་དྲོ་བའི་རང་བཞིན་གྱི་རྫས་རིགས་མེ་ལ་བསྲོས་ནས་ནད་དམིགས་སྟེང་དུ་སྦྱར་དགོས་པའི་བཅོས་ཐབས།

将热性物质加热后置于患处进行罨敷的疗法。

16.0135 སྤུ་དུགས། 毛敷

ཁྱི་སྤྱང་གཡི་སོགས་ཀྱི་པགས་པ་སྤུ་ལྡན་ནད་དམིགས་སྟེང་དཀྲི་བའི་དཔྱད་བཅོས།

将犬、狼、猞猁等毛皮缠敷于患处的一种外治法。

16.0136 བྱེ་མའི་དུགས། 沙敷

བྱེ་མ་ཆང་དུ་བཙོས་པ་ནད་དམིགས་སྟེང་སྣན་པའི་དཔྱད་བཅོས།

将沙子在酒中煮后罨敷于患处的一种外治法。

16.0137 འདག་པ་ནག་པོའི་དུགས། 泥敷

ཆུ་འདམ་གཉིང་གི་འདག་པ་ནད་དམིགས་སྟེང་སྣན་པའི་དཔྱད་བཅོས།

将沼泽泥罨敷于患处的一种外治法。

16.0138 ཕྱིང་པ་སྣུམ་དུགས། 油毡敷

ཕྱིང་པ་སྣུམ་དུ་བཙོས་པ་ནད་དམིགས་སྟེང་སྣན་པའི་དཔྱད་བཅོས།

将油中煮过的毡片罨敷于患处的一种外治法。

16.0139 བྱི་སའི་དུགས། 鼠穴土敷

བྱི་ཁུང་ཁ་ཤར་བལྟས་ལས་བྱུང་བའི་ས་ཡི་དུགས།

用东向鼠洞口土进行罨敷的一种敷法。

16.0140 རླངས་དུགས། 熏蒸

ན་བའི་གནས་སུ་རླངས་པས་དུགས་བརྒྱག་པའི་བཅོས་ཐབས།

用蒸汽熏蒸患处的疗法。

16.0141 སྐར་ཆུ། 晨星水

ཐོ་རངས་སྐར་མ་མ་ཡལ་བའམ་སྐར་གྲལ་མ་ཞིག་གོང་བླངས་པའི་ཆུ།

清晨星宿未消失前所取之水。

16.0142 བྱང་མའི་གཤོལ་ལྕགས། 铧铁

ཡུན་རིང་བཀོལ་ནས་འཇམ་པོར་གྱུར་པའི་ཞིང་རྨོ་བྱེད་ཀྱི་ཐོང་རྩེའི་ལྕགས།

长期耕地而变光滑的犁头铁。

16.0143 ཚོ་ཆེས། 肥胖

ལུས་ཤ་ཤིན་ཏུ་རྒྱས་པའམ་བརྟས་དྲགས་པ།

身体肌肉过于丰满或过肥。

16.0144 ཁྲག་རྙན། 陈血

ཡུན་རིང་ལུས་ལ་ཞེན་པའི་ཁྲག་ནད་རྙིང་པ།

陈旧性血病。

16.0145 གཞང་ལུག 脱肛

གཞང་ཁ་ཕྱིར་ལུག་པའི་ནད།

肛门向外脱垂。

16.0146 གཞང་སྲིན། 肛蛀

བཤང་ལམ་གནས་པའི་སྲིན།

生存于肛道的一种“蛀”。

16.0147 ཁྲག་འཁྱགས། 淤血

མཚོན་ཁྲག་སོགས་ཁོང་དུ་འཁྱིམས་པའམ་འཁྱིལ་བ།

因外伤等引起的出血瘀积于体内。

16.04 སྨན་ལུམས་ཀྱི་བཅོས། 药浴疗法

16.0148 སྨན་ལུམས་ཀྱི་བཅོས། 药浴疗法

ཡན་ལག་རེངས་འཁུམས་དང་། ལྷོག་པ། ཆུ་སེར་སོགས་ཀྱི་ནད་གཞིར་སྨན་དང་འབྲུ་གཉིས་ལ་ཐབས་བཏབ་སྟེ་མཉམ་དུ་བསྐོལ་བའི་ཁུ་བའི་ནང་ལུས་སྦངས་ཏེ་རྩ་རྒྱུས་སོགས་མཉེན་པར་བྱེད་པའི་དཔྱད་ཀྱི་བཅོས་ཐབས་ཤིག

阐述针对四肢拘挛、僵直、炭疽、黄水等疾病，通过药浴进行治疗的一种外治疗法。

16.0149 ཆུ་ལུམས། 水浴

སྨན་བསྐོལ་བའི་ཆུ་ལ་ཞུགས་པའམ་ཚ་རླངས་ནད་དམིགས་སྟེང་ཕོག་པར་བྱ་བའི་དཔྱད་བཅོས།

在药水中浸泡或用热汽熏蒸患处的一种外治法。

16.0150 བཅིངས་ལུམས། 缚浴

སྨན་རྫས་ཚ་མོ་ཁུག་མར་བླུགས་པ་ནད་དམིགས་སྟེང་བཅིངས་པའི་དཔྱད་བཅོས།

药物加热后装入袋中贴缚于患处的一种外治法。

16.0151 བསིལ་ལུམས། 凉浴

བསིལ་བའི་སྨན་གྱི་ལུམས།

凉性药物配制的药浴。

16.0152 ཚད་ལུམས། 热浴

ཚ་བའི་སྨན་གྱི་ལུམས།

热性药物配制的药浴。

16.0153 བདུད་རྩི་ལྔ་ལུམས། 五味甘露浴

ཤུག་པ་དང་། བ་ལུ། འཁན་སྐྱ། མཚེ་ལྗུམ། འོམ་བུ་བཅས་ཀྱི་ལུམས།

刺柏、樱草杜鹃叶、大籽蒿、麻黄、水柏枝等五种药材配制的药浴剂。

16.0154 རླངས་ལུམས། 蒸浴

སྨན་རྣམས་ཆུར་བཙོས་པའི་རླངས་པའི་ལུམས།

用药物在水中煎煮产生的蒸汽进行熏蒸的一种疗法。

16.0155 བྱེ་མའི་ལུམས། 沙浴

བྱེ་མ་ཆང་དུ་བཙོས་པའི་ལུམས།

将沙子在酒中煮热后的浴疗。

16.0156 མི་རུས་བཅའ་མའི་ལུམས། 陈骨浴

མི་རུས་བཅའ་མ་རྡོབ་ཙམ་བརྡུངས་ནས་ཆུ་ལ་བསྐོལ་བའི་ལུམས།

陈骨捣碎后在水中熬煮的浴疗。

16.0157 རུས་ལུམས། 骨浴

མི་རུས་བཅའ་མ་ཆུ་ལ་བཙོས་པའི་རླངས་ལུམས།

陈骨水煮的蒸浴。

16.0158 འཁན་སྐྱའི་ལུམས། 大籽蒿浴

འཁན་སྐྱ་དང་། བུལ་ཏོག ཕབས་བཅས་ཆུ་ལ་བསྐོལ་བའི་ལུམས།

将大籽蒿、碱花、酒曲熬煮后的浴疗。

16.0159 འབྲུ་སྣའི་ལུམས། 多谷浴

གྲོ་དང་། ནས། འབྲས་སོགས་འབྲུ་སྣ་གང་

འབྲོར་རྫེན་བཏགས་བྱས་པ་ཏིལ་མར་དང་སྦྱར་ནས་བཙོས་པའི་ཟན་དྲོན་གྱི་ལུམས།
小麦、青稞、大米等各种粮食磨粉，调以芝麻油煮成糌粑的浴疗。

16.0160 མེ་ཏོག་སྣ་ཚོགས་ཀྱི་ལུམས། 花浴

དུག་རིགས་མ་ཡིན་པའི་མེ་ཏོག་སྣ་ཚོགས་ཧྲོབ་བརྡུང་བྱས་པ་ཆུར་བཙོས་པའི་ལུམས།
各种非毒花卉略捣后用水煎煮的浴疗。

16.0161 གླ་རིལ་ལུམས། 麝粪浴

གླ་རིལ་ཕྱེ་མར་བྱས་ཏེ་ཆང་དུ་བཙོས་པའི་ལུམས།
麝粪粉碎后用酒煎煮的浴疗。

16.0162 སྐྱོ་ལུམས། 食糜浴

ར་ལུག་སོགས་ཀྱི་སྐྱོ་ལས་བྱས་པའི་ལུམས།
用山羊、绵羊等动物胃糜进行的浴疗。

16.0163 སྲངས་ལུམས། 酒糟浴

ཆང་བཙགས་པའི་སྙིགས་མའི་ནང་སྨན་སྦྱར་ནས་ན་སར་གླན་པའི་ལུམས།
酒糟过滤后加入药物罨敷患处的一种浴法。

16.0164 ཚོས་ལུམས། 煮汁浴

གླ་བའི་རིལ་མ་སོགས་བཙོས་པའི་ལུམས།
煎煮麝粪等药物洗浴的一种浴法。

16.0165 ཁྲ་བོའི་ལུམས། 杂色药浴

ཡུང་བ་དང་། སྐྱེར་པ། ཆུ་རྩ། ཞུ་མཁན། རྒྱ་སྐྱེགས། རམས། སྦྲུན་སོགས་ལྷན་དུ་སྦྱར་བའི་ལུམས།
姜黄、小檗皮、穗序大黄、山矾、紫草茸、蓝靛、麝粪等配制的一种药浴。

16.0166 ཚིལ་ལུམས། 脂浴

སྲོག་ཆགས་ཀྱི་ལྟོ་ཚིལ་དྲོད་མ་ཡལ་བའི་ལུམས།
用动物热腹脂罨敷的浴疗。

16.0167 ཁྲི་ལུམས། 熏浴

བདུད་རྩི་ལྔའི་རླངས་ལུམས།
五甘露的蒸浴。

16.0168 ནག་པོའི་ལུམས། 黑药浴

བོང་ང་ནག་པོ་དང་ཁྱི་ལུད་སོགས་རྫ་སྦྲངས་པའི་སྟེང་སྦྱོར་བའི་སྨན།
“榜莪那布”和狗粪等调配、罨敷于外伤处的一种敷剂。

16.0169 ཁྲུ་གང་འོག་ས། 尺下土

ས་གཏིང་དུ་ཁྲུ་གང་གི་ཚད་ཙམ་བྲུས་པའི་འོག་གི་ས།
地下一尺深处所挖的土。

16.0170 ཆུ་ཚན། 温泉

རང་བྱུང་གི་ཆུ་ཚ་མོ།
天然温泉。

16.0171 ཚིག་བཞི། 四垢

ཀང་པའི་མཐེ་བོང་གཉིས་དང་། ལག་པའི་གྲུ་མོ་གཉིས་ཀྱི་བསྡུས་མིང་།
两足拇趾和两肘关节的简称。

16.0172 རྣག་འགྱུགས། 化脓

རྣག་ཏུ་སྨིན་པར་བྱེད་པ།
促使溃脓。

16.0173 སྨྱོ་འབོག 疯癫

ཤེས་པ་འཆོལ་ཞིང་དྲན་མེད་དུ་བརྒྱལ་བ།
神志错乱，昏迷无意识。

16.05 བྱུག་པའི་བཅོས། 涂擦疗法

16.0174 བྱུག་པའི་བཅོས། 涂擦疗法

ཁུ་ཁྲག་ཟད་པ་དང་། ལུས་རྩུབ་པ། མྱ་ངན་དང་སེམས་ལས་ཀྱིས་དུབ་པ་སོགས་རླུང་ཤས་ཆེ་བའི་ནད་གཞིར་མར་རྙིང་དང་། ཏིལ་མར། ཚིལ་སོགས་ལ་སྨན་སྦྱར་བ་ལུས་ཀྱི་གསང་དམིགས་དང་ནད་དམིགས་སྟེང་བྱུགས་ནས་མཉེ་བ་དང་ཕྱིས་པ་སོགས་ཀྱི་ཐབས་ལམ་ལ་བརྟེན་ནས་ནད་ཞི་བར་བྱེད་པའི་དཔྱད་ཀྱི་བཅོས་ཐབས་ཤིག

阐述针对精血耗损、皮肤粗糙、悲恸、劳心等“隆”邪偏盛疾病，用陈旧酥油、芝麻油、动物脂肪涂擦于患处的一种外治疗法。

16.0175 བསྐུ་མཉེ། 涂摩

འབྲུ་མར་ལ་སོགས་པའི་སྣུམ་གྱི་རིགས་ལུས་ལ་བྱུག་ནས་ཕུར་བའི་བཅོས་ཐབས།

将植物油等油脂涂于体表进行按摩的一种疗法。

16.0176 ཁུ་བ་ཟད། 精液耗损

ཁམས་ཀྱི་དྭངས་མ་ཐིག་ལེ་དཀར་པོ་ཟད་པ།

机体精华精液耗损。

16.0177 ས་བོན་འཛག་པ། 遗精

ཉལ་པོ་མ་སྤྱད་པར་ཁུ་བ་འཛག་པ།

未经房事而精液漏泄。

16.0178 ཁྱི་རྨ། 犬咬伤

ཁྱིས་རྨུགས་པའི་རྨ།

犬咬的外伤。

16.0179 རྔུལ་འབྱམས། 汗流不止

རྔུལ་ཆུ་རྒྱུན་མ་ཆད་པ།

持续出汗不止。

16.0180 ཙན་དན་མར་ཁུ། 檀香酥油

ཙན་དན་སོགས་མར་ཁུའི་ནང་བཙོས་པ་གྲང་རྗེས་སླར་ཆུར་བཙོས་ཏེ་བཏོན་པའི་མར་ཁུ།

将檀香等酥油中煎煮，冷却后再放入水中熬煮，滤出的融酥油。

16.0181 འབྲས་ཐབས། 类哲

འབྲས་ནད་དང་འདྲ་བའི་རྟགས་སྟོན་པའི་ནད།

出现像“哲”病症状的疾病。

16.0182 མར་དཀར། 白酥油

བ་དང་ལུག་སོགས་ལས་བྱུང་བའི་རང་མདོག་དཀར་བའི་མར།

从黄牛和绵羊等的奶中提取的白色酥油。

16.06 ཐུར་དཔྱད། 穿刺法

16.0183 ཐུར་མའི་བཅོས། 穿刺疗法

མགོ་དང་། མིག སྙིང་སོགས་ལ་ཞུགས་པའི་ནད་གཞི་དག་ཞི་བྱེད་གཉེན་པོས་སེལ་མི་ཐུབ་པ་ལ་གསང་དམིགས་སུ་ཐུར་མ་འཕངས་ནས་ཉེས་སྐྱོན་བསལ་བར་བྱེད་པའི་དཔྱད་ཀྱི་བཅོས་ཐབས་ཤིག

阐述针对侵入头、眼、心脏等器官的顽固性疾病，采用穿刺疗法消除病原的一种外治疗法。

16.0184 ཚ་ཐུར། 热针

མེར་བསྲེགས་ཏེ་ཚ་མོར་སྤྱོད་པའི་ཐུར་མ།

烤热后使用的刺针。

16.0185 གྲང་ཐུར། 冷针

མེར་མ་བསྲེགས་པར་གྲང་མོར་སྤྱོད་པའི་ཐུར་མ།

未经加热的刺针。

16.0186 ལོག་གནོན། 罗暖

❶ནུས་པའི་ཆ་ནས་གཉེན་པོ་གཞན་ལས་སྟོབས་ཉིས་ལོག་གིས་ཆེ་བ། ❷བྱེད་ལས་ཀྱི་ཆ་ནས་ནད་དེ་སླར་མི་ལྡོག་པའི་ཁ་གནོན།

❶功效强于其他药力的两倍。❷具有阻止疾病复发的效能。

16.0187 དབྱེ་གསང་། 析穴

ནད་ཞུགས་པ་ཐུར་མས་དབྱེ་བའམ་འབྱེད་པར་བྱེད་པའི་གསང་།

用刺针将疾患处进行剖析的穴位。

16.0188 ཐུར་གསང་། 针刺穴

ལུས་ལ་ཐུར་མ་བཛེག་སའི་གནས།

行刺针的部位。

16.0189 སྲོག་རྩ་སྨྱོས་བྱེད་ཀྱི་གསང་། 命脉癫穴

ནུ་མའི་རྩེ་ནས་མཆན་ཁུང་ངོས་སུ་ཚོན་གང་བཅལ་བའི་གནས་ཀྱི་སྲོག་རྩ་དང་འབྲེལ་བའི་གསང་ཞིག

从乳头向腋窝量一寸，与命脉相连的穴位。

16.0190 གཤུལ་ཐབས། 直刺法

ཐུར་མ་དྲང་ཐད་དུ་ཛེག་པའི་ཐབས།

直行穿刺的一种刺法。

16.0191 འཁྱིད་གཅུས། 横扭法

ཐུར་རྩེ་གཡས་གཡོན་དུ་གཅུས་ནས་ཛེག་པའི་ཐབས།

针尖扭转的一种刺法。

16.0192 སྭ་སྐབ། 下斜刺法

ཐུར་རྩེ་ཐུར་དུ་བསྟན་ནས་ཛེག་པའི་ཐབས།

针尖朝下的一种刺法。

16.0193 ཐོད་སྐོར། 上斜刺法

ཐུར་རྩེ་གྱེན་དུ་བསྟན་ནས་ཛེག་པའི་ཐབས།

针尖朝上的一种刺法。

16.0194 ཟུར་འབྱིན། 穿透法

ཐུར་མ་ཐད་རྟོལ་དུ་ཛེག་པའི་ཐབས།

刺针直接穿透的一种刺法。

16.0195 རྒྱ་གྲམ། 十字刺法

ཐུར་རྩེ་ཕྱོགས་མཚམས་སུ་བསྐོར་ནས་ཛེག་པའི་ཐབས།

针尖向四方穿刺的一种刺法。

16.0196 བུ་སྐོར་མ་ལ་མི་གནོད། 刺儿不伤母法

དོན་སྣོད་ལ་གནོད་པ་མེད་པར་ནད་སྟེང་ལ་ཛེག་པའི་ཐབས།

穿刺时不伤及脏腑而刺入患处的一种刺法。

16.0197 མ་སྐོར་བུ་ལ་མི་གནོད། 刺母不伤儿法

སྙིང་སོགས་གནད་དུ་ཞུགས་པའི་ནད་སྟེང་ལ་ཛེག་པའི་ཐབས།

穿刺心脏等要害部位患处的一种刺法。

16.0198 ཚ་ལོག 寒变热

ནད་གྲང་བ་ཚ་བར་ལོག་པའམ་ཡང་ན་སྔོན་ནད་ཚ་བར་ལོག་པའོ། །

寒症转为热症或寒性瘤转为热性瘤。

16.0199 གྲང་ལོག། 热变寒

ཐུར་མ་བཏེག་ཉེས་ཀྱིས་ཐོར་བུའི་རླུང་སྐྱེས་པ།

由于穿刺不当而引发零星“隆”。

16.0200 ཐུར་ལོག། 刺误

ཐུར་མ་ལོག་པའི་ཉེས་སྐྱོན།

穿刺失误。

16.0201 ཚ་ཐུར་གྱི་གྲང་ཐུར། 灸后冷刺

མེ་བཙའ་གདབ་རྗེས་མེར་མ་བསྲེགས་པའི་ཐུར་མ་གྲང་པ་བཏེག་པའི་ཐབས།

艾灸后冷针穿刺的一种疗法。

16.0202 ཚ་ཐུར་སྦྲགས་མ། 热刺兼灸

མེར་བསྲེགས་པའི་ཐུར་མ་བཏེག་པའི་སྟེང་དུ་སླར་མེ་བཙའ་གདབ་པའི་ཐབས།

用热针穿刺后再施灸的一种疗法。

16.0203 གྲང་ཐུར་གྱི་ཚ་ཐུར། 冷刺后灸

མེར་མ་བསྲེགས་པའི་ཐུར་མ་བཏེག་རྗེས་མེ་བཙའ་གདབ་པའི་ཐབས།

用冷针穿刺后再施灸的一种疗法。

16.0204 གྲང་ཐུར་སྦྲགས་མ། 冷刺冷敷

མེར་མ་བསྲེགས་པའི་ཐུར་མ་བཏེག་རྗེས་འཁྱག་པ་དང་རྡོ་གྲང་སོགས་སྦྱན་པའི་ཐབས།

用冷针穿刺后用冰块或者冷石罨敷的一种疗法。

16.0205 ཐུར་ཚད། 刺度

ཐུར་མ་བཏེག་སྐབས་ཀྱི་ལག་ཚོད།

穿刺力度。

16.0206 ཐུར་ལམ། 刺道

ཐུར་མ་བཏེག་པའི་ལམ།

刺针穿刺的路径。

16.0207 ལོང་གི་ཐུར་གསང་ལྔ། 大肠针刺五穴

ལྟེ་བའི་གཡས་གཡོན་ལོང་ཆེར་གྱི་གསང་གཉིས་དང་། དེའི་མཐའི་ལོང་སྐྲན་གྱི་གསང་གཉིས། རྒྱབ་ཀྱི་ཚིགས་པ་བཅུ་དྲུག་པ་བཅས་སོ། །

两大肠穴，两大肠瘤穴和背部第十六椎穴。

16.0208 རྩིབ་མའི་གོ་བར། 肋间隙

རྩིབ་རུས་སྟེང་འོག་གཉིས་རེ་བར་གྱི་མཚམས།

上下两肋的间隙。

16.0209 མཆིན་པའི་ཟ་ལོག 刺胃伤肝

ཕོ་བར་ཐུར་མ་བཏེག་སྐབས་མཆིན་པར་ཕོག་པ།

穿刺胃时损伤肝脏。

16.0210 གོར་དབུས་བཏེག 灸围针刺

མེ་བཙས་སྐོར་དུ་བསྐོར་བའི་དབུས་སུ་ཐུར་མ་བཏེག་པ།

圈形施灸中央穿刺的一种治疗法。

17 ཉེས་གསུམ་གསོ་བ། 三邪诊疗

17.01 རླུང་ནད། 隆病

17.0001 རླུང་ནད། 隆病

ལུས་ཀྱི་འབྱུང་བ་རླུང་གི་ཁམས་འཕེལ་ཟད་འཁྲུགས་གསུམ་གང་རུང་དུ་གྱུར་ནས་སྙིང་དང་ཀླད་པ་སོགས་དབང་རྟེན་རྣམས་ལ་གནོད་པར་བྱེད་པའི་ནད།

机体“隆”发生盛、衰、紊乱而危害心、脑等器官的一类疾病。

17.0002 རླུང་ནད་ཨ་ཝ་རྟ། 阿哇达隆症

ལུས་སྒུར་པོར་འགྱུར་ཞིང་དྲན་པ་མི་གསལ་ལ་ཕུག་རོན་གྱི་སྐད་ལྟར་འཁུན་སྒྲ་འདོན་པའི་རླུང་ནད་ཅིག

背弓，意识不清，发出如鸽声般呻吟的一种“隆”病。

17.0003 རླུང་ནད་ད་ཀན་ཕྱིར་དགྱེ། 达干后仰隆症

སྒལ་རུས་དང་རྩ་དཀར་ལ་རླུང་ཞུགས་ནས་ལུས་ཕྱིར་དགྱེ་ཞིང་བྲང་ཁ་འབུར་བ་དང་གཉའ་བ་བསྐུངས་པའི་རླུང་ནད་ཅིག

“隆”邪侵入脊椎和白脉而导致身体后仰、胸前突、颈项拘挛的一种“隆”病。

17.0004 རླུང་ནད་ད་ཀན་ནང་གུག 达干前俯隆症

སྒལ་རུས་དང་རྩ་དཀར་ལ་རླུང་ཞུགས་ནས་གཉའ་བ་བསྐུངས་ལ་བྲང་དུ་བསྐུས་ཏེ་རོ་སྟོད་འབུར་བའི་རླུང་ནད་ཅིག

“隆”邪侵入脊椎和白脉而导致颈项拘挛前屈，背驼的一种“隆”病。

17.0005 རླུང་ནད་འགྲམ་པ་ཉམས་པ། 颊瘫隆症

འགྲམ་པ་ཡས་མས་ཀྱི་རྩའི་བྱ་བ་ཉམས་ཏེ་སོ་འཐམས་པའམ་ཡང་ན་འཕྱངས་པ་སོགས་འགྲམ་པའི་བྱེད་ལས་ཉམས་པར་གྱུར་པའི་རླུང་ནད་ཅིག

上下两颊白脉功能衰退，引起咀嚼等颊部功能丧失的一种“隆”病。

17.0006 རླུང་ནད་ལྕེ་ཐིབ། 结舌隆症

སྨྲ་བར་བྱེད་པའི་རྩའི་བྱེད་ལས་ཉམས་ཏེ་བཟའ་བཏུང་དང་སྨྲ་བརྗོད་དཀའ་ལ་སྒྲ་མི་གསལ་བར་གྱུར་པའི་རླུང་ནད་ཅིག

司理语言的白脉功能衰退，引起吞咽和言语困难，口吃不清的一种“隆”病。

17.0007 རླུང་ནད་གཞོགས་གཅིག་གུག་པ། 侧弯隆症

ལུས་ཀྱི་གཞོགས་གཅིག་གུག་པ་དང་ཁ་ཡོ་ཞིང་མགོ་འདར་ལ་ཚིག་ཐོན་དཀའ་བ། མིག་རེངས་པ་སོགས་ཀྱི་རླུང་ནད་ཅིག

身体一侧拘挛，口角歪斜、头颤、言语不利、目张难闭的一种“隆”病。

17.0008 རླུང་ནད་རྩ་འཛིན། 匝曾隆症

རླུང་ཁྲག་གཉིས་སྤྱི་བོ་འཛིན་པ་ཞེས་པའི་རྩར་ཞུགས་ཏེ་སྤྱི་གཙུག་གི་ཤ་མདོག་ནག་

པོར་གྱུར་པའི་རླུང་ནད་ཅིག

“隆”血二者侵入主囟脉导致头顶囟门区肤色变黑的一种“隆”病。

17.0009 རླུང་ནད་གཞོགས་ཕྱེད་སྐམས་པ། 单侧萎缩隆症

རླུང་ནད་ལུས་ཀྱི་གཞོགས་ཕྱེད་ལ་ཞུགས་ནས་དེའི་ཕྱོགས་ཀྱི་རྩ་དང་རྒྱུས་པ་སྐམས་པར་བྱས་ནས་ཚོར་བ་མེད་པའི་རླུང་ནད་ཅིག

“隆”邪侵入身体一侧导致该侧白脉、肌腱干枯萎缩，知觉丧失的一种“隆”病。

17.0010 རླུང་ནད་ལུས་ཀུན་སྐམས་པ། 全身萎缩隆症

ལུས་ཀུན་ལ་རླུང་ནད་ཞུགས་ཤིང་འཁྲུགས་པས་རྩ་རྒྱུས་སྐམས་པར་གྱུར་ཏེ་ཚོར་བ་མེད་པ་དང་འགུལ་བསྐྱོད་ཀྱི་བྱ་བ་ཉམས་པའི་རླུང་ནད་ཅིག

“隆”邪侵入或紊乱而导致全身白脉、肌腱干枯萎缩、知觉丧失，身体活动能力衰退的的一种“隆”病。

17.0011 རླུང་ནད་ཤིང་རེངས། 木僵隆症

ལུས་དགྱེ་དགུ་མི་ཤེས་པར་ཤིང་སྐམ་ལྟར་རེངས་ནས་ལུས་ཀྱི་སྤྱོད་པ་ཚུལ་བཞིན་བྱེད་མི་ཐུབ་པའི་རླུང་ནད་ཅིག

身体不能俯仰，如枯木般僵硬挺直，失去正常活动能力的一种“隆”病。

17.0012 རླུང་ནད་དཔུང་འཛའ། 臂瘫隆症

ཕྲག་པའི་རྩར་རླུང་ཞུགས་པས་རྩ་རྣམས་འཁུམས་ཏེ་དཔུང་པའི་བྱ་ལས་ཉམས་ནས་ཞ་བར་གྱུར་པའི་རླུང་ནད་ཅིག

“隆”邪侵入肩胛脉导致手臂拘挛，活动受限的一种“隆”病。

17.0013 རླུང་ནད་བི་ཤ་ཙེ། 布夏孜隆症

ལག་མཐིལ་དང་སོར་མོ་འབྲེལ་བའི་ཆུ་བར་རླུང་ཞུགས་པས་ཆུ་བ་འཁུམས་ཏེ་ལག་པའི་འགུལ་བསྐྱོད་དང་སོར་མོའི་བྱ་ལས་ཉམས་པའི་རླུང་ནད་ཅིག

“隆”邪侵入手掌与手指相连的韧带，导致其拘挛，活动功能衰退的一种“隆”病。

17.0014 རླུང་ནད་སྦྲ་འཐེང་། 僵跛隆症

བརླ་ཡི་ཆུ་བའི་ནང་རླུང་ཞུགས་པས་ཆུ་རྒྱུས་མཁྲེགས་པོར་གྱུར་ཏེ་འགྲོ་ཚེ་འདར་ལ་ཚིགས་མཚམས་ལྷོད་པ་དང་། རྐང་པ་འཐེང་ཞིང་འཕྱེས་པར་གྱུར་པའི་རླུང་ནད་ཅིག

“隆”邪侵入大腿韧带，出现僵硬，行走时发颤且关节发软，跛行的一种“隆”病。

17.0015 རླུང་ནད་བརླ་རེངས། 股僵隆症

བད་ཚིལ་འཕེལ་བ་བརླ་ནང་གི་རྩ་དང་རུས་པ་སོགས་ལ་ཞེན་པས་ལུས་གྲང་ཞིང་ཚོར་བ་མེད་པ་དང་། རྐང་པ་ཡར་འདེགས་དཀའ་ཞིང་ལྕི་བའི་རླུང་ནད་ཅིག

“培根”脂肪过盛侵入股内白脉和骨头等处，导致身体冰凉、无知觉、举足艰难且沉重的一种“隆”病。

17.0016 རླུང་ནད་ཅེ་སྤྱང་མགོ། 豺头隆症

རླུང་ཁྲག་པུས་མོར་བབས་ཏེ་པུས་མོའི་གནས་ཅེ་སྤྱང་གི་མགོ་བོ་ལྟར་སྐྲང་སྦོམ་ལ་

སྨད་ཕྲ་བར་སྐྲངས་པའི་རླུང་ནད་ཅིག

“隆”血侵入膝盖导致膝盖肿胀状如豺狼头，上粗下细的一种“隆”病。

17.0017 རླུང་ནད་ཚེར་མ། 刺痛隆症

རླུང་ནད་ལོང་མོའི་རྩ་དང་ཆུ་བ་སོགས་ལ་ཞུགས་ནས་ལོང་བུ་དང་རྐང་མགོའི་བྱ་བ་ཉམས་པར་གྱུར་པའི་རླུང་ནད་ཅིག

“隆”邪侵入足踝白脉和韧带等处，导致踝关节及足部活动功能衰退的一种“隆”病。

17.0018 རླུང་ནད་གཟུགས་འཁུམས། 躯缩隆症

རྟིང་པའི་ཆུ་བར་རླུང་ཞུགས་ནས་བྱིན་པ་རེངས་པའམ་ཡང་ན་གཟུགས་འཁུམས་པའི་རླུང་ནད་ཅིག

“隆”邪侵入足跟韧带导致小腿肌肉僵直或身体拘挛的一种“隆”病。

17.0019 རླུང་ནད་ཁ་ལི། 卡力隆症

གཟུགས་འཁུམས་དང་བི་ཤ་ཅེའི་ནད་གཉིས་མཉམ་དུ་འཛོམས་ནས་མི་བཟད་པར་ན་བའི་རླུང་ནད་ཅིག

躯缩“隆”症和“布夏孜”症合并发作而疼痛难忍的一种“隆”病。

17.0020 རླུང་ནད་རྐང་བཙེ། 足瘘隆症

བད་རླུང་འཁྲུགས་པ་རྐང་པར་ཞུགས་ནས་རྐང་པ་བཙེ་ལ་ཚ་ཙག་ཙག་བྱེད་ཅིང་སར་འཛུགས་དཀའ་བའི་རླུང་ནད་ཅིག

“培隆”邪紊乱而侵入足部，导致足酸麻、灼痛，站立困难的一种“隆”病。

17.0021 རླུང་ནད་རྐང་པ་ཚ་བ། 足灼隆症

རླུང་དང་ཁྲག་མཁྲིས་རྐང་པར་ཞུགས་ནས་རྐང་པ་ཚ་འུར་འུར་བྱེད་ཅིང་འགྲོ་བའི་ཚེ་ལྷག་པར་ཚ་བའི་རླུང་ནད་ཅིག

“隆”邪和血“赤”侵入足部，导致足部灼痛，活动时加重的一种“隆”病。

17.0022 རླུང་ནད་རེངས་པ། 僵直症

ལུས་ཀྱི་ཡན་ལག་ཕལ་ཆེར་ཤིང་ལྟར་རེངས་ནས་ཆུར་བསྐུམ་མི་ཐུབ་པའི་ཅིག

四肢僵直如木，不能弯屈的一种“隆”病。

17.0023 རླུང་ནད་འཁུམས་པ། 拘挛症

ལུས་ཀྱི་ཡན་ལག་གཞུ་ལྟར་གུག་ནས་ཕར་རྐྱོང་མི་ཐུབ་པའི་རླུང་ནད་ཅིག

四肢弯曲如弓，不能伸展的一种“隆”病。

17.0024 རླུང་ནད་སྐམས་པ། 干萎症

ཤ་ལྤགས་རུས་ལ་འབྱར་ཞིང་རྩ་དང་ཆུ་རྒྱུས་སོགས་སྐམས་ནས་ཚོར་བ་མེད་པའི་རླུང་ནད་ཅིག

肌肉、肌腱、韧带等萎缩，失去知觉的一种“隆”病。

17.0025 རླུང་ནད་སྤྲོས་པ། 肿胀症

ལུས་ཀུན་གཡོ་ཞིང་སྐྲངས་ལ་སྐྲངས་པ་དེ་ཡང་རེས་ཆེ་རེས་ཆུང་སྟེ་འཕེལ་འགྲིབ་བྱེད་པའི་རླུང་ནད་ཅིག

全身浮肿，时轻时重的一种“隆”病。

17.0026 རླུང་ནད་འཐེས་པ། 跖跛症

ལུས་སྨད་བཤལ་ཏེ་རྐང་པ་དྲུད་ནས་འགྲོ་བ་དང་བེམ་བེམ་པོར་ན་བའི་རླུང་ནད་ཅིག

双腿拖跛行走，感觉迟钝的一种“隆”病。

17.0027 རླུང་ནད་གཟེར་བ། 刺痛症

གནས་ངེས་མེད་དུ་ཟུག་གཟེར་ལངས་ཤིང་གཟེར་མིག་འཕོ་བར་བྱེད་པའི་རླུང་ནད་ཅིག

呈游走性疼痛的一种“隆”病。

17.0028 རླུང་ནད་འཚུབས་པ། 浮躁症

སེམས་གཞན་དུ་འགྱུར་སླ་ཞིང་གཉིད་མེད་པ། རེ་འགའ་དོན་མེད་དུ་ངུ་དགོད་བྱེད་པའི་རླུང་ནད་ཅིག

心神不定、失眠，时而哭笑的一种“隆”病。

17.0029 རླུང་ནད་བོག་པ། 昏迷症

ལུས་ཀྱི་སྟོབས་དང་སེམས་ཀྱི་དྲན་པ་ཉམས་ནས་བརྒྱལ་ཞིང་ལྐུགས་པར་འགྱུར་བའི་རླུང་ནད་ཅིག

失去体力和记忆力出现昏厥、喑哑的一种“隆”病。

17.0030 སྲོག་རླུང་ནད། 维命隆病

སྲོག་འཛིན་རླུང་འཁྲུགས་ནས་ཡིད་མི་བདེ་ཞིང་ལུས་འདར་ལ་གཉིད་ཆུང་བ་དང་། ཤེས་པ་འཁྱོ་ལ་དབུགས་སྟུད་དཀའ་ཞིང་ཟས་སྐོམ་མིད་དཀའ་བའི་རླུང་ནད་ཅིག

维命“隆”功能紊乱而引起心慌、震颤、失眠、心神不定、呼吸和吞咽困难的一种“隆”病。

17.0031 མགོ་རླུང་། 头隆病

མགོ་ལ་རླུང་ཞུགས་ཏེ་མགོ་ཡུ་འཁོར་ཞིང་རྣ་བར་ཙར་སྒྲ་གྲག་པ་དང་སྟོང་སྐྱུག་བྱེད་པའི་རླུང་ནད་ཅིག

“隆”邪侵入头部引起头晕、耳鸣、干呕的一种“隆”病。

17.0032 སྙིང་རླུང་། 心隆病

སྙིང་ལ་རླུང་ཞུགས་ཏེ་ལུས་འདར་ཞིང་རོ་སྟོད་རྒྱངས་ལ་ཤེས་པ་འཁྱུལ་བ་དང་། མགོ་འཁོར། གཉིད་ཆུང་། ཤུ་ཡིས་འདེབས་པའི་རླུང་ནད་ཅིག

“隆”邪侵入心脏引起身体震颤、胸闷气短、心神不定、长吁短叹、头晕、失眠的一种“隆”病。

17.0033 གློ་རླུང་། 肺隆病

གློ་བར་རླུང་ཞུགས་ཏེ་གདོང་པ་སྐྲངས་ཤིང་ལུད་པ་མི་ཁོགས་པར་ལྦུ་གསོབ་ལུ་བའི་རླུང་ནད་ཅིག

“隆”邪侵入肺部引起面部浮肿、咳嗽不止，咳泡沫痰的一种“隆”病。

17.0034 མཆིན་རླུང་། 肝隆病

མཆིན་པར་རླུང་ཞུགས་ཏེ་སྐྱིག་ཅིང་རོ་སྟོད་གཟེར་བ་དང་། སྐལ་འདབས་ཀྱི་ཤ་དེ་ཉིད་ན་ཞིང་ཁ་ཟས་ཡི་གར་མི་འོང་། མིག་མི་གསལ། མཆིན་པ་དཔྱང་ལ་འཕྱོངས་སུ་བཏགས་པ་ལྟར་ན་བ་དང་། ཁྱད་པར་དགོང་དང་ཐོ་རེངས་ཀྱི་དུས་གྲང་ན་སྐྱིགས་བུ་འབྱུང་བའི་རླུང་ནད་ཅིག

“隆”邪侵入肝脏引起嗳气、胸背及椎两侧肌肉疼痛、无食欲、视力模糊、坠痛，尤以晚上和黎明受凉时发生呃逆的一种“隆”病。

17.0035 ཕོ་རླུང་། 胃隆病

ཕོ་བར་རླུང་ཞུགས་ཏེ་དབུགས་རྒོད་ཅིང་ཕོ་བ་སྦོ་ལ་སྟོང་སྐྱིག་བྱེད་པ་དང་། ཕོ་བར་ཚོར་མས་འཁྲབ་པ་སྐམ་བྱེད་ལ་ཟས་རྗེས་བདེ་བར་མངོན་པའི་རླུང་ནད་ཅིག

“隆”邪侵入胃部引起气急、腹胀、空嗝、胃部刺痛，饭后缓解的一种“隆”病。

17.0036 ལོང་རླུང་། 大肠隆病

ལོང་ལ་རླུང་ཞུགས་ཏེ་སྒོ་ཞིང་འཁྲོག་པ་དང་། ཟས་མདོག་འདྲ་ལ་འོག་རླུང་ལྷག་པར་མང་བའི་རླུང་ནད་ཅིག

“隆”邪侵入大肠引起腹胀肠鸣，食物样泻，矢气甚多的一种“隆”病。

17.0037 འཁུན་པ། 呻吟

ནད་ཀྱི་སྡུག་བསྔལ་མི་བཟོད་པའི་དབང་གིས་དབུགས་སྒྲ་སོགས་རང་བཞིན་གྱིས་ཐོན་པ།

因病痛苦难忍而发出呻吟。

17.0038 སློང་བ་རྒྱུ། 引发因

ནད་སློང་བར་བྱེད་པའི་རྒྱུ།

诱发疾病的因素。

17.0039 ཕན་གནོད་གོམས་པ། 益害习性

ཟས་སྤྱོད་སོགས་ཀྱི་ཕན་གནོད།

饮食和行为起居等方面形成的宜忌习性。

17.0040 ཁ་འཐམས། 口闭

སོ་འགྲིགས་ཏེ་ཁ་གདངས་མི་ཐུབ་པ།

牙关紧咬，不能张口。

17.0041 གཅིན་བག་འཛག 浊尿滴沥

གཅིན་དང་མཉམ་དུ་ཁམས་བག་ཙམ་རེ་འཛག་འོང་བ།

精血随尿液滴漏。

17.0042 གཉའ་བ་བསྒྱུངས། 颈项拘挛

གཉའ་བ་སྐེ་མཇིང་བའི་ཆ་ཐུང་ངུར་ཀྱུར་པ།

颈部筋骨拘急挛缩。

17.0043 གདོང་འཛིལ། 面肿

ངོ་གདོང་སྐྲངས་པའམ་སྦོད་པོར་གཡོ་བ།

面部肿胀或浮肿。

17.0044 ཉི་མར་སྙེག 趋日

ཉི་འོད་གར་ཕོག་སར་སྙེག་པའམ་འགྲོ་བ།

追附阳光照射之处。

17.0045 བྲེ་ཆག 裂折痛

ལུས་ཀྱི་ཤ་ལྤགས་བྲེ་བ་དང་རུས་ཁང་ཆག་པ་སྣམ་དུ་ན་བ།

皮开肉绽或骨折样疼痛。

17.0046 ཞ་འཐེང་། 跛瘸

རྐང་པ་ཞ་ཞིང་འཐེང་འགྲོས་བྱེད་པ།

足瘫而瘸行。

17.0047 འཐམས་འཕྱང་། 闭垂

འགྲམ་རྩའི་བྱ་བ་ཉམས་ཏེ་ཁ་སོགས་བཙུམ་ནས་འབྱེད་མི་ཐུབ་པའམ་ཡང་ན་མ་འགྲམ་ཐུར་དུ་འཕྱང་བ་ལྷུ་བུར་ཀྱུར་ནས་ཁ་བཙུམས་མི་ཤེས་པ།

颊脉功能衰退导致口齿紧闭或下颌下垂而无法闭口。

17.0048 རྙོང་འདོད། 欲欠伸

ཡན་ལག་ཕྱིར་རྐྱོང་བར་འདོད་པ།

想伸展四肢。

17.0049 དབུགས་རིང་འབྱིན། 长吁

དབུགས་རིང་ངམ་ཤུ་རིང་འདེབས་པ།

长叹气。

17.0050 སོ་འཆའ། 磨牙

སོ་འགྲིག་ནས་ཀྲིག་ཀྲིག་ཟེར་བའི་སྒྲ་འབྱིན་པ།

牙关磨合发出的吱吱声。

17.0051 འཕྱོ་འདར། 浮颤

ཞེས་པ་འཕྱོ་བ་དང་ལུས་འདར་བ།

心神不宁和身颤。

17.0052 སྙིང་ལྷུགས། 心慌

སྙིང་རང་མལ་ལས་གཞན་དུ་གཙུས་པའི་ཉམས་སྣང་འཆར་བ།

心不安位，具有扭拧之感。

17.0053 མཚན་གུང་། 午夜

མཚན་མོ་ལ་ཆ་གསུམ་དུ་ཕྱེ་བའི་དབུས་མ།

夜晚分为三段的中间时段。

17.0054 ཉིན་གུང་། 正午

ཉིན་མོ་ལ་ཆ་གསུམ་དུ་ཕྱེ་བའི་དབུས་མ།

白天分为三段的中间时段。

17.0055 འདོན་སྦྱོར། 祛隆剂

རླུང་ནད་ལུས་ལ་ཞེན་པ་ཕྱིར་འདོན་པའི་སྨན་གྱི་སྦྱོར་བ།

将渗入体内的“隆”邪驱出体外的一种药剂。

17.0056 དཀར་འདོན། 白祛隆剂

འབྲི་ལུག་གང་རུང་གི་མར་རྙིང་པ་བཙག་བཅད་པའི་ཁུ་བ་ལ་ཕྱེ་ཚོམས་ཙམ་བཏབ་སྟེ། དེ་སླར་ཡང་འོ་མར་བཙོས་ནས་དེའི་ནང་དུ་སྒ་དང་རྒྱམ་ཚྭ་ཅུང་ཟད་རེ་བཏབ་པའི་སྐྱོ་མ།

将牛或羊的陈酥油加热滤净，放入少量面粉，与牛奶煮熬并放入少量干姜、光明盐制成的糊剂。

17.0057 དམར་འདོན། 红祛隆剂

འབྲི་ལུག་གང་རུང་གི་མར་རྙིང་པ་བཙག་བཅད་པའི་ཁུ་བའི་ནང་རྩམ་པ་བཏབ་སྟེ་འོ་མར་བཙོས་ལ་སླར་ལུག་ཤའི་ཁུ་བར་སྦྱར་ནས་ཚོས་པར་བཙོས་པའི་སྐྱོ་མ།

牛或羊的陈酥油加热滤净，放入少量糌粑与牛奶煮熬，然后再羊肉汤中煮熟的糊剂。

17.0058 སྐྱུར་འདོན། 酸祛隆剂

ཆང་ལདངས་ནས་མ་སིངས་པར་བཞག་པ་ཁུགས་པའི་སྙུམ་ལས་ཉིང་ཁུ་བླངས་པ་དེའི་ནང་མར་རྙིང་དང་། བུ་རམ། སྒ་བཅས་བཏབ་ནས་ཚོས་པར་བཙོས་པའི་སྐྱོ་མ།

在酒醅的精华中加入陈酥油、藏糖、姜等煮熟的一种糊剂。

17.0059 སྒོག་འདོན། 蒜祛隆剂

སྒོག་སྐྱ་ཚོས་པར་བཙོས་ལ་གཏུན་ནང་དུ་ཞིབ་པར་བརྡུར་བའི་ཁུ་བ་ལ་ལུག་མར་བཙག་བཅད་དང་། ལུག་རུས་གདུས་ཁུ། རྒྱམ་ཚྭའི་ཕྱེ་མ་ཅུང་ཟད་བཏབ་ནས་བཙོས་པའི་སྐྱོ་མ།

将大蒜煮熟捣烂取汁中，加入滤净的羊酥油、羊骨汤、少量光明盐煮熟的糊剂。

17.0060 ཏིང་ཁྲོལ། 丁绰

སྨན་རྣམས་ཆུའི་ནང་བསྐོལ་ནས་འདྲིས་པར་འགྱུར་ཞིང་ཆུ་ཚོད་པའི་རྟགས་སུ་ཏིང་ཏིང་ཁྲོལ་ཁྲོལ་ཞེས་པའི་སྒྲ་ཐོན་པར་བསྐོལ་བའི་ཚད།

煎药时水分蒸发而形成糊状所发出“丁丁绰绰”的响声。

17.0061 ཚོམས་ཕྱེ། 湿炒青稞面

ནས་དཀར་མེས་མི་འཚིག་པའི་ཆེད་དུ་ཆུ་ལ་

སྣོད་ནས་རྣག་ཐག་ཆོད་པར་བརྔོས་པའི་ཕྱེ་མ།
为防止将白青稞炒焦，将其在水中泡湿后炒烘干磨成的细粉。

17.0062 བརྐྱང་བསྐུམ། 伸屈

རྐང་ལག་སོགས་པར་བརྐྱང་བ་དང་ཆུར་བསྐུམ་པའི་བསྡུས་ཚིག
肢体伸直和屈曲的简称。

17.0063 འགྱེལ་བྱེབ། 仆倒

ལུས་པོ་གན་རྒྱལ་ལམ་ཁ་བུབ་ཏུ་འགྱེལ་བ།
身体前仆或后倒。

17.0064 ཕྱེ་འཕྱུར། 搓面

རྩམ་པ་དང་མར་གཉིས་མཉམ་དུ་ལག་པས་འཕྱུར་ནས་འདྲིས་པར་གཡོས་པ་ཅན།
糌粑和酥油搓成的面粉。

17.0065 བརྒྱལ་འགོག 晕厥

དྲན་མེད་དུ་བརྒྱལ་ཏེ་འགོག་པ།
失去意识而昏倒。

17.0066 གྱལ་བ། 呵欠

གཡལ་སྟོང་རྒྱག་པ།
打哈欠。

17.0067 ངག་འཁྱལ་བ། 乱语

འབྲེལ་མེད་ཀྱི་གཏམ་གང་བྱུང་དུ་སྨྲ་བ།
随意说一些不相干的话。

17.0068 རྔུབ་པ། 吸入

འཇུག་པ་དང་འཐེན་པ་སོགས་ལ་འཇུག
用口鼻将气味和药物等纳入体内。

17.0069 བབ་ཅོལ། 乱言

མ་བསམས་མ་གཞིགས་པར་བྱུང་རྒྱལ་གྱི་གཏམ་གང་བྱུང་དུ་སྨྲ་བ།
未加思考而任意乱说。

17.0070 སེམས་འཁྲུག 心神不宁

སེམས་གཡོ་ཞིང་མི་བདེ་བ།
心情烦躁而不安宁。

17.0071 དྲུགས་ངན། 屁

བཤང་སྒོ་ནས་ཕྱིར་ཐོན་པའི་རླུང་དྲི།
从肛门排出的废气。

17.0072 མིག་ཧྲར། 盯视

མིག་འབྲུར་ཚུགས་སུ་གཡོ་འགུལ་མེད་པར་གནས་གཅིག་ཏུ་བལྟ་བ།
不眨眼地盯注一处。

17.0073 གར་ཟུག 牵涉痛

ཟུག་ཟྙ་དྲག་པོ་ལུས་ཀྱི་རྒྱབ་ངོས་ནས་མདུན་དུ་ཐད་གར་གཟེར་བ།
从后背向前身牵涉疼痛。

17.0074 རླུང་གསང་སྟོད་སྨད། 上下隆穴

སྟོད་ཀྱི་ཨན་སྟོང་ཚིགས་པ་དང་པོ་དང་སྨད་ཀྱི་ཚིགས་པ་ཉི་ཤུ་པའི་གསང་།
第一和第二十椎穴。

17.0075 ཇ་འཁྱག 凉茶

ཇ་གྲང་མོར་གྱུར་པ་ཅན།
冷却后的茶水。

17.0076 ཁྲག་རླུང་ནད། 血隆病

རྩ་བའི་རླུང་ལྔའི་ཡ་གྱལ་ཁྱབ་བྱེད་རླུང་འཁྲུགས་པ་ལས་བྱུང་བའི་རླུང་ཁྲག་འཐབ་པའི་ནད།
五根本“隆”之遍布“隆”功能紊乱而引起“隆”血相搏之病。

17.02 མཁྲིས་པའི་ནད། 赤巴病

17.0077 མཁྲིས་པའི་ནད། 赤巴病

ལུས་ཀྱི་འབྱུང་བ་མེ་ཁམས་འཕེལ་ཟད་འཁྲུགས་གསུམ་གང་རུང་དུ་གྱུར་ནས་གནོད་བྱ་ལུས་ཟུངས་དང་དྲི་མ་རྣམས་བསྲེག་པར་བྱེད་པའི་ཚ་བའི་ནད།

体内火原发生盛、衰、紊乱，使精和秽物灼烧而引起的一类热病。

17.0078 ལྷ་བསྙོལ། 天神相斗

ལྷ་རིགས་མི་གཅིག་པ་བསྙོལ་བའམ་འཐབ་པ།

异类天神间相互争斗。

17.0079 འདྲེ་གཡོས། 鬼蜮相斗

འདྲེ་འཁྲུགས་པའམ་གཡོས་པ།

鬼邪相扰或相斗。

17.0080 ནད་གཞིའི་མཁྲིས་པ། 病原赤巴

ཚ་བའི་ནད་ཐམས་ཅད་ཀྱི་གཞི་བྱེད་པའི་ལུས་ཀྱི་དྲོད་ཁམས་ཀྱི་ཆ་ཤས་ཡོངས་ཀྱི་སྤྱི་མིང་།

所有热症病之原，机体热源的总称。

17.0081 མེ་དྲོད་མཁྲིས་པ། 火性赤巴

ནད་གཞིའི་མཁྲིས་པ་རིགས་ལྔའི་ནང་ཚན་མཁྲིས་པ་འཇུ་བྱེད་ཀྱི་མིང་སྟེ། དེས་ཕོ་བའི་ཟས་སྐོམ་རྣམས་འདུལ་ཞིང་མེ་དང་མཐུན་པའི་ལས་བྱེད་པའོ། །

能糜化胃内饮食，有与火相似性能的五类病原“赤巴”之能消“赤巴”之名。

17.0082 སྣོད་ཀྱི་མཁྲིས་པ། 脏之赤巴（胆囊）

སྣོད་དྲུག་གི་ཡ་གྱལ་ཏེ། ཁྲག་སྙིགས་བསགས་སྣོད་ཀྱི་མཁྲིས་པ།

六腑之储存血液糟粕胆汁的器官。

17.0083 ཐུན་མོང་མཁྲིས་པ། 综合赤巴

ལུས་ཀྱི་མེ་ཁམས་དང་མཐུན་པའི་ཐུན་མོང་གི་ལས་བྱེད་པའི་མཁྲིས་པ་གསུམ་སྟེ། ནད་གཞིའི་མཁྲིས་པ་དང་། མེ་དྲོད་མཁྲིས་པ། སྣོད་ཀྱི་མཁྲིས་པ་བཅས་ཀྱི་སྤྱི་མིང་།

作用与身体火原相同的病原“赤巴”、火性“赤巴”和胆囊三种“赤巴”的总称。

17.0084 མཁྲིས་པ་ཁ་ལུད། 胆溢症

ཕོ་བ་དང་མཆིན་པའི་སྐྲན་སོགས་ཀྱིས་མཁྲིས་པ་བཙར་བའམ་ཡང་ན་སྣོད་ཀྱི་མཁྲིས་པ་རང་ལ་སྐྲན་ཞུགས་པའི་རྐྱེན་གྱིས་མཁྲིས་པ་དེ་ཉིད་རང་དབང་མེད་པར་ཕྱི་རུ་ཁ་ལུད་པའི་མཁྲིས་ནད་ཅིག

胃和肝脏痞瘤等挤压胆囊或胆囊瘤致使胆汁溢出的一种“赤巴”病。

17.0085 མཁྲིས་པ་ཁ་ཤོར། 胆汁窜流症

འགྲམས་སམ་རླུང་གིས་སྣོད་མཁྲིས་ཀྱི་ཁ་ཤོར་བའི་མཁྲིས་ནད་ཅིག

外伤或“隆”邪使胆汁流出的一种“赤巴”病。

17.0086 མཁྲིས་པ་ཤ་སེར། 肤黄症

སྣོད་མཁྲིས་ཀྱི་ཁུ་བ་རྩ་མིག་ཏུ་བྱེར་ནས་གཙོ་བོ་ཤ་མདོག་སེར་པོར་གྱུར་པའི་མཁྲིས་ནད་ཅིག

胆汁散入脉道使肤色变黄为主要症状的一种“赤巴”病。

17.0087 **མཁྲིས་པ་མིག་སེར།** 目黄症

སྣོད་མཁྲིས་ཀྱི་ཁུ་བ་རྩ་མིག་ཏུ་ཕྱིར་ནས་གཙོ་བོ་མིག་སྤྲིན་སེར་པོར་གྱུར་པའི་མཁྲིས་ནད་ཅིག

胆汁散入脉道使巩膜变黄为主要症状的一种“赤巴”病。

17.0088 **ཚ་མཁྲིས།** 热性赤巴病

ཚ་བ་ཁྲག་མཁྲིས་ཀྱི་ནད་སྣོད་མཁྲིས་ལ་ཞུགས་ནས་སྣོད་མཁྲིས་རྒྱས་པར་གྱུར་པའི་མཁྲིས་ནད་ཅིག

热性血“赤”病侵入胆囊，使胆汁增盛的一种“赤巴”病。

17.0089 **གྲང་མཁྲིས།** 寒性赤巴病

མ་ཞུ་བ་དང་བད་ཀན་གྲང་བའི་ནད་སྣོད་མཁྲིས་དང་མཁྲིས་པ་འཇུ་བྱེད་ཀྱི་ཡུལ་དུ་ཞུགས་ནས་མཁྲིས་ཁུ་རྩ་མིག་ཏུ་ཕྱིར་བའི་མཁྲིས་ནད་ཅིག

不消化和“培隆”寒性病侵入胆囊和能消“赤巴”之位，引起胆汁散入脉道的一种“赤巴”病。

17.0090 **ཁྱ་ཡ་ནག་པོ།** 黑恰亚病

ཟད་བྱེད་ནག་པོ་སྟེ་སྣོད་མཁྲིས་ཡོངས་རྫོགས་རྩ་མིག་ནས་ཤ་པགས་རྩ་རུས་ཀྱི་གནས་སུ་ཕྱིར་ཏེ་ལུས་ཟུངས་ཟད་པར་བྱེད་པའི་མཁྲིས་ནད་གདུག་པ་ཅན་ཅིག

黑色消耗病，即胆汁经脉道散入肌肤、脉、骨等而耗损机体的一种严重“赤巴”病。

17.0091 **མཁྲིས་པའི་སྐྱི།** 胆囊膜

མཁྲིས་པ་རང་གི་སྐྱི་པགས་ཏེ་མཁྲིས་ཁུ་གསོག་བྱེད་ཀྱི་སྐྱི་ཤུན།

胆囊自身的膜即储藏胆汁的薄膜。

17.0092 **དྲོད་བཅག** 温补品

ཤ་དང་། ཆང་། མར་རྙིང་། བུ་རམ་སོགས་དྲོད་བཅུད་དང་ལྡན་པའི་ཟས་སྐོམ།

肉、酒、陈酥油、藏糖等温性滋补饮食。

17.0093 **རྟུག་པ་སྐམ།** 屎干

དྲི་ཆེན་ནམ་བཤང་བ་སྐམ་པོར་གྱུར་པ།

大便干燥。

17.0094 **སྙིད་སྲུར།** 懒散

བྱ་བ་གང་ལའང་འཇུག་པར་མི་སྤྲོ་བར་ཁམས་མི་གསལ་བ་སྟེ། ལུས་ཐེབ་པ་དང་དོན་གཅིག

无心做任何事，身心昏沉，疲乏。

17.0095 **ཁོལ་བུར་ན་བ།** 不定痛

གནས་ངེས་མེད་ཀྱི་ཚ་ཤས་ལ་ན་ཟུག་ལྡང་བ།

疼痛不固定。

17.0096 **སྐུ་མདོས།** 俑灵品

མ་མོ་ཡོངས་ཀྱི་གཙོ་མོ་དཔལ་ལྡན་ལྷ་མོའི་སྐུ་བཞེངས་པའི་རྟེན་མདོས།

吉祥天母神像的灵器。

17.0097 **བསྔོ་མདོས།** 回向灵品

མཚོ་སྨན་རྒྱལ་མོ་ལ་བསྔོ་བའི་མདོས།

为龙女回向上供的灵器。

17.0098 **གསེར་མདོས།** 金灵品

མ་མོ་བྱང་སྨན་ཆེན་མོ་ལ་རིན་ཆེན་གསེར་གྱི་ཁང་བཟང་བཞེངས་ནས་མཆོད་པའི་མདོས།

为吉祥天母制作黄金殿等上供的灵器。

17.0099 **འདྲུལ།** 糜烂

རུལ་བའམ་རླན་ཏེ་ཞུ་བ།

因湿热而腐烂。

17.03 བད་ཀན་གྱི་ནད། 培根病

17.0100 བད་ཀན་གྱི་ནད། 培根病

ལུས་ཀྱི་འབྱུང་བ་ས་ཆུའི་ཁམས་འཕེལ་ཟད་འཁྲུགས་གསུམ་གང་རུང་དུ་གྱུར་ནས་ལུས་ཀྱི་མེ་དྲོད་ཉམས་པར་བྱེད་པའི་གྲང་བའི་ནད།

体内水、土原发生盛、衰、紊乱，使胃火衰退的一类寒病。

17.0101 བད་ཀན་ལྷེན། 剑突培根病

ཕོ་བའི་བེ་སྣབས་མང་དུ་འཕེལ་བ་ལྷེན་སྣའི་འོག་ཏུ་འཚོགས་ནས་ཁ་ཟས་འཇུ་དཀའ་བའི་བད་ཀན་གྱི་ནད་ཅིག

胃粘液增盛并聚于剑突下方，导致食物难以消化的一种“培根”病。

17.0102 བད་ཀན་ལྕགས་དྲེག 铁逅培根病

ཕོ་བའི་བེ་སྣབས་འཕེལ་ཏེ་ཕོ་བའི་ནང་སུལ་ལ་ལྕགས་ཀྱི་དྲེག་པ་ལྟ་བུ་ཆགས་ནས་མེ་དྲོད་ཉམས་ཤིང་ཟས་སྐོམ་མི་འཇུ་བར་སྐྱུགས་པའི་བད་ཀན་གྱི་ནད་ཅིག

胃内粘液增盛导致胃内褶皱处形成铁锈样垢，引起胃火衰弱，呕吐难消的一种“培根”病。

17.0103 བད་ཀན་མེ་ཉམས། 火衰培根病

ཟས་སྨན་སོགས་བསིལ་ཐལ་ཆེ་བས་མཁྲིས་པ་འཇུ་བྱེད་དང་མེ་མཉམ་རླུང་གཉིས་ཀྱི་མཐུ་ཉམས་ཏེ་ལུས་དྲོད་ཆུང་ཞིང་ཁ་ཟས་འཇུ་དཀའ་བའི་བད་ཀན་གྱི་ནད་ཅིག

饮食、药品过凉导致能消“赤巴”和伴火“隆”衰弱，使火温衰减，导致食物难以消化的一种“培根”病。

17.0104 བད་ཀན་མགུལ་འགགས། 喉阻培根病

གློ་ཡུ་དང་མིད་པའི་སྦུབས་སུ་བད་ཀན་རླངས་པ་ཆགས་ནས་མིད་པ་འཆུས་ཤིང་ཟས་སྐོམ་མི་ཐར་བར་འགགས་པར་གྱུར་པའི་བད་ཀན་གྱི་ནད་ཅིག བད་ཀན་མིད་འཆུས་ཀྱང་ཟེར།

“培根”之气凝结于气管和食道内壁，导致食管痉挛阻塞，饮食难咽的一种“培根”病，又称为“培根”食道阻塞病。

17.0105 བད་ཀན་གྲུམ་བུ་དཀར་པོ། 白痹培根病

ངོ་བོ་གྲང་བའི་ཁམས་འཕེལ་བ་ལས་ཉ་གཞི་དང་ཚིགས་མིག་གཟེར་བ། ནད་རྟགས་གྲུམ་བུ་དང་ཆ་འདྲ་ཞིང་། མཐར་ལྡོག་རྒྱུའི་དབང་གིས་གྲུམ་བུར་འགྱུར་འགྲོ་བའི་བད་ཀན་གྱི་ནད་ཅིག

症状与痹症相似，体内寒性增盛造成鱼肌和关节疼痛，最后转化成痹症的一种“培根”病。

17.0106 བད་ཀན་འཇུ་སྐེམས། 消瘦培根病

ཕོ་བའི་བད་སྲིན་འཕེལ་ཏེ་ཟས་ཟོས་ཀྱང་འགྲངས་པ་མེད་པ་དང་། ལུས་ཀྱི་ཤ་སྐེམས་པར་གྱུར་པའི་བད་ཀན་གྱི་ནད་ཅིག

胃内“培根蛀”增盛，导致食而不饱，身体日渐消瘦的一种“培根”病。

17.0107 **ཟེ་སྣབས།** **粘液**

ཕོ་བའི་ནང་དུ་ཡོད་པའི་བེའུའི་ངར་སྣབས་དང་འདྲ་བའི་འབྱར་བག་ཅན་གྱི་ཆུ།

如牛犊涎水样粘性的胃内液体。

17.0108 **སྣང་ངེ་ན་བ།** **显痛**

གསལ་བར་ན་བ།

能明显感觉到疼痛。

17.0109 **ཐེམ་མེར་ན་བ།** **僵痛**

གནས་གང་ཞིག་སྲ་ཞིང་རེངས་ལ་གྱོང་པོའི་ཚུལ་དུ་ན་བ།

某一位置呈僵硬样的疼痛。

17.0110 **ཚ་མེད་ན་བ།** **疼无定处**

གནས་གང་ཡིན་ཚ་མེད་པར་ན་བ།

疼痛位置不定。

17.0111 **བད་ཀན་སེར་པོ།** **黄色培根病**

མཁྲིས་ཁུ་ཁ་ལུད་ནས་ཕོ་བ་ལྟེམ་ཞིང་ཟས་ཀྱི་དང་ག་ཞན་པ་དང་། བྲང་ཚ་ཆུ་སྐྱུར་ལངས་པ། མཁྲིས་པ་སྐྱུགས་པ་སོགས་ཀྱི་རྟགས་དང་ལྡན་པའི་བད་ཀན་གཞན་རྒྱུད་ཅན་གྱི་ནད་ཅིག

胆汁溢入胃，出现胃痛、食欲不振、反酸、呕吐胆汁等症状的一种他系“培根”病。

17.0112 **བད་ཀན་སྨུ་བོ།** **灰色培根病**

ལྕེན་དང་ལྩགས་དྲེག་སོགས་བད་ཀན་རང་རྒྱུད་ཅན་དྲུག་གི་སྤྱི་མིང་།

剑突“培根”病和铁垢“培根”病等六种自系“培根”病的总称。

17.0113 **དུད་པ་བྱ་བལ་མ།** **水苔**

ཆུ་བལ་ལྗང་གུ།

绿色水绵。

17.04 འདུས་པ་བད་ཀན་སྨུག་པོ། 聚合紫色培根病

17.0114 **འདུས་པ་བད་ཀན་སྨུག་པོ།**

聚合紫色培根病

རླུང་མཁྲིས་བད་ཀན་ཁྲག་ཆུ་སེར་བཅས་འདུས་པའི་ནད་ཅིག

“隆”邪、“赤巴”邪、“培根”邪、血、黄水等聚合引发的一种病。

17.0115 **ཆུ་ཚན་བྱུང་།** **泛酸**

ཆུ་སྐྱུར་མང་དུ་སྐྱུག་པ།

吐大量酸水。

17.0116 **སྨུག་པོ་ཡས་བབས།** **上降紫培根**

འགྲམས་ཁྲག་ལྷག་པ་དང་མཆིན་ཁྲག་ལུས་པ། ཡང་ན་མཆིན་པར་ཁྲག་ངན་རྒྱས་པ་རྣམས་ཟུངས་སུ་མ་གྱུར་པར་མཆིན་པ་ནས་རིམ་པར་ཕོ་རྒྱུ་ལོང་གསུམ་དུ་བབས་པའི་སྨུག་པོའི་གྱུར་ཚུལ་ཞིག

外伤淤血或肝内坏血增盛等无法生化体精而逐渐由肝脏降入胃、大肠、小肠的一种紫“培根”病转变过程。

17.0117 **སྨུག་པོ་མས་ཆགས།** **下结紫培根**

ཟས་སྐོམ་མ་ཞུ་ཞིང་བད་ཀན་བེ་སྣབས་འཕེལ་བས་མེ་དྲོད་ཀྱི་མདུ་ཉམས་ཏེ་དྭངས་སྙིགས་འབྱེད་པའི་ཆ་ཤས་ཡར་མཆིན་པའི་གནས་སུ་

ཞོར་བ་ཟུངས་སུ་མ་སྨིན་པར་མཆིན་པར་ཁྲག་ངན་རྒྱས་པའི་སྨུག་པོའི་གྱུར་ཚུལ་ཞིག

饮食未消化且胃内粘液增盛导致胃火衰弱，精华与糟粕混合侵入肝脏未能生化体精，引起肝内坏血增盛的一种紫“培根”病转变过程。

17.0118 སྨུག་པོ་གབ་པ། 潜伏紫培根

སྨུག་པོའི་ནད་དེ་མི་མངོན་པར་གནའ་བ།

紫“培根”病处于潜伏期。

17.0119 སྨུག་པོའི་རང་གནས། 紫培根本位

འདུས་ནད་བད་ཀན་སྨུག་པོ་བབས་སའི་གནས་ཕོ་མཆིན་རྒྱ་ལོང་བཞི།

聚合紫“培根”病降于的胃、肝、大肠、小肠四个部位。

17.0120 སྨུག་པོའི་གཞན་གནས། 紫培根他位

འདུས་ནད་བད་ཀན་སྨུག་པོའི་རང་གནས་མ་ཡིན་པའི་ཕྱི་ཤ་ལྤགས་སོགས་ཀྱི་གནས།

非本位的聚合紫“培根”病发于外部肌肤等处。

17.0121 སྨུག་པོའི་དུས་གསུམ། 紫培根三期

སྨུག་པོ་ཚ་དུས་དང་། ཚ་གྲང་འཐབ་པའི་དུས། གྲང་བ་ལྷིང་ཆད་ཀྱི་དུས་བཅས་སོ། །

紫“培根”热期、紫“培根”寒热相搏期、紫“培根”寒盛期等三期。

17.0122 སྨུག་པོ་ཚ་བའི་དུས། 紫培根热期

ཁྲག་མཁྲིས་ཚ་བ་སྟོབས་ཆེ་བའི་དུས་ཏེ་སྨུག་པོའི་དུས་གསུམ་གྱི་དང་པོའོ། །

血“赤”热势强期，即紫“培根”三期之初期。

17.0123 སྨུག་པོ་ཚ་གྲང་འཐབ་པའི་དུས།

紫培根寒热相搏期

ཁྲག་མཁྲིས་ཚ་བ་དང་བད་རླུང་གྲང་བ་གཉིས་ཀྱི་ཤེད་སྙོམས་ནས་ཚ་གྲང་ཕན་ཚུན་འཐབ་པར་བྱེད་པའི་སྐབས་ཏེ་སྨུག་པོའི་དུས་གསུམ་གྱི་བར་མའོ། །

血“赤”热势和“培隆”寒势二者相均衡，即寒热相搏期，为紫“培根”三期之中期。

17.0124 སྨུག་པོ་གྲང་བ་ལྷིང་ཆད་དུས།

紫培根寒盛期

ཁྲག་མཁྲིས་ཚ་བའི་སྟོབས་ཀུན་ཟད་ནས་བད་རླུང་གྲང་བའི་སྟོབས་རྒྱས་པའི་དུས་ཏེ་སྨུག་པོའི་དུས་གསུམ་གྱི་ཐ་མའོ། །

血“赤”热势耗损而“培隆”寒势增强的紫“培根”期，为紫“培根”三期之末期。

17.0125 སྨུག་པོ་ཐྱེར་བ། 紫培根扩散

སྨུག་པོ་རང་གནས་ཕོ་མཆིན་རྒྱ་ལོང་བཞི་ལས་ཕྱིར་ཐྱེར་ཏེ་གནས་གཞན་དུ་ཁྱབ་པ།

紫“培根”病从本位胃、肝、大肠、小肠扩散至其他部位。

17.0126 སྨུག་པོ་རྒྱས་པ། 紫培根增盛

སྨུག་པོའི་ནད་ཆེར་འཕེལ་བའམ་རྒྱས་པ།

紫“培根”病增强或偏盛。

17.0127 སྨུག་པོ་འཁྱིངས་པ། 紫培根滞留

ཕོ་བའི་གནས་སུ་སྨུག་པོའི་ཚ་གྲང་འཐབ་ནས་བཤལ་སྐྱུགས་མི་ཐུབ་པར་ཕོ་བ་རྟེམ་མེར་ན་ཞིང་འཚོང་ལ་ཁ་ཟས་འཇུ་དཀའ་བ།

在胃内紫“培根”寒热相搏而排泻困难，

导致胃僵痛、胀满、食物难以消化。

17.0128 སྐྱག་པོ་འདྲིལ་བ། 紫培根聚结

ཕོ་མཆིན་རྒྱ་ལོང་གི་གནས་སུ་སྐྱག་པོ་དེ་ཉིད་སྐྲན་ལྟར་གོང་བུར་འདྲིལ་བ།

紫“培根”在胃、肝、大小肠内瘀积成瘤状。

17.0129 སྐྱག་པོའི་དུས་ཀྱི་ལོ་མ་རྣམ་གསུམ།

紫培根三期三症

དང་པོ་ཆུ་ཚན་ཆུ་སྐྱུར་སྐྱུགས་པའི་ལོ་མ་དང་། བར་དུ་སེར་པོ་རྒྱ་བཤལ་སྐྱུགས་པའི་ལོ་མ། ཐ་མར་ཁྲག་ཏུལ་དུད་ཁུ་སྐྱུགས་པའི་ལོ་མ་བཅས་སོ། །

首先吐酸水为初期，其次吐黄色液体为中期，最后吐烟汁色液体为后期。

17.0130 ཤ་ཐེམ། 肌肉麻木

ན་བའི་གནས་དེར་རེག་ཀྱང་ཚོར་བ་མེད་པ།

患处麻木无感觉。

17.0131 འདྲིལ་ནས་ན་བ། 聚痛

ན་ཟུག་ཕྱོགས་གཅིག་ཏུ་འདུས་ནས་ན་བ།

疼痛聚于一处作痛。

17.0132 དུམ་རེ་ན་བ། 阵痛

ཅུང་ཟད་ན་བའམ་འཁོར་རེ་ན་བ།

轻微疼痛或阵发性疼痛。

17.0133 ཀོ་ལེར་ན་བ། 游痛

ལུས་ཀྱི་གནས་ངེས་མེད་དུ་ན་ཟུག་སློ་བུར་དུ་ལྡང་བ།

痛无定处或游走性疼痛。

17.0134 ཁྲག་ལམ་མ་ཆོད་པ། 血路未断

སྐྱུགས་ཁྲུས་ཀྱི་རྗེས་སུ་ཁྲག་ནག་པོ་དུད་ཁུ་ལྟ་བུ་མ་ཆད་པར་འོང་བ།

吐泻之后烟汁样黑血仍不止。

17.0135 ཁྲག་ལམ་ཆོད་པ། 血路断止

ཟུངས་ཁྲག་མ་ཤོར་ཞིང་ནད་ཁྲག་ཐོན་པ།

病血流出而正血未出。

17.0136 སྐྱག་པོ་ཟགས་པ། 紫培根渗漏

སྐྱག་པོ་སྐྲན་དུ་འདྲིལ་བ་དེ་རྙིངས་ནས་ཟགས་ཆུར་གྱུར་པ།

紫“培根”聚结成瘤，迁延而变成漏液。

17.0137 ཁྲེའུར་བཏང་། 交替施治

བསིལ་དྲོད་ཀྱི་གཉེན་པོ་སྤེལ་མར་རམ་རེས་མོས་སུ་བཏང་བ།

热性和寒性对治交替使用。

17.0138 རྔུལ་གྲང་། 汗后发冷

རྔུལ་བྱུང་ནས་སྐམ་ལོང་མེད་པར་ལུས་པོ་གྲང་བའམ་འཁྱགས་པ།

出汗后身体受寒而发冷。

17.0139 ཕྱི་ཡུལ་འཁྱོམ། 眩晕

མིག་སྣང་དུ་ཕྱི་ཡུལ་འཁོར་ནས་འཁྱོམ་པ།

犹如天旋地转般的感觉。

17.0140 ཞོ་ཆགས། 奶桶垢

ཞོ་བའི་ལོགས་ལ་ཆགས་པའི་འོ་དྲེག

桶内壁积结的奶垢。

17.0141 སྐྱག་པོ་གྱེན་རྡོལ། 紫培根上溃

ཕོ་བར་གནས་པའི་སྐྱག་པོའི་ཁྲག་ངན་གྱེན་དུ་སྐྱུགས་པ།

胃部紫“培根”的坏血向上吐出。

17.0142 སྐྱག་པོ་ཐུར་རལ། 紫培根下烂

རྒྱ་མ་དང་ལོང་དུ་གནས་པའི་སྐྱག་པོའི་ཁྲག་ངན་ཐུར་དུ་འཁྲུ་བ།

大小肠紫“培根”的坏血向下泻出。

18 ཁོང་ནད་གསོ་བ། 内病诊疗

18.01 མ་ཞུ་བ། 不消化

18.0001 ཁོང་ནད། 内病

རྒྱུ་མ་ཞུ་བ་ལས་སྐྱེད་པའི་ནང་བྱང་ཁོག་དོན་སྣོད་ཀྱི་ནད།

由不消化所引发的脏腑疾病。

18.0002 དམར་ཁྲིད། 实教

ལག་ལེན་དངོས་བརྒྱུད་ནས་སློབ་ཁྲིད་བྱེད་པ།

通过实践亲自传授。

18.0003 གཅོང་ནད། 痼疾

ཡུན་རིང་ནད་ཀྱིས་གདུང་ནས་ལུས་ཟུངས་ཟད་དེ་སྐེམས་པོར་གྱུར་པའི་ནད།

长期受病痛影响，体精耗损而导致身体消瘦的顽疾。

18.0004 གཅོང་སྡེ་བཞི། 四痼疾

འདྲིལ་བ་དང་། ཟགས་པ། བྱེར་བ། འགྲིངས་པ་བཞིའི་བསྡུས་མིང་།

聚结、滴沥、扩散及滞留四种痼疾的合称。

18.0005 འདྲིལ་བ། 聚结

དྭངས་མ་མ་ཞུ་བ་གནས་གཅིག་ཏུ་གོང་བུ་ལྟར་འདྲིལ་བ།

精华不消化而聚集于一处。

18.0006 ཟགས་པ། 滴沥

དྭངས་མ་མ་ཞུ་བའི་དབང་གིས་རྒྱུ་མ་སོགས་ནས་གཤེར་ཁུ་ཕྱིར་འཛག་པ།

精华不消化而从小肠等滴漏液体。

18.0007 བྱེར་བ། 扩撒

མ་ཞུ་བའི་དབང་གིས་དྭངས་སྙིགས་འདྲེས་མ་དེ་ཉིད་གནས་གཞན་དུ་ཁྱབ་པ།

不消化而精华与糟粕的混合物流散到其它部位。

18.0008 འགྲིངས་པ། 滞留

མ་ཞུ་བའི་དབང་གིས་བཤལ་སྐྱུག་མི་ཐུབ་པར་རྫིམ་མེར་བ།

不消化而无法吐泻致胀满。

18.0009 མ་ཞུ་བ། 不消化

ཕོ་བའི་མེ་དྲོད་རྣམ་གསུམ་གྱི་བྱེད་ལས་ཉམས་ནས་མྱག་བཞུ་དྭངས་སྙིགས་འབྱེད་མ་ཐུབ་པའི་ནད།

三胃火功能减退而未能分离精华与糟粕所引发的疾病。

18.0010 ནད་ཀྱི་གྱུར་ཚུལ། 发病机理

རླུང་མཁྲིས་བད་ཀན་གསུམ་རང་རང་གི་ལྷང་ཚད་ལས་འཕེལ་ཟད་འཁྲུགས་གསུམ་གང་རུང་དུ་གྱུར་པའི་ཚུལ།

“隆”、“赤巴”、“培根”各自的常量发生盛、衰、紊乱的发病机理。

18.0011 རྩ་སྦུབས། 脉管

རྩའི་ཁོག་པ་སྟོང་པའི་ཆ།

脉的中空管道。

18.0012 རྩི་མར། 酥油

རྩི་ཐོག་གི་བཅུད་ལ་རོལ་བའི་ཕྱུགས་རིགས་ལས་བྱུང་བའི་མར།

以植物精华为食的畜类奶中提取的油脂。

18.0013 བ་དམར་ཟལ། 黄色母黄牛

གཞིའི་སྤུ་མདོག་དམར་སེར་ཅན་གྱི་སྒོ་ཕྱུགས་བ་མོ།

皮毛基色为黄色的家畜母黄牛。

18.0014 སྙིགས་མ་མ་ཞུ་བ། 糟粕不消化

ཕོ་བའི་མེ་དྲོད་གསུམ་གྱིས་ཁ་ཟས་སྨྱག་བཞུ་དྭངས་སྙིགས་འབྱེད་མ་ཐུབ་པར་ཟས་དེ་ཕོ་ལོང་གི་གནས་སུ་ཡུན་རིང་ལུས་པའི་མ་ཞུ་བའི་ནད་ཅིག

三胃火未能将食物糜化、消化、分解，食物长时间滞留于胃肠部引起的一种不消化症。

18.0015 དྭངས་མ་མ་ཞུ་བ། 精华不消化

མེ་མཉམ་རླུང་གིས་དྭངས་སྙིགས་མ་ཕྱེད་པའི་སྙིགས་མ་དྭངས་མའི་རྩ་མིག་ཏུ་ཤོར་ཏེ་ཟུངས་ཁྲག་མ་སྨིན་པར་ཡུན་རིང་མཆིན་པར་གནས་པའི་མ་ཞུ་བའི་ནད་ཅིག

伴火“隆”未能分离精华与糟粕，糟粕进入精华通行脉道，未能生化正血，长期滞留于肝脏而引发的一种不消化症。

18.0016 རྩ་མིག 脉道

རྩའི་ནང་སྦུབས་སྟོང་པའི་ཆ། རྩ་སྦུབས་དང་དོན་གཅིག

脉内中空通道，与脉管同义。

18.0017 མ་ཞུ་བད་ཀན། 不化培根症

བད་ཀན་སྨྱག་བྱེད་ཀྱིས་སྨྱག་མ་ནུས་པ་ལས་གྱུར་པའི་མ་ཞུ་བའི་ནད་ཅིག

能糜“培根”未能糜化食物而引发的一种不消化症。

18.0018 མ་ཞུ་བེ་སྣབས། 不化粘液症

བད་ཀན་བེ་སྣབས་འཕེལ་བས་མེ་མཉམ་རླུང་གི་རྒྱུ་བ་བཀག་སྟེ་ཁོང་སྒོ་ཞིང་འོག་རླུང་དང་སྒྲེག་པ་གཉིས་ཐོན་དཀའ་བར་གྱུར་པའི་མ་ཞུ་བའི་ནད་ཅིག

“培根”粘液增盛而堵塞伴火“隆”道，引起腹胀，矢气和嗳气难以排出的一种不消化症。

18.0019 མ་ཞུ་བསྐྱུད་ནད། 不化萎症

བད་ཀན་བེ་སྣབས་འཕེལ་ཏེ་ཐུར་སེལ་རླུང་གི་རྒྱུ་ལམ་བཀག་པ་ལས་རླུང་གྱེན་དུ་ལོག་སྟེ་དབུགས་ངན་སྲི་ལ་བཤང་བ་སྐམ། ཁྲང་ཚ་བ། ཆུ་ཚན་སྐྱུགས་ལ་ལྷག་པར་དུས་མིན་སྒྲེག་པ་མང་པོ་བསྐྱུད་ནས་འབྱུང་བའི་མ་ཞུ་བའི་ནད་ཅིག

“培根”粘液增盛，堵塞下泄“隆”道，使其上逆导致屁少、大便干燥、胃烧、反酸、嗳频等的一种不消化症。

18.0020 མ་ཞུ་ཤིང་འདྲ། 不化木僵症

བད་ཀན་བེ་སྣབས་འཕེལ་ཏེ་སྙིང་འོག་ཏུ་རྒྱུ་བའི་རླུང་གི་ལམ་བཀག་པས་མེ་མཉམ་མཆིན་མཆེར་གཉིས་དང་རྩིབ་ལོགས་ཀྱི་རྩ་ནང་དུ་ཞུགས་ཏེ་ལུས་དགྲི་དགུ་མི་ཤེས་པར་ཤིང་ལྟར་རེངས་པ་དང་། གང་དུ་ཞུགས་པའི་གནས་སུ་གཟེར་ཞིང་སྐྲང་ཐབས་འབྱུང་བའི་མ་ཞུ་བའི་ནད་ཅིག

“培根”粘液增盛，堵塞上下行“隆”道，导致伴火“隆”侵入肝脾及胁肋脉道，造成身体木样僵直，所侵部位绞痛的一种不消化症。

18.0021 མ་ཞུ་དུག་འདྲ། 不化类毒症

དྭངས་མ་མ་ཞུ་བ་དེ་ལུས་ཀྱི་རྩ་མིག་རྣམས་སུ་ཁྱེར་ནས་རྩ་ནང་ཀུན་ཏུ་དྭངས་མ་ཆགས་ཤིང་ཞེན་པས་ཕྱིའི་རྟགས་སུ་དུག་ནད་དང་འདྲ་བར་ལུས་ཤ་སྔོ་ཞིང་སྐམ་པར་འགྱུར་བའི་མ་ཞུ་བའི་ནད་ཅིག

精华不消化流散到身体各脉管并滞留沉着，出现肤色发青、消瘦等类似毒病的一种不消化症。

18.0022 བར་རླུང་། 中隆

ཕོ་ལོང་སོགས་ལུས་ཀྱི་བར་ཆ་ལ་རྒྱུ་བའི་རླུང་།

行于胃肠等身体中部的“隆”。

18.0023 སྟེང་རླུང་། 上隆

སྣ་བུག་དང་ཁའི་རླུང་སྟེ་འབྱིན་རྔུབ་ཀྱི་དབུགས།

位于鼻腔及口腔中司呼吸的“隆”。

18.0024 ཁོང་སྙོམ། 倦怠

སྒྲིད་ལུག་ནས་ཉོབ་པ།

懒散而怠惰。

18.0025 ཡི་ག་ལྡོག་པ། 厌食

སྔར་དང་ག་བདེ་བའི་ཟས་སྐོམ་ལ་ཟ་འདོད་མེད་པར་གྱུར་པ།

对曾经喜欢的饮食产生厌恶。

18.0026 རྐང་བོལ། 足背

རྐང་པའི་བོལ་གོང་སྟེ་རྐང་པའི་མཐེབ་ཚིགས་དང་པོ་ནས་ལོང་ཚིགས་བར་གྱི་སྟེང་གི་ཆ་ཤས།

足跗面，即足趾第一关节至踝关节间的足面部位。

18.0027 རྩིབ་ལོགས། 胁肋

མཆན་ཁུང་གཡས་གཡོན་ཐད་ཀྱི་རྩིབ་མའི་ངོས།

双侧腋窝下的肋面。

18.0028 ཐེར་ཟུག་ན། 固痛

གཞན་དུ་འཕོ་བ་མེད་པར་གནས་གཅིག་ཁོ་ན་ན་བ།

不转移而固定的疼痛。

18.0029 སྒྲེག་པ་བསྟུད། 嗳气频发

ཟས་མ་ཞུ་བར་ཁ་ནས་སྒྲེག་པ་བསྟུད་ནས་འབྱུང་བ།

食物不消化而引起嗳气不断。

18.0030 ངང་ག་ཞན། 食欲不振

ཟས་ལ་ཡི་ག་ཆུང་བ།

对食物没有胃口。

18.0031 ཡིབ་མ། 馊

ཤ་རློན་མཛོད་ཁང་དུ་ཉར་ནས་སྐམ་པོ་ཡང་མ་ཡིན། རློན་པ་ཡང་མ་ཡིན་པར་དུལ་དྲི་ཅུང་མནམ་པའི་ཤ

存入密室干湿适中而略有馊味的生肉。

18.0032 བསྐུས་ཐང་། 熬汤

སྨན་རྣམས་ཆུར་བསྐུས་པའི་ཁུ་བ།

水中煎煮的药汤。

18.0033 རྗེས་གཅོད། 断后疗法

ནད་རྗེས་སླར་མི་ལྡོག་པར་གཅོད་པའི་ཐབས།

为防止疾病复发而进行的疗法。

18.0034 མས་འདྲེན། 导下

བཤང་ལམ་ནས་ནད་རྣམས་ཕྱིར་འདྲེན་པའི་བཅོས་ཐབས།

从肛门给药将疾病向外导出的疗法。

18.0035 གསོ་དཔྱད། 医疗

ནད་བསལ་ཞིང་ཞི་བར་བྱས་ནས་ཁམས་སྙོམས་པར་བྱེད་པའི་ཐབས།

平息疾病，平衡三邪的方法。

18.0036 ཐུན་སྐྱུངས། 减量

སྨན་གྱི་ཐུན་ཚད་ཉུང་དུ་བཏང་བ།

减少药物剂量。

18.0037 ཟམ་པ་འཁྲུ། 食物样泻

ཟས་མདོག་མ་འགྱུར་བར་འཁྲུ་བ།

食物未消化而成原样便泻。

18.0038 སྦྱན་དུག 食克毒

ཟས་ཀྱི་ངོ་བོ་ཕན་ཚུན་མི་འགྲོད་པ་ལས་བྱུང་བའི་དུག

食入相克食物而中的毒。

18.02 སྐྲན། 瘤

18.0039 སྐྲན། 瘤

མ་ཞུ་བ་ལས་ལུས་ཀྱི་ཕྱི་ནང་གང་རུང་དུ་བྱུང་བའི་དབྱིབས་གོང་བུར་འདྲིལ་ལ་ངོ་བོ་སྲ་མཁྲེགས་ཅན་གྱི་ནད།

不消化引起的体内外任意部位出现聚结成团，质坚的一类疾病。

18.0040 བད་ཀན་སྐྲན། 培根瘤

བད་ཀན་བེ་སྣབས་འཕེལ་ཏེ་ཁ་ཟས་འཇུ་མ་ནུས་པར་འདྲིལ་བའི་སྐྲན་ནད་ཅིག

“培根”粘液增盛导致食物不消化聚结而成的一种瘤病。

18.0041 ཟས་སྐྲན། 食积瘤

ཟས་སྐོམ་ཞུ་མ་ཐུབ་པ་ཕོ་རྒྱུ་ལོང་གསུམ་གྱི་གནས་སུ་ལུས་པ་དེ་བེ་སྣབས་ཀྱིས་བཏུམས་ནས་ངོ་བོ་སྲ་མཁྲེགས་ཅན་དུ་གྱུར་པའི་སྐྲན་ནད་ཅིག

未化食物在胃、大小肠部位滞留被“培根”粘液包裹形成质坚团块的一种瘤病。

18.0042 ལྷེན་སྐྲན། 剑突瘤

བད་ཀན་བེ་སྣབས་རླུང་གིས་བསྒྲིལ་ནས་ལྷེན་སྣའི་འོག་ཏུ་ཆགས་པའི་སྐྲན་ནད་ཅིག

“培根”粘液被“隆”邪聚结在剑突下方的一种瘤。

18.0043 རྡོ་སྐྲན། 石瘤

དྭངས་མ་མ་ཞུ་བར་ཕོ་བ་སོགས་སྣོད་དྲུག་དང་རྩ་སྦུབས་ཀྱི་གནས་སུ་ཡུན་རིང་དུ་ལུས་པ་རླུང་གིས་བསྒོངས་ནས་ཡང་ཡང་གཡོགས་ཤིང་མཁྲེགས་ལ་སྲ་བར་སྨིན་པའི་སྐྲན་ནད་ཅིག

精华未化长时滞留于六腑或脉管中，被“隆”邪反复包裹，形成肿块的一种瘤。

18.0044 སྐྱིང་སྐྲན། 变瘤

ཕོ་ལོང་མངལ་བཅས་སུ་འབྱུང་བའི་ངོ་བོ་མི་

བརྟན་ཞིང་འཕྲོ་སྲིད་འཕེལ་འགྲིབ་སོགས་བྱེད་པའི་སྐྲན་ནད་ཅིག
常发于胃肠及子宫等部位的增消变换，性质不稳定的一种瘤。

18.0045 ཁྲག་སྐྲན། 血瘤

དྭངས་མ་མ་ཞུ་བར་མཆིན་མཆེར་ལ་ཁྲག་ངན་རྒྱས་པས། མཆིན་མཆེར་གྱི་གཤམ་དུ་ཁྲག་གི་ཟེལ་བ་ཆགས་པ་དེ་འཕེལ་ཞིང་རྒྱས་པ་ལས་གྱུར་པའི་སྐྲན་ནད་ཅིག
精华未化导致肝脾坏血增盛，引起肝脾下缘血霜增长而成的一种瘤。

18.0046 མཁྲིས་སྐྲན། 赤巴瘤

དྭངས་མ་མ་ཞུ་བར་མཆིན་པར་ཁྲག་ངན་རྒྱས་པ་དེ་རྒྱུ་མར་ལྷུང་བས་རྒྱུ་མའི་མཁྲིས་སྐྲན་དུ་འདྲིལ་བ་དང་མཁྲིས་པར་ལྷུང་བས་སྣོད་ཀྱི་མཁྲིས་སྐྲན་དུ་འདྲིལ་བའོ། །
精华未化导致肝脏内坏血增盛降入小肠聚结成小肠“赤巴”瘤或降入胆囊聚结成胆囊瘤。

18.0047 རྩ་སྐྲན། 脉瘤

དྭངས་མ་མ་ཞུ་བ་ལས་བྱུང་བའི་ངན་ཁྲག་རྒྱས་པ་དེ་ཉིད་ཕོ་མཁལ་རྒྱུ་གྲོག་སོགས་ཀྱི་རྩར་འགྲིམས་པ་ཕྱོགས་གཅིག་དྲིལ་བ་ལས་བྱུང་བའི་སྐྲན་ནད་ཅིག
精华未化导致肝脏内坏血增盛窜于胃、肾、“居卓”等脉管中聚结形成的一种瘤。

18.0048 སྤུ་སྐྲན། 毛瘤

ཁ་ཟས་ཁྲོད་ཀྱི་སྤུ་རིགས་ཕོ་བ་སོགས་སུ་རིམ་པས་ཐུམ་བུར་དྲིལ་བ་ལས་བྱུང་བའི་སྐྲན་ནད་ཅིག
食物中的毛类在胃部等逐渐聚结成小包块的一种瘤。

18.0049 སྲིན་སྐྲན། 蛀瘤

ཕོ་ལོང་དུ་གནས་པའི་སྲིན་བུ་རྫོག་པོར་དྲིལ་བའི་སྐྲན་ནད་ཅིག
寄生于胃肠部的“蛀”聚结成团的一种瘤。

18.0050 ཆུ་སྐྲན། 黄水瘤

དྭངས་མ་མ་ཞུ་བ་རྩ་མིག་ཏུ་བྱེར་ཏེ་དོན་སྣོད་ཀྱི་ལོགས་ལ་ཆུ་སེར་ཕུར་མཐའམ་ཐུམ་བུར་ཆགས་པའི་སྐྲན་ནད་ཅིག
精华未化散入脉道，导致脏腑的表面形成黄水团或包的一种瘤。

18.0051 རྣག་སྐྲན། 脓瘤

རྣག་ཐུམ་པོར་དྲིལ་བའི་སྐྲན་ནད་ཅིག
脓聚结成包块的一种瘤。

18.0052 ཕྱི་སྐྲན། 外瘤

དོན་སྣོད་ཀྱི་ཕྱི་དང་ཤ་ལྤགས་བར་དུ་བྱུང་བའི་སྐྲན།
脏腑表面或肌肤间形成的瘤。

18.0053 ནང་སྐྲན། 内瘤

དོན་སྣོད་ཀྱི་གཏིང་དུ་ཆགས་ཤིང་གནས་པའི་སྐྲན།
脏腑深部形成的瘤。

18.0054 བར་སྐྲན། 中层瘤

སྣོད་དྲུག་གི་ལྟེབས་དང་དོན་ལྔའི་ཕྱི་ལོགས་སུ་ཆགས་པའི་སྐྲན།
六腑内壁和五脏表面形成的瘤。

18.0055 གཏིང་སྐྲན། 深部瘤

དོན་སྣོད་ཀྱི་གཏིང་ལ་ཞུགས་པའི་སྐྲན་ཏེ་

ནང་སྐྲན་དང་དོན་མཚུངས།

脏腑深部形成的瘤，同内瘤。

18.0056 ལོང་སྐྲན། 大肠瘤

མཆིན་པའི་ཁྲག་ངན་ཟགས་པ་ལོང་ཕུགས་སུ་དྲིལ་བའི་སྐྲན་ནད་ཅིག

肝脏渗出的坏血在大肠内聚结而成的一种瘤。

18.0057 རླུང་སྐྲན། 隆瘤

ངོ་བོ་མི་བརྟན་པར་འགྱུ་ཞིང་འཕེལ་འགྲིབ་བྱེད་པའི་རླུང་ལས་གྱུར་པའི་སྐྲན་ནད་ཅིག

性质不稳且瘤体增消变换的一种“隆”性瘤。

18.0058 ཚ་སྐྲན། 热瘤

ཁྲག་མཁྲིས་ཚ་བས་རྒྱུ་བྱས་པའི་སྐྲན་ནད།

热性血“赤”引发的瘤。

18.0059 གྲང་སྐྲན། 寒瘤

བད་རླུང་གྲང་བས་རྒྱུ་བྱས་པའི་སྐྲན་ནད།

寒性“培隆”引发的瘤。

18.0060 ཟུངས་གསུམ། 三精华

ལུས་ཀྱི་ཟུངས་ཤ་དང་། སྲོག་རླུང་གི་ཟུངས་རྩ། མེ་དྲོད་ཀྱི་ཟུངས་ཟས་བཅས་སོ། །

体精为肉，维命“隆”精为脉，胃火精为食。

18.0061 མིག་ལྤིབས། 眼睑

མིག་གོང་འོག་གི་སྐྱི་པགས།

眼睛上下皮肤。

18.0062 སིངས་སླེག 薄酒

ཆང་གི་ཐ་མ་རོ་ཡལ་ཏེ་སླེག་ཅེས་ནལ་ནལ་པོར་གྱུར་པ་དེའོ། །

蒸馏到最后酒味变淡且渣滓较多的酒。

18.0063 དྲི་ཆུ། 尿液

སྙོམ་གྱི་མཐར་ཐུག་གི་སྙིགས་མ་གཅིན་གྱི་མིང་།

体液的最终糟粕。

18.0064 རྒྱུ་ཞབས། 小腹

རྒྱུ་མའི་ཞབས་ཏེ་རྒྱུ་སྨད།

小肠底部或下部。

18.0065 ལྡང་དུབ། 阵发

ཟི་ལྡང་རེས་མོས་བྱས་ནས་ན་བ།

疼痛时发时息。

18.0066 སྦོད་པོར་གསོ། 浮肿

བྱད་བཞིན་སོགས་ཐབ་ཐབ་ཏུ་སྐྲངས་པ།

面部等充气样肿胀。

18.0067 འཕེལ་སྐྱེན། 急增

འཕེལ་མྱུར་བ།

发展迅速，变化急骤。

18.0068 ཕུར་མར་ཆགས། 潴留

ཆུ་སེར་སོགས་ཐུམ་བུར་ཆགས་པ།

黄水等积结形成包囊。

18.0069 ཆུ་བུར། 水泡

ལུས་ལ་ཐོན་པའི་ཆུའི་གང་བུ།

皮肤表面出现的水包。

18.0070 བསྲན་ཆེ། 耐受

ན་ཚ་བཟོད་ནུས་པ།

能够忍耐疼痛。

18.0071 སྙིང་དཀྲུགས། 心颤

སྙིང་དྲག་ཏུ་འཕར་བ།

心率加速。

18.03 སྐྱ་རབ། 浮肿病

18.0072 སྐྱ་རབ། 浮肿病

མེ་དྲོད་ཉམས་ཏེ་སྙིགས་མ་དྭངས་མའི་རྒྱུ་ལམ་དུ་ཤོར་ནས་མཆིན་པའི་གནས་སུ་སོང་བས། དེར་ཐུངས་ཁྲག་ཚུལ་བཞིན་སྨིན་མ་ཐུབ་པར་ཁྲག་ངན་ཆུ་སེར་རྒྱས་པ་རླུང་གིས་ལུས་ཀུན་ལ་ཁྱབ་པར་གཏོར་བས་པགས་མདོག་སྐྱ་བོར་འགྱུར་ཞིང་རབ་རབ་ཏུ་སྐྲངས་པའི་ནད་ཅིག

胃火衰败造成糟粕进入精华通道，在肝脏未生成正血使坏血、黄水增盛，被“隆”邪驱散到全身各处，而皮肤灰白，浮肿的一类疾病。

18.0073 གློ་བ་སྐྱ་རབ། 肺性浮肿

ཁ་ཟས་ཀྱི་དྭངས་མ་མ་ཞུ་བ་མཆིན་པར་གནས་པ་དེ་ཐུངས་སུ་མ་གྱུར་པར་ཆུ་སེར་ཆེར་འཕེལ་བ་གློ་བར་ཞུགས་ནས་གློ་མང་ཞིང་ལུད་པར་ཁྲག་སྦྲན་འདྲེས་པ་དང་། ཁ་གདོང་། མིག་ལྤིབས་སོགས་སྐྲངས་པའི་ཁྲག་ཤས་ཆེ་བའི་སྐྱ་རབ་ནད་ཅིག

饮食精华未化在肝脏未能生成正血使黄水增盛侵入肺部，引起频咳，咯血，唇面、眼睑等肿胀的一种血偏盛浮肿病。

18.0074 མཆིན་པ་སྐྱ་རབ། 肝性浮肿

ཁ་ཟས་ཀྱི་དྭངས་མ་མ་ཞུ་བ་མཆིན་པར་གནས་པ་དེ་ཐུངས་སུ་མ་འགྱུར་བར་ཆུ་སེར་ཆེར་འཕེལ་བས་མིག་སྤྲིན་དང་། ཤ་མདངས། དྲི་ཆུ་རྣམས་སེར་པོ་འོང་བའི་མཁྲིས་ཤས་ཆེ་བའི་སྐྱ་རབ་ནད་ཅིག

饮食精华未化在肝脏未能生成正血使黄水增盛，引起巩膜、肤色、尿液等变黄的一种“赤巴”偏盛浮肿病。

18.0075 མཆེར་པ་སྐྱ་རབ། 脾性浮肿

ཁ་ཟས་ཀྱི་དྭངས་མ་མ་ཞུ་བ་མཆིན་པར་གནས་པ་དེ་ཐུངས་སུ་མ་འགྱུར་བར་ཆུ་སེར་ཆེར་འཕེལ་བ་མཆེར་པའི་གནས་སུ་ཞུགས་པས་ཁོང་པ་སྦོ་ཞིང་ཤིག་མང་བ། ལྕེ་དང་། མཆུ་མདོག་སྐྱ་བ་སོགས་འབྱུང་བའི་བད་ཀན་ཤས་ཆེ་བའི་སྐྱ་རབ་ནད་ཅིག

饮食精华未化在肝脏未能生成正血使黄水增盛侵入脾脏，引起腹胀，多虱，舌唇色灰白的一种“培根”偏盛浮肿病。

18.0076 ཆུ་སེར་སྐྱ་རབ། 黄水性浮肿

ཁ་ཟས་ཀྱི་དྭངས་མ་མ་ཞུ་བ་མཆིན་པར་གནས་པ་དེ་ཐུངས་སུ་མ་གྱུར་པར་ཆུ་སེར་ཆེར་འཕེལ་བ་དེ་ཁྱབ་བྱེད་རླུང་གིས་ཤ་པགས་བར་ལ་གཏོར་བས་ཟ་འཕྲུག་བྱེད་ཅིང་ཆུ་སོར་སྐྲངས་པ་འབྱུང་བའི་སྐྱ་རབ་ནད་ཅིག

饮食精华未化在肝脏未能生成正血使黄水增盛，被遍布“隆”驱散至皮肤，引起瘙痒及尿道肿胀的一种浮肿病。

18.0077 རླུང་ནད་སྐྱ་རབ། 隆性浮肿

ཁ་ཟས་ཀྱི་དྭངས་མ་མ་ཞུ་བ་མཆིན་པར་གནས་པ་དེ་ཐྲངས་སུ་མ་གྱུར་པར་ཆུ་སེར་ཆེར་འཕེལ་བ་དེ་སྙིང་དང་སྲོག་རྩར་ཞུགས་པས་གཉིད་ཆུང་ཞིང་སྐྲངས་པ་སོབ་ལ་ཆེ་ཆུང་འཕེལ་འགྲི་ཆེ་བའི་སྐྱ་རབ་ནད་ཅིག

饮食精华未化在肝脏无法生成正血使黄水增盛，侵入心脏和命脉，引起失眠及肿体虚松，大小易变的一种浮肿病。

18.0078 ངར་གདོང་། 胫面

པུས་ཚིགས་དང་ལོང་ཚིགས་བར་གྱི་མདུན་ངོས་ཀྱི་ཆ།

膝关节至踝关节间的前部。

18.0079 ཟམ་འདེགས། 气喘

དབུགས་རྒོད་པ།

气息急促。

18.0080 སྙིང་སྤྲུག 心悸

སྙིང་གཡུག་པ།

心律不齐。

18.0081 འོར་སྣོ། 下坠水肿穴

ཆུ་སེར་གནས་གཅིག་ཏུ་ལྷུང་ཞིང་འདུས་པ་ཕྱིར་འདྲེན་པའི་སྣོ་སྐྱེ། ཚིགས་པ་བཅུ་དྲུག་པའི་མདོ་དང་རྐང་པའི་མཐེབ་མོའི་བར།

黄水下落蓄积引流之穴，位于第十六椎穴和足拇趾与第二趾之间的引水穴。

18.0082 ཆུ་གསང་རྣམ་གསུམ། 三水穴

ཚིགས་པ་དང་པོ་དང་། བཅུ་གསུམ་པ། བཅོ་བརྒྱད་པ་བཅས་ཀྱི་བསྡུས་མིང་།

第一、十三、十八椎穴的合称。

18.04 འོར་ནད། 下坠水肿

18.0083 འོར་ནད། 下坠水肿

མེ་དྲོད་ཉམས་ཏེ་དྭངས་སྙིགས་འདྲེས་པ་དྭངས་མའི་རྒྱུ་ལམ་ནས་མཆིན་པའི་གནས་སུ་སོང་བས། དེར་ཐྲངས་ཁྲག་ཚུལ་བཞིན་སྨིན་མ་ཐུབ་པར་ཁྲག་ངན་ཆུ་སེར་ཤ་པགས་བར་དུ་རྒྱས་ཏེ་བྲང་གསུས་སོགས་འོག་ཏུ་གང་བཙུག་ཡོན་པོར་སྐྲངས་པའི་ནད་ཅིག

胃火衰败造成糟粕和精华混合进入精华通道，在肝脏未生成正血，使坏血、黄水增盛充斥于肌肤间，卧侧胸腹出现肿胀的一类疾病。

18.0084 བཅོས་ཉེས། 误治

གསོ་བཅོས་ལོག་ནས་ནད་གཞན་འཁྲུགས་པ།

治疗不当而引发其他疾病。

18.0085 རླུང་འོར། 隆性下坠水肿

ལུས་འདར་ཞིང་བསྐྱེ་ལ་པགས་པ་རྩུབ་ཅིང་སྐྲངས་པའི་རླུང་ཤས་ཆེ་བའི་འོར་ནད་ཅིག

身体颤抖酸噤，皮肤粗糙且肿胀的“隆”邪偏盛的一种下坠水肿病。

18.0086 ཁྲག་འོར། 血性下坠水肿

རྩ་རྣམས་གཟེར་འཁྲུག་བྱེད་ཅིང་མིག་སྤྲིན་དང་ཆུ་མདོག་དམར་ལ་ཁྲག་ཤས་ཆེ་བའི་འོར་ནད་ཅིག

经脉闪痛，巩膜和尿液色红的血偏盛的一种下坠水肿病。

18.0087 མཁྲིས་འོར། 赤巴性下坠水肿

མིག་གྲིན་དང་། དྲི་ཆུ། པགས་མདོག་བཅས་སེར་པོར་འགྱུར་ཞིང་ཉི་མ་ཉིས་དྲོས་ན་སྐྲངས་ཆེ་བའི་མཁྲིས་ཤས་ཆེ་བའི་འོར་ནད་ཅིག

巩膜、尿液、皮肤等变黄，日晒火热时肿胀的“赤巴”偏盛的一种下坠水肿病。

18.0088 བད་འོར། 培根性下坠水肿

ལུས་པོ་གྲང་ལ་གྲང་ཚེ་མི་བདེ་ཞིང་སྐྲངས་པ་ཉིན་ཆེ་ལ་མཚན་ཆུང་བའི་བད་ཀན་གྲང་ཤས་ཆེ་བའི་འོར་ནད་ཅིག

受寒时不适，昼肿夜消的“培根”偏盛的一种下坠水肿病。

18.0089 བརྡད་འོར། 伤性下坠水肿

ལུས་ལ་མཚོན་ཕོག་པས་ཆུ་སེར་གཡོས་ཏེ་ཚ་ལ་ཁ་དོག་དམར་བའི་འོར་ནད་ཅིག

受伤使黄水被散入身体各处，皮肤发热发红的一种下坠水肿病。

18.0090 དུག་འོར། 毒性下坠水肿

དུག་རིག་པའམ་བསེ་ཞོ་ཐར་ནུ་སོགས་ཁོང་དུ་སོང་བ་ལས་གྱུར་པའི་དུག་གི་རྟགས་དང་ལྡན་པའི་འོར་ནད་ཅིག

与接触毒物或服用漆树脂、大果大戟所引起的症状与中毒相似的一种下坠水肿病。

18.05 དམུ་ཆུ། 腹水

18.0091 དམུ་ཆུ། 腹水

མེ་དྲོད་ཉམས་ཏེ་དྭངས་སྙིགས་འདྲེས་པ་དྭངས་མའི་རྒྱུ་ལམ་ནས་མཆིན་པའི་གནས་སུ་སོང་བས། དེར་ཟུངས་ཁྲག་ཚུལ་བཞིན་སྨིན་མ་ཐུབ་པར་ཁྲག་ངན་ཆུ་སེར་དོན་སྣོད་རང་རང་གི་གནས་སུ་རྒྱས་ཏེ་རྫིང་བུ་ཆུས་ཁེངས་པ་ལྟར་གནས་པའི་ནད་ཅིག

胃火衰败造成糟粕和精华混合进入精华通道，在肝脏未生成正血，使坏血、黄水在脏腑各自部位增盛，如水池水满样的一类疾病。

18.0092 བྲེར་ཆུ། 散布性腹水

དྭངས་མ་ཁྲག་བྲེར་དང་མཁྲིས་བྲེར། ཆུ་བྲེར་བཅས་གསུམ་གྱི་ཆུ་ཕྱི་ལ་བྲེར་བ།

精华血散性、胆散性、水散性三种水肿之水向外扩散。

18.0093 ཁྲག་བྲེར་ཆུ། 血散性腹水

དྭངས་མ་མ་ཞུ་བ་མཆིན་པའི་གནས་ནས་ཟུངས་སུ་མ་གྱུར་པར་ངན་ཁྲག་དང་ཆུ་སེར་རྒྱས་པ་དག་ཤ་ལྤགས་དང་རྩ་མིག་ཏུ་བྲེར་བའི་དམུ་ཆུའི་ནད་ཅིག

精华未化在肝脏未能生成正血，形成坏血及黄水散布于肌肤和脉道的一种腹水病。

18.0094 མཁྲིས་བྲེར་ཆུ། 胆散性腹水

མཆིན་པར་རྒྱས་པའི་ངན་ཁྲག་དེ་མཁྲིས་པར་ཟགས་པས་མཁྲིས་པ་འཕེལ་ཞིང་ཁ་

ཡུད་དེ་ཤ་དང་པགས་པར་ཆུ་སེར་རྒྱས་པའི་དམུ་ཆུའི་ནད་ཅིག
在肝脏增盛的坏血降入胆囊，使胆汁溢出而引发居于肌肤黄水增多的一种腹水病。

18.0095 ཆུ་ཐྱེར། 水散性腹水

ཟས་སྣོམ་མ་ཞུ་བར་དྭངས་མའི་ལམ་དུ་ཤོར་ཞིང་ཟུངས་སུ་མ་གྱུར་པར་རྩ་ལ་ཐྱེར་ཏེ་ཆུ་སེར་བསྐྱེད་པའི་དམུ་ཆུའི་ནད་ཅིག
未化饮食流入精华通道未能生成体精而散入脉道，最终生成黄水的一种腹水病。

18.0096 ཟགས་ཆུ། 渗漏性腹水

དྭངས་མ་མ་ཞུ་བ་དོན་སྣོད་སོགས་ཀྱི་རྩ་ལ་ཐྱེར་ནས་ཟགས་པའི་དམུ་ཆུའི་ནད་ཅིག
精华未化扩散于脏腑等的脉管而渗出黄水的一种腹水病。

18.0097 དོན་ཟགས། 脏漏

དོན་མཆིན་མཆེར་གློ་བ་ལས་ཆུ་སེར་ཟགས་པ།
自肝脾肺等脏器渗漏的黄水。

18.0098 མཆིན་པའི་ཟགས་ཆུ། 肝漏性腹水

དྭངས་མ་མ་ཞུ་བས་མཆིན་པར་ངན་ཁྲག་རྒྱས་པའམ་འགྲམས་ཁྲག་ལྷག་པ་དག་མཆིན་པར་ལྷུང་ནས་མཆིན་པ་ཁྲག་གིས་ཁེངས་ཤིང་ཚེར་རྒྱས་ལ་དྲོད་ཤོར་ཞིང་རུལ་བ་ལས་ཟགས་པའི་དམུ་ཆུའི་ནད་ཅིག
精华未化使肝脏坏血增盛或外伤引起的残血降入肝脏使肝血过盛，肝热减退、肝脏腐坏而渗出黄水的一种腹水病。

18.0099 མཆེར་བའི་ཟགས་ཆུ། 脾漏性腹水

དྭངས་མ་མ་ཞུ་བས་མཆིན་པར་ངན་ཁྲག་རྒྱས་པའམ་འགྲམས་ཁྲག་ལྷག་པ་མཆེར་པའི་གནས་སུ་ལྷུང་སྟེ་མཆེར་པ་ཁྲག་གིས་ཁེངས་ཤིང་རུལ་བ་ལས་ཟགས་པའི་དམུ་ཆུའི་ནད་ཅིག
精华未化使肝脏坏血增盛或外伤引起的残血降入脾脏导致脾血过盛、脾脏腐坏而渗出黄水的一种腹水病。

18.0100 གློ་བའི་ཟགས་ཆུ། 肺漏性腹水

དྭངས་མ་མ་ཞུ་བའི་ངན་ཁྲག་གློ་སྦུབས་སུ་འགྲིམས་པས་དེར་ཆུ་སེར་གྱིས་ཁེངས་ནས་ཡུན་གྱིས་གསོག་པ་དེ་མཆིན་དྲིའི་ཐོག་ཏུ་ལྷུང་ནས་སྣོད་ཀྱི་སྟེང་དུ་ཟགས་པའི་དམུ་ཆུའི་ནད་ཅིག
精华未化的坏血窜入肺管使其内充满黄水，长期蓄积后通过隔膜渗漏于腑府的一种腹水病。

18.0101 སྣོད་ཟགས། 腑漏

སྣོད་ཕོ་ལོང་ལས་ཆུ་སེར་ཟགས་པ།
自胃肠等腑府渗漏的黄水。

18.0102 ཕོ་བའི་ཟགས་ཆུ། 胃漏性腹水

དྭངས་མ་མ་ཞུ་བ་ཕོ་བར་ཡུན་རིང་གནས་པ་དེས་ཕོ་བའི་མེ་དྲོད་ཀྱི་སྟོབས་ཤོར་ནས་ཆུ་སེར་ཕྱིར་བྱུང་ཁོག་ཏུ་ཟགས་པའི་དམུ་ཆུའི་ནད་ཅིག
精华未化长期滞留于胃部造成胃火功能衰败，导致黄水渗漏于体腔的一种腹水病。

18.0103 ལོང་གི་ཟགས་ཆུ། 大肠漏性腹水

དྭངས་མ་མ་ཞུ་བ་དེ་ལོང་དུ་ལྷུང་ནས་ཆུ་སེར་

ཕྱིར་ཟགས་པའི་དམུ་ཆུའི་ནད་ཅིག
精华未化降入大肠而渗漏黄水的一种腹水病。

18.0104 སྐྲན་ཟགས། **瘤漏性腹水**

ངན་ཁྲག་རྩར་ཞུགས་ཏེ་ཁྲག་རླངས་སྐྲན་དུ་དྲིལ་བ་རྙིངས་ནས་རྫོལ་ཏེ་ཟགས་པའི་དམུ་ཆུའི་ནད་ཅིག
坏血侵入脉管被血气聚结成瘤，迁延未愈而穿破渗漏黄水的一种腹水病。

18.0105 རྩ་སྐྲན་ཟགས་ཆུ། **脉瘤漏性腹水**

དྭངས་མ་མ་ཞུ་བར་ངན་ཁྲག་རྒྱས་པ་དེ་མཆིན་པ་སོགས་ཀྱི་རྩར་ཞུགས་ནས་རྩ་མིག་ཏུ་ཁྲག་རླངས་འདྲིལ་བ་རྙིངས་ནས་ཁྲག་ཞུ་ཞིང་རྫོལ་བས་རྩ་ཁ་བྱེ་བའི་དམུ་ཆུའི་ནད་ཅིག
精华未化造成坏血增盛，侵入肝脏等的脉管，在脉管中聚结成血气瘤，迁延未愈而破裂并使脉口张开的一种腹水病。

18.0106 ཁྲག་སྐྲན་ཟགས་ཆུ། **血瘤漏性腹水**

འགྲམས་ཁྲག་དང་མཚོན་ཁྲག་མཆིན་མཆེར་གཉིས་སུ་རྒྱས་ཏེ་ཁྲག་ཟིལ་སྐྲན་དུ་ཆགས་པ་རྙིངས་ནས་ཞུ་ཞིང་ཟགས་པའི་དམུ་ཆུའི་ནད་ཅིག
外伤的残血在肝脾处增盛，形成血霜瘤，陈旧后消融渗漏黄水的一种腹水病。

18.0107 ཆུ་སྐྲན་ཟགས་ཆུ། **水瘤漏性腹水**

ངན་ཁྲག་ཆུ་སེར་རྒྱས་པ་རྩར་འཁྲིམས་ནས་རྩ་མིག་ཏུ་ཆུ་སེར་ཁྱབ་པ་བརྫོལ་བའི་དམུ་ཆུའི་ནད་ཅིག
坏血黄水增盛窜入脉管，脉管中的黄水被穿破渗漏的一种腹水病。

18.0108 འཁྲིམས་ཆུ། **旋积性腹水**

མ་ཞུ་བས་ཕོ་བའི་བད་ཀན་འཕེལ་བ་དེས་དྲི་ཆུ་དང་ཐུར་སེལ་གྱི་རྒྱུ་ལམ་བཀག་སྟེ་དྲི་ཆུ་དྭངས་མའི་རྒྱུ་ལམ་ལ་ཞོར་བས་པགས་པའི་འོག་དང་སྣོད་ཀྱི་ཕྱི་རོལ་ཐམས་ཅད་ཆུས་ཁེངས་པའི་དམུ་ཆུའི་ནད་ཅིག
不消化导致胃粘液增盛，使尿液和下行“隆”通道受阻，尿液进入精华通道使液体充斥于肤下和腑外的一种腹水病。

18.0109 རྒྱུ་རྫོལ་ཆུ། **肠穿性腹水**

རྒྱུ་མ་རྫོལ་བའི་ཆུ་སྐྱེ། རྒྱུ་གཟེར་དང་རུས་པ་ཟུག་པ་སོགས་ཀྱིས་རྒྱུ་མའི་རྫི་ཉམས་ཏེ་རལ་ཞིང་རྫོལ་བའི་ཆུ་ཕྱིར་འཛག་པའི་དམུ་ཆུའི་ནད་ཅིག
痢疾或碎骨刺入等原因使肠粘膜受损穿孔而向腹腔漏水的一种腹水病。

18.0110 ཕོ་བའི་མེ་དྲོད། **胃火**

ཟས་སྐོམ་གང་འཇུ་བར་བྱེད་པའི་གཞི་གཙོ་བོ་ཕོ་བར་གནས་པའི་དྲོད་ཀྱི་ཁམས།
主居胃部的热能，是消化饮食的基础。

18.0111 རྒྱུ་མའི་རྫི། **小肠粘膜**

རྒྱུ་མའི་ནང་ངོས་ཀྱི་རྫི་པགས།
小肠内壁的黏膜。

18.0112 འོར་ཁུང་། **水道**

འཁྱིལ་བའི་ཆུ་ཕྱིར་འགྲོ་སའི་ཁུང་བུ་སྟེ་ཆུ་ཁུང་དང་དོན་གཅིག
旋积水向外流出的孔道。

18.0113 སྨིན་ཐལ། **露梅灰**

སྨིན་མའི་རྩེ་མོ་ནུས་ལྡན་དུ་བསྲེགས་པའི་

ཐལ་བ།
露梅尖焖煅后制成的灰。

18.0114 ཕོ་བ་ལྟེམ། 胃胀满
ཕོ་བ་ཁེངས་སྣམ་བྱེད་པ།
胃部有胀满感。

18.0115 སྙིང་འདེགས། 心悬感
སྙིང་འཕར་ལ་འཚིང་བ།
心悸而憋闷。

18.0116 གསུས་པ་ལྕིག 腹沉感
ཕོ་བ་ལྕི་བ།
腹部沉重。

18.0117 བཅུ་དྲུག་མདོ། 十六椎穴
ཚིགས་པ་བཅུ་དྲུག་ཐད་ཀྱི་མདོ།
第十六椎下凹处。

18.0118 ཆུ་ཡི་མཁར་བརྒྱད། 八水府
བོལ་གོང་དང་། ངར་གདོང་། ཆུ་སོ། བཅུ་དྲུག་མདོ། ཕོ་བ། བྲང་ཞོལ། ཁ་གདོང་། མིག་ལྤིབས་བཅས་ཀྱི་བསྡུས་མིང་།
足背、胫面、尿道口、十六椎穴、胃部、剑突下、面部和眼睑等八个部位的合称。

18.0119 ཕྱི་ཆུ། 外水
ཤ་མདངས་བར་དང་སྐྱི་མོར་གནས་པའི་ཆུ།
位于气色与皮肤间的水。

18.0120 བར་ཆུ། 中水
པགས་འོག་དང་ཤའི་སྙིང་ལ་ཁྱབ་པའི་ཆུ།
位于肌肤之间的水。

18.0121 ནང་ཆུ། 内水
རྒྱུ་མ་དང་ལོང་སོགས་སྣོད་ཀྱི་སྟེང་ན་འཕྱོ་བར་གནས་པའི་ཆུ།
浮荡于小肠和大肠等腑府表面的水。

18.0122 གློ་སོར། 痰鸣
གློ་ཡུ་ནས་སོར་སོར་ཟེར་བའི་སྒྲ་གྲག་པ།
从肺管中发出“嗦嗦”的声音。

18.0123 ཚ་ཆུ་རྒྱས་ཐེབས། 热水盛蔓
ཚ་ཆུ་ཡུན་ལོན་པ་ཟུངས་ལ་ཐེབས་པའམ་འདྲིས་པ།
热性黄水陈旧而漫延或侵入体精。

18.0124 དབུགས་ཐུང་། 气短
དབུགས་མྱུར་པོར་ལེན་པ།
呼吸频率短快。

18.0125 རྩ་བཀྲ། 脉暴露
རྩ་རིས་ཕྱིར་མངོན་པ།
脉纹显现。

18.0126 འདྲེ་ཆུ། 鬼祟水
གདོན་གྱིས་བསྐྱེད་པའི་དམུ་ཆུ།
魔所引发的腹水。

18.0127 འདྲེ་ཁ་རྒོད། 中邪
གདོན་ཅན་གྱི་འགྲུལ་སྣའི་རྐྱེན་གྱིས་ནད་པའི་ཤེས་པ་འདྲེས་བརླམས་ཏེ་ཁ་ནས་འཆོལ་གཏམ་སྣ་ཚོགས་བཤད་ཅིང་ནད་གཞི་ཡང་ཡང་ལྡང་བ།
魔类缠附而患者的神识受到干扰，胡言乱语且病情反复发作。

18.0128 ཁྱེའུ་སུས། 乔岁
❶ཐོ་རངས་ཀྱི་དུས། ❷ཁྱེའུ་གསོ་བ་ལྟར་སྨན་ཉུང་ངུ་དུས་མེད་དུ་བསྟེན་པ།
❶黎明时刻。❷如喂养小儿般少量多次给药。

18.0129 གསང་སྒོ། 腧穴

དོན་སྣོད་གང་ལ་བབས་པའི་རྒྱབ་མདུན་གྱི་གསང་མིག

位于身体前后的任意脏腑穴位。

18.0130 ཆུ་བཤལ། 水泻

ལྟོ་སྦྱོངས་ལ་བརྟེན་ནས་དམུ་རྫིང་གི་འོར་ཁྲུང་བསལ་བའི་ཐབས།

通过泻腹，消除腹水蓄积的一种疗法。

18.0131 ཆུ་སྦྱོངས། 水排

རྩ་སྦྱོངས་ལ་བརྟེན་ནས་དམུ་རྫིང་གི་འོར་ཁྲུང་བསལ་བའི་ཐབས།

通过泄脉，消除腹水蓄积的一种疗法。

18.0132 འཕྲུལ་འཇིག 妙泻

རྩ་ལྟོ་སྦྲགས་མའི་ཐབས་ལ་བརྟེན་ནས་དམུ་རྫིང་གི་འོར་ཁྲུང་བསལ་བའི་ཐབས།

通过泄脉和泻腹结合，消除腹水蓄积的一种疗法。

18.0133 འཕེང་འགྲོས་བསྟེན། 交替服

སྨན་དང་ཟས་གཉིས་པོ་རེས་མོས་སུ་བསྟེན་པ།

药物和食物交替服用。

18.0134 ལྟེ་བ་བཞི་སྒྲོམ། 脐旁四穴

ལྟེ་བའི་གོང་འོག་དང་གཡས་གཡོན་དུ་ཚོན་རེ་བཅལ་བའི་གནས་ཀྱི་མེ་གསང་།

脐上下和左右各旁开一寸之灸穴。

18.0135 ད་ཙ། 达杂

❶གསེར་རྡོ། ❷ཙ་སུ།

❶黄铜矿。❷芫荽。

18.0136 བྱང་སེམས་དཀར་དམར། 强僧嘎玛

❶ སྐྱེས་པའི་ཐིག་ལེ་དང་བུད་མེད་ཀྱི་ཟླ་མཚན། ❷ཅོང་ཞི་དང་བྲག་ཞུན།

❶男子的精液和女性的月经。❷寒水石与岩精。

18.0137 ཆུ་ཆིངས། 水缚法

སྣམ་བུས་མས་ནས་ཡར་བསྣམས་པའི་ཆིངས་བྱ་ཚུལ་ཞིག

用氆氇从下往上缠绑的一种缚法。

18.0138 ཆུ་བྲ། 水象

གཙགས་ནས་བཏོན་པའི་ཆུའི་མདོག་དང་རྣམ་པ།

穿刺放出的水颜色和性质。

18.0139 འཇིག་ཟས། 害食

ནད་ལ་གནོད་པར་བྱེད་པའི་ཟས།

对疾病有害的食物。

18.0140 སྐྱིག་པ་ཆགས། 结垢

རྒྱང་ཕོག་གི་རྣམ་པའི་དྲིག་པ་ཆགས་པའོ།

结痂样之垢。

18.06 གཅོང་ཆེན་ཟད་བྱེད། 耗精痼疾

18.0141 གཅོང་ཆེན་ཟད་བྱེད། 耗精痼疾

གཅོང་ནད་ཆེན་པོས་ལུས་ཟུངས་ཟ་ཞིང་ཟད་པར་བྱེད་པའི་ནད་ཅིག

痼疾导致体精耗损的一种疾病。

18.0142 འབྱེན། 矢气

བཤང་ལམ་ནས་ཐོན་པའི་དབུགས་ངན།

从肛门排出的废气。

18.0143 མགྲུལ་པ་སྒྲིབ། 喉阻

སྐེ་བསྒམས་པ་ལྟར་འགག་སྙམ་བྱེད་པ།

颈有如勒般阻塞之感。

18.0144 ཁོང་ནད་སྡེ་དྲུག 六内病

མ་ཞུ་བ་དང་། སྐྲན། སྐྱ་རབ། འོར། དམུ་ཆུ། གཅོང་ཆེན་ཟད་བྱེད་བཅས་དྲུག་གི་སྤྱི་མིང་།

不消化、瘤、浮肿、腹水及耗精痼疾六种疾病的总称。

19 ཚད་པ་གསོ་བ། 热病诊疗

19.01 ཚ་བ་སྤྱི། 热病

19.0001 མ་མོ། 玛姆

སྣང་སྲིད་ཐམས་ཅད་རང་ཉིད་ཀྱིས་སྐྱེད་པར་འདོད་པའི་སྲིད་པའི་མ་མོ་སྤུན་བདུན་ལ་བྱའོ། །

认为自己是万物生发之主的世间“玛姆”七姊妹。

19.0002 མཁའ་འགྲོ་མ། 空行母

རྫུ་འཕྲུལ་གྱིས་ནམ་མཁའ་ལ་འགྲོ་བའི་འབྱུང་པོ་མོ་རིགས།

凭神通在空中飞行的女性邪魅。

19.0003 དུག་ཚད། 毒病热

དུག་དང་ལྡན་པའི་ཚ་བ།

有毒之热。

19.0004 མཁྲིས་པའི་མེ་དྲོད། 赤巴火

ནད་གཞིའི་མཁྲིས་པ་མཚན་ཉིད་བདུན་ལྡན་གྱི་ཚ་བའི་དྲོད།

具有七特性病原“赤巴”的热。

19.0005 ལྡན་ཚད། 二合热

ཉེས་པ་གཉིས་ལྡན་གྱི་ཚད་པ།

二邪相兼之热症。

19.0006 རླུང་ལྡན་ཚ་བ། 隆热病

རླུང་དང་ལྡན་པའི་ཚད་པ།

兼“隆”邪的热症。

19.0007 ཚད་རླུང་ནད། 热隆病

ཚད་པ་དང་རླུང་གཉིས་འདྲེས་པའི་ནད།

热病与“隆”邪兼有之病。

19.0008 འདུས་ཚད། 聚合热

ཉེས་པ་གསུམ་ག་འདུས་པ་ལས་སྐྱེས་པའི་ཚད་པ།

三邪聚合而引发的热症。

19.0009 དུས་ཀྱི་ཚ་བ། 时令热

དུས་གསར་རྙིང་གི་སྒོ་ནས་དབྱེ་བའི་ཚ་བ།

按时令新旧分类之热症。

19.0010 ཉེས་པའི་ཚ་བ། 病邪热

ཉེས་པ་རླུང་མཁྲིས་བད་ཀན་སོགས་ཀྱི་སྒོ་ནས་དབྱེ་བའི་ཚ་བ།

按“隆”、“赤巴”、“培根”三邪分类之热症。

19.0011 རྒྱུའི་ཚ་བ། 本质热

ནད་གཞན་དང་འདྲེས་མ་འདྲེས་ཀྱི་སྒོ་ནས་དབྱེ་བའི་ཚ་བ།

按是否与其他疾病相混分类之热症。

19.0012 གནས་ཀྱི་ཚ་བ། 部位热

ཤ་རུས་རྒྱུས་པ་སོགས་ཞུགས་སའི་གནས་མི་འདྲ་བའི་སྒོ་ནས་དབྱེ་བའི་ཚ་བ།

按肌、骨、肌腱等不同入侵部位分类之热症。

19.0013 བསྡོངས་གྲོ། 同伴

མཉམ་དུ་སྤྲོད་བའམ་འགྲོགས་པའི་རོགས་གྲོ།

相交或陪同的伙伴。

19.0014 མགོ་སྒྲུར་བཟུ། 驱寒显热法

ཚ་བའི་མགོ་བད་ཀན་གྲང་བས་བཏུམས་པ་དྲོད་སྨན་དྲོད་ཟས་བསྟེན་ནས་ཕྱི་ཤུན་བཤུས་པ་ལྟར་ཕྱིར་བསལ་བ།

服用温性药物和食物剥去包裹热症的寒性“培根”。

19.0015 གཉིད་ཡེར། 失眠

གཉིད་མི་ཁུག་པ།

无法入睡。

19.0016 གཟེར་འཁྱུག 闪痛

གཟེར་ངེས་མེད་དུ་འཁྱུག་པའམ་ལྡང་བ།

无定处的闪痛或作痛。

19.0017 གཟེར་འདྲིལ། 拧痛

གཟེར་ཟུག་གནས་གཅིག་ཏུ་འདྲིལ་ནས་ན་བ།

某一固定处拧扭般疼痛。

19.0018 འཆི་རྟགས། 死症

འཆི་ངེས་པའི་རྟགས།

死亡的征兆。

19.0019 ཁ་ཐལ། 过盛

ཚད་ལས་འདས་པ།

超过正常范围。

19.0020 དབྱེ་ཐང་། 分离汤

ནད་ཀྱི་བསྡོངས་ཟླ་སོ་སོར་དབྱེ་བ་འབྱེད་པའི་ཐང་།

分离各种合并症的汤剂。

19.0021 སྡུད་ཐང་། 收敛汤

ནད་ཐྱེར་བ་རྣམས་ཕྱོགས་གཅིག་ཏུ་སྡུད་པར་བྱེད་པའི་ཐང་།

收敛各种扩散疾病的汤剂。

19.0022 གསོད་ཐང་། 消杀汤

ནད་དངོས་སུ་འཇོམས་པའམ་གསོད་པར་བྱེད་པའི་ཐང་།

消除或杀灭疾病的汤剂。

19.0023 སད་ཐང་། 试探汤

ནད་གཞི་གང་ཡིན་ཉམས་སད་པའི་ཐང་།

以试探的方式诊断疾病的汤剂。

19.0024 དགུག་ཐང་། 摄回汤

རླུང་ནད་འཕྱོས་པ་ཚུར་འགུགས་པའི་ཐང་།

摄回“隆”病荡动性质的汤剂。

19.0025 སྐམ་ཐང་། 燥湿汤

ཆུ་སེར་སོགས་སྐེམ་པར་བྱེད་པའི་ཐང་།

干燥黄水等的汤剂。

19.0026 རྩི་སྦྱོར། 精药方

རྩི་སྨན་གཙོ་བོར་བྱས་པའི་སྦྱོར་བ།

精华药为主的方剂。

19.0027 རླུང་འཁྱམས། 隆阙

སྙིང་ལ་རླུང་ཞུགས་ནས་སེམས་ལ་རང་དབང་མ་ཐོབ་པས་སྨྱོ་བའམ་འབོག་པའི་ནད་ཅིག

“隆”邪侵入心脏使心识不能自主，变得疯癫或昏厥的一种疾病。

19.0028 མདེ་ཁ་བསྒྱུར། 应变治法

མདའ་མདེའུ་ཡིས་ཁ་བསྒྱུར་བ་ལྟར་སྨན་གཏོང་སྐབས་རིག་པའི་འཕྲུལ་འཁོར་བསྐོར་ནས་གང་འཚམས་ཀྱིས་བཅོས་དགོས་པའི་ཐབས་ཤིག

用药时如改变弹镞轨迹般辨证施治的一种方法。

19.0029 ཐོལ་མིག 轮形疹

དབྱིབས་སྐོར་མོ་འཁོར་ལོ་ལྟར་གྱི་ནང་དུ་འབྲུམ་པ་ཕྲ་མོ་མང་དུ་འབྱུང་ཞིང་ཟ་འཕྲུག་

ལྷང་བའི་པགས་ནད་ཅིག
形似圆形轮状，中间出现众多细疹，瘙痒的一种皮肤病。

19.0030 སྨྱོ་བ། 疯病

ཤེས་པ་འཚོལ་བའི་ནད་ཅིག
意识混乱的一种疾病。

19.0031 ཚ་སྨྱོ། 热性疯病

ཚ་བའི་རྐྱེན་གྱིས་སྨྱོ་བའི་ནད་ཅིག
热邪引发的一种疯病。

19.0032 གྲང་སྨྱོ། 寒性疯病

གྲང་བའི་རྐྱེན་གྱིས་སྨྱོ་བའི་ནད་ཅིག
寒邪引发的一种疯病。

19.0033 ལྐུགས་པ། 喑哑

སྨྲ་བྱེད་ཀྱི་བྱ་བ་ཉམས་ནས་ཚིག་འབྱིན་མི་ནུས་པའི་ནད་ཅིག
语言功能衰退，不能言语的一种疾病。

19.0034 ཚ་ལྐུགས། 热性喑哑

ཚ་བའི་རྐྱེན་གྱིས་ངག་ལྐུགས་པའི་ནད་ཅིག
热邪为缘引起喑哑的一种疾病。

19.0035 གྲང་ལྐུགས། 寒性喑哑

གྲང་བའི་རྐྱེན་གྱིས་ངག་ལྐུགས་པའི་ནད་ཅིག
寒邪为缘引起喑哑的一种疾病。

19.0036 ཚ་ཡེར། 热性失眠

ཚ་བའི་རྐྱེན་གྱིས་གཉིད་ཡེར་བའི་ནད་ཅིག
热邪为缘引起失眠的一种疾病。

19.0037 གྲང་ཡེར། 寒性失眠

གྲང་བའི་རྐྱེན་གྱིས་གཉིད་ཡེར་བའི་ནད་ཅིག
寒邪为缘引起失眠的一种疾病。

19.0038 ཁྲག་གཟེར། 血性刺痛

ཁྲག་འཁྲུགས་ཏེ་གཡོགས་གཡས་ཀྱི་རྒྱབ་ངོས་སུ་གཟེར་ཟུག་ལྷང་བའི་ནད་ཅིག
血紊乱而引起的右侧背部疼痛的一种疾病。

19.0039 གཉན་གཟེར། 疫性刺痛

གཉན་སྲིན་འཁྲུགས་པས་གཡོགས་གཡོན་རྒྱབ་ངོས་སུ་གཟེར་ཟུག་དྲག་པོ་ལྷང་བའི་ནད་ཅིག
疫“蚍”紊乱而引起的左侧背部剧烈疼痛的一种疾病。

19.0040 རླུང་གཟེར། 隆性刺痛

རླུང་འཁྲུགས་ཏེ་ལུས་ཀྱི་གནས་ངེས་མེད་དུ་གཟེར་ཟུག་ལྷང་བའི་ནད་ཅིག
“隆”紊乱而引起的身体任意部位疼痛的一种疾病。

19.0041 བཅོས་རྡུགས། 罔效

གསོ་བཅོས་ཇི་ལྟར་བྱས་ཀྱང་ཕན་སྐྱེད་མི་ཐོན་པ།
采取任何疗法皆无效果。

19.0042 རྙེན་གྱི་ཚ་བ། 年龄热

རྙེན་བྱིས་པ་དང་མ་རྒན་པོ་གསུམ་གྱི་སྒོ་ནས་དབྱེ་བའི་ཚ་བ།
按儿童、成年、老年三个不同年龄段所分类之热。

19.0043 རྩེ་བཅིལ། 抑病势

ནད་སྟོབས་བཅིལ་བའམ་གཞིལ་བ་སྟེ་ནད་མགོ་གནོན་པའམ་ནད་གཉའ་གཅོག་པའི་དོན།
抑制或压制病势。

19.0044 ལྕི་རྨོངས། 沉愚

ལུས་ཁམས་ལྕི་བ་དང་ཤེས་པ་རྨོངས་པ།
身体沉重和神志愚痴。

19.0045 སྤུ་རྩ་སེང་། 发竖

སྤུ་རྩ་འགྲེང་བ།
发根竖立。

19.02 ཚ་བ་རི་ཐང་མཚམས། 山原界热

19.0046 ཚ་བ་རི་ཐང་མཚམས། 山原界热

རི་ཐང་ནས་ཐང་དུ་མ་སླེབས་པའི་བར་ཏེ་ཚ་བ་ཁྲག་མཁྲིས་ཀྱི་སྟོབས་ཟད་ཅིང་བད་རླུང་གྲང་བའི་ནད་མ་ལངས་པའི་མཚམས།

血“赤”热势衰弱而“培隆”寒势尚未升发的热症期，如同山丘与平原的交界。

19.0047 རླུང་གི་ཞུ་འཁྱགས། 隆融冻界

རླུང་ཤས་ཆེ་བའི་ཚ་བ་བཅོས་གཞུག་ཏུ་གྲང་བ་སྐྱེ་བའི་མཚམས།

“隆”偏盛热症治疗后期引发寒症的分界。

19.0048 མཁྲིས་པའི་ཞུ་འཁྱགས། 赤巴融冻界

མཁྲིས་ཤས་ཆེ་བའི་ཚ་བ་བཅོས་གཞུག་ཏུ་གྲང་བ་སྐྱེ་བའི་མཚམས།

“赤巴”偏盛热症治疗后期引发寒症的分界。

19.0049 བད་ཀན་ཞུ་འཁྱགས། 培根融冻界

བད་ཀན་ཤས་ཆེ་བའི་ཚ་བ་བཅོས་གཞུག་ཏུ་གྲང་བ་སྐྱེ་བའི་མཚམས།

“培根”偏盛热症治疗后期引发寒症的分界。

19.0050 ཚ་བ་བདའ་དྲགས། 清热过盛

བསིལ་བའི་སྨན་དཔྱད་ཀྱིས་ཚ་བའི་བཅོས་ཚད་ལས་ཐལ་བ།

用凉性药物和外治法治疗热症过度。

19.0051 ཐོར་བུའི་རླུང་། 零星隆

ཚད་གཞུག་སོགས་ལ་ལྡང་བའི་རླུང་ཐོར་བུ།

热症后期发生的零星“隆”病。

19.0052 མཐིལ་བཞི། 四掌心

ཀང་ལག་གི་མཐིལ་བཞི།

手足四掌心。

19.0053 རླུང་དུས། 隆发时

རླུང་ནད་ལྡང་བའི་དུས་ཏེ་དགོང་དང་ཐོ་རངས།

“隆”病发作期即夜晚和黎明。

19.0054 ཐེར་ཁུག 腹股窝

སྟེ་ས་ཁུད་ཀྱི་ཤ་པགས་སྲབ་སའི་གནས།

腹股沟皮肤较薄处。

19.0055 རྩ་འདྲེགས། 脉悬

རྩ་དཔངས་མཐོ་ལ་གྲིམས་པར་འཕར་བ།

脉峰高而弦。

19.0056 རྩ་རྔོད། 脉猛

རྩ་རྒྱུད་དྲག་ཏུ་འཕར་བ།

脉象洪而有力。

19.0057 འཕྲང་ལ་སྒུག་པ། 守关法

ཁྲག་མཁྲིས་ཚ་བའི་ནད་ཀྱི་སྟོབས་ཟད་ནས་བད་རླུང་གྲང་བ་མ་སྐྱེ་བའི་མཚམས་སམ་འཕྲང་དེར་སྒུག་པ།

守在血“赤”热势消退而“培隆”寒势未升发之际的关口。

19.03 མ་སྨིན་ཚ་བ། 未熟热

19.0058 མ་སྨིན་ཚ་བ། 未熟热

བད་རླུང་གི་བསྟོངས་ཟླ་མ་ཕྱེ་བས་གང་གི་ཤུགས་མ་རྫོགས་པའི་ཚ་བ།

相伴“培隆”未分离而使热势未能成熟的热症。

19.0059 རྔུལ་ཁ་སྐྱི། 易汗

རྔུལ་འབྱུང་སླ་བ།

容易出汗。

19.0060 དབང་པོ་གཡུང་། 识觉迟钝

དབང་ཤེས་ཙུང་རྟུལ་བ།

五识反应较迟钝。

19.0061 གྲང་ཟུམ། 寒战

གྲང་འདར་བྱེད་པ།

受寒而发抖。

19.0062 རྔུལ་འདོན། 发汗

རྔུལ་ཆུ་བ་སྤུའི་བུ་ག་ནས་ཕྱིར་འདོན་པ།

驱使汗液从毛孔排出。

19.0063 ཚད་རོ་ལུས། 热残留

ཚད་པའི་རོ་མ་སྟེ་ཚད་གཞུག་ལུས་པ།

余热残留。

19.0064 མ་སྨིན་བྱ་རྒོད། 未熟热隆泄

མ་སྨིན་ཚ་བར་བཅོས་སྔས་པས་རླུང་ཤོར་ཏེ་བཅོས་སུ་མི་འདོད་པར་ཚ་བ་ལམ་ནས་འཁྱོག་པ།

未熟热因治疗过早引起“隆”邪散泄而致热症难以治疗。

19.0065 མ་སྨིན་བྱེར་བ། 未熟热热散

མ་སྨིན་ཚ་བར་བཅོས་སྔས་པས་ཚ་བ་བྱེར་བ།

未熟热因治疗过早引起热邪扩散。

19.0066 མ་སྨིན་མགོ་ཉིགས། 未熟热培根盛

མ་སྨིན་ཚ་བར་དཔྱད་སྔས་པས་བད་ཀན་འཕེལ་ཏེ་ཚ་བའི་མགོ་ཉིགས་པ།

未熟热因外治过早引起“培根”邪增盛致使热邪隐伏。

19.0067 མ་སྨིན་རྙོགས་པ། 未熟热黄水盛

མ་སྨིན་ཚ་བར་དཔྱད་སྔས་པས་ཆུ་སེར་འཕེལ་ཏེ་ཚ་བ་རྙོགས་པ།

未熟热因外治过早引起黄水增盛致使热邪与黄水交融浑浊。

19.04 རྒྱས་ཚད། 盛热

19.0068 རྒྱས་ཚད། 盛热

ནད་གཞན་གྱི་བསྟོངས་ཟླའི་གྲོགས་མེད་ཅིང་ཚ་བ་རང་གི་སྟོབས་རྒྱས་པར་གྱུར་པའི་ཚ་བ་རྐྱང་པ།

未伴其他疾病而热邪自身力量增盛的纯热症。

19.0069 རིམས་རྒྱས། 瘟热盛

རིམས་ཀྱི་ཚད་པ་ཆེར་རྒྱས་པའི་ནད་ཅིག

瘟热增盛的一种疾病。

19.0070 འཁྲུགས་རྒྱས། 紊乱热盛

འཁྲུགས་ཀྱི་ཚད་པ་ཆེར་རྒྱས་པའི་ནད་ཅིག

紊乱热增盛的一种疾病。

19.0071 རྔུལ་དྲི་མནམ། 汗臭味

ལུས་རྔུལ་མང་ལ་དྲི་མ་མནམ་པ།

身体出汗多而味臭。

19.0072 དབུགས་ཟམས། 气短

དབུགས་ཀྱི་འཕྱིན་རྟིང་ཐུང་བ།

呼吸间隔短粗。

19.0073 དབུགས་མྱོད། 气急

དབུགས་འཕྱིན་རྟིང་གི་བར་ཐག་ཐུང་ལ་དྲག་པ།

呼吸间隔短而急促。

19.0074 ལྟག་མིག་བལྟ། 仰视

མིག་ལྟག་རྒྱབ་ཏུ་བལྟ་བའི་ཉམས་བྱེད་པ།

眼睛向上仰视。

19.05 སྟོངས་ཚད། 虚热

19.0075 སྟོངས་ཚད། 虚热

རླུང་དང་ཚད་པ་འཛབ་ཅིང་རླུང་གིས་ཚ་བ་བུས་པས་རྩ་ཆུ་སོགས་ཕྱི་རོལ་དུ་ཚ་བ་ཤས་ཆེ་ཞིང་རླུང་གི་རྟགས་འདྲེས་མར་མངོན་པའི་ཚ་བའི་ནད།

“隆”邪和热邪相搏，“隆”邪煽动热邪使脉象和尿象等外部症状呈偏盛热症和“隆”病症状的热症。

19.0076 རྩ་སྟོངས། 脉虚热

སྲོག་པ་རྩར་ཚ་བ་བབས་པས་མིག་དམར་ལ་གནམ་དུ་བལྟ་བ་དང་ཕུས་འདེབས་པ་སོགས་འབྱུང་བའི་སྟོངས་ཚད་ཅིག

热邪落入命脉引起目赤、仰视、吁气频发的一种虚热症。

19.0077 རླུང་སྟོངས། 隆虚热

ཚད་པའི་གཞུག་རླུང་དུ་ལོག་པས་གཡལ་མང་ལ་རླུང་གསང་ན་ཞིང་སྟོང་སྐྱུགས་བྱེད་པ་སོགས་འབྱུང་བའི་སྟོངས་ཚད་ཅིག

热症后期转为“隆”病，出现呵频、“隆”穴疼痛，空呕等的一种虚热症。

19.0078 རིམས་སྟོངས། 瘟虚热

རྐང་ལག་རྣམས་རེངས་ཤིང་ན་བ་དང་ཉིན་མཚན་གཉིས་ཀར་གཉིད་མེད་ལ་སྤུ་རྣམས་འདར་བའི་སྟོངས་ཚད་ཅིག

瘟病引起的四肢僵痛，昼夜失眠，毛发颤栗的一种虚热症。

19.0079 ཁྲག་སྟོངས། 血虚热

གླེ་འཆོལ་མང་དུ་སྨྲ་ཞིང་གཉིད་ཆེ་ལ་ཟས་ཀྱི་དང་ག་འགགས་པའི་སྟོངས་ཚད་ཅིག

血热引起的谵语、嗜睡、食欲不振的一种虚热症。

19.0080 མཁྲིས་སྟོངས། 赤巴虚热

གླེ་འཆོལ་མང་དུ་སྨྲ་ཞིང་གཉིད་མེད་ལ་མིག་སྲིན་དང་། ལྤེ་མདོག་སེར་བའི་སྟོངས་ཚད་ཅིག

“赤巴”邪引起的谵语、失眠、巩膜和舌苔发黄的一种虚热症。

19.0081 བད་ཀན་སྟོངས་པ། 培根虚热

རྔུལ་ཆེ་ལ་གཉིད་ལོག་དུས་ཟ་ཟི་མང་བའི་སྟོངས་ཚད་ཅིག

“培根”邪引起的多汗、睡眠不稳的一种虚热症。

19.0082 ཆུ་སེར་སྟོངས་པ། 黄水虚热

མིག་གིས་ཟ་ཟི་མང་དུ་མཐོང་ཞིང་གཉིད་མེད་ལ་དབང་པོ་འཁྲུལ་བ་དང་སྨྱོ་བའི་ཚུལ་སྟོན་པའི་སྟོངས་ཚད་ཅིག

黄水偏盛引起的幻影、失眠、精神失常和疯癫的一种虚热病。

19.0083 གློ་སྙིང་སྟོངས་པ། 肺心虚热

གཉིད་དང་ཟུག་གཟེར་ཆུང་ལ་ལུས་རེངས་ཤིང་སོ་འཐམས་པ་དང་གཉིད་དུས་གླ་འཚོལ་སྨྲ་བའི་སྟོངས་ཚད་ཅིག

肺、心疾病引起的少眠、微痛、身僵、磨牙、梦呓的一种虚热症。

19.0084 ཚད་གཉའ་བཅག 镇热势

སྨན་དང་དཔྱད་ཀྱིས་ཚད་པའི་སྟོབས་བཅག་པ།

用药物或外治抑制热势。

19.0085 ཚད་གཞུག་འབུད། 隆煽余热

ཚད་པའི་ནད་གཞུག་རླུང་གིས་བུས་པ།

“隆”邪煽动余热。

19.0086 ཚ་བ་སྟོངས་པ། 热空虚

ཚད་པའི་ནད་གཉའ་ཆོགས་རྗེས་ཚད་གཞུག་རླུང་གིས་བུས་ཏེ་ཚ་བ་སྟོངས་པར་གྱུར་པ།

热病被抑制后余热被“隆”邪煽动变成热性空虚热病。

19.0087 གཟེར་འགྲོ། 游走性痛

གཟེར་ཟུག་ངེས་མེད་དུ་འཕོ་བ།

疼痛部位游走而不定。

19.0088 མིག་རྩ་བྲང་། 眼脉突显

མིག་རྩ་རྒྱས་ནས་ཤིན་ཏུ་གསལ་བ།

眼脉怒张十分显露。

19.0089 སྣ་བུག་ཏར། 鼻煽

སྣ་བུག་ཆེར་གདངས་པ།

鼻孔张开。

19.0090 གུང་གཉིས། 双午

ཉིན་གུང་དང་མཚན་གུང་གཉིས་ཀྱི་བསྡུས་མིང་།

正午和午夜的简称。

19.06 གབ་ཚད། 隐热

19.0091 གབ་ཚད། 隐热

བད་རླུང་གྲང་བས་ཚ་བའི་མགོ་ཐིབས་ནས་གྲང་རླུང་གི་ཕྱི་རྟགས་སྟོན་པའི་ནད།

“培隆”寒邪掩盖热症，出现寒“隆”病症状的一种热病。

19.0092 གབ་ཚད་ཚ་སྟོབས་ཅན། 热盛隐热

རྩ་དཔངས་དམའ་ལ་གྲིམས་པ་དང་ཆུ་མདོག་དམར་ལ་ལྡོག་དཀའ་བ་སོགས་འབྱུང་བའི་ཚ་སྟོབས་ཅུང་ཆེ་བའི་གབ་ཚད་རིགས།

脉峰呈低而弦，尿色红而难以转变等热势较盛的隐热。

19.0093 གབ་ཚད་གྲང་སྟོབས་ཅན། 寒盛隐热

རྩ་རྒྱུད་བྱིང་ལ་བུལ་བ་དང་ཆུ་སྔོ་ལ་ལྡོག་ཏུ་མི་འདོད་པ་སོགས་འབྱུང་བའི་གྲང་སྟོབས་ཅུང་ཆེ་བའི་གབ་ཚད་རིགས།

脉象呈沉而弛，尿色青而不转变等寒势较盛的隐热。

19.0094 སྙིང་གི་གབ་ཚད། 心隐热

སྙིང་ལ་ཚ་བ་ཞུགས་པ་གབ་པས་རྐང་ལག་གི་སེན་མོ་རྣམས་དཀར་བ་དང་སྲོད་ལ་གཉིད་ཡེར་བ་སོགས་འབྱུང་བའི་གབ་ཚད་རིགས།

热邪侵入心脏被寒势隐伏，出现指甲发白、失眠的隐热。

19.0095 ཕོ་བའི་གབ་ཚད། 胃隐热

ཕོ་བར་ཚ་བ་ཞུགས་པ་གབ་པས་དྲོད་དྲགས་ན་ཕུར་བ་བཙུགས་པ་ལྟར་ན་ལ་ཤ་གསར་མི་འཕྲོད་ཅིང་ཟས་སྙོམ་དྲོ་འཇམ་བསྟེན་ན་ཕན་སླམ་བྱེད་པའི་གབ་ཚད་རིགས།

热邪侵入胃府被寒势隐伏，过热时出现绞痛，食用鲜肉不适，遇温润食物则感舒适的隐热。

19.0096 མཁལ་མའི་གབ་ཚད། 肾隐热

མཁལ་མར་ཚ་བ་ཞུགས་པ་གབ་པས་ཟགས་ཆུ་ཁྲག་ཏུ་འབྱུང་ལ་ཆང་འཐུངས་པ་དང་འགྲོ་འདུག་བྱས་རྗེས་རྐང་པ་ལྕི་ཞིང་མཁལ་རྩ་གར་ཁྲིད་དམ་གང་ཡོད་ཀྱི་སར་གཟེར་བའི་གབ་ཚད་རིགས།

热邪侵入肾脏被寒势隐伏，出现血水渗漏、饮酒和活动后足沉，肾脉处作痛的一种隐热。

19.0097 བསིལ་དྲགས། 过凉

སྨན་དཔྱད་ཟས་སྤྱོད་སོགས་བསིལ་ཐལ་ཆེ་བ།

药物、外治、饮食、起居疗法的性质过凉。

19.0098 དྲོད་དྲགས། 过热

སྨན་དཔྱད་ཟས་སྤྱོད་སོགས་དྲོད་ཐལ་ཆེ་བ།

药物、外治、饮食、起居疗法的性质过热。

19.0099 ཤེས་པ་བྲིང་། 神志愚钝

སེམས་ཀྱི་དྲན་ཤེས་མི་གསལ་བར་འཐིབས་པ།

神志不清而昏沉。

19.0100 ཐུགས་འཚོལ། 探源

གདིངས་མ་ཐོབ་པར་ཐེ་ཚོམ་བྱུང་བའི་ནད་ལ་སྨན་དཔྱད་སོགས་ཀྱིས་བརྟག་སྟེ་ནད་གང་ཡིན་ངོས་འཛིན་པ།

对无法确诊的疾病，通过药物或外治等试治后予以确诊。

19.07 རྙིངས་ཚད། 陈旧热

19.0101 རྙིངས་ཚད། 陈旧热

ཚ་བ་ལུས་ཟུངས་དང་འདྲེས་ཤིང་ཞེན་ནས་གཏིང་འདོན་དཀའ་ལ་ཡུན་རིང་ལོན་པའི་ནད།

热邪与体精相混相依，陈旧而难以除去的一种热病。

19.0102 རྙིངས་ཚད་རླུང་ལྡན། 聚隆陈旧热

མ་སྨིན་པ་རླུང་ཤས་ཆེ་བ་བཅོས་སྔས་པའམ་རླུང་གི་རི་ཐང་གི་མཚམས་སུ་ཟས་བཅུད་གཏོང་སྔས་པས་ཚད་གཞུག་རླུང་དང་བསྡོངས་པ་ལས་བྱུང་བའི་རྙིངས་ཚད་རིགས།

“隆”偏盛性未熟热治疗过早或“隆”的山原界滋补过早，引起余热与“隆”邪相搏产生的陈旧热。

19.0103 རྙིངས་ཚད་རླུང་མེད། 无隆陈旧热

སྦྱོར་བ་དམན་པའི་རྐྱེན་གྱིས་ནད་རྙིངས་པ་ལས་བྱུང་བའི་རྙིངས་ཚད་རིགས།

药物功效不足导致疾病迁延不愈而引发的陈旧热。

19.08 རྙོགས་ཚད། 浊热

19.0104 རྙོགས་ཚད། 浊热

མ་སྨིན་ཚད་པ་སོགས་བཅོས་ཉེས་པ་ལས་རླུང་ཁྲག་ཆུ་སེར་འདུས་ཤིང་ལུས་ཟུངས་རྙོགས་པར་འགྱུར་བའི་ནད།

未熟热治疗不当引起“隆”邪、血、黄水聚合，导致体精变浑浊的一种热病。

19.0105 སྣ་ཁྲག་གཡོ་བ། 鼻衄

སྣ་ཁྲག་འབྱུང་བ།

流鼻血。

19.0106 ཚ་རྙོགས། 热性浊热

ཆུ་མདོག་དམར་པོ་རྒྱ་ཚོས་བཤལ་བ་དང་འདྲ་ལ་ཁྱད་པར་རྔུལ་ཁ་སླ་ཞིང་བ་སྤུ་བརྫེ་བ་དང་སྣ་ཁྲག་གཡོ་བ་སོགས་འབྱུང་བའི་ཚ་བའི་ནད་ཅིག

尿色红如紫草液，尤其出现易汗、毛敏、鼻衄的一种浊热症。

19.0107 གྲང་རྙོགས། 寒性浊热

ཆུ་མདོག་དམར་སེར་རྙོགས་ཤིང་གདོང་དང་། ཐང་ཞོལ། ཕོ་བ། ངར་གདོང་། རྐང་བོལ་སོགས་གཡོ་ལ་ནད་ཀྱི་སྟོབས་ཆེ་ན་ཚ་ཆུར་འགྱུར་བའི་ཚ་བའི་ནད་ཅིག

尿色橘黄、浑浊，面部、剑突下、腹部、胫面、足背等处出现水肿，病势强时出现热症尿象的一种浊热症。

19.0108 རྩ་འཛུག 脉刺痛

རྩ་ལ་གཟེར་འབྲུག་རྒྱག་པ།

脉管闪痛。

19.0109 བ་སྤུའི་སྐྱི་ཁྲུས་རྔུལ་འདོན། 发汗法

ལུག་གི་གཞུག་ཚུང་དང་ཆང་སོགས་ལས་བཟོས་པའི་སྨན་ལྟོ་སྟོང་གི་དུས་སུ་བཏང་ལ་གོས་ཀྱིས་ཁྱིབས་ནས་རྔུལ་འདོན་པའི་གསོ་ཐབས་ཤིག

空腹服用羊尾骨和青稞酒等配制的药物，蒙盖被褥发汗的一种治疗方法。

19.0110 འཇམ་ཁྲུས། 缓泄

འཇམ་པོའི་སྨོ་ནས་ཕྱུར་དུ་སྦྱོང་བར་བྱེད་པའི་དཔྱད།

用温润药物排泄疾病的一种外治法。

19.09 འགྲམས་ཚད། 扩散伤热

19.0111 འགྲམས་ཚད། 扩散伤热

བྱ་བ་དྲག་ཤུལ་དང་བརྡབས་ལྷུང་རྐྱེན་གྱིས་དོན་སྣོད་སོགས་ལ་འགྲམས་པའི་ཚད་པ་སྐྱེ། གང་འགྲམས་གནས་སུ་གཟེར་ལྡང་ཞིང་དྲག་པོའི་ལས་ཀྱི་རྗེས་སུ་ལྷག་པར་ན་བའི་ནད་ཅིག

剧烈活动或跌打损伤而伤热扩散至脏腑等处引起发热，所扩散之处疼痛或剧烈活动后加重的一种热症。

19.0112 ནང་འགྲམས། 内扩散伤热

བྱང་ཁོག་ནང་གི་དོན་ལྔ་དང་སྣོད་དྲུག་ལ་ཚ་བ་རྒྱས་ཤིང་འགྲམས་པ།

热邪增盛且扩散至五脏六腑。

19.0113 ཕྱི་འགྲམས། 外扩散伤热

ཤ་དང་། རུས་པ། རྩ། ཆུ་རྒྱུས་བཅས་བཞི་ལ་ཚ་བ་རྒྱས་ཤིང་འགྲམས་པ།

热邪增盛且扩散至肌肉，骨骼、脉、肌腱等处。

19.0114 བྲང་སྐས་ཆེ་ཆུང་། 大小胸穴

རྒྱ་སྐས་གོང་འོག་ཀུང་ཟེར་ཞིང་བྲང་གཞུང་དཀར་ནག་མཚམས་ནས་གྱེན་དུ་ཚོན་གང་བཅལ་བའི་ས་དེ་བྲང་སྐས་ཆེ་བ་དང་དེ་ནས་གྱེན་དུ་ཚོན་གང་བཅལ་བའི་ས་དེ་བྲང་སྐས་ཆུང་བའོ། །

自胸际穴向上量一寸处为大胸穴，由此向上量一寸处为小胸穴。

19.0115 མཆིན་པའི་ཟུར་གསང་། 肝旁穴

ནུ་མ་གཡས་ནས་ཕྱུར་དུ་ཚོན་གང་དང་དེ་ནས་ཕོ་དབུས་སུ་ཚོན་གང་གཞལ་བའི་ས།

自右乳头向下量一寸再向胃中央量一寸处。

19.0116 ཆུ་སྒོ། 水门穴

ཆུ་སེར་ཕྱིར་འདྲེན་པའི་གསང་།

排引黄水之穴。

19.0117 ཚ་བ་བྲི། 退热

ཚད་སྟོབས་གཞོམས་པ།

消退热势。

19.10 འཁྲུགས་ཚད། 紊乱热

19.0118 འཁྲུགས་ཚད། 紊乱热

བརྟེན་པ་ལུས་ཀྱི་ཉེས་གསུམ་འཁྲུགས་པས་རྟེན་ལུས་ལ་ཁྲག་ཚད་སྐྱེད་ཅིང་། དེས་ནད་ཟུངས་ཐམས་ཅད་ཕན་ཚུན་འདྲེས་ཤིང་འཁྲུགས་པར་གྱུར་པའི་ནད་ཅིག

因三邪紊乱产生血热，从而疾病与体精相混并紊乱的一种疾病。

19.0119 རྒྱས་འཁྲུགས། 赤巴性紊乱热

མཁྲིས་པ་འཁྲུགས་ཏེ་ཚ་བ་ཁྲག་ལ་རྒྱས་པས་རྩ་རྒྱུད་སྦོམ་དྲག་མཁྲང་ལ་མགྱོགས་ཤིང་ཆུ་དང་ལུད་པ་དམར་སེར་འབྱུང་བའི་འཁྲུགས་ཚད་ཀྱི་ནད་ཅིག

“赤巴”邪紊乱的热邪在血液中增盛，引起脉象粗、洪、实、疾，尿、痰呈红黄色的一种紊乱热。

19.0120 སྲོངས་འཁྲུགས། 隆性紊乱热

ནད་ཁམས་རླུང་ཤས་ཆེ་བ་ལ་སྤྱོད་ལམ་མྱོ་ངན་དང་དྲག་ཤུལ་སོགས་བསྟེན་དྲགས་པའི་རྐྱེན་གྱིས་རླུང་ཁྲག་འཁྲུགས་ཏེ་མཁྲིས་པའི་ཚད་པ་རླུང་གིས་བུས་པས་གཡལ་ཞིང་འདར་ལ་གཟེར་འཕོ་བ་སོགས་འབྱུང་བའི་འཁྲུགས་ཚད་ཀྱི་ནད་ཅིག

由于“隆”性患者过度伤心和剧烈活动导致“隆”血紊乱，“赤巴”热被“隆”邪煽动而引起呵欠、颤抖、痛无定处的一种紊乱热。

19.0121 འཛམ་འཁྲུགས། 培根性紊乱热

ནད་ཁམས་བད་ཀན་ཅན་ལ་འཁྲུགས་བྱུང་བའི་རྐྱེན་གྱིས་ཁྲག་མཁྲིས་ཚ་བ་བད་ཀན་གྱིས་མགོ་མནན་པས་ལུད་པ་མི་གཙང་བ་དང་། གཟེར་ཕྲན་སོགས་འབྱུང་བའི་འཁྲུགས་ཚད་ཀྱི་ནད་ཅིག

由于“培根”性患者产生紊乱热，“培根”邪抑制血“赤”热而引起浊痰、微痛的一种紊乱热。

19.0122 ཚ་འཁྲུགས། 血性紊乱热

ཁྲག་མཁྲིས་ཀྱི་འཁྲུགས་ཚད་རྐྱང་པའི་ནད་ཅིག

单一的血“赤”性紊乱热。

19.0123 ཚ་རྒྱས། 盛热性紊乱热

འཁྲུགས་ཚད་ཀྱི་ཚ་སྟོབས་རྒྱས་པ་དོན་ལ་བབས་ན་ཤིན་ཏུ་གཟེར་དྲག་ལ། སྣོད་དུ་བབས་ན་མིག་ཆུ་ལུད་པ་སེར་བ་དང་། སྨན་གཏར་མི་ལེན་པ། ཕོ་མཆིན་བཙིར་ན་མི་བཟོད་པར་ན་བའི་འཁྲུགས་ཚད་ཀྱི་ནད་ཅིག

紊乱热因盛热落入脏器引起剧烈疼痛，落入腑府引起眼泪和痰液色黄，药物、放血无效，按压胃肝区剧痛的一种紊乱热病。

19.0124 རྒྱས་འཁྲུགས་ཚ་སྐྲུགས། 盛紊热热哑症

ཚ་བས་ལུད་པ་མི་ཐོན་པར་ཐེང་པོར་ལུ་བ་དང་ལུད་པའི་མདོག་དམར་སེར་དུད་ཁུ་སྲན་མ་ཙམ་འབྱུང་བའི་འཁྲུགས་ཚད་ཀྱི་

ནད་ཅིག

热邪导致频嗽、排痰困难，咳出红褐烟汁样豆粒大小痰块的一种紊乱热病。

19.0125 རྒྱས་འཁྲུགས་དུག་ཐབས། 盛紊热类毒症

གློ་མཆིན་ཚ་བས་རྨུགས་ཤིང་འདྲུལ་ལ་ལུད་པའི་མདོག་དུད་ཁུ་དང་ཉུང་བསྲེགས་ཁུ་བ་འདྲ་བ་འབྱུང་བའི་འཁྲུགས་ཚད་ཀྱི་ནད་ཅིག

肝肺被热邪腐蚀，导致痰液呈烟汁样或烧烤蔓菁汁样的一种紊乱热病。

19.0126 ཚ་འགྲམས། 扩散性紊乱热

འཁྲུགས་ཚད་འགྲམས་པ་ལ་བརྟེན་ནས་བྱུང་བའི་འཁྲུགས་ཚད་ཀྱི་ནད་ཅིག

以紊乱热扩散而产生的一种紊乱热。

19.0127 ཚ་རྫོལ། 脉溃性紊乱症

ལུད་པའི་མདོག་དམར་སེར་དང་ཁྲག་ཏུ་འབྱུང་ལ་རྩ་ཁ་བརྫོལ་ནས་ཁྲག་མང་དུ་སྐྱུགས་ན་གསོ་མི་ཐུབ་པར་འཆི་བའི་ཚ་འགྲམས་ཅིག

痰色红黄带血，血管破裂致大量咯血，无法医治的一种扩散性紊乱热症。

19.0128 ཚ་རྨུགས། 蚀肺性紊乱症

དང་པོ་གློ་བ་ཁྲག་གིས་རྒྱས་ལ་ལུད་པ་གྱེན་དུ་མ་བཙོལ་བར་དོན་ལ་རྨུགས་ཤིང་མཐུག་ཏུ་གློ་བ་ཐལ་ཆེར་རྣག་ཏུ་འགྱུར་བ་མང་བ་ལ་མགོ་ན་ཞིང་ལུས་ལྕི་ལ་ཁ་ནས་རྣག་ཁྲག་མང་དུ་ལུ་བ་སོགས་འབྱུང་བའི་ཚ་འགྲམས་ཅིག

肺部充血使痰液未能排出而落入并腐蚀脏器，引起头痛、体重、咯吐大量脓血的一种扩散性紊乱热症。

19.0129 ཚ་རིམས། 瘟热性紊乱热

འཁྲུགས་ཚད་རིམས་དང་བསྡོངས་པའི་ནད་ཅིག

紊乱热合并瘟病的一种疾病。

19.0130 བཅར་ལ་ཐེབས། 卧床不起

ནད་ཚབས་ཕྲ་ཆེ་བས་ལུས་པོ་ཤིན་ཏུ་རིད་པར་གྱུར་ཏེ་སྟན་ལ་འབྱར་ལ་ཁད་པ།

因病重身体极度消瘦，难离床榻。

19.0131 ཚ་སྟོངས། 热虚性紊乱热

མིག་དམར་ཞིང་སྐམ་ལ་ཕྱིའི་དྲོད་ཆེ་བ་དང་ཟ་ཟི་ཆལ་ཆོལ་འོང་བའི་འཁྲུགས་ཚད་ཀྱི་ནད་ཅིག

出现目赤而干燥、体表灼热、神志恍惚的一种紊乱热。

19.0132 གྲང་སྟོངས། 寒虚性紊乱热症

གཉིད་མེད་ལ་སྙིང་ག་འདར་ཞིང་ཁ་ནས་ཧུས་འདེབས་པ་དང་སྟོང་སྐྱུགས་བྱེད་པའི་འཁྲུགས་ཚད་ཀྱི་ནད་ཅིག

出现失眠、心颤、吁气、空呕的一种紊乱热病。

19.0133 ཡམས་ཐབས། 类瘟

གཞན་ལ་འགོས་ཐབས་སུ་འབྱུང་བ།

类似瘟疫传染的疾病。

19.0134 ཚད་རོ་གདོན། 清余热

ཚད་པའི་ནད་རོ་ཕྱིར་གདོན་པ།

清除余热。

19.0135 ཕྱིང་དྲིལ་བཅོས། 兼治

ནད་ཚ་གྲང་འདྲེས་པ་ཕྱོགས་གཅིག་ཏུ་བཅོས་པ།

寒热合病兼治。

19.11 བལ་ནད། 天母瘟

19.0136 གཉན་རིམས་གསོ་བ། 疠瘟诊疗

ཕྱི་རོལ་དུ་གནས་པའི་དུག་ཅན་སྲིན་བུ་པནྡྷ་དང་ནང་གི་ལུས་ལ་ལྷན་སྐྱེས་སུ་གནས་པའི་ཁྲག་སྲིན་རྐང་མེད་ཟླུམ་ལ་དམར་བ་གཉིས་འཁྲུགས་ནས་འཕྲལ་དུ་སྲོག་ལ་ཉེན་འབྱུང་བའི་གདུག་པའི་ནད་ཀྱི་རྒྱུ་རྐྱེན། དབྱེ་བ། རྟགས་བཅོས་སོགས།

外界具毒"蛀白巴达"与体内无足球性红色血"蛀"紊乱，即刻危及生命的一种恶性瘟病的病因、诊治等。

19.0137 རིམས། 瘟病

འཇུག་སྒོ་དྲུག་ལ་རིམ་པས་འཇུག་པའམ་གཅིག་ནས་གཅིག་ཏུ་རིམ་གྱིས་འགོ་བའི་ནད་ཅིག

逐步侵入六门或逐一传染的一类疾病。

19.0038 གཉན་ནད། 疠病

ལུས་ཀྱི་ཁྲག་སྲིན་འཁྲུགས་པའམ་ཕྱི་རོལ་གྱི་གཉན་སྲིན་པཎྜ་ཞུགས་པ་ལས་བྱུང་བའི་གཞན་ལ་འགོས་མགྱོགས་ཤིང་བཅོས་དཀའ་བའི་གདུག་པ་ཅན་གྱི་ནད།

体内的血"蛀"紊乱或外界"蛀白巴达"侵入体内所引发的急速传染且难医治的恶性病。

19.0139 རིམས་ཚད། 瘟热

མགོ་ན་ཞིང་ཟ་ཟི་གྲང་ཤུམ་སོགས་འབྱུང་བའི་རིམས་ཀྱི་ཚད་པ།

出现头痛、昏眩、寒战等的瘟热病。

19.0140 བལ་ནད། 天母瘟

བལ་མོ་ཧེ་ལེ་འབར་མས་བཏང་བའི་རིམས་ནད།

由天母"哈利贝美"散播的一种瘟病。

19.0141 རླུང་རིམས། 隆瘟

དང་པོ་བབས་ས་རུས་ཡིན་པས་རུས་ཀུན་ན་བ་དང་། བར་དུ་རྒྱས་ས་དོན་ཡིན་པས་ལྕེ་སྐམ་ཟ་ཟི་མང་བ།

ཐ་མ་སྲོག་རྩར་ལམ་དོན་པས་སྨྱོ་བའམ་འགྱུར་ཚུལ་སྟོན་པའི་རླུང་ཤས་ཆེ་བའི་རིམས་ནད་ཅིག

首先侵入骨头时出现全身骨骼疼痛；其次侵入脏器出现舌干、昏眩；最后侵入命脉出现发疯的一种"隆"邪偏盛的瘟病。

19.0142 རླུང་རིམས་ཡེར་བུ། 隆瘟也布

ཉིན་མཚན་གཉིས་ཀར་གཉིད་མེད་ལ་རྩ་རྒྱུད་གཡོ་ཞིང་འགྲོས་པའི་ཚུལ་སྟོན་པའི་རིམས་ནད་ཅིག

昼夜无眠且脉象荡动不定而呈逃逸状的一种瘟病。

19.0143 རླུང་རིམས་འདར་བུ། 隆瘟达布

གྲང་ཤུམ་བྱེད་ཅིང་ཡུན་རིང་དུ་འདར་བའི་རིམས་ནད་ཅིག

寒战且长时间发抖的一种瘟病。

19.0144 མཁྲིས་རིམས། 赤巴瘟

དང་པོ་བབས་ས་རྩ་ཡིན་པས་རྩ་ཚ་ཆེ་ལ་རྩ་

རྒྱས་པ་དང་། བར་དུ་རྒྱས་ས་ཁྲག་ཡིན་པས་དྲི་ཆུ་དམར་ལ་སྣ་ཁྲག་འོང་བ། ཐ་མ་ཕལ་ཆེར་ཕོ་བར་ལམ་དོན་པས་ལྕེ་སྐམ་ལ་མཆུ་ཐུང་བ་སོགས་འབྱུང་བའི་མཁྲིས་ཤས་ཆེ་བའི་རིམས་ནད་ཅིག

首先侵入脉道，脉尿象呈热性而脉管暴张；其次侵入血液出现尿色红且流鼻血；最后侵入胃部，出现舌干、唇缩等“赤巴”邪偏盛的一种瘟病。

19.0145 མཁྲིས་རིམས་ལེ་བརྐན། 赤巴瘟列干

ལུད་པ་དམར་ཞིང་སྣ་ཁྲག་འཛག་ལ་ཚད་རྟགས་ཆེར་འབྱུང་བའི་རིམས་ནད་ཅིག

痰色红且流鼻血，出现明显热症的一种瘟病。

19.0146 མཁྲིས་རིམས་ཀླད་གཟེར། 赤巴瘟脑痛

ཚ་བ་རྒྱས་ལ་མགོ་གཟེར་ཞིང་མུར་འགྲམ་གྱི་རྩ་དང་བལྟ་རྩ་འཕྲུག་པ་སོགས་འབྱུང་བའི་རིམས་ནད་ཅིག

出现热盛、头痛，腮颊脉及诊脉闪痛等症状的一种瘟病。

19.0147 བད་རིམས། 培根瘟

དང་པོ་དང་གར་བབས་པས་ཁ་མངལ་ལ་ཟས་མི་འཇུ་བ་དང་། བར་དུ་ཤ་ཀླད་ལ་རྒྱས་པས་ལུས་ལྗི་ལ་སྨྱོས་ལྐུགས་སུ་འགྱུར་བ། ཐ་མ་མཁལ་མར་ལམ་དོན་པས་ཆུ་སྲི་ལ་མཁལ་རྐེད་ན་བའི་བད་ཀན་ཤས་ཆེ་བའི་རིམས་ནད་ཅིག

首先侵入胃部出现味觉减退、食物不化；其次侵入肌肉和脑部出现身体沉重，疯癫，喑哑；最后侵入肾脏出现尿涩、肾腰疼痛的“培根”邪偏盛的一种瘟病。

19.0148 བད་རིམས་རྨོངས་ཟུ། 培瘟芒布

རིག་པ་རྨོངས་ནས་དྲན་པ་མི་གསལ་ཞིང་ཤེས་པ་འཐིབས་པའི་རིམས་ནད་ཅིག

神志愚痴而记忆不清、神识模糊的一种瘟病。

19.0149 བད་རིམས་ལྐུགས་པ། 培根瘟哑结

མི་ངོ་མི་ཤེས་ཤིང་སྨྲ་བ་ལྐུགས་ལ་བཤང་གཅི་གཉིས་མལ་དུ་འཚོར་བའི་རིམས་ནད་ཅིག

失忆，喑哑，二便失禁的一种瘟病。

19.0150 འདུས་རིམས། 聚合瘟

རླུང་དང་མཁྲིས་པ་བད་ཀན་གསུམ་གཞི་གཅིག་ཏུ་འདུས་པའི་རིམས་ནད་ཅིག

“隆”、“赤巴”和“培根”邪聚合的一种瘟病。

19.0151 རྒྱུན་རིམས། 侵精华瘟

རིམས་ལུས་ཀྱི་དྭངས་མར་བབས་ནས་བད་མཁྲིས་ལྡན་པའི་ནད་རྟགས་འབྱུང་བའི་རིམས་ནད་ཅིག

瘟邪侵入精华，出现“培赤”二合病症状的一种瘟病。

19.0152 རྟག་པའི་རིམས། 侵血瘟

རིམས་ཁྲག་ལ་བབས་ནས་རོ་སྟོད་དང་ཕོ་མཆིན་མི་བདེ་བར་སྣ་ཁྲག་འཛག་པ་སོགས་འབྱུང་བའི་རིམས་ནད་ཅིག

瘟邪侵入血液，出现胸背和肝胃不适，流鼻血等症状的一种瘟病。

19.0153 མཁྲིས་པ་རྩར་རྒྱུག 赤巴窜脉瘟

མིང་གཞན་དུ་རིམས་སྨྱོན་ཏེ་ཏེ་ཧོ་ཡང་ཟེར་

ཞིང་། མཁྲིས་ཚད་ཙ་ཏ་རྒྱུག་པའི་གཉན་རིམས་ཞིག
又名疯瘟“哲哲霍”，“赤巴”热邪窜入脉道的一种疠瘟病。

19.0154 ཀླད་གཟེར། 脑痛瘟

གཉན་ཚད་ཀླད་པར་བབས་པའི་གཉན་རིམས་ཞིག
疠热侵入脑而引发的一种疠瘟病。

19.0155 མ་སྨིན་རིམས། 未熟瘟

བད་རླུང་གྲང་བས་མགོ་མནན་ནས་སྟོབས་ཤུགས་མ་རྫོགས་པའི་རིམས་ཚད།
受寒性“培隆”邪抑制而病势未成熟的瘟热。

19.0156 ཤེས་པ་གཡུང་། 神识迟钝

དྲན་པ་མི་གསལ་བ།
神识不清。

19.0157 རྩེ་འཛམ། 微温

དྲོད་ཙམ་ཟད་ཡོད་པ།
略有温度。

19.0158 སྨིན་རྟགས། 熟症

བད་རླུང་གི་བསྟོངས་ཟླ་བྲལ་ཞིང་ཚ་བའི་རང་སྟོབས་རྒྱས་པའི་རྟགས།
未伴“培隆”寒性而热症趋于成熟的症状。

19.0159 འགྲོས་འཕྲང་བསྡམ། 封关

ཚ་བའི་ནད་སོགས་བྱང་ཁོག་སྟོད་སྨད་དམ་རྩ་ལམ་ཕྱི་ནང་དུ་འགྲོས་པའམ་རྒྱུག་པའི་སྒོ་བསྡམ་པ།
封闭热症等窜入上下体腔或内外脉道之门。

19.0160 གཉན་ཁ་ཆག་པ། 止疠

གཉེན་པོ་སྨན་གྱིས་གཉན་སྲིན་གྱི་མགོ་མནན་ནས་གཟེར་དང་གྲང་ཤུམ་སོགས་སྔར་གྱི་ནད་རྟགས་རྣམས་ཞི་བ།
用对治药物抑制疠“蛙”，平息疼痛和寒战等早期诸症。

19.12 འབྲུམ་པ། 痘疮

19.0161 འབྲུམ་བུ། 痘疮

ཚ་བ་ཆུ་སེར་ལ་བབས་པ་ལུས་ཀུན་ལ་ཁྱབ་ནས་འབྲུམ་པ་ཆུང་དུ་འབྱུང་བའི་རིམས་ནད་ཅིག
热症邪侵入黄水遍布到全身出现细疹的一种瘟病。

19.0162 འབྲུམ་བུ་དཀར་པོ། 白痘

བད་རླུང་གྲང་བ་ཤས་ཆེ་བ་ལས་འགྱུར་ཞིང་ནད་ཟུག་ཆམ་པ་འདྲ་བ་ལ་འབྲུམ་མདོག་དཀར་ཞིང་མཐུག་པ་སོགས་འབྱུང་བའི་ནད་ཅིག
由寒性“培隆”邪偏盛所致，出现症状似感冒，痘白且厚的一种疾病。

19.0163 འབྲུམ་བུ་ནག་པོ། 黑痘

ཆུ་སེར་ནག་པོ་དང་ཁྲག་མཁྲིས་ཤས་ཆེ་བ་ལས་འགྱུར་ཞིང་སྐྲངས་པ་སྐྲང་གཉའ་དང་ཁྲག་སྐམ་རྩེལ་ཏེ། ཟངས་ཀྱི་གཟེར་བུ་འདྲ་བ་འབྱུང་བའི་རིམས་ནད་ཅིག
由黑黄水、血与“赤巴”偏盛所致，出现痘疮肿胀、颈部肿和血痂，痘疮状似铜钉的一种瘟病。

由黑黄水和血“赤”热邪偏盛所致，出现牛颈样硬痘、干血虱痘和管状铜钉痘的一种瘟病。

19.0164 འབྲུམ་བུ་སྐྲངས་པ་གླང་གཉའ། 牛颈样痘

ཆུ་སེར་ནག་པོ་ཉེས་ཀུན་འདུས་པ་ལས་སྐྱེད་པས་འབྲུམ་པ་ཕྱི་རུ་མི་ཐོན་པར་ཟུག་ཆེ་ལ་ལུས་ཀུན་སྐྲངས་པའི་རིམས་ནད་ཅིག

三邪和黑黄水聚结引起的痘疹未透发而剧痛、全身肿胀的一种瘟病。

19.0165 འབྲུམ་བུ་ཁྲག་སྐམ་རྫེལ་ཏེ། 干血虱痘

ཁྲག་མཁྲིས་ལས་གྱུར་ཞིང་འབྲུམ་པའི་དབྱིབས་རྫེལ་ཏེ་ཞེས་ལུས་ལ་ཤིག་འགྱུར་བ་འདྲ་ལ་མདོག་དམར་ཞིང་ནག་ལ་མཐུག་པ་འབྱུང་བའི་རིམས་ནད་ཅིག

血“赤”邪所致，痘疹如虱爬般且色紫，疹粒厚密的一种瘟病。

19.0166 འབྲུམ་བུ་ཟངས་གཟེར་སྣ་གུ་ཅན། 管状铜钉痘

ཁྲག་མཁྲིས་ལས་གྱུར་ཞིང་འབྲུམ་པའི་དབྱིབས་ཟངས་ཀྱི་གཟེར་བུ་བཏབ་པ་འདྲ་ལ་དཀྱིལ་ཀོང་ཞིང་ཁྱད་པར་དུ་མགོ་བོ་དང་། རྩ་ཆུ། ཕྱི་ཡུལ་རྣམས་ཚ་བའི་འབྲུམ་བུའི་ནད་ཅིག

血“赤”热邪所致，痘疹如铜钉状，疹顶中央凹陷，尤其脉、尿象、头及外部症状呈热象的一种痘疹。

19.0167 འབྲུམ་བུ་ཤ་ར་སྐྱ་ཤར། 夏拉加夏痘

བད་ཀན་ལས་གྱུར་པའི་འབྲུམ་མདོག་དཀར་ལ་མཐུག་པའི་རིམས་ནད་ཅིག

“培隆”寒邪所致，痘疹色白而厚密的一种瘟病。

19.0168 འབྲུམ་བུ་རྫོག་མགོ་སྤྱི་བླུམ། 盔状痘

བད་ཀན་ལས་གྱུར་པའི་འབྲུམ་དབྱིབས་རྫོག་མགོ་སྤྱི་བླུམ་ཆེ་ལ་འཚོལ་བའི་རིམས་ནད་ཅིག

“培隆”寒邪所致，痘疹似头盔状圆而大，零散分布的一种瘟病。

19.0169 སིབ་བུ་ཀོབ་ཅེ། 麻疹厚痘

བད་ཀན་ལས་གྱུར་པའི་འབྲུམ་བུ་ཅེམ་ཅེམ་མཐུག་ཀོབ་ཏུ་འབྱུང་བའི་འབྲུམ་དཀར་གྱི་ནད་ཅིག

“培隆”寒邪所致，痘疹呈细碎而厚硬的一种白痘。

19.0170 ལྷ་འབྲུམ། 天痘

གཉན་རིམས་འབྲུམ་པ་དཀར་ནག་རིགས་གཉིས་ཀྱི་ཡ་གྱལ་ནད་གཞི་ཡང་ཞིང་སྲོག་ལ་ཉེན་ཆུང་བའི་འབྲུམ་ནད་དཀར་པོའི་མིང་།

黑、白疠瘟痘之一，病势较轻，不危及生命的白痘。

19.0171 ཐུན་བསྐྱེད། 加量

སྨན་གྱི་ཐུན་ཚད་ཆེ་རུ་བཏང་བ།

加大药物剂量。

19.13 རྒྱུ་གཟེར། 肠痢

19.0172 རིམས་ནད་རྒྱུ་གཟེར། 瘟痢

རྒྱུ་མར་རིམས་ཞུགས་ཏེ་བྱུངས་ཆུང་ཡང་ཡང་འཁྲུ་ལ་འཁྲུ་དུས་ཁྱད་པར་ཟུག་གཟེར་ཆེ་བའི་རིམས་ནད་ཅིག

瘟侵入小肠，引起反复腹泻而量少，下泻时疼痛尤为剧烈的一种瘟病。

19.0173 རྒྱུ་འཁོར། 肠拧痢

རྒྱུ་མར་རིམས་ཞུགས་ཏེ་ཐུན་དུ་བཅད་ནས་བྱུངས་ཆེ་བར་འཁྲུ་ཞིང་རྒྱུ་མ་གཏུབ་སོང་སྙམ་པའི་ཟུག་དང་བཅས་འཁྲུས་པའི་རྗེས་བདེ་བའི་རིམས་ནད་ཅིག

瘟侵入小肠，引起间歇式大量腹泻，下泻时有肠绞痛，而泻后症状缓解的一种瘟病。

19.0174 རིམས་ནད་རྒྱུ་འཁྲོལ། 肠鸣痢

རྒྱུ་མར་རིམས་ཞུགས་ཏེ་ཟུག་ཆུང་ལ་ལྷང་དུབ་མེད་ཅིང་འཁྲུ་བྱུངས་དང་རྩ་ཆུའི་ཚ་བ་ཆུང་བའི་རིམས་ནད་ཅིག

瘟侵入小肠，引起不间断腹泻而疼痛轻，泻量少，脉、尿不显热象的一种瘟病。

19.0175 རྒྱུ་སྐྲུགས། 肠哑痢

རྒྱུ་མར་རིམས་ཞུགས་ཏེ་མི་འཁྲུ་བར་རྒྱུ་མ་སྒོ་ལ་འགག་ཅིང་གཏུབས་སྙམ་བྱེད་པ་ལྷར་འབྱུང་བའི་ནད་རིམས་ཅིག

瘟侵入小肠，引起小肠胀满阻塞而不泻，出现绞痛的一种瘟病。

19.0176 འཁྲུ་ཆིགས་རིང་། 泻间长

འཁྲུ་བའི་བར་མཚམས་རྒྱུན་རིང་བའི་དོན།

腹泻间隔时间长。

19.0177 དོན་འཁྲུ། 脏痢

གཉན་ཚད་དོན་ལ་ཞུགས་པས་ཤ་ཁོག་བཤལ་བ་འདྲ་བ་འཁྲུ་ཞིང་འཁྲུ་བྱུངས་ཆུང་ལ་ཟུག་ཆེ་བའི་རིམས་ནད་ཅིག

疠热侵入脏器，泻物似涮洗肉汁样，泻量少而伴有剧痛的一种瘟病。

19.0178 སྣོད་འཁྲུ། 腑痢

གཉན་ཚད་སྣོད་ལ་ཞུགས་ཏེ་མདོག་དམར་སེར་བེ་སྣབས་ཅན་གྲངས་ཉུང་ལ་ཟུག་ཆུང་བར་འཁྲུ་བའི་རིམས་ནད་ཅིག

疠热侵入腑府，泻物色红黄呈粘液状，量少而疼痛较轻的一种瘟病。

19.14 གག་ལྷོག 白喉炭疽

19.0179 གག་ལྷོག 白喉炭疽

གཉན་ནད་གྲི་བར་བབས་པའི་གག་པ་དང་ཤ་ལ་བབས་པའི་ལྷོག་པ་གཉིས་ཀྱི་བསྡུས་མིང་།

疠降于喉为白喉，降于肌肉为炭疽的合称。

19.0180 ལྷོག་པ། 炭疽

གཉན་ཤ་ལ་བབས་པས་སྐྲངས་དབྱིབས་འབྲུམ་པ་ཆུ་བུར་འདྲ་བ་སོགས་འབྱུང་བའི་རིམས་ནད་ཅིག

疠降于肌肉出现肿形像水泡样疱疹的一种瘟病。

19.0181 གག་པ། 白喉

གཉན་ནད་ཀྱི་བར་བབས་པས་ལྕེ་དང་མཆུའི་འགྲམ་དང་ཀན་ཕྲུག་ལ་ཐོར་པ་འབྱུང་ཞིང་སྐད་འགགས་པ་དང་ཟས་སྐོམ་མི་ཐར་བའི་རིམས་ནད་ཅིག

疠降于喉部而使舌、唇周围及腭部出现丘疹，导致喑哑，难咽的一种瘟病。

19.0182 ས་ལྷོག 土炭疽

སྐྲངས་པ་སྲ་ཞིང་བརྟན་ལ་ཐོར་པའི་མགོ་ནག་པོར་འོང་བའི་རིམས་ནད་ཅིག

肿胀坚而稳固，丘疹顶部呈黑色的一种瘟病。

19.0183 མེ་ལྷོག 火炭疽

མེས་འཚིག་པ་དང་འདྲ་བར་དམར་ཞིང་ཚ་ལ་མཆེད་པ་སྐྱིན་པའི་རིམས་ནད་ཅིག

肿胀如灼伤般色红而有烧感，病势迅速蔓延的一种瘟病。

19.0184 ཆུ་ལྷོག 水炭疽

ཆུ་བུར་འདྲ་བར་རེག་བྱ་འཇམ་ལ་བསིལ་ཞིང་ཆུ་སེར་འཛག་པའི་རིམས་ནད་ཅིག

肿似水泡，触之润而凉，有黄水渗出的一种瘟病。

19.0185 རླུང་ལྷོག 风炭疽

སྐྲངས་འབུར་སྐྱ་སོབ་མི་བརྟན་པར་འཕར་ཞིབ་བྱེད་པའི་རིམས་ནད་ཅིག

肿块色灰松软而时肿时消的一种瘟病。

19.0186 ལྷོག་པ་དཀར་པོ། 白炭疽

ན་ཟུག་ཆུང་ལ་རྩ་ཆུ་དང་ཕྱི་ཡུལ་གྲང་བའི་རིམས་ནད་ཅིག

疼痛较轻，脉、尿及外部症状均呈寒象的一种瘟病。

19.0187 ལྷོག་པ་ནག་པོ། 黑炭疽

ན་ཟུག་ཆེ་ལ་རྩ་ཆུ་དང་ཕྱི་ཡུལ་ཚ་བའི་རིམས་ནད་ཅིག

疼痛剧烈，脉、尿象及外部症状均为热症的一种瘟病。

19.0188 ལྷོག་པ་ཁྲ་བོ། 花炭疽

ལྷོག་པ་དཀར་པོ་དང་ནག་པོའི་རྟགས་འདྲེས་ཤིང་ཟུག་གཟེར་ལྷང་དུབ་བྱེད་པའི་རིམས་ནད་ཅིག

兼有白、黑炭疽症状且疼痛阵发的一种瘟病。

19.0189 ལྷོག་རྒོད། 猛炭疽

འགྲོས་པ་སྐྱིན་ལ་ནད་དྲག་ཅིང་སྐྲངས་པ་རྒོད་པའི་རིམས་ནད་ཅིག

扩散迅速而病势凶猛，肿胀剧烈的一种瘟病。

19.0190 ལྷོག་པ་ཡང་རྒོད། 极猛炭疽

ཁོང་དུ་འཚོར་བ་སྐྱིན་ལ་འཁོར་ལ་འགྲོ་བའི་རིམས་ནད་ཅིག

向体内迅速扩散而累及周围组织的一种瘟病。

19.0191 ལྷོག་པ་ཡམ་བུ། 延布炭疽

སྐྲངས་པ་འབར་འབུར་ཀུན་ལ་ཡམས་

ཐབས་སུ་འོང་བའི་རིམས་ནད་ཅིག
凹凸不平的肿块向全身蔓延的一种瘟病。

19.0192 སྨུག་པ་ཡུ་མོ། 玉莫炭疽

སྲངས་པ་སྲ་ལ་བརྟན་ཞིང་ཟུག་ཆུང་བའམ་ཡང་ན་ཐོར་པ་སྙི་ལ་འདོལ་ཞིང་འགྱུལ་བའི་རིམས་ནད་ཅིག
肿块坚硬而稳定，疼痛较轻或丘疹松软且移动的一种瘟病。

19.0193 ས་ཐོག 铁精

ལྕགས་བཞུ་བའི་སྐབས་ཀྱི་ཐབས་ནང་གི་སྲ་ལ་ཁྲོ་ཞིང་ཞུན་ཆགས་པ་ལྟར་གནས་པ་དེའོ། །
熔铁时熔炉内形成的膏样质硬而脆的物质。

19.0194 ཕོ་གག 雄白喉

ཐོར་པ་ཆེ་ལ་སྐྱ་ཚོལ་ལེ་བ་སྐར་ཆེན་ཤར་བ་དང་འདྲ་བའི་རིམས་ནད་ཅིག
丘疹如启明星般大而灰白的一种瘟病。

19.0195 མོ་གག 雌白喉

ཐོར་པ་དམར་ལ་རྒྱ་ཆེ་བ་དཀྱིབས་རྒྱ་ཕོར་ཁ་སྦུབ་པ་དང་འདྲ་བའི་རིམས་ནད་ཅིག
丘疹如倒扣瓷碗般，色红而面积大的一种瘟病。

19.0196 བུ་གག 子白喉

ཐོར་པ་དཀར་ཡལ་ལེ་བ་ཞོ་ཆལ་གཏོར་བ་དང་འདྲ་བའི་རིམས་ནད་ཅིག
丘疹如泼洒的酸奶般，呈白色斑点状的一种瘟病。

19.0197 གཉན་གག 疠白喉

ཐོར་པ་རུས་སྦལ་གྱི་རྒྱབ་ལྟར་འབར་འབུར་དང་གྲོ་ཤིག་གེ་བ་དང་ཁྲོ་བོའི་མིག་འདྲ་བ་འབྱུང་བའི་རིམས་ནད་ཅིག
丘疹如龟壳般凹凸不平，似麦麸或忿怒明王眼睛般的一种瘟病。

19.0198 ཕྱི་འཇམ། 外榜那

དུས་སུ་བཏོས་པའི་ར་དུག་གི་རྩ་བ།
按时采挖的“榜那”根。

19.0199 ནང་འཇམ། 内榜那

མགོ་དགུ་དང་བདུན། ལྔ། གསུམ་བཅས་ཡ་གྲངས་ཅན་གྱི་ར་དུག་གི་རྩ་བ།
具有九、七、五、三奇数枝头的“榜那”根。

19.0200 གསང་འཇམ། 秘榜那

འཇམ་པའི་འབྲས་བུ་ས་ལ་བྲུལ་བ་དེ་ལོ་གཅིག་ལ་སྐྱེས་པའི་རྩ་བ་མཐེབ་ཛོག་འདྲ་བ།
“榜那”种子第一年长出的拇指头状的根。

19.0201 གཉན་ནག་ཕོ་རྒྱུག་འཁྱིལ། 昏厥恶疠

གཉན་སྙིང་ལ་བབས་ཏེ་ཁྲག་ནག་འཕྲོ་སྐྱུག་བྱེད་པ་དང་འཐོག་ཅིང་བརྒྱལ་བའི་རིམས་ནད་ཅིག
疠降入心脏，出现黑血上吐下泻，晕厥的一种瘟病。

19.0202 གློ་ཆ་གཟེར་ཐུང་། 急痛肺热

གཉན་རིམས་གློ་བར་བབས་ཏེ་ལུད་པ་རྣག་ཁྲག་ལྷུ་ཞིང་སོག་དཔྲག་དང་བྲང་མདོ་ན་ལ་གཟེར་ཐག་ཐུང་བའི་རིམས་ནད་ཅིག
疠瘟侵入肺出现咯脓血痰，锁骨交接处和剑突下阵发疼痛的一种瘟病。

19.0203 གཉན་གཟེར་ཐུང་། 急痛疫

གཉན་རིམས་ལུས་སྟོད་དོན་ལྔ་ལ་བབས་

ཏེ་ཟུག་ངེས་མེད་དུ་འཕོ་ལ་ཞི་ལྷང་གི་བར་ཐག་ཐུན་ཏུ་ཐུང་བའི་རིམས་ནད་ཅིག
疠瘟侵入五脏出现间歇短促疼痛的一种瘟病。

19.0204 གཉན་ཁ་སྐྱུགས། **哑疠**

གཉན་སྲོག་རྩར་བབས་ཏེ་ཁ་སྐྱུགས་ལ་ལུས་པོ་དགྱེ་ཞིང་ལྟག་པ་རེངས་པའི་རིམས་ནད་ཅིག
疠降入命脉，出现喑哑、身体后仰且颈部僵硬的一种瘟病。

19.0205 གཉན་གློ་རིམས་ཁྲག་འབྲུམས། **肺瘟血疠**

རིམས་གློ་བར་བབས་ཏེ་གློ་ཁྲག་མང་དུ་བཙོལ་བའི་རིམས་ནད་ཅིག
瘟降入肺部，出现大量咯血的一种瘟病。

19.0206 གཉན་མཆེར་བབས་གཟེར་ཐུང་།

脾急痛疠

གཉན་མཆེར་པར་བབས་ཏེ་རྩིབ་གཡོན་གཟེར་ལ་ཚུས་ཚིགས་ཁོལ་བའི་རིམས་ནད་ཅིག
疠降入脾脏，出现左肋和关节疼痛的一种瘟病。

19.0207 གཉན་ཁོང་སྐྲོག་ནག་པོ། **黑腹疽疠**

གཉན་མཁལ་སྒང་དུ་བབས་ཏེ་གཟེར་ཟུག་དྲག་ལ་ཆུ་སྲི་བའི་རིམས་ནད་ཅིག
疠降入肾和膀胱，出现剧烈刺痛和尿涩的一种瘟病。

19.0208 གཉན་སྣང་གཟེར་འབབ། **胃剧痛疠**

གཉན་ཕོ་བར་བབས་ཏེ་ཟུག་ཤིན་ཏུ་ཆེ་ལ་ཉ་དང་སྤུ་ལྡོག་ཅིང་རྩ་ཡི་ཤེད་ཤོར་བའི་རིམས་ནད་ཅིག
疠降入胃，出现剧烈刺痛，鱼肌萎缩，汗毛卷缩，脉象衰弱的一种瘟病。

19.0209 གཉན་ཁོང་སྐྲོག་ཁྲག་འབྲུམས།

腹疽血崩疠

གཉན་ལོང་དུ་བབས་ཏེ་ལྟེ་འོག་ཏུ་གཟེར་འཕྲུག་ལ་སྐྲངས་འབུར་འབྱུང་ཞིང་ལོང་ཁྲག་འབྲུམས་པའི་རིམས་ནད་ཅིག
疠降入大肠，出现脐下闪痛，肿突，大肠血崩的一种瘟病。

19.0210 གཉན་ཡོ་མོ། **约莫疠**

ལུས་ཀྱི་གནས་ངེས་མེད་དུ་སྐྲངས་པའམ་འབྲུམ་ཕྲན་འབྱུང་བའི་རིམས་ནད་ཅིག
身体任意部位出现肿胀或细小丘疹的一种瘟病。

19.0211 གཉན་མཐིང་ནག **深蓝疠**

གཉན་ཕལ་ཆེར་ལུས་སྨད་རྐང་རྐེད་སོགས་ལ་བབས་ནས་ཉིན་མཚན་མེད་པར་སྐམ་གཟེར་བྱེད་ལ་གཟེར་གནས་སུ་སྤྲ་བའི་མེ་མཆེད་པ་ལྟར་རིམ་པས་ཁ་དོག་མཐིང་ནག་ཏུ་འགྲོ་བའི་རིམས་ནད་ཅིག
疠一般降入下身腰腿部，出现昼夜干痛且如艾绒火烧般肤色逐渐变深蓝的一种瘟病。

19.0212 གཉན་ཟ་རྐོང་། **萨公疠**

གཉན་སྐྱི་པགས་ལ་བབས་པས་ཟ་འཕྲུག་དང་འབྲུམ་པ་ཕྲ་མོ་ཁ་སྤྲན་ཡོང་བའི་རིམས་ནད་ཅིག
疠降入皮肤，出现瘙痒和细疹对生的一种瘟病。

19.0213 གཉན་རྨེན་བུ། 淋巴疠

གཉན་ལུས་ཀྱི་ཚིགས་དམིགས་སུ་བབས་ཏེ་ཉེ་འཁོར་གྱི་རྨེན་བུ་རྣམས་སྐྲངས་པའི་རིམས་ནད་ཅིག

疠降入关节，引起周围淋巴肿胀的一种瘟病。

19.0214 གཉན་འཛམས། 疠哲

ཆུ་སེར་ཁྲག་ངན་སོགས་ལྷན་སྐྱེས་ཀྱི་སྲིན་བུ་དང་བསྡོངས་ཏེ་ཤ་རུས་རྩ་གསུམ་ལ་ཞུགས་ནས་སྲ་ཞིང་མཁྲེགས་ལ་སྨིན་དཀའ་བའི་རིམས་ནད་ཅིག

黄水、坏血等与体内的“蛀”为伴降入肌、骨、脉道，使其组织变得坚硬，难以成熟的一种瘟病。

19.0215 གཉན་རྐུན་པོ། 更布疠

གཉན་རྐྱང་པའམ་ཚད་པར་བསྡོངས་པ་བ་སྤུའི་སྒོར་ཞུགས་ནས་ཚད་རྟགས་སྟོན་པའི་རིམས་ནད་ཅིག

单一疠或与疠热邪降入毛孔而出现热象的一种瘟病。

19.0216 གཉན་སྲིན། 蛀疠

གཉན་སྲིན་བུ་དང་བསྡོངས་ནས་ལུས་ཀྱི་གནས་གར་བབས་སུ་སྐམ་གཟེར་བྱེད་པ་དང་ཤ་མདོག་ཁམ་ནག་ཏུ་འགྱུར་བའི་རིམས་ནད་ཅིག

疠与“蛀”为伴降入身体任意部位，引起该处干痛，肌肤变成深赭色的一种瘟病。

19.0217 གཉན་འཛུམ་བུ་ལྟག་དགྱེ། 角弓反张疠

གཉན་ནད་རྒྱུངས་པར་བབས་པས་ཁ་འཛུམ་ཞིང་ལྟག་པ་དགྱེ་འགྲོ་བའི་རིམས་ནད་ཅིག

疠降入脊髓，引起面部带笑而颈项后仰的一种瘟病。

19.0218 གཉན་རྣ་རྩ་ཕུས་འདེབས། 痄腮疠

གཉན་རྣ་བའི་རྩར་ཞུགས་པས་རྣ་སྨུག་འཁྲུག་ལ་གཟེར་ཞིང་ཟ་འགྲམ་དང་རྣ་ཤལ་གྱི་རྩར་རྐྱལ་པ་ཕུས་བཏབ་པ་བཞིན་སྐྲངས་པའི་རིམས་ནད་ཅིག

疠侵入耳脉，引起耳道闪痛，颊腮和耳垂脉如吹皮囊样肿胀的一种瘟病。

19.0219 གཉན་ཁ་མེད། 卡迈疠

གཉན་མཁལ་མའི་རྩ་དང་། སྲིད་རྩ། ཆུ་ལམ་རྩ་སོགས་གང་ལ་ཞུགས་པའི་གནས་དེ་ན་ཞིང་ཕྱི་ལ་སྐྲངས་འབུར་བྱེད་ལ་ཆུ་སྲི་བ་སོགས་འབྱུང་བའི་རིམས་ནད་ཅིག

疠侵入肾脉、嗣后脉、尿道脉，引起所侵之处出现疼痛和肿突，尿涩等的一种瘟病。

19.0220 གཉན་མེ་དབལ། 丹毒疠

གཉན་པགས་པར་བབས་ཤིང་པགས་སྟེང་དུ་མེས་ཚིག་པ་ལྟར་ཆུ་བུར་དམར་ཞིབ་ཅན་ཚོམ་བུར་འབྱུང་བའི་རིམས་ནད་ཅིག

疠降入皮肤，出现皮肤表面火灼样发红、密集、细小水泡的一种瘟病。

19.0221 གཉན་ཉ་ལོག 转筋疠

གཉན་ཡན་ལག་གི་ཉ་ལ་བབས་པས་ཉ་རྣམས་འགྱུར་ཞིང་རྩ་རྣམས་འགྲིབས་ལ་གདོན་གྱིས་བཏབ་པ་ལྟར་བླ་འཆོལ་སྨྲ་ཚོགས་བྱེད་པའི་རིམས་ནད་ཅིག

疠降入鱼肌，出现鱼肌僵硬，脉管不显，如同中魔般出现胡言乱语等的一种瘟病。

19.0222 གཉན་འབར་འབུར། 凹凸痧

ལུས་ཀྱི་སྟོད་སྨད་ངེས་པ་མེད་པར་སྐྲངས་པོ་འབར་འབུར་འོང་ཞིང་ཟུག་གཟེར་ཆེ་ལ་སྐབས་རེར་གྲང་ཤུམ་བྱེད་པའི་རིམས་ནད་ཅིག

身体任意部位出现凹凸不平肿块，疼痛剧烈，时而打寒战的一种瘟病。

19.0223 གཉན་ངམ་རུ། 安如痧

གཉན་མཁྲིས་རླུང་གི་རྟ་ལ་བཞོན་ནས་ལུས་ཀུན་ཏུ་ཁྱབ་པས་ཕྱི་རྟགས་ཆམ་པའི་མཚོན་ཚུལ་འདྲ་བ་ལ་ལྕེ་མདོག་སྐྱ་ཞིང་མཐའ་དམར་བ་དང་གཞང་འབྲུམ་མང་བའི་རིམས་ནད་ཅིག

疠伴随“赤巴”邪、“隆”邪，遍布全身各处，出现感冒样症状，舌苔发白而舌缘发红，痔丘多发的一种瘟病。

19.0224 གཉན་འཕྱི་དུག་ནག་པོ། 鼠疫痧

འཕྱི་བ་སོགས་ཀྱི་རིམས་མི་ལ་མཆེད་པས་ཁྱད་པར་མགོ་བོ་གཟེར་ཞིང་སྣ་ཁྲག་འཛག་ལ་ཞག་གསུམ་བཞི་ནས་མགོ་བོ་འགས་པ་ལྟར་ན་ནས་འཆི་བའི་རིམས་ནད་ཅིག

旱獭等的疫瘟传染，出现头痛、流鼻血，三四天后头痛欲裂而死亡的一种瘟病。

19.0225 གཉན་འཁྲམ་པོ། 瘰疬痧

གཉན་སྐེ་དང་ལྐོག་མ། མཇིང་པའི་ལྡེབས་སོགས་ལ་ཞུགས་ནས་སྒོ་ང་འདྲ་བའི་སྐྲངས་འབུར་འབྱུང་ཞིང་ཟུག་ཆེ་དུས་སྲོག་ལ་ཐོལ་བ་དང་ཆུང་དུས་ཟླ་བ་འགོར་ནས་འབྲས་སུ་འགྱུར་བའི་རིམས་ནད་ཅིག

疠侵入颈喉等处，出现如鸡蛋样肿块，疼痛剧烈时可危及生命，疼痛较轻时经数月可转化为“哲”的一种瘟病。

19.0226 གཉན་འབམ། 邦痧

གཉན་ནད་འབམ་དང་བསྡོངས་པས་བོལ་གོང་དང་པུས་མོ་སོགས་སྔོ་དམར་སྐྲངས་ཤིང་ཟུག་ཆེ་ལ་འབྲུམ་ཕྲན་དང་རྒྱ་སྤུར་སྨུག་ནག་འབྱུང་བའི་རིམས་ནད་ཅིག

疠邪伴“邦”病，引起足背、膝盖等发青、红肿，剧痛，出现细疹和黑紫色水泡的一种瘟病。

19.0227 གཉན་འགྲམས། 扩热痧

འགྲམས་ཚད་གཉན་དང་བསྡོངས་པས་གང་འགྲམས་གནས་སུ་སྔོ་དམར་སྐྲངས་ཤིང་ཆུ་སྐྱང་ཐོལ་ཐོལ་དུ་མཆེད་སླ་ལ་དྲོད་མེ་ལྟར་འབར་བའི་རིམས་ནད་ཅིག

扩散伤热伴痧，引起发青肿胀，水泡易蔓延，火灼样发烧的一种瘟病。

19.0228 གཉན་པགས་མཛེ་ནག་པོ། 疣痧

པགས་པར་མཛེར་པ་ནག་ལ་ལེབ་མོས་གང་ཞིང་རྩ་བ་གཏིང་དུ་ཟུག་པའི་རིམས་ནད་ཅིག

黑扁疣满布皮肤，疣根深扎肌内的一种瘟病。

19.0229 སྐོག་མའི་ལྷ་གོར། 喉结痧

སྐེའམ་མགུལ་པའི་ཕྱི་ནང་ཀུན་ཏུ་གཉན་འབོར་གྱིས་ཁེངས་ནས་ཟུག་ལྷང་ངེར་ན་བའི་གཉན་ནད་ཅིག

颈喉内外各处满布痧疹，轰轰作痛的一种痧病。

19.0230 བེ་གེ། 贝盖

འབྲུམ་རིགས་སིབ་བའི་མིང་གི་རྣམ་གྲངས་ཤིག

痘疮麻疹的别称。

19.15 ཆམ་རིམས། 感冒

19.0232 ཆམ་རིམས། 感冒

སྣ་བུག་ལ་ཟུག་པའི་རྩ་རོ་རྒྱང་གཉིས་ཟངས་དུང་ལྟར་གདངས་པའི་ནང་མི་གཙང་བའི་དྲི་སོགས་ཕོག་པའི་རྐྱེན་ལས་རྩ་དེ་ཆམ་ལ་ཕབ་ནས་འགོ་བའི་རིམས་ནད་ཅིག

不洁的气味侵入鼻腔内形似铜号样张开的“若姜”两脉，伤害该脉并传染的一种瘟病。

19.0233 གྲེ་ཆམ། 咽感冒

ཐོག་མར་གྲེ་བ་དང་ཀན་མཚུལ་རྣམས་ཚ་བ་དང་བར་དུ་སྣ་ཆུ་མང་དུ་འཛག་ཅིང་མཚུལ་པ་འགགས་པ། ཐ་མར་སྦྲིད་པ་མང་པོ་བསྒྱུད་མར་འོང་བའི་རིམས་ནད་ཅིག

首先咽喉和颚、鼻窦等发烧；其次出现流涕多，鼻塞；最后喷嚏频发的一种瘟病。

19.0234 གློ་ཆམ། 肺感冒

ཐོག་མར་གྲེ་བ་ཚ་ལ་འཛེར་བ་དང་བར་དུ་གློ་མང་ལ་མགོ་དང་བྲང་རྒྱབ་ན་ཞིང་ཐ་མར་རྣག་ཏུ་ལུ་བའི་རིམས་ནད་ཅིག

首先咽喉灼烧而嘶哑；其次多咳、头及前胸后背疼痛；最后咯脓痰的一种瘟病。

19.0235 རིམས་ཆམ། 瘟感冒

མགོ་དང་ཚིགས་གཞི་བྱིན་ཉ་ན་ལ་རོ་སྟོད་ན་ཞིང་གྲང་ཤུམ་བྱེད་པ་དང་། སྲོད་ལ་ཤ་ཚ་ཞིང་རྨི་ལམ་ཟ་ཟི་མང་བ་སོགས་ཀྱི་རྟགས་འབྱུང་བའི་ཆམ་པའི་རིམས་ནད་ཅིག

头、关节、鱼肌及胸背疼痛，且寒战，黄昏时出现肌肉发烧、多梦昏沉等症状的一种瘟病。

19.0236 སྣ་ཆམ། 鼻感冒

སྣ་ཚ་ཞིང་ཟ་གཡའ་བྱེད་ལ་སྣ་ཆུ་མང་བའི་རིམས་ནད་ཅིག

鼻痛、发痒，多涕的一种瘟病。

19.0237 ཆམ་པ་སྐྱུར་རོར། 酸性感冒

ཆམ་པའི་ནད་ལ་དྲག་ཤུལ་གྱི་སྤྱོད་ལམ་དང་། བཅུད་ཅན་གྱི་ཟས་སྐོམ། ཞོ་ཆང་སོགས་རོ་སྐྱུར་བའི་རིགས་བསྟེན་དྲགས་པས་དཀྲོལ་དུ་གྱུར་པའི་ནད་ཅིག

感冒后剧烈活动，过食甘肥食物及酸奶、酒等酸性饮食导致病情加重的一种感冒。

19.0238 ཡམས་ནད། 疠瘟

གཉན་དང་འདྲེས་པའི་རིམས་ནད་ཀྱི་མིང་གི་རྣམ་གྲངས།

伴有疠的瘟病的别称。

20 ལུས་སྟོད་ཀྱི་ནད་གསོ་བ། 上体病诊疗

20.01 མགོ་ནད། 头病

20.0001 མགོ་ནད། 头病

ཕྱི་ནང་གི་རྐྱེན་གང་རུང་གིས་འདུ་བ་འཁྲུགས་ཏེ་མགོ་ལ་བྱུང་བའི་ནད།

内缘或外缘引起聚合紊乱而引发的头部疾病。

20.0002 མགོ་ནད་རླུང་གྱུར། 隆性头病

སོ་དང་འགྲམ་པ་གཟེར་ཞིང་དཔྲལ་བ་དང་སྨིན་མའི་མཚམས་ལུག་པ་ལྟར་སེམས་ལ། རྣ་བ་ཅུར་བ་དང་མིག་གིས་བལྟར་མི་བཟོད་པ་སོགས་རླུང་ལས་གྱུར་པའི་མགོ་ནད།

牙齿、面颊疼痛，额部与眉心下坠感，耳鸣，畏光的一种“隆”邪引起的头病。

20.0003 མགོ་ནད་མཁྲིས་གྱུར། 赤巴性头病

རིམས་དང་འདྲ་བར་མགོ་ལུས་དང་མིག་རྣམས་ཚ་ཞིང་དུ་བས་བདུག་པ་ལྟར་སེམས་ལ་མཚན་མོའི་དུས་སུ་གྲང་ན་བདེ་བ་སོགས་མཁྲིས་པ་ལས་གྱུར་པའི་མགོ་ནད་ཅིག

疫病样身体、头部及眼睛等灼烧，有烟熏感，夜间遇凉时有舒适感的一种“赤巴”邪引起的头病。

20.0004 མགོ་ནད་ཁྲག་གྱུར། 血性头病

རྩེ་ཆུང་བརྒྱངས་པ་ལྟར་བྱེད་ཅིང་སྨུར་འགྲམ་རྣམས་གཟེར་ལ་དྲག་ཤུལ་དང་ཚན་མོའི་རིགས་ཀྱིས་གནོད་པ་སོགས་ཁྲག་ལས་གྱུར་པའི་མགོ་ནད་ཅིག

颈外静脉扩张样，腮颊疼痛，剧烈活动和遇热时病情加重的一种血热引起的头病。

20.0005 མགོ་ནད་བད་གྱུར། 培根性头病

མགོ་ལྕི་ལ་ཟས་མི་ཞིམ་ཞིང་སྐྱུགས་པ་དང་མཚན་མོའི་དུས་ན་བདེ་བའི་བད་ཀན་ལས་གྱུར་པའི་མགོ་ནད་ཅིག

头部沉重、食不甘味、呕吐，夜间病情好转的一种“培根”邪引起的头病。

20.0006 ལྡན་པའི་མགོ་ནད། 二合性头病

ཉེས་པ་རླུང་མཁྲིས་བད་ཀན་གསུམ་ལས་གཉིས་གཉིས་ལྡན་པ་ལས་གྱུར་པའི་མགོ་ནད་ཅིག

“隆”、“赤巴”、“培根”三邪中二邪相兼所引起的一种头病。

20.0007 མགོ་ནད་སྲིན་གྱུར། 蛀性头病

སེམས་འཁྲུལ་ལ་མགོ་བོ་མི་བཟོད་པར་ན་ཞིང་སྣབས་ཀྱི་མདོག་དམར་བ་དང་རྒྱ་སྦུབས་ཀྱི་སྟེང་དུ་སྐྲངས་པའི་སྲིན་ལས་གྱུར་པའི་མགོ་ནད་ཅིག

心慌、头痛难忍、鼻涕色红、顶骨缝肿胀的一种“蛀”引起的头病。

20.0008 མ་རླུང་བུ་ལ་ཕོར་བའི་མགོ་ནད། 母隆传子头病

སྦྲུམ་མའི་ཟས་སྤྱོད་ཀྱིས་མངལ་རླུང་བུ་ལ་ཕོར་ཏེ་བྱིས་པའི་མགོ་བོ་སྐྲངས་པ་དང་རྣ་བ་འོན་པ་སོགས་ཀྱི་རྟགས་དང་ལྡན་པའི་ནད་ཅིག

孕期饮食起居不当，使子宫"隆"窜入胎儿，导致胎儿头部肿胀、耳聋等的一种疾病。

20.0009 མགོ་བོའི་རྨེན་འབྲས་ནད། 头淋巴哲病

མགོ་བོ་སྲ་བར་སྐྲངས་པའི་མགོ་ནད་ཅིག

头部肿胀坚硬的一种头病。

20.0010 མགོ་ནད་སྙིག་པ་ཅན། 头屑症

སྲིན་དང་ཆུ་སེར་སོགས་ཀྱི་རྐྱེན་པས་མགོ་བོའི་སྐྲ་གསེབ་ནས་སྐྱི་པགས་དཀར་ཞིབ་ཅན་འགོག་པའི་མགོ་ནད་ཅིག

"蛀"和黄水引起发间出现白色皮屑的一种头病。

20.0011 སྐྲ་བྲིའི་ནད། 脱发症

བད་ཀན་དང་ཁྲག་མཁྲིས་ཆུ་སེར་གྱིས་སྐྲ་རྩ་སྲུལ་ཞིང་སྐྲ་ཀོ་ལེར་བྱི་བའི་མགོ་ནད་ཅིག

"培根"邪、血热、"赤巴"邪、黄水引起发根腐烂而头发成片脱落的一种头病。

20.0012 སྤྱི་ཐེར་ནད། 秃顶症

བད་ཀན་དང་ཁྲག་མཁྲིས་ཆུ་སེར་གྱིས་སྤྱི་བོའི་སྐྲ་བྱི་ནས་ཐེར་པོར་ཆགས་པའི་མགོ་ནད་ཅིག

"培根"邪、血热、"赤巴"邪、黄水引起头顶部毛发脱落变秃的一种头病。

20.0013 སྐྲ་དཀར་ནད། 白发症

ལུས་དྲོད་མགོར་ཞུགས་པས་སྐྲ་ཚོས་ཏེ་མདོག་དཀར་པོར་གྱུར་པའི་མགོ་ནད་ཅིག

体热引起头部毛发枯萎变白的一种头部疾病。

20.0014 ཞར་འགྲམ། 腮颊

ཟ་འགྲམ་དང་དོན་གཅིག

与面颊同义。

20.0015 རྒྱ་སྦྲུབས། 顶骨缝

མཚོགས་མ་དང་། སྤྱི་བོ། ལྟག་པའི་སྣོད་སྒོ་རྣམས་འབྲེལ་མཚམས་ཀྱི་རུས་པའི་སྦྲུབས།

连接囟门、首顶、后囟聚门的骨缝。

20.0016 རས་བལ་ས་བོན། 棉种子

སྲིང་བལ་ནང་གི་ལུག་ཤིག་དང་འདྲ་བའི་ཚི་གུ་རེ་བོ། །

棉花中羊虱状的果核。

20.0017 རྫ་མའི་འབྱུལ་འཁོར། 陶罐罨敷法

རྫ་མ་སྣུམ་ཅན་མེར་བསྲོས་ནས་མགོར་སྒྲོན་པའི་དྲོད་དུགས།

将油浸陶罐加热后扣在头上热敷的一种疗法。

20.0018 ཟི་ཚོམ། 恍惚

ཤེས་པ་མི་གསལ་བར་ཟ་ཟི་བྱེད་པ་དང་ལུས་ཀྱི་ཚོ་ཟིན་མི་ཐུབ་པར་འཁྱར་འཁྱོར་བྱེད་པ།

意识不清，迷糊不能自控步履蹒跚。

20.02 མིག་ནད། 眼病

20.0019 མིག་ནད། 眼病

ཕྱི་ནང་གི་རྐྱེན་གང་རུང་གིས་འདུ་བ་འཁྲུགས་ཏེ་མིག་ལ་བྱུང་བའི་ནད།

内缘或外缘引起聚合紊乱而引发的眼睛疾病。

20.0020 མིག་མཆུའི་ནད། 眼睑病

མིག་ལྤིབས་ལ་ནད་བྱུང་ནས་མིག་ཆུ་ཤས་ཆེར་འབྱུང་བའི་མིག་ནད་ཅིག

因眼睑疾病出现多泪的一种眼病。

20.0021 མིག་ཚག་གི་ནད 沙眼

མིག་རྡུབ་སྐམ་དང་ཚ་ཙག་བྱེད་པའི་མིག་ནད་ཅིག

眼内有异物感、干涩的一种眼病。

20.0022 མིག་ནད་ལིང་ཐོག 云翳

མིག་འབྲས་དཀར་ནག་གི་སྟེང་དུ་སྔོ་སེར་དམར་སྐྱ་གང་རུང་གིས་གཡོགས་ནས་ཟུག་ཆེ་ལ་རྡུབ་ཅིང་མཆི་མ་འབྱུང་བའི་མིག་ནད་ཅིག

黑白睛被红黄兰白等薄膜覆盖，出现剧痛、有异物感、流泪的一种眼病。

20.0023 མིག་ནད་རབ་རིབ། 朦胧症

མིག་ཆུའི་ནང་དུ་ནད་ཞུགས་ཏེ་རེས་གསལ་རེས་མི་གསལ་བ་དང་། ཕྱེད་གསལ་ཕྱེད་མི་གསལ་བའམ་གོ་ལོག་སྣང་བའི་མིག་ནད་ཅིག

眼珠水宫发病引起视物时而模糊时而清晰，或半清晰半模糊、或颠倒的一种眼病。

20.0024 མིག་འགྲིབས་ཀྱི་ནད། 眼障

མཐོང་བྱེད་ཀྱི་ཕྱི་ནང་བར་གསུམ་གང་རུང་དུ་ནད་འགྱུར་བྱུང་ནས་མིག་མི་གསལ་བར་འགྲིབས་པའི་མིག་ནད་ཅིག

眼睛内中外任意一处发病导致视物模糊的一种眼病。

20.0025 མིག་ནད་སྲིན་ཟུར། 蛀性眼病

མིག་འཕྱུར་འདོད་ལ་གཡའ་བ་འབྱུང་བའི་མིག་ནད་ཅིག

眼睛发痒的一种眼病。

20.0026 མིག་ནད་སྒྲ་ངན། 恶声眼病

མ་ནད་བུ་ལ་ལྷུང་སྟེ་བྱིས་པར་སོ་སྐྱེ་བའི་ཚེ་མིག་དམར་ལ་ཚ་ཞིང་འགྱུར་བ་དང་སྒྲངས་པ་སོགས་འབྱུང་བའི་ལྷན་སྐྱེས་ཀྱི་མིག་ནད་ཅིག

母病遗传给胎儿后，在小儿长牙时出现目赤、干涩、粘糊、肿胀的一种先天眼病。

20.0027 མིག་ནད་སྐམ་ཚག 干沙眼病

བད་རླུང་ལས་གྱུར་པས་མིག་སྐམ་ཞིང་རྡུབ་ལ་བསིར་བུས་གནོད་པའི་མིག་ནད་ཅིག

“隆培”寒邪引起的目眼干涩、有异物感、惧风的一种眼病。

20.0028 མིག་ནད་གཤེར་ཚག 湿沙眼病

ཁྲག་དང་མཁྲིས་པ་ལས་གྱུར་པས་མིག་དམར་ཞིང་ཚ་ལ་ཉི་མ་མི་བཟོད་པར་མཆི་མས་ཁེངས་པའི་མིག་ནད་ཅིག

血热、“赤巴”热邪引起的目赤干涩、畏光、多泪的一种眼病。

20.0029 མིག་ནད་གདུང་ཟུར། 栋觉眼病

སོ་དང་ཉུར་འགྲམ། མཁུར་ཚོས་དང་མགོ་བོ་སོགས་ན་ཞིང་རིབ་ཚབས་ཆེ་བའི་མིག་ནད་ཅིག

牙齿、腮颊、面颊和头等疼痛，视物严重模糊的一种眼病。

20.0030 མིག་ནད་སྲོད་ལོང་། 夜盲症

སྲོད་དུས་སུ་ནག་པོ་ལང་ལིང་གིས་ཁེབས་པ་ལྟར་སྣང་བའི་མིག་ནད་ཅིག

黄昏时黑色浮云覆盖般视物不清的一种眼病。

20.0031 མིག་ནད་ཕྱི་འགྲིབས། 外障症

མིག་གི་རྒྱལ་མོའི་སྟེང་དུ་ཤ་ལྷག་སོགས་ཀྱིས་ཁེབས་ནས་འགྲིབས་པའི་མིག་ནད་ཅིག

瞳仁被赘肉覆盖引起视力障碍的一种眼病。

20.0032 མིག་ནད་ནང་འགྲིབས། 内障症

མིག་འབྲས་ཀྱི་ཆུ་འཁྲུགས་པ་དང་མཐོང་བྱེད་ཀྱི་རྩ་མདངས་ཉམས་ནས་ནག་སང་དུ་གྱུར་པའི་མིག་ནད་ཅིག

因眼球水宫浑浊和视脉衰退引起视力障碍的一种眼病。

20.0033 མིག་ནད་བར་འགྲིབས། 中障症

མིག་སྐྱི་དང་མིག་འབྲས་ཀྱི་བར་ནས་རྒྱལ་མོའི་སྟེང་དུ་བེ་སྣབས་དཀར་པོ་ཤོར་ཏེ་འགྲིབས་པར་འགྱུར་བའི་མིག་ནད་ཅིག

眼角膜与眼球间的瞳仁被白色粘液物覆盖引起视力障碍的一种眼病。

20.0034 མིག་ནད་ཤ་ལྷག 赘肉障

མིག་སྟེང་དུ་ཤ་ཐྲན་སྐྱ་བོ་ཞུག་ཚུང་ལ་དལ་བུར་སྐྱེ་བའི་མིག་ནད་ཕྱི་འགྲིབས་ཀྱི་ནང་ཚན་ཞིག

眼球上缓慢生长灰白色赘肉、微痛的一种外障症。

20.0035 མིག་ནད་ཤ་མཛེར། 肉钉障

མིག་སྟེང་དུ་མཛེར་བ་བཏབ་པ་ལྟར་ཐོར་བ་དམར་ལ་འབུར་ཞིང་རྒྱུས་ནས་མདོག་ནག་ལ་རྒྱ་ཆེ་ཞིང་མཐུག་པའི་མིག་ནད་ཕྱི་འགྲིབས་ཀྱི་ནང་ཚན་ཞིག

眼球布满钉状红色丘疹并逐渐变黑变厚的一种外障症。

20.0036 མིག་ནད་རྩ་དྲ། 脉网障

མིག་སྟེང་དུ་རྩའི་དྲ་བ་མཐུག་པོར་ཁྱབ་པའི་མིག་ནད་ཕྱི་འགྲིབས་ཀྱི་ནང་ཚན་ཞིག

眼球布满厚密网状的一种外障症。

20.0037 མིག་ནད་སྒོ་རིབ། 膜遗障

མིག་སྟེང་དུ་སྒོང་སྒྲིས་ལྟ་བུ་སྲབ་མོས་ཁྱབ་པའི་མིག་ནད་ཕྱི་འགྲིབས་ཀྱི་ནང་ཚན་ཞིག

眼球被蛋膜样的薄膜覆盖的一种外障症。

20.0038 མིག་ནད་ཞིང་རོ། 翳遗障

མཐོང་བྱེད་སྟེང་དུ་ཡོས་སམ་ཡང་ན་ཚྭ་རྡོག་འདྲ་བས་བཀབ་ནས་སྒྲིབ་པའི་མིག་ནད་ཕྱི་འགྲིབ་ཅིག

眼睛被炒青稞状或盐粒状物遮蔽而影响视力的一种外障症。

20.0039 མིག་ནད་དམར་ཚག 赤沙眼病

མིག་གི་རྩ་རིས་དམར་ཞིང་གཟུགས་ལ་བལྟ་མི་ནུས་པར་ཟུམ་ཟུམ་དུ་གྱུར་པའི་མིག་ནད་ཅིག

眼脉发红、视物困难而眨眼频繁的一种眼病。

20.0040 མིག་ཡོར། 眼眶

མིག་གི་རུས་ཁྱིམ།

眼部的骨眶。

20.0041 མིག་སྐྱག 眼眵

མིག་གི་ཧྲུ་མ་སྙེ། མིག་ནས་བྱུང་བའི་དྲི་མ།

眼内分泌的糟粕。

20.0042 དཔྲལ་རྩ། 额脉

དཔྲལ་བའི་དབུས་ཀྱི་སྐྲ་མཚམས་ནས་ཐུར་ཏུ་སོར་གང་གཞལ་བའི་མཚམས་ཀྱི་གཏར་རྩ་ཞིག

从额头正中发际向下一横指处的放血脉。

20.0043 སྒོག་ཆབ། 蒜汁

སྒོག་སྐྱ་བརྡུངས་པ་ཆུས་བསིངས་པའི་ཁུ་བ།

大蒜捣碎后用水冲滤出的汁液。

20.0044 འབྲུམ་ཕྲན། 细疹

འབྲུམ་པ་ཆུང་ཆུང་།

细小疹子。

20.0045 གྲ་མཚམས། 睑球隙

མིག་འབྲས་དང་མིག་ལྤིབས་ཀྱི་བར་མཚམས།

眼球与眼睑间。

20.0046 མིག་ཁྲུ། 瞳散

མིག་གི་རྒྱལ་མོ་འདལ་བ།

瞳孔散大。

20.0047 མིག་རུས། 眶骨

མིག་གི་ཁྱིམ་བཞི་ལས་ཕྱི་རུས་པའི་ཁྱིམ།

眼四宫中的外骨眶。

20.0048 མིག་འབྲས་དཀར་ནག 黑白睛

མིག་འབྲས་དཀར་པོ་དང་ནག་པོའི་ཆ་ཤས་གཉིས་ཀྱི་བསྡུས་མིང་།

黑眼球和白眼球的简称。

20.0049 མིག་སྒྲིན། 巩膜

མིག་གི་དཀར་ཆ།

睛白部分。

20.0050 སྨུར་གོང་། 颞颥

སྨིན་མའི་ཕྱི་ཟུར་འགྲམ་གྱི་གཤོང་བུ།

眉毛外侧的凹陷处。

20.0051 མིག་གི་རྒྱལ་མོ། 瞳仁

མིག་འབྲས་ཀྱི་དབུས་སུ་དབྱིབས་སྒོར་ཞིང་མདོག་སྔོ་ནག་སྲན་ཆུང་ཙམ་ཞིག་ཡོད་པ་དེའོ། །

眼球中央形圆如豆的蓝黑色部位。

20.0052 མིག་ར། 眼球厚化

མིག་འབྲས་སྟེང་གི་ཁྲག་རྩ་རྒྱས་ནས་མཐུག་པོར་གྱུར་པ།

眼球血管扩张、增厚。

20.0053 མིག་གི་ཁྱིམ་བཞི། 眼四宫

ཕྱི་རུས་པའི་ཁྱིམ་དང་། ནང་ཚིལ་བུའི་ཁྱིམ། དབུས་ཆུའི་ཁྱིམ། མཐོང་བྱེད་རྒྱལ་མོའི་ཁྱིམ་བཅས་ཀྱི་བསྡུས་མིང་།

外眼眶宫、内眼脂宫、中房水宫、视瞳仁宫的合称。

20.0054 ཡས་ལྤིབས། 上睑

མིག་ལྤིབས་གོང་མ།

上眼睑。

20.0055 མིག་མཆུ། 眼皮

མིག་ལྤགས་སམ་མིག་ལྤིབས།

眼部皮肤或眼睑。

20.0056 མིག་རྟུལ་བ། 目钝

མིག་མི་གསལ་བ།

20.0057 ཕོ་སྲུང་བསྟེན། 护胃餐

ཕོ་བའི་ནང་གི་མེ་དྲོད་གསུམ་གྱི་རྒྱུ་འགྲུལ་སྲུང་བའི་ཕྱིར་དུ་ཁ་ཟས་གནོད་མེད་ཉུང་ཙམ་བསྟེན་པ།

为护养三胃火，食入量少、无害的饮食。

20.0058 གཟུངས་ཆེན་གྲྭ་ལྔ། 五部陀罗尼咒

སྟོང་ཆེན་རབ་འཇོམས་མ་དང་། རྨ་བྱ་ཆེན་མོ། གསང་སྔགས་རྗེས་འཛིན་མ། བསིལ་བའི་ཚལ་ཆེན་མོ། སོ་སོར་འབྲང་མ་བཅས་ཀྱི་གཟུངས་བསྡུགས།

事部本尊大千摧破佛母、大孔雀佛母、随持佛母、大寒林佛母和随行佛母的陀罗尼咒。

20.0059 སྲོ་མ། 爆谷花

བརྔོས་ནས་སྒོ་ཞིང་གས་པའི་ཡོས་འབྲུ།

炒后爆裂的谷粒。

20.0060 ཆབ་གཏོར། 水供

སྣོད་དུ་འོ་ཆུ་དང་ནས་ཡོས་སོགས་བླུགས་ནས་མཆོད་པ་དང་བསྔོ་བ་བྱེད་པའི་ཆོ་ག་ཞིག་སྟེ། ཆུ་གཏོར་དང་དོན་གཅིག

容器中盛水、奶和青稞等供奉和回向的一种仪轨。同水朵。

20.0061 རག་ཏུད། 黄铜灰

ར་གན་བཞུ་བའམ་བསྲེགས་པའི་ཏུད་པ།

黄铜熔液或煅烧炭灰。

20.03 རྣ་ནད། 耳病

20.0062 རྣ་ནད། 耳病

ཕྱི་ནང་གི་རྐྱེན་གང་རུང་གིས་འདུ་བ་འཁྲུགས་ཏེ་རྣ་བ་ལ་བྱུང་བའི་ནད།

内缘或外缘引起聚合紊乱而引发的耳病。

20.0063 འོན་པ། 耳聋

 སྒྲ་མི་ཐོས་པ།

听力障碍。

20.0064 རྣ་ནད་རླུང་གྱུར། 隆性耳病

སྟོང་སྐམ་དུ་སེམས་ཤིང་ཟུག་ཆེ་ལ་གྲང་ན་མི་བདེ་བར་མགོ་བོའི་གཞོགས་ཕྱེད་ན་བའི་རྣ་ནད་ཅིག

耳部有空虚感，剧痛，遇冷不适，伴偏头痛的一种“隆”邪引起的耳病。

20.0065 རྣ་ནད་མཁྲིས་གྱུར། 赤巴性耳病

མེ་ཉི་ཚ་བ་སོགས་བྱུང་ན་ཟུག་ཆེ་ཞིང་མགོ་བོ་ན་ལ་ཆུ་སེར་འཛག་པ་དང་གང་རེག་ལ་འབྲུམ་ཐོར་རྣག་བཅས་འབྱུང་བའི་རྣ་ནད་ཅིག

遇热时耳痛剧烈，伴头痛，耳流黄水，所触之处出现脓疹的一种“赤巴”邪引起的耳病。

20.0066 རྣ་ནད་ཁྲག་གྱུར། 血性耳病

འགྲམས་ཁྲག་ལས་གྱུར་པས་མགོ་བོ་ལྗི་ལ་ཟུག་ཆེ་བའི་རྣ་ནད་ཅིག

外伤血热引起的头部沉重、疼痛的一种耳病。

20.0067 རྣ་ནད་བད་གྱུར། 培根性耳病

མགོ་དང་འགྲམ་པ་ལྗི་ཞིང་ཟུག་ཆུང་ལ་གཡའ་

པ་དང་། སྐྲངས་པ་རྙིངས་ནས་རྣག་འཛག་པའི་རྣ་ནད་ཅིག

头部、面颊沉重，耳内微痛、瘙痒，肿胀时久后流脓的一种“培根”邪引起的耳病。

20.0068 རྣ་ནད་འདུས་རྒྱུར། 聚合性耳病

འདུས་པའི་རྟགས་ཀུན་ལྡན་ཞིང་སྒྲ་མི་ཐོས་ལ་རྣག་མདོག་སྐ་སླ་མ་ངེས་པར་རྒྱུན་དུ་འཛག་པའི་རྣ་ནད་ཅིག

听力丧失，耳部常流或稀或稠脓液的一种聚合邪性耳病。

20.0069 སྒྲ་བཅས་འོན། 耳鸣聋

ཆུའི་ཤང་སྒྲ་དང་རྔ་སྒྲ་ལྟ་བུ་སྣང་ངོར་ཐོས་ཤིང་སྒྲ་དངོས་དེ་མི་གོ་བའི་རྣ་ནད་ཅིག

自感有水流声和鼓声，却听不见实声的一种耳病。

20.0070 རྣ་སྦྲབས་འགགས། 耵耳聋

རྣ་སྦྲབས་ཀྱིས་ཁུངས་ཤིང་འགགས་ནས་སེམས་ཀྱི་སྣང་ངོར་ལྕི་བའི་རྣ་ནད་ཅིག

耳内耵聍堵塞而自感沉重的一种耳病。

20.0071 སྐམ་འོན། 干耳聋

རྣ་བའི་ནང་སྔོང་སང་སང་ནག་གམ་ཡང་ན་དམར་སང་སང་འབྱུང་བའི་རྣ་ནད་ཅིག

耳道内出现黑黝黝或红亮亮的一种耳病。

20.0072 རྣ་སྦྲབས། 耵聍

རྣ་བའི་ནང་གི་དྲི་མ་ཚོ་ཅན་དེའོ། །

外耳道内黄色油性分泌物。

20.0073 རྣ་ཤལ། 耳垂

རྣ་གཤོག་གི་མར་སྣེ།

耳廓下端的肌肉。

20.0074 རྣ་དྲུང་། 耳前

རྣ་བའི་རྩེའུ་ཆུང་གི་མདུན།

耳屏前部。

20.0075 རྣ་ཤལ་འོག་གཞོང་། 耳垂下窝

རྣ་ཤལ་འོག་གི་གཞོང་བུ།

耳垂下方凹陷处。

20.04 སྣ་ནད། 鼻病

20.0076 སྣ་ནད། 鼻病

ཟས་སྤྱོད་གདོན་རྐྱེན་གྱིས་འདུ་བ་འཁྲུགས་ཏེ་སྣ་ལ་བྱུང་བའི་ནད།

内缘或外缘引起聚合紊乱而引发的鼻病。

20.0077 སྣ་སྦྲབས། 鼻塞症

རྣག་དང་ཆུ་སེར་གྱིས་སྣ་འགགས་ནས་དབུགས་འཚུབ་ཅིང་མཚུལ་པ་ལས་ཤུ་ཤུ་ཟེར་བའི་སྒྲ་འདོན་པའི་སྣ་ནད་ཅིག

鼻孔被脓和黄水阻塞造成喘息，且鼻窦内发出“呼呼”声的一种鼻病。

20.0078 སྣ་ནད་འབྲུམ་བུར། 鼻疹

སྣ་ཡི་ནང་དུ་འབྲུམ་བུར་སྐྱེ་བའི་སྣ་ནད་ཅིག

鼻内生出丘疹的一种鼻病。

20.0079 སྣ་ནད་ཤ་ལུ། 鼻息肉

སྣ་ཡི་ནང་དུ་ཤ་ལྷག་སྐྱེ་བའི་སྣ་ནད་ཅིག

鼻内长出赘肉的一种鼻病。

20.0080 སྣ་ནད་རྣག་འཛག 鼻脓症

སྣ་ལས་རྣག་འཛག་པའི་སྣ་ནད་ཅིག

鼻内流脓的一种鼻病。

20.0081 སྣ་ནད་ཁྲག་འཛག། 鼻衄症

སྣ་ལས་ཁྲག་འཛག་པའི་སྣ་ནད་ཅིག
鼻内出血的一种鼻病。

20.0082 སྐེ་བཞི། 四窝

མཆན་ཁུང་གཉིས་དང་བརླ་ཁུག་གཉིས་ཀྱི་བསྡུས་མིང་།
双侧腋窝及双侧腹股沟的合称。

20.0083 དཔུང་འཛུམ། 肩纹处

ལག་པ་གྱེན་དུ་འདེགས་སྐབས་དཔུང་ཚིགས་སྟེང་འཛུམ་ཤིག་གེའི་གཉེར་མ་འབྱུང་བའི་གནས།
手臂上抬时肩关节的皮肤起褶处。

20.0084 འོལ་ཁ་བསྒྱུར། 改渠法

ཆུ་བོའི་རྒྱུ་ལམ་གཞན་དུ་བསྒྱུར་བ།
改变渠道的流水方向。

20.0085 སྦྲིད་པ། 麻木/喷嚏

❶ཚོར་བ་མི་གསལ་བ། ❷ཧབ་སྦྲིད་རྒྱག་པ།
❶感觉不灵。❷打喷嚏。

20.0086 མཚུལ་པ་ཤུ། 鼻窦哨

སྣ་བུག་གི་མཚུལ་ཁུང་གཉིས་ནས་ཤུ་འདེབས་པ་ལྟ་བུའི་སྒྲ་བྱུང་བ་ལ་བྱའོ། །
鼻窦内发出吹哨样的声音。

20.0087 སྣ་བཀལ། 鼻泻法

སྣ་སྦྱོང་གི་མིང་།
泄鼻疗法。

20.0088 སྨིན་དབྱུག 印堂

སྨིན་མ་གཡས་གཡོན་གྱི་བར་དཀྱིལ།
左右眉间的中央。

20.0089 བསུར་བདུག 烟熏法

སྨན་དང་མར་ཚིལ་རྩམ་པ་སོགས་ཀྱི་དུད་པ་བསུར་ཞིང་བདུག་པ།
用药、酥油、油脂和糌粑等的燃烟熏疗。

20.0090 མཚུལ་པ། 鼻窦

སྣ་བུག་ནས་ལྐེ་ཚུང་བར་འབྲེལ་བའི་བུ་གའོ། །
鼻腔通往腭垂之腔道。

20.05 ཁ་ནད། 口腔病

20.0091 ཁ་ནད། 口腔病

ཟས་སྤྱོད་གདོན་རྐྱེན་གྱིས་འདུ་བ་འཁྲུགས་ནས་ཁ་ལ་བྱུང་བའི་ནད།
内缘或外缘引起聚合紊乱而引发的口腔疾病。

20.0092 མཆུ་ནད། 唇病

མཆུ་ལ་བྱུང་བའི་ནད།
发生于口唇的疾病。

20.0093 བད་མཆུ། 培根性唇病

མཆུ་ཚ་ཞིང་བེར་བ་དང་མདོག་སྐྱ་བོ་སྐྲངས་པའི་ཁ་ནད་ཅིག
唇烧而发麻，灰白色肿胀的一种口腔病。

20.0094 གྲེ་མཆུ། 咽唇病

མཆུའི་ནང་དུ་ཤ་རྨེན་སྐྱེས་པའི་ཁ་ནད་ཅིག
唇内生出淋巴样疮的一种口腔病。

20.0095 ཁ་རེ། 兔唇

མཆུ་གས་པའམ་ཤོ་བའི་ལྷན་སྐྱེས་ཀྱི་ཁ་ནད་ཅིག

唇裂或唇豁有裂口的一种天生口腔病。

20.0096 གཅེན། 唇疹

མཆུ་ལ་འབྲུམ་ཐོར་སྐྱེས་ནས་ན་ལ་ཚ་བའི་ཁ་ནད་ཅིག

唇生疱疹引起疼痛、发烧的一种口腔病。

20.0097 མཆུ་ནད་ཁྲག་རྒྱས། 充血唇病

མཆུ་མདོག་སྨུག་ལ་སྦོམ་པར་སྐྲངས་པའི་ཁ་ནད་ཅིག

唇色发紫而肿胀的一种口腔病。

20.0098 ཁ་ཀྲུ། 唇皴

མཆུ་ལ་ཤུ་བ་ཆགས་པའི་ཁ་ནད་ཅིག

唇起皮屑的一种口腔病。

20.0099 རྙིལ་ནད། 龈病

སོ་རྙིལ་ཟ་ཞིང་འདྲུལ་ལ་ཁྲག་དང་རྣག་སོགས་འཛག་པའི་ཁ་ནད་ཅིག

牙龈瘙痒、溃烂而流血脓的一种口腔病。

20.0100 སོ་ནད། 牙病

སོ་ལ་བྱུང་བའི་ནད།

发生于牙齿的疾病。

20.0101 སོ་འབྲུམ། 牙哲

སོའི་རྩ་བ་སྐྲངས་ཤིང་རྣག་ཏུ་འགྱུར་བའི་ཁ་ནད་ཅིག

牙根肿胀化脓的一种口腔病。

20.0102 སོ་སྲིན། 齿蛀

སྲིན་ལས་སྐྱེད་ཅིང་ཚ་གྲང་གང་ཡང་རེག་ཐབས་མེད་པར་ན་ཚ་གཏོང་ཞིང་ལྷང་དུབ་བྱེད་པའི་ཁ་ནད་ཅིག

由“蛀”引起牙齿不敢触及冷热东西，出现时重时轻的一种口腔病。

20.0103 ལྕེ་ནད། 舌病

ལྕེ་ལ་བྱུང་བའི་ནད།

发生于舌的疾病。

20.0104 ལྕེ་ལྷག 重舌

ལྕེ་འོག་ལྕེ་འདྲ་བ་སྐྲངས་ཏེ་ན་བའི་ཁ་ནད་ཅིག

舌下出现舌样肿块且疼痛的一种口腔病。

20.0105 ལྕེ་སྐྲངས། 舌肿

ལྕེ་སྐྲངས་ནས་ཁ་ཁེངས་ཤིང་ཁ་ཆུ་འཛག་ལ་ཟས་མི་ཐར་བའི་ཁ་ནད་ཅིག

舌肿大充满口腔，流口水且无法进食的一种口腔病。

20.0106 ཀན་ནད། 腭病

དུས་གདོན་ཟས་སྤྱོད་རྐྱེན་གྱིས་འདུ་བ་འཁྲུགས་ཏེ་ཀན་དང་ལྕེ་ཆུང་ལ་འབྱུང་བའི་ཁ་ནད་ཅིག

内缘或外缘引起聚合紊乱而引发于腭和腭垂上的一种口腔病。

20.0107 ལྕེ་ཆུང་བབས་པ། 腭垂肿大

ལྕེ་ཆུང་བ་ཡི་ནུ་མ་ལྟར་རྒྱས་ཏེ་ཨོག་མ་འགགས་ནས་ཟས་སྐོམ་མི་ཐར་བར་སྣར་འོང་ཞིང་སྐྱུགས་པའི་ཁ་ནད་ཅིག

颈喉被肿如黄牛乳头般的腭垂阻塞，使饮食无法通过而从鼻腔喷出的一种口腔病。

20.0108 ལྕེ་འདྲའི་ནད། 似舌症

ལྕེ་ཆུང་འགྲམས་ནས་སྐྲངས་པའི་ཁ་ནད་ཅིག

外伤扩散使腭垂肿胀的一种口腔病。

20.0109 རྐན་འབྲུམ། 腭疹

རྐན་ཕུགས་སུ་འབྲུམ་བུ་སྐྱེས་ནས་ཆུ་སེར་འཛག་པའི་ཁ་ནད་ཅིག

腭根出现疱疹流黄水的一种口腔病。

20.0110 རྐན་ནད་ཆུ་བུར་ཅན། 水疱腭症

རྐན་གྱི་དཀྱིལ་དུ་འབྲུམ་པ་སྙི་ལ་མགོ་བརྡོལ་བ་འབྱུང་བའི་ཁ་ནད་ཅིག

腭中央出现质软、顶部易破裂疱疹的一种口腔病。

20.0111 རྐན་ནད་རུས་སྦལ་ཅན། 龟样腭症

ན་ཚ་ཆེར་མེད་ཅིང་ཧིབ་པོར་སྐྲངས་འོང་བའི་ཁ་ནད་ཅིག

无明显疼痛而逐渐肿大变硬的一种上腭病。

20.0112 རྐན་རྣེན། 腭脓症

རྐན་གྱི་དཀྱིལ་དུ་རྣག་བསགས་ཏེ་འཛག་པར་འགྱུར་བའི་ཁ་ནད་ཅིག

腭中央积脓而流出的一种口腔病。

20.0113 གྲེ་བའི་ནད། 咽病

ཨོལ་མདུད་ཀྱི་མགོར་གནས་པའི་སྒྲའི་སྐྱེ་གནས་གྲེ་བ་ལ་འབྱུང་བའི་ཁ་ནད་ཅིག

发于声源咽喉的一种口腔疾病。

20.0114 གྲེ་ནད་རླུང་གྱུར། 隆性咽病

རླུང་ལས་གྱུར་པས་རྣ་བ་དང་འགྲམ་པ་གཟེར་ཞིང་གྲེ་བའི་ནང་ངོས་སྐྲངས་ནས་ཚ་ལ་སྐམ་པ་འབྱུང་བའི་ཁ་ནད་ཅིག

“隆”邪引起的耳和面颊疼痛，咽喉肿胀、发热、干燥的一种口腔病。

20.0115 གྲེ་ནད་མཁྲིས་གྱུར། 赤巴性咽病

ཁྲག་དང་མཁྲིས་པ་ལས་གྱུར་པས་སྐྲངས་མདོག་དམར་ལ་ཚ་བ་སྐྱེ་ཞིང་རྣག་ཏུ་འགྱུར་བའི་ཁ་ནད་ཅིག

血热和“赤巴”邪引起的咽喉红肿、发热、化脓的一种口腔病。

20.0116 གྲེ་ནད་བད་གྱུར། 培根性咽病

བད་ཀན་ལས་གྱུར་པས་སྐྲངས་མདོག་སྐྱ་ཞིང་ཁ་ལ་ལྷུན་ལྷིན་མང་བའི་ཁ་ནད་ཅིག

“培根”邪引起的咽喉肿色发灰、粘液增多的一种口腔病。

20.0117 གྲེ་ནད་འདུས་གྱུར། 聚合邪性咽病

གྲེ་བའི་ནང་གྲ་མས་གང་བ་སྙམ་དུ་སེམས་ཤིང་འབྲུམ་བུ་རྒྱ་ཤུག་འདྲ་བ་འབྱུང་བའི་ཁ་ནད་ཅིག

咽内有麦芒感，出现柏枝状疱疹的一种口腔病。

20.0118 གྲེ་འབྲས། 咽哲

གྲེ་བའི་ཕྱི་ནང་མྱུར་དུ་སྐྲངས་ནས་རྣག་ཏུ་འགྱུར་བའི་ཁ་ནད་ཅིག

咽部肿胀迅速且化脓的一种口腔病。

20.0119 གྲེ་ནད་རྣེན་བུ། 淋巴性咽病

གྲེ་བ་སྲ་ལ་ཟུག་ཆུང་ཞིང་དུས་ལ་སྨིན་པར་མི་བྱེད་པའི་ཁ་ནད་ཅིག

咽喉发硬，疼痛较轻，不易化脓的一种口腔病。

20.0120 ཟེར་བ། 麻痛

སྦྲིད་སྙམ་བྱེད་ཅིང་ན་བ།

麻木而疼痛。

20.0121 སྐྱོག་འགགས། 喉阻症

སྐྱོག་མ་འགགས་ཏེ་སྒྲ་མི་ཐུབ་པར་གྱུར་པ།

咽喉堵塞而不能发声。

20.0122 ཀན་ཕུགས། 腘根

ཀན་གྱི་ནང་ཕུགས།

腘根部。

20.0123 གཡའ་འབྲུལ། 痒烂

ཟ་བ་དང་རྡོལ་བ་གཉིས་ཀྱི་བསྡུས་མིང་།

发痒和溃烂之简称。

20.0124 དྲི། 臊垢/月经

❶ཁམས་དང་འདྲེས་པའི་གཅིན་དྲེག

❷བུད་མེད་ཀྱི་མངལ་ཁྲག

❶与精液相混的尿垢。❷女性的经血。

20.0125 རྨེན་པ་འཁྲིགས། 愈合

རྨ་ཁ་སོས་པའམ་རྨ་ཁ་འཁྱོར་བ།

创口愈合。

20.06 ལྦ་བ། 颈瘿

20.0126 ལྦ་བ། 颈瘿

སྐེའི་མདུན་ངོས་སུ་སྐྱེས་པའི་ཤ་ལྷག

脖颈前长出的赘肉。

20.0127 མགུལ་ནད། 颈病

འདུ་བ་འཁྲུགས་ཏེ་མགུལ་པའི་གནས་སུ་བྱུང་བའི་ནད།

聚合紊乱而发于颈部的疾病。

20.0128 རླུང་ལྦ། 隆性颈瘿

རླུང་ལས་གྱུར་པས་མགོ་མང་ལ་ཁོང་སྟོང་བའི་ལྦ་བའི་ནད་ཅིག

“隆”邪引起的头多而内空的一种颈瘿。

20.0129 མཁྲིས་ལྦ། 赤巴性颈瘿

མཁྲིས་པ་ལས་གྱུར་པས་ཕུར་ཕུར་བྱས་ཚེ་ཆུང་ལ་སྙི་བའི་ལྦ་བའི་ནད་ཅིག

“赤巴”邪引起的触摸时小而软的一种颈瘿。

20.0130 ཁྲག་ལྦ། 血性颈瘿

ཧྲོད་བཅུད་ཀྱི་ཁ་ཟས་དང་དྲག་ཤུལ་ཆེན་པོའི་རྐྱེན་གྱིས་སྐྱེ་བའི་ལྦ་བའི་ནད་ཅིག

性热、有营养食物和剧烈运动引起的一种颈瘿。

20.0131 བད་ཀན་གྱི་ལྦ་བ། 培根性颈瘿

དལ་བར་སྡོད་དུས་སྐྱེ་ཞིང་སྲ་ལ་མཁྲེགས་པའི་ལྦ་བའི་ནད་ཅིག

安逸时生长且质坚而硬的一种颈瘿。

20.0132 ཚིལ་ལྦ། 脂性颈瘿

སྐེ་འགག་ཅིང་ཆེ་ཆུང་སྐྱེ་འབྲི་ཆེ་བའི་ལྦ་བའི་ནད་ཅིག

颈部阻塞、时大时小的一种颈瘿。

20.0133 འདུས་པའི་ལྦ་བ། 聚合性颈瘿

ལྦ་བའི་ནང་དུ་དབུགས་བསྒུབ་སྟེ་ངར་ངར་ཟེར་བའི་སྒྲ་འབྱུང་བའི་ལྦ་བའི་ནད་ཅིག

瘿内充气、“呼呼”作响的一种颈瘿。

20.0134 གཡང་ལྦ། 福性颈瘿

གཡང་འཁོར་བའི་ལྦ་བ་སྟེ་ལུས་བདེ་ལ་དབྱིབས་ལེགས་པའི་ལྦ་བའི་ནད་ཅིག

形状美观、无不适感、带来福运的一种颈瘿。

20.0135 བྱུར་ལྦ། 灾性颈瘿

བྱུར་འོང་བའི་ལྦ་བ་སྟེ། སྐྱེ་བའི་ཚེ་མི་བདེ་

ཞིང་གཞན་གྱིས་ལྟར་སྣང་དུ་མི་སྡུག་པའི་ལྦ་བའི་ནད་ཅིག

不雅观、有不适感、带来灾运的一种颈瘿。

20.0136 སྔགས་བཅོས། 咒疗法

རྟེན་འབྲེལ་ཟབ་མོའི་གཟུངས་སྔགས་བཟླས་པ་ལ་བརྟེན་ནས་ནད་གསོ་བའི་བཅོས་ཐབས་ཤིག

诵读咒语治病的一种疗法。

20.0137 ལྦ་རྩ། 瘿脉

རྣ་གཤོག་སྟེང་གྱེན་གསེག་ཏུ་རྒྱུ་བའི་གཏར་རྩ་ཞིག

上耳廓向上斜行的一条放血脉。

21 དོན་སྣོད་ཀྱི་ནད་གསོ་བ། 脏腑病诊疗

21.01 སྙིང་གི་ནད། 心脏病

21.0001 སྙིང་གི་ནད། 心脏病

ཟས་སྤྱོད་གདོན་རྐྱེན་གྱིས་འདུ་བ་འཁྲུགས་ཏེ་དོན་ལྔའི་རྒྱལ་པོ་སྙིང་ལ་བྱུང་བའི་ནད།

内缘或外缘引起聚合紊乱而引发的心脏疾病。

21.0002 སྙིང་འཕྱོས་ཀྱི་ནད། 心悸症

སྙིང་ལ་རླུང་ཞུགས་ནས་རིག་པ་ཟ་ཟེར་འགྱུར་ཞིང་ཤེས་པ་འཕྱོ་བའི་སྙིང་ནད་ཅིག

“隆”邪侵入心脏，出现神识不清、心神不定的一种心脏病。

21.0003 སྙིང་གཟེར་གྱི་ནད། 心绞痛

སྙིང་གི་གནས་སུ་གཟེར་ཟུག་གཏོང་བའི་སྙིང་ནད་ཅིག

心脏区域刺痛的一种心脏病。

21.0004 སྙིང་ཚད་ཀྱི་ནད། 心热症

སྙིང་ལ་ཚ་བ་རྒྱས་པའམ་འཁྱིལ་བའི་སྙིང་ནད་ཅིག

心脏热盛或积聚的一种心脏病。

21.0005 སྙིང་ཆུའི་ནད། 心水症

སྙིང་ལ་ཆུ་སེར་བབས་ནས་སྙིང་ཆེར་རྒྱས་པའི་སྙིང་ནད་ཅིག

黄水侵入心脏，引起心脏变大的一种心脏病。

21.0006 སྙིང་འཐིབས་ཀྱི་ནད། 心闷症

སྙིང་ལ་བད་ཀན་ཞུགས་ཏེ་བརྗེད་ངས་ཆེ་བའི་སྙིང་ནད་ཅིག

“培根”邪侵入心脏，引起健忘的一种心脏病。

21.0007 སྙིང་གི་སྲིན་བུའི་ནད། 心蛀症

སྲིན་བུ་འཁྲུགས་ཏེ་སྙིང་སོག་ལེས་འབྲད་པ་ལྟར་ན་བའི་སྙིང་ནད་ཅིག

“蛀”紊乱，引起心脏锯割样疼痛的一种心脏病。

21.0008 སྙིང་ནད་ཁ་ལེ་ནག་པོ། 黑卡类症

ཁ་ལེ་ཞེས་པ་ཁ་ཡོན་པོར་འགྱུར་བ་དང་། ནག་པོ་ཞེས་པ་གདུག་ཅིང་ངམ་ནག་པ་སྟེ་ཁ་ཡོན་པོར་འགྱུར་ཞིང་ནད་ཚབས་ལྕི་བའི་སྙིང་ནད་ཅིག

口脸歪斜、病势危重的一种心脏病。

21.0009 སྙིང་ནད་ཁྲག་གཟེར། 血性心绞痛

ཕུར་པ་བཙུགས་པ་ལྟར་གཟེར་ཞིང་མིག་འབུར་ཚུགས་སུ་ལྟ་ལ་ཁ་ལྕེ་སྐམ་ཞིང་ཇམ་ཧོད་ཞེ་འཕྱུན་བྱེད་པའི་སྙིང་ནད་ཅིག

钉钻样疼痛，瞪视、舌干、喘急、呻吟的一种心脏病。

21.0010 སྙིང་ནད་རླུང་གཟེར། 隆性心绞痛

མགོ་བོ་འཁོར་ཞིང་རོ་སྟོད་གཟེར་བ་དང་། མིག་རྩ་ཧོད་ཅིང་ཁ་ལྕེ་སྐམ་པ། དབུགས་ཀྱི་ཇམ་པ་ཐུང་ལ་ཆེ་བ་སོགས་ཀྱི་རྟགས་དང་ལྡན་པའི་སྙིང་ནད་ཅིག

头昏、胸背疼痛、眼脉暴突、口干舌燥、气息短促等的一种心脏病。

21.0011 སྙིང་ཚད་ཚ་རྒྱས། 热盛心病

ཚ་བས་མྱོས་ཤིང་འཐིབས་ཏེ་མིག་དམར་ལ་རོ་སྟོད་གཟེར་བ་དང་། སྙིང་གཅུས་པ་ལྟར་འཆུ་སྐམ་བྱེད་ཅིང་སྣ་སྐམ་ལ་བྲང་རྒྱབ་ཏུ་མེ་བཏང་བ་ལྟར་འབྱུང་བའི་སྙིང་ནད་ཅིག

热邪引起昏迷、目赤、上身疼痛、心脏扭拧感、鼻干，胸背灼烧样的一种心脏病。

21.0012 སྙིང་ཚད་ཚ་འཁྲིལ། 热聚心病

སྙིང་ལ་ཚ་བ་འཁྲིལ་ནས་སྙིང་གྲིས་གཏུབ་པ་ལྟར་གཟེར་ལ། ལྕེ་སྐམ་ཞིང་ཐུང་བར་འགྱུར་བའི་སྙིང་ནད་ཅིག

心脏热气积聚，引起刀割样疼痛，舌干短缩的一种心脏症。

21.0013 མིག་རྩ་རྗོད། 眼脉暴突

མིག་རྩ་སྒྲུང་དང་དོན་གཅིག

与眼脉突显同义。

21.0014 ཟམ་རྗོད། 喘急

དབུགས་ཐུང་ངུ་མྱུར་པོར་ལེན་པ།

呼吸短促。

21.0015 ཞེ་འཁྲུན། 呕呻

ཞེ་མེར་ལངས་ཤིང་ན་ཟུག་གི་འཁུན་སྒྲ་འབྱིན་པ།

恶心欲吐，疼痛难忍而发的呻吟。

21.0016 སྙིང་བརྡུངས། 心速

སྙིང་དྲག་ཏུ་འཕར་བ།

心跳过速。

21.0017 བརྗེད་ངས་ཆེ། 作忘

དྲན་པ་ཉམས་ནས་བརྗེད་སླ་བ།

记忆力减退，易忘。

21.0018 མུན་གྲོལ་སེམས། 昏暗感

མུན་ཁུང་དུ་སླིབས་སྙམ་སེམས་པ།

进入暗室之感。

21.0019 ཤེས་པ་འཁྱོ། 心神不定

ཤེས་པ་བརྟན་པོར་མི་གནས་པ།

注意力不集中。

21.0020 སྨུ་ཅོར་སྨྲ། 妄言

རྟེན་གཞི་མེད་པའི་སྐད་ཆ་སྨྲ་བ།

信口胡说。

21.0021 ཧུ་ཡིས་འདེབས། 叹气

ཁ་ནས་ཤུས་ཞེས་དབུགས་སྒྲ་རིང་པོ་འབྱིན་པ།

长呼吐气。

21.0022 མྱོས་འཐིབས། 昏沉

ཚ་བས་མྱོས་ཤིང་ཤེས་པ་འཐིབས་པ།

发烧引起的神识模糊。

21.0023 སེམས་ལས་ཆེ། 劳心过度

སེམས་ཀྱིས་བྱ་བའི་ལས་ལ་བློ་སེམས་འཛུག་ཆེ་བའམ་སེམས་པའི་དཀའ་ཚོགས་ཆེ་བ།

心事太多或心思过多。

21.0024 ཁ་ཡོ། 口歪

ཁ་ཡོན་པོར་གྱུར་པ།

口角㖞斜。

21.0025 གཡལ་སྟོང་། 频呵

གླལ་བ་ཡང་ཡང་བྱེད་པ།

呵欠频发。

21.0026 སྙིང་སྟོད། 心上部

སྙིང་གི་འབྲས་བུའི་སྟོད་ཀྱི་ཆ།

心脏的上部。

21.0027 སྙིང་ཡོགས། 心旁穴

ནུ་མ་གཉིས་ནས་ཕྱང་གི་ངོས་སུ་ཚོན་གང་རེ་བཅལ་བའི་སར་ཡོད་པའི་ཐུར་མའི་གསང་དམིགས་ཤིག

双乳头向内各一寸处的针刺穴。

21.0028 སྙིང་འཆུས། 心拧

སྙིང་གཙུས་པ་ལྟར་ན་བ།

心脏拧绞般疼痛。

21.0029 ཁ་ཡེད། 喋喋不休

ཁ་གཡེར་བ་སྟེ་ལབ་མང་བའམ་སྨྲ་བ་མང་བ།

说话唠叨。

21.02 གློ་བའི་ནད། 肺病

21.0030 གློ་བའི་ནད། 肺病

ཟས་སྤྱོད་གདོན་རྐྱེན་གྱིས་འདུ་བ་འཁྲུགས་ཏེ་དོན་ལྔའི་གློ་བ་ལ་བྱུང་བའི་ནད།

内缘或外缘引起聚合紊乱而引发的肺脏疾病。

21.0031 གློ་ནད་ཐང་པོ། 唐布肺病

རྒྱུན་དུ་གློ་ལུ་ཞིང་ལུད་པ་འགོག་དཀའ་ལ་ལྦུ་བ་གསོག་པ། དགོང་དང་ཐོ་རངས་ཀྱི་དུས་སུ་མང་དུ་ལུ་

བའི་རླུང་ཤས་ཆེ་བའི་གློ་ནད་ཅིག

长期咳嗽，泡沫痰蓄积而不易咯出，夜晚和黎明频咳的一种“隆”邪偏盛肺病。

21.0032 གློ་ནད་སྐྲ་ཟབ། 浮肿肺病

གློ་མང་ཞིང་མིག་ལྤིབས་དང་རྐང་བོལ་གཡོ་བའི་ཁྲག་ཤས་ཆེ་བའི་གློ་ནད་ཅིག

频咳，眼睑、足背浮肿的一种血盛肺病。

21.0033 གློ་ནད་ཚ་བ། 肺热病

ཁྲག་མཁྲིས་ཚ་བའི་སྟོབས་རྒྱས་པ་གློ་ཡུལ་དུ་ཞུགས་པའི་གློ་ནད་ཅིག

血“赤”热邪偏盛侵入肺部的一种疾病。

21.0034 གློ་ནད་ཚ་སྦུབས། 热阻肺病

རོ་སྟོད་རྒྱངས་ཤིང་ལུད་པར་ལན་ཚྭ་བྲོ་ལ་སྟོན་ཀའི་དུས་དང་རྫོད་བཅུད་ཟས་ཀྱིས་ཤིན་ཏུ་གནོད་པའི་གློ་ནད་ཚ་བའི་ནད་ཅིག

胸背胀满，痰咸，秋季和性热、营养食物加重病情的一种肺热症。

21.0035 གློ་ནད་ཚ་གཟེར། 热痛肺病

ཉལ་མི་བདེ་ཞིང་དབུགས་གྱེན་དུ་བརྫེགས་པ་དང་ལུད་པ་དམར་སེར་ལུ་ཞིང་སྐབས་སུ་གཟེར་བའི་གློ་ནད་ཚ་བའི་ནད་ཅིག

卧床不适，气喘，咳红黄色痰，时而疼痛的一种肺热症。

21.0036 གློ་ནད་ཆུ་ཤོར། 水呛肺病

ངལ་ཆུ་གློ་ལ་ཤོར་བས་རོ་སྟོད་བརྒྱངས་ཤིང་མགོ་ན་ལ་མིག་སྤྲིན་སེར། དང་ག་མི་བདེ་ཞིང་གློ་མང་བ། དབུགས་ཧུང་ཧུང་རྔམ་པས་གྱེན་དུ་ཐེག་པ་སོགས་འབྱུང་བའི་གློ་ནད་ཅིག

呛水进入肺部引起上体胀满、头痛、目黄、食欲不佳、多咳、气喘等的一种肺病。

21.0037 གློ་ནད་ཐེས་པོ། 铁布肺病

བད་ཀན་གློ་སྤྲབས་སུ་ཞུགས་པས་ལུད་པ་སྔོ་ལྗོབ་མང་དུ་ལུ་ཞིང་གྱེན་ལ་དབུགས་ཐེག་ཅིང་རོ་སྟོད་ཐྲི་ལ་ཁེངས་པ་སོགས་འབྱུང་བའི་གློ་ནད་ཅིག

“培根”邪侵入肺管，引起咳多痰绿，气喘，胸背胀满等的一种肺病。

21.0038 གློ་གཅོང་། 肺痼疾

གློ་སིག་ཏུ་ལུད་པ་ཡུན་དུ་བསགས་ཤིང་འདྲིལ་བས་ཤ་སྐེམ་ཞིང་། ཤེད་ཆུང་ལ་འགུལ་བསྐྱོད་བྱེད་མི་ནུས་ཤིང་ངར་ངར་ཟེར་ལ་ཟས་སྨན་སོགས་ཀྱི་བཅོས་ཀ་ཅི་བྱས་ཕན་བསྐྱེད་ཆུང་བའི་གློ་ནད་ཅིག

痨痰在肺部长期蓄积，出现消瘦，体弱，活动艰难，痰鸣，饮食与药物等施治罔效的一种肺病。

21.0039 གློ་རྒྱས་ནད། 肺充血病

གློ་བར་ཁྲག་རྒྱས་ནས་མིག་དམར་ཞིང་ལྕེ་མཆུ་མཁུར་ཚོས་སོགས་སྨུག་ལ་སྐད་འཛེར་བ་དང་། ཛམ་པ་རྒོད་པ། ལུད་པ་དམར་པོ་འོང་བའི་གློ་ནད་ཅིག

肺部血盛引起目赤，唇舌、面颊等发紫，声音嘶哑，喘急，咳红色痰的一种肺病。

21.0040 གློ་ནད་བུང་ཚང་ཅན། 蜂巢样肺病

ལུད་པ་ཤ་རུལ་འབྱུང་བའམ་སྔོན་པོ་ལྦུ་བ་ཅན་གྱི་གསེབ་ཏུ་ཉའི་མིག་ལྟ་བུའི་རྣག་དང་འདྲེས་པར་ལུ་བའི་གློ་ནད་ཅིག

咳肉末腐烂样痰或青色泡沫样痰中带鱼眼样脓迹的一种肺病。

21.0041 གློ་རྡོལ། 肺穿孔

གློ་སྤྲབས་ཀྱི་ཁྲག་རྩ་རྡོལ་ནས་ཁྲག་ཏུ་ལུ་བ།

支气管内的血管破裂而呕血的肺病。

21.0042 གློ་མང་། 频咳

གློ་མང་དུ་ལུ་བ།

咳嗽频繁。

21.0043 ངལ་ཆུ། 呛水

ངལ་དུབ་དང་དྲག་ཤུལ་རྗེས་སུ་འཕྲལ་མར་སྐོམ་བསྟེན་པ་གློ་སྤྲབས་སུ་ཤོར་བའི་ཆུ།

在劳累和剧烈活动后狂饮导致进入肺管的水。

21.0044 གློ་སྤྲབས། 肺管

གློ་བའི་རྩ་སྤྲབས།

肺脏的气管。

21.0045 གློ་ཡུ། 支气管

གློ་བ་འཛིན་བྱེད་ཀྱི་ཡུ་བ་ལྟར་གྱུར་པ་དབུགས་རྒྱུ་བའི་ལམ།

支撑肺部的通气管道。

21.0046 གློ་མིག 喉结/细支气管

❶གྲེ་བ་དང་ཨོལ་གྲོང་གི་བར་ན་གནས་པའི་ཕྲུམ་རུས་ཨོལ་མདུད། ❷གློ་བའི་སྤྲབས་ཀྱི་རྩ་མིག

❶位于喉和气管间的软骨喉结。❷肺内的小气管。

21.0047 དབུགས་ཀྱིས་ཐེག 气喘

དབུགས་དྲག་པོ་གྱེན་དུ་བརྩེགས་པ་ལྟར་ཧལ་ཞིང་འབྱིན་རྔུབ་དཀའ་བ།

气息急迫，呼吸困难。

21.0048 གཏམ་བར་བཅད། 言语续断

གཏམ་གྱི་རྒྱུན་མཐུད་ནས་སྨྲ་མི་ཐུབ་པ།

言语失去连续性。

21.03 མཆིན་པའི་ནད། 肝病

21.0049 མཆིན་པའི་ནད། 肝病

ཟས་སྤྱོད་གདོན་རྐྱེན་གྱིས་འདུ་བ་འཁྲུགས་ཏེ་དོན་ལྔའི་མཆིན་པ་ལ་བྱུང་བའི་ནད།

内缘或外缘引起聚合紊乱而引发的肝脏疾病。

21.0050 མཆིན་ནད་ལེ་བཀན། 列干肝病

མཆིན་པར་ཁྲག་རྒྱས་ནས་ལེ་བཀན་མདོག་ཏུ་སོང་སྟེ་མཆིན་སྟེང་གི་རྩིབ་ཐུང་གཡས་གཡོན་སྦོ་ཞིང་ན་བ་དང་། སྟེང་བརྟན་རྫིབ་སྣམ་འོག་བཙུག་འབུགས་སྣམ་བྱེད་པའི་མཆིན་ནད་ཚ་བའི་ནད་ཅིག

肝脏血盛引起肤色橙黄，肝胁胀痛，右卧有塌陷感，左卧有穿孔感的一种热性肝病。

21.0051 མཆིན་ནད་ལྡེམ་ཚ། 旦布肝病

མཆིན་པར་ཚད་སྙིང་ཞེན་ཏེ་ན་བ་མི་ཚོར་ཞིང་ཁོང་སྙོམ་པ་དང་། ཁ་ཟས་མི་འདོད་པར་ཁྲག་ཟད་དེ་ཤ་རུས་སྐམ་པའི་མཆིན་ནད་ཚ་བའི་ནད་ཅིག

陈热侵入肝脏，引起不知疼痛、倦怠，食欲不振而耗血、消瘦的一种热性肝病。

21.0052 མཆིན་ནད་དུག་ཐབས། 类毒肝病

སྨུག་པོའི་ཁྲག་ངན་རྒྱས་པས་དུག་ལྟར་ན་ལ་ཡུན་ལོན་ཚེ་མཆིན་པ་རུལ་ནས་དུད་ཁུ་ལྟ་བུར་ལུ་བའི་མཆིན་ནད་ཚ་བའི་ནད་ཅིག

紫“培根”坏血偏盛，引起中毒样疼痛，后期出现肝脏腐烂咯烟汁样物的一种热性肝病。

21.0053 མཆིན་ནད་ཆུ་ཤོར། 失华肝病

མཆིན་པའི་རྩི་བཅུད་ཤོར་ནས་སྐམ་པོ་གྱུར་པས་སྒལ་པ་རེངས་ལ་མཆིན་པ་འཕྱོངས་ཞིང་གཡལ་མི་ཐོན་པ་དང་། ཕོ་མཆིན་སྟོང་སྣམ་སེམས་ལ་ཚོས་དྲགས་ན་མགོ་བོ་ན་བའི་མཆིན་ནད་ཚ་བའི་ནད་ཅིག

肝脏失去营养而干萎，引起脊椎僵硬、肝下坠、不易呵欠、胃肝空虚感，过热时头痛明显的一种热性肝病。

21.0054 མཆིན་ནད་རྐུན་ཚ། 隐热肝病

མཆིན་པའི་གནས་སུ་ཚ་བ་རྐུན་བུ་ལྟར་ཞུགས་ཏེ་ལུས་ཀྱི་སྟོབས་མདངས་ཉམས་ཤིང་། རྐང་པ་གྲང་ལ་རོ་སྟོད་གཟེར་བ་དང་། ཉམ་ཆུང་ལ་ཁ་ཟས་ཟོས་ན་བག་རེ་ཕན་སྣམ་བྱེད་པའི་མཆིན་ནད་ཚ་བའི་ནད་ཅིག

热邪如窃贼般隐入肝脏，引起体力衰退、面色憔悴、足冷、胸背疼痛、虚弱，进食后稍感舒适的一种热性肝病。

21.0055 མཆིན་ནད་འོར་ལྷུང་། 血落肝病

མཆིན་ཁྲག་རྐེད་པར་ལྷུང་བས་རྐེད་པ་འཁོར་ཞིང་འགུལ་ན་ཟུག་ཆེ་བ་དང་། རྐང་པར་ལྷུང་བས་དཔྱི་སྦྲིད་སྐམ་ཁོལ་བྱེད་པའི་མཆིན་ནད་ཚ་བའི་ནད་ཅིག

肝血降入腰部引起活动时剧痛，降入

足部出现髂腰发麻、干痛的一种热性肝病。

21.0056 མཆིན་ནད་ཁ་ལུད། 外溢肝病

མཆིན་ཁྲག་རྒྱས་པ་གློ་བར་ལུད་པས་ཁྲག་ཏུ་ལུ་ཞིང་སྐབས་སུ་རྣག་ཁྲག་འཛག་པ་དང་། ཕོ་བར་ལུད་པས་དགྱེ་དགུ་མི་ཤེས་ལ་ཚ་ཙེག་སྒྲེག་པ་འོང་བའི་མཆིན་ནད་ཚ་བའི་ནད་ཅིག

肝血偏盛溢入肺脏，引起咳血或时而咳出脓血；溢入胃，引起难以俯仰、灼痛、嗳气的一种热性肝病。

21.0057 མཆིན་ནད་གཞུང་རེངས། 肌僵肝病

མཆིན་ནད་གཞུང་པར་ཤོར་བས་རྐང་ལག་རེངས་ཤིང་ལྷུ་ཚིགས་ན་བ་དང་དགྱེ་དགུ་མི་ཤེས་པའི་མཆིན་ནད་ཚ་བའི་ནད་ཅིག

肝病侵入脊髓，引起手足僵硬，肢节疼痛，难以俯仰的一种热性肝病。

21.0058 མཆིན་གྲུམ་ནག་པོ། 黑痹肝病

མཆིན་པར་ཚད་པ་ཞུགས་པས་ལུས་ཀུན་བརྡུངས་སྣམ་བྱེད་ཅིང་རྐང་པ་བཤལ་བ་དང་འགུལ་ན་མི་བཟོད་པར་སྒུར་པོར་འགྲོ་བའི་མཆིན་ནད་ཚ་བའི་ནད་ཅིག

热邪侵入肝脏，引起全身击痛感，跛足，活动时疼痛难忍导致弯腰行走的一种热性肝病。

21.0059 མཆིན་ནད་ཏལ་སྐེམ། 干萎肝病

ལུས་པོར་ཟ་འཕྲུག་བྱེད་ཅིང་འདར་བ་དང་གཞོགས་གཡས་པ་ལྕི་ལ་མིག་གི་མདངས་ཆུང་ཞིང་མིག་ཀྱོག་ལ་སྐོམ་དད་ཆེ་བའི་མཆིན་ནད་ཚ་བའི་ནད་ཅིག

身体瘙痒、颤抖、身体右侧沉重、眼睛光泽减弱、口渴的一种热性肝病。

21.0060 མཆིན་དྲི་དཀར་པོའི་ནད། 白隔肝病

མཆིན་དྲི་དཀར་པོ་ལ་ཚ་བ་ཞུགས་ནས་ལྷེན་སྣའི་གཡས་གཡོན་གཉིས་ན་ཞིང་གཉིད་ཆེ་ལ་ཁ་སྐམ་པ་དང་། རྩིབ་ལོགས་གཉིས་གཟེར་བའི་མཆིན་ནད་ཚ་བའི་ནད་ཅིག

热邪侵入白隔膜，引起剑突左右疼痛、嗜睡、口干、胁肋疼痛的一种热性肝病。

21.0061 མཆིན་དྲི་ནག་པོའི་ནད། 黑隔肝病

མཆིན་དྲི་ནག་པོ་ལ་ཚ་བ་ཞུགས་ནས་སྲོག་རྩ་དང་སྙིང་མི་བདེ་ཞིང་ཁོང་པ་སྟོང་སྦོས་བྱེད་པ་སོགས་འབྱུང་བའི་མཆིན་ནད་ཚ་བའི་ནད་ཅིག

热邪侵入黑隔膜，引起命脉和心脏不适，腹腔空胀等的一种热性肝病。

21.0062 གནད་མཆིན་ཚ་བྱེར་ནད། 伤肝血散病

མཆིན་པའི་འགྲམས་ཚད་བྱེར་བས་གློ་བྱུང་ན་མཆིན་པ་འཕྱོངས་ལ་བཟོད་ཐབས་མེད་པ་དང་། བྱད་མདོག་སྨུག་ལ་སྣ་ཁྲག་འཛག་ཅིང་། ཅི་ཟོས་གནོད་པའི་མཆིན་ནད་ཚ་བའི་ནད་ཅིག

肝脏外伤伤热扩散，引起咳嗽时肝下坠，疼痛难忍，面色发紫，流鼻血，进任何饮食皆不适的一种热性肝病。

21.0063 ཁྲག་འབྲོས། 血逸

མཁྲུར་ཚོས་དང་མཐིལ་བཞི་སོགས་ཀྱི་ཁྲག་གི་དམར་ཆ་རྣམས་ཡལ་ནས་མདོག་དཀར་པོ་སེར་ཤས་ཅན་ཆགས་པ།

脸颊和四掌心等失去血色呈现苍白偏黄肤色。

21.0064 མཆིན་རྒུད་ནད། 肝衰病

ཟས་ཟོས་པའི་རྗེས་ལ་མཆིན་པ་ན་ཞིང་ཉམས་ཆུང་བ་དང་། ཆུ་རྡོན་སྐྱུགས་ལ་གཡལ་ཡོང་གྲབས་ལ་མི་ཡོང་བའི་མཆིན་ནད་གྲང་བའི་ནད་ཅིག

进食后肝区疼痛，体质瘦弱，口吐酸水，不易呵欠的一种寒性肝病。

21.0065 མཆིན་ནད་རླན་གྲངས། 湿寒肝病

མཆིན་པར་གྲང་བ་ཞུགས་པས་པུས་མོ་གྲང་ཞིང་ཟ་ལ་རོ་སྟོད་གང་སྐམ་བྱེད་པ་དང་། སློ་སྐམ་འགོག་དཀའ་བར་ལུ་ཞིང་། དགྱེ་དགུ་དཀའ་བའི་མཆིན་ནད་གྲང་བའི་ནད་ཅིག

寒邪侵入肝脏，引起膝部寒冷瘙痒，胸背胀满，咯痰难、仰俯困难的一种寒性肝病。

21.0066 མཆིན་ནད་སླང་སྒུར། 朗勾肝病

མཆིན་པ་ལ་ཆུ་སེར་གྲང་བ་ཞུགས་པས་ལུས་པོ་ཀུན་སྐྲངས་ལ་ཁྱད་པར་བྱད་སྐྲོས་ཤིང་ལྕེ་མཆུ་གཉིས་ཀྱི་མདོག་སྐྱ་བ་དང་། མགོ་བོ་འཁོར་ཞིང་སྨ་སྨིན་ཟ་ལ། སྣར་ཤུ་བ་འབྱུང་བའི་མཆིན་ནད་གྲང་བའི་ནད་ཅིག

寒性黄水侵入肝脏，引起全身肿胀，面部浮肿，舌唇灰白，头昏，发眉瘙痒，鼻腔生疹的一种寒性肝病。

21.0067 མཆིན་ནད་གྲང་སྐྲོས། 寒胀肝病

ཕོང་པ་གྲང་ཞིང་བྱད་ཤ་སྐྲོས་པའི་མཆིན་ནད་གྲང་བའི་ནད་ཅིག

腹寒，面部浮肿的一种寒性肝病。

21.0068 འཕྲོངས་ནས་ན། 坠痛

མཆིན་པ་ལྷུང་སྙམ་བྱེད་པ་ལྟར་ན་བ།

肝脏下坠样疼痛。

21.0069 བྱད་ཤ་སྐྲོས། 面浮肿

བྱད་བཞིན་གྱི་ཤ་སྐྲོས་པ།

面部浮肿。

21.0070 ཐལ་གོང་། 肩部

དཔུང་པ་དང་མཇིང་པའི་བར།

肩关节与颈部间。

21.0071 དྲོད་ལ་བསྐོར། 温补嘱

དྲོད་བཅུད་དང་ལྡན་པའི་རིགས་ལ་བསྒྲིམ་དགོས་པ་སྟེ། འབད་པ་དང་བརྩོན་དགོས་ཞེས་པའི་དོན།

加强性温而具有营养饮食的医嘱。

21.0072 མཆིན་པའི་མཚོ། 肝海

མཆིན་པའི་དཀྱིལ་ལམ་དབུས།

肝脏的中心或中央。

21.0073 མཆིན་པའི་རྩི། 肝外膜

མཆིན་པའི་ཕྱི་ནས་བཏུམས་བྱེད་ཀྱི་སྐྱི་ཤུན།

在肝脏外部包裹的薄膜。

21.0074 མཆིན་པའི་ཐེར། 肝下缘

ནུ་མ་གཡས་ནས་ཐུར་དུ་ཚོན་དོ་བཅལ་བའི་མཆིན་དྲིའི་མཚམས་ནས་སླར་གཡས་སུ་རྩིབ་མའི་གོ་བར་དུ་ཚོན་དོ་བཅལ་བའི་གནས་མཆིན་པའི་ཐུའོ། །

从右乳头向下量二寸即膈膜边缘，再往右肋间隙量二寸处。

21.00075 མཆིན་གཞམ། 肝沿

མཆིན་པའི་འདབས།

肝脏边缘。

21.04 མཆེར་པའི་ནད། 脾病

21.0076 མཆེར་པའི་ནད། 脾病

ཟས་སྤྱོད་གདོན་རྐྱེན་གྱིས་འདུ་བ་འཁྲུགས་ཏེ་དོན་ལྔའི་མཆེར་པ་ལ་བྱུང་བའི་ནད།

内缘或外缘引起聚合紊乱而引发的脾脏疾病。

21.0077 མཆེར་ནད་ཚ་བ། 脾热病

ཆང་འཐུངས་པའི་རྗེས་དང་ཉི་མ་སོགས་ཀྱིས་དྲོས་ཚེ་ཁོང་པ་སྦོ་ཞིང་། ལྕེ་མདོག་ཁྲ་བོར་འགྱུར་བ་དང་། དབུགས་ཁ་གོང་ལ་མཆུ་དང་གདོང་པ་སྨུག་པོར་འགྱུར་བ། གཡོན་གྱི་རྩིབ་ཐུང་ཐད་དུ་གཟེར་བ་འབྱུང་བའི་མཆེར་ནད་ཅིག

酒后或日晒等受热时引起腹胀、舌苔花白、气急上喘、唇面发紫、左侧短肋疼痛的一种热性脾病。

21.0078 མཆེར་ནད་ཁྲག་སྦོས། 充血性脾病

མཆེར་པར་ཁྲག་རྒྱས་ཏེ་བཞིན་མདོག་སྔོ་ཞིང་སེར་བ་དང་། ཁོང་པ་སྦོ་འཁྲོག་བྱེད་ཅིང་མ་མཆུ་ཐུར་དུ་འཕྱང་བའི་མཆེར་ནད་ཅིག

脾血偏盛，引起面色发青或发黄，腹胀肠鸣，下唇下垂的一种脾病。

21.0079 མཆེར་རླུང་གི་ནད། 脾隆病

མཆེར་པར་གནས་པའི་རླུང་འཕེལ་ཏེ་ལུས་སྐྲངས་ལ་སྦོ་འཁྲོག་བྱེད་ཅིང་འཇུ་སྟོབས་ཆུང་བའི་མཆེར་ནད་ཅིག

居于脾的"隆"邪偏盛，引起肿胀、肠鸣、消化力减弱的一种脾病。

21.0080 མཆེར་པའི་བད་ཀན་ནད། 脾培根病

མཆེར་པར་གནས་པའི་བད་ཀན་འཕེལ་ཏེ་མཆུ་ལ་བད་ཀན་ཆགས་ཤིང་། འཁྱགས་པ་དང་དགོང་དུས་ཁོང་པ་སྒྲོ་ལ་གཞོགས་གཡོན་ངོས་གཟེར་བའི་མཆེར་ནད་ཅིག

居于脾的"培根"邪偏盛，引起口唇结培根垢，受寒或夜间肠鸣，身体左侧疼痛的一种脾病。

21.0081 མཆེར་ནད་རྒྱུགས་པ། 脾下坠病

མཆེར་པ་ཐུར་དུ་འཕྱང་ནས་ཁོང་པ་སྦོ་ཞིང་འཁྲོག་པ་དང་དྲི་ཆེན་སྡོམ་མི་ཐུབ་པའི་མཆེར་ནད་ཅིག

脾下垂，引起腹胀、肠鸣和大便失禁的一种脾病。

21.0082 མཆེར་པའི་སྐྱ། 脾边缘

མཆེར་པའི་མཐའ་ཅུང་མཐུག་པོར་ཡོད་པའི་ཆ།

脾脏边缘较厚的部位。

21.0083 མཆེར་པའི་ཐེར། 脾下缘

ནུ་མ་གཡོན་ནས་ཐུར་དུ་སོར་དོ་བཅལ་བའི་མཆིན་དྲིའི་མཚམས་ནས་སླར་གཡོན་དུ་རྩིབ་མའི་གོ་བར་དུ་སོར་དོ་བཅལ་བའི་གནས་མཆེར་པའི་སྐུའོ། །

从左乳头向下量二横指即膈膜边缘，再向左量二横指处。

21.0084 མཆེར་པའི་ཆ་ག 脾缘

མཆེར་པའི་མཐའ།

脾脏边缘。

21.05 མཁལ་མའི་ནད། 肾病

21.0085 མཁལ་མའི་ནད། 肾病

ཟས་སྤྱོད་གདོན་རྐྱེན་གྱིས་འདུ་བ་འཁྲུགས་ཏེ་དོན་ལྔའི་མཁལ་མར་བྱུང་བའི་ནད།

内缘或外缘引起聚合紊乱而引发的肾脏疾病。

21.0086 མཁལ་རླུང་། 肾隆病

མཁལ་མར་རླུང་ཞུགས་པས་མཁལ་རྐེད་ན་ཞིང་ནད་དམིགས་གསལ་པོ་མི་རྙེད་པ་དང་། རྣ་བས་སྒྲ་གསལ་པོ་མི་ཐོས་པའི་ནད་ཅིག

“隆”邪侵入肾脏，引起腰部疼痛，痛点不清，听力减弱的一种肾病。

21.0087 མཁལ་གཅོང་། 肾痼病

མཁལ་མའི་དྲོད་ཡུན་གྱིས་ཤོར་ནས་ལུས་སྨད་གྲང་ཞིང་དབྱི་རྐེད་འཁོར་ནས་ན་བ་དང་། རྐང་པ་བཤལ་ལ་ཆུ་སྦྱི་བ་སོགས་འབྱུང་བའི་མཁལ་ནད་ཅིག

长期失肾温而引起下身冷寒，腰部旋痛、足跛、尿涩等的一种肾病。

21.0088 མཁལ་ནད་འོར་ལྷུང་། 下落肾病

མཁལ་མར་གྲང་བ་ཡུན་རིང་རྒྱས་ཏེ་དྲོད་ཞན་པས་མཁལ་རྐེད་ན་ཞིང་ཟ་འཕྲུག་བྱེད་ལ། འགྲོ་འདུག་མང་ཚེ་པུས་མོ་དང་བོལ་གོང་སྐྲངས་པའི་མཁལ་ནད་ཅིག

肾脏长期寒盛失温而引起腰部疼痛、瘙痒，活动过多时膝盖和足背肿胀的一种肾病。

21.0089 མཁལ་ཚད་ཀྱི་ནད། 肾热病

མཁལ་མར་ཚ་བ་ཞུགས་པས་ཆང་འཐུངས་པ་དང་འགྲོ་འདུག་བྱས་ཚེ་ན་ལ་ཆུ་ཁ་ཚ་ཞིང་ཤ་རུས་བར་ལ་ཚ་འཁྱུག་བྱེད་པའི་མཁལ་ནད་ཅིག

热邪侵入肾脏，饮酒和活动时疼痛，尿道口灼痛，肌骨间电闪样痛的一种肾病。

21.0090 མཁལ་ནད་ཆུ་སེར། 湿性肾病

མཁལ་རྩ་འགྲམས་པའམ་མཆིན་ཁྲག་མཁལ་མར་ལྷུང་ནས་མཁལ་མའི་ཆུ་ཁམས་འཕེལ་ཏེ་མཁལ་དྲོད་ཤོར་བ་ལས་ཟགས་ཆུ་ཁྲག་ཏུ་འབྱུང་བའི་མཁལ་མའི་ནད་ཅིག

肾脉外伤或肝血降入肾脏，引起肾水增盛，肾火散失，导致肾渗血水的一种肾病。

21.0091 མཁལ་འགྲམས་ཀྱི་ནད། 伤扩散性肾病

རྟ་ལས་ལྷུང་བ་དང་རྡོ་དབྱུག་ཕོག་པ་སོགས་ཀྱི་རྐྱེན་ལས་བྱུང་བའི་མཁལ་ནད་ཅིག

坠马或受石棍击打等引起的一种肾病。

21.0092 མཁལ་འགྲམས་སྟོད་ཟེར། 伤扩散上行症

ལྟག་པའི་ཆུ་བའི་འགྲམ་གཉིས་ན་ཞིང་སྐེ་བསྒྱུར་མི་ཤེས་པར་སྒུར་པོར་འགྲོ་བའི་མཁལ་འགྲམས་ཀྱི་ནད་ཅིག

后颈两大筋疼痛，脖颈僵硬，弯腰行走的一种伤热扩散肾病。

21.0093 མཁལ་འགྲམས་བར་རྒྱས་ནད།

伤扩散中行扩症

མཁལ་རྐེད་འཁོར་ཞིང་ན་བ་དང་། དབྱི་སྙིང་

འབྲེལ་མཚམས་ཀྱི་རྩ་ནག་སྦོ་ཞིང་གཟེར་ལ་གློ་དང་སྦྲིད་པ་བྱུང་ཚེ་བཟོད་ཐབས་མེད་པ་སོགས་འབྱུང་བའི་མཁལ་འགྲམས་ཀྱི་ནད་ཅིག

肾腰部旋痛，髂腰连接处的黑脉胀痛，咳嗽和打喷嚏时疼痛难忍等的一种伤热扩散肾病。

21.0094 མཁལ་འགྲམས་སྨད་ལྷུང་ནད།

伤热下落症

རྐང་པ་བཞལ་ཞིང་སྦྲིད་པ་དང་། བརླ་སྲུལ། བྱིན་སྲུལ། པུས་མོའི་ཚིགས་མཚམས་རྣམས་ན་བའི་མཁལ་འགྲམས་ཀྱི་ནད་ཅིག

足跛麻木，大、小腿肌间隙、膝关节周围等处疼痛的一种伤热扩散肾病。

21.0095 མཁལ་གྲུམ་གྱི་ནད། **肾痹病**

རྐེད་པ་མན་ཆད་ན་ཞིང་གློ་དང་སྦྲིད་པ་བྱུང་ཚེ་དཔྱི་མིག་གཟེར་ལ་སྒལ་པ་རིངས་པ་དང་། མཇིང་པ་བསྒྱུར་མི་ཤེས་པ། ནམ་སྟོད་ན་ལ། ནམ་སྨད་བདེ་བའི་མཁལ་ནད་ཅིག

腰部以下疼痛，咳嗽和打喷嚏时髋臼疼痛，脊椎与后颈僵硬，上半夜疼痛，下半夜缓解的一种肾病。

21.0096 མཁལ་ནད་དུ་ཀན། **前俯性肾病**

ཚིགས་པ་བཅུ་བཞི་པ་སོགས་ཕྱིར་དོན་ཏེ་སྒུར་པོར་འགྲོ་བའི་མཁལ་ནད་ཅིག

第十四椎骨等外突引起背弓，弯腰行走的一种肾病。

21.0097 འཁོར་བར་ན། **旋痛**

རྐེད་པ་འཁོར་ནས་ན་བ།

腰部呈旋转性疼痛。

21.0098 བཤུལ་ཤ་ཁྲིད། **脊肌牵痛**

སྒལ་འདབས་ཀྱི་བཤུལ་ཤ་ཁྲིད་ནས་ན་བའམ། སྐྲུད་པ་འཐེན་པ་ལྟར་ན་བ།

脊柱旁的脊肌牵拉痛或抽搐痛。

21.0099 བརླ་སྲུལ། **大腿肌间隙**

བརླ་ཡི་ཕྱི་སྲུལ།

大腿外侧肌间隙。

21.0100 བྱིན་སྲུལ། **小腿肌间隙**

བྱིན་པའི་ནྲ་སྲུལ།

小腿肌间隙。

21.0101 ཤ་ལྟ་གཉིས། **二肉**

ལུག་གི་འབྲས་བུ་དང་ད་བྱིད་གཉིས་ཀྱི་བསྡུས་མིང་།

绵羊睾丸和“达西”的合称。

21.0102 རྐང་པ་བཤགལ། **跛足**

རྐང་པའི་བརྐྱང་བསྐུམ་གྱི་བྱེད་ལས་ཉམས་ནས་རེངས་པར་གྱུར་ཏེ་འདེགས་མི་ཐུབ་པའམ་འདྲུད་ནས་འགྲོ་བ།

下肢伸屈功能衰退、僵直，无法抬腿而拖行。

21.0103 མཁལ་ཚིལ། **肾脂**

མཁལ་མའི་ཕྱི་ཐུམ་གྱི་ཚིལ་བུ།

肾脏外包裹的脂肪。

21.06 ཕོ་བའི་ནད། 胃病

21.0104 ཕོ་བའི་ནད། 胃病

ཟས་སྤྱོད་གདོན་རྐྱེན་གྱིས་འདུ་བ་འཁྲུགས་ཏེ་ཕོ་བ་ལ་བྱུང་བའི་ནད།

内缘或外缘引起聚合紊乱而引发的胃疾病。

21.0105 ཕོ་བ་དུག་ཐབས་ཀྱི་ནད། 类毒胃病

ཕོ་བར་ཚ་བ་ཞུགས་ཏེ་ནད་རྟགས་དུག་ལྟར་སྟོན་པའི་ཕོ་བའི་ནད་ཅིག

热邪侵入胃，引起中毒样的一种胃病。

21.0106 ཕོ་བའི་གཉན་གླང་ནད། 犄顶胃病

ལྷེན་སྣའི་འོག་ཏུ་གླང་གི་རྭས་བསྣུན་པ་ལྟར་ན་བའི་ཕོ་བའི་ནད་ཅིག

剑突下牛犄角顶样绞痛的一种胃病。

21.0107 ཕོ་བ་སྨུར་ཡའི་ནད། 日形疮胃病

ཕོ་བའི་རྩ་མིག་ཏུ་ཁྲག་ངན་ཆུ་སེར་འདུས་པ་རྨ་རུ་གྱུར་ཏེ་སྒྲོ་འཁྲོག་བྱེད་ཅིང་སྨིན་ནས་རྣག་ཁྲག་ཤ་རུལ་དུ་འཛག་པའི་ཕོ་བའི་ནད་ཅིག

坏血和黄水聚于胃脉变成疮疡，引起胀鸣，成熟后滴流腐肉样脓血的一种胃病。

21.0108 ཕོ་ནད་མཁྲིས་ལྷུང་། 胆溢性胃病

མཁྲིས་ཁུ་ཕོ་བར་ལྷུངས་ནས་འཁྲུ་སྐྱུག་གང་རུང་བྱེད་པའི་ཕོ་བའི་ནད་ཅིག

胆汁返入胃中，引起呕吐或腹泻的一种胃病。

21.0109 ཕོ་ནད་མཆིན་ཁྲག་ལྷུང་བ། 肝血性胃病

ཚ་རྗེས་གྲང་རྗེས་གཉིས་ཀར་ན་ཞིང་བྲང་ཚ་ལ་ཁྲག་རུལ་སྐྱུག་པ་སོགས་འབྱུང་བའི་ཕོ་བའི་ནད་ཅིག

受寒或受热，均出现胃痛、胃烧、呕血的一种胃病。

21.0110 ཕོ་བའི་དམུ་རྫིང་གི་ནད། 腹水性胃病

དྭངས་མ་མ་ཞུ་བ་ཕོ་བར་ཡུན་རིང་གནས་པ་དེས་ཕོ་བའི་མེ་དྲོད་ཀྱི་སྟོབས་ཤོར་ནས་ཟིལ་བ་ཕྱིར་འཛག་པས་ཕོ་ཡུལ་ཆེ་ལ་འགྲངས་དང་གྲང་རྗེས་གླང་ཐབས་ན་བའི་ཕོ་བའི་ནད་ཅིག

精华未化长期滞留于胃，胃火衰退引起胃壁渗出水珠而胃区增大，饱食及受寒后绞痛的一种胃病。

21.0111 ཕོ་བའི་སྲིན་ནད། 胃蛀病

ཚ་གྲང་འཐབ་པའི་རྐྱེན་གྱིས་ཕོ་བའི་སྲིན་འཁྲུགས་ཏེ་ལྡང་དུབ་ན་ཞིང་གཟེར་ལ་སྐྱུག་ལྡང་བྱེད་པའི་ཕོ་བའི་ནད་ཅིག

寒热邪相搏引起胃中“蛀”紊乱，出现间歇疼痛，呕吐的一种胃病。

21.0112 གསུས་པའི་རྩ་བཀྲ། 腹脉凸显

བྱང་ཁོག་སྟོད་ཀྱི་རྩ་རིས་རྣམས་བརྒྱངས་ནས་བཀྲ་བའམ་འབུར་དུ་ཐོན་པ།

胃部脉纹充血显露或突出。

21.0113 ཕོ་ལོག་གི་ནད། 胃痨病

ཕོ་བར་གཉན་ལྷོག་པ་བབས་པས་ཟུག་ཆེ་ལ་ལྡང་དུབ་བྱེད་པའི་ཕོ་བའི་ནད་ཅིག

炭疽痨落入胃，引起间歇疼痛的一种胃病。

21.0114 **ཕོ་རྒུད་ཀྱི་ནད།** 胃衰症

ཕོ་བའི་མེ་དྲོད་ཀྱི་སྟོབས་རྒུད་ནས་ཟས་མི་འཇུ་བར་སྐྱིག་པ་བསྟུད་ལ་ལྦུ་བ་སྐྱུགས་པ་དང་ཆང་འཐུང་ན་བདེ་བའི་ཕོ་བའི་ནད་ཅིག

胃火势衰，引起饮食不化，嗳气频发，呕吐泡沫，酒后缓解的一种胃病。

21.0115 **ཕོ་བ་སྟོང་ཟུའི་ནད།** 隐痛胃病

ཕོ་བར་ན་ཟུག་ཆུང་ངུ་ཡུན་དུ་གནོང་བའི་ཕོ་བའི་ནད་ཅིག

胃部出现持续微痛的一种胃病。

21.0116 **ཕོ་བའི་རྫེམས།** 胃襞

ཕོ་བའི་ནང་ངོས་ཀྱི་སུལ་རིས།

胃内壁的皱褶。

21.0117 **རྫེམས་འཛིན།** 贲门

མིད་པ་དང་ཕོ་བའི་འབྲེལ་མཚམས།

食管与胃的连接处。

21.0118 **ཕོ་ཐེར།** 胃缘

ཕོ་བའི་མཐའ།

胃边缘。

21.0119 **ཕོ་བའི་དར་ཁ** 腹膜

གྲོད་ཁོག་སྨད་ཀྱི་ནང་ལྡེབས་སུ་ཡོད་པའི་ཤ་མིན་པགས་མིན་གྱི་མདོག་དཀར་ཞིང་འཇམ་ལ་སྲ་བའི་སྐྱི་ཤ

腹腔内侧的非肌非皮白色光滑而硬的隔膜。

21.0120 **སྟོང་སྐྱིག** 空嗝

ལྟོ་སྟོང་གི་དུས་སུ་ཕོ་བར་རླུང་ཞུགས་ཏེ་སྐྱིག་པ་དྲི་ངན་མེད་པ་འབྱུང་བ།

空腹时“隆”邪侵入胃，引起无臭味的嗳气。

21.0121 **འཚེང་སྐྱིག** 胀嗝

ཕོ་བ་ཁེངས་སྙམ་བྱེད་ཅིང་སྐྱིག་པ་འབྱུང་བ།

胃有饱满感、嗳气。

21.0122 **འབྲེན།** 贪食

ཟས་ཟ་འདོད་སྐྱེ་བ།

食欲增强。

21.0123 **ཤ་འབྲོས།** 消瘦

ལུས་ཀྱི་ཤ་བྲོས་ནས་སྐམ་པོར་གྱུར་པ།

肌肉消减变瘦。

21.0124 **རེང་རེ་ན།** 隐痛

ན་ཟུག་ཆེ་བ་མེད་ཀྱང་ཟུག་ཆུང་ངུ་ཡུན་དུ་ལྷང་ལྷང་བྱེད་པ།

无剧烈疼痛，但轻微疼痛持续。

21.07 རྒྱུ་མའི་ནད། 小肠病

21.0125 **རྒྱུ་མའི་ནད།** 小肠病

ཟས་སྤྱོད་གནོད་རྐྱེན་གྱིས་འདུ་བ་འཁྲུགས་ཏེ་རྒྱུ་མ་ལ་བྱུང་བའི་ནད།

内缘或外缘引起聚合紊乱而引发的小肠疾病。

21.0126 **རྒྱུ་འཁྲོལ་གྱི་ནད།** 肠鸣病

རྒྱུ་མར་རླུང་ཞུགས་ཏེ་ཁྲུག་ཁྲུག་ཟེར་བའི་སྒྲ་གྲགས་པ་དང་། སྐབས་སུ་མདོག་སྐྱ་པོ་ཆུ་ལྟར་འཁྲུ་བའི་རྒྱུ་མའི་ནད་ཅིག

“隆”邪侵入小肠而发出“噜噜”

声，时而泻灰白色水样的一种小肠病。

21.0127 རྒྱུ་འཁྲིལ་གྱི་ནད། 肠拧病

རྒྱུ་མ་རླུང་གིས་ཕད་བུ་སོགས་ཀྱི་ཁ་གཅུས་པ་བཞིན་འཁྲིལ་བས་རླུང་མི་ཐོན་པར་འཁྲིལ་ཞིང་ན་ཟུག་ལྷང་དུབ་བྱེད་པའི་རྒྱུ་མའི་ནད་ཅིག

"隆"邪侵入小肠，使其像小袋口扭拧样扭结，导致难排矢气而积于小肠，出现间歇性阵痛的一种小肠病。

21.0128 རྒྱུ་འཁྱིངས་ཀྱི་ནད། 肠滞病

རྒྱུ་མར་བད་ཀན་གྱི་བེ་སྣབས་རྒྱས་པས་དྲི་མ་འཁྱིངས་ཏེ་ཐོན་དཀའ་བའི་རྒྱུ་མའི་ནད་ཅིག

小肠内"培根"粘液偏盛，引起大便难排而滞留的一种小肠病。

21.0129 རྒྱུ་འགགས་ཀྱི་ནད། 肠阻病

ཁྲག་དང་མཁྲིས་པའི་ཚ་བས་དྲི་མ་འགགས་པ་ཚ་ལ་འདྲིལ་ཏེ་གཟེར་ཞིང་དྲི་མ་ཤ་རིལ་འདྲ་བ་འབྱུང་བའི་རྒྱུ་མའི་ནད་ཅིག

血热和"赤巴"热邪造成便秘，出现下腹疼痛、鹿粪状大便的一种小肠病。

21.0130 རྒྱུ་གཟེར་གྱི་ནད། 肠绞痛病

ངོ་བོ་ཁྲག་མཁྲིས་ཚ་བ་རྒྱུ་མར་ཞུགས་ཏེ། རྒྱུ་མ་གཟེར་ཞིང་ཐུར་དུ་བཤལ་བའི་རྒྱུ་མའི་ནད་ཅིག

血热和"赤巴"热邪侵入小肠，引起腹痛下泻的一种小肠病。

21.0131 རྒྱུ་རྒན་གྱི་ནད། 久泻肠病

རྒྱུན་རིང་བཤལ་བའི་རྒྱུ་ནད་རྙིང་པ།

长期腹泻的陈旧性小肠病。

21.0132 ན་འཁྱུང་། 持续钝痛

ཤུགས་དྲག་ཆེ་བའི་ཟུག་གཟེར་མི་ལྡང་བར་རྒྱུན་དུ་ན་ཐྲེང་ངེ་ཡུན་བསྲིངས་ནས་ན་བ།

不剧烈而轻微持久的疼痛。

21.0133 ཇ་ཁྲེབ། 首沸茶

ཁོལ་ཐག་མ་ཆོད་པར་ལྡོག་ཙམ་བསྐོལ་བའི་ཇ།

煮沸当即的茶水。

21.08 ལོང་གི་ནད། 大肠病

21.0134 ལོང་གི་ནད། 大肠病

ཟས་སྤྱོད་གདོན་རྐྱེན་གྱིས་འདུ་བ་འཁྲུགས་ཏེ་ལོང་ལ་བྱུང་བའི་ནད།

内缘或外缘引起聚合紊乱而引发的大肠疾病。

21.0135 ལོང་ནད་གྲང་སྦོས། 大肠寒胀病

རླུང་ལས་གྱུར་པས་ལོང་གི་གནས་སུ་ཁུར་འཁྲོག་བྱེད་ཅིང་། ན་བའི་དུས་རྐང་པ་ཆུ་ལ་བཙུགས་ན་ལྦུ་བ་སྐྱ་བོ་འཁྲུ་ཞིང་སྐབས་སུ་དྲི་མ་སྐམ་ནས་མི་འབྱུང་བའི་ལོང་ནད་ཅིག

"隆"邪引起大肠鸣响，痛时水泡下肢可出现泻灰色泡沫样，时而大便干燥不下的一种大肠病。

21.0136 ལོང་ནད་གྲང་འཁྱིངས། 大肠寒滞病

ཁོང་པ་སྦོ་ཞིང་དྲི་མ་འཁྱིངས་པས་ལོང་ག་ལྕི་སྐྱམ་བྱེད་ལ་སྐབས་སུ་སྐྱ་བོ་ཟས་ཀྱི་མདོག་ལྟ་བུ་འཁྲུ་བའི་ལོང་ནད་ཅིག

腹胀及排便困难而滞留引起大肠沉重感，时而出现泻灰色食物样的一种大肠病。

21.0137 ལོང་ནད་ཚ་རྙངས། 嚓娘大肠病

ཁྲག་མཁྲིས་ཚ་བ་ལས་གྱུར་ཏེ་གསུས་པ་སྦོ་ལ་སྐོམ་དད་ཆེ་ཞིང་བཤང་བ་འགག་པར་འགྱུར་བའི་ལོང་ནད་ཅིག

血“赤”热邪引起腹胀，口渴，便秘的一种大肠疾病。

21.0138 ལོང་ནད་འཇུ་རྙིམས། 干消性大肠病

སྦོ་འཁྲོག་བྱེད་ཅིང་ན་བ་དང་། ཉམ་ཆུང་ཞིང་ཁ་སྐམ་ལ་མཁལ་རྐེད་ཆད་འདྲ་སྙམ་པའི་ལོང་ནད་ཅིག

肠鸣，疼痛，虚弱无力，口渴，肾腰断裂样疼痛的一种大肠疾病。

21.0139 ལོང་ནད་རླངས་པ་ཅན། 水浸大肠病

ལོང་ཆུ་བྱེར་ཏེ་སྒལ་གཞུང་རེངས་ཤིང་ན་ལ། རྐེད་པ་སྒུར་པོར་སོང་ནས་ཕར་བསྒྱུར་ཚུར་བསྒྱུར་མི་ཤེས་པའི་ལོང་ནད་ཅིག

大肠内的液体扩散，引起脊椎僵硬疼痛，腰部弯曲活动受限的一种大肠疾病。

21.0140 སྦོ་འཁྲོག 胀鸣

ཁོང་པ་སྦོ་ཞིང་ཙུར་འཁྲོག་བྱེད་པ།

腹胀、肠鸣。

21.0141 སྦོ་འགྱིང་། 胀滞

ཁོང་པ་སྦོ་ཞིང་དྲི་མ་འགྱིངས་པ།

腹胀、大便秘结。

21.0142 ཁྲག་ལོང་། 升结肠

དཔྱི་ཡི་སྣ་ཟུར་གཡས་པའི་ཐད་ནས་གྱེན་དུ་གནས་པའི་ལོང་གའི་ཆ་ཤས།

位于右髂部向上走向的大肠部分。

21.0143 རྩམ་ལོང་། 横结肠

ལྷེན་སྣའི་འོག་ནས་འཕྲེད་དུ་གནས་པའི་ལོང་གའི་ཆ་ཤས།

位于剑突下方横向的大肠部分。

21.0144 སྲིན་ལོང་། 降结肠

ཕོ་བའི་གཡོན་ངོས་ནས་ཐུར་དུ་གནས་པའི་ལོང་གའི་ཆ་ཤས།

位于胃左侧向下走向的大肠部分。

21.0145 ལོང་སྟོད་ལུ་ཀུ་མགོ། 盲肠

ཁྲག་ལོང་གི་མགོ་དང་རྒྱུ་མའི་འབྲེལ་མཚམས་ཀྱི་ཆ་ཤས།

升结肠末端与小肠始端的连接处。

21.0246 ལོང་ཐེར། 大肠降部

སྲིན་ལོང་དང་དོན་གཅིག

降结肠的别名。

22 གསང་ནད་གསོ་བ། 阴部病诊疗

22.01 ཕོ་མཚན་གྱི་ནད། 阴茎病

22.0001 གསང་ནད། 阴部疾病

སྦ་བའམ་གསང་བར་བྱ་བའི་ཕོ་མོའི་མཚན་མའི་ནད།

隐藏或隐蔽的男女生殖器疾病。

22.0002 ཕོ་མཚན། 阴茎

ཕོ་རིགས་མཚོན་པར་ནུས་པའི་མཚན་མ།

象征男性的生殖器。

22.0003 ཕོ་མཚན་གྱི་ནད། 阴茎病

ཕོའི་མཚན་མ་ལ་འབྱུང་བའི་ནད།

发生于男性生殖器上的疾病。

22.0004 སོས་ཟིན་ནད། 强中

ཕོ་མཚན་གྱི་པགས་པ་གས་ཤིང་རྟག་ཏུ་འགྲེང་བའི་ནད།

阴茎皮肤开裂且勃起不痿的一种疾病。

22.0005 འབྲུམ་པ་ཅན་གྱི་ནད། 阴茎疹子

ཕོ་མཚན་གྱི་སྟེང་དུ་ཡུངས་དཀར་ཁྲབ་པ་དང་འདྲ་བར་འབྲུམ་པ་མང་པོ་འབྱུང་བའི་ནད།

阴茎表面布满白芥子样丘疹的一种疾病。

22.0006 མདུད་འདྲའི་ནད། 包皮结肿

ཕོ་མཚན་གྱི་པགས་པ་ཕྱིར་ལོག་ཅིང་མདུད་པ་ལྟར་སྐྲངས་ལ་ཤུ་བ་འབྱུང་བའི་ནད།

包皮外翻如结节样肿胀并生有疱疹的一种疾病。

22.0007 གཅིན་ལམ་འབྱར་ནད། 尿道粘连症

ཕོ་མཚན་གྱི་ཁ་ཟུམ་ནས་གཅིན་འབྱུང་བའི་དུས་སུ་གཙུ་རྫིལ་གྱིས་འཆུ་ཞིང་དྲི་ཆུ་འགགས་པར་འགྱུར་བའི་ཕོ་མཚན་གྱི་ནད།

阴茎口闭合，排尿时阴茎整体弯曲，排尿困难的一种男阴病。

22.0008 གྲ་མ་ཅན་གྱི་ནད། 阴茎芒刺症

ཕོ་མཚན་གྱི་ནང་དུ་གྲ་མས་གང་སྙམ་སེམས་ཤིང་ཚ་ལ་ན་བའི་ནད།

阴茎内布满芒刺感灼痛的一种男阴病。

22.0009 བཙྭད་རྒྱུགས། 漏精

ཁུ་བ་རང་བཞིན་གྱིས་ཕྱིར་ལུག་པའམ་ཤོར་བའི་དོན་ཏེ་ཁུ་བ་རྒྱུགས་པ་དང་དོན་གཅིག

精液自然流出或漏出，与遗精同义。

22.0010 ས་བོན་འཁགས་པ། 堵精

ས་བོན་ཏེ་ཁུ་བ་གཅིན་ལམ་དུ་ལུས་ནས་ཕྱིར་མི་འབྱུང་བ།

精液过剩而滞留于尿道，不能排出。

22.02 མོ་མཚན་གྱི་ནད། 女阴病

22.0011 མོ་མཚན་གྱི་ནད། 女阴病

བུད་མེད་ཀྱི་མཚན་མར་འབྱུང་བའི་ནད།

女性阴部发生的疾病。

22.0012 ཟླ་མཚན། 月经

ཟླ་རེ་བཞིན་མངལ་ནས་འཛག་པའི་ཁམས་དམར་གྱི་སྙིགས་མ།

每月由子宫排出的红精之糟粕。

22.0013 ཆུ་ཁ་སྙི། 小便淋漓

དྲི་ཆུ་འབྱུང་སླ་བ།

尿排不止。

22.0014 ཟླ་མཚན་རྒྱགས་པ། 月经崩漏

ཟླ་མཚན་འབབ་ཚད་རྒྱུན་ལྡན་ལས་བརྒལ་བ།

月经超过正常量。

22.0015 ཟླ་མཚན་འཁྲིལ་བ། 月经滞留

ཟླ་མཚན་དུས་ལྟར་མི་འབབ་པ།

月经按期不下。

22.0016 མངལ་ཁ་འཁྱུས། 宫口扭曲

བུ་སྣོད་ཀྱི་ཁ་ཟུམ་ནས་སྐྱེས་པའི་ཁུ་བ་མི་ལེན་ཞིང་ཟླ་མཚན་ཕྱིར་མི་འཛག་པའི་མོ་མཚན་གྱི་ནད་ཅིག

由于宫口闭合不纳精液，又不能行经的一种女阴病。

23 ཐོར་ནད་གསོ་བ། 杂病诊疗

23.01 སྐད་འགགས་ཀྱི་ནད། 喑哑病

23.0001 སྐད་འགགས་ཀྱི་ནད། 喑哑病

ཟས་སྤྱོད་གདོན་རྐྱེན་གྱིས་འདུ་བ་འཁྲུགས་ཏེ་སྐད་གདངས་ཞན་པར་གྱུར་པའི་ནད་ཅིག

内缘或外缘引起聚合紊乱而导致嗓音低沉的一类疾病。

23.0002 རླུང་འགྱུར་སྐད་འགགས། 隆性喑哑

རླུང་ལས་གྱུར་པས་སྐད་རེས་ཆེ་ལ་རེས་ཆུང་བར་འཕེལ་འགྲིབ་ཆེ་ཞིང་གྲེ་བའི་ནང་གྲ་མས་གང་སྙམ་བྱེད་ལ་རྩུབ་ཅིང་ཚ་བའི་སྐད་འགགས་ཀྱི་ནད་ཅིག

“隆”邪引起声音时高时低，咽喉有塞满麦芒感、出现粗糙烧灼的一种喑哑病。

23.0003 མཁྲིས་འགྱུར་སྐད་འགགས། 赤巴性喑哑

མཁྲིས་པ་ལས་གྱུར་པས་གྲེ་བ་ཚ་ཞིང་སྐམ་ལ་ཚིག་མི་ཐར་བའི་སྐད་འགགས་ཀྱི་ནད་ཅིག

“赤巴”邪引起咽喉部烧灼，干燥而发音困难的一种喑哑病。

23.0004 ཁྲག་འགྱུར་སྐད་འགགས། 血性喑哑

ཁྲག་ལས་གྱུར་པས་གྲེ་བ་དམ་ལ། དྲག་ཤུལ་དང་བཅུད་ཆེན་པོའི་རིགས་ཀྱིས་གནོད་པའི་སྐད་འགགས་ཀྱི་ནད་ཅིག

血邪引起咽喉发紧，剧烈活动和富含营养的饮食等会产生不适的一种喑哑病。

23.0005 བད་འགྱུར་སྐད་འགགས། 培根性喑哑

བད་ཀན་ལས་གྱུར་པས་གྲེ་བ་འགགས་ལ་སྐད་གདངས་དམའ་ཞིང་འཛེར་བའི་སྐད་འགགས་ཀྱི་ནད་ཅིག

“培根”邪引起咽喉阻塞且声音低沉嘶哑的一种喑哑病。

23.0006 སྐད་འགགས་ཟད་བྱེད། 精耗性喑哑

དྭངས་མ་སོགས་ཟད་པ་ལས་གྱུར་པས་གྲེ་བའི་ནང་ཚ་བ་དང་བྲུད་པ་སྙམ་དུ་སེམས་པའི་སྐད་འགགས་ཀྱི་ནད་ཅིག

精华等衰损而引起咽喉部烧灼、刮感痛的一种喑哑病。

23.0007 ཚིལ་འགྱུར་སྐད་འགགས། 脂性喑哑

ཚོ་ཆེས་པ་ལས་གྱུར་པའི་སྐད་འགགས་ཀྱི་ནད་ཅིག

肥胖引起的一种喑哑病。

23.0008 སྐད་འགགས་དུས་ཆད། 失音

གྲེ་བ་ན་ལ་སྐད་མི་ཐོན་པའི་སྐད་འགགས་ཀྱི་ནད་ཅིག

咽喉疼痛，发音困难的一种喑哑病。

23.0009 ཚིག་མི་ཐར། 失语

སྐད་བརྗོད་འཕྲོད་པའི་ཚིག་ཐོན་མི་ཐུབ་པ།

语言功能发生障碍。

23.02 ཡི་ག་འཆུས་པའི་ནད། 无食欲症

23.0010 ཡི་ག་འཆུས་པའི་ནད། 无食欲症

ཟས་ལ་དང་ག་ཞན་པར་གྱུར་པའི་ནད།

食欲不振的一种疾病。

23.0011 ཡི་ག་འབྱེད། 开胃

དང་ག་བདེ་བར་བྱེད་པ།

改善进食的欲望。

23.03 སྐོམ་དད་ཀྱི་ནད། 渴症

23.0012 སྐོམ་དད་ཀྱི་ནད། 渴症

གྱེན་རྒྱུའི་རླུང་དང་མཁྲིས་པ་འཁྲུགས་པ་དེས་བད་ཀན་སྐམ་པས་སྐོམ་དད་སྐྱེ་བའི་ནད།

上行“隆”与“赤巴”功能紊乱导致“培根”干燥而引起的口渴症。

23.0013 སྐོམ་དད་བཅུད་ཟད་ནད། 精耗性渴症

ལུས་ཀྱི་བཅུད་ཟད་ནས་ཟས་མིད་དཀའ་བའི་སྐོམ་དད་ཀྱི་ནད་ཅིག

身体精华耗损而引起吞咽困难的一种渴症。

23.0014 ཞྲུར་རྩབས། 酪酵母

ཞོའི་རུ་མ།

酸奶的酵母。

23.0015 སྐྱུན་འདོ། 欲吐

སྐྱུགས་འདོད་པ།

想呕吐。

23.04 སྐྱིགས་བུའི་ནད། 呃逆症

23.0016 སྐྱིགས་བུའི་ནད། 呃逆症

རླུང་འཁྲུགས་པས་གྱེན་རྒྱུའི་བུ་ག་འགགས་ཏེ་གྲེ་བའི་ལམ་ནས་ཨིག་སྒྲ་འབྱུང་བའི་ནད།

“隆”功能紊乱导致上行“隆”通道阻塞，咽喉部发“呃”声的一种疾病。

23.0017 སྐྱིགས་བུ་ཟས་ཟུང་ནད། 食急性呃逆症

ཁ་ཟས་ཧབ་ཧོབ་པོར་ཟོས་རྗེས་འབྱུང་བའི་སྐྱིགས་བུའི་ནད་ཅིག

进食过快引发的一种呃逆症。

23.0018 སྐྱིགས་བུ་ཐུན་ཚོགས་ནད།

短小性呃逆症

ཟས་ཟོས་རྗེས་འབྱུང་ཡང་མྱོད་ལ་ཆད་འགྲོ་བའི་སྐྱིགས་བུའི་ནད་ཅིག

进食时发生且随即停止的一种呃逆症。

23.0019 སྐྱིགས་བུ་ཟུང་འབྲེལ་ནད། 二联性呃逆症

མཚམས་ཚིགས་རིང་བ་སྟེ་ཁ་ཟས་ཞུ་བའི་དུས་ལན་གཉིས་བརྒྱུད་ནས་འབྱུང་བའི་སྐྱིགས་བུའི་ནད་ཅིག

间隔时间长，食物消化时连发两次“呃”声的一种呃逆症。

23.0020 སྐྱིགས་བུ་ཆེན་པོའི་ནད། 巨大性呃逆

ཆད་དུ་མི་འདོད་པར་བསྟུད་ནས་འོང་ཞིང་ཤུགས་དྲག་ལ་མིག་ཧར་བ་དང་ཚིག་མི་ཐོན་པའི་སྐྱིགས་བུའི་ནད་ཅིག

连续发生强烈“呃”声，出现盯视、说话困难的一种呃逆症。

23.0021 སྐྱིགས་བུ་ཟབ་མོའི་ནད། 深沉性呃逆症

ལྟེ་བའི་འོག་ནས་ཨིག་ཅེས་པའི་སྒྲ་མི་གསལ་བར་གསང་ནས་འབྱུང་བའི་སྐྱིགས་བུའི་ནད་ཅིག

脐下发出模糊而沉闷的“呃”声的一种呃逆症。

23.0022 ཟུངས་ཟད། 精耗损

དྭངས་མ་དང་། ཁྲག ཤ་སོགས་ལུས་ཟུངས་བདུན་པོ་རང་གི་ལྷང་ཚད་ལས་འགྲིབ་པ།

精华、血、肉等七精常量发生耗损。

23.0023 རླུང་འཁྱིམས། 隆旋积

རླུང་གི་རྒྱུ་བ་འགགས་ཏེ་གནས་གཅིག་ཏུ་འཁྱིལ་བ།

“隆”的通道阻塞，旋积于一处。

23.05 དབུགས་མི་བདེ་བའི་ནད། 哮喘

23.0024 དབུགས་མི་བདེ་བའི་ནད། 哮喘

མ་ཞུ་བད་ཀན་བེ་སྣབས་དང་ལུད་པ་འཕེལ་བས་དབུགས་རྒྱུ་བའི་ལམ་བཀག་ནས་དབུགས་གཏོང་ལེན་མི་བདེ་བའི་ནད།

“培根”未化使粘液及痰液偏盛，气道阻塞出现呼吸不畅的一种疾病。

23.0025 དབུགས་མི་བདེ་བ་ཐུན་ཚིགས། 短小性哮喘

འགྲངས་ཤིང་ངོམས་པར་འདུག་པའི་རྗེས་ཐོག་དེར་དྲག་ཤུལ་གྱི་རིགས་བྱས་པ་ལས་བྱུང་བའི་དབུགས་མི་བདེ་བའི་ནད་ཅིག

饱食后剧烈活动引起的一种哮喘。

23.0026 དབུགས་མི་བདེ་བ་སྨུན་ཅན། 暗性哮喘

གློ་མིག་བད་ཀན་གྱིས་འགགས་པས་ལུད་པ་མང་ལ་ཐོན་རྗེས་གྲེ་བ་ངར་ཞིང་འཛེར་བ་དང་ཉལ་ན་ཤིན་ཏུ་མི་བདེ་བར་རོ་སྟོད་གཟེར་སྣམ་བྱེད་པའི་དབུགས་མི་བདེ་བའི་ནད་ཅིག

“培根”粘液阻塞肺管引起痰多，咽喉嘶哑，仰卧时加重，胸背疼痛的一种哮喘。

23.0027 གོ་ཆེན་གོ་ཆུང་། 大间小间

བྱ་རོག་མིག་ནས་ཕྱི་ལ་ཚོན་གང་བཅལ་བའི་རྩིབ་བར་གོང་མ་གོ་ཆེན་དང་དེ་ནས་ཐུར་དུ་ཚོན་གང་རེ་བཅལ་བ་གོ་ཆུང་གི་གསང་།

自渡鸦眼穴向外量一寸处的上肋间为大间，由此向下量一寸为小间。

23.0028 སྦྲ་ཚིལ། 蜂蜡

སྦྲང་རྩིའི་སྙིགས་མ།

蜂蜜的糟粕。

23.0029 བརྔངས་པ། 噎食

ཟས་སོགས་མིད་པར་འཚང་པའམ་ཐོགས་ཏེ་འགགས་པར་གྱུར་པ།

咽部被食物堵塞。

23.06 གླང་ཐབས་ཀྱི་ནད། 绞痛症

23.0030 གླང་ཐབས་ཀྱི་ནད། 绞痛症

གླང་བུའི་རྭས་བསྣུན་པ་ལྟར་གྱི་ཟུག་ཟུ་དྲག་པོ་འཕྲལ་འཕྲལ་དུ་འབྱུང་ཞིང་འབུན་པའི་ནད།

如牛角顶样突发剧烈疼痛并发出呻吟的一类疾病。

23.0031 དོན་གླང་། 脏绞痛

དོན་མཆིན་པ་དང་མཆེར་པར་བྱུང་བའི་གླང་ཐབས་ཀྱི་ནད།

多发于肝脏和脾脏的一种绞痛症。

23.0032 སྣོད་གླང་། 腑绞痛

སྣོད་ཕོ་བ་དང་། རྒྱུ་མ། ལོང་གསུམ་ལ་བྱུང་བའི་གླང་ཐབས་ཀྱི་ནད།

多发于胃、小肠、大肠的一种绞痛症。

23.0033 རྩ་གླང་། 脉绞痛

ཕྱི་རྩ་དང་ནང་རྩར་བྱུང་བའི་གླང་ཐབས་ཀྱི་ནད།

多发于内外脉管的一种绞痛症。

23.0034 མཆིན་གླང་། 肝绞痛

མཆིན་པ་འགྲམས་པས་མཆིན་སྙིང་གཟེར་ཞིང་རྔུལ་གྲང་རྗེས་ལ་ནད་ལྡང་བ་དང་རྩ་ཆུའི་ཚད་རྟགས་ཆེ་བའི་གླང་ཐབས་ཀྱི་ནད་ཅིག

伤热扩散于肝引起肝区疼痛，出汗受凉后发作，脉、尿呈热象的一种绞痛症。

23.0035 མཆེར་གླང་། 脾绞痛

མཆེར་པ་འགྲམས་པས་གཡོན་གྱི་རྩིབ་ཕྱུང་གཟེར་ཞིང་སྒྲོ་འཁྲོག་བྱེད་ལ་ཆུ་གྲང་འཐུངས་ན་ན་བའི་གླང་ཐབས་ཀྱི་ནད་ཅིག

伤热扩散于脾引起左侧小肋区疼痛，腹胀肠鸣，饮凉水后加重的一种绞痛症。

23.0036 ཕོ་གླང་། 胃绞痛

སྙིན་སྣའི་འོག་ཏུ་ན་བའི་གླང་ཐབས་ཀྱི་ནད་ཅིག

剑突下疼痛的一种腑绞痛症。

23.0037 རྒྱུ་གླང་། 小肠绞痛

ལྟེ་བའི་འོག་ཏུ་ན་བའི་སྣོད་གླང་གི་ནད་ཅིག

脐下疼痛的一种腑绞痛症。

23.0038 ལོང་གླང་། 大肠绞痛

ལྟེ་བའི་གཡས་གཡོན་དུ་ཐད་ཀར་ན་བའི་གླང་ཐབས་ཀྱི་ནད་ཅིག

脐左右疼痛的一种腑绞痛症。

23.0039 ཚ་གླང་། 热性绞痛

མཆིན་མཆེར་གཉིས་ཀྱི་ཁྲག་འཁྱགས་པ་དང་། ཁྲག་དང་མཁྲིས་པ་གཉིས་ཕོ་ལོང་དུ་ལྷུང་བ་ལས་གྱུར་

པའི་གླང་ཐབས་ཀྱི་ནད་ཅིག

肝脾血受寒，血热和“赤巴”降于胃肠的一种绞痛症。

23.0040 གྲང་གླང་། 寒性绞痛

ཕོ་བར་མ་ཞུ་བ་ལྷུང་བ་དང་རྒྱུ་ལོང་གི་ནང་དུ་ཐུར་སེལ་རླུང་འཁྱིལ་བ་ལས་བྱུང་བའི་གླང་ཐབས་ཀྱི་ནད་ཅིག

不消化降于胃，下行“隆”旋积于大小肠而引发的一种绞痛症。

23.0041 སྲིན་གླང་། 蛀性绞痛

ཕོ་བ་དང་ལོང་གཉིས་སུ་སྲིན་འདྲིལ་ནས་ན་བའི་གླང་ཐབས་ཀྱི་ནད་ཅིག

“蛀”聚结于胃和大肠而引发的一种绞痛症。

23.0042 གཉན་གླང་། 疠绞痛

ཕོ་བ་དང་རྒྱུ་མར་གཉན་བབས་ནས་ན་བའི་གླང་ཐབས་ཀྱི་ནད་ཅིག

疠降于胃和小肠而引发的一种绞痛症。

23.0043 ཁྲག་ཤེད། 血力

རྩ་རུ་རྒྱུ་བའི་ཁྲག་གི་ཤེད་ཤུགས།

脉管内流动的血的气力。

23.0044 ཉ་འཁྲོམས། 肌肉萎缩

ཉ་ཤ་ཁྲོམས་ཏེ་ཕྲ་རུ་སོང་བ།

鱼肌萎缩变细。

23.0045 བསྲན་གླགས་མེད། 难忍

ན་ཟུག་དྲག་པོས་བསྲན་མི་ཚུགས་པ།

疼痛剧烈而难以忍受。

23.0046 རྩ་འཇུར། 脉弱

རྩ་ཤེད་ཉམས་པ།

脉搏动力减弱。

23.0047 རྫི་མ་ཆག 倒睫

མིག་གི་རྫི་མ་ཐུར་དུ་གཡོལ་བ།

睫毛向下倒生。

23.0048 དུལ་སྐྱེག 臭嗝

ཁ་སྣ་ནས་དུལ་དྲི་དང་བཅས་པའི་སྐྱེག་པ་རྒྱག་པ།

伴发臭味的嗳气。

23.07 སྲིན་ནད། 蛀病

23.0049 སྲིན་ནད། 蛀病

ཕྱི་ནང་གི་རྐྱེན་གྱིས་ལུས་ཀྱི་སྲིན་བུ་འཁྲུགས་ནས་སློང་བའི་ནད།

外缘或内缘紊乱体内“蛀”而引发的疾病。

23.0050 བད་སྲིན་ནད། 培根蛀病

གཙོ་བོ་ཕོ་བར་གནས་པའི་དབྱིབས་གྲུ་གུ་བསྒོགས་པ་དང་འདྲ་བའི་སྲིན་བུས་བསྐྱེད་པའི་ནད་ཅིག

主要位于胃部形如线团的“蛀”引发的一种疾病。

23.0051 རླུང་སྲིན་ནད། 隆蛀病

ལོང་དུ་གནས་པའི་དབྱིབས་ཐུར་མ་འདྲ་བའི་སྲིན་བུས་བསྐྱེད་པའི་ནད་ཅིག

位于大肠形如筷子的“蛀”引发的一种疾病。

23.0052 མཁྲིས་སྲིན་ནད། 赤巴蛀病

སོ་མིག་དང་པགས་པ། གཞང་། མཚན་མ་ལ་གནས་པའི་དབྱིབས་ཁབ་རྩེ་འདྲ་བའི་སྲིན་བུས་བསྐྱེད་པའི་ནད་ཅིག

位于齿、眼、皮肤、肛门、阴部等的形如针尖的“蛀”引发的一种疾病。

23.0053 ཁྲག་སྲིན་ནད། 血蛀病

ཁྲག་ལ་གནས་པའི་དབྱིབས་རྐང་མེད་ཟླུམ་ལ་དམར་བའི་སྲིན་བུས་བསྐྱེད་པའི་ནད་ཅིག

位于血液形如球状无足色红的“蛀”

引发的一种疾病。

23.0054 ཀླད་སྲིན་ནད། 脑蛀病

ཀླད་པ་ལ་གནས་ཤིང་ཡ་མ་དཀར་ནག་གཉིས་ཀྱིས་བསྐྱེད་པའི་ནད་ཅིག
位于脑部的黑白“亚马”引起的一种“蛀”病。

23.0055 ཡ་མ། 亚马

ཀླད་པར་གནས་པའི་སྲིན་བུའི་མིང་།
位于脑部“蛀”的名称。

23.08 སྐྱུགས་ནད། 呕吐症

23.0056 སྐྱུགས་པའི་ནད། 呕吐症

རླུང་འཁྲུགས་པ་དང་མི་སྡུག་པའི་ཡུལ་མཐོང་བ་ལས་བྱུང་ཞིང་གྱེན་དུ་སྐྱུགས་པའི་ནད།
“隆”紊乱或看见不雅的事物诱发呕吐的一种疾病。

23.0057 ཆུ་ཐབས་སྐྱུགས། 水样呕吐

སྐྱུག་པ་ཆུ་དང་འདྲ་བ་ཅན་སྐྱུགས་པ།
呕吐类似水样物。

23.0058 སྟེང་རླུང་འཁྲུགས། 上隆紊乱

གྱེན་རྒྱུའི་རླུང་འཁྲུགས་པ།
上行“隆”功能紊乱。

23.09 འཁྲུ་ནད། 腹泻症

23.0059 འཁྲུ་བའི་ནད། 下泻症

ཕོ་བ་དང་རྒྱུ་ལོང་དུ་ནད་བྱུང་ནས་ཐུར་དུ་འཁྲུ་བའམ་བཤལ་བའི་ནད།
胃和大小肠病变引起腹泻或下泄的一种疾病。

23.0060 འཁྲུ་བ་རྒྱུན་འབྱམས། 常泻

དུས་རྟག་ཏུ་འཁྲུ་བ།
经常下泻。

23.10 དྲི་འགགས་ནད། 便秘病

23.0061 དྲི་མ་འགགས་པ། 便秘

བཤང་བ་འགགས་ནས་མི་ཐོན་པའི་ནད།
大便干结难以排出的一种疾病。

23.0062 ཐུར་སེལ་ལོག་པ། 下泄隆逆反

ཐུར་སེལ་གྱི་རླུང་ཚུལ་བཞིན་མ་རྒྱུ་བར་གྱེན་དུ་ལོག་པ།
下行“隆”未能正常运行而逆行。

23.11 གཅིན་འགགས་ནད། 尿闭症

23.0063 གཅིན་འགགས་ནད། 尿闭症

ཆུ་འགགས་ཞེས་ཀྱང་ཟེར་ཏེ། དྲི་ཆུའམ་གཅིན་པའི་རྒྱུན་མི་བབས་པར་འགགས་པར་གྱུར་པའི་ནད་ཅིག

又称为尿阻，尿液无法正常排出而闭阻的一种疾病。

23.0064 གཅིན་སྲི་བ། 尿涩

དྲི་ཆུ་འབབ་པའི་བོངས་ཉུང་བ།

小便排量少。

23.0065 ཆུ་འགགས་ཁ་འཆུས་ནད། 口扭尿闭症

ལྷང་པ་རྒྱས་ཏེ་གློ་བུར་དུ་ཁ་འཆུས་ནས་དྲི་ཆུ་འགགས་པའི་གཅིན་འགགས་ཀྱི་ནད་ཅིག

膀胱增大而其口突然扭曲造成排尿阻塞的一种尿闭症。

23.0066 རླུང་འཁྱིལ་ཆུ་འགགས་ནད། 隆旋尿闭症

ཐུར་སེལ་རླུང་གྱེན་དུ་འཁྱིལ་བས་ཆུ་སོར་ཟུག་ཅིང་གཅིན་ཉུང་ཤས་རེ་བཤང་གཅི་གཏོང་དུས་འབྱུང་བའི་གཅིན་འགགས་ཀྱི་ནད་ཅིག

下行“隆”向上旋结引起尿道口疼痛，在大小便时少量排尿的一种尿闭症。

23.0067 སྐྲངས་འགགས་ཀྱི་ནད། 肿性尿闭症

ལྷང་པའི་ཁ་ནང་དུ་འདྲིལ་ནས་འགགས་པའམ་བཤང་ལམ་དང་གཅིན་ལམ་བར་དུ་སྐྲངས་སྐྲོས་བྱུང་ནས་འཕྱེན་དབུགས་ཀྱང་སྡོམ་པའི་གཅིན་འགགས་ཀྱི་ནད་ཅིག

膀胱口向内扭曲阻塞尿道，或肛门与尿道间组织肿胀而引起矢气堵塞的一种尿闭症。

23.0068 ཁུ་བས་འགགས་པའི་ནད། 精性尿闭症

དགེ་སློང་ཚངས་སྤྱོད་པ་ལྟ་བུ་ཁུ་བ་འཁར་བ་དང་ཡང་ན་གཅིན་བྲོ་དུས་ཉལ་པོ་བྱས་པས་ཁུ་བ་དང་གཅིན་འདྲེས་ཏེ་ཐལ་ཁུ་འདྲ་བ་འབྱུང་བའི་གཅིན་འགགས་ཀྱི་ནད་ཅིག

精液过剩或憋尿时行房事，出现精液和尿液混合灰色液体的一种尿闭症。

23.0069 རྡེ་འགགས་ནད། 石性尿闭症

རྡེའུ་འདྲིལ་ནས་ཆུ་ལམ་འགགས་པར་གྱུར་པའི་གཅིན་འགགས་ཀྱི་ནད་ཅིག

结石集结于尿道而引发的一种尿闭症。

23.0070 ཆུ་འགགས་རྩ་འགྲམས་ནད། 脉伤性尿闭症

དྲག་ཤུལ་དང་མཚོན་སོགས་ཀྱིས་རྩ་འགྲམས་ཏེ་གཅིན་འགགས་པ།

剧烈活动或器械等使脉道受损引发的一种尿闭症。

23.0071 འཚོལ་རྡེའི་ནད། 浮砾性尿闭症

རྡེའུ་གནས་གཅིག་ཏུ་མི་སྡོད་པས་གཅིན་བར་མཚམས་བཅད་དེ་འོང་ཞིང་དྲག་ཤུལ་རྗེས་ལ་ཁྲག་ཅན་ནམ་རྙོག་ཅན་འཛག་པའི་གཅིན་འགགས་ཀྱི་ནད་ཅིག

尿道结石浮动，引起尿液间断排出，剧烈活动后排出血尿或浑浊尿的一种尿闭症。

23.0072 ཆུ་འགགས་ཟུག་རྡེའི་ནད། 嵌砾尿闭症

རྡེའུ་ལྒང་པའི་ཁ་ལ་ཟུག་ན་ན་ལ་ཆུ་སྲི་བ་དང་། གཏིང་དུ་ཟུག་ན་ན་ལ་གཟེར་བའི་ཆུ་འགགས་ཀྱི་ནད་ཅིག

结石嵌于膀胱口出现疼痛和尿涩，进入膀胱深部时出现剧烈疼痛的一种尿闭症。

23.0073 སྤུ་འགགས་ནད། 毛性尿闭症

ཁ་ཟས་སྤུ་དང་འདྲེས་པ་མ་ཞུ་བར་ལྒང་པའི་རྩ་མིག་ཏུ་འཁྱམས་ནས་དྲི་ཆུ་འགགས་པར་གྱུར་པའི་ནད་ཅིག

混有毛的未消化食物游走于膀胱脉道而造成排尿阻塞的一种尿闭症。

23.12 གཅིན་སྙིའི་ནད། 尿频症

23.0074 གཅིན་སྙིའི་ནད། 尿频症

བད་ཀན་ཚིལ་འཕེལ་བ་ལྒང་པར་བགས་ཀྱིས་ཟགས་ཏེ་གཅིན་འཕེལ་བས་གཅིན་པ་རྒྱུན་ལྡན་མ་ཡིན་པར་ལན་མང་གཏོང་དགོས་པའི་ནད།

“培根”和脂肪过盛从膀胱缓慢渗漏而导致排尿异常频繁的一种疾病。

23.0075 ཟ་ཁུ། 萨酷

ལུས་ཟུངས་གཅིན་དང་འདྲེས་ནས་བབས་པའི་དྲི་ཆུ།

体精与尿液混合排出的尿。

23.0076 ཆུའི་ཟ་ཁུ། 水样萨酷

གཅིན་དྭངས་ཤིང་རྙོག་པ་མེད་པ་ཆུ་དང་འདྲ་བའི་བད་ཀན་ཟ་ཁུའི་ནད་ཅིག

尿液如清水般清澈的一种“培根”性“萨酷”病。

23.0077 བུར་ཤིང་གི་ཟ་ཁུ། 蔗汁样萨酷

གཅིན་མདོག་བུ་རམ་ཤིང་གི་ཁུ་བ་ལྟར་རྙོགས་ཤིང་རོ་མངར་བའི་བད་ཀན་ཟ་ཁུའི་ནད་ཅིག

尿液如甘蔗汁般浑浊而味甘的一种“培根”性“萨酷”病

23.0078 ཆང་གི་ཟ་ཁུ། 酒样萨酷

གཅིན་སྣོད་དུ་བསགས་ཚེ་སྟེང་ཕྱོགས་དྭངས་ལ་ཞབས་མཐིལ་གར་པོར་འགྱུར་བའི་བད་ཀན་ཟ་ཁུའི་ནད་ཅིག

尿液盛于器皿中观察时上层清澈底层混浊的一种“培根”性“萨酷”病。

23.0079 འབྲས་ཕྱེའི་ཟ་ཁུ། 米粉样萨酷

གཅིན་གྱི་ངོ་བོ་འབྲས་བཏགས་པའི་ཕྱེ་མ་བཞིན་གར་ལ་མདོག་སྐྱ་བོར་འབྱུང་བའི་བད་ཀན་ཟ་ཁུའི་ནད་ཅིག

尿液如水磨米粉般粘稠而发白的一种“培根”性“萨酷”病。

23.0080 ཁུ་ཆུའི་ཟ་ཁུ། 精尿样萨酷

གཅིན་ཁུ་ཆུ་འདྲ་བའམ་ཁུ་ཆུ་དང་འདྲེས་པར་འབྱུང་བའི་བད་ཀན་ཟ་ཁུའི་ནད་ཅིག

尿液如精液或精尿混合排出的一种“培根”性“萨酷”病。

23.0081 བྱེ་མའི་ཟ་ཁུ། 沙粒样萨酷

གཅིན་ལ་བྱེ་མའི་རྫིགས་མ་འདྲ་བ་འབྱུང་

བའི་བད་ཀན་ཟ་ཁུའི་ནད་ཅིག
尿液呈沙粒样的一种“培根”性“萨酷”病。

23.0082 བསིལ་བའི་ཟ་ཁུ། 凉性萨酷
གཅིན་ཡང་དང་ཡང་དུ་འབྱུང་ལ་རེག་བྱ་བསིལ་བའི་བད་ཀན་ཟ་ཁུའི་ནད་ཅིག
排尿频繁且尿温低的一种“培根”性“萨酷”病。

23.0083 བགས་འཟུང་གི་ཟ་ཁུ། 漫流萨酷
གཅིན་འབབ་པའི་རྒྱུན་དལ་ལ་ཉུང་ཟད་འབྱུང་བའི་བད་ཀན་ཟ་ཁུའི་ནད་ཅིག
排尿时绵长且量少的一种“培根”性“萨酷”病。

23.0084 ཁ་ཆུའི་ཟ་ཁུ། 涎样萨酷
ཁ་ཆུ་དང་འདྲ་བར་ནལ་ནལ་པོ་འགྱུར་བག་ཅན་དུ་འབྱུང་བའི་བད་ཀན་ཟ་ཁུའི་ནད་ཅིག
尿液如涎水样粘稠的一种“培根”性“萨酷”病。

23.0085 ནས་ཚིག་གི་ཟ་ཁུ། 麦焦样萨酷
གཅིན་མདོག་ནས་ཚིག་འཁྲུས་པའི་ཐལ་བ་དང་འདྲ་བའི་མཁྲིས་པའི་ཟ་ཁུའི་ནད་ཅིག
尿色如焦青稞水样发黑的一种“赤巴”性“萨酷”病。

23.0086 སྣག་ཚའི་ཟ་ཁུ། 墨样萨酷
གཅིན་མདོག་སྣག་ཚ་དང་འདྲ་བར་ནག་པོ་འབྱུང་བའི་མཁྲིས་པ་ཟ་ཁུའི་ནད་ཅིག
尿液如墨汁发黑的一种“赤巴”性“萨酷”病。

23.0087 སྔོན་པོའི་ཟ་ཁུ། 蓝色萨酷
གཅིན་མདོག་སྔོན་པོར་འབྱུང་བའི་མཁྲིས་པ་ཟ་ཁུའི་ནད་ཅིག
尿液呈青蓝的一种“赤巴”性“萨酷”病。

23.0088 སྐྱེར་ཁུའི་ཟ་ཁུ། 檗汁样萨酷
གཅིན་མདོག་སྐྱེར་པའི་ཁུ་བ་ལྟར་སེར་བར་འབྱུང་བའི་མཁྲིས་པའི་ཟ་ཁུའི་ནད་ཅིག
尿液如小檗皮煮汁样呈黄色的一种“赤巴”性“萨酷”病。

23.0089 བཙོད་ཁུའི་ཟ་ཁུ། 茜草汁样萨酷
གཅིན་མདོག་བཙོད་ཁུ་དང་འདྲ་བར་དམར་ལ་དྲི་མནམ་པའི་མཁྲིས་པའི་ཟ་ཁུའི་ནད་ཅིག
尿色如茜草汁样呈红色且发臭的一种“赤巴”性“萨酷”病。

23.0090 ཁྲག་གི་ཟ་ཁུ། 血样萨酷
གཅིན་མདོག་ཁྲག་དང་འདྲ་ཞིང་དྲི་ང་ལ་ཚ་ཞིང་ལན་ཚར་བཅས་པའི་མཁྲིས་པའི་ཟ་ཁུའི་ནད་ཅིག
尿液如血呈红色发臭且味辛咸的一种“赤巴”性“萨酷”病。

23.0091 རྐང་གི་ཟ་ཁུ། 髓样萨酷
གཅིན་དང་རྐང་མར་འདྲེས་པ་ལྟར་འབྱུང་བའི་རླུང་གི་ཟ་ཁུའི་ནད་ཅིག
尿液与骨髓混合样排出的一种“隆”性“萨酷”病。

23.0092 ཞག་གི་ཟ་ཁུ། 油脂样萨酷
གཅིན་དང་ཞག་འདྲེས་པ་འདྲ་བ་འབྱུང་བའི་རླུང་གི་ཟ་ཁུའི་ནད་ཅིག
尿液和油酯混合样排出的一种“隆”性“萨酷”病。

23.0093 གླང་ཆེན་ཟ་ཁྲུ། 象尿样萨酷

ཆུ་སེར་ནྫོག་པ་བཅས་གླང་ཆེན་གྱི་ཆུ་ལྟར་ནར་མར་འབྱུང་བའི་རླུང་གི་ཟ་ཁྲུའི་ནད་ཅིག

尿液黄浊如大象尿般绵长的一种“隆”性“萨酷”病。

23.0094 སྦྲང་གི་ཟ་ཁྲུ། 蜂蜜样萨酷

སེར་སྨུག་ཀུན་ཏུ་འདྲེས་ཤིང་རོ་མངར་ལ་སྦྲང་རྩི་དང་འདྲ་བ་འབྱུང་བའི་རླུང་གི་ཟ་ཁྲུའི་ནད་ཅིག

尿液呈黄褐色味甘如蜜的一种“隆”性“萨酷”病。

23.0095 གཉིད་ལ་བརྩེ། 嗜睡

གཉིད་ཆེ་བའམ་གཉིད་ཉལ་རྒྱུར་ཤིན་ཏུ་དགའ་བ།

多眠或嗜睡。

23.13 ཚད་འཁྲུའི་ནད། 热泻病

23.0096 རྒྱ་ནད་ཚད་འཁྲུ། 热带腹泻

རྒྱ་གར་བལ་མོན་སོགས་དྲོད་ཆ་ཆེ་བའི་ཡུལ་དུ་ས་ཆུ་མ་འཕྲོད་པ་ལས་མཆིན་ཚད་སྐྱེས་ནས་ལུས་ཀྱི་ཆུ་ཁམས་ཐུར་དུ་བབས་པ་ལས་བྱུང་བའི་བཤལ་ནད་ཅིག

在印度、尼泊尔、门隅等热带地区因水土不服造成肝热旺盛，体内水分下坠而引发的一种下泻病。

23.14 གྲིག་ནད། 痛风病

23.0097 དྲེག་ནད། 痛风病

རླུང་ཁྲག་འཁྲུགས་ནས་རྐང་པའི་མཐེ་བོང་དང་ལག་པའི་གྲུ་མོ་ལ་གནས་པ་རིམ་བཞིན་ཚིགས་ཀུན་ལ་མཆེད་པའི་ནད་ཅིག

“隆”血热紊乱侵入足拇趾、肘部，逐步蔓延到全身关节的一种疾病。

23.0098 གཡའ་བ། 瘙痒

ཟ་འཕྲུག་ལངས་པ།

发痒。

23.0099 བྱ་རྒྱང་། 伸懒腰

བྱ་བའི་ལས་ལ་མ་འཇུག་ཀྱང་དོན་མེད་རྐང་ལག་རྒྱོང་བར་བྱེད་པ།

虽未劳作但欲伸展肢体以解疲乏。

23.15 གྲུམ་བུའི་ནད། 痹症

23.0100 གྲུམ་བུའི་ནད། 痹症

དྭངས་མ་གནས་སུ་མ་སྨིན་པར་ཚིགས་མིག་ཆུ་སེར་འཕེལ་བའི་དབང་གིས་བད་ཀན་འགྲོར་བྱེད་ཀྱི་བྱེད་ལས་ཉམས་ཏེ་ཚིགས་ཀུན་ཆག་གྲུམ་ཤོར་བ་ལྟར་ན་བའི་ནད་ཅིག

精华未消化引起关节黄水增盛，使能合“培根”的功能衰退，导致关节如骨折样疼痛的一种疾病。

23.0101 ཉེམ། 圳

གྲུམ་བུའི་སྐད་དོད།

痹的别称。

23.0102 ཤ་ཉེམ། 肉痹

ཤ་སྔོ་ལ་མདོག་ནག་ཅིང་ཡན་ལག་སྦྲིད་པ་དང་གློ་སྙིང་མི་བདེ་བར་སྣ་ཁྲག་མང་དུ་འཛག་ནས་ཤ་རུས་འབྱེད་པ་སྙམ་དུ་བེམ་པོར་བྱེད་པའི་གྲུམ་བུའི་ནད་ཅིག

肌肉肿胀呈黑色，四肢麻木，心肺不适，流鼻血，有骨肉剥离般疼痛感的一种痹症。

23.0103 རུས་ཉེམ། 骨痹

རླུང་ཤས་ཆེ་བས་སྐོམ་དད་ཆེ་ལ་རུས་པར་ཚ་བ་སྐྱེ་ཞིང་ཚིགས་རྣམས་ན་ལ་འགུལ་མི་ནུས་པ་དང་སྒྲ་ཆེན་པོའི་རིགས་མི་བཟོད་པར་གཡང་དུ་བརྒྱུར་སྙམ་སེམས་པའི་གྲུམ་བུའི་ནད་ཅིག

“隆”邪偏盛引起口渴、骨骼发热、关节疼痛，活动受限，难以忍受巨响，有坠落感的一种痹症。

23.0104 རྩ་ཉེམ། 脉痹

ཁྲག་གི་ཤས་ཆེ་བས་ལུས་ཀྱི་བཀྲག་མདངས་ཉམས། རྩ་རྣམས་སྦོས་ཤིང་སྲ་ལ་ན་བ། གློ་སྙིང་མི་བདེ་ལ་དཔྱིའི་སྣ་ཟུར་གྱི་ཤ་ཆད་སྙམ་བྱེད་པའི་གྲུམ་བུའི་ནད་ཅིག

血偏盛引起肌肤无华，脉胀且硬而痛，心肺不适，臀肌如断裂样疼痛的一种痹症。

23.0105 ཆུ་ཉེམ། 筋痹

ཆུ་རྒྱུས་གྱོང་ཞིང་འདར་ལ་རེངས་འཁུམས་སྐམ་པ་སོགས་འབྱུང་བའི་གྲུམ་བུའི་ནད་ཅིག

韧带和肌腱僵硬、震颤、拘挛、萎缩等的一种痹症。

23.0106 ཉེམ་དཀར། 白痹

ཆུ་སེར་དཀར་པོས་རྒྱུ་བྱས་པའི་གྲང་བ་ཤས་ཆེ་བའི་གྲུམ་བུའི་ནད་ཅིག

白黄水为因引发的一种寒性痹症。

23.0107 ཉེམ་ནག 黑痹

ཆུ་སེར་ནག་པོས་རྒྱུ་བྱས་པའི་ཚ་བ་ཤས་ཆེ་བའི་གྲུམ་བུའི་ནད་ཅིག

黑黄水为因引起的一种热性痹症。

23.0108 ཤ་ལྤགས་བརྗེ། 皮肤酸麻

ཤ་ལྤགས་ལ་རེག་མི་བཟོད་པར་བརྗེ་བ།

肌肤发酸不经触碰。

23.0109 ཤ་རུས་འཁོལ། 骨肉沸痛

ཤ་དང་རུས་པ་གཉིས་འཁོལ་བ་ལྟར་ན་བ།

肌肉和骨骼如水沸般轰轰作痛。

23.16 ཆུ་སེར་གྱི་ནད། 黄水病

23.0110 ཆུ་སེར་གྱི་ནད། 黄水病

ཤ་དང་རུས་པ་དོན་སྣོད་རྣམས་ཀྱི་ཕྱི་ནང་ཐམས་ཅད་ལ་ཁྱབ་པར་གནས་པའི་ཆུ་སེར་གྱི་ལྷང་ཚད་འཕེལ་ཟད་འཁྲུགས་གསུམ་གང་རུང་དུ་གྱུར་པའི་ནད།

分布于肌肉、骨骼、脏腑等机体部位的黄水常量发生盛、衰、紊乱所致的疾病。

23.0111 ཆུ་སེར་དཀར་པོའི་ནད། 白黄水病

བད་རླུང་གྲང་བ་དང་བསྡོངས་པའི་ཆུ་སེར་གྱི་ནད།

黄水与“培隆”寒邪相伴的一种寒性黄水病。

23.0112 ཆུ་སེར་ནག་པོའི་ནད། 黑黄水病

ཁྲག་མཁྲིས་ཚ་བ་དང་བསྡོངས་པའི་ཆུ་སེར་གྱི་ནད།

黄水与血“赤”热邪相伴的一种热性黄水病。

23.0113 ཟ་འཕྲུག 发痒

ལུས་པོ་གཡའ་བ།

身体发痒。

23.0114 ཚ་སྲུག 烧灼

ཚ་རུམ་རུམ་བྱེད་པ།

烘烘发热。

23.0115 འདྲུགས་པ། 脱溃

སྤུ་ཅ་བ་ནས་འདོན་ཞིང་དེའི་ཤུལ་རུལ་བ།

毛发连根脱落毛囊溃烂。

23.17 རྩ་དཀར་གྱི་ནད། 白脉病

23.0116 རྩ་དཀར་གྱི་ནད། 白脉病

ལུས་ཕྱི་ནང་གི་དབང་རྩ་རྣམས་འགྲམས་འཁྲུགས་སོགས་སུ་གྱུར་ནས་ཁ་མིག་ཡོན་པོ་དང་ཡན་ལག་ཞ་འབྱུམས་སུ་གྱུར་པའི་ནད་ཅིག

身体内外的神经受外伤、“隆”紊乱等原因出现口眼歪斜、四肢瘫痪的一种疾病。

23.0117 ནང་རྩ། 内脉

ཀླད་པའི་རྫེ་ཞབས་ལས་བྱུང་ཞིང་ཕྱི་ལ་མི་མངོན་པར་ནང་དོན་སྣོད་དུ་འབྲེལ་བའི་དར་གྱི་དཔྱངས་ཐག་བཏགས་པ་ལྟ་བུའི་རྩ་དཀར་བཅུ་གསུམ།

自脑桥发出不显于体表，与脏腑相连的13条悬绫状白脉。

23.0118 ཕྱི་རྩ། 外脉

ལྟག་པའི་སྟོད་སྒོ་དང་། ལྟག་ཟུར་སྤུ་འཁྱིལ། རྣ་ཤལ་འོག་གཞོང་བཅས་ནས་ཐོན་ཞིང་ཡན་ལག་ཕྱི་རུ་མངོན་པའི་རྩ་དཀར་དྲུག

从后囟聚门、后囟毛旋、耳垂下窝等处发出，走向四肢肌肤体表的6条白脉。

23.0119 དཔྱི་མིག 髋臼

དཔྱི་རུས་དང་བརླ་ཀང་འབྲེལ་བའི་འཕོར་མིག

髋骨和股骨相连的臼窝。

23.0120 གྲུ་མོའི་གཞུ་མཆོག 鹰嘴

གཞུ་ཡི་རྩེ་མོ་དང་འདྲ་བའི་གྲུ་མགོའི་མིང་།

形似鹰嘴的尺骨上端名称。

23.0121 མདུད་གསུམ་མདོ། 三结口

སྤྱི་གཙུག་དང་། ལྟེ་བ། མཚན་དབྱག་གསུམ་གྱི་བསྡུས་མིང་།

头顶、脐、会阴三者的合称。

23.0122 གཞོགས་རེངས། 侧僵

ལུས་ཀྱི་གཞོགས་ཕྱེད་ཤིང་ལྟར་རེངས་པོར་གྱུར་པ།

身体一侧如木般僵直。

23.0123 སྒྲོག་རུས་གཞོངས། 锁骨窝

སྒྲོག་རུས་སྟེང་འོག་གི་གཞོང་བུ།

锁骨上下沿的凹陷处。

23.0124 མཁལ་མའི་རྩ་ནག 肾黑脉

ཚིགས་པ་བཅུ་བཞི་པའི་གཡས་གཡོན་ནས་ཕྱིར་ཚོན་གང་དང་སྲུན་རེ་བཅལ་བའི་སར་གནས་པའི་མཁལ་མ་དང་འབྲེལ་བའི་རྩ་ནག་གཉིས།

自第十四椎向左右各量一寸一分处与肾相连的黑脉。

23.0125 དཔྱི་ལེབ། 髋骨面

གཞུག་གུ་ཚུང་ནས་སྟ་ཟུར་བར་གྱི་དཔྱི་ཡི་རྒྱབ་ངོས་ཀྱི་མིང་།

尾骨至髋骨间的髋骨背面。

23.0126 ཙོག་མི་ཐུག 难端坐

ཙོག་པུར་སྡོད་མི་ཐུབ་པ།

不能挺直端坐。

23.0127 དྲི་ཆུ་ཞླུགས། 尿失禁

དྲི་ཆུ་སྡོམ་མི་ཐུབ་པར་དབང་མེད་དུ་ཤོར་བའམ་ལུག་པ།

无法控制排尿，尿液不自主地溢出。

23.18 པགས་པའི་ནད། 皮肤病

23.0128 པགས་པའི་ནད། 皮肤病

ཕྱི་པགས་པ་ལ་བྱུང་བའི་ནད།

发生于皮肤的疾病。

23.0129 ཞ་བཀྲ། 白斑病

ཤ་མདོག་ཁྲ་བོར་གྱུར་པའི་པགས་ནད་ཅིག

肤色变白的一种皮肤病。

23.0130 གླང་ཤུ། 牛皮癣

གླང་གི་གཉའ་ལྤགས་ལྟར་པགས་མདོག་སྐྱ་བོ་སེང་སེང་པོ་མཐུག་ལ་མཁྲེགས་ཤིང་འབྲུམ་ཚུང་སྐྱ་གསོབ་ཏུ་མཆེད་པའི་པགས་ནད་ཅིག

皮肤如牛颈般呈灰白色，厚硬，布满鳞屑和丘疹的一种皮肤病。

23.0131 ཟ་རྐོང་། 萨公

བ་སྤུ་ཕྱི་ནས་པགས་པ་ཟོས་ཏེ་ཀོང་བུར་འགྱུར་ལ་མདོག་སྨོ་ཞིང་འགོས་མཆེད་སྐྱེན་

པའི་པགས་ནད་ཅིག

汗毛脱落，皮肤凹陷发青，迅速蔓延的一种皮肤病。

23.0132 ཟུ་བ། 疱疹

པགས་པ་གས་ཤིང་རྩུབ་ལ་ཚྭད་ཆེ་བ་དང་ཡང་ན་གྲང་ནས་ཟ་འཕྲུག་བྱེད་པའི་པགས་ནད་ཅིག

皮肤皲裂、粗糙，受热或受寒时发痒的一种皮肤病。

23.0133 སྲིན་འབོར། 疥

འབོར་པ་རྩེ་དཀར་པོ་བཙིར་ན་རྣག་ཆུ་ལེ་བ་འབྱུང་བའི་པགས་ནད་ཅིག

丘疹尖端发白，可挤出脓液的一种皮肤病。

23.0134 མཛེར་པ། 疣

རྩ་བ་བརྟན་ལ་ངོ་བོ་ཤ་རྒྱུས་ཅན་རྩུབ་ལ་གྲོང་ཞིང་འབུར་བའི་པགས་ནད་ཅིག

根基稳固，性质如肌腱样粗硬且凸起的一种皮肤病。

23.0135 ངོ་རྨིག 面斑

གདོང་ལ་སྨི་བ་ལྟ་བུ་སྦྲབ་མོས་ཁྱབ་པའི་པགས་ནད་ཅིག

面部满布小痣样的一种皮肤病。

23.0136 སྨེ་བ། 痣

གདོང་སོགས་ལ་ཡོད་པའི་ཤ་མཚན་ནག་པོ།

出现在面部等处的黑色斑点。

23.0137 ངོ་ཁབས། 雀斑

པགས་མདོག་དཀྱུས་དང་མི་འདྲ་བར་སྐྱ་ཐེར་སྣ་ཚོགས་ཤར་བའི་པགས་ནད་ཅིག

与正常肤色不同，出现灰白斑点的一种皮肤病。

23.0138 ཁྲེ་མ། 且玛

ཤ་མདོག་གཅིག་གིས་མ་ཁེབས་པར་སྦུབས་ལུས་པའི་པགས་ནད་ཅིག

正常肤色间有斑缝的一种皮肤病。

23.0139 གཡན་པ། 痒疮

ལུས་གཡའ་ཞིང་པགས་མདོག་འགྱུར་ལ་ཆུ་སེར་འཛག་པའི་པགས་ནད་ཅིག

肤色改变，瘙痒，渗出黄水的一种皮肤病。

23.0140 བས་ལྡགས། 牛舔疮

པགས་པ་བ་ཡི་ལྕེས་བལྡག་པ་ལྟར་སྐྱ་ཐེར་སྣ་ཚོགས་འབྱུང་བའི་པགས་ནད་ཅིག

皮肤如牛舌舔样呈灰白斑点的一种皮肤病。

23.0141 སེར་པོ་གཉིས། 二黄药

ཡུང་བ་དང་སྐྱེར་པ་གཉིས་ཀྱི་བསྡུས་མིང་།

姜黄和小檗的统称。

23.19 ཕྲན་བུའི་ནད། 微病

23.0142 ཕྲན་བུའི་ནད། 微病

གློ་བུར་འཕྲལ་འཕྲལ་དུ་འབྱུང་བའི་ཕྲན་ཚེགས་ཀྱི་ནད།

临时突发的零星病。

23.0143 ཉ་ལོག 肌疠

གཉན་ཡན་ལག་གི་ཉ་ཤར་བབས་པའི་ནད་དེ། ཉ་འགྱུར་ཞིང་གཟེར་ནས་སྐད་ངན་འཚེར་བའི་ནད་ཅིག

疠侵入四肢鱼肌，引起鱼肌抽筋剧痛，发出呻吟的一种疾病。

23.0144 མེས་འཚིག་རྨ། 烧伤

མེ་ཡིས་འཚིག་པ་ལས་བྱུང་བའི་རྨ་ཕྲན་བུ།

被火灼伤的一种疾病。

23.0145 མདེའུ་ཁོང་ཤོར། 镞吞症

མདེའུ་ཁོང་དུ་ཤོར་བའི་ཕྲན་བུའི་ནད་ཅིག

吞食弹镞等异物的一种疾病。

23.0146 གཉའ་རེངས། 颈僵

གཉའ་བའམ་སྐེ་མཛིང་རེངས་ཏེ་བསྒྱུར་མི་ཤེས་པའི་ཕྲན་བུའི་ནད།

脖颈僵直而活动受限的一种疾病。

23.0147 བསེ་དྲི། 狐臭

མཆན་འོག་གི་རྨེན་བུའི་གནས་སོགས་ནས་མནམ་པའི་ལྷན་སྐྱེས་ཀྱི་དྲི་ངན།

腋下淋巴等处发出的先天性臭味。

23.0148 ནུ་མ་སྐྲངས་པ། 乳肿

ནུ་མ་སྐྲངས་པའི་ཕྲན་བུའི་ནད།

乳房肿胀的一种疾病。

23.0149 སྙེའུ་ལྷགས། 窝肿大

སྙེ་ས་བཞི་ཡི་རྨེན་བུ་སྐྲངས་པའི་ཕྲན་བུའི་ནད།

两腋窝和两腘窝处淋巴肿胀的一种疾病。

24 ལྷན་སྐྱེས་རྨ་གསོ་བ། 自生疮诊疗

24.01 འབྲས་ནད། 哲病

24.0001 འབྲས་ནད། 哲病

ངན་ཁྲག་རྩ་མིག་ཏུ་ཐེར་བ་རླུང་གིས་བསྒྲིལ་ནས་ལུས་ཀྱི་ནང་གི་ཆ་ཤས་ངེས་མེད་དུ་བེ་འབྲས་ལྟར་སྲ་མཁྲེགས་སུ་གྱུར་པའི་ནད།

坏血散入脉道被“隆”邪卷结于身体任意部位变成像栎果样坚硬痞块的一种疾病。

24.0002 ཤ་འབྲས། 肉哲

ནད་ཤ་ལ་བབས་ཏེ་ཤ་མདོག་ཙུང་གཤེར་འབྲུགས་པ་དང་འདྲ་བའི་འབྲས་ནད།

病降于肌肉，肌肤呈冻芜菁样的一种“哲”病。

24.0003 རུས་འབྲས། 骨哲

ནད་རུས་ལ་བབས་ཏེ་རུས་མདོག་འགྱུར་ཞིང་རྣག་གིས་རྩི་ཉམས་པར་བྱེད་པའི་འབྲས་ནད།

病降于骨骼，引起骨骼变色，脓液侵蚀骨骼的一种“哲”病。

24.0004 རྩ་འབྲས། 脉哲

ནད་རྩ་ལ་བབས་ཏེ་རྩ་སྐྲངས་ཤིང་ཟུག་འཕྲུག་ལ་འགྲོ་བའི་འབྲས་ནད།

病降于脉道，引起脉管肿胀闪痛的一种“哲”病。

24.0005 ཁོང་འབྲས། 内脏哲

ནང་དོན་སྣོད་ལ་འབྱུང་བའི་འབྲས་ནད།

病发于脏腑的“哲”病。

24.0006 གློ་འབྲས། 肺哲

ནད་གློ་བར་བྱུང་ནས་མིད་པ་ན་ཞིང་ཧྲིལ་ཧྲིལ་བྱེད་སྐམ་ལ་ཁ་ཟས་མིད་དཀའ་བའི་འབྲས་ནད།

病发于肺脏，出现咽喉疼痛，有异物感，吞咽困难的一种“哲”病。

24.0007 སྙིང་འབྲས། 心哲

ནད་སྙིང་ལ་བྱུང་ནས་སྙིང་འཕར་ཞིང་གཟེར་ལ་དྲན་པ་མི་གསལ་བ་དང་མུན་པར་འཐིབས་པ་ལྟར་སེམས་པའི་འབྲས་ནད་ཅིག

病发于心脏，出现心颤、心绞痛、意识不清，有迷茫感的一种“哲”病。

24.0008 མཆིན་འབྲས། 肝哲

ནད་མཆིན་པར་བྱུང་ནས་དབུགས་འགགས་ཤིང་མགོ་བོ་འཁོར་བ་དང་སྐོམ་དད་ཆེ་ལ་མཆིན་སྟེང་ན་བའི་འབྲས་ནད་ཅིག

病发于肝脏，出现呼吸不畅、头晕、口渴、肝区疼痛的一种“哲”病。

24.0009 མཆེར་འབྲས། 脾哲

ནད་མཆེར་པར་བྱུང་ནས་སྦོ་འཁྲིག་བྱེད་ཅིང་དབུགས་ཁ་མི་བདེ་བ་འབྱུང་བའི་འབྲས་ནད།

病发于脾脏，出现腹胀肠鸣、呼吸不畅的一种“哲”病。

24.0010 མཁལ་འབྲས། 肾哲

ནད་མཁལ་མར་བྱུང་ནས་ཆུ་སྲི་ཞིང་བཙིར་སྙམ་བྱེད་པ་དང་། རྐེད་པ་འཁོར་ཞིང་རྩིབ་ལོགས་ན་བའི་འབྲས་ནད་ཅིག

病发于肾脏，出现尿涩，有挤压感，腰部及胁肋疼痛的一种“哲”病。

24.0011 ཕོ་འབྲས། 胃哲

ནད་ཕོ་བར་བྱུང་ནས་ཕོ་བ་སྦོ་ཞིང་ཟས་སྐོམ་ལ་འཁྲིན་པ་སྟེ། ཟས་ལ་སྲེད་ཞེན་སྐྱེ་ཡང་སྐྱུགས་ཅིང་སྒྲེག་པ་མང་དུ་བྱུང་བ་སོགས་བཅོས་དཀའ་བའི་འབྲས་ནད་ཅིག

病发于胃部，出现腹胀，贪食，进食后出现呕吐，嗳气频发等症状的一种难治的“哲”病。

24.0012 རྒྱུ་མའི་འབྲས། 小肠哲

ནད་རྒྱུ་མར་བྱུང་ནས་ཟས་སྐོམ་སོགས་ཞུ་རྗེས་ན་ལ་སྐྱིགས་བུ་འོང་ཞིང་། གདོང་པ་དང་རྐང་བོལ་གཡོ་ལ་འཁྲུ་བར་འགྱུར་བའི་འབྲས་ནད་ཅིག

病发于小肠，出现消化后疼痛伴呃逆，面部和足背浮肿，腹泻的一种“哲”病。

24.0013 ལོང་འབྲས། 大肠哲

ནད་ལོང་དུ་བྱུང་ནས་ཟས་སྐོམ་སོགས་ཞུ་རྗེས་ན་ལ་སྐྱིགས་བུ་འོང་ཞིང་། གདོང་པ་དང་རྐང་བོལ་གཡོ་ལ་འཁྲུ་བར་འགྱུར་བའི་འབྲས་ནད་ཅིག

病发于大肠，出现消化后疼痛，呃逆，面部和足背浮肿，腹泻的一种“哲”病。

24.0014 གཞང་འབྲས། 直肠哲

ནད་གཞང་ལ་བྱུང་ནས་གཞང་ཁ་ན་ཞིང་། འཕྱིན་དབུགས་འགགས་ལ་བཤང་བར་རྣག་འདྲེས་པ་ཅན་འབྱུང་བའི་འབྲས་ནད་ཅིག

病发于直肠，出现肛门疼痛、矢气不通、大便中带脓的一种“哲”病。

24.0015 ལྒང་འབྲས། 膀胱哲

འབྲས་ནད་ལྒང་པར་བྱུང་ནས་ཆུ་འགགས་ཤིང་ཟུག་ཆེ་ལ་ཆུ་སོ་ན་བའི་འབྲས་ནད་ཅིག

病发于膀胱，出现尿闭，尿道疼痛的一种“哲”病。

24.0016 བྱེ་འབྲས། 雀蛋样哲

བྱི་སྒོང་ཙམ་ལ་སྲ་བ། ཟུག་མེད་ཅིང་བརྟན་པར་གནས་པའི་འབྲས་ནད་ཅིག

大小如雀蛋，坚硬无痛、痞块稳定的一种“哲”病。

24.0017 མཚོན་འབྲས། 伤哲

མཚོན་ལམ་ལ་བརྟེན་ནས་བྱུང་བས་བཅོས་ཕྲན་བུས་ཞི་ཞིང་། རྗེས་གཅོད་མ་བྱུང་ན་སླར་ལྡང་ནས་རྒྱུན་དུ་གནས་པར་བྱེད་པའི་འབྲས་ནད་ཅིག

因外伤引发，简单治疗可见效，如未能巩固治疗，易复发不愈的一种“哲”病。

24.0018 རྨེན་མི་ལྡང་། 疤愈

རྨ་རོ་སླར་མི་ལངས་པ།

创疤愈合后不再复发。

24.0019 རྩི་ཉམས་ཟོས། 蚀泽

རྣག་གིས་རུས་པ་ཟོས་ཤིང་རྩི་ཉམས་པར་གྱུར་པ།

脓液腐蚀骨骼使光泽衰退。

24.0020 ཤ་རོ། 腐肉

མདོག་འགྱུར་ལ་ཚོར་བ་མེད་པའི་ཤ

颜色变异且无感觉的肉。

24.0021 རྩ་འབྲུམ། 脉疹

འབྲུམ་པ་བྱུང་བ་ལྟར་རྩ་ལ་ཐོར་པ་མངོན་པ།

脉管上出现的丘疹。

24.02 གཞང་འབྲུམ། 痔疮

24.0022 གཞང་འབྲུམ། 痔疮

བཤང་ལམ་དུ་འབྲུམ་པ་སྐྱེས་ནས་བཤང་བ་བཀག་པའི་ལྷན་སྐྱེས་ཀྱི་རྨ་ཅིག

肛门发生丘疹引起排大便困难的一种自生疮。

24.0023 གཞང་དཀར་པོ། 白直肠

མིང་གཞན་དུ་ཚིལ་ཤུབས་དཀར་པོ་ཡང་ཟེར་ཞིང་། བཤང་ཁ་ནས་གྱེན་དུ་རང་སོར་བཞི་གཞལ་བའི་མཚམས་ཀྱི་བཤང་ལམ།

又称白色脂套，从肛门向上量四横指处的肛道。

24.0024 གཞང་ནག་པོ། 黑直肠

མིང་གཞན་དུ་ཚིལ་ཤུབས་ནག་པོ་ཡང་ཟེར་ཞིང་། གཞང་དཀར་ནས་གྱེན་དུ་རང་སོར་བཞི་གཞལ་བའི་མཚམས་ཀྱི་བཤང་ལམ།

又称黑色脂套，从白直肠向上量四横指处的肛道。

24.0025 གཞང་ཁ། 肛门

ཨ་ལོང་ཁ་ཞེས་ཀྱང་ཟེར་ཏེ་བཤང་བ་འབྱིན་སའི་སྒོ།

又称环状口，为排大便之门。

24.0026 གཉེ་མ། 乙状结肠

སྲིན་ལོང་གི་གཞུག་ནས་གཞང་ནག་པོའི་བར་གྱི་ཆ།

降结肠至黑直肠之间的部分。

24.0027 བཤང་ལམ། 肛道

བཤང་བ་ཕྱིར་འབྱིན་པའི་ལམ།

排大便的通道。

24.03 མེ་དབལ། 丹毒

24.0028 མེ་དབལ། 丹毒

གདོང་དང་མཇིང་པ་སོགས་སུ་མེས་འཚིག་པ་ལྟར་ཚ་ཞིང་མཆེད་པའི་ལྷན་སྐྱེས་རྨ་རིགས་ཤིག

面颈部出现如烧伤样疼痛蔓延的一种自生疮。

24.04 སུཪྻའི་ནད། 日形疮

24.0029 སུར་ཡའི་ནད། 日形疮

དོན་སྣོད་ཀྱི་གནས་སུ་རྨའི་མདོག་དབྱིབས་ཉི་མ་ལྟར་དམར་ལ་སྒོར་མོ་འབྱུང་བའི་ལྷན་སྐྱེས་ཀྱི་རྨ་རིགས་ཤིག

脏腑处发生的疮色形如太阳般红而圆的一种自生疮。

24.0030 རྣག་འཛུམས་པ། 脓流不止

རྣག་གི་རྒྱུན་མ་ཆད་པ།

脓液连续不间断流出。

24.05 རྨེན་བུའི་ནད། 淋巴疮

24.0031 རྨེན་བུའི་ནད། 淋巴疮

སྐེ་མཇིང་སོགས་ཀྱི་རྨེན་བུ་སྐྲངས་པའི་ལྷན་སྐྱེས་ཀྱི་རྨ་རིགས་ཤིག

颈项部等处淋巴结肿胀的一种自生疮。

24.0032 ཤ་རྨེན། 肉淋巴疮

སྐྲངས་པ་སྲ་ལ་ཆེ་ཞིང་འཇམ་པ་དང་། རྩ་རིས་མང་ཞིང་ཤ་ལ་འབྱུང་བའི་རྨེན་བུའི་ནད་ཅིག

肿块大而坚硬，表面光滑、脉络怒张，发生于肌肉的一种淋巴疮。

24.0033 ཚིལ་རྨེན། 脂淋巴疮

སྐྲངས་མདོག་དཀར་ལ་བསིལ་ཞིང་འཕེལ་འགྲི་ཆེ་བ་སྟེ། ཚིལ་ལ་འབྱུང་བའི་རྨེན་བུའི་ནད་ཅིག

肿块色白而发凉，时大时小，发生于脂肪的一种淋巴疮。

24.0034 རྩ་རྨེན། 脉淋巴疮

སྐྲངས་པ་སྙི་ལ་མནན་ན་ན་ཞིང་འགུལ་བ་སྟེ། རྩ་ལ་འབྱུང་བའི་རྨེན་བུའི་ནད་ཅིག

肿块绵软，按压时有痛感且浮动，发生于脉管的一种淋巴疮。

24.0035 འབྲས་རྨེན། 淋巴哲

སྐྲངས་པ་སྲ་ཞིང་འདྲིལ་ལ་གཏིང་ཟུག་ཅེད་པ་དང་འཕེལ་འགྲི་ཆུང་བའི་རྨེན་བུའི་ནད་ཅིག

肿块坚硬且卷结，深部疼痛，肿块稳定的一种淋巴疮。

24.0036 ཨ་ས་བ། 阿萨娃

རྨ་དང་ཚ་སྐྲངས་ལ་ཕན་པའི་ཟན་དྲོན་ལ་ཀོ་སྙོད་སོགས་སྦྱར་བའི་བདུག་བྱའི་རྫས།

对创伤和热性肿胀有效的热糌粑中加入葛缕子等药物的敷料。

24.06 རླིག་རྒྱུགས། 疝气

24.0037 རླིག་རྒྱུགས། 疝气

རྒྱུ་མ་དང་ཚིལ་སོགས་གསང་སྒྲོའི་ནང་དུ་རྒྱུགས་པའམ་ཆེར་རྒྱས་པའི་ལྷན་སྐྱེས་ཀྱི་རྨ་རིགས་ཤིག

小肠和脂肪等坠入阴囊引起阴囊肿胀的一种自生疮。

24.0038 རླིག་པ། 睾丸

གསང་སྒྲོའི་ནང་གི་འབྲས་བུ།

阴囊内的圆形肉核。

24.0039 རྒྱུ་རྒྱུགས། 小肠疝

རླུང་གིས་རྒྱུ་མ་དཀྲུགས་ཏེ་སྟེ་ས་ནས་མར་རླིག་གནས་སུ་འཕྱུལ་བས་སྦོ་ཞིང་གཟེར་བའི་རླིག་རྒྱུགས་ཀྱི་ནད་ཅིག

“隆”邪驱动小肠，使其经腹股沟挤入阴囊引起肿胀疼痛的一种疝气。

24.0040 ཚིལ་ཕྱུར་རླིག་རྒྱུགས། 脂肪疝

གསུས་ཚིལ་སྟེ་ས་བརྒྱུད་ནས་ཕུར་དུ་རླིག་གནས་སུ་ལྷུང་བའི་རླིག་རྒྱུགས་ཀྱི་ནད་ཅིག

腹部脂肪经腹股沟坠入阴囊的一种疝气。

24.0041 གཅིན་ཕྱུར་རླིག་རྒྱུགས། 尿疝

རླིག་འོག་འཁོར་བར་སྐྲངས་ཏེ་རྐྱལ་པ་ཆུས་བཀང་བ་འདྲ་བའི་རླིག་རྒྱུགས་ཀྱི་ནད་ཅིག

阴囊下部如装满水的皮囊样肿胀的一种疝气。

24.07 རྐང་འབམ། 冈斑

24.0042 རྐང་འབམ། 冈斑

རྐང་པའི་ཤ་རུས་ཁད་ཀྱིས་སྲ་མཁྲང་ཅན་དུ་སྐྲངས་ལ་ན་ཟུག་ཆེར་མི་མངོན་པའི་ལྷན་སྐྱེས་ཀྱི་རྨ་རིགས་ཤིག

下肢骨肉逐渐肿胀变硬且疼痛不显的一种自生疮。

24.0043 ལབ་བཅོས། 萝卜疗法

བོད་ལབ་ཀྱི་ཁུ་བ་ལོགས་སུ་བཙིར་ཞིང་བཏོན་ཏེ་རྐང་འབམ་གྱི་ནད་བཅོས་པའི་ཐབས་ཤིག

用藏萝卜汁医治“冈斑”病的一种方法。

24.08 མཚན་བར་རྫོལ་བ། 会阴瘘

24.0044 མཚན་བར་རྫོལ་བ། 会阴瘘

མཚན་མ་དང་བཤང་ལམ་བར་དུ་འབྲུམ་ཐོར་བྱུང་སྟེ་པགས་པ་བརྫོལ་ཞིང་རྣག་ཁྲག་འཛག་པའི་ལྷན་སྐྱེས་ཀྱི་རྨ་རིགས་ཤིག

外生殖器和肛门间出现丘疹，皮肤溃破，流脓血的一种自发疮。

24.0045 མཚན་དབྱིག 会阴

མཚན་མ་དང་བཤང་ལམ་བར།

外生殖器和肛门之间部分。

25 བྱིས་པའི་ནད་གསོ་བ། 儿病诊疗

25.01 བྱིས་པ་ཉེར་སྤྱོད། 小儿护养

25.0001 བྱིས་པ་ཉེར་སྤྱོད། 小儿护养

བྱིས་པ་སྐྱེས་པ་ནས་སེའུ་སྐྱེ་བའི་བར་གྱི་འཚར་ལོངས་ཁྱད་ཆོས་ལ་ཉེ་བར་མཁོ་ཞིང་བསྲུབ་པའི་ཆོ་ག་རྣམས་སོ། །

小儿出生到长出乳牙期间所必需的护养及各类仪轨。

25.0002 སྤྱི་བོ། 首顶

མགོ་བོའི་གཙུག

头部顶端。

25.0003 མཚོགས་མ། 囟门

དཔྲལ་བའི་སྐྲ་མཚམས་ནས་གྱེན་དུ་རང་སོར་བཞི་གཞལ་བའི་ས་སྟེ། རུས་པ་གསུམ་འདུས་ཀྱི་མཚམས།

从前额发际处向上量四横指处，即三骨联合处。

25.0004 མཚོགས་མའི་སྦྲུབས། 囟门缝

མཚོགས་མའི་རུས་པ་འབྲེལ་བའི་མཚམས།

囟门骨连接处。

25.0005 ལྷ་གསོལ། 供神

ལྷ་ལ་མཆོད་པ་འབུལ་བ།

供奉神灵。

25.0006 གདའ་གཟུགས། 供押品

བྱིས་པ་ལ་གནོད་པའི་འབྱུང་པོ་རྣམས་བསྲུང་ཆེད་བུ་ཕོའི་སྲོག་རྟེན་མདའ་དང་མོའི་སྲོག་རྟེན་འཕང་བྱས་ཏེ། མཐའ་ལ་ས་ཆུ་སྤུ་འབྲུ་སོགས་རྫས་སྣ་གང་འཛོམས་བསྐོར་ནས་ཁང་པའི་ཐོག་བར་རྨང་གསུམ་དང་སྒོ་འགྲམ་བཅས་ལ་འཛུགས་པའི་ཆོ་ག་ཞིག

为预防加害小儿的邪魅，男孩以箭作其魂，女孩以纺锤作其魂，周围围绕以土、水、毛发、谷物等各种供品，立在房顶、房中、房基及门口的一种辟邪仪轨。

25.0007 གནམ་གདའ། 天押

གདའ་རྣམས་ཁང་པའི་ཐོག་ལ་གཟུགས་ཏེ་སྟེང་གི་གནོད་པ་སྲུང་བའི་ཆོ་ག་ཞིག

将抵押品立于房顶来辟解天邪的一种供押品仪轨。

25.0008 བར་གདའ། 中押

གདའ་རྣམས་བར་ཁང་ལ་གཟུགས་ཏེ་བར་གྱི་གནོད་པ་སྲུང་བའི་ཆོ་ག་ཞིག

将抵押品立于房中来辟解中邪的一种供押品仪轨。

25.0009 ས་གདའ། 地押

གདའ་རྣམས་ཁང་པའི་རྨང་ལ་གཟུགས་ཏེ་འོག་གི་གནོད་པ་བསྲུང་བའི་ཆོ་ག་ཞིག

将抵押品立于房基来辟解地邪的一种供押品仪轨。

25.0010 སྒོ་གདའ། 门押

གདའ་རྣམས་སྒོ་འགྲམ་གཡས་གཡོན་དུ་

གཟུགས་ཏེ་སྒོ་བསྲུང་བའི་ཆོ་ག་ཞིག
将抵押品立于房门两侧来辟解门邪的一种供押品仪轨。

25.0011 ཟླ་ཕུད། **月供**
ཟླ་རེར་གཏོར་མ་བཤོས་བུ་སོགས་དང་ཆུང་གླུད་བཏང་བ།
每月供送“朵尔马”、小团食和小替身品。

25.0012 བཤོས་བུ། **小供品**
ཁ་ཟས་ཀྱི་རྫོག་པོ་ཆུང་ངུ་།
小团食。

25.0013 གཏོར་མ། **朵尔马**
ལྷ་ལ་མཆོད་སྦྱིན་དུ་འབུལ་བའི་ཟན་གོང་།
供神的食子。

25.0014 ཡས་གླུད། **替身供品**
ནད་པའི་སྲོག་བླུ་བའི་ཆེད་དུ་འདྲ་བརྙན་བཟོས་ཏེ་སྲོག་ཚབ་ཏུ་བསྔོ་བའི་ཆོས་ལུགས་ཀྱི་ཆོ་ག་ཞིག
为赎回病人的生命而制作替身，以供神灵的一种佛教仪轨。

25.0015 སྲིའུ། **色吾**
ཚེ་ལོ་མཐར་མ་ཕྱིན་པར་ཕྲུ་གུའི་དུས་ལ་འཆི་བ།
夭折的小孩。

25.0016 གཏང་རག **酬恩**
དྲིན་གཟོ་བའི་ཆེད་དུ་དངོས་པོ་སོགས་ལེགས་སྐྱེས་འབུལ་བའི་བྱ་སྤྱོད།
为报恩而赠送礼品的行为。

25.0017 གན་རྐྱལ། **仰卧**
ལུས་ཀྱི་མདུན་གནམ་ལ་བསྟན་ནས་ཉལ་བ།
面朝上而卧。

25.0018 ཡ་འབྲས་བཟློག **眼球上翻**
མིག་འབྲས་གྱེན་དུ་ལྡོག་པ།
眼球向上翻转。

25.0019 ལུགས་འབྱུང་སྐྱེས། **顺产**
བྱིས་པའི་མགོ་བོ་སྔོན་དུ་ཐོན་ནས་སྐྱེས་པ།
婴儿自头部娩出。

25.0020 རིག་པ། **口吃**
ཁ་ནས་སྒྲ་ཐོན་དཀའ་བའམ་སྨྲ་བ་ལྡིག་པ།
发音吃力或言语障碍。

25.0021 བཙའ་རྫི། **保姆**
ཁ་ཟས་བཙའ་བ་དང་བུ་རྫིའི་དོན།
做饭或照看小孩者。

25.0022 སྐད་གཉའ། **声抑**
སྐད་གདངས་ཞན་པ།
声音低沉。

25.02 བྱིས་པའི་ནད། 小儿病

25.0023 བྱིས་པའི་ནད། **小儿病**
ལོ་བཅུ་དྲུག་མན་གྱི་བྱིས་པ་ཁོ་ནར་འབྱུང་བའི་ནད།
十六岁以下小儿罹患的疾病。

25.0024 བྱིས་གདོན་བཅུ་གཉིས། **十二儿魔**
བྱིས་པ་ལ་གནོད་པའི་ཕོ་གདོན་ལྔ་དང་མོ་གདོན་བདུན་གྱི་བསྡུས་མིང་།
侵害小儿的五男魔和七女魔的简称。

25.0025 བྱིས་པའི་ཕྲ་བའི་ནད་བརྒྱད། 小儿八小病

མགོ་སྐྲངས་དང་། གྲེ་འགགས། མཆེར་ནད། མཁྲིས་པའི་ནད། ཕོ་བའི་ནད། ལོང་གི་ནད། ས་ཟོས་ནད། ཞོ་རས་ནད་བཅས་ཀྱི་བསྡུས་མིང་།

头肿、喉阻、脾病、胆病、胃病、大肠病、食土病、乳腐病等的统称。

25.0026 བྱིས་པའི་རགས་པའི་ནད་བརྒྱད།

小儿八大病

བྲང་ནད་དང་། གློ་ནད། མཆིན་ནད། འཁྲུ་ནད། སྐྱུགས་ནད། རིམས་ནད། ལྟེ་བའི་ནད། རྡེའུ་ནད་བཅས་ཀྱི་བསྡུས་མིང་།

胸病、肺病、肝病、腹泻症、呕吐症、疫病、脐病、结石病等的统称。

25.0027 བྱིས་པའི་ཞིབ་ཚགས་ནད་བརྒྱད།

小儿八细病

མིག་ནད་དང་། རྣ་ནད། ཁ་ནད། རྨེན་བུའི་ནད། སྲོག་རྩའི་ནད། ཤ་ནད། སྲིན་ནད། ཕོལ་ནད་བཅས་ཀྱི་བསྡུས་མིང་།

眼病、耳病、口病、淋巴病、命脉病、黄菇样腹泻症、“蛀”病、轮形疮等的统称。

25.0028 འགོ་ནད། 传染病

གཅིག་ནས་གཅིག་ལ་མཆེད་པའི་ནད།

相互传染的疾病。

25.0029 བྲང་ནད། 胸病

རྩ་ནད་ཆུ་སེར་གྲམས་པ་ལས་བྱུང་བའི་བྱིས་པའི་འདར་ནད།

脉病和黄水扩散而引发的小儿发颤病。

25.0030 བྱིས་པའི་བྲང་ནད་རྒོད་པ། 小儿峻胸病

ཚ་བ་ཤས་ཆེ་བས་བྲང་དང་རོ་སྟོད་སྐྲངས་ཤིང་ལུས་ཚ་ལ་ནུ་མ་མི་འདོད་པར་ངུ་བ་དྲག་པ་སོགས་འབྱུང་བའི་བྱིས་པའི་བྲང་ནད་ཅིག

热盛引起的胸背肿胀、发热、拒奶、啼哭不止等的一种小儿胸疾。

25.0031 བྱིས་པའི་བྲང་ནད་གཡུང་བ། 小儿缓胸病

གྲང་བ་ཤས་ཆེ་བས་རོ་སྟོད་གྱོང་ཞིང་མཛིང་པ་རེངས་ལ་ཁ་བཙུམ་མི་ཤེས་པར་ཉད་ཧྱོད་མང་བ་སོགས་འབྱུང་བའི་བྱིས་པའི་བྲང་ནད་ཅིག

寒盛引起的胸背及颈项僵直、口齿不闭、欠伸甚多等的一种小儿胸疾。

25.0032 བྱིས་པའི་བྲང་ནད་ཚ་བ། 小儿热性胸病

བྲང་ནད་རྒོད་པ་དང་དོན་གཅིག

与峻胸病同义。

25.0033 བྱིས་པའི་བྲང་ནད་གྲང་བ།

小儿寒性胸病

བྲང་ནད་གཡུང་བ་དང་དོན་གཅིག

与缓胸病同义。

25.0034 བྱིས་པའི་གློ་ནད་ཚ་གཟེར།

小儿热痛肺病

གཏིང་ནས་འཁུན་ལ་ཁ་མིག་བཙུམ་ནས་ལུ་བ་དང་སྙིང་བརྟུང་ཞིང་བྱད་བཞིན་ནག་པ་སོགས་འབྱུང་བའི་བྱིས་པའི་གློ་ནད་ཅིག

从深处发出呻吟、口眼紧闭而咳嗽、心跳急促、面色发黑的一种小儿肺疾。

25.0035 བྱིས་པའི་གློ་ནད་ཚ་སྦུབས།

小儿热阻肺病

གློ་བར་ཚ་བ་རྒྱས་པས་ལུད་པ་འགོག་དཀའ་

ཞིང་དྲག་ཏུ་ལུ་ལ་ལུས་པོར་ཚ་བ་སྐྱེས་ཏེ་བྲུ་རང་གི་བྲང་དང་མ་ལ་འབྲད་ནས་རྗེས་སུ་སྐྱུག་ཚུལ་སྟོན་པའི་བྱིས་པའི་གློ་ནད་ཅིག
因热盛于肺部而出现咯痰难，剧烈咳嗽、身体发热，搔胸抓母后欲吐的一种小儿肺疾。

25.0036 བྱིས་པའི་གློ་ནད་ཐང་པོ། 小儿唐布肺病

གློ་ནད་རྙིང་པ་རླུང་དང་ལྡན་པས་དྲག་ཏུ་ལུ་ཞིང་ལུད་པ་འགོག་རྒྱུ་མེད་ལ་མིག་མཆུ་སྐྲངས་པ་དང་ལྕེ་རྙིལ་དཀར་བའི་བྱིས་པའི་གློ་ནད་ཅིག
陈旧肺病伴“隆”邪而出现剧烈咳嗽，无痰，眼睑和嘴唇肿胀，舌及牙龈发白的一种小儿肺疾。

25.0037 བྱིས་པའི་མཆིན་ནད་ཚ་བབས།

小儿热降肝病

མིང་གཞན་དུ་མཆིན་ནད་རྒོད་བབས་ཡང་ཟེར་ཞིང་ཚ་བའི་སྟོབས་ཀྱིས་མཆུ་དང་སོ་རྙིལ་ལ་དྲེག་པ་ནག་པོ་ཆགས་ཤིང་། ཕོ་སྟོད་གྲང་ལ་ལྕེ་གཞུང་སེར། རའུའི་སྐད་ལྟར་འབྱིན་པའི་བྱིས་པའི་མཆིན་ནད་ཅིག
又称峻降肝病，因热盛出现唇齿结垢、胃上部冷而舌体发黄、发出如山羊羔叫声的一种小儿肝病。

25.0038 བྱིས་པའི་མཆིན་ནད་གྲང་བབས།

小儿寒降肝病

མིང་གཞན་དུ་མཆིན་ནད་གཡུང་བབས་ཡང་ཟེར་ཞིང་། གྲང་བའི་སྟོབས་ཀྱིས་ལྕེ་མུར་ནས་སྟོང་ལྷད་བྱེད་ཅིང་ལུས་དྲོད་ཆུང་བ་དང་། ནུབ་མོ་ངུ་ཞིང་ངུ་སྐད་ཕྲ་ལ་འཛེར་བའི་བྱིས་པའི་མཆིན་ནད་ཅིག
又称缓降肝病，因寒盛出现空口咀嚼、身寒、夜啼、声细、嘶哑的一种小儿肝疾。

25.0039 བྱིས་པའི་ཚ་འཁྲུ། 小儿热泻

དབུགས་ཐུང་ཞིང་རྩ་དང་འཕར་སྒོ་དྲག་ལ་ཕྱི་ཚད་ཆེ་བས་བཞིན་གྱི་མདོག་སྨུམ་པ་དང་འཁྲུ་མདོག་དམར་སེར་ལྗང་གུ་འམ། དུད་ཁུ་བྱུང་བའི་བྱིས་པའི་འཁྲུ་ནད་ཅིག
气短且脉和囟陷搏动洪大，体表发热而出现面潮、泻物呈红、黄、绿或似烟汁样的一种小儿腹泻症。

25.0040 བྱིས་པའི་གྲང་འཁྲུ། 小儿寒泻

འཕར་སྒོ་རྣམས་དལ་ལ་འཁྲུ་མདོག་ནུ་ཞོ་དང་ཟས་མདོག་སྐྱ་བོར་འཁྲུ་ཞིང་རྒྱུ་ལོང་འཁྲོག་པའི་བྱིས་པའི་འཁྲུ་ནད་ཅིག
囟陷搏动缓慢，泻物呈乳色或食物样色，腹胀肠鸣的一种小儿腹泻症。

25.0041 བྱིས་པའི་ཚ་སྐྱུག 小儿热吐

ཁྲག་གམ་མཁྲིས་པའི་དབང་གིས་སྐྱུགས་པའི་བྱིས་པའི་སྐྱུག་ནད་ཅིག
血热或“赤巴”邪引发的一种小儿呕吐病。

25.0042 བྱིས་པའི་གྲང་སྐྱུག 小儿寒吐

བད་རླུང་ནད་དང་མ་ཞུ་གྲང་བའི་དབང་གིས་སྐྱུགས་པའི་ནད།
“培隆”病和不消化所引发的呕吐病。

25.0043 བྱིས་པའི་ལྟེ་ནད། 小儿脐病

བྱིས་པའི་ལྟེ་བ་ལ་བྱུང་བའི་ནད་ལྟེ་མཁྲང་དང་། ལྟེ་འཁོར། ལྟེ་མཁྲིགས། ལྟེ་རྣག་

བཅས་བཞི།
发生于小儿脐部的脐实症、脐周症、脐硬症、脐脓症的统称。

25.0044 བྱིས་པའི་ལྟེ་མཁྲང་། 小儿脐实症

ལྟེ་བ་འབུར་ཞིང་རྐང་པ་སྟུད་ལ་རྐྱོང་མི་ཤེས་པ་དང་ངུ་བའི་མོད་ལ་འཕྲོ་གཅོད་པའི་བྱིས་པའི་ལྟེ་ནད་ཅིག

脐部鼓出，双腿内弯而无法伸展，间断啼哭的一种小儿脐病。

25.0045 བྱིས་པའི་ལྟེ་འཁོར། 小儿脐周症

ལྟེ་བའི་མཐའ་འཁོར་སྨུག་པོར་སྐྲངས་ཤིང་འབུར་ལ་རེག་མི་བཟོད་པའི་བྱིས་པའི་ལྟེ་ནད་ཅིག

脐部周围发紫且肿凸，触之疼痛难忍的一种小儿脐病。

25.0046 བྱིས་པའི་ལྟེ་མཁྲེགས། 小儿脐硬症

ལྟེ་བ་སྨུག་ཅིང་སྲ་ལ་མེ་ལོང་ཙམ་ཧྲིབ་བེ་ན་བའི་བྱིས་པའི་ལྟེ་ནད་ཅིག

脐部发紫坚硬，脐部周围隐痛的一种小儿脐病。

25.0047 བྱིས་པའི་ལྟེ་རྣག 小儿脐脓症

ལྟེ་བ་ཆད་ཤུལ་དུ་རྣག་ཞུགས་པས་ཁུང་བུར་བཟོས་ནས་རྒྱུ་ལོང་ལུག་པའི་བྱིས་པའི་ལྟེ་ནད་ཅིག

脐断处因溃脓穿孔，使大小肠外漏的一种小儿脐病。

25.0048 བྱིས་པའི་ཕུགས་རྡེ། 小儿底砾

གཅིན་ལམ་གྱི་ཕུགས་སུ་རྡེའུ་ཞུགས་པའི་བྱིས་པའི་རྡེའུ་ནད་ཅིག

结石进入尿道深处的一种小儿结石病。

25.0049 བྱིས་པའི་ལམ་རྡེ། 小儿道砾

ཆུ་ལམ་རྡེའུས་འགགས་ཏེ་དྲི་ཆུ་མི་ཐོན་ཞིང་མཚན་མ་ཆུས་བརྒྱངས་ཏེ་རྐྱལ་པ་འདྲ་བར་འབྱུང་བའི་བྱིས་པའི་རྡེའུ་ནད་ཅིག

尿道因结石梗阻，使尿液滞留，阴部积水如皮囊的一种小儿结石病。

25.0050 བྱིས་པའི་འཕྱོ་རྡེ། 小儿浮砾

དྲི་ཆུ་འོང་བའི་འཕྲོ་ལ་འཕྲལ་དུ་འགག་ཅིང་ཆུའི་གསེབ་ཏུ་ཤའི་ནལ་ནོལ་འོང་བའི་ཕུགས་རྡེའི་ནད་ཅིག

排尿突然中断，尿液中带有肉渣样物的一种小儿结石病。

25.0051 ཞོ་བཀྲ། 乳诊

ནུ་ཞོར་བརྟག་ནས་ནད་གཞི་ངོས་འཛིན་བྱེད་པའི་ཐབས་ཤིག

通过观察乳汁诊断疾病的一种方法。

25.0052 བྱིས་པའི་ཕོལ་ནད། 小儿轮形疮

འཕོངས་ཀྱི་རྩ་སྐྲངས་ཤིང་རྣག་ཏུ་ཁུགས་པར་གྱུར་པའི་བྱིས་ནད་ཅིག

臀部血管肿胀且化脓的一种小儿疾病。

25.0053 ཞོ་རས་ཀྱི་ནད། 乳腐病

མའི་ནུ་ཞོ་ལ་རླུང་སོགས་ཀྱི་སྐྱོན་ཞུགས་ནས་སྐྱུར་པོར་གྱུར་པ་ལས་བྱུང་བའི་བྱིས་ནད་ཅིག

母乳因“隆”邪等侵入变酸后引发的一种小儿疾病。

25.0054 ལོང་བ། 盲

མིག་ཤེས་ཐད་དེ་ཉམས་ནས་གཟུགས་མི་མཐོང་བ།

眼识功能衰退而视物不清。

25.0055 སྐྱེས་འཕྲུལ་མིག་ནད་སྒྲ་ངན།

婴儿恶声眼病

བྱིས་པ་སྐྱེས་འཕྲལ་དུ་བྱུང་ཞིང་མིག་དམར་ལ་མཆི་མ་འཛག་པའི་བྱིས་པའི་མིག་ནད་ཅིག

新生儿目赤流泪的一种眼病。

25.0056 བྱིས་པའི་མིག་ནད་འཕྲུལ་ཚག

小儿突发沙眼病

གློ་བུར་དུ་མིག་དམར་ཞིང་མཆི་མ་འཛག་པའི་བྱིས་པའི་མིག་ནད་ཅིག

突发目赤流泪的一种小儿眼病。

25.0057 བྱིས་པའི་ཁ་ནད་བཙའ་ཐོར། 婴儿口疹

ཟུག་མེད་ཅིང་ཐོར་པ་འོང་བའི་བྱིས་པའི་ལྷན་སྐྱེས་ཀྱི་ཁ་ནད་ཅིག

口腔内出现无疼痛丘疹的一种小儿自生口腔病。

25.0058 བྱིས་པའི་ཁ་ནད་བསེན་ཐོར། 婴儿白口疹

ཐོར་པ་དཀར་ལ་ཚ་བ་སྐྱེ་བའི་བྱིས་པའི་ཁ་ནད་ཅིག

口腔内出现白疹，发烧的一种小儿口腔病。

25.0059 བྱིས་པའི་ཤ་ནད། 小儿黄菇样腹泻症

ལྕེ་མུར་ཞིང་ལག་པའི་མགོ་བོ་འཇིབ་ལ་སེར་ཤའི་ཚོད་མ་འདྲ་བ་རྒྱུན་དུ་འཁྲུ་བའི་བྱིས་ནད་ཅིག

搏舌、吸吮手指，常泻黄蘑菇汁样物的一种小儿病。

25.0060 ས་ཟོས་ནད། 食土病

བྱིས་པས་ས་ཟོས་པ་ལས་བྱུང་ཞིང་ཧགས་སུ་ཕོ་བ་སྦོས་བཀྲངས་བྱེད་པ་དང་དྲི་མ་འགགས་པའམ་འཁྲུ་སྐྱུགས་བྱེད་པའི་བྱིས་ནད་ཕྲ་བའི་རིགས་ཤིག

小儿因食土而引起胃胀、便秘、腹泻、呕吐的一种小儿病。

25.0061 མགོ་སྦུབས། 颅缝

མགོ་བོའི་རྒྱ་སྦུབས།

头颅顶骨缝。

25.0062 མཆིན་སྣ། 肝端穴

མཆིན་པའི་ཟུར་གསང་།

肝脏旁穴。

25.0063 ལྟེ་ཟུར། 脐旁穴

ལྟེ་བའི་གཡས་གཡོན་དུ་སོར་རེ་བཅལ་བའི་གནས།

脐旁左右各量一指处。

25.0064 མིག་གི་ཡ་འབྲས། 眼球

མིག་འབྲས།

眼珠。

25.0065 འཕར་སྒོ། 囟陷

བྱིས་པའི་མཚོགས་སྦུབས་ཀྱི་མིང་།

小儿囟门缝。

25.0066 ཟི་ཟི། 斯得虫

དབྱར་ཁ་ཉི་མ་ལྡོག་དུས་སུ་འཕུར་ཚེ་ཟི་ཟི་ཟེར་བའི་འབུ་ཞིག

夏至季节飞行时发出嘶嘶声的一种昆虫。

25.0067 ཀླད་རུལ། 腐脑

ཀླད་པ་རུལ་བ།

腐烂的脑浆。

25.0068 ཕབས། 酒曲

ཆང་རྩི།

酿酒用的酵母。

25.0069 ལོང་གི་གསང་། 大肠背穴

རྒྱབ་ཀྱི་ཚིགས་པ་བཅུ་དྲུག་པ།

背部第十六椎处。

25.0070 སྟོང་ལྡད། 空嚼

ཁ་ནང་བཟའ་ཆའི་རིགས་མེད་པར་སྟོང་ལྡད་བྱེད་པ།

口内无食物而咀嚼。

25.0071 སོ་ལྡེམ། 咬齿

སོ་འཆའ་བ་དང་དོན་གཅིག

与磨牙同义。

25.0072 སྐྱེ་འབྲི། 盛衰

རེས་ཆེ་རེས་ཆུང་བྱེད་པའི་དོན།

忽大忽小之义。

25.0073 སེན་མོ་འབྲུག 甲钝

སེན་མོ་ཟད་ནས་རྣོ་མེད་པ།

指甲磨损不锋利。

25.0074 ཆུ་མདའ། 水泼法

ཆུ་གྲང་གིས་ལྷུག་ལྷུག་བརྒྱབ་པའམ་ཆུ་བྲན་པ།

用冷水拍打或喷洒。

25.0075 རྗེང་རྗེང་རྒྱང་། 僵直

རྟིང་པ་འཛུགས་མི་ཤེས་པར་རྗེང་རྗེང་རྒྱང་བའམ་བསྐྱོང་བ།

足跟不能触地，僵硬且难以伸展。

25.0076 ཤལ་ཟོལ། 肉浆

ཤ་ཡི་སྐྱོ་མ།

肉做的糊状物。

25.0077 རྣ་རྩ། 耳脉象

བྱིས་པའི་རྣ་རྩའི་དབྱིབས་དང་རྣམ་པ།

小儿耳脉的形状。

25.0078 འོ་ཟན། 奶糊

འོ་མའི་ཟན་ལ་མར་དཀར་བཏབ་པའི་བཟའ་ཆས།

牛奶和糌粑中加入白酥油的一种食物。

25.0079 བཙོད་ཀྱི་མེ་བཙའ། 茜草灸

བཙོད་མདུད་བསྲེགས་པའི་མེ་བཙའ།

点燃茜草节施灸皮肤的一种火灸。

25.0080 རྒྱ་ཚིངས། 十字缚法

མགོ་རྨ་ལ་སྦྱོད་པའི་ཚིངས་རིགས་ཤིག

用于头颅外伤的一种缚法。

25.03 བྱིས་གདོན། 小儿魔病

25.0081 བྱིས་གདོན། 小儿魔病

སྐེམ་བྱེད་དང་ས་ག་སོགས་གདོན་ཆེན་བཅུ་གཉིས་དང་ལས་མཁན་རྒྱལ་བསེན་སོགས་གདོན་རྣམས་ཀྱིས་བྱིས་པ་ལ་གནོད་པའི་ནད།

旱魃、牛头鬼等十二大邪魔和厉鬼、鬼王、女魔等魑魅加害小儿所引发的疾病。

25.0082 བགེགས་བསྐྲད། 驱魔

གཏོར་མ་སོགས་བྱིན་ནས་གནོད་བྱེད་ཀྱི་གདོན་ཕར་བསྐྲད་པ།

施放“朵尔马”以驱逐侵害的魔。

25.0083 དཀར་གསུམ། 三乳食

འོ་མ་དང་ཞོ། མར་བཅས་ཀྱི་བསྡུས་མིང་།

奶、酸奶和酥油的统称。

25.0084 ཆ་གསུམ་གཏོར་མ། 三份朵尔马

མཆོད་ཡུལ་གོང་མ་སྤྱི་ལ་གཏོར་མ་ཆ་གཅིག ཕྱོགས་སྐྱོང་བཅུ་ལ་གཏོར་མ་ཆ་གཅིག རིགས་དྲུག་སྤྱི་དང་ཁྱད་པར་གདོན་བགེགས་ལ་གཏོར་མ་ཆ་གཅིག་བཅས་ཀྱི་བསྡུས་མིང་།

上供诸菩萨，中献十方护法神，下施六道众生，尤其施给邪魅的三份“朵尔马”统称。

25.0085 མནན་བསྲེག་འཁོར་ལོ། 咒祭经轮

སྔགས་བཟླ་བ་དང་། སྦྱིན་བསྲེག་བྱེད་པ། འཁོར་ལོ་བསྐོར་བ་བཅས་ཀྱི་སྒོ་ནས་གདོན་བསྐྲད་པའི་ཐབས་ཤིག

念诵咒语，行烧施、转经轮等方式驱逐魔的一种方法。

26 མོ་ནད་གསོ་བ། 妇女病诊疗

26.01 མོ་ནད་སྤྱི། 妇女病总论

26.0001 ཟ་མ་མོ། 萨玛姆

འདོད་པའི་རོ་ཚོར་སྤྱོང་ཞིང་ཟ་བ་ལས་ཕར་སྤྱོད་མི་ནུས་པའི་བུད་མེད་ཀྱི་མིང་།

女性的统称。

26.0002 ཁམས་དམར། 经血

བུད་མེད་ཀྱི་ཁམས་ཀྱི་དྭངས་མ་སྟེ་ཟླ་མཚན་དམར་པོ།

女性身体之精华，即月经。

26.0003 མངལ་ནད། 子宫病

བུ་སྣོད་ལ་འབྱུང་བའི་ནད།

发生于子宫的疾病。

26.0004 རྩ་ནད། 经脉病

ཟླ་མཚན་དང་ཆུ་སེར་རླུང་གིས་བསྐྱོད་དེ་རྩ་དང་དོན་སྣོད་ལ་ཁྱེར་བའི་ཁྲག་ཚབས་བཅུ་དང་རླུང་ཚབས་དྲུག་གི་སྤྱི་མིང་།

月经和黄水被“隆”邪驱散至脉道和脏腑的十血“媬”病和六“隆媬”病的总称。

26.0005 ཁྲག་ཚབས། 血媬病

ཟླ་མཚན་ལ་བརྟེན་ནས་འབྱུང་ཞིང་ཁྲག་ཤས་ཆེ་བའི་མོ་ནད་གསར་བའི་རིགས།

月经不调引起血热偏盛的一种早期妇女病。

26.0006 རླུང་ཚབས། 隆媬病

ཁྲག་ཚབས་ཀྱི་ནད་རྙིང་ནས་རླུང་དང་བསྡོངས་པའི་མོ་ནད་ཀྱི་རིགས།

血“媬”病过久而与“隆”邪伴发的一种妇女病。

26.0007 མངལ་ཁྲག 宫血

ཟླ་རེ་བཞིན་མངལ་ནས་འབབ་པའི་ཁྲག་སྟེ་ཟླ་མཚན།

每月自子宫排出的经血。

26.0008 ཟླ་མཚན་འབྱང་། 崩漏

ཟླ་མཚན་མི་ཆོད་པར་རྒྱུན་དུ་འབབ་པ།

月经淋漓不止。

26.0009 ཁྲུས་གཞེར། 洗泻法

བཤལ་སྨན་བཏང་ནས་མོ་ནད་ཁྲག་ཚབས་ཐུར་དུ་སྦྱོང་བའི་ཐབས།

服用泻药向下排出血“媬”病的一种疗法。

26.0010 བཅུད་གཞེར། 滋泻法

བཅུད་བསྟེན་ནས་མོ་ནད་རླུང་ཚབས་འདོན་པའི་ཐབས།

利用营养祛除妇科“隆媬”病的一种疗法。

26.0011 སྣ་གཞེར། 泻腹法

སྣ་སྦྱོང་ལ་བརྟེན་ནས་མངལ་གྱི་ཁྲག་ཚབས་ཐུར་དུ་སྦྱོང་བར་བྱེད་པའི་ཐབས།

利用下泻疗法排出子宫血“媬”病的一种疗法。

26.0012 **ལྟོ་གཤེར་ཆེན་པོ།** **大泻腹法**

སྨན་ནུས་དྲག་པོའི་ལྟོ་སྦྱོང་ལ་བརྟེན་ནས་མངལ་གྱི་ཁྲག་ཚབས་ཐུར་དུ་སྦྱོང་བའི་ཐབས།

利用峻性下泻药物排出子宫血“媣”病的一种疗法。

26.0013 **ལྟོ་གཤེར་ཆུང་ངུ།** **小泻腹法**

སྨན་ནུས་འཇམ་པོའི་ལྟོ་སྦྱོང་ལ་བརྟེན་ནས་མངལ་གྱི་ཁྲག་ཚབས་ཐུར་དུ་སྦྱོང་བའི་ཐབས།

利用缓性下泻药物排出子宫血“媣”病的一种疗法。

26.0014 **རྩ་གཤེར།** **泻脉法**

རྩ་སྦྱོང་ལ་བརྟེན་ནས་ཁྲག་ཚབས་ཕྱིར་སྦྱོང་བའི་ཐབས།

利用泻脉药物排出血“媣”病的一种疗法。

26.0015 **ཕྱི་ཡི་རྩ་གཤེར།** **外泻脉法**

མངལ་ལམ་དུ་གཅིའུས་སྨན་བསྐྱལ་ནས་མངལ་ཁྲག་འཁྱིམས་པ་སོགས་སྦྱོང་བའི་ཐབས།

药物灌入产道将宫内的积血等排出体外的疗法。

26.0016 **ནང་གི་རྩ་གཤེར།** **内泻脉法**

ཁོང་སྨན་བསྟེན་ནས་ཁྲག་ཚབས་རྩ་ལམ་དང་ལྟོ་བ་ནས་སྦྱོང་བའི་ཐབས།

口服下泻药物将血“媣”病通过脉道或肠道排出体外的疗法。

26.0017 **ཤ་བཅུད།** **肉补方**

འབྲི་མར་རྙིང་པ་ཕུལ་དོ་ལུང་རྡོའི་སྣོད་དུ་བསྐོལ་ཏེ་འཁོལ་བའི་དུས་སུ་ལུག་ཐོང་ཚོན་པོའི་གློ་བའི་གཤམ་སོགས་ཞ་རྣམས་ཞིབ་ཏུ་བརྡུངས་ནས་སྐར་ཙམ་བཙོས་པ་ལ་གར་ཆང་ཕུལ་དོ་དང་། སྒ་པི་ཕོ་གསུམ་དང་། ཤིང་ཀུན་སྦངས་པའི་ཆུ་དང་ཆུ་མ་འདྲེས་པའི་ཁྲག་རྣམས་ཕུལ་རེ་རིམ་པས་གཅིག་ཁོལ་བ་དང་གཅིག་བླུགས་ལ་དཀྲུག་ཅིང་བཙོས་པ་དེ་ཡང་ལུག་ཤ་སྐྱི་དང་བསྲེས་ཏེ་ཐུག་པ་བྱས་པ་དེའོ། །

陈酥油两捧放入石锅中煮沸，加入捣碎的三岁肥绵羊肺下缘等略煮，再逐一加两捧醇酒，干姜、荜茇、胡椒、阿魏浸泡液各一捧，无水分的血块一捧，搅拌并与羊肉混合煮成的稀糊。

26.0018 **ཆང་བཅུད།** **酒补方**

རླུང་ཚབས་ལ་ཕན་པའི་སྦྲང་ཆང་དང་བུ་རམ་གྱི་ཆང་།

对“隆媣”病有效的蜜酒和藏糖酒。

26.0019 **སྨན་བཅུད།** **药补方**

རླུང་ཚབས་ལ་ཕན་པའི་ཁྲག་བཅུད་དང་མར་བཅུད།

对“隆媣”病有效的血补方和油补方。

26.0020 **ཁྲག་བཅུད།** **血补方**

བོང་བུ་སྒ་མ་བརྒྱབ་པའི་ཁྲག་ཆུ་མ་ཐོག་པའི་ནང་དུ་ཤིང་ཚ་དང་། སུག་སྨེལ། སླེ་ཏྲེས། སྲ་འབྲས། སྡིག་སྲིན། རྒྱམ་ཚ་རྣམས་ཞོ་རེ་རེ་དང་ལྕུམ་རྩ་ཞོ་གསུམ་རྣམས་བཏབ་སྐྱེ་དཀྲུགས་ལ་ཁོལ་བར་ཏུས་པ་སྣ་ཚོགས་ཀྱི་ཁུ་བ་བླུགས་ཤིང་བཙོས་པའི་ཐང་།

未曾架过鞍的毛驴血中加入阿魏、白豆蔻、宽筋藤、蒲桃、螃蟹、光明盐各一钱，大黄三钱，搅匀煮开再加各种骨头熬煮的汤剂方。

26.0021 མར་བཅུད། 油补方

རྩ་བ་ལྔའི་སྨན་མར་ལ་ཚྭ་སྣ་གསུམ་དང་། སླེ་ཏྲེས། བཟང་པོ་གསུམ། སྒ་དང་། པི་པི་ལིང་དང་བུ་རམ་རྣམས་བསྣན་ནས་བཟོས་པའི་སྨན་མར།

五根药油剂中加入三盐、宽筋藤、三良药、姜、荜茇、藏糖等制成的酥油丸方。

26.0022 སྨན་ཡར་བཏང་། 三时服法

ས་སྲོས། ནམ་ཕྱེད། ཐོ་རངས་ཞེས་ནུབ་མོ་སུམ་ཡར་དང་། ཡང་ན་སྔ་དྲོ། ཉིན་གུང་། དགོང་མོ་བཅས་ཉིན་མོ་སུམ་ཡར་དུ་བསྟེན་པ།

黄昏、午夜、凌晨夜间三时服法或早晨、中午、傍晚日间三时服法。

26.0023 ཤ་མདངས། 肤泽

ཤ་དང་པགས་པའི་ཕྱི་རྩིའམ་མདངས།

肌肤的光泽。

26.0024 ཁ་ཡང་ནད། 口疹

ཁ་ལྕེ་སོགས་སུ་འབྲུམ་པ་ཉུང་འབྲུ་ཙམ་གྱིས་གང་ཞིང་། ཚད་པ་ཆེ་བ་དང་གྲེ་བ་འགགས་པ་སོགས་ཀྱི་རྟགས་དང་ལྡན་པའི་བྱིས་པའི་ཁ་ནད་ཅིག

口舌等处布满蔓菁子大小丘疹，伴发热、喉阻等症状的一种小儿口腔病。

26.0025 མདོ་རོ་གསང་ཆེན། 朵如穴

ཚིགས་པ་ཉི་ཤུ་པ་ཐུར་སེལ་རླུང་གི་གསང་།

位于第二十椎骨的下泄“隆”穴位。

26.02 མོ་ནད་བྱེ་བྲག 妇女病分论

26.0026 ཚབས་ནད། 媟病

བུད་མེད་ཀྱི་ལུས་དང་སྲོག་ལ་ཚབས་ཆེའི་འཇིགས་པ་འབྱུང་བའི་ནད་རིགས་ཏེ་རྩ་ནད་དང་དོན་གཅིག

严重危害女性身体健康和危及生命的一类疾病。与脉病同义。

26.0027 སྙིང་གི་ཁྲག་ཚབས། 侵心血媟病

ཟླ་མཚན་ཆུ་སེར་རླུང་གིས་སྙིང་ལ་བྱེར་བས་རོ་སྟོད་གཟེར་ལ་རྒྱུ་ཞབས་ཚ་ཞིང་གཏུབ་སྙམ་དུ་བྱེད་པའི་མོ་ནད་ཅིག

月经和黄水被“隆”邪驱散于心脏而引起上身疼痛，下腹绞痛的一种妇女病。

26.0028 གློ་བའི་ཁྲག་ཚབས། 侵肺血媟病

ཟླ་མཚན་ཆུ་སེར་རླུང་གིས་གློ་བར་བྱེར་བས་གློ་མང་ཞིང་རོ་སྟོད་གཟེར་ལ་རྩེ་ཆུང་རེངས་ཤིང་སྐེ་བསྒྱུར་དཀའ་བ་དང་། ཡན་ལག་སྲིད་ཅིང་ཁ་གདོང་སྐྲངས་པའི་མོ་ནད་ཅིག

月经和黄水被“隆”邪驱散于肺而引起多咳，上身疼痛，颈静怒张，颈部活动受限，四肢发麻，面部浮肿的一种妇女病。

26.0029 མཆིན་པའི་ཁྲག་ཚབས། 侵肝血媟病

ཟླ་མཚན་ཆུ་སེར་རླུང་གིས་མཆིན་པར་བྱེར་

བས་མིག་སྤྲིན་དམར་རམ་སེར་ལ་མཆིན་པའི་སྟེང་དང་མགོ་བོ་གཉིས་ན་བའི་མོ་ནད་ཅིག

月经和黄水被“隆”邪驱散于肝脏而引起巩膜发红或黄染，肝区和头部疼痛的一种妇女病。

26.0030 མཆེར་པའི་ཁྲག་ཚབས། 侵血脾婇病

ཟླ་མཚན་ཆུ་སེར་རླུང་གིས་མཆེར་པར་བྱེར་བས་ཕོ་བ་འཁྲོག་ལ་མཆེར་པའི་སྟེང་དང་རྒྱུ་ཞབས་ན་བའི་མོ་ནད་ཅིག

月经和黄水被“隆”邪驱散于脾脏而引起肠鸣，脾区及下腹疼痛的一种妇女病。

26.0031 མཁྲིས་པའི་ཁྲག་ཚབས། 侵胆血婇病

ཟླ་མཚན་ཆུ་སེར་རླུང་གིས་མཁྲིས་པར་བྱེར་བས་ཉམ་ཆུང་སྐོམ་དད་ཆེ་ལ་གློ་ལུ་ཞིང་། ཤ་ལྤགས་གཉིས་སེར་པོར་འགྲོ་བའི་མོ་ནད་ཅིག

月经和黄水被“隆”邪驱散于胆囊而引起体弱无力，口渴，咳嗽，肌肤黄染的一种妇女病。

26.0032 མཁལ་མའི་ཁྲག་ཚབས། 侵肾血婇病

ཟླ་མཚན་ཆུ་སེར་རླུང་གིས་མཁལ་མར་བྱེར་བས་འདོམས་དབྲག་གཡའ་ཞིང་། མོ་མཚན་ཚ་ལ་ཟེད་པ་དང་རྒྱུ་སོ་མན་ཆད་ཀྱི་རུས་པ་ཁོལ་ཞིང་ཚ་བའི་མོ་ནད་ཅིག

月经和黄水被“隆”邪驱散于肾而引起外阴瘙痒，刺痛，腰及会阴以下骨骼疼痛的一种妇女病。

26.0033 རྒྱུ་མའི་ཁྲག་ཚབས། 侵小肠血婇病

ཟླ་མཚན་ཆུ་སེར་རླུང་གིས་རྒྱུ་མར་བྱེར་བས་ཚ་ཞིང་གཙུབས་སྙམ་དུ་བྱེད་པའི་མོ་ནད་ཅིག

月经和黄水被“隆”邪驱散于小肠而引起发热、绞痛的一种妇女病。

26.0034 འོ་མའི་ཁྲག་ཚབས། 侵乳汁血婇病

ཟླ་མཚན་ཆུ་སེར་རླུང་གིས་འོ་མར་བྱེར་བས་ཟླ་མཚན་འོ་ཁའི་ཆུ་འདྲ་བ་འཛག་ཅིང་། སྙིང་འཕྱོ་ལ་ཆུ་སོ་ན་བ་དང་སྐྱུག་སྙམ་བྱེད་པའི་མོ་ནད་ཅིག

月经和黄水被“隆”邪驱散入乳汁而引起月经如乳汁浮水，心悸，外阴疼痛，欲呕的一种妇女病。

26.0035 ནུ་མའི་ཁྲག་ཚབས། 侵乳房血婇病

ཟླ་མཚན་ཆུ་སེར་རླུང་གིས་ནུ་མར་བྱེར་བས་ནུ་མ་སྐྲངས་ཤིང་། ཟུག་གཟེར་ཆེན་པོ་འོང་བའི་མོ་ནད་ཅིག

月经和黄水被“隆”邪驱散至乳房而引起乳房肿胀，剧烈疼痛的一种妇女病。

26.0036 ཁྲག་ཚབས་གོང་བ། 血凝血婇病

ཟླ་མཚན་ཆུ་སེར་རླུང་གིས་བྱེར་བས་ལུས་ལྕི་ལ་འགྲོ་མི་ཤེས་ཤིང་། རྒྱུ་སྨད་ཁེངས་སྙམ་དུ་སེམས་པ་དང་ལྷང་དུབ་ན་བར་བྱེད་པའི་མོ་ནད་ཅིག

月经和黄水被“隆”邪驱散而引起身体沉重，行走困难，下腹胀满，阵痛的一种妇女病。

26.0037 མགོའི་རླུང་ཚབས། 头隆婇病

ཟླ་མཚན་ཆུ་སེར་རླུང་གིས་མགོ་བོར་བྱེར་བ་རྙིངས་པས་མགོ་འཁོར་ལ་ཡིང་ཐོག་འབྱུང་ཞིང་། རྣ་བ་འོན་ནས་རྣག་འཛག་པ་དང་སོ་འགྲམ་ན་བའི་མོ་ནད་ཅིག

月经和黄水被“隆”邪驱散至头部过久而引起头晕、云翳、耳聋、流脓，牙周疼痛的一种妇女病。

26.0038 སྙིང་གི་རླུང་ཚབས། 心隆媬病

ཟླ་མཚན་ཆུ་སེར་རླུང་གིས་སྙིང་ལ་བྱེར་བ་རྙིངས་པས་དྲན་པ་མི་གསལ་ལ་མགོ་བོ་འཁོར་ཞིང་། རྣ་བ་འུར་བ་དང་སྨྱོ་འབོག་བྱེད་པའི་མོ་ནད་ཅིག

月经和黄水被“隆”邪驱散至心脏过久而引起健忘，头晕，耳鸣，疯癫的一种妇女病。

26.0039 མཁལ་མའི་རླུང་ཚབས། 肾隆媬病

ཟླ་མཚན་ཆུ་སེར་རླུང་གིས་མཁལ་མར་བྱེར་བ་རྙིངས་པས་རྐེད་ཚིགས་ཁོལ་ཞིང་ན་ལ་ལྷག་ཏུ་གྲང་ན་ན་བ་དང་རྐེད་པ་མན་ཆད་བཤལ་བའི་མོ་ནད་ཅིག

月经和黄水被“隆”邪驱散至肾脏过久而引起腰骶疼痛，受凉加重，腰以下瘫软的一种妇女病。

26.0040 ཕོ་བའི་རླུང་ཚབས། 胃隆媬病

ཟླ་མཚན་ཆུ་སེར་རླུང་གིས་ཕོ་བར་བྱེར་བ་སྦོ་ཞིང་འདྲིལ་ལ་ལྷང་ཏུབ་བྱེད་པ་དང་། ཁ་ཟས་ཀྱི་རིགས་འཇུ་དཀའ་བ་དང་། བསིལ་ཟས་ཤིན་ཏུ་གནོད་པའི་མོ་ནད་ཅིག

月经和黄水被“隆”邪驱散至胃过久而引起胃胀、呆滞、阵痛，食物难消，凉性饮食尤为不适的一种妇女病。

26.0041 རྒྱུ་མའི་རླུང་ཚབས། 小肠隆媬病

ཟླ་མཚན་ཆུ་སེར་རླུང་གིས་རྒྱུ་མར་བྱེར་ནས་རྒྱུ་ཞབས་བསྡམས་ཤིང་ཟླ་མཚན་འཛག་པའི་མོ་ནད་ཅིག

月经和黄水被“隆”邪驱散至小肠而引起小腹有束缚感，崩漏的一种妇女病。

26.0042 ཚབས་སྐྲན། 媬瘤

ཟླ་མཚན་དང་ཆུ་སེར་རླུང་གིས་བསྒྲིལ་བ་ལས་བྱུང་བའི་མངལ་སྐྲན་དགུའི་སྤྱི་མིང་།

月经和黄水被“隆”邪聚结而引起的九种宫瘤的总称。

26.0043 མངལ་སྐྲན། 宫瘤

ཟླ་མཚན་འབྱམས་ཤིང་འཁྱིལ་ནས་བུ་སྣོད་དུ་ཆགས་པའི་སྐྲན།

崩漏并聚结于子宫形成的瘤。

26.0044 མངལ་སྐྲན་ཆུ་བུར་ཅན། 水疱性宫瘤

ཆུ་སྐྲན་ཆུ་བུར་ལྟར་ཆགས་པས་རྒྱུ་སྨད་སྒྲོ་ལ་ཟླ་མཚན་ཆུ་སེར་ཅན་དུ་འཛག་པར་བྱེད་པའི་མོ་ནད་ཅིག

黄水瘤呈水泡样，下腹胀满，流出黄水样经血的一种妇女病。

26.0045 ཁྲག་སྐྲན་རྡེམ་པོ། 硬血性宫瘤

ཁྲག་རོ་འདྲིལ་བས་བུ་ཆགས་པ་ལྟར་རྡེམ་ཞིང་རྒྱུ་ཞབས་ལྷང་ཏུབ་ཏུ་ན་བའི་མོ་ནད་ཅིག

遗留淤血聚结成胎儿般硬而鼓起，下腹阵痛的一种妇女病。

26.0046 ཤ་སྐྲན་བེམ་པོ། 肌宫瘤

བུད་མེད་གཞོན་ནུ་ལ་སྐྱེས་པ་མང་པོས་འདོད་པ་སྤྱད་པས་མངལ་ཁ་འཆུས་ཏེ་དྲངས་མ་ཆུ་སེར་དུ་འཛག་པའམ་སྙིགས་མ་འདྲིལ་བས་མཁལ་རྐེད་ཆད་སྙམ་བྱེད་ཅིང་ཚང་ར་སི་ཐེག་ལ་རྒྱུ་ཞབས་དང་དྲི་ཆུ་སྡོམ་པའི་མོ་ནད་ཅིག

年轻女子与多名男子交媾导致宫口拧

曲，经血精华黄水般流出或糟粕聚结而引起腰骶部酸痛下坠，小腹沉重，排尿困难的一种妇女病。

26.0047 རྨེན་སྐྲན། 淋巴样宫瘤

བུ་མོ་ཆུང་ཆུང་སྐྱེས་པ་དར་མ་དང་འཕྲད་པས་མངལ་འགྲམས་ནས་རྨེན་བུ་ལྟར་སྐྲན་ཆགས་ཤིང་ཁྲག་ནག་འཛག་ལ། ཤ་མི་སྐྱེ་བ་དང་ཆུ་སྲི་ལ་ལྷང་དུབ་ན་བའི་མོ་ནད་ཅིག

幼女与成年男子交媾损伤子宫形成淋巴样瘤，出现黑血滴沥，消瘦，尿涩，阵痛的一种妇女病。

26.0048 ཕོ་སྐྲན། 男致宫瘤

བུད་མེད་གཞོན་ནུ་ལ་སྐྱེས་པ་མང་པོས་འདོད་པ་སྤྱད་དྲགས་པས་མངལ་དུ་དྲིག་པ་ཆགས་པ་རིམ་པས་ལུས་ཤ་སྐྱེར་མི་འདོད་ཅིང་། སྨད་བཤལ་ལ་གཞོགས་ལྕི་བ་དང་དབུགས་རྒོད་ཅིང་སྙིང་མི་བདེ་བའི་མོ་ནད་ཅིག

年轻女子与多名男子房事过度，宫内积垢而引起逐渐消瘦，下肢瘫软，单侧沉重，气急，心神不安的一种妇女病。

26.0049 སྐྲན་རོ་ནག་པོ། 产后黑瘤

བུ་བཙས་པའི་རྗེས་ལ་ཁྲག་རོ་འདྲིལ་བས་ཤ་མདོག་འགྱུར་ཞིང་ཚིགས་གཞི་སྐྲངས་ལ། ལུས་ཤ་བེམ་པོར་འགྱུར་བ་དང་མཇུག་ཏུ་མཛེ་རུ་འགྲོ་བའི་མོ་ནད་ཅིག

产后遗留淤血聚结而引起肌肤变色，关节肿大，身体麻木，最终转变为麻风的一种妇女病。

26.0050 རྩ་སྐྲན་ཡིང་བ། 产后脉瘤

བུ་བཙས་རྗེས་རྩ་འགྲམས་ནས་རྩ་ལ་སྐྲན་ཆགས་པས་ཤ་རུས་ཁོལ་ཞིང་ན་བའི་མོ་ནད་ཅིག

产后因脉管损伤，在脉管中形成瘤而出现肌骨酸痛的一种妇女病。

26.0051 ས་བོན་སྐྲན། 精液宫瘤

སྐྱེས་པའི་ཁུ་བ་སྐྱོན་ཅན་མངལ་དུ་རྡོག་པོར་འདྲིལ་ནས་བུ་མི་ཆགས་ཤིང་། ཤ་རུས་འཇིག་པ་སྐམ་དུ་བྱེད་པའི་མོ་ནད་ཅིག

男性异常精液聚结于子宫内引起不孕，肌骨消损的一种妇女病。

26.0052 ཁྲག་སྐྲན་ཟ་ཁུ། 萨酷血瘤

བུ་རོ་མངལ་དུ་ལུས་པས་སྲ་ལ་ཧྲེམ་པ་བུ་མི་ཆགས་ཤིང་ཁོང་པ་སྦོ་འཁྲུག་བྱེད་པའི་མོ་ནད་ཅིག

死胎滞留宫内引起不孕，腹胀，肠鸣的一种妇女病。

26.0053 མངལ་སྲིན། 宫蛀

བུད་མེད་ཀྱི་མངལ་ན་གནས་པའི་སྲིན་བུ་སྤྱིའི་མིང་།

寄生于子宫的“蛀”的统称。

26.0054 མངལ་སྲིན་ཨ་སོ། 宫蛀阿索

བུད་མེད་ཀྱི་མངལ་ན་གནས་པའི་སྲིན་བུའི་རིགས་ཤིག

寄生于女性生殖器的一种“蛀”。

26.0055 མངལ་སྲིན་མ་རུ་ཙེ། 宫蛀玛如孜

བུད་མེད་ཀྱི་མངལ་ན་གནས་པའི་སྲིན་བུའི་རིགས་ཤིག

寄生于子宫的一种“蛀”。

26.0056 ཚ་འབྲབ། 笞痛

ལུས་ལ་ཚེར་མའི་ཟུག་གིས་འབྲབ་པ་ལྟ་བུའི་

ན་ཟུག་ལྡང་བའི་མངོན་རྟགས་ཞིག
用刺鞭抽打身体般的一种疼痛表现。

26.0057 འདོམས་གཡའ། 阴痒

མཚན་མར་ཟ་འཕྲུག་ལངས་པ།
阴部瘙痒。

26.0058 རྩེ་ཚུ་འགྲེང་། 颈脉暴张

རྩེ་ཚུང་རེངས་ནས་སྐེ་བསྒྱུར་དཀའ་བ།
颈外静脉怒张而颈部活动受限。

26.03 མོ་ནད་ཕལ་པ། 产科病

26.0059 མཚན་མའི་ནད། 妊娠病

མངལ་གནས་ལ་ཕོ་མོའི་མཚན་མ་དོད་དུས་མ་ལ་སྙོམ་ལས་སྐྱོ་བ་དང་ཚིག་པ་ཟ་བ་སོགས་འབྱུང་བའི་མོ་ནད་ཕལ་པ་ཞིག
宫内胎儿显现男女生殖器时孕妇出现倦怠、懒惰、易怒等反应的一种产科病。

26.0060 བུ་མ་ཕྱིན། 难产

མངལ་སྒོ་ནས་བུ་ཕྱིར་འབྱིན་མི་ཐུབ་པའི་མོ་ནད་ཕལ་པ་ཞིག
胎儿自产道难以娩出的一种产科病。

26.0061 མགོ་མཇུག་ལོག་པ། 胎位不正

མངལ་གནས་བྱིས་པའི་མགོ་ཐུར་དུ་མ་ལོག་པར་རྐེད་པ་ལྟེབས་པ་དང་རྐེད་མཛིང་ལྟེབས་པ་སོགས་འབྱུང་བའི་ཕལ་པའི་ནད་ཅིག
胎儿头部未朝下而出现腰及腰颈屈折横位等的一种产科病。

26.0062 རོག་མ་ཕྱིན། 胎衣滞留

བུ་རོག་གམ་ཤ་མ་ཕྱིར་མ་ཐོན་པའི་མོ་ནད་ཕལ་པ་ཞིག
胎衣及胎盘不下的一种产科病。

26.0063 བུ་སྣོད་ལུག 子宫脱垂

བུ་སྣོད་ཚང་རའི་ནང་ནས་མཚན་མའི་ཁར་ལུག་འོང་བའི་མོ་ནད་ཕལ་པ་ཅིག
子宫从阴道口脱出的一种产科病。

26.0064 བཙས་ཁྲག་མ་ཆོད། 产后失血

བྱིས་པ་བཙས་རྗེས་ཁྲག་ཤོར་ནས་མཚམས་མི་ཆོད་པའི་མོ་ནད་ཕལ་པ་ཅིག
产后出血不止的一种产科病。

26.0065 ནད་གཞུག་ལུས། 恶露不下

མངལ་དུ་ཤ་མ་དང་ཁྲག་ཆུ་སོགས་ལུས་པས་ན་ཟུག་ལྡང་དུབ་བྱེད་ཅིང་ལག་པས་མྱུངས་ན་བྱིས་པ་ཆགས་པ་ལྟར་འདྲིལ་ལ་འགུལ་སྣམ་བྱེད་པའི་མོ་ནད་ཕལ་པ་ཅིག
胎盘和淤血等滞留于子宫而引起阵痛，触摸时可触及胎儿般移动包块的一种妇女病。

26.0066 མོ་ནད་དུག་ཐབས། 类毒产后病

བྱིས་པ་བཙས་རྗེས་ཤ་མར་རྙིང་པ་དང་ཉིན་གཉིད་དྲག་ཤུལ་བསྟེན་ནས་མཁྲིས་ཚད་སྐྱེད་པས་ཤེད་མེད་ཅིང་སྐོམ་དད་ཆེ་ལ། རོ་སྟོད་གཟེར་ཐུན་འབྱུང་ཞིང་ལུད་པ་དམར་པོར་འོང་བའི་མོ་ནད་ཕལ་པ་ཅིག
产后食用陈旧酥油和食肉过量，白天睡觉或剧烈活动导致“赤巴”热增盛而引起乏力，口渴，上身不适，咳红色痰的一种产科病。

26.0067 **འཕྲི་ནད།** 受孕症

མཚན་མའི་ནད་དང་དོན་གཅིག

与妊娠病同义。

26.0068 **བང་ཚད།** 产褥热

སྦྲུམ་མར་ཕྲུ་གུ་བཙས་རྗེས་སུ་བྱུང་བའི་མོ་ནད་དུག་ཐབས་ཀྱི་མིང་གི་རྣམ་གྲངས།

产后发生的类中毒样的一种产后病的别称。

26.0069 **ཉིང་ལོ།** 受孕反应

མངལ་སྦྲུམ་ནས་ཟླ་གཅིག་ལོན་སྐབས་སུ་མངལ་གནས་ལུས་ཅན་གྱི་ཆགས་སྡང་གི་འདུ་ཤེས་ཀྱི་དབང་གིས་མ་ལ་འབྱུང་བའི་སྦྲུམ་རྟགས།

妊娠一个月时胎儿出现爱憎意识，此时孕妇出现的妊娠反应。

26.0070 **ནལ་བུ།** 亲婚子/私生子

❶ཕ་མ་རུས་རྒྱུད་གཅིག་པའི་བུ། ❷ཁྲིམ་ཐབས་ཚུལ་བཞིན་མ་བྱས་པར་སྐྱེས་པའི་བུ།

❶同一血统父母的子女。❷非婚生子女。

26.0071 **ཉ་གཞི།** 鱼肌

རྐང་ལག་གི་ཉ་ཤ

手足的鱼肌块。

26.0072 **བུ་རོགས།** 胎衣

ཤ་མའི་མིང་གི་རྣམ་གྲངས།

胎盘的别称。

26.0073 **ཤ་མ།** 胎盘

མངལ་དུ་ཕྲུ་གུ་གཏུམ་བྱེད་ཀྱི་ཕྲུ་མའི་མིང་།

宫内包裹胎儿的胞衣。

26.0074 **ཕྲུ་མ།** 胞衣

མངལ་དུ་ཕྲུ་གུ་བཏུམས་བྱེད་ཀྱི་ཤ་མའི་མིང་གི་རྣམ་གྲངས།

宫内包裹胎儿的胎盘的别称。

26.0075 **རོག་མ།** 如玛

ཤ་མའི་མིང་།

胎盘的别称。

26.0076 **ཧར་སྒོ།** 宫口张开

མངལ་སྒོ་ཡངས་པ།

宫口扩宽。

26.0077 **སྟོ་དཀྲུག** 腹空

ཕྱི་ཉིན་སྨན་གཏོང་རྒྱུའི་ནང་ནུབ་ཏུ་སྔོ་ཚས་མི་ཟ་བར་སྐྱུང་བར་གནས་པ།

服药前一晚和当日早晨不进食。

26.0078 **མངལ་བཤལ།** 宫泻法

མངལ་དུ་ལུས་པའི་བུ་རོ་དང་ནད་རོ་སྦྱོང་བའི་ཐབས།

将滞留于宫内的死胎和疾病下泻排出的一种方法。

26.0079 **ནས་འཚིག་ཐལ་བ།** 焦麦灰

ནས་འཚིག་པར་བརྔོས་པའི་ཐལ་བ།

将青稞炒焦成的炭灰。

26.0080 **བསིལ་དྲོད་བསྒྱལ།** 寒热交替

བསིལ་སྨན་བསྟེན་དུས་ཁ་ཟས་དྲོད་དུ་གཏོང་བ་དང་། དྲོད་སྨན་བསྟེན་དུས་ཁ་ཟས་བསིལ་བའི་རིགས་བསྟེན་ཅིང་སྤྱོད་པ།

服寒性药时进食热性食物，服热性药时进食寒性食物的一种服药法。

27 གདོན་ནད་གསོ་བ། 神志病诊疗

27.01 འབྱུང་པོའི་ནད། 邪魅病

27.0001 འབྱུང་པོའི་ནད། 邪魅病

མི་མ་ཡིན་གྱི་གནོད་པ་ལས་འབྱུང་བའི་ནད།

非人类作害者的总称。

27.0002 འབྱུང་པོ། 邪魅魔

མི་མ་ཡིན་གྱི་གནོད་བྱེད་སྤྱིའི་མིང་།

非人类作害者的总称。

27.0003 ཡ་ག་ཅན། 亚嘎尖

ཤིན་ཏུ་བཀའ་གཉན་ཞིང་སྡིག་རྩུབ་དང་དྲེགས་པ་ཅན་གྱི་སྤྱི་མིང་།

非常凶狠残暴和傲慢类者的总称。

27.0004 ལྷའི་གདོན་ནད། 天魔病

ཡར་ངོའི་ཚེས་གཅིག་དང་བཅུ་གསུམ་དག་ལ་ཐོག་ཅིང་། རྟགས་སུ་སཾཀྲྀཏའི་སྐད་སྨྲ་ཞིང་ཚིག་སྙན་པ་དང་། གཉིད་ཆུང་བ། གཙང་སྦྲ་ཆེ་བ་སོགས་ལུས་ངག་ཡིད་ཀྱི་སྤྱོད་པ་འགྱུར་འགྲོ་བའི་འབྱུང་གདོན་གྱི་ནད་ཅིག

初一、初十三上旬月作害，出现说梵语，言语动听，少眠、爱干净等身语意异常表现的一种邪魅病。

27.0005 ཀླུའི་གདོན་ནད 龙魔病

ཚེས་ལྔ་ལ་ཐོག་ཅིང་། རྟགས་སུ་མིག་འབྲུར་ཚུགས་སུ་བལྟ་བ་དང་། དཀར་དང་དམར་འདོད་ལ་ལྕེ་སྨྱུལ་བ་དང་། ཁ་བུབ་ཏུ་ཉལ་བ་སོགས་ལུས་ངག་ཡིད་ཀྱི་སྤྱོད་པ་འགྱུར་འགྲོ་བའི་འབྱུང་གདོན་གྱི་ནད་ཅིག

初五作害，出现瞪视，喜欢素、荤食并舔舐，俯卧等身语意异常表现的一种邪魅病。

27.0006 བླ་མའི་གདོན་ནད། 上师魔

གཟའ་ཕུར་བུ་དང་ཆོས་མཚུངས་པའི་ལྷའི་བླ་མས་གཙེས་ཏེ་ལུས་ངག་ཡིད་ཀྱི་སྤྱོད་པ་འགྱུར་འགྲོ་བའི་འབྱུང་གདོན་གྱི་ནད་ཅིག

与木曜相似由天神上师作害而出现身语意异常表现的一种邪魅病。

27.0007 དྲང་སྲོང་གི་གདོན་ནད། 圣人魔病

རིག་སྔགས་འཆང་བས་གཙེས་ཏེ་ལུས་ངག་ཡིད་ཀྱི་སྤྱོད་པ་འགྱུར་འགྲོ་བའི་འབྱུང་གདོན་གྱི་ནད་ཅིག

持明咒者作害而出现身语意异常表现的一种邪魅病。

27.0008 རྒན་པོའི་གདོན་ནད། 长者魔病

རིགས་དང་ཐོས་པས་རྒན་པ་དག་གིས་གཙེས་ཏེ་ལུས་ངག་ཡིད་ཀྱི་སྤྱོད་པ་འགྱུར་འགྲོ་བའི་འབྱུང་གདོན་གྱི་ནད་ཅིག

贵族和智者魔作害而出现身语意异常表现的一种邪魅病。

27.0009 གྲུབ་པའི་གདོན་ནད། 修士魔病

རྟགས་སུ་ངོ་ནག་ཅིང་དལ་པོར་འགྲོ་བ་དང་ཀླིག་པ་སྐྱངས་པ་སོགས་ལུས་ངག་ཡིད་ཀྱི་སྤྱོད་པ་འགྱུར་འགྲོ་བའི་འབྱུང་གདོན་གྱི་ནད་ཅིག

出现脸发黑，行动缓慢和阴囊肿等身语意异常表现的一种邪魅病。

27.0010 སྦྱིན་སྲེག 火供

དགའ་བའི་ལྷ་ལ་སྦྱིན་པ་གཏོང་བ་དང་གནོད་པའི་གདོན་འདྲེ་ལ་བསྲེག་པའི་ཆོ་ག

对敬奉的天神行布施和对作害的魔行火祭的一种仪轨。

27.0011 བཟླས་བསྒྲུབ། 念修

ཡི་དམ་གྱི་སྔགས་བཟླ་ཞིང་སྒོམ་སྒྲུབ་བྱེད་པ།

诵读本尊咒语、静修行为。

27.02 སྨྱོ་བྱེད་ཀྱི་ནད། 癫狂症

27.0012 སྨྱོ་བྱེད་ནད། 癫狂症

ཡིད་ཀྱི་རྣམ་ཤེས་རྒྱུ་བའི་བུ་གར་གདོན་གང་རུང་ཞུགས་ཏེ་ཡིད་ཀྱི་ལམ་བཀག་པས་ཤེས་པ་གཡེངས་ཤིང་དྲན་པ་ཉམས་ནས་སྨྱོ་བར་བྱེད་པའི་ནད་ཅིག

任意魔侵入意识通行的孔窍，使其阻塞而引起意识不清，疯癫的一种神志病。

27.0013 དྲན་པ་ཉམས་པ། 记忆减退

ཡིད་ཀྱི་དྲན་པ་ཞན་པ།

记忆力衰退。

27.0014 བསྐང་བཤགས། 酬忏

ཡེ་ཤེས་དང་ལས་གྲུབ་པ་རྣམས་ལ་ཐུགས་དམ་བསྐང་བ་དང་ཉམས་ཆག་ཉེས་པ་བཤགས་པ།

对给予智慧和业果的神佛进行还愿酬谢和对自己罪过进行忏悔。

27.0015 ཀླུ་གཏོར། 龙朵尔

ཀླུ་ལ་བསྔོ་བའི་གཏོར་མ།

向水龙回向所施的“朵尔马”。

27.0016 པཱི་གཉིས། 二巴尼

ཤིང་མངར་གྱི་ལོ་མ་དང་སྡོང་པོ་གཉིས་ཀྱི་བསྡུས་མིང་།

甘草的叶子和枝干二者的合称。

27.03 བརྗེད་བྱེད་ཀྱི་ནད། 健忘症

27.0017 བརྗེད་བྱེད་ཀྱི་ནད། 健忘症

དྲན་པ་ཉམས་ཤིང་བརྗེད་ངས་ཆེ་བའི་སེམས་རྒྱུད་འགྱུར་བའི་ནད་ཅིག

记忆力减退、健忘、心理变异的一种神志病。

27.0018 རུས་ཤིང་། 骨架

རུས་སྒྲོམ།

骨的框架。

27.0019 བདེན་བདར། 真言

བརྫུ་མེད་བདེན་པའི་ཚིག་བརྗོད་པ།

无谎言，讲真理。

27.0020 ཆུ་གཏོར། 水朵

སྟོད་དུ་འོ་ཆུ་དང་ནས་ཡོས་སོགས་བླུགས་ནས་མཆོད་པ་དང་བསྔོ་བ་བྱེད་པའི་ཆོ་ག་ཞིག

容器中盛水、奶和青稞等供奉和回向的一种仪轨。

27.0021 ཀླུ་ཆོག 龙仪轨

ཀླུ་ལ་བསྔོ་བའི་ཆོ་ག་ཞིག

向水龙回向的一种仪轨。

27.04 གཟའ་ནད། 星曜病

27.0022 གཟའ་ནད། 星曜病

གྲིབ་ཤུགས་ཆེན་པོར་སོང་བ་ལས་སྐྱེད་པའི་འབྱུང་ལྔའི་གཟས་ཟིན་པའི་ནད་ཅིག

被大量秽气染污的五原星曜擒获而发的一种疾病。

27.0023 མེ་གཟའི་ནད། 火曜病

གཞོགས་གཡས་ལ་ཕོག་པས་ལྕེ་གཡས་ཐུང་ལ་ཚ་བ་ཆེ་ཞིང་སེན་མོར་གཞོབ་རོག་འོང་བའི་གཟའ་ནད་ཅིག

侵入身体右侧而引起舌右侧短缩、发热，指甲有焦味的一种星曜病。

27.0024 ཆུ་གཟའི་ནད། 水曜病

གཞོགས་གཡོན་ལ་ཕོག་པས་ལྕེ་གཡོན་ཐུང་ལ་ལུས་དྲོད་ཆུང་ཞིང་ཆུ་རྒྱུས་གྲོང་བའི་གཟའ་ནད་ཅིག

侵入身体左侧而引起舌左侧短缩、体温变低，韧带、肌腱僵硬的一种星曜病。

27.0025 ས་གཟའི་ནད། 土曜病

ལུས་ཀྱི་སྨད་ལ་ཕོག་པས་ལུས་ཀྱི་ཚིགས་གཟེར་ཞིང་མིག་སེར་ལ་ཞེད་ཆུང་བ་དང་ལྟོ་བ་ཆེ་བའི་གཟའ་ནད་ཅིག

侵入身体下部而引起关节疼痛，眼黄，体虚，腹大的一种星曜病。

27.0026 རླུང་གཟའི་ནད། 风曜病

མགོ་བོར་ཕོག་པས་གཡལ་མང་ཞིང་གཉིད་མེད་ལ་དྲན་པ་མི་གསལ་བ་སོགས་རླུང་སྐྱོན་ལྟ་བུར་འབྱུང་བའི་གཟའ་ནད་ཅིག

侵入头部而引起呵欠频发、失眠、意识不清等，“隆”邪病样的一种星曜病。

27.0027 ནམ་མཁའི་གཟའ་ནད། 空曜病

ཁྲག་ལ་ཕོག་པས་སྣ་ནས་ཁྲག་འཛག་པའི་གཟའ་ནད་ཅིག

侵入血液而引起鼻衄的一种星曜病。

27.0028 ཁ་སྐྱི། 口斜

ཁ་ཡོ་བ་དང་དོན་གཅིག

口角㖞斜。

27.0029 ཟྙད་དགྲོལ་བ། 禳咒

མཐུ་གཏད་ཀྱི་གནོད་པ་བཀྲོལ་བར་བྱེད་པ།

禳解诅咒的危害。

27.0030 དཀར་གཏོར། 白朵尔

དཀར་གསུམ་དང་མངར་གསུམ་ལས་བྱས་པའི་གཏོར་མ།

三乳食和三甘所做成的“朵尔马”。

27.0031 དམར་གཏོར། 红朵尔

སེམས་ཅན་བསད་པའི་ཤ་ཁྲག་ལས་བྱས་པའི་གཏོར་མ།

用动物的血肉做成的“朵尔马”。

27.0032 སྒྲང་གིས་བཀྲོལ་བ། 诵经禳解

ངག་སྐད་དང་ལུང་ལ་བརྟེན་ནས་གདོན་བཀྲོལ་བའི་ཐབས་ཞིག

用言语和教诫解魔的一种方法。

27.0033 གཟའ་ཆོག 星曜仪轨

དཀར་དམར་གྱི་གཏོར་མ་བསྔོ་བ་དང་ཕྱག་རྒྱས་བྱིན་བརླབས་སོགས་ཀྱི་ཆོ་ག

抛施红白“朵尔马”回向和修念手印进行加持等的仪轨。

27.0034 གཞོགས་བརྐྱལ། 偏瘫

ལུས་ཀྱི་གཞོགས་གཅིག་གི་དབང་རྩའི་བྱེད་ལས་ཉམས་པས་རྐང་པ་དྲུད་དེ་འགྲོ་བ།

一侧神经功能减弱导致拖腿行走。

27.05 ཀླུ་ནད། 水龙病

27.0035 ཆུ་ནད། 水龙病

ཆུ་སེར་ནག་པོ་དང་དུག་ཅན་སྲིན་བུ་པཊ་ཏ་གཉིས་འདོམས་ནས་ལུས་ཀྱི་ཤ་པགས་དང་རུས་ཚིགས། རྩ་ཁྲག དོན་སྣོད་རྣམས་སུ་ཆུ་སེར་རྒྱས་ཏེ་ལུས་ཀུན་མ་རུངས་པར་བྱེད་ཅིང་མི་བཟོད་པའི་གསོ་དཀའི་ནད་ཅིག

黑黄水和“蛀白巴达”聚合而使肌肤、关节、血、脏腑等处黄水增盛致全身腐烂的一种顽疾。

27.0036 ཟ་ཐང་། 福分

ཁ་ལས་དབང་ཐང་།

权势福气。

27.0037 ས་གཉན། 土煞

ཀླུ་གཉན་དང་། ས་བདག ལྷ་སྲིན་སོགས་གནས་པའི་ས།

龙煞、地祇、神妖等所居之土。

27.0038 རྡོ་གཉན། 石煞

ཀླུ་གཉན་དང་། ས་བདག ལྷ་སྲིན་སོགས་གནས་པའི་རྡོ།

龙煞、地祇、神妖等所居之石。

27.0039 ཆུ་གཉན། 水煞

ཀླུ་གཉན་དང་། ས་བདག ལྷ་སྲིན་སོགས་གནས་པའི་ཆུ།

龙煞、地祇、神妖等所居之水。

27.0040 ཤིང་གཉན། 木煞

ཀླུ་གཉན་དང་། ས་བདག ལྷ་སྲིན་སོགས་གནས་པའི་ཤིང་།

龙煞、地祇、神妖等所居之木。

27.0041 ལྔ་བརྒྱ་ཐ་མའི་དུས། 末法五百年

སངས་རྒྱས་ཤཱཀྱ་ཐུབ་པའི་བསྟན་པའི་གནས་ཚད་ལྔ་བརྒྱ་ཕྲག་བཅུའི་ཐ་མ།

佛法住世十期中最末期的五百年。

27.0042 རེག་པའི་དུག 触毒

ཕོ་མོའི་མཚན་མ་སོགས་ཕན་ཚུན་ཐུག་རེག་བྱས་པ་ལས་བྱུང་བའི་དུག་དང་ཡང་ན་སྦྲུལ་དང་སྡིག་པ་སོགས་ཀྱིས་སོས་རྨུག་པ་ལས་བྱུང་བའི་དུག

男女阴部等相互接触所引起的毒，或被蛇、蝎等咬叮引起的毒。

27.0043 མཐོང་བའི་དུག 观毒

མིག་གིས་མཐོང་བ་ཙམ་གྱིས་ཕོག་པའི་དུག

目视即染之毒。

27.0044 ཁ་རླངས་དུག 口气毒

ཁ་སྣའི་དབུགས་རླངས་ཕོག་པ་ལས་བྱུང་བའི་དུག

口鼻气息所染之毒。

27.0045 བསམ་པའི་དུག 意念毒

ཡིད་ལ་བསམ་པ་ཙམ་གྱིས་ཕོག་པའི་དུག

一念即染之毒。

27.0046 ཅི་ཏ་ཛ་ལ། 孜得杂拉

མཛེ་ནད་ཀྱི་ལེགས་སྦྱར་སྐད་དོད།

麻风病的梵语。

27.0047 མཛེ་ནད། 麻风病

ཀླུ་ནད་དང་དོན་གཅིག

与水龙病同义。

27.0048 རྣམ་རྟོག 疑忌

སེམས་ཀྱི་འཆར་སྒོའམ་དེ་མ་ཡིན་པར་འཛིན་པའི་འཁྲུལ་ཤེས།

心中所想或疑惑顾忌。

27.0049 ཐེའུ་རང་ནད། 独脚魔病

མཁའ་ལ་མགྱོགས་ཕོར་རྒྱུ་འགྲོ་བའི་ཡི་དྭགས་རིགས་ཀྱི་གནོད་བྱེད་ཅིག གཅེས་པའི་རྟགས་སུ་མགོ་ལ་ཤྲོག་པ་དང་གདོང་ལ་ཁྲི་མ་འོང་ཞིང་། བ་སྤུ་བརྩེ་ལ་གཡའ་བ་དང་གྲང་སིལ་བྱེད།

在空中快速穿行的恶鬼类作害而出现头皮生屑、面生“且玛”、毛敏而痒及寒颤的一种魔病。

27.0050 འགོང་པོའི་ནད། 厉鬼病

བླ་མར་མ་གུས་པ་ཤི་ནས་འདྲེར་སྐྱེས་པའི་གནོད་བྱེད་ཅིག གཅེས་པའི་རྟགས་སུ་མགོ་ལ་ཤྲོག་པ་དང་གདོང་ལ་ཁྲི་མ་འོང་ཞིང་། བ་སྤུ་བརྩེ་ལ་གཡའ་བ་དང་གྲང་སིལ་བྱེད།

不敬上师者死后变鬼作害而出现头皮生屑、面生“且玛”、毛敏而痒及寒颤的一种魔病。

27.0051 ས་བདག་གདོན་ནད 地主魔病

ཤ་ལ་བབས་ནས་ཀོ་ལེར་ན་ཞིང་འགུལ་འཕྲིག་དང་། ཤ་རོ་འོང་བའི་ཀླུ་ནད་ཅིག

落于肌肉而出现游走疼痛、颤动，腐肉的一种水龙病。

27.0052 བ་སྤུ་རིགས་དྲུག་གི་ནད 六类巴司魔病

ཆུ་རྒྱུས་ལ་བབས་ནས་རྐང་ལག་ཞ་འབྲུམས་བྱེད་ཅིང་ལུས་སྒྲིང་ལ་ཚིགས་འཁོལ་བ་དང་། སེན་བཀྲག་ཉམས་པ་སོགས་འབྱུང་བའི་ཀླུ་ནད་ཅིག

落于韧带、肌腱，引起四肢瘫痪，全身僵硬，关节疼痛，指甲失泽等的一种水龙病。

27.0053 རྒྱལ་རིགས་ཀྱི་གདོན་ནད། 刹利魔病

འབྱུང་བཞི་འདུས་པའི་དུག་སྤྱི་གཙུག་ནས་ལུས་ལ་འཇུག་ཅིང་། རྟགས་སུ་གཙུག་ཏུ་ཤ་རོ་འོང་ལ་མདོག་དཀར་པོ་ལ་སྲེད། རྨི་ལམ་དུ་སྤྱོག་ཆགས་སོགས་དཀར་ཆས་ཆེ་བ་མཐོང་བའི་ཀླུ་ནད་ཅིག

系四原聚合毒，自头顶侵入，引起头顶出现腐肉，喜爱白色，梦见白色饰物、生物等的一种水龙病。

27.0054 རྗེ་རིགས་ཀྱི་གདོན་ནད། 吠舍魔病

མེ་དུག་ཤས་ཆེ་བ་སྙི་ཟ་ལམ་ནས་ལུས་ལ་

འཇུག་ཅིང་མཆིན་པར་བབས་ཏེ་རྟགས་སུ་རྒྱན་དང་སྲོག་ཆགས་སོགས་དམར་པོ་རྨི་བའི་ཀླུ་ནད་ཅིག
火毒偏盛，自脉道侵入体内、落于肝脏，梦见红色饰物、生物等的一种水龙病。

27.0055 བྲམ་ཟེའི་རིགས་ཀྱི་གདོན་ནད།

婆罗门魔病

ཆུ་དུག་ཤས་ཆེ་བ་སྐྱེ་ལག་པ་གཡོན་ནས་འཇུག་ཅིང་མཁལ་མ་གཡོན་དུ་བབས་ཏེ་རྟགས་སུ་རྒྱན་དང་སྲོག་ཆགས་སོགས་སེར་ཤས་ཆེ་བ་རྨི་བའི་ཀླུ་ནད་ཅིག
水毒偏盛，自左手侵入落于左肾，梦见黄色饰物和生物等的一种水龙病。

27.0056 དམངས་རིགས་ཀྱི་གདོན་ནད 戌陀罗魔病

རླུང་དུག་ཤས་ཆེ་བ་སྐྱེ་རྐང་པ་གཡས་ནས་འཇུག་ཅིང་ལུས་སྤྱི་ལ་བབས་ཏེ་རྟགས་སུ་ཡན་ལག་དང་སོར་མོ་རྣམས་བྱི་གཞུག་དང་འདྲ། རྒྱན་དང་སྲོག་ཆགས་སོགས་སྔོན་པར་རྨི་བའི་ཀླུ་ནད་ཅིག
风毒偏盛，自右足侵入落于全身，出现肢体、指趾形如鼠尾，梦见蓝色饰物、生物等的一种水龙病。

27.0057 གདོལ་རིགས་ཀྱི་གདོན་ནད། 旃陀罗魔

ས་དུག་ཤས་ཆེ་བ་སྐྱེ་རྐང་པ་གཡོན་ནས་འཇུག་ཅིང་མཆེར་པར་བབས་ཏེ་རྟགས་སུ་རྒྱན་དང་སྲོག་ཆགས་སོགས་ནག་ཤས་ཆེ་བ་རྨི་བའི་ཀླུ་ནད་ཅིག
土毒偏盛，自左足侵入落于脾脏，梦见黑色饰物和生物等的一种水龙病。

27.0058 མི་གཙང་མཚོལ་བ། 中污秽

མི་གཙང་བའི་རྫས་གྱིབ་ལ་བརྟེན་པའི་གདོན་ལུས་ལ་ཞུགས་པ།
以污秽物为载体的魔侵入身体。

27.0059 ཀླུ་ཡི་རྒྱལ་པོ། 水龙王

ཆུ་ལ་གནས་པའི་ཀླུ་རིགས་གང་ཡིན་པ་དེའི་རྒྱལ་པོ།
水居龙类之王。

27.0060 ལས་ཀྱི་རྣམ་སྨིན། 因果报应

ལས་བཟང་ངན་གང་བྱས་ཀྱི་འབྲས་བུ་རྣམ་པར་སྨིན་པ།
从善、从恶果业报应。

27.0061 དུག་བཞི། 四毒

ས་ཆུ་མེ་རླུང་སྟེ་འབྱུང་བཞིའི་དུག
土、水、火、风四原毒。

27.0062 མཛེའི་མཁར་བརྒྱད། 八麻风府

སྤྱི་གཙུག་དང་། སྨིན་དབྱག སྣ་རྩེ། ཡ་རྐན། སྙིང་ཁ། ལྟེ་བ། མཚན་མ། རྐང་མཐིལ་བཅས་ཀྱི་བསྡུས་མིང་།
头顶、眉间、鼻尖、上腭、心口、脐、阴部、足底等的简称。

27.0063 སྙིང་པོ་བཞི། 四中心

རྐང་ལག་གི་མཐེབ་མོའི་རྩ་བ་བཞིའི་བསྡུས་མིང་།
拇指、拇趾四根部的简称。

27.0064 རྩེ་མོ་གསུམ། 三顶

ལུས་ཀྱི་རྩེ་མོ་ཀླད་པ་དང་། དབང་པོའི་རྩེ་མོ་སྣ། ཡན་ལག་གི་རྩེ་མོ་སོར་མོ་བཅས་ཀྱི་བསྡུས་མིང་།
身体顶端脑、感官顶端鼻、四肢顶端

指趾三者的简称。

27.0065 མདངས་གསུམ། 三泽

མིག་མདངས་དང་། བྱད་མདངས། སོ་མདངས་བཅས་ཀྱི་བསྡུས་མིང་།

眼睛色泽、面部色泽、牙齿色泽三者的合称。

27.0066 སྤུ་གསུམ། 三毛

སྐྲ་དང་། སྨིན་མ། བ་སྤུ་བཅས་ཀྱི་བསྡུས་མིང་།

头发、眉毛、汗毛三者的合称。

27.0067 ཆུ་གསུམ་བོ་བ། 三水失禁

ཁ་ཆུ་དང་། མིག་ཆུ། སྣ་ཆུ་བཅས་གསུམ་མི་ཐུབ་པར་བོ་བ།

口水、眼泪、鼻涕三者失禁。

27.0068 པགས་རོ། 死皮

པགས་པའི་སྙིགས་རོ།

皮肤老化的角质。

27.0069 སྐྱི་རོ། 死膜

སྐྱི་མོའི་སྙིགས་རོ།

表皮的老化物。

27.0070 རུས་རོ། 死骨

རུས་པའི་སྙིགས་རོ།

骨质的老化物。

27.0071 བཀའ་བཀླགས། 读经

རྒྱལ་བའི་བཀའ་ཀློག་འདོན་བྱས་པ།

朗读佛经。

27.0072 ཁམས་གསུམ། 三界

འདོད་ཁམས་དང་། གཟུགས་ཁམས། གཟུགས་མེད་ཀྱི་ཁམས་བཅས་ཀྱི་བསྡུས་མིང་།

欲界、色界、无色界的合称。

27.0073 འདོད་ཁམས། 欲界

ཟས་དང་འཁྲིག་པ་ལ་ཆགས་ཤིང་འདོད་ཡོན་ལྔས་འཚོ་བའི་ཁམས།

贪爱段食，贪行淫行，享妙五欲的众生所居之界。

27.0074 གཟུགས་ཁམས། 色界

དྭངས་པའི་རང་བཞིན་གྱི་འོད་ལུས་དང་ལྡན་ཞིང་གཟུགས་ལ་ཆགས་པའི་ཁམས།

身具洁净本质的光辉，贪爱色之天人所居之界。

27.0075 གཟུགས་མེད་ཀྱི་ཁམས། 无色界

ཡིད་གཟུགས་དྭངས་པ་ཙམ་ལས་རགས་གཟུགས་མེད་ཅིང་འདོད་གཟུགས་ལ་ཆགས་པ་བྲལ་ཞིང་གཟུགས་མེད་པ་ལ་ཆགས་པའི་ཁམས།

光影无形，只具无色界贪而无欲界、色界贪界。

27.0076 དབང་བསྐུར། 灌顶

རང་གིས་དད་པ་བྱེད་སའི་ཡི་དམ་གྱི་ལྷ་གང་ཡིན་པ་དེའི་སྐུ་བསྒོམ་པ་དང་སྔགས་བཟླ་བ་སོགས་ཀྱི་དབང་ཆ་སྤྲིན་པ།

修信奉本尊佛、诵读本尊佛咒语的一种授权仪轨。

27.0077 འབྲི་ཚུགས་ལྟ། 瞪眼

འབྲིའི་མིག་ལྟར་འབུར་ཚུགས་སམ་ཅེ་རེར་བལྟས་ནས་སྡོད་པ།

牛眼样瞪视或凝视。

27.0078 མཛེ་ཐོད་པ་འདྲ་བ། 额状癞

རླུང་ལས་གྱུར་པའི་དབྱིབས་ཐོད་རུས་འདྲ་བ་ལ་མདོག་སྨུག་ཅིང་ནག་ལ་བེམ་བེམ་

རྒྱུར་པའི་མཛེ་ནད་ཅིག

"隆"邪引起疮如额骨，色紫黑，质柔软、有弹性的一种麻风病。

27.0079 མཛེ་ཨུ་དུམ་ཝ་ར། 莲状癞

མཁྲིས་པ་ལས་གྱུར་པའི་དབྱིབས་ཨུ་དུམ་ཝ་ར་སྨིན་པ་ལྟར་མདོག་དཀར་སྨུག་སྣུམ་ལ་སྣ་ཁྲག་འཛག་པ་དང་སྨིན་མ་འཕྱི་བའི་མཛེ་ནད་ཅིག

"赤巴"邪引起疮如莲花，色紫光润，鼻衄，眉毛脱落的一种麻风病。

27.0080 མཛེ་སྲུམ་པོ། 椭状癞

བད་ཀན་ལས་གྱུར་པའི་དབྱིབས་སྲུམ་ལ་རྣག་ཆེ་ཞིང་ནང་འབུས་གང་བའི་མཛེ་ནད་ཅིག

"培根"邪引起疮体形圆多脓，内满小虫的一种麻风病。

27.0081 མཛེ་སླང་ཤུ། 癣状癞

བད་ཀན་ལས་གྱུར་པའི་སླང་ཤུ་ལྟར་ཟ་ཞིང་ཆུ་སེར་མང་པོ་འབྱུང་བའི་མཛེ་ནད་ཅིག

"培根"引起疮如牛皮癣，发痒，流黄水的一种麻风病。

27.0082 མཛེ་རི་ཤའི་ལྕེ། 日夏舌状癞

རླུང་མཁྲིས་ལས་གྱུར་པའི་རི་ཤའི་ལྕེ་འདྲ་ལ་ནང་གནག་ཅིང་ཟུག་ཆེ་ལ་འབྲུམ་བུ་དང་འབུ་མང་བ་སོགས་འབྱུང་བའི་མཛེ་ནད་ཅིག

"隆赤"邪引起疮如"日夏"舌样、色黑、剧痛，痘疱和小虫多发的一种麻风病。

27.0083 པགས་མཛེ། 皮肤癞

བད་རླུང་ལས་གྱུར་པའི་གླང་ཆེན་པགས་པ་འདྲ་བ་སྲ་ཞིང་རྩུབ་ལ་མདོག་ཉ་པགས་འདྲ་བའི་མཛེ་ནད་ཅིག

"培隆"邪引起疮似象皮样，坚硬、粗糙，色呈鱼皮样的一种麻风病。

27.0084 མཛེ་འབྲུམ། 疹癞

བད་རླུང་ལས་གྱུར་པའི་འབྲུམ་པ་ཕྲ་མོ་ཅིག་ཅིག་འབྱུང་ཞིང་ཤ་མཐང་རྩུབ་ལ་རེག་བྱ་སྲ་བའི་མཛེ་ནད་ཅིག

"培隆"邪引起痘疹细密，肌肤粗糙，触感厚实的一种麻风病。

27.0085 མཛེ་འབྲས། 哲癞

བད་རླུང་ལས་གྱུར་པའི་རྨེན་བུ་དམར་པོ་རྡོ་ལྟར་སྲ་ཞིང་གཡའ་བ་མང་ལ་ཁྱབ་པའི་མཛེ་ནད་ཅིག

"培隆"邪引起淋巴色红、质坚如石，发痒、遍布广泛的一种麻风病。

27.0086 མཛེ་ཁྲེར། 蔓延癞

བད་རླུང་ལས་གྱུར་པའི་མཛེ་འབྲས་ལྟར་རྨེན་བུ་མང་པོས་ལུས་ཀུན་ཁྱབ་ཅིང་གཡའ་བ་འབྱུང་བའི་མཛེ་ནད་ཅིག

"培隆"邪引起如"哲"癞般的淋巴遍布全身并发痒的一种麻风病。

27.0087 མཛེ་སེར་ག 皲裂癞

བད་རླུང་ལས་གྱུར་པའི་རྐང་ལག་གི་མཐིལ་གས་པ་དང་མི་བཟད་ན་ཞིང་གཡའ་ཚབས་ཆུང་བའི་མཛེ་ནད་ཅིག

"培隆"邪引起手足掌心皲裂，疼痛难忍，轻度发痒的一种麻风病。

27.0088 མཛེ་ཤ་བཀྲ། 肉斑癞

བད་རླུང་ལས་གྱུར་པའི་ནང་རྩུབ་ལ་ཕྱི་འཇམ་

ཞིང་པགས་མདོག་དཀར་དམར་འཕྱུག་ན་སྒྲོག་པ་འབྱུང་བའི་མཛེ་ནད་ཅིག

“培隆”邪引起疮体内糙外光、肤色浅红，抓挠时出现皮屑的一种麻风病。

27.0089 མཛེ་ཐུ་བ། **疱疹癞**

བད་མཁྲིས་ལས་གྱུར་པའི་ཐོར་པ་དམར་པོ་འབྱུང་བའི་མཛེ་ནད་ཅིག

“培赤”邪引起红色丘疹的一种麻风病。

27.0090 མཛེ་ཁ་བརྒྱ། **百口癞**

བད་མཁྲིས་ལས་གྱུར་པའི་རྨ་ཁ་དང་། རྣག་མང་ལ་དམར་སྨུག་ཏུ་འགས་པ་དང་འབུ་མང་དུ་སྐྱེས་པའི་མཛེ་ནད་ཅིག

“培赤”邪引起疮口众多并化脓，色呈紫红、易破裂，其内生有大量小虫的一种麻风病。

27.0091 མཛེ་པདྨ་དཀར་པོ། **白莲癞**

བད་མཁྲིས་ལས་གྱུར་པའི་འབུར་སྐྲངས་ཀྱི་མཐའ་དམར་ལ་དབུས་དཀར་བ་མེ་ཏོག་པད་མའི་འདབ་མ་ལྟར་རྒྱས་ཤིང་། གཡའ་ཞིང་ཁྲག་དང་ཆུ་སེར་འཛག་པའི་མཛེ་ནད་ཅིག

“培赤”邪引起肿胀边缘色红、中央白如莲花瓣样、伸展，发痒、流黄水的一种麻风病。

27.0092 མཛེ་འབྲུམ་བུ། **疹癞**

བད་མཁྲིས་ལས་གྱུར་པའི་པགས་པ་སྲབ་ལ་འབྲུམ་བུ་དཀར་དམར་གྱིས་ཁྱབ་པའི་མཛེ་ནད་ཅིག

“培赤”邪引起皮肤薄，布满红白痘疹的一种麻风病。

27.0093 མཛེ་གཡན་པ། **疥疮癞**

བད་མཁྲིས་ལས་གྱུར་པའི་འདྲུལ་ཞིང་ཆུ་སེར་འཛག་པ་དང་ལྷག་པར་གཡའ་ལ་ན་ཚ་ཆེ་བའི་མཛེ་ནད་ཅིག

“培赤”邪引起肌肤腐烂、流黄水，痛痒尤甚的一种麻风病。

27.0094 མཛེ་པགས་པ་ རྨུགས་པ། **皮腐癞**

བད་མཁྲིས་ལས་གྱུར་པའི་པགས་པ་ཁྲག་གིས་རྨུགས་ཏེ་ཐོར་པ་མང་ཞིང་རེག་མི་བཟོད་པའི་མཛེ་ནད་ཅིག

“培赤”邪引起，血热使皮肤溃烂，出现大量丘疹，触之疼痛不忍的一种麻风病。

27.0095 མཛེ་འོལ་སེ་འདྲ་བ། **桃儿七状癞**

འདུས་པ་ལས་གྱུར་པའི་འོལ་མོ་སེའི་འབྲས་བུ་དང་འདྲ་བ་སྟོད་དམར་ནག་འོང་ཞིང་ཚ་བའི་མཛེ་ནད་ཅིག

聚合邪引起，疮如桃儿七状，顶部暗红、发热的一种麻风病。

27.0096 གཉན། **年**

❶ལྷ་སྲིན་སྡེ་བརྒྱད་ཀྱི་ནང་གསེས་ཀླུའི་ཁོངས་གཏོགས་ཤིག ❷ཉེན་ཆེ་བ་དང་དབང་བཙན་པ། ❸རི་དྭགས་གཉན།

❶天龙八部中龙的一种。❷凶险和霸权。❸盘羊。

27.0097 སྦྲོག་ཐུ། **皮屑**

མགོ་བོའི་སྐྲ་གསེབ་སོགས་སུ་ལུས་ཀྱི་པགས་པའི་སྟེང་ནས་གོག་པའི་སྐྱི་ཤུགས་དཀར་ཞིབ་ཅན།

头发间和皮肤上脱落的白色片状粒屑。

27.0098 ཆུ་སྣང་། **水疱**

ཤ་ལྤགས་བཙིར་གནོན་འཕེལ་བ་ལས་བྱུང་བའི་ཆུ་བུར།

皮肤受挤压引起的疱疹。

27.0099 སྤུ་བཟེས། **发竖**

སྤྲ་གྱེན་དུ་འགྲེང་བ།

头发向上竖起。

27.0100 སྙིང་གྲིབ། **天秽气**

གཟའ་གདོན་གྱི་གྲིབ་ནད།

星曜和魔散布的秽气。

28 མཚོན་རྨ་གསོ་བ། 创伤诊疗

28.01 རྨ་སྤྱི། 创伤总论

28.0001 ཤ་གདན། 骨膜

རུས་པའི་སྟེང་ལ་ཆགས་པའི་པགས་པ་སྲབ་མོ།

附着于骨面的薄膜。

28.0002 གློ་བུར་རྨ། 突发伤

གློ་བུར་གྱི་ཕྱི་རྐྱེན་མདའ་རྡོ་གྲི་མདུང་སོགས་ལས་བྱུང་བའི་མགོ་དང་། སྐེ། བྱང་ཁོག ཡན་ལག་སོགས་ཀྱི་རྨ།

突然因箭、石、刀、矛等外缘导致的头、颈、躯干、肢体等部位的创伤。

28.0003 ཕྱི་རྨ་རྡོལ་བ། 外伤溃破

ཕྱི་ཤ་པགས་ལ་བྱུང་ནས་རལ་བའི་རྨ།

于肌肤造成溃破的创伤。

28.0004 ནང་རྨ་ཟ་ཁྲ། 内伤萨酷

ནང་དོན་སྣོད་དུ་བྱུང་ནས་རྣག་ཆུ་འཛག་པའི་རྨ།

伤于内脏腑而流脓的创伤。

28.0005 བར་རྨ་ཟུག་པ། 中伤刺痛

བར་རུས་ཀང་ལ་བྱུང་ནས་ན་ཟུག་ཆེ་བའི་རྨ།

伤于中间骨骼且疼痛剧烈的创伤。

28.0006 བཤུས་པའི་རྨ། 剥脱伤

པགས་པ་བཤུས་པ།

皮肤剥脱的创伤。

28.0007 གཞགས་པའི་རྨ། 纵割伤

གྱེན་ཐུར་དུ་གཞགས་པ།

肌肤纵向割破的创伤。

28.0008 བཅད་པའི་རྨ། 横割伤

འཕྲེད་དུ་བཅད་པ།

肌肤横向割断的创伤。

28.0009 རྣམ་པར་བཅད་པའི་རྨ། 骨露伤

ཤ་རུས་ལ་ཐུག་པའི་བར་བཅད་པ།

骨肉彻底割断的创伤。

28.0010 རབ་ཏུ་འཕྱང་བའི་རྨ། 骨断肉连伤

ཤ་རུས་སོགས་བཅད་ནས་ལྷབ་ལྷབ་པོར་འཕྱང་བ།

肌、骨等割断而垂悬的创伤。

28.0011 ལྷུང་བའི་རྨ། 断离伤

ཤ་རུས་སོགས་བཅད་ནས་རང་གནས་དང་བྲལ་བ།

肌、骨等割断与本位分离的创伤。

28.0012 གྲུམས་པའི་རྨ། 粉碎伤

ཆག་གྲུག་ཏུ་སོང་བ།

骨骼粉碎的创伤。

28.0013 ཕུག་པའི་རྨ། 戳穿伤

མཚོན་གྱི་རྩེ་མོས་བུ་ག་རྟོལ་བ།

被器械尖端穿孔的创伤。

28.0014 ཕུགས་འཆས། 深刺脓积

ཐུར་དུ་རྨ་གཏིང་རིང་ཞིང་ཕུག་ལ་ཁད་པའི་ནང་རྣག་ཁྲག་གི་ཚང་འཆས་པ།

创口深具脓血囊的创伤。

28.0015 **ཟུག་རྡོ་ལུས་པ།** 异物遗留

མདེའུ་སོགས་རྨ་ཁོང་དུ་ལུས་པ།

箭头等异物遗留在创口内。

28.0016 **རུས་འཛེར།** 骨刺

རུས་པ་ཆག་འབྱོར་སོགས་ཀྱི་རུས་འབུར་དང་རུས་པ་ཆག་ཕྲུམ་ཤོར་བའི་བར་གྱི་རུས་ཆག་ཕྲ་མོ།

骨折接合等处增生的骨头或骨头粉碎遗留的碎骨。

28.0017 **ཤ་གནད།** 要害肌肉

སྐྲངས་ཤིང་ཐྱེར་ལ་ཁྲོ་བར་འགྱུར་ཉེན་ཆེ་བའི་ཤ

易肿胀、感染、恶化的要害肌肉。

28.0018 **ཚིལ་གནད།** 要害脂肪

ལྷོག་ཐབས་སྐྲངས་ཤིང་ཉེན་ཆེ་བའི་རྨེན་བུ།

易发生类炭疽肿的要害淋巴。

28.0019 **རུས་གནད།** 要害骨骼

ཟུག་གཟེར་ཆེ་ཞིང་ཉེན་ཆེ་བའི་རུས་པ།

易发生剧烈疼痛的要害骨骼。

28.0020 **ཆུ་གནད།** 要害筋

ཞ་རེངས་སུ་འགྱུར་ཞིང་ཉེན་ཆེ་བའི་ཆུ་བ།

易发生拘挛僵直的要害韧带。

28.0021 **རྒྱུས་གནད།** 要害腱

ཞ་རེངས་སུ་འགྱུར་ཞིང་ཉེན་ཆེ་བའི་རྒྱུས་པ།

易发生拘挛僵直的要害肌腱。

28.0022 **དོན་གནད།** 要害脏器镞

ཟུག་གཟེར་ཆེ་ཞིང་བཞིན་མདངས་འཚེར་ལ་ཉེན་ཆེ་བའི་དོན་གྱི་གནད།

易发生剧烈疼痛、面容失华的要害脏器。

28.0023 **སྣོད་གནད།** 要害腑府

སྦོ་ཞིང་དྲི་མ་འགགས་པར་འགྱུར་ལ་ཉེན་ཆེ་བའི་སྣོད་ཀྱི་གནད།

易发生胀懑，便秘的要害腑府。

28.0024 **རྩ་གནད།** 要害脉

རྩ་ཚད་སྐྱེ་ཞིང་འདུ་བ་འཁྲུགས་པར་འགྱུར་ལ་ཉེན་ཆེ་བའི་རྩའི་གནད།

易发生脉热、聚合紊乱的要害脉。

28.0025 **རྨ་རེད་པ།** 创伤感染

རྨ་ལ་ཟླ་གཉན་གྱི་ནད་གཞན་ཞུགས་པ།

创伤合并其他疾病。

28.0026 **སྐོམ་རེད།** 饮品性感染

སྐོམ་མ་འཚོད་པས་ལུས་རྔུལ་ཞིང་རྨ་གཤེར་ནས་རྣག་ཆུ་མང་དུ་འབྱུང་བའི་རྨ།

饮品不当引起出汗，造成创口湿润而脓水增多的创伤。

28.0027 **སྤྱོད་རེད།** 起居性感染

ཉི་མ་དང་། ལྷགས་པ། གཉིད། ཆགས་པ། འཇིགས་པ་བཅས་ཀྱི་དབང་གིས་རྨ་ལ་ནད་གཞན་ཞུགས་པ།

日晒、寒风侵袭、嗜睡、房事、恐慌等起居不当，导致创伤侵入其他疾病。

28.0028 **ཉི་རེད།** 日晒性感染

ཉི་མ་བསྙེན་དྲགས་པས་རྣག་སྔོ་ཞིང་རྨ་རྙིད་ལ་གཉེར་མ་ཐུང་བ་ཅན།

暴晒引起绿脓，创口萎缩褶皱的创伤感染。

28.0029 **ལྷགས་རེད།** 风吹性感染

གྲང་ལྷགས་ཀྱིས་རེག་དྲགས་པས་རྨ་མདོག་སྔོ་སྐྱ་ལ་གྲང་འཁྱམ་འོང་བའི་རྨ།

风寒侵袭创口引起发青，寒疹的创伤感染。

28.0030 གཉིད་རིད། 睡眠性感染

གཉིད་ལོག་དྲགས་པས་དབང་པོ་མི་གསལ་ཞིང་ཟས་ཟ་མི་འདོད་པའི་རྨ།

睡眠过度引起感官迟钝、食欲不佳而造成的创伤感染。

28.0031 ཆགས་རིད། 房事性感染

ཆགས་པ་སྤྱོད་དྲགས་པས་རྨ་ཁ་འབྱེ་ཞིང་ཁུ་ཚོགས་འོང་བ་ཅན།

房事过度导致创口开裂，渗出浊液造成的创伤感染。

28.0032 འཇིགས་རིད། 惊恐性感染

འཇིགས་སྐྲག་དབང་གིས་རྨ་ཁ་སྐྲངས་ཤིང་རང་ལ་དགའ་བའི་ཟླ་བོ་གྲོགས་པོ་འདོད་ལ་རྨ་ཁ་སྐམ་པ་ཅན།

身受惊吓引起创口肿胀，遇到喜欢的伴侣创伤愈合的创伤感染。

28.0033 ཁྲག་ཚད། 血热

ཁྲག་གི་གནས་སུ་ཚ་བ་སྐྱེ་བ།

热邪侵入血液。

28.0034 རྨ་འགྲམས་པ། 外伤发炎

ལུས་ཟུངས་འགྲམས་པས་རྨ་ཚད་སྐྱེ་བ།

外伤扩散引起感染。

28.0035 རྨ་ཐྲེར་བ། 外伤扩散

ཤ་སྲུལ་དང་ཚིགས་མིག་ཏུ་རྣག་ཆུ་གྲམས་པ།

肌缝和关节腔中脓水扩散。

28.0036 པགས་ཐྲེར། 皮下扩散

པགས་པའི་འོག་ཏུ་རྣག་ཆུ་གྲམས་པ།

皮下脓水扩散。

28.0037 ཤ་ཐྲེར། 肌层扩散

ཉ་ཡི་སྲུལ་ལ་རྣག་ཆུ་གྲམས་པ།

鱼肌缝中脓水扩散。

28.0038 ཚིལ་ཐྲེར། 脂层扩散

དྲིག་བཞི་དང་པགས་པའི་གནས་སུ་རྣག་ཆུ་གྲམས་པ།

脓水扩散至四垢处及皮肤。

28.0039 རུས་ཐྲེར། 骨间扩散

ཤ་རུས་བར་དུ་རྣག་ཆུ་གྲམས་པ།

脓水扩散至肌骨。

28.0040 ཚིགས་ཐྲེར། 关节间扩散

ཚིགས་ཀྱི་གནས་སུ་རྣག་ཆུ་གྲམས་པ།

脓水扩散至关节。

28.0041 རྩ་ཐྲེར། 脉内扩散

རྩའི་ནང་ལ་ཆུ་སེར་གྲམས་པ།

黄水扩散至脉道。

28.0042 རྨ་གཞའ་བ། 创伤潜愈

རྨ་ཡི་རང་སྟོབས་བྲི་ནས་ཤ་འབུ་སྐྱེ་མ་ཐུབ་པ།

创口愈合能力减弱所致肉芽不生。

28.0043 ཤ་གཞའ། 肌伤潜愈

ཤ་ལ་ཤ་འབུ་མི་སྐྱེ་བ།

肉芽不生。

28.0044 རུས་གཞའ། 骨伤潜愈

རུས་པའི་སེའུ་མི་སྐྱེ་བ།

新骨不生。

28.0045 ཚ་གཞའ། 热邪潜愈

རྨ་ལ་ཚ་བ་ཞུགས་ནས་རྨ་ཁ་ཞིག་ཅིང་ཞོམ་པ།

热邪侵入创伤引起创口腐坏且凹陷。

28.0046 གྲང་གཞའ། 寒邪潜愈

རྨ་ལ་གྲང་བ་ཞུགས་ནས་རྨ་ཁ་ཞིག་ཅིང་

ཉམས་རྡིབ་ཏུ་གྱུར་བ།
寒邪侵入创伤引起创口腐坏且凹陷。

28.0047 རྨ་སྐྱེ། 狂生伤

ཤའུ་སོགས་ལྷག་པར་འཕེལ་བ།
肉芽增长旺盛。

28.0048 ཤ་སྐྱེ། 肉怒狂生

ཤའུ་མཐུག་ཅིང་སྲོས་པ་རྨ་ཁར་ལུད་པ།
肉芽厚而炎肿突出创口。

28.0049 ཁྲག་སྐྱེ། 坏血狂生

ཁྲག་ངན་འཕེལ་དྲགས་པས་རྨ་ཡི་མདོག་སྨུག་ཅིང་ནག་ལ་རེག་ན་ཁྲག་ནག་འཛག་པ།
坏血增盛过度引起创伤而脸色发黑，触之流黑血。

28.0050 རུས་སྐྱེ། 骨狂生

རུས་པའི་སྟེང་དུ་ཤའུ་མཛེར་ཐབས་སུ་སྐྱེ་བ།
骨面狂生肉疔样肉芽。

28.0051 རུལ་ཟན། 腐蚀

རྨ་ཁོང་དུ་མཚོན་སོགས་ལུས་པས་རྣག་ཁྲག་ཆུ་སེར་གྱིས་ཤ་རུས་སོགས་བར་མ་ཆད་པར་ཟོས་པ།
创伤内遗留器械等异物而引起脓血、黄水，不断腐蚀肌骨。

28.0052 རུས་པའི་རུལ་ཟན། 残骨腐蚀

རུས་ཆག་རྨ་ཁོང་དུ་ལུས་པས་རྨ་ཁ་མཐོ་ཞིང་སྲོ། རྣག་ཆུ་མི་ཆད་པར་འབྱུང་ལ་རྣག་གི་དཀྱིལ་དུ་སྲོ་མ་འདྲ་བ་མང་པོ་འོང་།
残骨遗留创口引起创口高肿，脓血不止，脓中伴有虮状脓粒。

28.0053 ཟུག་རྔུའི་རུལ་ཟན། 异物蚀骨

མདེའུ་སོགས་རྨ་ཁོང་དུ་ལུས་ནས་རྨ་རུལ་ཞིང་ཟ་བ། རྨ་ཁ་བྱིའུའི་འཕོངས་ལྟར་དམར་ཞིང་ཁྲག་ཅན་འཛག་པ།
箭镞等遗留创口引起腐蚀，创口如小鸟肛口发红、流血。

28.0054 རྣག་གི་རུལ་ཟན། 脓蚀骨

རྣག་མང་དུ་འཕེལ་ནས་རུས་པ་ཟོས་པས་སྐྲངས་མདོག་སྐྱ་ཞིང་དྲི་མནམ་པ།
脓增盛腐蚀骨头，肿胀、色灰白、味臭。

28.0055 རྨ་ཡི་རུལ་ཟན། 创蚀骨

རྨའི་ཁར་སྨན་བཏབ་པ་དྲོད་དང་བྲལ་ནས་མི་འཇུ་བའམ་ཡང་ན་རྨའི་ཁ་ཁྱེད་ནས་ཤིན་ཏུ་རློན་པར་འགྱུར་བ།
创口施药导致失温造成药物不能吸收或创口冻伤而变得非常湿潮。

28.0056 རྨ་ཁྲོས། 创伤怒肿

རྨ་ལ་གཉན་ཚད་ཞུགས་ནས་གློ་བུར་དུ་སྐྲངས་ཤིང་ཟུག་རྔུ་དྲག་པོར་ལྡང་བ།
疠热侵入创口而突然出现肿胀，剧痛。

28.0057 རྨ་ཁ་འདྲུལ། 创口腐烂

རྨ་ལ་གཉན་ཚད་ཞུགས་ནས་རུལ་བ།
疠热侵入创口而出现腐烂。

28.0058 རྨ་ཁ་འདྲིག 创口溃裂

རྨ་ཁ་ཞིག་རལ་དུ་གྱུར་པ།
创口破裂腐烂。

28.0059 རྨིན་པ་འདྲུབ། 创口痊愈

རྨ་ཤུལ་ལེགས་པར་གསོས་ཏེ་པགས་མདོག་སྔར་ལྟར་གྱུར་པ།
肤色恢复如初的创痕治愈的表现。

28.0060 རྨ་རྙིད། 创面萎皱

རྨ་རྙིད་ནས་གཉེར་མ་འབྱུང་བ།

创伤萎缩出现褶皱。

28.0061 ཟས་རིད། 食物性感染

ཟས་མ་འཕྲོད་པས་རྨ་སྐམས་པ་དང་སྐྲོས་སམ་འཇིག་པར་བྱེད་པ།

饮食不当导致创伤干燥、肿胀或溃烂。

28.0062 རྣག་སྐྱེ། 脓狂生

རྣག་ཆུ་མང་ལ་རྨའི་ཁ་མཐོ་བ།

脓液多而创口高突。

28.0063 སྲོ་མ་ཅན། 虮状脓

རྣག་གི་དཀྱིལ་དུ་སྲོ་མ་ལྟ་བུ་དཀར་ཞིབ་ཅན་མང་དུ་འབྱུང་བ།

伴大量虮状细白脓粒的脓液。

28.0064 ཚིགས་འཁོར། 关节积脓

ལྷུ་ཚིགས་ཀྱི་དབར་རྣག་ཁྲག་ཆུ་སེར་སོགས་གསོག་པ།

关节间蓄积脓、血、黄水等。

28.0065 ཆང་འགག་སྦང་མ། 酒醅

ཆང་ལངས་པ་ཆུས་མ་བསིངས་པའི་སྦང་སླུམ།

酿酒未滤水的酒糟。

28.0066 སིངས་པོའི་སྦང་མ། 酒糟

ཆང་བཙུད་བཏོན་ཟིན་པའི་སྦང་མ།

酒醅提取酒水后的酒渣。

28.0067 འཇིབ་འདུལ། 吸伏法

རྨ་སྟེང་ལ་སྦང་མ་སོགས་བླུག་ནས་རྨའི་ཆུ་སེར་འཇིབ་ཞིང་སྐྲངས་པ་འདུལ་བའི་ཐབས།

创面敷以酒糟吸取黄水和消肿的方法。

28.0068 བསིལ་འཇིབས། 凉性吸伏法

སྐྲངས་པའི་ཐོག་ཏུ་སྐར་ཆུ་སོགས་བསིལ་བའི་རིགས་བླུག་ཅིང་བྱུག་ནས་ཆུ་སེར་འཇིབ་ཞིང་སྐྲངས་པ་འདུལ་བའི་བཅོས་ཐབས།

创面浇注晨星水等凉物或涂擦吸取黄水和消肿的方法。

28.0069 དྲོད་འཇིབས། 温性吸伏法

སྐྲངས་པའི་ཐོག་ཏུ་དྲོད་ཀྱི་རིགས་བླུག་ཅིང་བྱུག་ནས་ཆུ་སེར་འཇིབ་ཞིང་སྐྲངས་པ་འདུལ་བའི་བཅོས་ཐབས།

创面浇注或涂擦温热物吸取黄水和消肿的方法。

28.0070 ཛུ་ཙེ། 居孜

རྨ་ཁའམ་སྐྲངས་པོའི་སྟེང་ལེབ་མོར་བཞག་ནས་ཤ་པགས་སོགས་དྲལ་བྱེད་ཀྱི་གཙགས་བུ་གྲི་མོ་ཞིག

用于切割肌肤的小刀。

28.0071 འཚོ་སྨན། 愈疮药

རྨ་འཚོ་བར་བྱེད་པའི་སྨན།

愈合创伤的药物。

28.0072 བསིལ་ཆས། 凉性敷料

ཞོ་མང་ཟར་སྙན་པ་སོགས་མཁྲིས་རིད་ལ་གཏོང་བའི་བསིལ་ཆས།

酸模贴敷创口以治疗赤巴邪感染的一种凉性敷料。

28.0073 དམར་ཆས། 红药敷料

བཙོད་དང་ཞུ་མཁན། རམས་ཚོས། རྡོ་དྲེག་དམར་པོ་བཅས་ཁྲག་རིད་ལ་གཏོང་བའི་དམར་ཆས།

茜草、山矾、蓝靛、红石花等贴敷以治疗血热感染创口的红药敷料。

28.0074 ཁད་སྨྲ་གཞུག་པ། 接脉

ཙ་ཆད་པའི་སྣེ་མོ་སྤུའི་རྣམ་པར་ཟང་ཟིང་

ཏུ་ཡོད་པ་དག་རང་གནས་སུ་གཞུག་ནས་ཕན་ཚུན་འབྱོར་བར་བྱེད་པ།
断脉端出现毛状纷乱纤维并相互对接。

28.0075 རྨ་རྫི། 养身药粉

རྨ་འཛོམས་ཤིང་གསོ་བའི་གཉེན་པོ།
治疗创伤的对治药物。

28.0076 སྦང་གར། 酒糟精

སྦང་ཚད་ཅེས་ཀྱང་བྱ་སྟེ། སྦང་མའི་ནང་གི་སྙིང་པོ་གར་པོ་དེའི་མིང་།
酒糟中浓稠的精华部分。

28.0077 ར་ལྡེབས། 顶骨角

རྣ་བའི་རྩེ་མོ་ནས་གྱེན་དུ་གསོ་བྱ་རང་གི་སོར་བཞི་གཞལ་བའི་གནས་ཀྱི་མིང་།
耳尖向上量四横指处之名。

28.0078 ཟམ་བྲུ་བཏང་། 麝皮搭桥法

རུས་ལ་ཐུག་པའི་བར་རྣམ་པར་བཅད་ན་ཏེལ་གེ་སྦྱིན་སྦྱར་གྱིས་དེ་ཉིད་མ་གྱིས་པའི་ཐབས་བྱ་བའི་མིང་།
用涂胶麝皮粘合骨露伤的一种方法。

28.0079 ཚོད་ལེན། 试验

ཚོད་ཚོད་དམ་ཚོད་ལྟའི་དོན།
估量或测试。

28.02 མགོ་རྨ། 头部创伤

28.0080 མགོ་རྨ། 头部创伤

མཚོན་སོགས་ཀྱིས་མགོ་བོར་ཕོག་པ་ལས་བྱུང་བའི་རྨ།
器械等击中头部造成的创伤。

28.0081 ཀླད་པ། 脑浆

ཀླད་སྐྱོགས་ནང་གི་ཞོ་ལྟ་བུའི་ལྡེ་གུ།
颅内酸奶样糊状物。

28.0082 མགོ་བོའི་གནས་ལུགས། 头部生理

མགོ་དབྱིབས་བཟང་ངན་དང་མགོ་བོའི་ཤ་རུས་རྩ་སོགས་ཀྱི་གནས་ལུགས།
头型优劣及头部肌肉、骨骼，脉络等的生理的理论。

28.0083 མགོ་དབྱིབས། 头型

ཉེས་པ་དང་ལུས་ཀྱི་རང་བཞིན་ལས་བྱུང་བའི་མགོ་བོའི་དབྱིབས།
三邪和自性形成的头型。

28.0084 སྤྱི་རིང་། 长顶型头

སྤྱི་བོ་གྱེན་དུ་རིང་བའམ་མཐོ་བའི་མགོ་དབྱིབས།
头顶向上伸长或高突的头型。

28.0085 ལྟག་འབུར། 枕突型头

ལྟག་པ་ཕྱིར་འབུར་བའི་མགོ་དབྱིབས།
后囟向外突出的头型。

28.0086 མགོ་དབྱིབས་སོག་ཀ། 胛型头

མགོ་བོའི་མདུན་ཞེང་ཆེ་ལ་རྒྱབ་ཞེང་ཆུང་བའི་མགོ་དབྱིབས།
头部前面宽而后面窄的肩胛状头型。

28.0087 མགོ་དབྱིབས་གྲུ་བཞི། 方型头

ངོས་ཆེ་ཆུང་སྙོམས་པའི་མགོ་དབྱིབས།
头部各面大小均等的方状头型。

28.0088 མགོ་དབྱིབས་ཟླུམ་པོ། 圆型头

རིལ་མོ་ཅན་གྱི་མགོ་དབྱིབས།
球状的头型。

28.0089 མགོ་དབྱིབས་འཕྲེད་ཉལ། 横卧型头

ནར་གཟུགས་ཅན་གྱི་མགོ་དབྱིབས།
狭长的头型。

28.0090 སྤྱི་ལེབ། 顶平型头

སྤྱི་བོ་ལེབ་ཅིང་དམའ་བའི་མགོ་དབྱིབས།
头顶扁而低的头型。

28.0091 ཤ་ཀླད། 肉状脑

སྲ་སླེ་ཤ་ལྟར་གྱི་ཀླད་པ།
软硬度如肉样的脑。

28.0092 མར་ཀླད། 油状脑

སྲ་སླེ་མར་ལྟར་གྱི་ཀླད་པ།
软硬度如酥油样的脑。

28.0093 བུང་ཚང་ཀླད་པ། 巢状脑

བུང་བའི་ཚང་ལྟར་གྱི་ཀླད་པ།
状如蜂窝的脑。

28.0094 ཐུམ་ཀླད། 酪浆状脑

གར་སླ་ཞོ་ཐུམ་ལྟར་གྱི་ཀླད་པ།
稀稠如乳浆样的脑。

28.0095 ཞོ་ཀླད། 酪状脑

གར་སླ་ཞོ་ལྟར་གྱི་ཀླད་པ།
稀稠如酸奶样的脑。

28.0096 འོ་ཀླད། 乳状脑

གར་སླ་འོ་མ་ལྟར་གྱི་ཀླད་པ།
稀稠如乳汁样的脑。

28.0097 ཆུ་ཀླད། 水状脑

ཆུ་ལྟར་སླ་བའི་ཀླད་པ།
质稀如水样的脑。

28.0098 ཀླད་ཁྱིམ། 颅宫

ཀླད་པ་གནས་པའི་ཁྱིམ་ལྟ་བུ་ཀ་པཱ་ལའི་མིང་།
大脑之家即头盖骨之名。

28.0099 ཀླད་པའི་རྒྱ་དར། 硬脑膜

ཀླད་པའི་ཕྱི་ངོས་སུ་དར་གྱིས་རྫས་ཐུམ་བུར་བསྒྲིལ་བ་ལྟར་ཀླད་པ་རྩ་དང་བཅས་བཏུམས་པར་བྱེད་པའི་པགས་པ་རིམ་པོ་དང་པོའི་མིང་།
大脑外侧如丝绸包物般包裹脑及血管的第一层外膜。

28.0100 ཀླད་སྤྲི། 软脑膜

ཞོ་ཡི་ཁ་ལ་སྤྲིས་མས་གཡོགས་པ་ལྟར་ཀླད་པ་བཏུམ་བྱེད་ཀྱི་པགས་པ་རིམ་པ་གཉིས་པ།
像酸奶浮皮状包裹脑的第二层脑膜。

28.0101 ཀླད་ཆུ། 脑液

ཀླད་པའི་ཟུངས་ཆུ།
营养脑的液体。

28.0102 ཀླད་ཤུན། 脑皮

ཀླད་པའི་སྐྱི་དཀར།
脑表面的白色薄膜。

28.0103 ཀླད་སྙིང་། 脑仁

མགོ་བོའི་རྒྱབ་ངོས་སྤྱད་སྒོའི་ཐད་དུ་ཆགས་པའི་ཀླད་པའི་ཆ་ཤས།
位于后囟聚门内的后脑部分。

28.0104 ཀླད་པའི་སྣང་། 颅骨岗

ལྟག་པ་ནས་སྨིན་དཀྱིལ་དུ་ཐིག་རེ་འཐེན་པའི་བར་རང་སོར་བཞི་ཡོད་པ་ཏུས་པ་མཐུག་ཅིང་མཁྲེགས་ལ་སྐྲོན་པ་དེའོ། །
从后囟至眉间划线的中间四指处的坚

硬骨头。

28.0105 ཀླད་པའི་ཕྱེབས། 颅骨二侧

ཀླད་པའི་སྐང་ནས་གཡས་གཡོན་དུ་སོར་བཞི་རེ་བཅལ་བའི་གནས་ཏེ་རུས་པ་སྲབ་ལ་ལྷ་གདུང་སྙོམས་པ་དེ་རྣམས་སོ། །

从颅骨岗向左右两侧四横指处的骨松质和骨密质均等的薄骨。

28.0106 ཀླད་པའི་མཐའ། 脑丘边

སྐང་དང་ཕྱེབས་ཀྱི་ལྷག་མའི་ཆ་ཤས་ཏེ་རྣ་བའི་ལྟག་གི་རུས་པ་ལྷ་བ་ཆུང་ཞིང་སྲབ་ལ་སྲོན་པ་དེ་རྣམས་སོ། །

颅骨岗和颅骨肋部分的坚硬骨。

28.0107 ཕོ་རུས། 雄骨

སྟེང་འོག་གི་གདུང་མཐུག་ལ་བར་གྱི་ལྷ་བ་ཆུང་ཞིང་མཁྲེགས་པའི་རུས་པ།

上下密质骨厚而中间的骨松质薄的硬骨。

28.0108 མོ་རུས། 雌骨

ལྷ་བ་དང་གདུང་སྙོམས་ཤིང་སྲབ་ལ་མཉེན་པའི་རུས་པ།

骨密质与骨松质均匀且薄而软的骨头。

28.0109 མ་ནིང་རུས་པ། 中性骨

ལྷ་བ་ཆེ་ལ་གསོབ་པའི་རུས་པ།

骨松质厚而疏的骨头。

28.0110 གདུང་། 骨密质

སྟེང་འོག་སྲ་ཞིང་མཁྲེགས་པའི་རུས་པ།

上下面坚而硬的骨头。

28.0111 ལྷ་བ། 骨松质

རུས་པའི་མགོ་མཇུག་བར་གྱི་ལྷ་ཁྲག་འབྱུང་སའི་རུས་སོབ།

产生骨血的疏松骨头。

28.0112 ཀླད་རྩ། 脑脉

ཀླད་པ་ལ་གནས་པའི་རྩ།

分布于脑的脉。

28.0113 རུས་རྩ། 颅骨脉

མགོ་བོའི་རུས་པར་གནས་པའི་རྩ།

分布于颅骨的脉。

28.0114 ཤ་རྩ། 肌脉

མགོ་བོའི་ཤ་སྟེང་དུ་གནས་པའི་རྩ།

分布于头部肌肉的脉。

28.0115 དར་རྩ། 脑膜脉

ཀླད་པའི་རྒྱ་དར་གྱི་སྟེང་ན་གནས་པའི་ཁྲག་རྒྱུ་བའི་རྩ།

行于脑膜上的血脉。

28.0116 འཚོ་བྱེད་དར་རྩ། 养脑脉

ཀླད་པ་འཚོ་བར་བྱེད་ཅིང་རྒྱ་དར་དང་འབྲེལ་བའི་རྩ།

滋养大脑并与硬脑膜相连的脉。

28.0117 འདུས་སོ་གསུམ། 三合处

སྤྱི་གཙུག་དང་། མཚོགས་མ། ལྟག་པའི་སྦུད་སྒོ་བཅས་ཀྱི་བསྡུས་མིང་།

头顶、囟门、后囟聚门三者的统称。

28.0118 ལྷ་རྩ། 骨松质脉

ལྷ་བའི་གསེབ་ཏུ་གནས་པའི་རྩ།

分布于骨松质上的脉。

28.0119 ལྷ་རྩ་ཞོན་པོའི་ཐོད། 颞骨松质间脉

རྣ་གཞོག་རྩེ་ནས་གྱེན་དུ་སོར་བཞི་བཅལ་བའི་མཚམས་ཀྱི་ལྷ་བའི་གསེབ་ན་གནས་པའི་རྩ་ཞིག

耳尖向上四横指，位于骨松质间隙的一条脉。

28.0120 གས་པ། 开裂

སྦུབས་ཐོར་བ།

出现缝隙。

28.0121 ཆག་པ། 骨折

རུས་པ་དུམ་བུར་སོང་བ།

骨头断裂。

28.0122 ཉེམ་པ། 微陷骨折

རུས་པ་ཆག་ནས་ཅུང་ཟད་དམའ་བར་གྱུར་པ།

骨折处显轻微凹陷。

28.0123 རྡིབ་པ། 塌陷骨折

རུས་པ་རྡིབ་ནས་སྟེང་འོག་འདྲེས་པ།

骨折处塌陷而上下骨相交。

28.0124 རྡོལ་བ། 穿孔骨折

རུས་པར་ཁུང་བུ་རྡོད་པ།

造成骨头穿孔的骨折。

28.0125 འཐེམས་པ། 压缩骨折

བར་དུ་བཙིར་ནས་བསྣད་འགྲམས་བྱུང་བ།

因挤压而造成的骨折。

28.0126 ཝ་ལུང་། 槽状创

ཆུ་འགྲོ་བའི་ཝ་ལྟར་རྨ་གཏིང་རིང་བ།

创口较深如水槽状的创伤。

28.0127 གཤོལ་བཀོས། 犁状创

ཐོང་གཤོལ་གྱིས་བཀོས་པ་ལྟར་རྨ་ཁ་ཞིག་རལ་དུ་གྱུར་པ།

创口如铧犁翻开般开裂并溃烂。

28.0128 གཏམ་ཟུག 镞留创

མདའ་ཡི་མདེའུ་ཤ་གསེབ་ཏུ་དམ་པོར་ཟུག་ནས་ལུས་པའམ་དེས་ཕུག་པ་ལས་བྱུང་བའི་རྨ།

箭镞穿破肌腱遗留于肌肉造成的创伤。

28.0129 ཧྲུགས་པ། 破碎性骨折

རུས་པ་གས་ཧྲུག་ཏུ་སོང་བ།

骨头开裂并破碎的骨折。

28.0130 མཚེ་འཁྲོམས་པ། 脑震伤

ཀླད་ཞོ་ལ་ཡོ་འཁྲོམ་བྱུང་བ།

脑髓受到震荡。

28.0131 ཀླད་རྒྱ་ཉམས། 脑膜受损

མགོ་བོའི་ཐོད་རུས་ཆག་ནས་ཀླད་པའི་རྒྱ་དར་བསྣད་པ།

顶骨骨折造成脑膜损伤。

28.0132 སྲི་བཙན། 脑膜挫伤

རུས་མཛེར་གྱིས་ཀླད་སྲི་བཙན་ཐབས་སུ་བསྣད་པ།

骨刺刺伤软脑膜。

28.0133 དར་རལ། 脑膜破裂

ཀླད་པའི་རྒྱ་དར་རལ་བ།

硬脑膜破裂。

28.0134 གསོན་གཉེན་སྦྲད། 腐鲜对接

ལྕ་བ་སྐྱོན་མེད་ལ་མ་ཐུག་གི་བར་དུ་ཀྲོང་བྱས་རུས་པ་སྐྱོན་ཅན་གྱི་ཆ་རྣམས་བཞར་ཞིང་འབྲུད་པ།

小铲刮剔骨病变的部分将骨松质与疏松骨渗血对接。

28.0135 ཀླད་ཁྲུས། 洗脑法

དར་སྟེང་གི་རྣག་ཆུ་ཕྱིར་དབྱུང་བའི་བཀྲུ་བཤལ།

清除硬脑膜上脓液的一种冲洗方法。

28.0136 ཀླད་ལྐུགས། 脑伤性喑哑

ཀླད་པ་ལུག་པ་དང་ཡང་ན་འཁྲིམས་པ། ཡང་ན་ཀླད་རྒྱའི་ཐོག་ཏུ་ཆུ་སེར་རྒྱ་ཁྲ་འདུ་བ་ཐོར་

བ་སོགས་ལས་ངག་སྐྱུགས་པ།
脑外漏、脑瘀积、暗红色黄水流散至硬脑膜上，引发的喑哑。

28.0137 རུས་སྐྱུགས། **骨伤性喑哑**

ཀླད་པ་དང་མགོ་རུས་བར་དུ་རུས་དུམ་ལུས་པ་དང་། མགོ་རུས་གཞོམ་པའམ་ཊེབ་ནས་ཀླད་པའི་རྒྱུ་དར་མནན་པ་སོགས་ཀྱི་རྐྱེན་ལས་ཀླད་པའི་བྱ་བ་ཉམས་ཏེ་ངག་སྐྱུགས་པ།
脑与头骨间残骨遗留，或头骨凹陷损伤而压迫硬脑膜导致脑功能减退而引发的喑哑。

28.0138 རྩ་སྐྱུགས། **脉伤性喑哑**

རུས་རྩ་ཆད་ནས་ཆུ་སེར་རྒྱུ་དར་ཐོག་ཏུ་ཐོར་ཏེ་ངག་སྐྱུགས་པ།
骨脉断裂导致黄水流散到硬脑膜上引发的喑哑。

28.0139 གཡལ་འདར། **呵颤**

གྱལ་སྟོང་བྱེད་ཅིང་ལུས་འདར་བ།
打呵欠并身体发颤。

28.0140 སྐམ་ཐེར། **干散骨**

རུས་པའི་ལྷ་བ་སྐྱོས་ནས་སྐམ་ཐེར་དུ་སོང་བ།
骨松质干枯而骨质裸露。

28.0141 གཤེར་ཐེར། **湿散骨**

རུས་པའི་ལྷ་ཁྲག་ལ་རྣག་ཆུ་ཞུགས་ནས་ལྷ་བ་མ་ཁུགས་པ།
骨松质中侵入脓水，引起骨松质破损。

28.0142 རྨ་ཁྱིད། **创口冻伤**

གྲང་བས་རྨ་འཁྱགས་ནས་རྨ་ཁ་བརླན་པ།
寒冷使创口受冻而变得潮湿。

28.0143 བརྡད་པ། **中伤**

རྨས་པའི་དོན།
受伤。

28.0144 གླེ་འཆོལ། **谵语**

ནད་ཀྱིས་བཏབ་པའི་འཁྲུལ་གཏམ།
疾病引起的胡言乱语。

28.0145 རྨེན་ཚགས། **结痂**

རྨ་གསོས་ཏེ་རྨའི་ཤུལ་ཚགས་འོང་བ།
创伤愈合后的疤痕。

28.0146 འཁོར་ལོ་གསུམ། **三轮**

སྤྱི་གཙུག་དང་། རྐང་མཐིལ། སྲིན་ལག་བཅས་ཀྱི་བསྡུས་མིང་།
头顶、足掌、无名指三者的统称。

28.0147 ཀོས་ཀོ། **颌唇沟**

མ་མཆུའི་འོག་གཤོང་།
下唇的凹陷处。

28.0148 མཐེབ་ཀོར། **拇压**

མཐེབ་མོས་མནན་མནན་བྱས་པ།
用拇指按压。

28.0149 ཀ་ལྤ་ལ། **头盖骨**

ཀླད་ཁྱིམ་དང་དོན་གཅིག
与颅宫同义。

28.0150 གསུམ་མདོ་རིས། **三合脉**

ཁན་དཔུས་སུ་གནས་པའི་དབང་པོ་ཀུན་འདུས་ཀྱི་རྩ།
位于腭中央的五官聚合脉。

28.0151 སྒུགས་སྐད། **荡动音**

ནད་པའི་དཔུང་མགོ་གཉིས་ནས་ལུས་དལ་བུར་དཀྲིག་པས་བྱུང་ཁོག་ནས་ཐོན་པའི་སྒྲ།
扶住患者双肩缓慢摇晃其身体而从腹

腔内发出的声音。

28.0152 ན་མ་རེ། 那玛日

ཉིན་རེའམ་ཐེངས་རེ།

每日或每次。

28.0153 རྣག་ཤ་མ་ཐོན་པ། 脓胎不出

རྣག་སྐོགས་དང་བཅས་པ་མ་ཐོན་པ།

脓和脓囊未能一起取出。

28.0154 ཉ་རལ། 鱼肌竖切

ཉ་ཡི་གནད་ལ་བྱོལ་ཏེ་དབུས་ནས་ཕྱེད་མར་གཤགས་པ།

避开鱼肌要害，从鱼肌中央平分切开。

28.0155 རོང་མཆུ། 兔唇切

རི་བོང་གི་མཆུ་ལྟར་དུམ་བུ་གསུམ་དུ་གཤགས་པ།

如兔唇状剖切成三瓣。

28.0156 བཞི་ཧོར། 十字切

རྒྱ་གྲམ་ལྟར་གཤགས་པ།

如十字样剖切。

28.0157 ལྷ་ཁྲག་སྦྱར། 骨血接合

རུས་པ་བརྡར་ནས་ལྷ་བའི་རུས་གསོབ་ཁྲག་ཆོམ་དང་འཕྲོད་པར་སྦྱོད་པ།

锉磨断骨面，将骨松质疏松骨渗血面相互对接整合。

28.0158 ལྷ་རོ་སྦྱར། 骨血对接

ལྷ་ཁྲག་སྦྱར་པ་དང་དོན་གཅིག

与骨血接合同义。

28.0159 ཀླད་ཆས། 滋脑品

ཀླད་པ་གསོ་བའི་བཅུད།

滋养脑的补品。

28.0160 རུས་ཆས། 滋骨品

རུས་པ་གསོ་བའི་བཅུད།

滋养骨的补品。

28.0161 ཤ་ཆས། 滋肌品

ཤ་གསོ་བའི་བཅུད།

滋养肌的补品。

28.0162 རྣག་ཆས། 干脓品

རྣག་གསོ་བའི་བཅུད།

去脓的补品。

28.0163 ཀླད་སྦྲུལ། 探脑器

རྒྱུས་པའི་རྩེ་མོ་བལྡད་པ་དལ་བུས་ཀླད་སྦུབས་སུ་བཏང་ནས་རྣག་ཁྲག་ཆུ་སེར་ཕྱིར་དབྱུང་བའི་ཆ་བྱད།

嚼软的肌腱缓慢插入脑腔引流积血、脓、黄水的一种器械。

28.0164 གླ་རྟེལ། 熟麝皮

སྤུ་མེད་པར་ཕྱིས་ནས་མཉེད་ཚར་བའི་གླ་བའི་པགས་པ།

刮净毛、揉软的麝皮。

28.0165 གསེང་བུག 空隙

བར་སེང་ངམ་བུ་ག་ཆུང་ཆུང་།

间隙或小孔。

28.0166 རྨ་ཆས། 创口敷料

རྨ་གསོ་བྱེད་ཀྱི་སྨན།

愈合创伤的药物及器具。

28.0167 ཐུམ་འཚོས། 调治法

མགོ་རྨའི་ཁྲག་ངན་ཆུ་སེར་འཐེན་ཞིང་རླུང་ཐེར་བ་འདུལ་བའི་བཅོས་ཐབས་ཞིག

吸引头部创伤的坏血、黄水并制服“隆”邪扩散的一种治疗方法。

28.0168 ཤ་འཁྲིགས། 肌暴肿

ཤ་ཆེས་ཆེར་སྐྲངས་པ།

肌肉急剧肿大。

28.0169 སྦྱིང་ཚ། 朗嚓

ཟན་དྲོན་ལ་སྒ་པི་ཕོ་གསུམ་བཏབ་པའི་བདུག་རྫས།

热糌粑团中加入干姜、荜茇、胡椒粉调制的敷料。

28.0170 ཀླད་ཞུན། 脑糊剂

ར་ལུག་སོགས་ཀྱི་ཀླད་པའི་ནང་མར་དང་། ཆང་། ཚྭ་བཅས་བཏབ་ནས་བཙོས་པའི་ཞུན།

山羊或绵羊等的脑浆中加入酥油、酒、盐等煮成的糊剂。

28.0171 སྐྱ་སྦྱོར། 灰色敷料

སྦང་གར་རྫེན་ཕྱེ་སྒོ་ང་རྣམས་ལྷན་དུ་སྦྱར་བའི་རྫ་ཆས།

酒糟、生面粉、鸡蛋等调制的敷料。

28.0172 ཆིངས་མ། 扎带

སྲད་བུ།

绷带。

28.0173 ཚན་དོ། 热敷料

མེ་ལ་བསྲོས་པའི་སྨན་དང་ཡང་ན་མར་ནག་ལ་བསྐོར་བའི་སྨན། ཡང་ན་ཟན་དྲོན་སྣུམ་བཅས་སོགས་ནད་སྟེང་ལ་བདུག་རྒྱུའི་རྫས་དྲོན་མོ།

烤热或清油中煮的药物以及油性热糌粑等，罨敷于患处的热性敷料。

28.0174 སྦང་འཛིབས། 酒糟敷料

སྦངས་པོའི་སྟེང་བཞག་ནས་ཆུ་སེར་འཛིབས་པར་བྱ་བའི་སྦང་མའི་ཆས།

罨敷于肿胀上面用以吸收黄水的酒糟。

28.0175 ཐེམ་བུ། 引流器

རྣག་ཁྲག་ཆུ་སེར་འདྲེན་སྙིམ་སྟོམ་བྱེད་ཀྱི་ཡོ་བྱད་ཅིག

引流血、脓、黄水的一种器械。

28.0176 ཐེམ་ཐག 引流带

ཐེམ་བུ་སྟོམ་བྱེད་ཀྱི་ཐག་པ།

绑敷引流器的扎带。

28.0177 ཐེམ་ཚངས། 引流栓

ཐེམ་བུའི་བར་ཚངས།

引流器内的塞子。

28.0178 རེ་ལྡེ། 热德

❶རྔིད་པས་བཟོས་པའི་རེ་བ། ❷སྨྱུག་མའི་ལྡས་མ།

❶牛毛编织物。❷竹子的编织物。

28.0179 བདུད་རྩི་དཀར་སྨུག་གཉིས།

白紫二甘露

བདུད་རྩི་དཀར་པོ་རི་བོང་གི་ཆུ་དང་སྨུག་པོ་ཆ་ག་པའི་ཁ་ཆུ་གཉིས་ཀྱི་བསྡུས་མིང་།

白甘露兔尿，紫甘露蝗虫唾液的统称。

28.0180 ཁྲག་གཉིས། 二血

བྱ་ཕོའི་ཟེ་ཁྲག་དང་བུད་མེད་ཀྱི་མངལ་ཁྲག་གཉིས་ཀྱི་བསྡུས་མིང་།

鸡冠血与女性月经的统称。

28.0181 དུ་བ་གཉིས། 二烟

ཕ་བ་དགོ་དགོ་དང་སྙེ་ནག་མ་གཉིས་ཀྱི་བསྡུས་མིང་།

马勃和黑穗的统称。

28.0182 ཁུ་རྙོགས་ཅན། 混浊液

དྭངས་སྙིགས་འདྲེས་མའི་མིང་།

清浊混合物之名。

28.0183 **སྤོ་སྣ་བཞི།** 四草药

དར་ཡ་ཀན་དང་། སྟག་ཤ འདམ་བུ་ཀ་ར། སྤང་རྩི་དོ་བོ་བཅས་ཀྱི་བསྡུས་མིང་།

独行菜、棘豆、沿沟草、翼首草四药材的统称。

28.0184 **རྩི་གསུམ།** 三精

གུར་གུམ་དང་། དོམ་མཁྲིས། སྤྲུ་འབྲུ་བཅས་ཀྱི་བསྡུས་མིང་།

红花、熊胆、羌活籽三者的统称。

28.0185 **སྤོ་གསུམ།** 三草药

གཉན་ཐུབ་པ་དང་། རྟ་མིག་པ། སྤྲི་བཞུར་བཅས་ཀྱི་བསྡུས་མིང་།

珠芽景天、双花堇菜、风毛菊三者的统称。

28.0186 **རྩ་བ་བཞི།** 四根药

ལྕ་བ་དང་། འབམ་པོ། སྤྲུ་རྩ། ངང་ཀུན་བཅས་ཀྱི་བསྡུས་མིང་།

西藏凹乳芹、蕨叶藁本、羌活根、舟瓣芹四药材的统称。

28.0187 **རུས་གསུམ།** 三骨

ཀང་མགོའི་རུས་པ་དང་། དཔྱི་རུས། སེ་བ་རུས་བཅས་ཀྱི་བསྡུས་མིང་།

跗骨、髋骨、“赛瓦如”三者的统称。

28.0188 **ཁྲག་གསུམ།** 三血

བུ་མོ་ལོ་ཉི་ཤུ་ལོན་པའི་མངལ་ཁྲག་དང་། ལུག་གཡག་གི་གསོན་ཁྲག་བཅས་ཀྱི་བསྡུས་མིང་།

满二十岁女性的月经，绵羊和牦牛鲜血三血的统称。

28.0189 **ཤའུ་རྣམ་གསུམ།** 三鲜芽

ཀླད་པའི་ཉེའུ་དང་། རུས་པའི་སེའུ། ཤའི་ཤའུ་བཅས་ཀྱི་བསྡུས་མིང་།

新生脑、新生骨、新生肉芽三者的统称。

28.0190 **ཤའུ།** 肉芽

གསར་དུ་སྐྱེས་པའི་ཤ་ཚུང་ངུ་།

新生的肉芽组织。

28.0191 **སེའུ།** 乳牙/骨痂

❶བྱིས་པ་ལ་ཐོག་མར་སྐྱེ་བའི་སོ། ❷གསར་དུ་སྐྱེས་པའི་རུས་པ།

❶小儿初次长出的牙齿。❷新生骨。

28.0192 **ཉེའུ།** 醅汁/小鱼

❶སྦང་སྨུམ་བཙིར་བའི་ཁུ་བ། ❷ཉ་ཚུང་ཚུང་།

❶酒醅中挤出的汁液。❷小小鱼儿。

28.0193 **སྨུམ་ཀླད།** 酒糟仁

ཆང་ལ་ཆུ་བསིངས་པའི་སྨུམ་ལག་པས་བཙིར་བའི་ནང་གི་སྙིང་པོ་གར་པོ་དེའོ།

滤去酒水后酒糟内挤出的稠糊麦仁。

28.0194 **སྨུམ་ཉེའུ།** 醪醅仁

འབྲུ་བཙོས་པར་ཕབས་བཏབ་སྟེ་བསྔལ་བའི་སྨུམ་གྱི་ནང་སྙིང་།

谷物煮熟后撒上酒曲发酵后的醪糟。

28.0195 **གསར་བཅུད་རྣམ་གསུམ།** 三鲜品

ཤ་གསར་པ་དང་། མར་གསར་པ། ཆང་གསར་པ་བཅས་ཀྱི་བསྡུས་མིང་།

鲜肉、鲜酥油和鲜酒三者的统称。

28.0196 **འཇུ་རྩི།** 久孜

ཟེ་ཚྭའི་མིང་གི་རྣམ་གྲངས།

火硝的别称。

28.0197 དར་སྨན། 达曼

ཚ་ལ་བཏུལ་མའི་མིང་གི་རྣམ་གྲངས་ཤིག

炮制过的硼砂之别名。

28.0198 རས་འཛིན། 布条

ཞེང་སོར་དོ་ཙམ་གཤགས་པའི་རས།

扯成两指宽的布带。

28.0199 ཀྲོན། 脆

ཁྲོ་བཤིག་སླ་བ།

容易破碎。

28.0200 དཀར་གོང་སྲིན་ཅན། 虫蛀白石英

དཀར་གོང་ལ་སྲིན་བུ་སོང་བའི་རྗེས་ཤུལ་ལྟ་བུའི་བུག་པ་དང་ཙ་རིས་སེར་པོར་འབྱུང་བ་ཅན་ནོ། །

虫蛀后留下小孔痕迹和黄色纹络的白石英。

28.03 སྐེ་རྨ། 颈部创伤

28.0201 སྐེ་རྨ། 颈部创伤

མདའ་རྡོ་གྲི་མདུང་སོགས་ཀྱིས་སྐེ་ལ་བསྣད་དེ་རྣག་ཁྲག་ཆུ་སེར་འཛག་པའི་རྨ།

箭、石、刀、矛等击伤颈部造成脓、血和黄水滴流的创伤。

28.0202 པགས་རྒྱ་ཉམས། 肌缝衰退

ཐོད་པའི་དུམ་བུ་འབྲེལ་མཚམས་ཀྱི་རྒྱ་སྒྲུབས་སམ་མགོ་དང་ཐོད་རུས་གཉིས་འབྲེལ་མཚམས་ཀྱི་རྒྱ་སྒྲུབས་ཕྲེ་ནས་ཤ་པགས་བར་དུ་ཆུ་སེར་ལུད་དེ་མེར་མེར་པོར་གྱུར་པ་ཅན།

颅骨与额骨等骨缝开裂，引起肌肤间黄水充盈呈稀软状。

28.0203 རུས་གཉན། 危骨

སྲོག་ལ་ཤིན་ཏུ་ཉེན་ཆེ་བའི་རུས་པ།

危及生命的骨头。

28.0204 རྩ་གཉན། 危脉

སྲོག་ལ་ཤིན་ཏུ་ཉེན་ཆེ་བའི་རྩ།

危及生命的脉。

28.0205 རྩ་ཐིགས། 脉伤滴漏

རྩ་ལ་བསྣད་འགྲམས་བྱུང་བས་རྣག་ཁྲག་གི་ཐིགས་ཕྲན་འོང་བ།

脉受伤恶化后滴漏脓血。

28.0206 རྒྱ་འཁྱིམས། 网兜止血法

ཁྲག་རྒྱ་ཆེན་པོ་ཤོར་བ་གཅོད་པའི་ཐབས་ཤིག

治大量出血的一种止血法。

28.0207 ཆུ་རྩ་སྒྲིལ་མ། 绞合水脉

ཆུ་རྩ་འཛའ་བྱེད་དང་དོན་གཅིག

与“甲协”水脉同义。

28.0208 ཨོལ་ཀྲོང་། 气管

གློ་བ་ནས་གྱི་བའི་བར་ཟུག་པའི་དབུགས་རྒྱུ་བའི་ལམ་གློ་ཡུ་ཡང་ཟེར་བ་དེའི་མིང་།

自喉部至肺流通气息的肺管。

28.0209 རྨེན་བུ་ཞར། 淋巴伤瘘

རྨེན་བུར་མཚོན་པོག་སྟེ་བསྣད་པ།

利器伤及淋巴结导致瘘枯。

28.0210 སྐེག་མ། 颈喉

མགུལ་པ།

喉咙。

28.0211 སྒྲོད་ནག། 佐料糊

སྒ་པི་སོགས་ཞིབ་པར་བཏགས་ཤིང་ཆེ་འཇམ་ཙམ་བསྲོས་པའི་སྐྱོ་མ།

干姜、荜茇等磨粉与水调糊，略加温的一种药糊。

28.0212 སྣུམ་ནག། 油毡灸

ཧོར་གྱི་མེ་བཙའ་དང་དོན་གཅིག

与“霍尔”灸同义。

28.0213 ཐུར་ཐུག 稠粥

ཐུག་པ་འདུར་པོ།

煮烂的粥。

28.04 བྱང་ཁོག་རྨ། 躯干创伤

28.0214 བྱང་ཁོག་རྨ། 躯干创伤

མདའ་རྡོ་གྲི་མདུང་སོགས་ཀྱིས་བྱང་ཁོག་བསྣད་དེ་རྣག་ཁྲག་ཆུ་སེར་འཛག་པའི་རྨ།

箭、石、刀、矛等击伤躯干造成脓、血、黄水滴漏的创伤。

28.0215 གློ་བ་མ་ལྔ། 五母肺

སྙང་དང་། རྩིབས། གཤམ། སྟག་མགོ། ཟགས་སྣ་བཅས་ཀྱི་བསྡུས་མིང་།

“岗”母肺、肋母肺、下母肺、虎头母肺、端母肺的统称。

28.0216 གློ་མ་སྟག་མགོ། 虎头母肺

གློ་བའི་རྒྱབ་ངོས་ཐིག་གིས་བཅལ་བའི་ཚིགས་པའི་གཞུང་ཐིག་དབུས་སུ་བཞག་པའི་སྟོད་ཀྱི་གཡས་གཡོན་གྲྭ་གཉིས་སུ་གནས་པའི་གློ་མའི་ཆ།

肺背面划两横线与脊椎竖线相交，位于上部的左右两格为虎头母肺。

28.0217 གློ་མ་སྙང་། 岗母肺

གློ་བའི་རྒྱབ་ངོས་ཐིག་གིས་བཅལ་བའི་དབུས་ཀྱི་ཐིག་བར་གོང་འོག་ཏུ་གནས་པའི་གློ་མའི་ཆ།

肺背面划两横线，位于中部上下的为岗母肺。

28.0218 གློ་མ་རྩིབས། 肋母肺

གློ་བའི་རྒྱབ་ངོས་ཐིག་གིས་བཅལ་བའི་དབུས་ཀྱི་གཡས་གཡོན་གྱི་མཐའི་གྲྭ་གཉིས་སུ་གནས་པའི་གློ་མའི་ཆ།

肺背面划两横线，位于中部左右两格的为肋母肺。

28.0219 གློ་མ་གཤམ། 下母肺

གློ་བའི་རྒྱབ་ངོས་ཀྱི་རྩིབས་འོག་ཏུ་གནས་པའི་གློ་མའི་ཆ།

位于肺背面肋下的为下母肺。

28.0220 གློ་མ་ཟགས་སྣ། 端母肺

གློ་བའི་རྒྱབ་ངོས་ཀྱི་གཤམ་འོག་ཏུ་གནས་པའི་གློ་མའི་ཆ།

位于肺部背面下端的为端母肺。

28.0221 གློ་བ་བུ་ལྔ། 五子肺

མཛེ་སྣ་དང་། བྱ་སྐྱབ། ཐུགས་ཁབ། རྟེ་མིག དགྲ་ལྕེ་བཅས་སོ། །

蝙鼻子肺、鸡胭子肺、心宫子肺、驹目子肺、垂舌子肺的统称。

28.0222 གློ་བུ་མཛེ་སྣ། 蝙鼻子肺

སྙིང་ཡུལ་གྲུ་གསུམ་གྱི་རྩེ་མཚམས་ལ་འཕྲེད་

ཐིག་འཐེན་པའི་གྲུ་གསུམ་གནས་གློ་བའི་མདུན་ངོས་ཀྱི་སྟོད་ཀྱི་ཆ།

心脏三角区域的各顶角处划斜线形成三角形，位于肺部前面上部的为犏鼻子肺。

28.0223 གློ་བུ་བྱ་སྣབ། 鸡胭子肺

མཛོ་སྣ་ནས་གཡས་གཡོན་ལ་ཕྱེད་ཐིག་བཞིར་བགོས་པའི་ཚོན་རེའི་ཡུལ་གྱི་སྟེང་མར་གནས་པའི་གློ་བའི་མདུན་ངོས་ཀྱི་བར་གྱི་ཆ་གོང་མ།

从犏鼻子肺向左右划四条斜线所分割的一寸处，上肺叶前面的为鸡胭子肺。

28.0224 གློ་བུ་ཐུགས་ཁབ། 心宫子肺

མཛོ་སྣ་ནས་གཡས་གཡོན་ལ་ཕྱེད་ཐིག་བཞིར་བགོས་པའི་ཚོན་རེའི་ཡུལ་གྱི་འོག་མར་གནས་པའི་གློ་བའི་མདུན་ངོས་ཀྱི་བར་གྱི་ཆ་ཞོལ་མ།

从犏鼻子肺向左右划四条斜线所分割的一寸处，下面的肺叶前面的为心宫子肺。

28.0225 གློ་བུ་རྟེ་མིག 驹目子肺

མཛོ་སྣ་ནས་གཡས་གཡོན་ལ་ཕྱེད་ཐིག་བཞིར་བགོས་པའི་ཚོན་རེའི་ཡུལ་གྱི་འོག་མར་གནས་པའི་གློ་བའི་མདུན་ངོས་གཤམ་གྱི་ཆ་གོང་མ།

从犏鼻子肺向左右划四条斜线所分割的一寸处下面的肺叶前面下方为的驹目子肺。

28.0226 གློ་བུ་དབྲ་ལྕེ། 垂舌子肺

ཐུགས་ཁབ་ཀྱི་འོག་མའི་འོག་མར་གནས་པའི་གློ་བའི་མདུན་གཤམ་གྱི་ཆ་ཞོལ་མ།

心宫子肺下部之下部的肺叶前面底部为垂舌子肺。

28.0227 གློ་བའི་མཐའ་ཆག 肺之贴边

ནུ་མ་གཉིས་ནས་མཆན་ཁུང་གི་ངོས་སུ་སོར་གཉིས་བཅལ། དེ་ནས་ཐུར་དུ་སོར་གང་བཅལ་བ་ནས་ཚོན་རེ་གཡས་གཡོན་དུ་ཕྱིར་གཞལ་བ་དང་སྐེ་སྟོང་ཙ་ར་ཁུང་དུ་གྲུ་གསུམ་གནས་པའི་ས།

自双乳头向腋窝量两横指，自此向下量一横指处，向左右两侧各向外量一寸与喉突形成的三角形边线处。

28.0228 མཆིན་དྲི་ནག་པོ། 黑膈膜

བྱང་ཁོག་སྟོད་སྨད་གཉིས་ཀྱི་བར་དུ་ཡོལ་བ་བྲིས་པ་ལྟར་མཚམས་གཅོད་བྱེད་ཀྱི་སྐྱི་མོ་མདོག་ནག་པོ་ཅན།

上下体腔中间如幔样分隔的黑色薄膜。

28.0229 མཆིན་དྲི་དཀར་པོ། 白膈膜

བྱང་ཁོག་སྟོད་སྨད་གཉིས་ཀྱི་བར་དུ་ཡོལ་བ་བྲིས་པ་ལྟར་མཚམས་གཅོད་བྱེད་ཀྱི་སྐྱི་མོ་མདོག་དཀར་པོ་ཅན།

上下体腔中间如幔样分隔的白色薄膜。

28.0230 མཆིན་དྲི་ཁྲ་བོ། 花膈膜

བྱང་ཁོག་སྟོད་སྨད་གཉིས་ཀྱི་བར་དུ་ཡོལ་བ་བྲིས་པ་ལྟར་མཚམས་གཅོད་བྱེད་ཀྱི་སྐྱི་མོ་དཀར་ནག་གཉིས་ཀྱི་འདྲིས་མཚམས།

上下体腔中间如幔样分隔的黑白隔膜交界处。

28.0231 སྲོག་རྩ་དཀར་པོ། 白命脉

ཀླད་པ་ལས་གྱེས་ཤིང་ནང་དུ་ལྷུང་རྒྱུ་བའི་

ཙ་དཀར་པོ།
脑部发出运行“隆”的白脉。

28.0232 སྲོག་ཙ་ནག་པོ། 黑命脉

སྙིང་ལས་གྲོས་ཤིང་ནང་དུ་རླུང་ཁྲག་གཉིས་ཀ་རྒྱུ་བའི་ཙ་ནག་པོ།
由心脏发出运行“隆”血二者的黑脉。

28.0233 རྩེ་ནག 黑尖脉

ཨོལ་གོང་ནས་གཡས་གཡོན་དུ་ཚོན་རེ་དང་ཕྱེད་རེ་གཞལ་བའི་སར་རྒྱུ་བའི་སྙིང་དང་འབྲེལ་བའི་འཕར་ཙ་ཞིག
从喉头向左右一寸一分处与心脏相连的动脉。

28.0234 མཁལ་ཐག 肾系带

ཚིགས་པ་བཅུ་བཞི་པའི་གཡས་གཡོན་ནས་གྲོས་པའི་མཁལ་མ་འཛིན་པར་བྱེད་པའི་ཆུ་རྒྱུས་ཤིག
从十四椎向左右发出的，用于固定肾脏的肌腱和韧带。

28.0235 ལྷན་པའི་ཐེར། 膀胱体

ལྷན་པའི་ཁ་མ་ཡིན་པའི་གནས་གཞན་རྣམས་སོ། །
除膀胱口以外的部分。

28.0236 འཆི་བའི་ཕྲ་གདོང་གསུམ། 三死兆

མིག་འབྲས་ལྡོག་པ་ཙའི་ཕྲ་གདོང་དང་། ཁ་སྣའི་དབུགས་གྲང་བ་རླུང་གི་ཕྲ་གདོང་། ལུས་སྟོབས་ཤོར་བ་ཐུངས་ཀྱི་ཕྲ་གདོང་བཅས་ཀྱི་བསྡུས་མིང་།
眼球上翻为脉死兆、口鼻气息寒冷为“隆”死兆、体力尽失为精死兆三者的统称。

28.0237 ཕྲ་ཆད། 探报中断

ཕྲ་གདོང་མཁན་གྱིས་ཕྲ་མ་ཕྱུང་བའི་སྐྱོན་ལྟར་མཚོན་གྱི་ཕྱིར་ན་ཁྲག་ཤོར་བ་དང་ནང་དུ་ཁྲག་བབས་པ་མ་འདྲོངས་པ་དང་སྨན་གྱིས་མ་འཆུན་པའི་དོན།
如报信者未发出讯息，镞创造成肌表向外流血，聚血未引出，施药无效之意。

28.0238 ཕྲ་ཤོར། 探报泄露

ཕྱི་ཙ་གཉན་པོ་ཆོད་པ་ལ་དུས་སུ་མེས་ཙ་འཕྲང་མ་བསྣམ་པར་བཙོས་ཀྱི་སྔོན་ལ་ཕྲ་ཤོར་བའི་དོན།
如同治前便已泄露讯息，外危脉切断后未能及时火灸止血之意。

28.0239 ཐིགས་སྡོད། 滴注

རྨ་ནས་ཁྲག་དང་ཆུ་སེར་ཐིགས་པའི་དོན་ཏེ་ཙ་ཐིགས་དང་། དོན་ཐིགས། མདེ་ཐིགས་གསུམ།
创口滴漏坏血和黄水之意，包括脉管滴注、脏器滴注、镞留滴注三种。

28.0240 དོན་ཐིགས། 脏器滴注

དོན་ལ་རྨ་བྱུང་བ་ཁྲག་གིས་མ་འགྲོར་བས་རུལ་ནས་ཁྲག་དང་ཆུ་སེར་འདུས་པ།
脏器创伤因血流不通，难以愈合发生腐烂引起坏血和黄水聚结。

28.0241 མདེ་ཐིགས། 镞留滴注

མདེའུ་ལུས་པའི་སྐྱོན་གྱིས་ཁྲག་དང་ཆུ་སེར་འདུས་པ།
弹镞遗留体内引起坏血和黄水聚结。

28.0242 སྨུག་ཟིལ། 紫露

ཚ་བའི་དོད་ལྡངས་བྱུང་ཁོག་ཏུ་འཁྱིམས་

ནས་ཁྲག་ངན་ཆུ་སེར་གྱི་ཟིལ་པ་ཆགས་པ།
热汽旋聚于体腔内使坏血与黄水形成露珠。

28.0243 ཚངས་ཐིག 中枢线

མདུན་ངོས་སུ་སྐེ་སྟོང་ནས་མཚན་མའི་སྡེང་བར་དང་། རྒྱབ་ངོས་སུ་ཨན་སྟོང་ནས་གཞུག་ཚུང་གི་བར་གཞུང་དུ་དྲང་པོར་གདབ་པའི་གཞུང་ཐིག
前面自喉窝至阴部，背面自大椎至尾骨间所画的直线。

28.0244 གནམ་ཐིག 顶线

མདུན་ངོས་སུ་ཙ་ར་ཁུང་དང་རྒྱབ་ངོས་སུ་ཨན་སྟོང་ནས་འཕྲེད་དུ་དྲང་པོར་བཏབ་པའི་ཐིག
喉窝至背面大椎横向所画的横线。

28.0245 ཟུར་ཐིག 侧线

མཆན་ཟུར་ནས་རྩིབ་ཐུང་དུ་གདབ་པའི་ཐིག
腋侧至短肋所画的纵线。

28.0246 འདྲེན་ཐིག 纵线

ཟུར་ཐིག་ནས་གཞུང་ཐིག་བར་ཕྱེད་མར་གདབ་པའི་ཐིག
侧线向中线间所画的线。

28.0247 འཕྲེད་ཐིག 横线

རྒྱབ་ཀྱི་ཚིགས་པ་བཅུ་གསུམ་པ་ནས་ལྟེ་བར་འཐེན་པའི་འཕོར་ཐིག
从第13椎体向肚脐所画的纬线。

28.0248 ཐྲ་རྗེས། 网格

ཐྲ་རའམ་ཐིག་གྲུ་བཞིའི་ནང་གི་ཆ་ཤས།
表格或方格中间的部分。

28.0249 ཐོ་ཚོམས་གཅིག 一握

སོར་མོ་ཐམས་ཅད་ཅུབ་བསྡུས་ཀྱི་ཤོང་ཚད།
五指并拢所容纳的量。

28.0250 སྦལ་འགྲོས་བཅེམ། 蛙步缝

གཡས་ལེན་གཡོན་ལེན་སྦལ་པའི་འགྲོས་ལྟར་བཅེམ་པ།
左右交替如蛙行状缝合。

28.0251 རང་གསང་། 自穴

ལུས་ཁམས་ལ་ཐོག་མ་ཉིད་ནས་ཡོད་པའི་ཟས་སྐོམ་དང་བཤང་གཅི་རྒྱུ་བའི་གསང་།
机体固有的饮食和大小便通行之穴。

28.0252 མདའ་གསང་། 箭穴

མདའ་སོང་ཡང་ཉེས་སྐྱོན་མི་འབྱུང་བའི་གསང་།
箭镞穿入但不危及生命的穴道。

28.0253 ཐོག་གསང་། 中械穴

མཚོན་གནས་གང་དུ་ཐོག་པ་དེ་ཉིད་ཀྱི་གསང་།
箭镞所中部位各自的穴道。

28.0254 སྙིང་གསང་། 心穴

སྙིང་གི་ནད་ལ་ཐུར་མ་དང་མེ་བཙའ་སོགས་གདབ་སའི་ནད་དམིགས།
对心脏疾病进行针刺和艾灸等的病穴。

28.0255 གློ་བུའི་ཟུར་གསང་། 子肺侧穴

གློ་བ་བུའི་རྣག་འབབ་པའི་དབྱེ་གསང་།
引流子肺脓的针刺穴。

28.0256 གློ་བའི་ཟུར་གསང་། 肺侧穴

གློ་བ་མ་བུ་གཉིས་ཀྱི་རྣག་འབབ་པའི་དབྱེ་གསང་དྲུག་གི་སྤྱི་མིང་།
引流母子二肺脓的六针刺穴的统称。

28.0257 གློ་བའི་བུ་གསང་། 肺子穴

ནུ་མ་གཉིས་ནས་མཆན་ཁུང་ངོས་སུ་སོར་

བཞི་དང་། དེ་ནས་ཐུར་དུ་སོར་བཞི་བཅལ་བའི་ས་སྟེ་གློ་བའི་རྣག་གི་དབྱེ་གསང་།
双乳头向两腋窝各四横指，自此向下四横指为肺子穴

28.0258 དཔལ་ཁབ་གསང་།། 吉祥穴

བྲང་གཞུང་དཀར་ནག་མཚམས་ནས་གྱེན་དུ་ཚོན་གང་བཅལ་བ་དེ་ནས་གཡས་གཡོན་གཉིས་སུ་ཚོན་རེ་དང་ཕྱེད་རེ་བཅལ་བའི་སྙིང་གི་དབྱེ་གསང་ཞིག
膻中穴向上一寸，自此左右各一寸一分处为吉祥穴。

28.0259 ཐུགས་ཁབ་གསང་།། 心宫穴

དཔལ་ཁབ་གསང་ནས་གྱེན་སྟེང་དུ་ཚོན་གང་བཅལ་བའི་སྙིང་གི་དབྱེ་གསང་ཞིག
吉祥穴向上一寸处为心宫穴。

28.0260 བྱ་རོག་མིག 渡鸦眼穴

ཐུགས་ཁབ་གསང་ནས་གྱེན་སྟེང་དུ་ཚོན་གང་བཅལ་བའི་སྙིང་གི་དབྱེ་གསང་ཞིག
心宫穴向上一寸处为渡鸦眼穴。

28.0261 ཐིགས་གསོག 滴漏蓄积

མཚོན་གྱིས་བྲང་ཁོག་ཏུ་བསྣུན་སྐྱོན་ཕོག་པའི་དབང་གིས་ཁྲག་ངན་ཆུ་སེར་གྱི་ཐིགས་ཕྱུན་འཛག་པ།
箭镞中伤体腔所引起坏血、黄水滴漏。

28.0262 ལྡུམ། 涂糊

སྨན་རྣམས་ཞིབ་བཏགས་ཚོས་པར་བཙོས་པའི་རྨ་ཆས་ཤིག
药物研细煮熟罨敷的一种创口敷料。

28.0263 ནན། 固糊

སྨན་རྣམས་ཞིབ་བཏགས་རྗེ་འཇམ་བསྲོས་པའི་རྨ་ཆས་ཤིག
药物研细加温后罨敷的一种创口敷料。

28.0264 འབྱར། 贴糊

སྨན་རྣམས་ཞིབ་བཏགས་འབྱར་བག་ཅན་དང་སྦྱར་ནས་རྣག་སྟེང་སྐྱོན་པའི་རྨ་ཆས་ཤིག
药物研细加粘性物敷于脓包上的一种创口敷料。

28.0265 མགྱོགས་མེ། 速火剂

རྩ་ཐིགས་འཛགས་པ་སྡོམ་བྱེད་ཀྱི་སྨན་སྦྱོར་ཞིག་སྟེ། ཁོང་དུ་བསྟེན་པས་རྨ་ཁ་མེས་བསྲེགས་པ་བཞིན་ཁྲག་མྱུར་དུ་གཅོད་ནུས་པ།
用于治疗脉伤滴漏的一种方剂，内服时起到创口如火烧样迅速止血。

28.0266 ཤ་གདན། 基垫

ལྷ་བའི་གཞི་གདན་ནམ་ལྷ་བ་ཅན་གྱི་རུས་པའི་ནང་ངོས་སུ་ཞིང་མཁྲེགས་པའི་རུས་པ་རྣམས་ཀྱི་མིང་།
骨松质上的肉垫或松质骨内壁坚硬骨骼之名。

28.0267 རྒྱང་ཁ 颈乳突状肌

རྒྱངས་ཤ་ལས་བྱེད་དང་དོན་གཅིག
与胸锁乳突肌同义。

28.0268 སོག་དབྱུག 肩胛间

སོག་པ་གཡས་གཡོན་གཉིས་ཀྱི་བར་ཆ།
两肩胛间的区域。

28.0269 སོག་པའི་གཉེན་ཐག 肩关节韧带

སོག་རུས་དང་དཔུང་མཁང་རུས་པ་གཉིས་འབྲེལ་བྱེད་ཀྱི་རྒྱ་བ།

连接胛骨和肱骨的韧带。

28.0270 ནུ་མཛིང་། 乳颈

ནུ་མའི་མཛིང་པ་སྟེ། ནུ་མའི་གཤམ་ཙམ་གྱི་གནས་ལ་བྱའོ། །

乳房颈部，即乳头略下的部位。

28.0271 དབུགས་གཞན། 气衰

དབུགས་བག་ལ་ཉལ་བ་སྟེ། དབུགས་རྔོད་པ་ལས་ལོག་པ་ཧ་ཅང་གཡུང་བའི་དོན།

呼吸微弱，与气急相反衰弱之意。

28.0272 དབུགས་བརྩེགས། 气叠

དབུགས་གཅིག་གི་རྗེས་སུ་གཅིག་བརྩེགས་པ་ལྟར་ཕྱིར་དོན་ཞིང་ནང་དུ་རྔུབ་མི་ཤེས་པ།

气息如叠加般向外呼出而不能吸入。

28.0273 དམར་ཙ། 殷红

རྣག་མདོག་ཁྲག་ལྟར་དམར་པོ་འབྱུང་བ།

脓色如血样呈红色。

28.0274 འཆག་འདོད། 喜散步

གནས་གཅིག་ཏུ་སྡོད་མི་འདོད་པར་ཉེ་འཁོར་དུ་ཕར་འགྲོ་ཚུར་འོང་བྱེད་འདོད་པ།

不想待在一处而喜欢来回走动。

28.0275 སྟོང་སྐད། 空响

ཐེམ་ཏོལ་བརྡེག་སྐབས་སྣོད་སྟོང་པར་བརྡེག་པའི་སྒྲ་ལྟར་འབྱུང་བ།

叩诊时发出如敲击空器皿般的空虚声。

28.0276 རྐྱང་ཧོ་སྐྲངས། 声带肿大

ཨོལ་གོང་ངམ་གྲེ་བའི་གནས་ཀྱི་སྒྲ་འབྱིན་པར་བྱེད་པའི་ཐད་དུ་སྐྲངས་པ།

喉头或喉部发声处肿大。

28.0277 རྣག་ལྟ། 脓象

རྣག་གི་མདོག་དང་ངོ་བོ། དྲི་སོགས་ལ་བརྟག་ནས་གསོ་དཀའ་སླ་སོགས་སྔོན་ནས་ཤེས་པར་བྱ་བའི་ལུས།

提前了解治疗难易征象而诊察脓液的颜色、性质、气味的方法。

28.0278 རྣག་རྒྱ། 脓囊

ནང་དུ་རྣག་བཏུམས་ནས་ཡོད་པའི་ཕྱིའི་རྒྱ་ལྟ་བུ་སྐྱི་པགས་སྲབ་མོ།

包裹脓液的如皮囊状的薄膜。

28.0279 ངམ་ནག 怒容

ངོ་གནག་པའམ་ཁྲོ་ཉམས།

怒象。

28.0280 མེན་ཏྲི། 纱布

རྨ་ཆིངས་དར་རས་སམ་ཐྲ་རས།

包扎创口的绸布或细布。

28.05 ཡན་ལག་རྨ། 肢体创伤

28.0281 ཡན་ལག་རྨ། 肢体创伤

མདའ་རྡོ་གྲི་མདུང་སོགས་ཀྱིས་ཡན་ལག་བརྡུང་དེ་རྣག་ཁྲག་ཆུ་སེར་འཛག་པའི་རྨ།

箭、石、刀、矛等击伤四肢，引起流脓血、黄水的创伤。

28.0282 སྡོག་ཐབས་སྐྲངས། 类炭疽肿

གློ་བུར་དུ་སྐྲངས་པ།

突发性肿胀。

28.0283 བྱི་ལོག་སྐྲངས། 反向作肿

གོ་ལོག་ཏུ་སྐྲངས་པ་སྟེ། མཚོན་གཡས་སུ་

ཕྱོགས་ཀྱང་གཡོན་དུ་སྐྲངས་པ་ལྟ་བུ།
相反方向肿胀，如器械伤及右边却左边发生肿胀。

28.0284 ཁྲ་བོའི་ཆས། 花敷料

རྒྱ་ཡི་སྐྲངས་པ་ཞི་བྱེད་ཀྱི་འབྱར་སྨན་ཞིག
一种消肿的敷料。

28.0285 བྲུན་བཞི། 四粪

ཝ་དང་། སྤྱང་ཀི གོང་མོ། རི་བོང་བཅས་ཀྱི་བྲུན།
狐、狼、雪鸡、野兔粪的统称。

28.0286 སྲུལ་སྒོ། 肌间缝

ཤ་སོགས་ཀྱི་སྲུལ།
肌肉间的缝隙。

28.0287 རེབ། 压垫

ཞུན་ནན་སོགས་ཚོད་འཛིན་བྱེད་ཀྱི་རྨ་ཆས།
用于控制涂糊、固糊等的创口敷料。

28.0288 ལྤགས་རེབ། 皮垫

རུས་ཆག་སྟེང་དུ་བཞག་བྱའི་པགས་པའི་རེབ།
缚敷于骨折处的皮压垫。

28.0289 རྩྭ་རེབ། 草垫

རུལ་སྨྱགས་ཚ་བ་ཆེ་བའི་རྨ་སྟེང་དུ་བཞག་བྱའི་རྩྭ་འཇག་མའི་རེབ།
缚敷于腐烂热盛创口的茅草压垫。

28.0290 སྤུ་རེབ། 毛垫

རྨའི་སྐྲངས་པའི་སྟེང་བཞག་བྱའི་རི་བོང་སོགས་ཀྱི་སྤུ་ལས་བཟོས་པའི་རེབ།
缚敷于肿胀面的兔毛等制作的压垫。

28.0291 ཤོག་རེབ། 纸垫

ཚིགས་ཁ་བྱེ་བའི་སྟེང་བཞག་བྱའི་ཤོག་བུའི་རེབ།
缚敷于关节脱臼处的纸压垫。

28.0292 ཤིང་རེབ། 木垫

རྩ་ཆད་པ་ལ་བཞག་བྱའི་ཤིང་བྱང་གི་རེབ།
缚缚于脉络断裂处的木条压垫。

28.0293 ཕྱིང་རེབ། 毡垫

རྣག་དང་ཆག་གྲུམ་ལ་བཞག་བྱའི་ཕྱིང་པའི་རེབ།
缚缚于溃脓和骨折处的毛毡压垫。

28.0294 མོ་རེབ། 雌垫

ནན་གྱི་འོག་ཏུ་བཏང་བྱའི་རེབ་བམ་ཡང་ན་རྐྱང་པ་རེ་རེ་བཏང་བའི་རེབ།
缚敷于固糊底层的压垫或单层压垫。

28.0295 ཕོ་རེབ། 雄垫

ནན་གྱི་སྟེང་དུ་བཏང་བྱའི་རེབ་བམ་ཡང་ན་གཉིས་བརྩེགས་སུ་བཏང་བའི་རེབ།
缚敷于固糊上层的压垫或双层压垫。

28.0296 ཡང་རེབ། 重垫

ཚིགས་མིག་ལ་ཆུ་སེར་འཁོར་བར་གསུམ་བརྩེགས་སུ་བཏང་བའི་རེབ།
缚敷于关节黄水旋积处的三层压垫。

28.0297 ཆིངས། 缚带

ཚིགས་ཤོར་བ་སྡོམ་བྱེད་ཀྱི་དར་བལ་སོགས་ཀྱི་ཡོ་བྱད།
用于捆缚脱臼关节的绸、绵等带子。

28.0298 ཆག་ཆིངས། 固定缚

སྐྲངས་པ་ཞི་བའི་སྨན་དང་རེབ་ཤ་སྟེང་དུ་ཆགས་པར་བྱེད་པའི་ཆིངས།
将消肿药物与压垫固定于肌肉上的一种捆缚法。

28.0299 གསོན་ཆིངས། 活缚

རུས་པ་ཆག་པ་རང་མལ་དུ་སོན་པའི་ཆིངས།

骨折复位固定的一种捆缚法。

28.0300 འདེད་ཆིངས། 驱除缚

རྣག་ཕྱིར་འདེད་པར་བྱེད་པའི་ཆིངས།

排出脓液的一种绑缚法。

28.0301 འདར་ཆས་ཆིངས། 箭镞缚

ཉ་གཞིར་མཚོན་ཕོག་པའི་སྟེང་དུ་མདེའུ་བཞག དེའི་སྟེང་དེབ་བཏང་ནས་ཆས་སྐུད་འཆིང་བའི་ཆིངས།

鱼肌外伤上排置箭镞，其上放压垫，再用线绳绑缚的一种绑缚法。

28.0302 བསེ་ཁྲབ་ཆིངས། 犀甲缚

གླང་ཆེན་གྱི་ཀོ་བ་ལས་བཟོས་པའི་ཁྲབ་དང་དབྱིབས་འདྲ་བར་འཆིང་བའི་བྱང་ཁོག་གི་རྨ་རིགས་སྡོམ་བྱེད་ཀྱི་ཆིངས།

象皮制成铠甲状皮甲的用以绑缚体腔创伤的一种绑缚法。

28.0303 སྡོམ་ཆིངས། 捆缚

ཚིགས་ཀྱི་ཆག་ཀྲུམ་དང་བུང་ཤོར་རང་མལ་དུ་འཛུད་པར་བྱེད་པའི་ཆིངས།

复位固定关节脱臼和骨折用的一种绑缚法。

28.0304 འཁོར་ལོ་གཤོག་རྒྱང་ཆིངས། 轮子展翅缚

སོག་རུས་དང་སྒྲོག་རུས་ཆག་པ་སྡོམ་བྱེད་འཁོར་ལོ་ལྟ་བུའི་ཆིངས།

固定胛骨和锁骨骨折用的如车轮样绑缚的一种绑缚法。

28.0305 སུམ་སྒྲོག་ཆིངས། 三叉缚

དཔུང་ཚིགས་ཆག་ཀྲུམ་དང་བུང་ཤོར་རང་མལ་དུ་འཛུད་པར་བྱེད་པ་སུམ་སྒྲོག་གི་ཆིངས།

复位和固定肩关节脱臼及骨折的三绊式绑缚法。

28.0306 བསྒོལ་ཆིངས། 交叉缚

གྲུ་ཚིགས་ཆག་ཀྲུམ་དང་བུང་ཤོར་རང་མལ་དུ་འཛུད་པར་བྱེད་པ་བསྒོལ་མར་བཏང་བའི་ཆིངས།

复位和固定肘关节脱臼及骨折用的交叉式绑缚法。

28.0307 ལྷས་ཆིངས། 编状缚

གྲུ་ཚིགས་ཆག་ཀྲུམ་དང་བུང་ཤོར་རང་མལ་དུ་འཛུད་པར་བྱེད་པ་ལྷས་མ་ལྟ་བུའི་ཆིངས།

复位和固定肘关节脱臼及骨折用的编制样绑缚法。

28.0308 རེ་ལྡེ་ཆིངས། 毛织缚

མཁྲིག་ཚིགས་ཆག་ཀྲུམ་དང་བུང་ཤོར་རང་མལ་དུ་འཛུད་པར་བྱེད་པ་རེ་སོ་ལྟ་བུའི་ཆིངས།

复位和固定腕关节脱臼及骨折用的毛织样绑缚法。

28.0309 རྭ་རྒྱངས་ཆིངས། 展角缚

དཔྱི་ཚིགས་ཆག་ཀྲུམ་དང་བུང་ཤོར་རང་མལ་དུ་འཛུད་པར་བྱེད་པ་རྭ་བརྒྱངས་པ་ལྟ་བུའི་ཆིངས།

复位和固定髋关节脱臼及骨折用的犄角外展样的绑缚法。

28.0310 དྲྭ་བ་ཆིངས། 网状缚

དཔྱི་ཚིགས་ཆག་ཀྲུམ་དང་བུང་ཤོར་རང་མལ་དུ་འཛུད་པར་བྱེད་པ་དྲྭ་བ་ལྟ་བུའི་

ཆིངས།

复位和固定髋关节脱臼及骨折用的网状绑缚法。

28.0311 སེང་གེ་དྲུག་ཆིངས། 狮六缚

པུས་ཚིགས་ཆག་གྲུམ་དང་བྲུད་ཤོར་རང་མལ་དུ་འཇུད་པར་པུས་མོའི་གཉན་གོང་དང་མཛོད་མིག ལྷ་ང་གསུམ་ནས་ཆིངས་ཐག་གཉིས་གཉིས་དྲུག་པན་ཚུན་བསྣོལ་མེད་བཅིངས་པའི་ཆིངས།

复位和固定膝关节脱臼及骨折用的从膝盖“年光”、“左目”和髌骨三处6条绑带各两两交叉的一种绑缚法。

28.0312 སྐྱོར་ཆིངས། 支撑缚

པུས་ཚིགས་ཆག་གྲུམ་དང་བྲུད་ཤོར་རང་མལ་དུ་འཇུད་པར་བྱེད་པའི་ལྷ་ངའི་སྟེང་ཆིངས་དེ་སྐྱོར་བའི་ཆིངས།

复位和固定膝关节脱臼及骨折并绑缚髌骨支撑的一种绑缚法。

28.0313 རྡོ་རྗེའི་རྩེ་ཆིངས། 天杵缚

པུས་ཚིགས་ཆག་གྲུམ་དང་བྲུད་ཤོར་རང་མལ་དུ་འཇུད་པར་བྱེད་པ་རྡོ་རྗེའི་རྩེ་མོ་ལྟ་བུའི་ཆིངས།

复位和固定膝关节脱臼及骨折用的天杵尖样的一种绑缚法。

28.0314 མོན་བུ་ལྷས་ཆིངས། 门布编状缚

ལོང་ཚིགས་ཆག་གྲུམ་དང་བྲུད་ཤོར་རང་མལ་དུ་འཇུད་པར་བྱེད་པ་ལྷས་མ་ལྟ་བུའི་ཆིངས།

复位和固定踝关节脱臼及骨折用的一种编制样的一种绑缚法。

28.0315 སྟག་མོ་འཇམ་ཆིངས། 虎纹缚

ལག་པའི་ཕུད་བུ་ནས་བཅིངས་ཏེ་ཕྲག་པར་བསྣོལ་ལ་གཅིག་ངོས་ཀྱི་མཆན་འོག་ནས་བླངས་ཏེ། སྒར་དཔུང་སྙིང་ནས་བླངས་པའི་ལྷས་མ་འཇམ་ཞིག་གི་འོང་བར་བྱས་པའི་དཔུང་པའི་སྦོམ་ཆིངས།

从上臂近端绑缚在肩部交叉，从另一侧的腋窝处拉出，再经肱部肌腹呈编制样的手臂绑缚法。

28.0316 སྒྲོགས། 夹板

ཀང་ལག་གི་རུས་ཆག་རང་མལ་དུ་གཞུག་པར་བྱེད་པའི་ཤིང་སོགས་ལས་བྱས་པའི་རྒྱ་ཆས།

复位固定四肢骨折用的木条等穿成的固定器。

28.0317 ཁྲ། 方条夹板

རུས་ཀང་ཆག་པ་ལ་སྦྱོད་པའི་ཁྲ་མ་ལྟ་བུའི་ཤིང་བྱང་།

固定骨折的像窗棂格子样的木板。

28.0318 བྱི་ཟེ། 鸟冠状夹板

སོར་ཚིགས་སོགས་གནས་ངེས་མེད་དུ་སྦྱོད་པའི་བྱིའུའི་ཟེ་སྒྲོ་ལྟ་བུའི་ཤིང་བྱང་།

用于指趾关节等任意部位的鸟冠羽状木板。

28.0319 སྒྲོམ་སྒྲོགས། 架状夹板

སྒམ་དང་འདྲ་བར་ཤིང་བྱང་ལ་བར་མཚམས་མེད་པའི་སྒྲོགས།

如柜木般木板间无缝隙的夹板。

28.0320 སྨྱུ་སྒྲོགས། 藤夹板

སྨྱུ་སྨྱུག་ལས་བྱས་པའི་དྲྭ་བ་ཅན་གྱི་སྒྲོགས།

用藤条制作的网格夹板。

28.0321 **བསིལ་སྒྲོགས།** 凉夹板

ནམ་ཟླ་དྲོ་དུས་སྤྱོད་པའི་སྒྲོགས།
天气温热时使用的夹板。

28.0322 **དྲོད་སྒྲོགས།** 暖夹板

ནམ་ཟླ་གྲང་དུས་སྤྱོད་པའི་སྒྲོགས།
天气寒冷时使用的夹板。

28.0323 **སྐམ་སྒྲོགས།** 干夹板

རྨ་དང་རྣག་ཁྲག་མེད་པའི་རུས་ཆག་སྟེང་སྤྱོད་རྒྱུའི་གསེང་བུག་མེད་པའི་སྒྲོགས།
用于无创口、脓液及未出血等部位的无孔眼夹板。

28.0324 **གཤེར་སྒྲོགས།** 湿夹板

རྣག་ཁྲག་འཛག་པའི་རུས་ཆག་སྟེང་སྤྱོད་རྒྱུའི་གསེང་བུག་ཡོད་པའི་སྒྲོགས།
用于流脓血骨折处的有孔眼夹板。

28.0325 **ཕྱི་སྒྲོགས།** 外夹板

རེབ་ཆིངས་ཀྱི་ཕྱི་རུ་སྤྱོད་པའི་སྒྲོགས།
用于压垫和绑带外面的夹板。

28.0326 **ནང་སྒྲོགས།** 内夹板

ཆིངས་ཀྱི་ནང་དུ་སྤྱོད་པའི་སྒྲོགས།
用于绑带内的夹板。

28.0327 **སྡོམ་སྒྲོགས།** 捆夹板

ཆིངས་དང་ཐི་གུས་སྡོམ་དགོས་པའི་སྒྲོགས།
需用绑带和线绳捆缚的夹板。

28.0328 **ལྷོད་སྒྲོགས།** 松夹板

བམ་རུལ་གྱི་དུས་སུ་སྤྱོད་ཅིང་ཅུང་ཟད་ལྷོད་པའི་སྒྲོགས།
创伤溃烂时所用的较松弛的夹板。

28.0329 **ཆུ་རྡེབ།** 触筋感

རྨ་མེད་པར་ཟུག་རྡུ་ཁོང་དུ་ལུས་པ་ཐུར་མས་འཚོལ་བའི་སྐབས་ཆུ་རྒྱུས་ལ་ཐུག་པའི་རྟགས་ཤིག
用刺针探查异物时，触及韧带肌腱时的一种反应。

28.0330 **རུས་རྡེབ།** 触骨感

རྨ་མེད་པར་ཟུག་རྡུ་ཁོང་དུ་ལུས་པ་ཐུར་མས་འཚོལ་བའི་སྐབས་རུས་པ་ལ་ཐུག་པའི་རྟགས་ཤིག
用刺针探查异物时，触及骨时的一种反应。

28.0331 **མདེའི་རྡེབ།** 触镞感

རྨ་མེད་པར་ཟུག་རྡུ་ཁོང་དུ་ལུས་པ་ཐུར་མས་འཚོལ་བའི་སྐབས་མདེའུ་ལ་ཐུག་པའི་རྟགས་ཤིག
用刺针探查无创口异物时，触及箭簇时的一种反应。

28.0332 **ཁྲག་སྨྱོས།** 血狂生

ཁྲག་ངན་ལྷག་པར་འཕེལ་བ།
坏血增盛。

28.0333 **གཏུག་ཐག** 圆韧带

དཔྱི་ཡི་འཁོར་མིག་དང་ཨོ་ཐོ་རིལ་བུ་གཉིས་འབྲེལ་བྱེད་ཀྱི་ཆུ་བ།
连接髋臼与股骨头的韧带。

28.0334 **མཛོད་བུ་ཆུང་།** 坐布琼

མཐེབ་ཆུང་གི་མིང་གི་རྣམ་གྲངས།
小指的别名。

28.0335 **རྒྱ་ཚིགས།** 跖关节

བོལ་ཚིགས་ཀྱང་ཟེར་ཞིང་། རྐང་པའི་མཐེ་བོང་སྣ་ནས་ཡར་སོར་བརྒྱད་བཅལ་བའི་གནས་སུ་ཡོད།

又称足背关节，从拇趾尖向上量八横指处。

28.0336 ལོང་ཚིགས། 踝关节

རྐང་པའི་ལོང་བུའི་ཚིགས།

足踝部的关节。

28.0337 ལོང་རྫེམས། 肠襞

ལོང་གའི་ནང་ལྡེབས་སུ་ཡོད་པའི་སྲུལ་ལམ་གཉེར་རིས།

大肠的内襞或皱褶。

28.0338 རྐུག་ཆེན་གཉེར་རིང་། 臀长纹

ལུས་དྲང་པོར་ལངས་སྐབས་འཕོངས་ཤ་མཐུག་པོ་ནས་བརླའི་བར་སྲུལ་རིང་པོ་ཞིག་འབྱུང་བའི་གནས།

身体站立时臀大肌与大腿间出现的长纹。

28.0339 མ་ལ་བུ་ཁྱོགས་ཆག 母携子型骨折

ཚིགས་སྐེ་ཆག་པ་དང་རྐང་ཁ་དབྱུག་གི་ཡ་གཅིག་ཆག་པ།

关节颈骨折或并行骨其中一骨骨折。

28.0340 སྨྱུ་གུ་ཁ་ཆག 笔尖型骨折

རུས་པ་གསེག་སྒྱོར་དུ་ཆག་པ།

削竹样斜形骨折。

28.0341 རྡུམ་ཆག 横断性骨折

རུས་པ་དུམ་བུར་ཆག་པ།

呈多块性的骨折。

28.0342 རྨ་ཅན། 开放性骨折

ཤ་ལ་རྨ་ཁ་དོད་ནས་རུས་པ་ཆག་པ།

肌肉有创口的骨折。

28.0343 རྨ་མེད། 闭合性骨折

ཤ་ལ་རྨ་ཁ་མེད་པར་ཤའི་ནང་དུ་རུས་པ་ཆག་པ།

肌肉无创口性的骨折。

28.0344 ཤ་གནད་ཁྲོས་པ། 要害肌暴肿

ཤ་གནད་སྐྲངས་ཤིང་རྡོ་ལྟར་སྲ་བའི་ནད་ཅིག

要害肌肿胀并如石头样坚硬的一种疾病。

28.0345 ཚ་ཁྲོས། 热怒肿

ཚ་བའི་དབང་གིས་ཤ་གནད་དམར་པོར་སྐྲངས་ཤིང་མཁྲང་ལ་རེག་མི་བཟོད་པའི་ནད་ཅིག

热致要害肌肉红肿、坚硬、触之疼痛难忍的一种疾病。

28.0346 གྲང་ཁྲོས། 寒怒肿

གྲང་བའི་དབང་གིས་ཤ་གནད་སྐྱ་བོར་སྐྲངས་ཤིང་ཟུག་ཆེ་ལ་ཉུང་འཁྱགས་དང་འདྲ་བའི་ནད་ཅིག

寒致要害肌肉灰肿、剧痛、如冻芜菁样的一种疾病。

28.0347 ཤ་གནད་བམ་པ། 要害肌麻木

ཤ་གནད་སྐྲངས་ཀྱང་ན་ཟུག་གི་ཚོར་བ་མེད་པའམ་ཆུང་བའི་ནད་ཅིག

要害肌肉虽然肿胀却无疼痛感或疼痛较轻的一种疾病。

28.0348 ཚ་བམ། 热麻

ཤ་གནད་སྐྲངས་མདོག་སྨུག་ནག་ལ་ཤ་རུལ་གྱི་དྲི་མནམ་ཞིང་རྣག་འཛག་ལ་ཐེམ་མེར་ན་བའི་ནད་ཅིག

要害肌肿色紫黑，具腐肉臭味，流脓且麻痛的一种疾病。

28.0349 གྲང་བམ། 寒麻

རླུང་གིས་ཚིགས་ལ་ཆུ་སེར་སྐྱེས་ཏེ་ཤ་གནད་

རླུང་གིས་ཆུ་སེར་འཕེལ་ཏེ་ཤ་གནད་སྐྲངས་པའི་ནད་ཀྱི་ཁ་དོག་སྐྱ་ལ། ཟུག་ཆུང་བ་དང་། རྣག་ཆུ་ཉུང་ཞིང་། འགུལ་ན་ན་བའི་ནད་ཅིག

"隆"邪使黄水增盛引起要害肌肿胀色呈灰白、疼痛小、少脓、动辄尤痛的一种疾病。

28.0350 ཤ་གནད་རུལ་བ། 要害肌腐烂

ཤ་གནད་འདྲུལ་ནས་རྣག་ཁྲག་འཛག་ཅིང་དྲི་མི་ཞིམ་པའི་ནད་ཅིག

要害肌发生腐烂，流脓血，恶臭的一种疾病。

28.0351 རྨུགས་པའི་རྨ། 腐创

ཤ་སོགས་རྒྱུས་པ་བལྡད་པ་འདྲ་ལ། མཆེད་སྐྱེན་ཞིང་རྣག་མང་ལ་དྲི་མི་ཞིམ་པའི་རུལ་ཚབས་ཆུང་དུའི་རྨ།

肌肉等如咀嚼过的筋，多脓且发臭，扩散迅速的轻度糜烂创伤。

28.0352 ཟ་རྨ། 蚀创

ཁྲག་རུལ་འཛག་ཅིང་དྲི་མི་ཞིམ་ལ་མཆེད་སྐྱེན་པའི་རུལ་ཚབས་འབྲིང་གི་རྨ།

流脓血、发臭、扩散迅速的中度腐烂创伤。

28.0353 ཟགས་པའི་རྨ། 漏创

རྨ་རུལ་ནས་འབུ་ཞུགས་ཏེ་བུ་ག་མང་པོ་བྱུང་བའི་རུལ་ཚབས་ཤིན་ཏུ་ཆེ་བའི་རྨ།

创口腐烂生蛆，出现多孔的重度糜烂创伤。

28.0354 རྩ་གནད་ཐྲེར་བ། 要害肌窜肿

རྩ་རྒྱུས་དང་། ཉ་སྲུལ། ཚིགས་མིག་སོགས་སུ་སྐྲངས་ཤིང་ན་བའི་ནད་ཅིག

脉、筋腱、鱼肌缝、关节等肿胀而疼痛的一种疾病。

28.0355 རིང་ཐྲེར། 远窜

རླུང་རྩ་དང་། སྙིང་རྩའི་རྩ་སྐྱོན་གྱིས་དེ་དང་རིང་བའི་ཐད་ཀྱི་ཤ་སྲུལ། རྩ། ཚིགས་མིག་སོགས་སུ་གཡས་གཡོན་སྟོད་སྨད་སྣེ་བསྣོལ་དུ་སྐྲངས་པ།

"隆"脉、心脉受损而使其远端的肌肉缝、脉、关节等上下左右交叉肿胀。

28.0356 ཉེ་ཐྲེར། 近窜

རྩ་གནད་གང་ཞིག་བརྡུང་པ་དེའི་རྩ་རྒྱུད་ཁྲིད་ནས་མཁྲང་ཞིང་ན་ལ་ཚ་བ།

任意要害脉损伤引起其脉络僵硬疼痛且发烧。

28.0357 ཕྱི་ཁྲིད། 外牵

ཕྱིའི་རྩ་གནད་ལ་ཕོག་ཀྱང་དེའི་ཐད་ཀྱི་རྩ་ལ་སྐྲངས་པ་སོགས་མེད་པར་བརྡུང་སྐྱོན་སྐར་མདའ་ལྟར་གར་སོང་ངེས་མེད་དུ་ཁྲིད་ནས་ནད་སྣ་ཚོགས་ཀྱི་རྟགས་སྟོན་ཞིང་ལུས་སྟོད་ཀུན་ཏུ་ཐེར་བ།

体外要害脉受损而其附近脉络未出现肿胀等，损伤如流星样被牵引到任意一处出现各种症状且扩散于上体各处。

28.0358 ནང་ཁྲིད། 里牵

ནང་གི་རྩ་གནད་ལ་ཕོག་པས་ཆུ་སེར་འཕེལ་བ་རྩ་བརྒྱུད་ནས་ནང་དོན་སྣོད་དུ་གསོག་པ།

体内要害脉受损使黄水偏盛，沿脉道蓄积于脏腑。

28.0359 རྩ་ནད་ཚ་རྒྱས། 热盛脉病

སྐྲངས་ཆེ་ལ་མདོག་དམར་ཞིང་ཚ་འཕྲུག་བྱེད་

པ་དང་། རྩ་རྒྱུད་སྐྲངས་འོང་བའི་ནད་ཅིག
肿甚而色红且闪痛，脉络发生肿胀的一种疾病。

28.0360 རུས་པའི་ཚ་བམ། 骨热麻

ཚིགས་མགོ་བམ་ཆེར་སྐྲངས་ཤིང་མདོག་དམར་ལ་དྲོད་ཆེ་ཞིང་འགུལ་དཀའ་བའི་ནད་ཅིག
关节头发麻肿大，发红且热甚，活动受限的一种疾病。

28.0361 ཤ་རུལ། 腐肉汁

ལུད་པ་དང་རྣག་ཁྲག་སོགས་ཀྱི་མདོག་གང་ཡིན་མི་གསལ་བར་ཤ་རུལ་གྱི་ཁུ་བ་དང་འདྲ་བ།
痰和脓血等的颜色不清楚，呈腐肉汁样。

28.0362 སྐམ་འཁོར། 干扭转

ཚིགས་ཆུ་རླུང་གིས་གཡོས་ཏེ་ཚིགས་རང་མལ་དུ་མི་གནས་པ།
关节液受“隆”邪影响使关节发生的移位。

28.0363 གཤེར་འཁོར། 湿扭转

ཚིགས་ཆུ་རྣག་ཏུ་འགྱུར་ཞིང་ཚིགས་བར་ཁེངས་ནས་ཚིགས་རང་མལ་དུ་མི་གནས་པ།
关节液脓变并充斥关节腔而使关节发生的移位。

28.0364 སྐྱི་ཆུ། 黏水生

མདོག་སྔོ་སྐྱ་སྣ་རིང་ཅན་གྱི་ཆུ་སེར་མི་ཆད་པར་བསྐྱར་དུ་སྐྱེས་འོང་བ།
蓝灰色粘稠黄水反复滋生。

28.0365 ཆུ་སེར་གྱི་འཆི་ཆུ། 死兆黄水

འཆི་བའི་རྟགས་སུ་ཤ་རུལ་ལམ་ཞག་ཅན་ནམ། བེ་སྣབས་དང་ཉ་མིག་ལྟ་བུ་ཡན་ལག་རྨར་འོངས་པའི་ཆུ་སེར།
死兆症见为四肢创伤出现腐肉或带脂油样，或粘液和鱼目样泡沫的黄水。

28.0366 ཆད་ཆུ། 脓断黄

རྣག་མི་འབྱམས་པར་ཆད་པའི་རྟགས་སུ་མདོག་སྔོ་སྐྱ་སྣ་ཐུང་ཅན་འབྱུང་བའི་ཆུ་སེར།
脓液中断出现蓝灰色不粘腻的黄水。

28.0367 ཟ་ལོག་སྐྲངས། 逆向作肿

གཡས་གཡོན་དང་སྟོད་སྨད་གོ་ལྡོག་སྟེ་བསློལ་བྱས་ནས་སྐྲངས་པ།
上下左右反相交叉肿胀。

28.0368 ཉ་ཁྲོས། 鱼肌怒肿

རྐང་ལག་གི་ཉ་ཆེར་སྐྲངས་ཤིང་ཟུག་རྫུ་དྲག་པོ་ལྡང་བ།
四肢鱼肌暴肿且疼痛剧烈。

28.0369 ཉ་འགྱུར། 鱼肌抽筋

རྐང་ལག་གི་ཉ་ཤའི་གནས་འཆུས་པ་སྟེ་གཞན་དུ་འགྱུར་བ།
四肢鱼肌扭转移位。

28.0370 ཕྲུམ་རུས། 软骨

རྣ་བ་དང་། སྣ་རྩེ། སོག་རྩེ་སོགས་ལ་ཡོད་པའི་འཇམ་མཉེན་སླ་བའི་རུས་རིགས།
耳、鼻尖、胛骨尖等部位柔软、光滑、疏松的一种骨头。

28.0371 ཟུག་ཞི། 疼痛缓解

ན་ཟུག་ཆུང་དུ་སོང་བ།
疼痛减轻。

28.0372 ཟུང་ཐེམ་ཟུ། 垫压板夹

རྨ་ཁ་ནས་རང་སོར་རྡུག་བཅལ་བའི་གོང་

འོག་ཏུ་ཆུ་རྡོ་འཇམ་པོས་མནན་ལ་ཕྲ་རས་ཀྱིས་དམ་དུ་བཅིངས་ཏེ། དེ་སྟེང་ཕྱིང་པ་དམ་གྱིས་སྦྱར་ལ་ཤིང་བྱང་བཏང་སྟེ་ཁྲག་གཅོད་པའི་ཐབས་ཤིག

自创口六横指处压置放水底光滑卵石，用扎带绑紧，再用毡片捆绑并用木板夹紧的一种止血法。

28.0373 ཐུང་ཐོར་གཞུག 复位

ཡན་ལག་སོགས་ཀྱི་ཚིགས་བུད་པ་རང་གནས་སུ་གཞུག་པ།

四肢等的脱臼关节恢复原位。

28.0374 བྱ་འབྲུམ། 鸡皮疹

བྱ་སྤུ་བཏོགས་པའི་ཤུལ་འདྲ་བའམ་ཡུངས་དཀར་གཏོར་བ་ལྟ་བུའི་འབྲུམ་ཕྲན།

如拔去鸡毛后的痕迹样或撒布白芥子样的细疹。

28.0375 ཟུངས་ཆུ། 润液

ལུས་ཀྱི་ཚིགས་དམིགས་ཀུན་ལ་གནས་པའི་བད་ཀན་འབྱོར་བྱེད་ཀྱི་མིང་སྟེ། དེས་ཚིགས་རྣམས་དམ་དུ་བཟུང་བར་བྱེད།

即充斥于所有身体关节腔内的能合“培根”之名，其可坚固关节。

28.0376 རུས་ཟན། 骨蚀

ཟུག་རྡུ་སོགས་རྨ་ནང་ལུས་པའི་རྐྱེན་གྱིས་རུས་པ་བར་མི་ཆད་པར་ཟ་བར་གྱུར་པ།

由于创伤内异物遗留而骨头不断被腐蚀。

28.0377 རྨ་མཆེད། 伤扩

རྨ་ཁ་ཆེར་རྒྱས་པའམ་གཞན་དུ་ཁྱབ་པ།

创口扩展或蔓延。

28.0378 རྨ་ཏི 伤陷

རྨ་ཁ་གཏིང་དུ་གཞོལ་ཞིང་དེམ་པ།

创口向深处沿陷。

28.0379 རྨ་རུབ། 伤愈

རྨ་ཁ་རུབ་པའམ་ཟུམ་པ།

创口愈合或闭合。

28.0380 རྨ་འཁྲིམས། 集聚伤

རྨའི་ནང་གི་ཁྲག་ཕྱིར་མི་ཐོན་པར་ནང་དུ་འཁྲིམས་པ།

创伤内的坏血未流出而在其内瘀积。

28.0381 རྨ་རྡོགས། 复伤

སྔར་ཡོད་རྨ་ཡི་སྟེང་ངམ་གཡས་གཡོན་དུ་རྨ་གཞན་ཞིག་གསར་དུ་བྱུང་བ།

陈旧创口或左右出现新的创伤。

28.0382 རྨ་རྟེམ། 创口干瘪

རྨའི་མཉེན་ཆ་བྲལ་ནས་ངར་བོ་གྱོང་པོར་གྱུར་པ།

创伤失去弹性而变得僵硬。

28.0383 ལྟོ་ལྡེམ། 鼓胀

ལྟོ་བ་སྦོ་ཞིང་ལྡེམ་པ་སྟེ། ལྡེང་ངེ་བར་གནས་པའི་བསྡུས་ཚིག

腹部胀满、鼓起的合称。

28.0384 ཤུར་ལ་མནན། 灸压

ཆད་པའི་རྩ་མགོ་གོང་འོག་ཏུ་མེ་བཙས་མནན་ནས་ཁྲག་གཅོད་པར་བྱ་བ།

断脉端上下施灸用以止血的作法。

28.0385 སྒྲོ་ལུ། 扎绳

རྨ་ཆིངས་བསྡམ་ཐག

绑缚创伤的绑绳。

28.0386 སྒྲོས། 伤痕

རྨ་ཤུལ་ལམ་རྨ་རྗེས།

创痕或疤痕。

28.0387 འཇག་གིས་དཀྲིས། 绷扎

རྨ་དཀྲིས་ལེབ་མོས་དཀྲི་བ།

用扁平的绑带绑缚。

28.0388 ཀླ་རྫོལ། 胡言

ཁ་ནས་གང་བྱུང་ཤོད་པ།

乱语。

28.0389 སྦྲིག་པོར་སྐྲངས། 凸肿

འབུར་པོའམ་སྐྱ་སོབ་ཏུ་སྐྲངས་པ།

凸出而松软的肿胀。

28.0390 འགྲོས་ཀྱལ། 跛行

རྐང་པ་འཁྱིང་པའམ་ཀྱལ་ཀྱོལ་དུ་འགྲོ་བ།

无法正常行走，腿子瘸或跛行。

28.0391 སེར་ཚས། 黄涂剂

ལྦོང་རོས་དང་། སྒོ་ང་། རྭ་གཞོབ། བག་ཕྱེ་སོགས་སྦྱར་བ་དྲོད་ལ་ཕབ་པའི་བྱུག་སྨན།

雄黄、鸡蛋、焦角、面糊等调配加热的一种涂剂。

28.0392 ནག་པོ་དགུ། 九黑药

ཕྱ་རོག་གི་སྤུ་དང་། ཁྱི་ནག་གི་མཇུག་སྤུ། ར་རོག་གི་ཨག་སྤུ། གླང་རོག་གི་མོང་སྤུ། བོང་ནག་གི་སྦངས་མ། ཡུག་ས་མའི་དོར་ཐུ། ནས་ནག ཕུ་བྲ། སྲན་མ་ནག་པོ་བཅས་ཀྱི་བསྡུས་མིང་།

渡鸦羽毛、黑狗尾毛、黑山羊胡须、黑黄牛阴毛、黑驴粪、寡妇内裤、黑青稞、鸽粪、黑豌豆等的合称。

28.0393 ནག་པོ་བཞི། 四黑药

ཀྱི་ལྕེ་ནག་པོ་དང་། བོང་ང་ནག་པོ། རེ་ལྕག་ནག་པོའི་ཐལ་བ། ཞིག་པན་གྱི་ཁུ་བ་བཅས་ཀྱི་བསྡུས་མིང་།

粗茎秦艽、“榜莪那布”、瑞香狼毒灰、胆矾汁等的合称。

28.0394 དམར་པོ་དགུ། 九红药

ཁྱ་མཚལ་ལུའི་ཟེ་ཁྲག་དང་། ར་སེར་སྐྱའི་སྣ་ཁྲག ཁྱི་རྒྱ་བོའི་སྣ་ཁྲག བོང་བུ་ཀྭ་པའི་གཞུག་ཁྲག མཛོ་གཡག་སེར་པོའི་སྦུབས་ཁྲག རྟ་རྡུག་ཤྲོམ་གྱི་རྐན་ཁྲག ན་ཆུང་མའི་མངལ་ཁྲག རྒྱ་ཚོས། བཙོད་བཅས་ཀྱི་བསྡུས་མིང་།

赤红色鸡的鸡冠血、黄色山羊的鼻血、四眼狗鼻血、白面毛驴的尾血、黄色犏牛牦牛的体腔血、马的腭血、少女的经血、紫草茸、梵茜草等的合称。

28.0395 དམར་པོ་བདུན། 七红药

ལི་ཁྲི་དང་། རྒྱ་སྐྱེགས། བཙོད། བཙག མཚལ། རྟ་ཁྲག བོང་ཁྲག་བཅས་ཀྱི་བསྡུས་མིང་།

黄丹、紫草茸、梵茜草、赤石脂、朱砂、马血、驴血等的合称。

28.0396 སེར་སྦྱོར། 黄药剂

སྒོ་ངའི་སེར་ཞིག་དང་། ཉ་ཚ། ཀུ་བ་ཁ་བོ། སྐྱུམ་ཏེ། མཛོ་ཞོ་བཅས་མར་ཁུར་སྦྱར་བའོ། །

蛋黄、鱼胆汁、葫芦籽、醪醅仁、犏牛酸奶等与酥油调配的涂剂。

28.0397 སེར་པོ་དགུ། 九黄药

ཡུང་བ་དང་། སྐྱེར་པ། ལྕུམ་རྩ། ར་མཉེ། བ་བླ། ལྦོང་རོས། ཉ་མཁྲིས། ཕག་མཁྲིས། མི་མཁྲིས་བཅས་ཀྱི་བསྡུས་མིང་།

姜黄、小檗、大黄、黄精、雌黄、雄

黄、鱼胆、猪胆、“弥赤”等的合称。

28.0398 སེར་པོ་བདུན། 七黄药

མུ་ཟི་དང་། གི་ཝང་། ཁྲག་རྐང་། གསེར་རྡོ། ལྷང་ཚེར་སེར་པོ། སྤོས་དཀར། སྒྲོ་བའི་མེ་ཏོག་བཅས་ཀྱི་བསྡུས་མིང་།

硫磺、牛黄、鸡爪黄连、黄铜矿、铁锂云母、琥珀、桦树花等的合称。

28.0399 སེར་སྦྱོར་ནན། 黄固糊

སྐྱེར་པ་སོགས་སེར་ཤས་ཆེ་བའི་སྨན་རྣམས་ལས་བྱས་པའི་སྐྲངས་པ་ཞི་བར་བྱེད་པའི་ནན།

小檗等黄色药物调配的用以消肿的固糊。

29 དུག་ནད་གསོ་བ། 毒病诊疗

29.01 སྦྱར་དུག 配制毒

29.0001 དུག 毒

གནོད་པའི་དོན་ཏེ། མི་འཕྲོད་པའི་ཟས་སྐོམ་དང་སྦྱར་བའི་དུག་སོགས་ཀྱིས་སྐྱེས་བུའི་ལུས་དང་སྲོག་ལ་གནོད་ཅིང་འཚེ་བའི་རྫས་སྤྱི།

毒害之意，由不宜饮食、配制毒等造成人体伤害或危及生命的物质总称。

29.0002 སྦྱར་དུག 配制毒

སྦྱོར་ཐབས་སྣ་ཚོགས་པར་བརྟེན་ནས་རྫས་རིགས་མང་པོ་ལྷན་དུ་སྦྱར་བ་ལས་བྱུང་བའི་དུག

用各种有毒物质由人工配制合成之毒。

29.0003 མཚོན་ཆའི་དུག 兵器毒

མཚོན་ཆར་བསྐུར་བའི་དུག

随兵器侵入之毒。

29.0004 གསལ་ཤིང་དུག 漆树毒

བསེ་ཤིང་ལ་བསྐུར་བའི་དུག

用漆树传播之毒。

29.0005 རྩི་དུག 精华毒

རྩི་ལ་བསྐུར་བའི་དུག

随精华传播之毒。

29.0006 ཏོས་དུག 回毒

དོལ་པོའི་སྐད་ཀྱི་བཟའ་བཏུང་ལ་བསྐུར་བའི་དུག

“回”为“堆波”语，随饮食传播之毒。

29.0007 རྫས་སྦྱོར་དུག 物配毒

རིན་པོ་ཆེ་དང་། རྡོ། ཤ རྩི། སྔོ་བཅས་དངོས་ལ་སྦྱར་བའི་དུག་རིགས།

珍宝类、石类、肉类、精华类、草类实物配制合成的毒类。

29.0008 དབྱིག་དུག 珍宝毒

རིན་པོ་ཆེ་ལས་བྱུང་བའི་དུག

出自珍宝之毒。

29.0009 རིན་པོ་ཆེའི་སྦྱོར་དུག 珍宝配毒

ཞ་ཉེ་དང་དངུལ་སོགས་ལ་སྦྱར་བ་ལས་བྱུང་བའི་དུག

用铅和银等珍贵物配制合成之毒。

29.0010 རྡོ་སྦྱོར་དུག 石配毒

སྤལ་རྒྱབ་དང་ཏི་ཚ་སོགས་རྡོ་རྣམས་ལ་སྦྱར་བའི་དུག

瘤状硅灰石和锌等石类配制合成之毒。

29.0011 ཤ་སྦྱོར་དུག 肉配毒

ར་དང་། ཁྱི། བྱང་པ་སོགས་ཀྱི་ཤ་རྣམས་ལ་སྦྱར་བའི་དུག

山羊、狗、斑蝥等的肉配制合成之毒。

29.0012 སྤུ་སྦྱོར་དུག 毛配毒

སྟག་གི་སྨ་ར་སོགས་སྤུ་ལ་སྦྱར་བའི་དུག

虎须等毛配制合成之毒

29.0013 རྩི་སྦྱོར་དུག 精华配毒

དུག་གི་རིགས་སུ་གྱུར་པ་ཀུན་གྱི་བཅུད་བསྡུས་པའི་དུག

汇集所有毒类之精华配制合成之毒

29.0014 དངོས་དུག 实毒

རྫས་རང་གི་ངོ་བོ་ལ་རང་བཞིན་གྱིས་གྲུབ་པའི་དུག

物质本身自然就有的毒。

29.0015 རྩྭ་སྦྱོར་དུག 草配毒

ཐང་ཕྲོམ་དང་དུར་བྱིད་སོགས་རྩྭ་རྣམས་སྦྱར་བ་ལས་བྱུང་བའི་དུག

山莨菪和喜马拉雅大戟等配制合成之毒

29.0016 ཚ་སྦྱོར་གྱི་དུག 热性配毒

ཤ་རྩི་རྩྭ་སྦྱོར་ཏ་ལ་གཙོ་བྱས་སྦྱར་བ་ལས་བྱུང་བའི་ཚ་ཤས་ཆེ་བའི་དུག

以“榜那”为主肉、精华物、草类配制合成的性热之毒。

29.0017 གྲང་སྦྱོར་གྱི་དུག 寒性配毒

རིན་པོ་ཆེ་དང་རྡོ་རིགས་གཙོ་བོར་བྱས་པ་ལ་སྦྱར་བའི་གྲང་ཤས་ཆེ་བའི་དུག

以珍宝和石类为主配制而成的性寒之毒。

29.0018 མཛེ་དུག 麻风毒

མཛེ་ནད་ཅན་གྱི་ཁྲག་དང་བསེ་ཞོ་གཙོ་བོར་བྱས་ཏེ་སྦྱར་བའི་དུག

以麻风病患者的血和漆树脂为主配制合成之毒。

29.0019 སྨྱོ་དུག 癫狂毒

བྱ་གོང་མོའི་ཁྲག་དང་ཐང་ཕྲོམ་གཙོ་བོར་བྱས་ཏེ་སྦྱར་བའི་དུག

以雪鸡血和山莨菪为主配制合成之毒。

29.0020 གྲི་རྒོད་དུག 刀血毒

ལྕེབ་གྲི་དང་ཐབ་གྲི་སོགས་ཀྱིས་འཆི་བའི་ཁྲག་ལ་སྦྱར་བའི་དུག

以自缢和礌石砸击身亡等人血配制合成之毒。

29.0021 དུག་ནད་ཁ་ཟ་རྒྱུ་སྐམས། 口疮肠干毒病

ཁར་ཟ་འབྱུང་ལ་ཟ་འཐུང་མི་ཤེས་པ་དང་། རྒྱུ་མ་སྐམས་ནས་ན་ཞིང་དྲི་མ་འགགས་པའི་དུག་ནད་ཅིག

口腔生疮而无法饮食致小肠干燥、疼痛和出现便秘的一种中毒症。

29.0022 དུག་ནད་ཟ་རེམ་ལྟག་དགྱེ། 嗜食颈仰毒病

དུག་ནད་རྒྱུངས་པར་བབས་ཤིང་ཟས་ཐོས་ཀྱང་འགྲངས་པ་མེད་པར་ལྟོ་བ་ཆེ་ཞིང་མཇིང་པ་རེངས་པའི་དུག་ནད་ཅིག

毒病入髓而造成食不知饱，腹大且颈僵的一种中毒症。

29.0023 དུག་ནད་རྒྱུ་ནད་རེངས་འཁུམས། 热带僵缩毒病

དུག་ནད་རྒྱུ་མར་བབས་ཤིང་ཁྲག་བཤལ་ལ་རྐང་ལག་བརྐྱང་བསྐུམ་མི་ནུས་པའི་དུག་ནད་ཅིག

毒病侵入小肠而出现泻血和手脚不能屈伸的一种中毒症。

29.0024 དུག་ནད་སྲིན་བུ་སྣ་ཟན། 蚀鼻虫毒病

དུག་ནད་ཀྱིས་སྲིན་བུ་འཁྲུགས་པས་དུས་རྟག་ཏུ་སྣ་སྲིན་ལྡང་སྟེ་སྣའི་ཤ་རྣམས་ཟོས་ནས་རྣུས་པ་དཀར་པོ་ཐོན་པར་བྱེད་པའི་ནད་ཅིག

毒病致“蛀”紊乱，使鼻“蛀”经常发作而啃噬鼻肉并露出白骨的一种毒病。

29.0025 དུག་ནད་སྨུག་པོ་འཛུ་སྐེམས།

紫培根消瘦类毒病

སྨུག་པོ་ལྟར་ཕོ་མཆིན་མི་བདེ་ཞིང་ཁྲག་ཏུ་འཁྲུ་ལ་སྣ་ཁྲག་འཛག་པ་དང་། ཤེད་མེད་པ། མཐར་མཆིན་པ་རུལ་ནས་འཆི་བའི་དུག་ནད་ཅིག

似紫“培根”病般出现肝胃不适、泻血、流鼻血、乏力等症状，最终因肝脏腐烂而死的一种毒病。

29.0026 དུག་ནད་མཁྲིས་པ་མིག་སེར། 目黄症毒病

རི་བོང་གི་མཁྲིས་པ་དང་གི་ཝང་སོགས་ལ་སྦྱར་བའི་དུག་ཕོག་པས་མཁྲིས་ཡུལ་ཆེར་རྒྱས་ཏེ་མིག་སྤྲིན་དང་ཤ་མདངས་སེར་བའི་དུག་ནད་ཅིག

中兔胆和牛黄等配制合成之毒而出现胆囊增大，巩膜和肌肤黄染的一种毒病。

29.0027 དུག་ནད་རིམས་ནད་ཚ་ཐྱེར། 瘟类毒病

རིམས་ཁྲག་ལ་སྦྱར་བའི་དུག་ཕོག་པས་རིམས་ཀྱི་ན་ལུགས་དང་འདྲ་བར་འབྱུང་བའི་དུག་ནད་ཅིག

中瘟血配制之毒而出现与瘟病相同症状的一种毒病。

29.0028 དུག་ནད་ནག་པོ་ཐོག་རྡེག 黑霹雳毒病

དུག་སྦྲུལ་གྱི་མགོ་དང་བྱིང་བྱིང་བུ་ལུ་ལ་སྦྱར་བའི་དུག་ཕོག་པས་མིག་གཉིས་སྦྲིད་ལ་ཀླད་པའི་དཀྲོལ་ནས་གཟེར་ཞིང་གསུས་པ་སྦོ་བའི་དུག་ནད་ཅིག

中毒蛇头和土鳖虫配制之毒而出现双眼麻木，脑部疼痛和腹胀的一种毒病。

29.0029 དུག་ནད་འཁྲུམ་པོ་གཟའ་ནད། 星曜毒病

ཤ་དང་སོ་ལ་སྦྱར་བའི་དུག་ཕོག་པས་འཕྲལ་དུ་རེངས་ཀྱིན་འགྱེལ་བ་དང་། རྐང་ལག་བཤལ་སྦྲིད་བྱེད་ཅིང་མཐའ་མར་ཤ་སྐམས་ནས་འཆི་བའི་དུག་ནད་ཅིག

中肉和牙的配制之毒而出现僵直跌倒，手足麻瘫且最终肌肉萎缩而死的一种毒病。

29.0030 ཞག་དུག 日发毒

དུག་ཁོང་དུ་སོང་ནས་ཞག་གཅིག་གམ་དུས་ཐུང་ནང་ལྡང་བ།

毒进入体内后一夜或短期内发作。

29.0031 ཟླ་དུག 月发毒

དུག་ཁོང་དུ་སོང་ནས་ཟླ་གཅིག་ཙམ་ན་ལྡང་བ།

毒进入体内后一月左右发作。

29.0032 ལོ་དུག 年发毒

དུག་ཁོང་དུ་སོང་ནས་ལོ་གཅིག་ཙམ་ན་ལྡང་བ།

毒进入体内后一年左右发作。

29.0034 ཕོ་མཛེ། 雄麻风

མཛེ་དུག་རུས་ལ་བབས་ཏེ་སྐམས་ནས་འཆི་བའི་ནད།

麻风毒入骨，干枯而死。

29.0035 མོ་མཛེ། 雌麻风

མཛེ་དུག་ཤ་དང་རྩར་བབས་ཏེ་རུལ་ནས་འཆི་བའི་ནད།

麻风毒入肌及脉，腐烂而死。

29.0036 བསེ་མོག 梅毒

ཕོ་མོའི་མཚན་མ་ལས་འགོས་ཤིང་རྨ་བྱུང་ལ་སྐྲ་དང་། སྨ་ར། སྨིན་མ་སོགས་བྱི་ཞིང་

གདོང་མདོག་སྨོག་པོར་འགྱུར་བའི་མཚན་མའི་ནད་ཅིག
经男女性相互传染，症见生疮，头发、胡须、眉毛等脱落，面色暗黑的一种阴部传染病。

29.0037 ཟེར་དུག 光毒

ཉི་མའི་ཟེར་ལ་བསྐུར་བའི་དུག
用日光传播之毒。

29.0038 རྫི་དུག 风毒

རླུང་ལ་བསྐུར་བའི་དུག
依风烟传播之毒。

29.0039 རླངས་དུག 汽毒

ས་ཡི་རླངས་ལ་བསྐུར་བའི་དུག
地汽传播之毒。

29.0040 ཟས་དུག 食毒

ཟས་སྐོམ་གྱི་ངོ་བོ་གྱུར་པ་ལས་བྱུང་བའི་དུག
饮食的性质发生改变而生成的毒。

29.0041 རྟ་གྲི། 坠马身亡

རྟ་ལས་ལྷུང་ནས་འཆི་བ།
从马上坠落而死。

29.0042 ཆུ་གྲི། 溺水身亡

ཆུ་ལ་ལྷུང་ནས་འཆི་བ།
落入水中而死。

29.0043 ཐབ་གྲི། 礌砸身亡

གཡང་སར་ལྷུང་བ་དང་ཡང་ན་ཐབ་འོག་ཏུ་ནོར་ནས་འཆི་བ།
滚落悬崖或悬崖滚石砸中而亡。

29.0044 གཡང་གྲི། 坠崖身亡

གཡང་རོང་དུ་ལྷུང་ནས་འཆི་བ།
坠下峭壁或深渊而死。

29.0045 ལྷེབ་གྲི། 自尽

མཚོན་དུག་སོགས་ལ་བརྟེན་ནས་རང་སྲོག་དོར་ཏེ་འཆི་བ།
用凶器毒等自杀而亡。

29.0046 རྒྱབ་ཀ་བཅད། 确诊

ནད་གཞན་དང་མ་འདྲེས་པར་དབྱེ་བ་ལེགས་པར་ཕྱེས་པ།
与其他疾病不混淆，诊断明确。

29.0047 ལྷ་ཁྲིད་སྨན། 引药

སྨན་གྱི་སྣ་ནད་སྟེང་དུ་ཁྲིད་བྱེད་ཀྱི་སྨན།
引导药物至发病部位的药。

29.0048 ཁ་ཡན། 泄密

ནང་གཏམ་ཕྱིར་གྱུར་བ།
向外泄露内部情况。

29.0049 བོད་ཚྭ། 藏盐

བུལ་ཏོག་དང་དོན་གཅིག
与碱花同义。

29.0050 ཆུ་གསུམ། 三水

གངས་ཆུ་དང་། དྲི་ཆུ། ཆང་བཅས་གསུམ་གྱི་བསྡུས་མིང་།
雪水、尿液、酒的合称。

29.0051 འདྲེ་ལོག་སྦྱར། 倍配

ཐུན་ལོག་པོར་སྦྱར་བ།
药量加倍配制。

29.0052 ཁྲག་བཤལ། 泻血法

དུག་ནད་མཁྲིས་པ་མིག་སེར་གྱི་བཤལ་བཅོས།
目黄胆毒病的一种泻疗法。

29.0053 མོ་ཕྱྭ། 占卜

མོ་རྩིས་དང་ཕྲ་ཕབ་པ་ལ་བརྟེན་ནས་ལུང་

སྟོན་པ།
通过卜卦和占卦预言吉凶。

29.0054 ནུ་དབྱུག 膻中

ནུ་མ་གཉིས་ཀྱི་བར།
两乳头正中部位。

29.0055 བྱང་ལྟས་ས། 北向土

བྲག་ཕུག་གམ་བྱི་ཁུང་གི་ཁ་བྱང་ལྟས་ཀྱི་ཁྲུ་གང་བྲུས་པའི་འོག་ས།
朝北的岩穴或鼠洞口一尺深处之土。

29.0056 རྙིང་ཀྲད། 破旧靴底

ཀོ་ལྷམ་རྙིང་པའི་ཞོག་པ་རྡུལ་པོ།
旧皮靴的烂鞋底。

29.0057 མིག་སྒྲོང་། 眼瞎

མིག་ཞར་བ།
眼睛变瞎。

29.0058 ནད་རླངས། 病气

ནད་ཀྱི་རླངས་པ་སྟེ། ནད་དྲི་ལྟ་བུ།
疾病的气味即病味。

29.0059 ཆར་ལུང་། 旱地蔓菁

ཁ་བྱང་ལྟའི་ཞིང་ཁར་ཆར་ཆུ་ཁོ་ནའི་རླན་ཁམས་ལ་བརྟེན་ནས་སྐྱེ་འཚར་བྱུང་བའི་ལུང་མ།
坐南朝北农田仅靠雨水湿润而生长的蔓菁。

29.02 སྒྱུར་དུག 转化毒

29.0060 སྒྱུར་དུག 转化毒

ཟས་རང་ལ་དུག་མེད་ཀྱང་བསྟེན་ཚུལ་དང་བསྟེན་ཐབས་ལོག་པའི་དབང་ལས་སྒྱུར་པའི་དུག
食物本身无毒，但由于进食方法和饮食搭配不当而转化之毒。

29.0061 མི་འཕྲོད་པའི་དུག 相克毒

ཟས་ཀྱི་ངོ་བོ་མི་འཕྲོད་པ་རྣམས་མཉམ་དུ་ཟོས་པ་དང་ཡང་ན་སྔ་མ་མ་ཞུ་བའི་སྟེང་ཕྱི་མ་ཟོས་པ་ལས་སྒྱུར་པའི་དུག
饮食相克食物或前食未消化而继续进食所生成之毒。

29.0062 ཤ་དུག 肉毒

ཤ་རློན་ས་ལ་བམ་པ་དང་། ཡུལ་ཕྱོགས་ཀྱི་ས་ལ་རང་བཞིན་གྱི་དུག་ཡོད་པའི་རླངས་པ་ཐོག་པ་ལས་སྒྱུར་པའི་དུག
生肉置于地上变质或受到特殊区域土壤中的自然毒气污染所转化之毒。

29.0063 འོ་རློན། 生乳

མ་བསྐོལ་བའི་འོ་མ།
未煮的乳汁。

29.0064 བེའུ་ལོག་ཤ 胎犊肉

བེའུ་ཁོང་དུ་ཡོད་པའི་མ་ཤི་ནས་ཁོང་པར་བེའུ་ཞག་ལྔ་དྲུག་ལུས་པའི་བེའུ་དེའི་ཤ
怀犊母牛死后五六天的腹中牛犊肉。

29.03 དངོས་དུག 实毒

29.0065 རང་བཞིན་དུག 自然毒

རྫས་ཀྱི་ངོ་བོར་ཐོག་མ་ཉིད་ནས་ཡོད་པའི་དུག

物质原本固有的毒。

29.0066 རྒྱུ་བའི་དུག 动毒

ཁྱི་སྨྱོན་དང་དུག་སྦྲུལ་སོགས་སྲོག་ཆགས་ཀྱི་སོས་ཟིན་པ་ལས་བྱུང་བའི་དུག་རིགས།

被狂犬和毒蛇等动物咬后所中之毒。

29.0067 མི་རྒྱུ་བའི་དུག 静毒

བཙན་དུག་དང་བསེ་ཤིང་ལྟ་བུ་ཁོང་དུ་ཕྱིན་པའམ་ལུས་ལ་རེག་པ་ལས་བྱུང་བའི་དུག་རིགས།

食用或触碰如“榜那”和漆树等毒物所中之毒。

29.0068 ཁྱི་དུག 狂犬毒

དུག་ལྡན་ཁྱིའི་སོས་ཟིན་པ་ལས་བྱུང་བའི་དུག

被毒犬咬后所中之毒。

29.0069 སྦྲུལ་དུག 蛇毒

དུག་སྦྲུལ་གྱི་སོས་ཟིན་པ་ལས་བྱུང་བའི་དུག

被毒蛇咬伤后所中之毒。

29.0070 རྟོག་པའི་དུག 疑虑毒

སྦྲུལ་ཡོད་སར་སྲོག་ཆགས་གཞན་གྱི་སོས་ཟིན་པ་ལ་སྦྲུལ་གྱིས་སོས་ཟིན་བྱུང་སྙམ་པའི་དོགས་པ་ལས་བྱུང་བའི་དུག

在有蛇地方，被其它动物咬伤后产生被蛇咬伤的疑虑之毒。

29.0071 སྐྲག་པའི་དུག 惧毒

སྙར་མ་ལ་སྦྲུལ་ལུས་ཀྱིས་རེག་པས་དངངས་ཏེ་རླུང་འཁྲུགས་ནས་སྐྲངས་ཤིང་བརྒྱལ་བའི་དུག

胆怯者被蛇身触碰后受到惊吓导致“隆”邪紊乱而引起肿胀昏厥的一种中毒症。

29.0072 མཆེ་བའི་དུག 獠牙毒

སྦྲུལ་སོགས་ཀྱི་མཆེ་བས་རྨུགས་པ་ལས་བྱུང་བའི་དུག

被蛇等动物的獠牙咬伤后所中之毒。

29.0073 རྟ་སྤུའི་དུག 马毛毒

རྟ་གསེབ་ངང་པའི་སྤུ་ཁོང་དུ་སོང་བ་འབུ་རུ་གྱུར་པའི་དུག

吞食黄褐色种马之毛生成虫的毒病。

29.0074 བ་དུག 虫叮毒

འབུ་སྲིན་གྱི་སོས་ཟིན་པའི་དུག

被虫豸叮咬所中之毒。

29.0075 བསེ་དུག 塞斗

བསེ་ཤིང་ལས་བྱུང་བའི་དུག

源自漆树之毒。

29.0076 མིག་ཕམ། 弱视

མིག་མདངས་དང་མཐོང་ནུས་སོགས་ཞན་པ།

眼目光泽和视力减弱。

30 རྒས་པ་གསོ་བ། 养老益寿

30.0001 ཚེ། 寿

སྲོག་འཚོ་བའི་ཡུན་ཚད།

生命的长短。

30.0002 སྲོག 命

སེམས་ཅན་རྣམས་གསོན་པོར་འཚོ་ཞིང་གནས་ཐུབ་པའི་ནུས་པ།

众生保持生存的能量。

30.0003 རྡུས་ཕྱེ། 脱麸面

ནས་རྙིང་བརྔོས་ཏེ་ཤུན་པ་ཕུད་པའི་རྩམ་པ།

陈青稞炒至皮爆裂后磨成的“糌粑”。

30.0004 ལྷ་མིན་ཁྲག 非天血

སྒོག་སྐྱའི་མིང་གི་རྣམ་གྲངས།

大蒜的别名。

30.0005 ནམ་ཞོད། 雨季

ནམ་ཟླ་ཆར་ཞོད་ཆེ་བའི་དུས།

多雨的季节。

30.0006 རྒས་ཀ་སྲ། 耐衰老

རྒས་པའམ་འགོགས་པ་དལ་བ།

衰老迟缓。

31 རོ་ཙ། 性保健

31.0001 ས་བོན་དཀར་དམར། 红白精血

སྐྱེས་པའི་ཁམས་དཀར་པོ་དང་། བུད་མེད་ཀྱི་ཁམས་དམར་པོ།

男性精液和女性经血。

31.0002 ཁུ་བ་རྒྱུགས་པ། 遗精

འཁྲིག་པ་མ་སྤྱད་ཀྱང་ཁུ་བ་རང་བཞིན་གྱིས་ཕྱིར་འཛག་པ།

未行交媾而精液自行滑出。

31.0003 རོ་ཙ་བ། 滋阳

འདོད་པ་སྤྱོད་ནུས་ཤིང་རིགས་རྒྱུད་སྤེལ་བར་བྱེད་པ།

使能行性生活且繁衍子嗣之事。

31.0004 བུ་མེད་པ་བཙལ་བ། 求嗣

བུ་མི་འབྱུང་བ་ལ་བུ་འབྱུང་བར་བྱེད་པ།

治疗不孕不育的方法。

31.0005 བུ་སྡེ། 避孕药

སྐྱེ་རྒྱུན་གཅོད་པའི་སྨན།

避免怀孕的药物。

31.0006 བུ་རོ་ལུས། 死胎不下

མངལ་དུ་བུ་ཤི་བའི་རོ་ལུས་པ།

宫内死胎遗留。

31.0007 ནད་རོ། 疾余

ནད་ཀྱི་གཞུག་གམ་ནད་ཀྱི་ལྷག་མ།

遗留病根或残留疾病。

31.0008 ཁྲག་རོ། 血糟

ཁྲག་གི་སྙིགས་མ།

血之糟粕。

31.0009 རྣག་འབྲུམས། 脓包

རྣག་བྲུམ་པོར་འདྲིལ་ནས་སྐྲན་དུ་གྱུར་པ།

脓液淤积形成瘤。

ཟུར་བཀོད་དཀར་ཆག 索引

བོད་རྒྱ་ཤན་སྦྱར་གྱི་མིང་བརྡ། 藏汉名词索引

སྐེམ་སྨན། 涸药 15.0028
སྐོམ་དད་ཀྱི་ནད། 渴症 23.0012
སྐོམ་དད་བཅུད་ཟད་ནད། 精耗性渴症 23.0013
སྐོམ་པོ། 关布 13.0597
སྐོམ་རེད། 饮品性感染 28.0026
སྐྱ་ཀ 喜鹊 13.0592
སྐྱ་ཀའི་བྲུན། 喜鹊粪 13.0594
སྐྱ་ཀའི་ཤ 喜鹊肉 13.0593
སྐྱ་བ། 燥 13.0036
སྐྱ་རབ། 浮肿病 18.0072
སྐྱ་སྦྱོར། 灰色敷料 28.0171
སྐྱབས། 白蒲公英汤 11.0059
སྐྱར་མོ། 水鸥 13.0987
སྐྱར་མོ་ཉ་ལེན་གྱི་གསོ་ཚུལ། 白鹭捉鱼法 11.0025
སྐྱར་མོའི་སྒྲོ། 水鸥羽 13.0989
སྐྱར་མོའི་ཤ 水鸥肉 13.0988
སྐྱེ་འབྲུམ། 砂生槐籽 13.0231
སྐྱེ་རོ། 死膜 27.0069
སྐྱིགས་བུ་ཆེན་པོའི་ནད། 巨大性呃逆 23.0020
སྐྱིགས་བུ་ཕྲན་ཚེགས་ནད། 短小性呃逆症 23.0018
སྐྱིགས་བུ་ཟབ་མོའི་ནད། 深沉性呃逆症 23.0021
སྐྱིགས་བུ་ཟས་བྱུང་ནད། 食急性呃逆症 23.0017
སྐྱིགས་བུ་ཟུང་འབྱུང་ནད། 二联性呃逆症 23.0019
སྐྱིགས་བུའི་ནད། 呃逆症 23.0016
སྐྱུ་རུ་ལྔ་ཐང་། 五味余甘子汤 14.0054
སྐྱུ་རུ་ཉེར་ལྔ། 二十五味余甘子丸 14.0236
སྐྱུ་རུ་ར། 余甘子 13.0202
སྐྱུ་རུ་རའི་ཆིག་ཐང་། 余甘子单味汤 14.0020
སྐྱུགས་ཀྱི་བཅོས། 催吐疗法 15.0031
སྐྱུགས་པའི་ནད། 呕吐症 23.0056
སྐྱུགས་སྨན། 催吐药 15.0032
སྐྱུང་ཀ 红嘴山鸦 13.0591
སྐྱུང་བུ། 凹形铲 08.0058
སྐྱུར་ཁུ་གསུམ། 三酸汁 13.1214
སྐྱུར་འདོན། 酸祛隆剂 17.0058
སྐྱུར་པོ། 浆水 07.0045
སྐྱུར་བ། 酸 13.0004
སྐྱུར་རྩབས། 酪酵母 23.0014
སྐྱེ་ཆུ། 黏水生 28.0364
སྐྱེ་མཆེད། 生发 05.0017
སྐྱེ་གནས་མི་མཐུན། 异生 04. 0064
སྐྱེ་འགྲིབ། 盛衰 25.0072
སྐྱེ་སར་སྐྱེས་པ། 产地道地 14.0373
སྐྱེན་པ། 敏捷 10.0099
སྐྱེམ་པ་ཚེ་དབང་། 金巴•次旺 02.0092
སྐྱེམ་པའི་རྒྱུད་འགྲེལ། 金巴注释 02.0203
སྐྱེར་ཁུའི་ཟ་ཁུ། 檗汁样萨酷 23.0088
སྐྱེར་པའི་ཁནྡ། 小檗膏 14.0337
སྐྱེར་པའི་བར་ཤུན། 小檗内皮 13.0285
སྐྱེར་པའི་མེ་ཏོག 小檗花 13.0258
སྐྱེར་ཚེར་འདྲ་བའི་རྩ། 刺状脉 10.0095
སྐྱེར་ཤུན་བརྒྱད་པ། 八味小檗皮散 14.0123
སྐྱེས་འཕྲལ་མིག་ནད་སྒྲ་ངན། 婴儿恶声眼病 25.0055
སྐྱོ་བའི་འདུ་ཤེས་ལྔ། 五厌意识 04.0055
སྐྱོ་མ། 糊 07.0040
སྐྱོགས་ར། 肩胛勺 04.0185
སྐྱོར་གོང་། 觉公脉 16.0045
སྐྱོར་ཆིངས། 支撑缚 28.0312
སྐྱོར་ཧྲ། 诵韵 01.0053
སྐྲ་དཀར་ནད། 白发症 20.0013
སྐྲ་བྱིའི་ནད། 脱发症 20.0011

སྐྲ་རྩ་སེང་། 发竖 19.0045

སྐྲ་བརྫེས། 发竖 27.0099

སྐྲག་པའི་དུག 惧毒 29.0071

སྐྲངས་འགགས་ཀྱི་ནད། 肿性尿闭症 23.0067

སྐྲན། 瘤 18.0039

སྐྲན་འཇོམས་ཟླ་བསིལ། 凉月除瘤散 14.0177

སྐྲན་ཟགས། 瘤漏性腹水 18.0104

སྐྲན་རོ་ནག་པོ། 产后黑瘤 26.0049

སྐྲན་གསང་། 痞瘤穴 16.0098

སྐྲོན་རུས། 脆骨 04.0208

བརྐྱང་བསྐུམ། 伸屈 17.0062

བསྐ་བ། 涩 13.0008

བསྐང་བཤགས། 酬忏 27.0014

བསྐུ་མཉེ། 涂摩 16.0175

བསྐུ་ཉུག 涂擦按摩 06.0007

བསྐོལ་གྲངས། 凉开水 11.0062

བསྐོལ་ཐང་། 煎汤 14.0019

ཁ

ཁ་ཁྱེར། 妄语 09.0010

ཁ་བསྒྱུར། 卡居尔 11.0043

ཁ་མངལ། 口钝 05.0071

ཁ་ཅོལ་ཆུང་བ། 言之凿凿 10.0006

ཁ་བཅད། 封口 14.0370

ཁ་བཅིང་། 堵口 10.0023

ཁ་ཆུའི་ཟ་ཁུ། 涎样萨酷 23.0084

ཁ་ཐལ། 过盛 19.0019

ཁ་འཐམས། 口闭 17.0040

ཁ་འདར་མའི་མཚན་མ། 山羊阴器 13.1098

ཁ་ན་མ་ཐོ། 罪过 06.0004

ཁ་ནད། 口腔病 20.0091

ཁ་ཕྲུ་གདབ། 喷撒 16.0080

ཁ་བ། 苦 13.0006

ཁ་དམར་གདགས་པ། 确诊明言 10.0012

ཁ་ཚར། 卡嚓尔 11.0042

ཁ་འཛིན། 卡增 11.0041

ཁ་ཟས་ཡིན་ལ་གཏད་པ། 偏食 05.0041

ཁ་ཡན། 泄密 29.0048

ཁ་ཡིད། 喋喋不休 21.0029

ཁ་ཡོ། 口歪 21.0024

ཁ་ཡོགས། 诬陷 10.0197

ཁ་རུ་ཚྭ། 紫硇砂 13.0563

ཁ་རླངས་དུག 口气毒 27.0044

ཁ་ལང་ནད། 口疹 26.0024

ཁ་ཤ 狍 13.0604

ཁ་ཤའི་གློ་བ། 狍肺 13.0606

ཁ་ཤའི་ཤ 狍肉 13.0607

ཁ་ཤུ། 唇皱 20.0098

ཁ་སླི། 口斜 27.0028

ཁ་གསུམ། 三口 16.0118

ཁད་སྤུ་གཞུག་པ། 接脉 28.0074

ཁཏྲ། 膏药 14.0328

ཁབ་ལེན། 磁石 13.0100

ཁམ་བུ། 桃 13.0237

ཁམས། 体 04.0334

ཁམས་ལྔ། 五行 10.0063

ཁམས་དྲུག 六原 04.0011

ཁམས་དམར། 经血 26.0002

ཁམས་གསུམ། 三界 27.0072

ཁུ་ཁྲག་མདུད་པ་ཅན། 结状精血 04.0061

ཁུ་ཁྲག་ཉུར་ཉུར་པོ། 稠软状精血 04. 0062

ཁུ་ཁྲག་ཟླུགས། 精血滑漏 16.0128

ཁུ་ཆུའི་ཟ་ཁུ། 精尿样萨酷 23.0080

ཁུ་བ། 精液/汤 04.0101

ཁུ་བ་ཟད། 精液耗损 16.0176

ཁུ་བ་ཟླུགས་པ། 遗精 31.0002

ཁུ་བས་འགགས་པའི་ནད། 精性尿闭症 23.0068

ཁུ་བྱུག 杜鹃鸟 13.0832

ཁུ་བྱུག་གྲེ་བ། 杜鹃喉 13.0833

ཁུ་བྱུག་པ། 西藏杓兰 13.0502

ཁུ་བྱུག་ཤ 杜鹃肉 13.0834

ཁུ་ཚོགས་ཅན། 混浊液 28.0182

ཁུག་རྟ། 燕子 13.0878

ཁུག་རྟའི་གློ་བ། 燕肺 13.0879

ཁུག་རྟའི་བྲུན། 燕粪 13.0880

ཁུར་མང་། 蒲公英 13.0546

ཁུར་ཚོད། 蒲公英汤 11.0060

ཁེངས་པོའི་ཟས། 干馊 07.0055

ཁོག་འབུབས་བཻཌཱུརྻའི་ཆུ་རྒྱུན།
医史概论琉璃源流 02.0231

ཁོང་སྙོམ། 倦怠 18.0024

ཁོང་ནད། 内病 18.0001

ཁོང་ནད་སྡེ་དྲུག 六内病 18.0144

ཁོང་ནད་གསོ་བའི་སྐབས། 内病诊疗篇 01.0033

ཁོང་འབྲས། 内脏哲 24.0005

ཁོལ་བུར་ན་བ། 不定痛 17.0095

ཁྭ་ཏ། 乌鸦 13.0975

ཁྭ་ཏའི་སྒྲོ། 乌鸦羽 13.0977

ཁྭ་ཏའི་ཤ 乌鸦肉 13.0976

ཁྱད་པར་གྱི་རྒྱུ། 具体病因 05.0005

ཁྱད་པར་གྱི་གསོ་ཚུལ། 特殊治则 11.0004

ཁྱབ་འཇུག 遍入天 02.0019

ཁྱི། 狗 13.0728

ཁྱི་ཀླད། 狗脑 13.0736

ཁྱི་ཁྲག 狗血 13.0738

ཁྱི་ཁྲོས་སྣ། 齐赤那 04.0139

ཁྱི་གུའི་ཀླད་པ། 狗崽脑 13.0735

ཁྱི་རྒྱ་སེར་གྱི་སྣ་ཁྲག 四眼狗鼻血 13.0737

ཁྱི་ལྕེ། 狗舌 13.0733

ཁྱི་ཉལ། 狗卧脉 04.0156

ཁྱི་དུག 狂犬毒 29.0068

ཁྱི་སྤུ། 狗毛 13.0740

ཁྱི་བྲུན། 狗粪 13.0741

ཁྱི་རྨ། 犬咬伤 16.0178

ཁྱི་གཞོབ། 犬毛灰 12.0731

ཁྱི་རླིག 狗睾丸 13.0734

ཁྱི་ཤ 狗肉 13.0739

ཁྱི་ཤིང་། 西藏忍冬 13.0245

ཁྱིམ་སྦྱ། 家课 10.0085

ཁྱིམ་བྱ། 鸡 13.0820

ཁྱིམ་བྱའི་ཤ 鸡肉 13.0821

ཁྱིམ་གསར་དུབ། 新房劳 11.0079

ཁྱིའི་མཆེ་བ། 狗犬齿 13.0742

ཁྱིའི་མཇུག་སྤུ། 狗尾毛 13.0732

ཁྱིའི་སྤུ་གཞོབ། 狗焦毛 13.0730

ཁྱིའི་རྫོང་སྤུ། 狗阴毛 13.0729

ཁྱུང་སྐྱུགས། 碧玉 13.0063

ཁྱུང་ལྔ་རིལ་བུ། 五鹏丸 14.0209

ཁྱུང་སྔོན་དགུ་པ། 九味青鹏散 14.0136

ཁྱུང་ཆེན་བཅུ་བདུན། 十七味大鹏丸 14.0227

ཁྱུང་ཆེན་ཉེར་ལྔ། 二十五味大鹏丸 14.0237

ཁྱུང་སྡེར། 钩藤 13.0342

ཁྱེ་མ། 且玛 23.0138

ཁྲིའུ། 童子 04.0053
ཁྲིའུ་སུས། 乔岁 18.0128
ཁྱོར་གང་། 一掬 04.0107
ཁྲ། 方条夹板 28.0317
ཁྲ་བོའི་ཆས། 花敷料 28.0284
ཁྲ་བོའི་ལུམས། 杂色药浴 16.0165
ཁྲ་མ། 龙爪稷 13.1110
ཁྲ་མན། 同心环状玛瑙 13.0064
ཁྲག 血 04.0096
ཁྲག་སྐྲན། 血瘤 18.0045
ཁྲག་སྐྲན་ཟ་ཁྲུ། 萨酷血瘤 26.0052
ཁྲག་སྐྲན་ཟགས་ཆུ། 血瘤漏性腹水 18.0106
ཁྲག་སྐྲན་ཧྲིམ་པོ། 硬血性宫瘤 26.0045
ཁྲག་འཁྱུགས། 淤血 16.0147
ཁྲག་འཁྲུགས་ཀུན་སེལ། 血骚普清散 14.0180
ཁྲག་གི་ཟ་ཁྲུ། 血样萨酷 23.0090
ཁྲག་གྱུར་སྐད་འགགས། 血性喑哑 23.0004
ཁྲག་རྙན། 陈血 16.0144
ཁྲག་ལྔ། 五血 13.1216
ཁྲག་གཅོད་གུར་གུམ་བརྒྱད་པ།
八味红花止血散 14.0124
ཁྲག་བཅུད། 血补方 26.0020
ཁྲག་གཉིས། 二血 28.0180
ཁྲག་སྟོངས། 血虚热 19.0079
ཁྲག་ནད། 血病 10.0144
ཁྲག་སྤྲ། 血象 16.0016
ཁྲག་ཁྱེར་ཆུ། 血散性腹水 18.0093
ཁྲག་འབྲོས། 血逸 21.0063
ཁྲག་ལྦ། 血性颈瘿 20.0130
ཁྲག་མ་ཕྱེད། 未分离血 16.0004
ཁྲག་སྨྱོས། 血狂生 28.0332
ཁྲག་སྨྱོ། 坏血狂生 28.0049
ཁྲག་ཚད། 血热 28.0033
ཁྲག་ཚད་བཅུ་ཐང་། 十味血热汤 14.0079
ཁྲག་ཚབས། 血媣病 26.0005
ཁྲག་ཚབས་གོར་པ། 血凝血媣病 26.0036
ཁྲག་ཞབས། 血界 16.0082
ཁྲག་གཟེར། 血性刺痛 19.0038
ཁྲག་འོར། 血性下坠水肿 18.0086
ཁྲག་རོ། 血糟 31.0008
ཁྲག་རླུང་ནད། 血隆病 17.0076
ཁྲག་ལམ་ཆོད་པ། 血路断止 17.0135
ཁྲག་ལམ་མ་ཆོད་པ། 血路未断 17.0134
ཁྲག་ལོང་། 升结肠 21.0142
ཁྲག་ཤེད། 血力 23.0043
ཁྲག་ཤེད་སྨད། 降血力 16.0079
ཁྲག་བཤལ། 泻血法 29.0052
ཁྲག་བཤིག་རྡོ་རྗེ་པ་ལམ། 除血金刚散 14.0179
ཁྲག་སྲིན་ནད། 血蛀病 23.0053
ཁྲག་གསུམ། 三血 28.0188
ཁྲི་ལུམས། 熏浴 16.0167
ཁྲུ་གང་། 一肘 04.0116
ཁྲུ་གང་འོག་ས། 尺下土 16.0169
ཁྲུང་ཁྲུང་། 鹤 13.0929
ཁྲུང་ཁྲུང་རུས་པ། 鹤骨 13.0930
ཁྲུང་ཁྲུང་ཤ། 鹤肉 13.0931
ཁྲུས་གཤེར། 洗泻法 26.0009
ཁྲེ། 粟 13.1109
ཁྲེའུར་བཏང་། 交替施治 17.0137
ཁྲོ་ནག 生铁 13.0098
ཁྲོག་ཆུང་བ། 大丁草 13.0419

ཁྲོག་སྨན་གྱི་འབྱུངས་དཔེ་འདོད་འཛོའི་བུམ་བཟང་།
非草本药鉴如意宝瓶 02.0250

ཁྲོན། 爪 07.0080

ཁྲོན་པའི་ཆུ། 井水 07.0068

ཁྲོན་བུ། 高原大戟 13.0352

མཁའ་འགྲོ་མ། 空行母 19.0002

མཁར་བད། 房檐 04.0086

མཁར་མཚམས། 椎间盘 04.0243

མཁལ་གྲུམ་གྱི་ནད། 肾痹病 21.0095

མཁལ་འགྲམས་ཀྱི་ནད། 伤扩散性肾病 21.0091

མཁལ་འགྲམས་སྟོད་བྱེར། 伤扩散上行症 21.0092

མཁལ་འགྲམས་བར་རྒྱས་ནད།
伤扩散中行扩症 21.0093

མཁལ་འགྲམས་སྨད་ལྷུང་ནད།
伤热下落症 21.0094

མཁལ་གཙོང་། 肾痼病 21.0087

མཁལ་ཐག 肾系带 28.0234

མཁལ་ནད་ཆུ་ཞོར། 湿性肾病 21.0090

མཁལ་ནད་ད་ཀན། 前俯性肾病 21.0096

མཁལ་ནད་འོར་ལྷུང་། 下落肾病 21.0088

མཁལ་འབྲས། 肾哲 24.0010

མཁལ་མ། 肾 04.0022

མཁལ་མ་ཤོ་ཤ 刀豆 13.0204

མཁལ་མའི་ཁྲག་ཚབས། 侵肾血媇病 26.0032

མཁལ་མའི་གབ་ཚད། 肾隐热 19.0096

མཁལ་མའི་ནད། 肾病 21.0085

མཁལ་མའི་རྩ་ནག 肾黑脉 23.0124

མཁལ་མའི་རླུང་ཚབས། 肾隆媇病 26.0039

མཁལ་རྩ་རྐང་འདེགས། 举足肾脉 04.0193

མཁལ་རྩ་ན་གུ། 那勾肾脉 04.0191

མཁལ་རྩ་རུས་ཞེན། 亲骨肾脉 04.0192

མཁལ་ཚད་ཀྱི་ནད། 肾热病 21.0089

མཁལ་ཚིལ། 肾脂 21.0103

མཁལ་རླུང་། 肾隆病 21.0086

མཁས་པའི་ངག་གི་བདུད་རྩིའི་ཐིགས་མ།
智者善说甘露之滴 02.0217

མཁུར་བཀང་། 噙 06.0040

མཁུར་ཚོས་རུས་པ། 颧骨 04.0220

མཁྲིད་གང་། 五指 04.0113

མཁྱུད་དཔྱད་པ། 曲杰巴 12.0079

མཁྱེན་རབ་ནོར་བུ། 钦绕诺布 02.0149

མཁྲིས་སྐྲན། 赤巴瘤 18.0046

མཁྲིས་གྱུར་སྐད་འགགས། 赤巴性喑哑 23.0003

མཁྲིས་ཆེན། 赤钦 13.1042

མཁྲིས་ཆེན་བཞི། 四胆 13.1203

མཁྲིས་སྟོངས། 赤巴虚热 19.0080

མཁྲིས་པ། 赤巴 04.0092

མཁྲིས་པ་ཁ་ལུད། 胆溢症 17.0084

མཁྲིས་པ་ཁ་ཞོར། 胆汁窜流症 17.0085

མཁྲིས་པ་སྒྲུབ་བྱེད། 能作赤巴 04.0347

མཁྲིས་པ་འཇུ་བྱེད། 能消赤巴 04.0345

མཁྲིས་པ་མཐོང་བྱེད། 能视赤巴 04.0348

མཁྲིས་པ་མདངས་སྒྱུར། 变色赤巴 04.0346

མཁྲིས་པ་མདོག་གསལ། 明色赤巴 04.0349

མཁྲིས་པ་མིག་སེར། 目黄症 17.0087

མཁྲིས་པ་རྩར་རྒྱུག 赤巴窜脉瘟 19.0153

མཁྲིས་པ་ཤ་སེར། 肤黄症 17.0086

མཁྲིས་པ་གཤའ་རིངས། 赤巴夏让脉 16.0042

མཁྲིས་པའི་ཁནྡ། 胆汁膏 14.0331

མཁྲིས་པའི་ཁྲག་ཚབས། 侵胆血媇病 26.0031

མཁྲིས་པའི་ནད། 赤巴病 17.0077

མཁྲིས་པའི་མི། 赤巴型人 04.0384

མཁྲིས་པའི་མེ་དྲོད། 赤巴火 19.0004
མཁྲིས་པའི་སྐྱི། 胆囊膜 17.0091
མཁྲིས་པའི་མཚན་ཉིད། 赤巴性相 04.0361
མཁྲིས་པའི་ཞུ་འཁྱགས། 赤巴融冻界 19.0048
མཁྲིས་ཕྱི་བདུན་པ། 七味胆粉散 14.0114
མཁྲིས་ཐྱེར་ཆུ། 胆散性腹水 18.0094
མཁྲིས་ལྦ། 赤巴性颈瘿 20.0129
མཁྲིས་རྩ་སྐྱ་རིང་། 灰长胆脉 04.0178
མཁྲིས་རྩ་ཆུ་མིག 泉源胆脉 04.0177
མཁྲིས་རྩ་ཕྲན་བུ། 细赤脉 16.0047
མཁྲིས་རྩ་གསེར་གྱི་ཀ་བ། 金柱胆脉 04.0186
མཁྲིས་འོར། 赤巴性下坠水肿 18.0087
མཁྲིས་རིམས། 赤巴瘟 19.0144
མཁྲིས་རིམས་ཀླད་གཟེར། 赤巴瘟脑痛 19.0146
མཁྲིས་རིམས་ལེ་བརྒྱན། 赤巴瘟列干 19.0145
མཁྲིས་ལས་རྣམ་རྒྱལ། 赤利南杰散 14.0178
མཁྲིས་སྲིན་ནད། 赤巴蛀病 23.0052
འཁན་སྐྱའི་ལུམས། 大籽蒿浴 16.0158
འཁན་པ། 大籽蒿 13.0378
འཁར་བ། 青铜 13.0092
འཁུན་པ། 呻吟 17.0037
འཁོར་གྱི་མེ་དྲོད། 辅胃火 05.0064
འཁོར་བར་ན། 旋痛 21.0097
འཁོར་ལོ་གཤོག་རྒྱང་ཆིངས། 轮子展翅缚 28.0304
འཁོར་ལོ་གསུམ། 三轮 28.0146
འཁྲིམས་ཆུ། 旋积性腹水 18.0108
འཁྲི་ནད། 受孕症 26.0067
འཁྲིག་པ། 交媾 06.0006
འཁྲུ་བ། 泻 04.0364
འཁྲུ་བ་རྒྱུན་འབྱམས། 常泻 23.0060
འཁྲུ་བ་འབྱམས། 崩泻 16.0124
འཁྲུ་བའི་ནད། 下泻症 23.0059
འཁྲུ་ཚོགས་རིང་། 泻间长 19.0176
འཁྲུགས་གློ་ཀུན་སེལ། 清肺止咳散 14.0181
འཁྲུགས་རྒྱས། 紊乱热盛 19.0070
འཁྲུགས་རྟགས། 乱症 05.0067
འཁྲུགས་པ། 紊乱 05.0062
འཁྲུགས་ཚད། 紊乱热 19.0118
འཁྲུངས་དཔེ་གཡུ་ཡི་ཕྲེང་བ། 药鉴松石串 02.0153
འཁྲུལ་ཞིག་སྨན་པ། 赤秀曼巴 02.0061
འཁྲུལ་སོ། 误点 10.0272
འཁྲིན། 贪食 21.0122

ག

ཀ་ཆད་དུས་པ། 痛哭 05.0038
ཀ་དུར། 岩白菜 13.0406
ཀ་དུར་དྲུག་ཐང་། 六味岩白菜汤 14.0062
ཀ་ཕུར་ཧྲིས་ལོ། 毛翠雀 13.0508
ཀ་བུར། 冰片 13.0185
ཀ་བུར་ཉེར་ལྔ། 二十五味冰片散 14.0170
ཀ་བུར་ནག་པོ། 黑冰片 14.0325
ཀ་བྲ། 粉枝梅 13.0278
ཀ་ཛ་དནྟ། 象牙 13.0076
ཀ་ལིས་ནོས། 嘎林诺 02.0032
ཀ་ཤལ། 胸束扎法 16.0074
ཀག་པ། 白喉 19.0181
ཀག་ལྷོག 白喉炭疽 19.0179
གང་ཀ་ཆུང་། 乌奴龙胆 13.0432
གང་བུ་ཅན་གྱི་འབྲུ། 荚类谷物 07.0006
གངས་ཆུ། 雪水 07.0065
གངས་ཐིགས། 硬石膏 13.0119

ཀན་རྐྱལ། 仰卧 25.0017

ཀནྡྷ་ཧ་དྷ། 鼠麴草 13.0516

ཀརྐེ། 芙蓉石 13.0052

ཀབ་ཚད། 隐热 19.0091

ཀབ་ཚད་གྲང་སྟོབས་ཅན། 寒盛隐热 19.0093

ཀབ་ཚད་ཚ་སྟོབས་ཅན། 热盛隐热 19.0092

ཀམ་ཕྱེ་དམར་པོ། 红药散 14.0182

ཀར་ཆང་། 醇酒 11.0064

ཀར་ནག་བཅུ་པ། 十味黑冰片散 14.0140

ཀར་ཤ 拇收肌 04.0286

ཀལ་འགག་རྣམ་བཞི། 四项要点 10.0274

ཀལ་ཏེ། 褡裢 10.0266

ཀས་པ། 开裂 28.0120

གི་ཝང་། 牛黄 13.0192

གི་ཝཾ་དགུ་པ། 九味牛黄丸 14.0137

གུ་གུལ། 穆库尔没药 13.0296

གུ་གུལ་གཉིས། 二果格 13.1207

གུང་གཉིས། 双午 19.0090

གུང་མོ། 中指、中趾 04.0323

གུང་ཤ 云豹肉 13.1058

གུད་དུ་སྦས། 隐藏 14.0326

གུར་གུམ། 藏红花 13.0191

གུར་གུམ་བཅུ་གསུམ། 十三味红花散 14.0151

གུར་གུམ་མཆོག་བདུན། 七味红花殊胜散 14.0116

གུར་གུམ་དྲུག་ཐང་། 六味红花汤 14.0063

གུར་གུམ་གསུམ། 三红花 13.1179

གུར་ཏིག 垂头虎耳草 13.0312

གུལ་ནག་གསུམ་ཐང་། 三味没药汤 14.0026

གེ་སར་གསུམ། 三格萨 13.1174

གོ་ཆེན་གོ་ཆུང་། 大间小间 23.0027

གོ་སྙོད། 葛缕子 13.0468

གོ་བོ། 胡兀鹫 13.0804

གོ་བོའི་ཀླད་པ། 胡兀鹫脑 13.0807

གོ་བོའི་གྲེ་བ། 胡兀鹫喉 13.0805

གོ་བོའི་སྒྲོ། 胡兀鹫羽 13.0809

གོ་བོའི་ཕོ་བ། 胡兀鹫胃 13.0806

གོ་བོའི་བྲུན། 胡兀鹫粪 13.0810

གོ་བོའི་ཤ 胡兀鹫肉 13.0808

གོ་ཐྲེ། 肉托果 13.0214

གོ་ཡུ། 槟榔 13.0235

གོ་ཡུ་བརྒྱད་པ། 八味槟榔散 14.0125

གོ་ཡུ་ཉེར་བརྒྱད། 二十八味槟榔丸 14.0256

གོ་ཡུ་བདུན་པ། 七味槟榔散 14.0115

གོང་བརྒལ། 反关脉 10.0131

གོང་བྲུན། 雪鸡粪 13.1006

གོང་མོ། 雪鸡 13.1004

གོང་མོའི་མཇུག་སྒྲོ། 雪鸡尾羽 13.1005

གོང་མོའི་ཤ 雪鸡肉 13.1007

གོང་སྨན་དཀོན་ཅོག་བདེ་ལེགས།
贡曼•贡觉德勒 02.0099

གོང་སྨན་དཀོན་མཆོག་འཕན་དར།
贡曼•贡觉彭达 02.0100

གོམས་ཐོབ། 习得 12.0051

གོམས་པ། 习性 12.0033

གོམས་པའི་ལྷུར་སྣང་འཁྲུལ་སོ། 习性误点 10.0283

གོར་གོར་པོ། 圆团状 04.0048

གོར་དབུས་བཙུག 灸围针刺 16.0210

གོས་དཀར་ལྕང་ལོ། 蓄发咒师 10.0183

གྱ་དོར་གཉིས། 二茸 13.1194

གྱ་དོར་གསུམ། 三角 13.1181

གྱ་པ། 白额牲畜 04.0409

གྱད་པ། 大力士 04.0085

གྱུར་དུག 转化毒 29.0060
གྱེན་འདྲེན་དུས། 上升期 14.0383
གྱེན་འདྲེན་སྨན། 引吐药 13.0013
གྱོང་རློན་ལྔ་ཐང་། 五味润僵汤 14.0053
གྱོང་རློན་བཅོ་བརྒྱད། 十八味润僵散 14.0168
གྲ་མ་ཅན་གྱི་ནད། 阴茎芒刺症 22.0008
གྲ་མ་ཅན་གྱི་འབྲུ། 芒类谷物 07.0007
གྲ་མཚམས། 睑球隙 20.0045
གྲང་ཀླུགས། 寒性喑哑 19.0035
གྲང་སྐྲན། 寒瘤 18.0059
གྲང་ཁྲིས། 寒怒肿 28.0346
གྲང་མཁྲིས། 寒性赤巴病 17.0089
གྲང་གླང་། 寒性绞痛 23.0040
གྲང་ཆུ། 寒病尿 10.0252
གྲང་རྙོགས། 寒性浊热 19.0107
གྲང་སྟོངས། 寒虚性紊乱热症 19.0132
གྲང་ཐང་། 冷汤 14.0014
གྲང་ཐུར། 冷针 16.0185
གྲང་ཐུར་གྱི་ཚ་ཐུར། 冷刺后灸 16.0203
གྲང་ཐུར་སྦྲགས་མ། 冷刺冷敷 16.0204
གྲང་དུས། 寒季 05.0026
གྲང་བ། 寒 04.0357
གྲང་བ་གཏིང་འཁར་བ། 寒病过极 05.0129
གྲང་བ་སྟོབས་ཅན། 甚寒症 11.0038
གྲང་བ་འབྲུམས། 寒蔓延 10.0229
གྲང་བམ། 寒麻 28.0349
གྲང་བའི་ནད། 寒症 05.0096
གྲང་བའི་སྤྱི་རྩ་དྲུག 寒症六脉 10.0119
གྲང་འབྲུམས། 寒崩泻 15.0021
གྲང་སྦྱོར་གྱི་དུག 寒性配毒 29.0017
གྲང་སྨྱོ། 寒性疯病 19.0032
གྲང་གཞན། 寒邪潜愈 28.0046
གྲང་ཡེར། 寒性失眠 19.0037
གྲང་ལོག 热变寒 16.0199
གྲང་ཤུམ། 寒战 19.0061
གྲང་སེལ། 除寒 14.0098
གྲང་སེལ་གྱི་ཐང་། 除寒汤 14.0017
གྲངས་གྲང་། 寒数脉 10.0136
གྲངས་ཚ། 热数脉 10.0133
གྲི་རྣོད་དུག 刀血毒 29.0020
གྲི་སྙིང་། 智宁 13.1018
གྲི་དྲ་འཆི། 凶死 10.0196
གྲིབ་སྐམ། 阴干 14.0096
གྲུ་མོའི་གཞུ་མཆོག 鹰嘴 23.0120
གྲུགས་པ། 破碎性骨折 28.0129
གྲུབ་ཆེན་ཨོ་རྒྱན་པ། 珠钦邬坚巴 02.0068
གྲུབ་ཐོབ་ཐང་སྟོང་རྒྱལ་པོ་བརྩོན་འགྲུས་བཟང་པོ། 大成就者•唐东杰布尊追桑布 02.0080
གྲུབ་ཐོབ་རིལ་དཀར། 智托洁白丸 14.0260
གྲུབ་པ་ལུས་ཀྱི་གནས། 人体论 01.0021
གྲུབ་པའི་གདོན་ནད། 修士魔病 27.0009
གྲུམ་ཐང་། 痹症汤 14.0086
གྲུམ་པ། 獾 13.0921
གྲུམ་པའི་རྒྱུ་མ། 獾肠 13.0922
གྲུམ་པའི་ཚིལ། 獾脂 13.0923
གྲུམ་པའི་ཤ 獾肉 13.0924
གྲུམ་བུའི་ནད། 痹症 23.0100
གྲུམ་བུའི་ཟུག་གཅོག་ཆེན་མོ། 痹症镇痛丸 14.0259
གྲུམས་པའི་རྨ། 粉碎伤 28.0012
གྲེ་ཆམ། 咽感冒 19.0233
གྲེ་མཆུ། 咽唇病 20.0094
གྲེ་ནད་མཁྲིས་གྱུར། 赤巴性咽病 20.0115

གྲེ་ནད་འདུས་གྱུར། 聚合邪性咽病 20.0117
གྲེ་ནད་བད་གྱུར། 培根性咽病 20.0116
གྲེ་ནད་རྨེན་བུ། 淋巴性咽病 20.0119
གྲེ་ནད་རླུང་གྱུར། 隆性咽病 20.0114
གྲེ་ཕོ། 男魅 10.0253
གྲེ་བའི་ནད། 咽病 20.0113
གྲེ་འབྲས། 咽哲 20.0118
གྲེ་མོ། 女魅 10.0254
གྲེས་མའི་གེ་སར། 鸢尾子 13.0345
གྲོ། 小麦 13.1111
གྲོ་ཆང་། 麦酒 14.0348
གྲོ་མ། 蕨麻 13.0410
གྲོག་ཕྱྭ། 财课 10.0088
གྲོག་ཞིང་། 苔藓 13.0176
གྲོགས་རྩ། 友脉 10.0084
གླ་གོར་ཞོ་ཤ 油麻藤子 13.0205
གླ་སྒང་། 圆穗蓼 13.0407
གླ་བ། 麝 13.1001
གླ་བ་སྲིད་མ། 紫花黄华 13.0555
གླ་བའི་ནོར་བུ། 麝宝 13.0077
གླ་བའི་ཤ 麝肉 13.1002
གླ་རྩི། 麝香 13.0193
གླ་རིལ། 麝粪 13.1003
གླ་རིལ་ལུམས། 麝粪浴 16.0161
གླ་ཧྲེལ། 熟麝皮 28.0164
གླག་ཤ 雕肉 13.1065
གླང་། 公黄牛 13.0682
གླང་ཁྲག 黄牛血 13.0688
གླང་གི་མཁལ་མ། 黄牛肾 13.0687
གླང་གི་མཆེར་པ། 黄牛脾 13.0686
གླང་གི་རྭ་གཞོབ། 公黄牛焦角 13.0684
གླང་ཆེན། 大象 13.0773
གླང་ཆེན་ཀོ་ལྤགས། 象皮 13.0776
གླང་ཆེན་མཁྲིས་པ། 琅青赤巴 13.0774
གླང་ཆེན་གང་གླ་ཆུ་བསྐྱུར། 牛黄利水散 14.0184
གླང་ཆེན་བཅུ་གསུམ། 十三味牛黄丸 14.0220
གླང་ཆེན་མེ་ཏོག་བཅོ་བརྒྱད། 十八味牛黄丸 14.0229
གླང་ཆེན་ཟ་ཁུ། 象尿样萨酷 23.0093
གླང་ཆེན་ཤ 象肉 13.0775
གླང་ཐབས་ཀྱི་ནད། 绞痛症 23.0030
གླང་ཐབས་ཕན་པ་ཀུན་ལྡན། 止痛百益丸 14.0261
གླང་ཐུག་རྭ། 种黄牛角 13.0683
གླང་ནག་མཁྲིས་པ། 黑黄牛胆 13.0685
གླང་ནག་རྫོང་ཁའི་སྤུ། 黑色公黄牛阴毛 13.0690
གླང་མ། 山生柳 13.0291
གླང་དམར་ཐུག་པོའི་གསོན་ཁྲག་རྡོན་མོ། 活红色种黄牛鲜血 13.0689
གླང་ཤུ། 牛皮癣 23.0130
གླང་ཤུ་བྱུག་སྨན། 牛皮癣涂剂 14.0290
གླལ་བ། 呵欠 17.0066
གླུམ། 酒醅 14.0340
གླུམ་གླད། 酒糟仁 28.0193
གླུམ་ཉེའུ། 醪醅仁 28.0194
གློ་རྒྱས་ནད། 肺充血病 21.0039
གློ་གཅོང་། 肺痼疾 21.0038
གློ་ཆམ། 肺感冒 19.0234
གློ་མཆིན་འདོམས་རྩ། 肺肝合脉 16.0039
གློ་སྙིང་སྟོངས་པ། 肺心虚热 19.0083
གློ་སྙིང་འདོམས་རྩ། 肺心合脉 16.0038
གློ་རྡོལ། 肺穿孔 21.0041
གློ་ནད་སྐྲ་ཐབ། 浮肿肺病 21.0032
གློ་ནད་ཆུ་ཤོར། 水呛肺病 21.0036

གློ་ནད་ཐང་པོ། 唐布肺病 21.0031

གློ་ནད་ཐེམས་པོ། 铁布肺病 21.0037

གློ་ནད་བུང་ཚང་ཅན། 蜂巢样肺病 21.0040

གློ་ནད་ཚ་བ། 肺热病 21.0033

གློ་ནད་ཚ་གཟེར། 热痛肺病 21.0035

གློ་ནད་ཚ་སུབས། 热阻肺病 21.0034

གློ་ཕུག 侧穿法 16.0064

གློ་བ། 肺脏 04.0019

གློ་བ་སྐྱ་རབ། 肺性浮肿 18.0073

གློ་བ་བུ་ལྔ། 五子肺 28.0221

གློ་བ་མ་ལྔ། 五母肺 28.0215

གློ་བའི་ཁྲག་ཚབས། 侵肺血紊病 26.0028

གློ་བའི་མཐའ་ཆག 肺之贴边 28.0227

གློ་བའི་ནད། 肺病 21.0030

གློ་བའི་བུ་གསང་། 肺子穴 28.0257

གློ་བའི་ཟགས་ཆུ། 肺漏性腹水 18.0100

གློ་བའི་ཟུར་གསང་། 肺侧穴 28.0256

གློ་བུ་དགྲ་ལྡེ། 垂舌子肺 28.0226

གློ་བུ་རྟེ་མིག 驹目子肺 28.0225

གློ་བུ་ཐུགས་ཁབ། 心宫子肺 28.0224

གློ་བུ་བྱ་སྐབ། 鸡胭子肺 28.0223

གློ་བུ་མཛོ་སྣ། 犏鼻子肺 28.0222

གློ་བུའི་ཟུར་གསང་། 子肺侧穴 28.0255

གློ་བུར་ནད་ལྔ། 五突发病 06.0013

གློ་བུར་རྨ། 突发伤 28.0002

གློ་འབྲས། 肺哲 24.0006

གློ་སྦུབས། 肺管 21.0044

གློ་མ་སྐང་། 岗母肺 28.0217

གློ་མ་སྟག་མགོ། 虎头母肺 28.0216

གློ་མ་རྩིབས། 肋母肺 28.0218

གློ་མ་ཟགས་སྣ། 端母肺 28.0220

གློ་མ་གཤམ། 下母肺 28.0219

གློ་མང་། 频咳 21.0042

གློ་མིག 喉结/细支气管 21.0046

གློ་རྩ་གྲོག་སྐེད། 卓盖肺脉 04.0164

གློ་རྩ་འགྲེང་བུ། 竖立肺脉 04.0166

གློ་རྩ་སྐེ་དོར། 盖多肺脉 04.0165

གློ་རྩ་སྔོན་བུ། 宛布肺脉 04.0171

གློ་རྩ་དུང་འབུད། 吹螺肺脉 04.0173

གློ་རྩ་ནང་རྒྱུག 内行肺脉 04.0163

གློ་རྩ་བསྣོལ་མ། 交叉肺脉 04.0168

གློ་རྩ་ཕྱིར་རྒྱུག 外行肺脉 04.0167

གློ་རྩ་ཚིགས་འགྲམས། 脊临肺脉 04.0162

གློ་རྩ་ཟངས་མ། 红铜肺脉 04.0170

གློ་རྩ་གཟེར་མགོ། 钉帽肺脉 04.0169

གློ་རྩ་ལུང་འཛིན་ཁྱུག་པ། 环曲肺脉 04.0172

གློ་ཚ་གཟེར་ཐུང་། 急痛肺热 19.0202

གློ་ཚད་ཀུན་སེལ། 肺热普清散 14.0183

གློ་ཡུ། 支气管 21.0045

གློ་རླུང་། 肺隆病 17.0033

གློ་སེར། 痰鸣 18.0122

གློག་ཤུ། 皮屑 27.0097

གློད་སྒྲོགས། 松夹板 28.0328

དགའ་བ། 喜乐 12.0010

དགུག་ཐང་། 摄回汤 19.0024

དགུན་ཉི་ལྡོག 冬至 06.0032

དགུན་སྟོད། 初冬 05.0032

དགུན་སྨད། 末冬 05.0033

དགེ་བའི་ལས། 善业 04.0373

དགེ་སློང་པྲ་བྷ་རཏྣ། 格迥扎巴然纳 02.0054

དགོ་བ། 藏原羚 13.0629

དགོ་བའི་གྲེ་བ། 藏原羚喉 13.0631

དགོ་བའི་རྭ། 藏原羚角 13.0630
དགོས་འདོད་ཀུན་འབྱུང་། 医学所想如愿 02.0214
དགྲ་སྐྱུ། 敌课 10.0087
དགྲ་རྩ། 敌脉 10.0083
དགྲ་ལྷ། 战神 10.0260
བགེགས་བསྐྲད། 驱魔 25.0082
བགེགས་རིགས། 邪魔 05.0116
བགེགས་རིགས་སྟོང་ཕྲག་བརྒྱད་བཅུ། 八万魔障 12.0028
མགུལ་ནད། 颈病 20.0127
མགུལ་པ་སྲུབ། 喉阻 18.0143
མགོ་ཁྲོལ། 羊头汤 11.0068
མགོ་མཇུག་ལོག་པ། 胎位不正 26.0061
མགོ་ཐང་བཅུ་གསུམ། 十三味头骨汤 14.0080
མགོ་ནད། 头病 20.0001
མགོ་ནད་ཁྲག་གྱུར། 血性头病 20.0004
མགོ་ནད་མཁྲིས་གྱུར། 赤巴性头病 20.0003
མགོ་ནད་སྒླིག་པ་ཅན། 头屑症 20.0010
མགོ་ནད་བད་གྱུར། 培根性头病 20.0005
མགོ་ནད་རླུང་གྱུར། 隆性头病 20.0002
མགོ་ནད་སྲིན་གྱུར། 蛀性头病 20.0007
མགོ་སྒྱུར་བཤུ། 驱寒显热法 19.0014
མགོ་བོའི་གནས་ལུགས། 头部生理 28.0082
མགོ་བོའི་རྨེན་འབྲས་ནད། 头淋巴哲病 20.0009
མགོ་དབྱིབས། 头型 28.0083
མགོ་དབྱིབས་གྲུ་བཞི། 方型头 28.0087
མགོ་དབྱིབས་འཕྲེད་ཉལ། 横卧型头 28.0089
མགོ་དབྱིབས་ཟླུམ་པོ། 圆型头 28.0088
མགོ་དབྱིབས་སོག་ཀ 胛型头 28.0086
མགོ་རྨ། 头部创伤 28.0080
མགོ་གཟེར་རུས་པ། 头急痛骨 13.1029
མགོ་རུས། 头骨 13.1031
མགོ་རླུང་། 头隆病 17.0031
མགོ་སྲུབས། 颅缝 25.0061
མགོན་པོ། 怙主 10.0258
མགོའི་རླུང་ཚབས། 头隆媇病 26.0037
མགྱོགས་མེ། 速火剂 28.0265
མགྲིན་མཚལ་ཉེར་ལྔ། 二十五味驴血丸 14.0246
མགྲོན་སྐྱུ། 客课 10.0086
འགགས་པ་བསལ་བ། 通塞 15.0050
འགུལ་རྩ་ནག་པོ། 黑动脉 04.0201
འགོ་ནད། 传染病 25.0028
འགོང་པོའི་ནད། 厉鬼病 27.0050
འགྱིངས་པ། 滞留 18.0008
འགྱིངས་པ་དྲངས་པ། 导滞 15.0048
འགྱུར་བ་མ་ཉིང་། 变性人 04.0034
འགྱེལ་བུབ། 仆倒 17.0063
འགྲམས་ཚད། 扩散伤热 19.0111
འགྲེལ་ཆེན་དྲི་མེད་ཀུན་གསལ། 广解无垢明示 02.0198
འགྲོ་དྲུག 六道众生 03.0001
འགྲོན་ཐལ། 贝齿灰 13.1102
འགྲོན་བུ། 贝齿 13.1101
འགྲོས་ཀྱལ། 跛行 28.0390
ཀ་ལོ་སྨན་དམར། 嘎洛红药丸 14.0262
རྒན་པོ། 老年 04.0380
རྒན་པོའི་གདོན་ནད། 长者魔病 27.0008
རྒལ་བ་མནན་པ། 镇呕 15.0046
རྒས་ཀ་སྲུ། 耐衰老 30.0006
རྒས་པ་གསོ་བའི་སྐབས། 养老益寿篇 01.0045
རྒུ་དྲུས། 迭裂黄堇 13.0531
རྒུན་འབྲུམ། 葡萄 13.0227

རྒྱུ་གླང་། 小肠绞痛 23.0037

རྒྱུ་འགགས་ཀྱི་ནད། 肠阻病 21.0129

རྒྱུ་འཁྱིངས་ཀྱི་ནད། 肠滞病 21.0128

རྒྱུ་ཁན་གྱི་ནད། 久泻肠病 21.0131

རྒྱུ་སྟོད་གསང་། 小肠上穴 16.0101

རྒྱུ་རྫོལ་ཆུ། 肠穿性腹水 18.0109

རྒྱུ་བའི་དུག 动毒 29.0066

རྒྱུ་མ། 小肠 04.0025

རྒྱུ་མ་དྲང་སྲོང་། 阑尾 04.0080

རྒྱུ་མའི་ཁྲག་ཚབས། 侵小肠血媃病 26.0033

རྒྱུ་མའི་ནད། 小肠病 21.0125

རྒྱུ་མའི་འབྲས། 小肠哲 24.0012

རྒྱུ་མའི་ཟྨི། 小肠粘膜 18.0111

རྒྱུ་མའི་རླུང་ཚབས། 小肠隆媃病 26.0041

རྒྱུ་སྨད་གསང་། 小肠下穴 16.0102

རྒྱུ་རྩ། 足内侧脉 16.0059

རྒྱུ་ཞབས། 小腹 18.0064

རྒྱུ་གཟེར་གྱི་ནད། 肠绞痛病 21.0130

རྒྱུ་གཟེར་གྱིས་ཤི་བའི་རུས་པ། 痢疾亡骨 13.1027

རྒྱུ་རླུགས། 小肠疝 24.0039

རྒྱུ་ལམ་བཅོ་ལྔ། 十五通道 05.0058

རྒྱུ་ལམ་བུ་ག 通孔 04.0130

རྒྱུག་བྱེད། 能驰 10.0161

རྒྱུད། 续 01.0013

རྒྱུད་དོན་སྙིང་པོ་དགོས་འདོད་ཀུན་འབྱུང་།
医学精要所想如愿 02.0218

རྒྱུད་ཕྱི་མའི་སྨན་ངོ་གསལ་བྱེད་བདུད་རྩིའི་སྒྲོན་མེ།
后续部药物明辨甘露明灯 02.0211

རྒྱུད་བཞིའི་འགྲེལ་པ་གཞན་ལ་ཕན་པའི་གཏེར།
四部医典诠释利众宝藏 02.0205

རྒྱུན་སྐམ། 便燥 11.0008

རྒྱུན་སྤྱོད། 日常起居 06.0001

རྒྱུན་རྩ། 常脉 10.0109

རྒྱུན་རིམས། 侵精华瘟 19.0151

རྒྱུན་ཤེས་ཀྱི་བུ། 恒知子 02.0009

རྒྱུའི་ཚ་བ། 本质热 19.0011

རྒྱུས་གནད། 要害腱 28.0021

རྒྱུས་པ། 肌腱 04.0135

རྒྱུས་རྩ་པིར་མགོ། 鳖头筋脉 04.0268

ལྒང་པ། 膀胱 04.0027

ལྒང་པའི་ཐེར། 膀胱体 28.0235

ལྒང་འབྲས། 膀胱哲 24.0015

སྒ་སྐྱ། 干姜 13.0320

སྒ་ཏིག་ནག་པོ། 点地梅 13.0457

སྒ་ཚ། 高原毛茛 13.0444

སྒ་ཤོ། 舌叶垂头菊 13.0365

སྒང་ཐོག་པ། 垂果蒜芥 13.0470

སྒང་རྩ། 冈脉 16.0032

སྒང་ཤ་དཀར་མོ། 白冈肌 04.0288

སྒང་གཤགས། 顶割法 16.0065

སྒབ་རྩ། 腘静脉 16.0050

སྒབ་རྩ་ནག་པོ། 黑腘脉 04.0195

སྒལ་པའི་མཁར། 椎体 04.0241

སྒལ་ཚིགས། 脊椎 04.0236

སྒལ་ཚིགས་རུས་པ། 脊椎骨 04.0237

སྒོ་གཏའ། 门押 25.0010

སྒོ་བཞི་རི་ཐང་། 古喜日塘 02.0260

སྒོག་སྐྱ། 大蒜 13.0533

སྒོག་སྐྱའི་ཐལ་བ། 大蒜灰 14.0324

སྒོག་སྐྱའི་སྨན་མར། 大蒜药油丸 14.0299

སྒོག་སྔོན། 青蒜 13.0560

སྒོག་ཆབ། 蒜汁 20.0043

སྒོག་འདོན། 蒜祛隆剂 17.0059

སྒོང་སྤྲི་དཀར་པོ། 蛋清 13.1089

སྒོས་བཤལ། 具体泻法 15.0010

སྒྱིད་སྒྱུར། 懒散 17.0094

སྒྱིད་ཁུག 腘窝 04.0081

སྒྱིད་ཁུག་ཆུ་རྩ། 腘窝水脉 04.0270

སྒྱིད་ཆུ། 腘韧带 04.0297

སྒྱུ། 诳 12.0076

སྒྱོགས། 夹板 28.0316

སྒྲ་བཅས་འོན། 耳鸣聋 20.0069

སྒྲ་ཆད། 音断 10.0172

སྒྲིན་བརྩེ། 敏慈 10.0035

སྒྱུངས་ཆང་། 澄清酒 14.0349

སྒྲེག་པ་བསུད། 嗳气频发 18.0029

སྒྲོ་ལུ། 扎绳 28.0385

སྒྲོག་ཆར། 胸锁关节 04. 0319

སྒྲོག་རུས། 锁骨 04.0225

སྒྲོག་རུས་འཕར་རྩ། 锁骨动脉 04.0148

སྒྲོག་རུས་གཤོངས། 锁骨窝 23.0123

སྒྲོན་ཤིང་། 油松 13.0272

སྒྲོམ་སྒྱོགས། 架状夹板 28.0319

སྒྲོལ་མ་སྔོ་འབུམ། 度母本草 02.0166

སྒྲོས། 伤痕 28.0386

བརྒྱལ་བའི་རྩ། 厥脉 10.0094

བརྒྱལ་འགོག 晕厥 17.0065

བརྒྱངས་པ། 脊髓 04.0313

ང

ངག་འཁྱལ་བ། 乱语 17.0067

ངག་གི་ཉེས་པ། 语孽 05.0015

ངག་འཆལ། 恶语 06.0023

ངག་དབང་དཀོན་མཆོག་བསྟན་རྒྱལ།
阿旺贡确丹杰 02.0108

ངག་དབང་སངས་རྒྱས་དཔལ་བཟང་།
阿旺桑杰白桑 02.0124

ངད་ཡལ་དུས། 失温期 10.0221

ངན་གཡོ་སྒྱོན་བརྟག 诡谲诊断 10.0017

ངམ་ནག 怒容 28.0279

ངར་གདོང་། 胫面 18.0078

ངལ་ཆུ། 呛水 21.0043

ངུར་པ། 赤麻鸭 13.0889

ངུར་པའི་མཁྲིས་པ། 赤麻鸭胆 13.0890

ངུར་པའི་ཤ 赤麻鸭肉 13.0891

ངེས་པའི་འཆི་ལྟས། 确定死兆 04.0393

ངོ་ཁབས། 雀斑 23.0137

ངོ་མཚར་རྩ། 奇脉 10.0069

ངོ་ཤིག 面斑 23.0135

ངོས་བཟུང་རྟགས་ཀྱི་གནས། 诊断论 01.0028

དངུལ། 银 13.0081

དངུལ་ཆུ། 水银 13.0082

དངུལ་ཆུ་གྲུབ་པའི་བསྟན་བཅོས།
水银炼制术 02.0201

དངུལ་ཆུ་བཅོ་བརྒྱད། 十八味水银丸 14.0230

དངུལ་ཆུ་ཉེར་ལྔ། 二十五味水银丸 14.0238

དངུལ་ཆུ་བཙོ་བཀྲུ་ཆེན་མོའི་ལག་ལེན་མཐོང་བརྒྱུད།
水银洗炼实践亲传 02.0253

དངུལ་ཆུ་བཙོ་བཀྲུ་ཆེན་མོའི་ལག་ལེན་ཟིན་བྲིས་སྦས་དོན་ཀུན་གསལ།
水银洗炼实践记录隐义明释 02.0221

དངུལ་ཆུའི་རྡོ། 水银矿石 13.0113

དངུལ་ཏིག 苞茎獐牙菜 13.0309

དངུལ་ཐལ། 银灰 14.0321
དངུལ་མདུང་། 银矛脉 16.0026
དངུལ་རྡོ། 银矿石 13.0102
དངུལ་བྲེ། 斗银 02.0193
དངུལ་ཐིལ། 阳起石 13.0128
དངུལ་ཤ་མང་། 双孢菇 13.0478
དངོས་གྲུབ། 成就 12.0030
དངོས་དུག 实毒 29.0014
མངའ་བདག་ཉང་རལ་ཉི་མ་འོད་ཟེར།
　　额达娘热•尼玛奥色 02.0063
མངའ་རིས་འཚོ་བྱེད་ཆོས་སྐྱོང་དཔལ་བཟང་།
　　阿里措且•确琼白桑 02.0095
མངར་བ། 甘 13.0003
མངར་གསུམ། 三甘 13.1215
མངལ་སྐྲན། 宫瘤 26.0043
མངལ་སྐྲན་ཆུ་བུར་ཅན། 水疱性宫瘤 26.0044
མངལ་ཁ་འཆུས། 宫口扭曲 22.0016
མངལ་ཁྲག 宫血 26.0007
མངལ་རྒྱས། 胎儿肥大 04. 0069
མངལ་སྒོ། 宫口 04. 0320
མངལ་འཛག 流产 04.0063
མངལ་ཐུར། 子宫针 08.0039
མངལ་ནད། 子宫病 26.0003
མངལ་བཤལ། 宫泻法 26.0078
མངལ་བཤོལ། 逾期妊娠 04.0075
མངལ་སྲིན། 宫蛀 26.0053
མངལ་སྲིན་མ་རུ་ཙེ། 宫蛀玛如孜 26.0055
མངལ་སྲིན་ཨ་སོ། 宫蛀阿索 26.0054
མངོན་སྲུམ་མེ་འདྲ། 如火散 14.0186
རྔ་མོང་། 骆驼 13.0932
རྔ་མོང་སྤུ། 驼毛 13.0935
རྔ་མོང་རུས་པ། 骆驼骨 13.0933
རྔ་མོའི་འོ་མ། 骆驼乳 13.0936
རྔན་པ་སྦྱིན། 酬药 11.0044
རྔབས་རྭ། 吸角 08.0044
རྔམ་རྒོད། 喘急 21.0014
རྔམ་འདེགས། 气喘 18.0079
རྔུབ་པ། 吸入 17.0068
རྔུར་པ། 鼾 06.0048
རྔུལ། 汗 04.0104
རྔུལ་ཁ་སྙི། 易汗 19.0059
རྔུལ་གྲང་། 汗后发冷 17.0138
རྔུལ་དྲི་མནམ། 汗臭味 19.0071
རྔུལ་འདོན། 发汗 19.0062
རྔུལ་དབྱུང་། 发汗 11.0074
རྔུལ་འབྱམས། 汗流不止 16.0179
རྔེའུ་སྐྱེས་འཕྲལ་ཤི་ཤ 产下即死驼羔肉 13.0934
ལྔ་བརྒྱ་ཐ་མའི་དུས། 末法五百年 27.0041
སྔགས་བཅོས། 咒疗法 20.0136
སྔར་རྗེས་བཅད་པ། 询踪 10.0021
སྔར་ཚུལ། 疾病初象 05.0118
སྔོ་སྣའི་ཚ་བ། 垂头菊菜 07.0050
སྔོ་ངད། 蔬菜 07.0028
སྔོ་ཆུ་སྲིན་སེར་མོ། 垫状卷柏 13.0423
སྔོ་ཧ་ཐིག 双花堇菜 13.0494
སྔོ་སྟག་ཤ 轮叶棘豆 13.0414
སྔོ་དེ་ཡ། 暗绿紫堇 13.0439
སྔོ་སྣ་བཞི། 四草药 28.0183
སྔོ་འབུམ་སྨན་གྱི་གཏེར་མཛོད། 本草宝库 02.0197
སྔོ་སྦྱོར། 草药剂 14.0371
སྔོ་སྦྱོར་དུག 草配毒 29.0015
སྔོ་སྨན། 草药 13.0386

སྔོ་ཡི་བུ་མོ་སྤུན་བདུན། 七姊妹仙草 13.1224
སྔོ་ཡི་བུ་མོ་སྤུན་བདུན་གྱི་རྟོགས་བརྗོད།
仙草七姊妹传 02.0167
སྔོ་ཡི་ཚ་བ་གསུམ། 三辛草药 13.1167
སྔོ་ལ་གཅེས་པའི་ཡན་ལག་བདུན།
草药七必备 14.0372
སྔོ་གསུམ། 三草药 28.0185
སྔོན་འགྲོ། 先备 10.0043
སྔོན་པོའི་ཟ་ཁུ། 蓝色萨酷 23.0087
སྔོན་བུ། 杂毛蓝钟花 13.0353
སྔོན་ལས། 宿业 04.0007
སྔོའི་སྨན་གྱི་འབྱུང་དཔེ་གསེར་གྱི་སྙེ་མ།
草本药鉴金穗 02.0251
བསྔོ་མདོས། 回向灵品 17.0097

ཅ

ཅམ་ལ་བཀྱིང་བ། 沉稳 06.0051
ཅུ་གང་། 居冈 13.0190
ཅུ་གང་བརྒྱད་པ། 八味居冈丸 14.0214
ཅུ་གང་ཉེར་ལྔ། 二十五味居冈散 14.0165
ཅུ་གང་བདེ་བྱེད་ཆུང་བ། 小居冈散 14.0189
ཅུ་གང་བདེ་བྱེད་ཆེན་པོ། 大居冈散 14.0191
ཅུ་གང་བདེ་བྱེད་འབྲིང་པོ། 中居冈散 14.0190
ཅུར་ནིས། 居尼 11.0076
ཅུར་འབྱིན། 穿透法 16.0194
ཅེ་སྤྱང་རྭ། 豺角 13.0811
ཅོ་ག 凤头百灵 13.0830
ཅོ་གའི་གྲེ་བ། 凤头百灵喉 13.0831
ཅོག་ལ་མ། 辰砂 13.0109
ཅོང་ཞི། 寒水石 13.0120
ཅོང་ཞི་གྲང་འདུལ། 寒水石冷制 14.0307
ཅོང་ཞི་རྔོད་འདུལ། 寒水石猛制 14.0305
ཅོང་ཞི་ཅུར་ནིས། 寒水石散 14.0188
ཅོང་ཞི་ཉེར་ལྔ། 二十五味寒水石丸 14.0239
ཅོང་ཞི་སྙོམས་ཐབ། 寒水石平制 14.0308
ཅོང་ཞི་དྲུག་པ། 六味寒水石散 14.0105
ཅོང་ཞི་འཕྲུལ་ཐལ། 寒水石神灰 14.0187
ཅོང་ཞི་ཚ་འདུལ། 寒水石热制 14.0306
ཅོར་ཅིག 一饮 15.0051
གཅི། 尿 04.0103
གཅིག་ཤེས་ཀུན་གྲོལ། 一知百解散 14.0192
གཅིན་གྱུར་ནྲིག་ནྲུགས། 尿疝 24.0041
གཅིན་འགགས་ནད། 尿闭症 23.0063
གཅིན་སྙི་ཨ་རུ་བཅོ་བརྒྱད།
尿频十八味诃子散 14.0161
གཅིན་སྙིའི་ནད། 尿频症 23.0074
གཅིན་བག་འཛག 浊尿滴沥 17.0041
གཅིན་སྲི་བ། 尿涩 23.0064
གཅུད་ལ་བོར་བ། 就范 10.0022
གཅེན། 唇疹 20.0096
གཅེའུ། 灌肠器 08.0043
གཅེས་བསྡུས་ཕན་བདེ་འབུམ་ཕྲག
集要十万利乐 02.0234
གཅེས་བསྡུས་ཕན་བདེའི་ནོར་བུའི་བང་མཛོད།
集要利乐宝库 02.0233
གཅེས་པ་མུ་ཏིག་ཕྲེང་བ། 珍贵珍珠串 02.0181
གཅོང་ཆེན་ཟད་བྱེད། 耗精痼疾 18.0141
གཅོང་ཐབས། 类痼疾 16.0070
གཅོང་ཐབས་ལུ། 痨样咳 16.0084
གཅོང་སྡེ་བཞི། 四痼疾 18.0004
གཅོང་ནད། 痼疾 18.0003

ཆ་གསུམ་གཏོར་མ། 三份朵尔马 25.0084
ཆག 恰 10.0054
ཆག་གང་། 四指 04.0112
ཆག་ཆིངས། 固定缚 28.0298
ཆག་པ། 骨折 28.0121
ཆག་ཚོ། 青稞粥 11.0058
ཆགས་པ་ཆོས་འཕེལ། 恰巴曲培 02.0123
ཆགས་པའི་རྩ། 初成脉 04.0124
ཆགས་པས་དུབ། 房事过劳 05.0080
ཆགས་སྤང་། 舍欲 09.0004
ཆགས་རིད། 房事性感染 28.0031
ཆང་གི་ཟ་ཁུ། 酒样萨酷 23.0078
ཆང་འགག་སྤང་མ། 酒醅 28.0065
ཆང་བཅུད། 酒补方 26.0018
ཆང་ནད། 酒痨 07.0056
ཆང་ནར་ཕྱིན། 陈酒 11.0055
ཆང་ཛི། 酒曲 13.1140
ཆང་གསར་འཇམ། 新酒 07.0063
ཆད་ཆུ། 脓断黄 28.0366
ཆད་དོན། 承诺 06.0055
ཆན་པ། 小铲刀 08.0038
ཆན་བསྲེས་སྦུམ། 青稞醅 14.0353
ཆབ་གཏོར། 水供 20.0060
ཆབ་ཚོ། 淡粥 11.0061
ཆམ་ཐང་ཉེར་ལྔ། 二十五味感冒汤 14.0082
ཆམ་པ་སྐྱུར་ཤོར། 酸性感冒 19.0237
ཆམ་རིམས། 感冒 19.0232
ཆར་ཆུ། 雨水 07.0064
ཆར་ཞིང་། 旱地蔓菁 29.0059
ཆར་དུས། 雨季 05.0027
ཆིག་ཐང་། 单味汤 14.0018
ཆིག་ཐུབ་རིལ་བུ། 求土丸 14.0285
ཆིངས། 缚带 28.0297
ཆིངས་མ། 扎带 28.0172
ཆུ་ཀླད། 水状脑 28.0097
ཆུ་ཀླུང་ཆུ། 河水 07.0066
ཆུ་སྐོལ། 开水 13.1146
ཆུ་སྐྲན། 黄水瘤 18.0050
ཆུ་སྐྲན་ཟགས་ཆུ། 水瘤漏性腹水 18.0107
ཆུ་ཁ་སྙི། 小便淋漓 22.0013
ཆུ་ཁམས། 水原 04.0013
ཆུ་གྲི། 溺水身亡 29.0042
ཆུ་གྲོག 糌粑稀粥 07.0041
ཆུ་འགགས་ཁ་འཆུས་ནད། 口扭尿闭症 23.0065
ཆུ་འགགས་རྩ་འགྲམས་ནད།
脉伤性尿闭症 23.0070
ཆུ་འགགས་ཟུག་རྡེའི་ནད། 嵌砾尿闭症 23.0072
ཆུ་སྒང་། 水疱 27.0098
ཆུ་སྒོ། 水门穴 19.0116
ཆུ་བཅད། 除水分 14.0294
ཆུ་ལྷུག 水击 11.0034
ཆུ་ཆིངས། 水缚法 18.0137
ཆུ་ཆུང་ནཱི་ལ། 海蓝宝石 13.0048
ཆུ་གཉན། 水煞 27.0039
ཆུ་སྙིང་། 水胆玛瑙 13.0047
ཆུ་རྡིབ། 触筋感 28.0329
ཆུ་རྡིམ། 筋痹 23.0105
ཆུ་གཏོར། 水朵 27.0020
ཆུ་ཐབས་སྐྱུགས། 水样呕吐 23.0057
ཆུ་དེ་ཡ། 矮紫菀 13.0440
ཆུ་མདལ། 水泼法 25.0074
ཆུ་མདོ། 尿经 10.0200

ཆུ་མདོག 尿色 10.0210
ཆུ་མདོག་ལྟར་སྣང་འཁྲུལ་སོ། 尿色误点 10.0285
ཆུ་རྗོ་གྲང་མོ། 水底冷石 13.0159
ཆུ་ལྡོག་པ། 尿变 10.0218
ཆུ་གནད། 要害筋 28.0020
ཆུ་སྣ། 水象 18.0138
ཆུ་ཕྲུ། 口喷水 06.0045
ཆུ་བ། 韧带 04.0134
ཆུ་བུར། 水泡 18.0069
ཆུ་བྱིའི་ཤ 水鼩鼱肉 13.1061
ཆུ་བྱེར། 水散性腹水 18.0095
ཆུ་སྦྱོངས། 水排 18.0131
ཆུ་མ་རྩི། 小大黄 13.0356
ཆུ་མིག 泉水 07.0067
ཆུ་སྨན། 水性药 13.0010
ཆུ་སྨན་རྡོན་པོ་གསུམ། 三利水药 13.1177
ཆུ་རྩ། 穗序大黄/水脉 13.0355
ཆུ་རྩ་སྦྲིལ་མ། 绞合水脉 28.0207
ཆུ་རྩ་ཚད་འདྲ། 似穗序大黄色 10.0233
ཆུ་རྩ་འཇའ་བྱེད། 甲协水脉 04.0264
ཆུ་རྩ་དར་གྱི་དཔྱངས་ཐག་བཅུ་གསུམ།
十三条悬绫状水脉 04.0262
ཆུ་རྩ་སྦུ་གུ་ཅན། 管状水脉 04.0265
ཆུ་རྩ་རདྣ། 热纳水脉 04.0263
ཆུ་རྩི་ཉེར་ལྔ། 二十五味小大黄丸 14.0240
ཆུ་ཚན། 温泉 16.0170
ཆུ་ཚན་ཁོལ་འདྲའི་རྩ། 沸状脉 10.0096
ཆུ་ཚན་བྱུང་། 泛酸 17.0115
ཆུ་ཚན་རིགས་ལྔ། 五温泉 13.1225
ཆུ་ཚན་རིང་བསྲེལ། 温泉舍利 13.0079
ཆུ་ཚྭ། 水盐 13.0585
ཆུ་བཞི། 四水 11.0035
ཆུ་གཟའི་ནད། 水曜病 27.0024
ཆུ་བཟང་རྣམ་རྒྱལ་དཔལ་འབྱོར།
曲桑•朗杰班觉 02.0112
ཆུ་བཟང་བློ་བཟང་བསྟན་པའི་རྒྱལ་མཚན།
曲桑•罗桑旦贝坚参 02.0120
ཆུ་ཡི་མཁར་བརྒྱད། 八水府 18.0118
ཆུ་ཡི་སྙིང་པོ། 曲酿布 13.0057
ཆུ་ཡི་ནོར་བུ། 白玛瑙 13.0071
ཆུ་ཡི་འཕྲུལ་འཁོར། 水疗法 11.0075
ཆུ་རུག 碎米荠 13.0493
ཆུ་ལ་བརྟག་པའི་དུས་གསུམ། 诊尿三时 10.0201
ཆུ་ལ་བརྟག་པའི་ཚུལ་དགུ། 诊尿九项 10.0206
ཆུ་ལུམས། 水浴 16.0149
ཆུ་ཤེལ། 水晶 13.0061
ཆུ་ཤོ། 紫茎酸模 13.0362
ཆུ་བཤལ། 水泻 18.0130
ཆུ་སེར། 黄水 04.0132
ཆུ་སེར་དཀར་པོའི་ནད། 白黄水病 23.0111
ཆུ་སེར་སྐྲ་ཐབ། 黄水性浮肿 18.0076
ཆུ་སེར་གྱི་འཆི་རྒྱུ། 死兆黄水 28.0365
ཆུ་སེར་གྱི་ནད། 黄水病 23.0110
ཆུ་སེར་སྟོངས་པ། 黄水虚热 19.0082
ཆུ་སེར་ནག་པོའི་ནད། 黑黄水病 23.0112
ཆུ་སེར་སྨན་བརྒྱད། 八黄水药 13.1176
ཆུ་སེར་སྨན་གསུམ། 三黄水药 13.1175
ཆུ་སེར་གཤའ་རིངས། 黄水夏让脉 16.0043
ཆུ་སོ། 曲索 04.0056
ཆུ་སྲིན། 曲蛙 06.0081
ཆུ་སྲིན་སྡེར་མོ། 海螺厣爪 13.1070
ཆུ་གསང་རྣམ་གསུམ། 三水穴 18.0082

ཆུ་གསུམ། 三水 29.0050

ཆུ་གསུམ་ཐོ་བ། 三水失禁 27.0067

ཆུ་སྨྱོག 水炭疽 19.0184

ཆུའི་ཟ་ཁྱུ། 水样萨酷 23.0076

ཆུར་ཁྱུ། 奶渣汁 07.0027

ཆུར་གནས་མཁྲིས་པ། 水生动物胆 13.1094

ཆོ་ག 仪轨 04.0401

ཆོ་རོལ། 错乱 10.0181

ཆོག་ཤེས། 知足 12.0038

ཆོས། 法 12.0052

ཆོས་ཉིད་དམར་པོ། 却尼玛保 14.0263

མཆན་ཁུང་བཞག་ཤ་དཀར་ནག

腋窝白黑肌 04.0280

མཆན་སྤུ། 腋毛 13.1034

མཆིན་མཁྲིས་འདོམས་རྩ། 肝胆合脉 16.0040

མཆིན་གྲུམ་ནག་པོ། 黑痹肝病 21.0058

མཆིན་གླང་། 肝绞痛 23.0034

མཆིན་རྒུད་ནད། 肝衰病 21.0064

མཆིན་དྲི། 膈膜 04.0076

མཆིན་དྲི་དཀར་པོ། 白膈膜 28.0229

མཆིན་དྲི་དཀར་པོའི་ནད། 白隔肝病 21.0060

མཆིན་དྲི་ཁྲ་བོ། 花膈膜 28.0230

མཆིན་དྲི་ནག་པོ། 黑膈膜 28.0228

མཆིན་དྲི་ནག་པོའི་ནད། 黑隔肝病 21.0061

མཆིན་ནད་རྒྱན་བུ། 隐热肝病 21.0054

མཆིན་ནད་ཁ་ལུད། 外溢肝病 21.0056

མཆིན་ནད་གྲང་སྦོས། 寒胀肝病 21.0067

མཆིན་ནད་གླང་སྐྱུར། 朗勾肝病 21.0066

མཆིན་ནད་ཆུ་ཤོར། 失华肝病 21.0053

མཆིན་ནད་དུག་ཐབས། 类毒肝病 21.0052

མཆིན་ནད་ལྡེམ་བུ། 旦布肝病 21.0051

མཆིན་ནད་གཞུང་རེངས། 肌僵肝病 21.0057

མཆིན་ནད་འོར་ལྷུང་། 血落肝病 21.0055

མཆིན་ནད་རླན་གྲངས། 湿寒肝病 21.0065

མཆིན་ནད་ལེ་བརྒན། 列干肝病 21.0050

མཆིན་ནད་དལ་སྐེམ། 干萎肝病 21.0059

མཆིན་སྣ། 肝端穴 25.0062

མཆིན་པ། 肝脏 04.0020

མཆིན་པ་སྐྱ་རྦབ། 肝性浮肿 18.0074

མཆིན་པ་སྣ་ཚོགས། 各种肝脏 13.1107

མཆིན་པ་ཚོན་པོ། 鲜肝 13.1106

མཆིན་པ་ཋོ་ཤ 榼腾子 13.0206

མཆིན་པའི་ཁྲག་ཚབས། 侵肝血綵病 26.0029

མཆིན་པའི་ཟ་ལོག 刺胃伤肝 16.0209

མཆིན་པའི་ཐེར། 肝下缘 21.0074

མཆིན་པའི་ནད། 肝病 21.0049

མཆིན་པའི་དཔང་ཆུང་། 肝脉邦琼 16.0033

མཆིན་པའི་དཔང་ཆེན། 肝脉邦秦 16.0034

མཆིན་པའི་སྲི། 肝外膜 21.0073

མཆིན་པའི་མཚོ། 肝海 21.0072

མཆིན་པའི་ཟགས་ཆུ། 肝漏性腹水 18.0098

མཆིན་པའི་ཟུར་གསང་། 肝旁穴 19.0115

མཆིན་པའི་ལུང་ཆེན། 肝镰状韧带 04.0302

མཆིན་འབྲས། 肝哲 24.0008

མཆིན་རྩ་མོན་རུ། 门如肝脉 04.0175

མཆིན་རྩ་ཤ་རུ། 夏如肝脉 04.0174

མཆིན་རླུང་། 肝隆病 17.0034

མཆིན་གཤམ། 肝沿 21.0008

མཆིལ་པ། 麻雀 13.0959

མཆིལ་པའི་ཀླད་པ། 麻雀脑 13.0960

མཆིལ་པའི་ཤ 麻雀肉 13.0961

མཆུ་ནད། 唇病 20.0092

མཆུ་ནད་ཁྲག་རྒྱས། 充血唇病 20.0097

མཆུ་འཕྱངས། 唇垂 10.0171

མཆུའི་ཕད་མ། 上唇沟 04.0077

མཆེ་བའི་དུག 獠牙毒 29.0072

མཆེར་གླང་། 脾绞痛 23.0035

མཆེར་ནད་ཁྲག་སྐྱོས། 充血性脾病 21.0078

མཆེར་ནད་ཚ་བ། 脾热病 21.0077

མཆེར་ནད་ལྷུགས་པ། 脾下坠病 21.0081

མཆེར་པ་སྐྱ་རྦབ། 脾性浮肿 18.0075

མཆེར་པའི་ཁྲག་ཚབས། 侵血脾媒病 26.0030

མཆེར་པའི་ཆ་ག 脾缘 21.0084

མཆེར་པའི་ཐེར། 脾下缘 21.0083

མཆེར་པའི་ནད། 脾病 21.0076

མཆེར་པའི་བད་ཀན་ནད། 脾培根病 21.0080

མཆེར་པའི་མུ། 脾边缘 21.0082

མཆེར་པའི་རྩ་ནག 脾黑脉 04.0194

མཆེར་པ། 脾脏 04.0021

མཆེར་བའི་ཟགས་ཆུ། 脾漏性腹水 18.0099

མཆེར་འབྲས། 脾哲 24.0009

མཆེར་རྩ་བྱ་རྐང་། 鸡足脾脉 04.0176

མཆེར་རླུང་གི་ནད། 脾隆病 21.0079

མཆོག་འཕེལ། 极盛 05.0110

མཆོག་ཟད། 极衰 05.0113

མཆོང་། 玛瑙 13.0069

འཆག་འདོད། 喜散步 28.0274

འཆང་བཟུང་སྙིང་གི་ཤ་མཆོད། 髂肌 04.0287

འཆི་ཆུ། 死兆尿 10.0231

འཆི་རྟགས། 死症 19.0018

འཆི་ལྟས། 死兆 04.0389

འཆི་བདག 死神 04.0397

འཆི་སྟོད། 死歇脉 10.0167

འཆི་བའི་བྱ་གཏོང་གསུམ། 三死兆 28.0236

འཆི་མེད་བདུད་རྩི་བུམ་པ།

长寿甘露宝瓶 02.0168

འཆི་མེད་ནོར་ཕྲེང་། 长寿宝串 02.0244

འཆི་མེད་སྲིན་སེལ། 除蛀丸 14.0264

འཆི་རྩ། 死兆脉 10.0070

འཆི་བསླུ། 赎命 10.0190

འཆིང་བྱེད་ལྕགས་བརྒྱད། 能持八金 13.1223

འཆོལ་རྡེའི་ནད། 浮砾性尿闭症 23.0071

ཇ

ཇ་ཁྲིབ། 首沸茶 21.0133

ཇ་འཁྱག 凉茶 17.0075

ཇ་ལོག་སྐྲངས། 逆向作肿 28.0367

ཇ་ཤིང་། 茶树 13.0247

ཇ་སྲུན་ཙམ། 一次茶时间 14.0341

ཇི་ལྟར་གསོ་བ། 治法 03.0004

ཇུ་ཅོ། 居孜 28.0070

ཇོ་བོ་རྗེ་དཔལ་ལྡན་ཨ་ཏི་ཤ 阿底峡尊者 02.0045

མཇིང་པའི་ཆུ་ལེབ། 颈扁筋 04.0294

མཇིང་ཚིགས་རུས་པ། 颈椎骨 04.0238

མཇུག་ཆུང་། 久琼 13.1030

མཇུག་དོན་ཡོངས་གཏད། 结语诚言 01.0052

འཇག་གིས་དཀྲིས། 绷扎 28.0387

འཇག་སོག 茅秸 10.0211

འཇམ་སྐྱུགས། 缓吐 11.0072

འཇམ་ཁྲུས། 缓泄 19.0110

འཇམ་འཁྲུགས། 培根性紊乱热 19.0121

འཇམ་པ། 滑 13.0031

འཇམ་དཔལ་ཆོས་ཀྱི་བསྟན་འཛིན་འཕྲིན་ལས།

绛白曲吉丹增成列 02.0135

འཇམ་དཔྱད། 缓外治法 08.0003

འཇམ་དབྱངས་མཁྱེན་བརྩེའི་དབང་པོ།

绛央钦孜旺布 02.0137

འཇམ་དབྱངས་སྤོ་འབུམ། 文殊本草 02.0152

འཇམ་འབྲས། 大托叶云实 13.0209

འཇམ་འབྲས་དྲུག་པ། 六味云实散 14.0106

འཇམ་བཙལ་བ། 调和药性 14.0378

འཇམ་རྩིའི་བཙོས། 缓泻疗法 15.0037

འཇམ་རྩུབ་དཔྱད་ཀྱི་མདོ། 外治经 01.0051

འཇམ་བཤལ། 缓泄 11.0070

འཇིག་རྟེན། 世间 12.0061

འཇིག་རྟེན་མི་ཆོས། 处世之道 06.0002

འཇིག་ལྟས། 灭兆 04.0388

འཇིག་ཟས། 害食 18.0139

འཇིགས་རིད། 惊恐性感染 28.0032

འཇིབ་འདུལ། 吸伏法 28.0067

འཇིབ་རྩི་ཆེན་པོ། 康定鼠尾草 13.0487

འཇུ་མི་ཕམ་འཇམ་དབྱངས་རྣམ་རྒྱལ་རྒྱ་མཚོ།

居•米旁绛央朗杰嘉措 02.0139

འཇུ་རྩི། 久孜 28.0196

འཇུ་ཚོད་ལོན། 按消化纳量 14.0292

འཇུག་སྒོ་དྲུག 入侵六门 05.0051

འཇོལ་མོ། 噪鹛 13.0835

འཇོལ་མོའི་གྲེ་བ། 噪鹛喉 13.0836

འཇོལ་མོའི་ཤ 噪鹛肉 13.0837

རྗེ་ངར་ཆེ་ཆུང་གི་རུས་པ། 胫腓骨 04.0254

རྗེ་ཙོང་ཁ་པ་བློ་བཟང་གྲགས་པ།

宗喀巴洛桑札巴 02.0079

རྗེ་བཙུན་གྲགས་པ་རྒྱལ་མཚན།

至尊札巴坚参 02.0064

རྗེ་རིགས་ཀྱི་གདོན་ནད། 吠舍魔病 27.0054

རྗེན་ཟས། 生食 10.0027

རྗེས་གཅོད། 断后疗法 18.0033

རྗེས་སྐྱངས་ཀྱི་སྨན་པ། 师承精医 12.0047

བརྗེད་ངས་ཆེ། 作忘 21.0017

བརྗེད་བྱེད་ཀྱི་ནད། 健忘症 27.0017

ཉ

ཉ། 鱼 13.0990

ཉ་ཀླད། 鱼脑 13.0994

ཉ་མཁྲིས། 鱼胆 13.0992

ཉ་མགོ། 鱼头 13.0996

ཉ་ལྕིབས། 水绵 13.0422

ཉ་ཕྱིས། 珍珠母 13.0073

ཉ་མིག 鱼目 13.0991

ཉ་རུས། 鱼骨 13.0993

ཉ་ཤ 鱼肉 13.0995

ཉག་མ། 根 04.0316

ཉམས་པ་མ་ཉིང་། 天阉 04.0037

ཉམས་འཚམ་རན་པ། 身形适中 07.0071

ཉམས་ཡིག་བརྒྱ་རྩ། 验方百篇 02.0215

ཉལ་པོ། 房事 06.0005

ཉི་དགའི་འདབ་ཚོད། 柬巴菜 07.0052

ཉི་ཐང་སྨན་མཁྱེན་བློ་བཟང་རྒྱ་མཚོ།

尼塘曼钦•洛桑嘉措 02.0115

ཉི་མ་ཟླ་བའི་དྭངས་མ། 阴阳精华 04.0046

ཉི་མར་སྙེག 趋日 17.0044

ཉི་ཟླ་ཁྱེན་ཟློག 精血止漏丸 14.0265

གཉན་འཇམ་བུ་ལྕག་དགུ། 角弓反张疠 19.0217

གཉན་ཟ་རྐོང་། 萨公疠 19.0212

གཉན་གཟེར། 疫性刺痛 19.0039

གཉན་གཟེར་ཐུང་། 急痛疫 19.0203

གཉན་ཡོ་མོ། 约莫疠 19.0210

གཉན་རིམས་གསོ་བ། 疠瘟诊疗 19.0136

གཉན་ར། 盘羊角 13.0672

གཉན་ཤ 盘羊肉 13.0674

གཉན་སྲིན། 蛙疠 19.0216

གཉའ་བ་བསྒུངས། 颈项拘挛 17.0042

གཉའ་རེངས། 颈僵 23.0146

གཉིད་ཆག 缺眠 05.0083

གཉིད་མི་ཐུབ། 多眠 05.0087

གཉིད་ཡེར། 失眠 19.0015

གཉིད་རེད། 睡眠性感染 28.0030

གཉིད་ལ་བརྩི། 嗜睡 23.0095

གཉིད་ལོག་རྩ། 睡脉 04.0146

གཉེ་མ། 乙状结肠 24.0026

གཉེན་པོ། 对治 11.0054

གཉེན་པོ་བདུན་སྦྱོར། 七味平息散 14.0119

མཉམ་གནས། 平居 05.0036

མཉམ་འཕེལ། 同盛 05.0112

མཉམ་མེད་དྭགས་པོ་ལྷ་རྗེ། 娘麦•塔波拉吉 01.0053

མཉམ་ཟད། 同衰 05.0115

མཉེན་པ། 柔 13.0034

རྙིང་ཀྲད། 破旧靴底 29.0056

རྙིངས་ཚད། 陈旧热 19.0101

རྙིངས་ཚད་རླུང་ལྡན། 聚隆陈旧热 19.0102

རྙིངས་ཚད་རླུང་མེད། 无隆陈旧热 19.0103

རྙིལ་ནད། 龈病 20.0099

རྙོགས་ཚད། 浊热 19.0104

རྙོང་འདོད། 欲欠伸 17.0048

སྙ་ལོ། 叉枝蓼 13.0347

སྙི་བ། 鸡蛋参 13.0491

སྙིགས་མ། 糟粕 04.0369

སྙིགས་མ་མ་ཞུ་བ། 糟粕不消化 18.0014

སྙིང་། 心脏 04.0018

སྙིང་དཀྲུགས། 心颤 18.0071

སྙིང་གི་ཁྲག་ཚབས། 侵心血媣病 26.0027

སྙིང་གི་གབ་ཚད། 心隐热 19.0094

སྙིང་གི་ནད། 心脏病 21.0001

སྙིང་གི་རླུང་ཚབས། 心隆媣病 26.0038

སྙིང་གི་སྲིན་བུའི་ནད། 心蛙症 21.0007

སྙིང་ཆུའི་ནད། 心水症 21.0005

སྙིང་འཆུས། 心拧 21.0028

སྙིང་རྗེ། 悲心 12.0008

སྙིང་སྟོད། 心上部 21.0026

སྙིང་འཐིབས་ཀྱི་ནད། 心闷症 21.0006

སྙིང་འདེགས། 心悬感 18.0115

སྙིང་བརྡུངས། 心速 21.0016

སྙིང་ནད་ཁ་ལེ་ནག་པོ། 黑卡类症 21.0008

སྙིང་ནད་ཁྲག་གཟེར། 血性心绞痛 21.0009

སྙིང་ནད་རླུང་གཟེར། 隆性心绞痛 21.0010

སྙིང་པོ། 精髓 01.0009

སྙིང་པོ་བཏུས་པ་ཡིད་བཞིན་ནོར་བུ། 精要汇集如意宝 02.0194

སྙིང་པོ་བཞི། 四中心 27.0063

སྙིང་སྒྱུགས། 心慌 17.0052

སྙིང་སྒྱུག 心悸 18.0080

སྙིང་འཕྲོས་ཀྱི་ནད། 心悸症 21.0002

སྙིང་འབྲས། 心哲 24.0007

སྙིང་རྩ་དཔུལ་གྱི་འབུ་ཏ། 凸状心脉 04.0159

སྙིང་རྩ་རྫུལ་འདུ། 聚汗心脉 04.0189
སྙིང་རྩ་སྤྲ་ཁབ། 针状心脉 04.0158
སྙིང་རྩ་མིག་དམར། 赤目心脉 04.0196
སྙིང་རྩ་ མྱུར་བ། 急搏心脉 04.0187
སྙིང་ཚད་ཀྱི་ནད། 心热症 21.0004
སྙིང་ཚད་ཚ་འཁྱིལ། 热聚心病 21.0012
སྙིང་ཚད་ཚ་རྒྱས། 热盛心病 21.0011
སྙིང་ཞོ་བདུན་པ། 七味广枣散 14.0118
སྙིང་ཞོ་ཤ 广枣 13.0203
སྙིང་གཟེར་གྱི་ནད། 心绞痛 21.0003
སྙིང་རླུང་། 心隆病 17.0032
སྙིང་ལོགས། 心旁穴 21.0027
སྙིང་གསང་། 心穴 28.0254
སྙིམ་པ་གང་། 一捧 04.0106
སྣུགས། 幅 10.0198
སྣུགས་གྲང་། 寒伏脉 10.0137
སྣུགས་ཚ། 热伏脉 10.0134
བསྙལ་ཐག 固脉绳 16.0011
བསྙལ་ཐབས། 固脉 16.0009
བསྙལ་གདན། 固脉垫 16.0010
བསྙེན་བསྒྲུབ། 念修 27.0011

ཏ

ཏ་ཙ། 达杂 18.0135
ཏང་ཀུན། 舟瓣芹 13.0367
ཏམྦུ་ར། 冬布拉 10.0248
ཏི་ཏིའི་ཤ 地鸦肉 13.1069
ཏི་ཤུ་ས། 蓝翠雀 13.0501
ཏི་ཚ་དཀར་པོ། 锌 13.0096
ཏི་ཚ་སེར་པོ། 闪锌矿 13.0106
ཏི་ལོ། 艾鼬 13.0964
ཏི་ལོའི་ཀླད་པ། 艾鼬脑 13.0965
ཏི་ལོའི་ཤ 艾鼬肉 13.0966
ཏིག་ཏ། 蒂达 13.0304
ཏིག་ཏ་དགུ་ཐང་། 九味獐牙菜汤 14.0078
ཏིག་ཏ་བརྒྱད་པ། 八味蒂达散 14.0127
ཏིག་ཏ་ལྔ་ཐང་། 五味蒂达汤 14.0055
ཏིག་ཏ་ཉེར་ལྔ། 二十五味蒂达丸 14.0241
ཏིག་ཏ་གསུམ། 三蒂达 13.1180
ཏིང་ཁྲོལ། 丁绰 17.0060
ཏིང་ངེ་འཛིན། 禅定 02.0265
ཏིལ། 芝麻 13.1122
ཏིལ་མར། 芝麻油 07.0012
ཏིལ་པ། 烙器 08.0047
ཏོཾ་ར། 朵拉 13.0050
ཏྲིམ། 圳 23.0101
ཏྲིམ་དཀར། 白痹 23.0106
ཏྲིམ་ནག 黑痹 23.0107
ཏྲིས་སམ། 者散 11.0077
གཏང་རག 酬恩 25.0016
གཏམ་བར་བཅད། 言语续断 21.0048
གཏམ་ཟུག 镞留创 28.0128
གཏའ་གཟུགས། 供押品 25.0006
གཏར་སྐྱེད། 放血功效 16.0078
གཏར་ཁྲག 所放血 16.0002
གཏར་གཞི་འབྱེད་ཐང་། 放血分化汤 14.0087
གཏར་གྱི་བཅོས། 放血疗法 16.0001
གཏར་དམིགས། 剖位 16.0014
གཏར་རྩ། 血脉 16.0003
གཏི་མུག 痴 05.0011
གཏིང་སྐྲན། 深部瘤 18.0055

གཏིང་འགྲོའི་དུས། 下降期 14.0384

གཏུག་ཐག 圆韧带 28.0333

གཏེར་སྟོན་ཀུ་ས་སྨན་པ། 掘藏师古萨曼巴 02.0047

གཏེར་སྟོན་གུ་རུ་ཆོས་ཀྱི་དབང་ཕྱུག 掘藏师谷如确吉旺久 02.0067

གཏེར་སྟོན་གྲྭ་པ་མངོན་ཤེས། 掘藏师扎巴恩西 02.0049

གཏེར་སྟོན་རྡོར་འབུམ་ཆོས་ཀྱི་གྲགས་པ། 掘藏师多绷确吉札巴 02.0048

གཏེར་སྟོན་དཔོན་གསས་ཁྱུང་ཐོད། 掘藏师温赛琼贵 02.0046

གཏེར་སྟོན་ར་མོ་ཤེལ་སྨན། 掘藏师饶摩西曼 02.0070

གཏེར་སྟོན་རཏྣ་གླིང་པ། 掘藏师热纳林巴 02.0087

གཏེར་སྟོན་ལས་འཕྲོ་གླིང་པ། 掘藏师列初林巴 02.0104

གཏེར་བདག་གླིང་པ། 迪达林巴 02.0118

གཏོར་མ། 朵尔玛 25.0013

བཏང་སྙོམས། 舍心 12.0011

བཏུང་བའི་ཆུ། 饮用水 13.1142

རྟ། 马 13.0838

རྟ་དཀར་རྨིག་པ། 白马蹄 13.0847

རྟ་ཤི། 坠马身亡 29.0041

རྟ་རྒོད་དཀྲུས་འཛུད་ཀྱི་གསོ་ཚུལ། 烈马驱道法 11.0024

རྟ་སྙིང་། 马心 13.0840

རྟ་མཐུར་རྩ། 达突脉 16.0051

རྟ་ལྷུགས། 独一味 13.0523

རྟ་སྤུའི་དུག 马毛毒 29.0073

རྟ་བོན་པ། 马附蝉 13.0846

རྟ་སྦངས། 马鲜粪 13.0848

རྟ་རྨིག 马蹄 13.0845

རྟ་ཚིལ། 马脂 13.0843

རྟ་ཟི་དམར་པོ། 达斯玛保丸 14.0266

རྟ་ཤ 马肉 13.0844

རྟ་གསེབ་སྔོན་པོའི་སྦངས། 青色种马鲜粪 13.0849

རྟ་གསེབ་འབྲས་བུ། 种马睾丸 13.0853

རྟག་པའི་རིམས། 侵血瘟 19.0152

རྟགས་ཀྱི་ལྟར་སྣང་འཁྲུལ་སོ། 症状误点 10.0281

རྟའི་མཁལ་མ། 马肾 13.0841

རྟའི་གྲེ་བ། 马喉 13.0839

རྟའི་ཕྲུ་མ། 马胎盘 13.0842

རྟའི་འོ་མ། 马乳 13.0851

རྟའི་རུས་པ། 马骨 13.0852

རྟིང་ཆུ། 足跟韧带 04.0298

རྟིང་པའི་ཆུ་རྩ། 足跟水脉 04.0269

རྟིང་པའི་དྲིག་མཚམས། 足跟黑白际 16.0110

རྟིང་འཛུམ། 足跟横纹穴 16.0111

རྟུག་པ་སྐམ། 屎干 17.0093

རྟུན་དས། 过度 05.0044

རྟུལ་བ། 钝 13.0022

རྟེན། 本体/依处 04.0376

རྟེན་གྱི་ཚ་བ། 年龄热 19.0042

རྟེན་འབྲེལ། 缘起 04.0047

རྟེན་འབྲེལ་ལ་ཉེ། 因缘前兆 10.0110

རྟོག་པའི་དུག 疑虑毒 29.0070

ལྟ་སྒོམ་སྤྱོད་གསུམ། 观修行 12.0062

ལྟ་རྟོག་འཛེམས། 深查细究 10.0269

ལྟ་བ། 观点 12.0063

ལྟག་པའི་ཆུ་ལེབ། 后囟扁筋 04.0293

ལྟག་པའི་སྤུད་སྒོ། 后囟聚门 04.0204

ལྟག་པའི་སྦྲུ་འཁྱིལ། 风池穴 16.0103

ལྟག་པའི་ཤ 后囟肌 04.0274

ལྟག་སྦྱོར། 连服法 11.0039

ལྟག་འབུར། 枕突型头 28.0085

ལྟག་མིག་བལྟ། 仰视 19.0074

ལྟག་རྩ། 枕静脉 16.0023

ལྟག་འོང་མོ། 达雄木 16.0113

ལྟག་རལ། 颞脉 16.0024

ལྟག་རུས། 枕骨 04.0211

ལྟར་སྣང་། 假象 10.0279

ལྟར་སྣང་གྲང་། 寒象 10.0227

ལྟར་སྣང་ལྔ་ཕྲུགས། 五项误点 10.0286

ལྟར་སྣང་འཕྲུལ་གྱི་ནད། 假象病 05.0101

ལྟར་སྣང་ཚ། 热象 10.0226

ལྟེ་བ། 中心/脐 04.0044

ལྟེ་བ་བཞི་སྒྲོམ། 脐旁四穴 18.0134

ལྟེ་ཟུར། 脐旁穴 25.0063

ལྟོ་དགུག 腹空 26.0077

ལྟོ་རྒྱབ་གཉིས། 衣食 06.0046

ལྟོ་ཆག 节食 05.0082

ལྟོ་སྙི། 软腹 15.0013

ལྟོ་སྟོང་། 空腹 05.0039

ལྟོ་གཤེར། 泻腹法 26.0011

ལྟོ་གཤེར་ཆུང་ངུ་། 小泻腹法 26.0013

ལྟོ་གཤེར་ཆེན་པོ། 大泻腹法 26.0012

ལྟོ་བཤལ། 泻腹 15.0005

ལྟོ་སྲ། 硬腹 15.0012

ལྟོ་སྲུང་བསྙེན། 护胃餐 20.0057

ལྟོགས་འགོང་། 饿鬼 10.0255

ལྟོང་ངེ་ན་བ། 显痛 17.0108

སྟ་སྣབ། 下斜刺法 16.0192

སྟ་ཟུར། 达索 04.0314

སྟག 虎 13.1079

སྟག་གི་མཆེ་བ། 虎犬齿 13.1084

སྟག་སྤུ། 虎毛 13.1083

སྟག་ལྷ་ནོར་བུ། 德拉诺布 02.0143

སྟག་མ། 栎叶杜鹃 13.0256

སྟག་མོ་འཛུམ་ཆིངས། 虎纹缚 28.0315

སྟག་ཚང་ལོ་ཙཱ་བ་ཤེས་རབ་རིན་ཆེན།
达仓译师•西绕仁青 02.0088

སྟག་རུས་ཐལ་བ། 虎骨灰 13.1080

སྟག་ཤ 达夏 13.1081

སྟག་གསོན་སྨ་ར། 活虎须 13.1082

སྟང་ཟིལ། 电气石 13.0126

སྟབ་སེང་། 秦皮 13.0284

སྟབ་སེང་བརྒྱད་པ། 八味秦皮丸 14.0215

སྟར་ཀ 核桃 13.0238

སྟར་བུ། 沙棘果 13.0226

སྟར་བུ་ལྔ་པ། 五味沙棘散 14.0101

སྟར་བུ་བཅོ་བརྒྱད། 十八味沙棘散 14.0162

སྟར་བུའི་ཁཎྜ། 沙棘膏 14.0334

སྟེང་གྲིབ། 天秽气 27.0100

སྟེང་རླུང་། 上隆 18.0023

སྟེང་རླུང་འཁྲུགས། 上隆紊乱 23.0058

སྟེའུ་ཁ། 锛刃刀 08.0034

སྟོང་སྐད། 空响 28.0275

སྟོང་སྐྱུགས། 干呕 05.0070

སྟོང་སྐྱིག 空嗝 21.0120

སྟོང་ལྡད། 空嚼 25.0070

སྟོང་ནག་བསྟན་འཛིན་རབ་རྒྱས།
东纳•丹增绕杰 02.0138

སྟོང་རི་ཟིལ་པ། 斑花黄堇 13.0412

སྟོང་གསུམ་གང་བ། 东松岗瓦 02.0038

སྟོངས་འཁྲུགས། 隆性紊乱热 19.0120

སྟོངས་ཚད། 虚热 19.0075

སྟོད་སྟོན་དཀོན་ཅོག་སྐྱབས།
堆敦•贡觉嘉 02.0051

སྟོད་ལུགས་ཅོང་ཞི་ཉེར་གཅིག
强派二十一味寒水石散 14.0164

སྟོད་ལུང་སྐྱིད་སྣ། 堆龙吉那 02.0259

སྟོན་ཀ 秋季 05.0031

སྟོན་ཉིན་མཚན་མཉམ་པ། 秋分 06.0033

སྟོབས་གཉིས། 二力 13.0029

སྟོབས་འཕེལ་ནད། 精盛病 07.0072

སྟོར་བ་བཙལ་བ། 寻失 15.0047

བརྟ་བྱ། 滋养 11.0048

བརྟག་སྒོ། 诊断途径 10.0004

བརྟག་ཐབས། 诊法 10.0014

བརྟག་པ་རྩ་ཆུའི་མདོ། 诊脉诊尿经 01.0048

བརྟག་ཚུལ། 诊断方法 10.0005

བརྟག་གཞི། 受诊体 10.0002

བརྟག་ཡུལ། 诊断对象 10.0003

བརྟན་པ། 稳 13.0033

བརྟན་གཡུང་ཆུ། 稳缓水 07.0070

བརྟེན་པ། 依所 05.0047

བལྟ་བའི་བརྟག་པ། 望诊 10.0090

བལྟ་རྩ། 受诊脉 10.0037

བསྟེན་ཐབས། 用法 14.0356

བསྟེན་པའི་ལྷ་སྲུང་། 所奉神灵 10.0243

བསྟེན་བྱ་སྨན་གྱི་མེ། 内服火药 13.1148

བསྟེན་ཟླ། 邻友 06.0052

ཐ

ཐ་མལ་རྟེན་གྱི་རྩ་རྒྱུད་རྣམ་གསུམ། 三常脉 10.0073

ཐ་མལ་ནད་མེད་ཀྱི་གནས། 养生保健论 01.0027

ཐ་མལ་པ། 寻常 10.0045

ཐ་རམ། 平车前 13.0497

ཐག་སྦྲུལ་ཤ 银环蛇肉 13.0914

ཐང་། 汤 14.0011

ཐང་ཁྲག 老彬脂 13.0302

ཐང་ཅིག 须臾 06.0028

ཐང་ཆེན་བརྒྱད་པ། 八味大汤 14.0077

ཐང་ཆེན་ཉེར་ལྔ། 二十五味大汤 14.0083

ཐང་ཆེན་བདུན་པ། 七味大汤 14.0072

ཐང་ཕྲོམ་དཀར་པོ། 马尿泡 13.0323

ཐང་ཕྲོམ་ནག་པོ། 山莨菪 13.0325

ཐང་ཕྲོམ་གཡུང་བ། 茄参 13.0324

ཐང་སྦྱོར། 汤剂 14.0012

ཐང་སྨན། 塘曼 13.0303

ཐང་ཤོ། 松硝 13.0584

ཐང་རེ། 轮流 04.0057

ཐང་ལ་འབར། 原居自燃 02.0015

ཐང་ལ་ལྷགས་པ། 过盛 05.0117

ཐང་ལྷོད་ཀྱི་རྩ། 弦松脉 10.0105

ཐབ་ཀྱི་ས་ཚིག 灶心土 13.0170

ཐབས་འོག་གཞུག་པ། 掩饰 10.0025

ཐར་ནུ། 大果大戟 13.0351

ཐར་ནུ་རྒྱས་འདུལ། 大戟细制 14.0315

ཐར་ནུ་དར་འདུལ། 大戟威制 14.0314

ཐར་ནུ་འཇམ་འདུལ། 大戟润制 14.0309

ཐར་ནུ་དྲག་འདུལ། 大戟猛制 14.0312

ཐར་ནུ་རྣོ་འདུལ། 大戟锐制 14.0310
ཐར་ནུ་མྱུར་འདུལ། 大戟速制 14.0313
ཐར་ནུ་བཟང་འདུལ། 大戟良制 14.0311
ཐར་ནུའི་ཁནྡ། 大戟膏 14.0330
ཐལ་ཀ་རྡོ་རྗེ། 决明子 13.0222
ཐལ་གོང་། 肩部 21.0070
ཐལ་གོང་གཉའ་ཤ 肩颈肌 04.0281
ཐལ་སྨན། 灰药 14.0300
ཐལ་སྨན་འཇམ་པོ། 煅灰润药 14.0317
ཐལ་སྨན་རྣོན་པོ། 煅灰锐药 14.0316
ཐལ་སྨན་བར་མ། 煅灰平药 14.0318
ཐལ་ཚྭ། 灰碱 13.0588
ཐིག་ལེ། 精子 13.1040
ཐིགས་སྡོད། 滴注 28.0239
ཐིགས་གསོག 滴漏蓄积 28.0261
ཐུག་འབྲས། 种绵羊睾 13.0649
ཐུགས་ཁབ་གསང་། 心宫穴 28.0259
ཐུང་ཐུང་སྦུད་སྦུད་འཕར་བ། 短促搏动 10.0149
ཐུན་སྐྱུངས། 减量 18.0036
ཐུན་བསྐྱེད། 加量 19.0171
ཐུན་མོང་མཁྲིས་པ། 综合赤巴 17.0083
ཐུན་ཚད། 剂量 14.0094
ཐུན་གསུམ་ཆ་མཉམ་རིལ་བུ། 三份均等丸 14.0208
ཐུར་གང་། 一勺 14.0009
ཐུར་འགྲོ། 下行 14.0352
ཐུར་འགྲོའི་སྨན། 泻下药 13.0014
ཐུར་མ། 刺针 08.0009
ཐུར་མ་ཁབ་མགོ། 探针 08.0050
ཐུར་མ་མགོ་ཟླུམ། 圆头探针 08.0051
ཐུར་མ་མདུང་རྩེ་སོ། 矛头针 08.0032
ཐུར་མ་བྲ་བོ་འདྲ་བ། 荞麦状探针 08.0052
ཐུར་མ་སྦྲུལ་མགོ། 蛇头针 08.0040
ཐུར་མ་སྦྲུལ་མིག 蛇眼探针 08.0054
ཐུར་མ་རྩེ་ཀྱུག 尖弯针 08.0042
ཐུར་མ་རྩེ་གུག 勾头探针 08.0053
ཐུར་མ་ཟངས་དུང་ཁ་འདྲ། 铜号探针 08.0055
ཐུར་མའི་བཅོས། 穿刺疗法 16.0183
ཐུར་ཚད། 刺度 16.0205
ཐུར་ལམ། 刺道 16.0206
ཐུར་ལོག 刺误 16.0200
ཐུར་སེལ་ལོག་པ། 下泄隆逆反 23.0062
ཐུར་གསང་། 针刺穴 16.0188
ཐེ་ཚོམ། 犹豫 12.0034
ཐེམ་ཐག 引流带 28.0176
ཐེམ་བུ། 引流器 28.0175
ཐེམ་ཚངས། 引流栓 28.0177
ཐེའུ་རང་ནད། 独脚魔病 27.0049
ཐེར་ཁུག 腹股窝 19.0054
ཐེར་ཟུག་ན། 固痛 18.0028
ཐོ་ཙོ། 粗鲁 12.0080
ཐོག་ལྕགས། 托贾 13.0089
ཐོག་ཏུས། 雷击骨 13.1024
ཐོང་ག 前胸 04.0317
ཐོང་ལྕགས། 犁铧铁 13.0085
ཐོང་རྩ། 膛脉 16.0020
ཐོང་ཚེར། 二岁羊 13.0638
ཐོད་སྐོར། 上斜刺法 16.0193
ཐོད་ཏུས། 头盖骨 04.0216
ཐོར་ནད་གསོ་བའི་སྐབས། 杂病诊疗篇 01.0038
ཐོར་བུའི་རླུང་། 零星隆 19.0051
མཐའ་བཞིའི་སོ་ཆུང་། 边臼齿 04.0261
མཐར་ཐུག་འབྲས་བུ། 究竟之果 12.0074

མཐིང་རྒྱུས། 蓝石棉 13.0141

མཐིང་སྔོན། 扁青 13.0153

མཐིང་རིལ། 鸥 10.0067

མཐིང་ཤུན། 唐雄 13.0293

མཐིལ་འཁྱོག 足心脉 04.0202

མཐིལ་བཞི། 四掌心 19.0052

མཐུ། 威力 13.0028

མཐེ་བོང་སྤུ་སྐྱེས། 拇趾生毛穴 16.0109

མཐེབ་ཀོར། 拇压 28.0148

མཐེབ་བོང་། 拇指、拇趾 04.0321

མཐེའུ་ཆུང་། 小指、小趾 04.0325

མཐོ་གང་། 一卡 04.0115

མཐོང་བའི་དུག 观毒 27.0043

འཐམས་འཕྱང་། 闭垂 17.0047

འཐིབས་པའི་རྩ། 朦脉 10.0092

འཐེང་འགྲོས་བསྟེན། 交替服 18.0133

འཐེམས་པ། 压缩骨折 28.0125

ད

ད་ཚུ། 银朱 13.0110

ད་ཏྲིག 盐肤果 13.0215

ད་ཏྲིག་ཉེར་ལྔ། 二十五味盐麸果丸 14.0245

ད་བྱིད་སྨུག་པོ། 达西木布 13.1097

ད་བྱིད་ཤ 达西肉 13.1059

ད་ཚུར། 白矾 13.0574

ད་ལི། 樱草杜鹃 13.0253

ད་ལི་བཅུ་དྲུག 十六味杜鹃散 14.0160

ད་ལི་བཅོ་བརྒྱད། 十八味杜鹃散 14.0163

དང་ག་འགགས 无食欲 06.0037

དང་ག་མི་བདེ། 食欲不佳 06.0038

དང་ག་ཞན། 食欲不振 18.0030

དད་པ། 信仰 12.0012

དན་རོག 巴豆 13.0218

དམ་པ་ལྷ་ཆོས། 正法 06.0003

དམ་ཚིག་ལྡན་པ། 守誓 12.0014

དམ་ལ་གནས། 守信 12.0050

དམ་སྲི། 邪魔 10.0102

དར་ལྡེ་བཞི་ཐང་། 四味达杰汤 14.0043

དར་བ། 达尔哇 07.0024

དར་མ། 成年 04.0379

དར་མོ་སྨན་རམས་པ་བློ་བཟང་ཆོས་གྲགས།
达莫曼让巴•洛桑曲扎 02.0117

དར་སྨན། 达曼 28.0197

དར་རྩ། 脑膜脉 28.0115

དར་མཚུར། 达醋 13.0575

དར་ཡ་ཀན། 独行菜/甘露 13.0518

དར་རལ། 脑膜破裂 28.0133

དར་ཤིང་། 桑椹 13.0244

དིག་པ། 口吃 25.0020

དུ་བ་གཉིས། 二烟 28.0181

དུག 毒 29.0001

དུག་འདོན་པ། 去毒除杂 14.0377

དུག་ལྡན་ཟས། 具毒食物 07.0003

དུག་ནད་ཁ་ཟ་རྒྱུ་སྐམས། 口疮肠干毒病 29.0021

དུག་ནད་མཁྲིས་པ་མིག་སེར། 目黄症毒病 29.0026

དུག་ནད་འཁྲུམ་པོ་གཟའ་ནད། 星曜毒病 29.0029

དུག་ནད་རྒྱ་ནད་རིངས་འཁུམས།
热带僵缩毒病 29.0023

དུག་ནད་ནག་པོ་ཐོག་རྡེག 黑霹雳毒病 29.0028

དུག་ནད་སྨུག་པོ་འཛུ་སྐེམས།
紫培根消瘦类毒病 29.0025

དུག་ནད་ཟ་རེམ་ལྟག་དགྱེ། 嗜食颈仰毒病 29.0022

དུག་ནད་རིམས་ནད་ཙ་བྱེར། 瘟类毒病 29.0027

དུག་ནད་སྲིན་བུ་སྣ་ཟན། 蚀鼻虫毒病 29.0024

དུག་ནད་གསོ་བའི་སྐབས། 毒病诊疗篇 01.0044

དུག་ཕྲལ་སྨན། 去毒 14.0381

དུག་མེད་པོང་ང་སྨན་གསུམ། 无毒三榜阿 13.1191

དུག་མོ་ཉུང་། 止泻木子 13.0461

དུག་ཚད། 毒病热 19.0003

དུག་བཞི། 四毒 27.0061

དུག་འོར། 毒性下坠水肿 18.0090

དུག་སྲིད། 黄花棘豆 13.0557

དུག་གསུམ། 三毒 05.0008

དུགས། 都 16.0131

དུགས་ཀྱི་བཅོས། 罨敷疗法 16.0130

དུང་། 海螺 13.0075

དུང་འདྲ། 海螺石 13.0125

དུད་རྫོན། 香熏 06.0039

དུད་པ་བྱ་བལ་མ། 水苔 17.0113

དུམ་རེ་ན་བ། 阵痛 17.0132

དུར་བྱིད། 喜马拉雅大戟 13.0350

དུལ་བ། 温顺 12.0027

དུས། 时令 06.0025

དུས་ཀྱི་ཚ་བ། 时令热 19.0009

དུས་དྲུག 六季 06.0026

དུས་འདས་རླུང་ནད་སྲོག་རྟེན་ཆད་པ།
　隆病逾期而命隆中断 05.0127

དུས་སྤྱོད། 时令起居 06.0024

དུས་མེད་ཅི་ཀྱུར། 少量多次 11.0017

དུས་རྩ། 季脉 10.0079

དུས་ཚིགས་པོར། 言明 11.0082

དུས་སུ་བཏུ་བ། 按时采集 14.0374

དུས་བསྲིང་བ། 延时 10.0020

དེ་པོ། 家鸡 13.0944

དེ་པོའི་ཀླད་པ། 家鸡脑 13.0945

དེ་པོའི་མགོ 家鸡头 13.0947

དེ་པོའི་ཤ 家鸡肉 13.0946

དེ་བ་དཱ་རུ། 巨柏 13.0264

དེ་ཝ། 帝瓦 13.0438

དེང་དེ་ན། 隐痛 21.0124

དེབ། 压垫 28.0287

དེའུ་དམར་དགེ་བཤེས་བསྟན་འཛིན་ཕུན་ཚོགས།
　帝玛格西•丹增彭措 02.0128

དེས་པ། 平和 06.0053

དོང་ཀ 腊肠果 13.0220

དོང་གྲ། 良姜 13.0384

དོན་འབྲུ། 脏痢 19.0177

དོན་གླང་། 脏绞痛 23.0031

དོན་ལྔ། 五脏 04.0017

དོན་ཐིགས། 脏器滴注 28.0240

དོན་གནད། 要害脏器镞 28.0022

དོན་སྣོད་ཀྱི་ནད་གསོ་བའི་སྐབས།
　脏腑病诊疗篇 01.0036

དོན་ཟགས། 脏漏 18.0097

དོན་ལ་བབས་པ། 侵入五脏 05.0056

དོམ། 熊 13.0784

དོམ་ཀླད། 熊脑 13.0786

དོམ་མཁྲིས། 熊胆 13.0194

དོམ་གྱི་མཆེ་བ། 熊犬齿 13.0785

དོམ་གྱི་མཇུག་སྤུ། 熊尾毛 13.0788

དོམ་ཤ 熊肉 13.0787

དོལ་ཆོད། 切断法 16.0066

དོས་དྲག་ནད་གསོ་བ། 急病诊疗 01.0057

དྭ་བའི་རྩ་བ། 天南星根 13.0346

དྭ་ཚོད། 南星菜 07.0048

དྭགས་སྨན་བཅོ་ལྔ། 十五味黑药散 14.0159

དྭངས་མ། 精华 04.0095

དྭངས་མ་ལྔ། 五精华 13.1211

དྭངས་མ་ཆུ་འདྲེན། 精华利水散 14.0193

དྭངས་མ་གནས་འཇོག 安置精华散 14.0200

དྭངས་མ་མ་ཞུ་བ། 精华不消化 18.0015

དྭངས་མ་ལེན་པའི་རྩ་དགུ། 吸精九脉 04.0370

དྭུར་ཤ། 白草 13.0408

དྲ་བ་ཆིངས། 网状缚 28.0310

དྲག་སྐྱུགས། 峻吐 11.0071

དྲག་པོ་བཅུ་གསུམ། 十三味猛药丸 14.0221

དྲག་དཔྱད། 猛外治法 08.0004

དྲག་ཤུལ། 剧烈活动 10.0026

དྲག་བཤལ། 峻泄 11.0069

དྲང་སྲོང་གི་འཁོར། 仙人众 02.0268

དྲང་སྲོང་གི་གདོན་ནད། 圣人魔病 27.0007

དྲང་སྲོང་དཔྱད་བུ་ཁྲི་ཤེས། 常松杰普赤西 02.0026

དྲང་སྲོང་ཡིད་ལས་སྐྱེས། 意生大仙 02.0002

དྲང་སྲོང་རིག་པའི་ཡེ་ཤེས། 明智大仙 02.0003

དྲང་སྲོང་ཨར་བརྒྱད། 常松八味沉香散 14.0128

དྲན་པ་ཉམས་པ། 记忆减退 27.0013

དྲལ་ཐུག 麦片粥 07.0036

དྲི་ཅན་དྲུག 六浓味 13.1218

དྲི་ཆུ། 尿液 18.0063

དྲི་ཆུ་གྲང་བ། 凉尿 10.0204

དྲི་ཆུ་ངད་ཡལ། 温尿 10.0203

དྲི་ཆུ་བར་པ། 中段尿 10.0205

དྲི་ཆུ་ལྷུགས། 尿失禁 23.0127

དྲི་ཆུ་ཚན་དེ། 热尿 10.0202

དྲི་ཆུའི་ལྦུ་བ་ཉ་མིག 鱼目状尿泡 10.0242

དྲི་ཆུའི་མེ་ཏོག 尿泡 10.0215

དྲི་ཆུའི་རླངས་པ། 尿汽 10.0214

དྲི་མནམ། 臭 04.0363

དྲི་བའི་བརྟག་པ། 问诊 10.0011

དྲི་མ། 秽物 04.0090

དྲི་མ་འགགས་པ། 便秘 23.0061

དྲི་མ་ལྔ། 五秽 10.0008

དྲི་མ་ཐོགས། 便阻 05.0072

དྲི་མ་དུགས། 味臭 10.0207

དྲི་བཟང་བཞི། 四芳香 13.1201

དྲི་གསུམ། 三气味 13.1220

དྲིལ་ཕྱིས། 搓擦 06.0008

དྲུག་མགོ། 贵要静脉 16.0035

དྲུག་ཡར། 六分 11.0053

དྲུང་གསུམ། 三亲 10.0077

དྲུངས་ཐང་། 浸汤 14.0092

དྲུས་ཕྱེ། 脱麸面 30.0003

དྲེག་ནད། 痛风病 23.0097

དྲེག་བཞི། 四垢 16.0171

དྲེད་མོང་། 棕熊 13.0886

དྲེད་མོའི་མཁྲིས་པ། 棕熊胆 13.0887

དྲེད་ཤ 棕熊肉 13.0888

དྲོ་བ། 温 13.0032

དྲོད་སྒྲོགས། 暖夹板 28.0322

དྲོད་འཛིབས། 温性吸伏法 28.0069

དྲོད་དུགས། 热敷 16.0133

དྲོད་དྲགས། 过热 19.0098

དྲོད་བག 温补品 17.0092

དྲོད་སྦྱོར། 温剂 10.0275

དྲོད་ལ་བསྐོར། 温补嘱 21.0071

ན

ནང་ཁྲིད། 里牵 28.0358

ནང་ཁྲོལ། 内脏 04.0311

ནང་གི་བུ་ག 内窍 04.0310

ནང་གི་རྩ་གཤེར། 内泻脉法 26.0016

ནང་འགྲམས། 内扩散伤热 19.0112

ནང་སྐྱོགས། 内夹板 28.0326

ནང་ཆུ། 内水 18.0121

ནང་པའི་འཁོར། 内道众 02.0270

ནང་དབུགས། 内气 04.0403

ནང་དབུགས་དྲོན་མོ། 内热气 10.0036

ནང་ཚ་ཟ་ཁུ། 内伤萨酷 28.0004

ནང་རྩ། 内脉 23.0117

ནང་འཛོམ། 内榜那 19.0199

ནང་ཡན། 内奸 12.0057

ནང་ལོང་། 内踝 16.0105

ནང་ལོང་འཕར་རྩ། 内踝动脉 16.0112

ནད། 病 04.0088

ནད་ཀྱི་རྐྱེན། 疾病外缘 05.0013

ནད་ཀྱི་གྱུར་ཚུལ། 发病机理 18.0010

ནད་ཀྱི་རྒྱུ། 病因 05.0001

ནད་ཀྱི་ངོ་བོ། 疾病性质 05.0012

ནད་ཀྱི་མཚན་ཉིད། 疾病性相 05.0059

ནད་ཁམས། 病体 05.0121

ནད་ཁྲག 病血 16.0005

ནད་ཆུ། 病尿 10.0209

ནད་སྟོར། 病失 15.0026

ནད་མ། 琉璃草 13.0504

ནད་མེད། 无病 05.0037

ནད་གཞིའི་མཁྲིས་པ། 病原赤巴 17.0080

ནད་གཞིའི་མིང་གི་ལྟར་སྣང་འཁྲུལ་སོ།
病名误点 10.0280

ནད་གཞུག་ལུས། 恶露不下 26.0065

ནད་ཟོ། 病情 11.0052

ནད་ཟོ་ལེན་དུས། 确诊时间 10.0015

ནད་གཡོག 护理 10.0030

ནད་གཡོག་རིག་པ། 护理学 01.0058

ནད་རིགས་བཞི་བརྒྱ་རྩ་བཞི།
四百零四种疾病 05.0097

ནད་རོ། 疾余 31.0007

ནད་རླངས། 病气 29.0058

ནད་ལ་བཀོ། 除病 15.0053

ནན། 固糊 28.0263

ནན་གྱིས་བཙིར་བ། 强挤 06.0043

ནབས་སོ་སྐྱེས། 井宿生 02.0016

ནམ་མཁའི་ཁམས། 空原 04.0016

ནམ་མཁའི་གཟའ་ནད། 空曜病 27.0027

ནམ་ཚོང་། 南寸 07.0073

ནམ་ཞོད། 雨季 30.0005

ནར་ནར་པོ། 椭软状 04.0050

ནལ། 玫瑰红绿宝石 13.0058

ནལ་ཐོལ། 肉浆 25.0076

ནལ་བུ། 亲婚子/私生子 26.0070

ནལ་མ། 亲婚女 10.0106

ནས་དཀར། 白青稞 13.1114

ནས་ཀོད། 红青稞 13.1117

ནས་སྔོན། 蓝青稞 13.1115

ནས་ཆང་། 青稞酒 07.0061

ནས་ཐུག 青稞饭 07.0034

ནས་ནག 黑青稞 13.1116

ནས་ཚིག་གི་ཟ་ཁུ། 麦焦样萨酷 23.0085

ནས་འཚིག་ཐལ་བ། 焦麦灰 26.0079

ནས་ཟན། 乃散 10.0066

ནས་ཟན་བྲུན། 雀粪 13.0962
ནི་རུ་ཧའི་བཅོས། 尼如哈疗法 15.0041
ནིམ་པ། 印楝 13.0275
ནུ་མཇིང་། 乳颈 28.0270
ནུ་དབྱུག 膻中 29.0054
ནུ་མ་སྐྲངས་པ། 乳肿 23.0148
ནུ་མའི་ཁྲག་ཚབས། 侵乳房血紊病 26.0035
ནུ་རྩ་ཨ་ལོང་། 环状乳脉 04.0160
ནུར་ཐུག 稠粥 28.0213
ནུས་བསྡེབས། 功效配伍 13.0038
ནུས་པ། 性效 13.0027
ནུས་པ་བརྒྱད། 八性 13.0018
ནུས་བསྲེགས། 焖烧 14.0302
ནེ་ཙོ། 鹦鹉 13.0854
ནེ་ཙོའི་མཁྲིས་པ། 鹦鹉胆 13.0856
ནེ་ཙོའི་སྙིང་། 鹦鹉心 13.0855
ནེ་ཙོའི་ཤ 鹦鹉肉 13.0857
ནོར་གོད། 财灾 10.0098
ནོར་བུ་བདུན་ཐང་། 七珍汤 14.0073
ནོར་ར་རེ། 勿误 10.0160
ནཱ་ག་གེ་སར། 木棉花蕊 13.0251
ནཱ་ག་པུཥྤ། 木棉花萼 13.0250
གནང་རིགས་ཀྱི་སྨན་པ། 世袭御医 12.0046
གནད་མཆིན་རྩ་བྱེར་ནད། 伤肝血散病 21.0062
གནད་དུ་བབས་པ། 中要害 05.0126
གནམ་ལྕགས། 陨铁 13.0088
གནམ་གཏའ། 天押 25.0007
གནམ་ཐིག 顶线 28.0244
གནམ་རིག་སྐར་རྩིས། 天文历算学 01.0068
གནའ་ཐུག་སྤུ། 种岩羊毛 13.0701
གནའ་བ། 岩羊 13.0697
གནའ་བའི་ཁྲག 岩羊血 13.0699
གནའ་བའི་མཇུག་སྤུ། 岩羊尾毛 13.0702
གནའ་བའི་རྭ། 岩羊角 13.0698
གནའ་བའི་ཤ 岩羊肉 13.0700
གནས་ཀྱི་དབྱེ་བ། 部位分 05.0104
གནས་ཀྱི་ཚ་བ། 部位热 19.0012
གནས་སྐབས་ཀྱི་ཚ་བ་དྲུག 时序六热病 10.0152
གནས་སྐབས་སྤྱོད་ལམ། 临时起居 06.0035
གནས་སྐབས་འབྲས་བུ། 暂时之果 12.0072
གནས་བཅུ་གཅིག 十一论 01.0019
གནོད་བྱ་ཁམས། 受害体 04.0331
གནོད་བྱ་བཅུ། 十种受害体 04.0332
གནོད་བྱེད་ཉེས་པ། 作害邪因 04.0333
གནོད་སེམས། 恶念 06.0019
མནན་བཟློག་འཁོར་ལོ། 咒祭经轮 25.0085
རྣ། 耳 04.0031
རྣ་དྲུང་། 耳前 20.0074
རྣ་ནད། 耳病 20.0062
རྣ་ནད་ཁྲག་གྱུར། 血性耳病 20.0066
རྣ་ནད་མཁྲིས་གྱུར། 赤巴性耳病 20.0065
རྣ་ནད་འདུས་གྱུར། 聚合性耳病 20.0068
རྣ་ནད་བད་གྱུར། 培根性耳病 20.0067
རྣ་ནད་རླུང་གྱུར། 隆性耳病 20.0064
རྣ་སྤྲ། 耳脉象 25.0077
རྣ་ཐོབས། 耵聍 20.0072
རྣ་ཐོབས་འགགས། 耵耳聋 20.0070
རྣ་བ་འུར། 耳鸣 05.0086
རྣ་བ་རྫིད་འབྱར། 耳廓后贴 04.0410
རྣ་བའི་ནང་ལྡོན། 耳前脉 16.0022
རྣ་བའི་ཕྱི་ལྡོན། 耳后脉 16.0021
རྣ་ཤལ། 耳垂 20.0073

རྣ་ཤལ་འོག་གཞོང་། 耳垂下窝 20.0075

རྣ་ལྷན་རུས་པ། 颞骨 04.0217

རྣག 脓 10.0159

རྣག་སྐྲན། 脓瘤 18.0051

རྣག་གི་རུལ་ཟན། 脓蚀骨 28.0054

རྣག་འགྱུགས། 化脓 16.0172

རྣག་རྐྱ། 脓囊 28.0278

རྣག་འབྲུམས། 脓包 31.0009

རྣག་ཐྲི། 脓象 28.0277

རྣག་འབྱམས་པ། 脓流不止 24.0030

རྣག་སྐྱོ། 脓狂生 28.0062

རྣག་ཚས། 干脓品 28.0162

རྣག་ཤ་མ་ཐོན་པ། 脓胎不出 28.0153

རྣམ་གླིང་པཎ་ཆེན་དཀོན་ཅོག་ཆོས་གྲགས།
朗林班钦•贡觉曲扎 02.0119

རྣམ་འགྱུར་བརྟག་པ། 询察状态 04.0396

རྣམ་རྒྱལ་ཐང་ནག 殊胜黑汤 14.0089

རྣམ་རྟོག 疑忌 27.0048

རྣམ་པ་བཟོ་བ། 智巧 12.0015

རྣམ་པའི་དབྱེ་བ། 形式分 05.0105

རྣམ་པར་གྱུར་པ། 病变 04.0337

རྣམ་པར་བཅད་པའི་རྨ། 骨露伤 28.0009

རྣམ་པར་མ་གྱུར་པ། 未病变 04.0336

རྣམ་པར་འཚེ་བ། 邪侵 05.0131

རྣམ་ཤེས། 灵魂 04.0004

རྣོ་མཆོག་དྲུག་པ། 六锐散 14.0107

རྣོ་བ། 锐 13.0025

སྣ། 鼻 04.0030

སྣ་ཁྲག་གཡོ་བ། 鼻衄 19.0105

སྣ་ཁྲག་རང་ལོག 鼻血自用 13.1055

སྣ་ཁྲིད་སྨན། 引药 29.0047

སྣ་གླན། 迎头 15.0027

སྣ་ཆམ། 鼻感冒 19.0236

སྣ་ནད། 鼻病 20.0076

སྣ་ནད་ཁྲག་འཛག 鼻衄症 20.0081

སྣ་ནད་རྣག་འཛག 鼻脓症 20.0080

སྣ་ནད་འབྲུམ་ཐོར། 鼻疹 20.0078

སྣ་ནད་ཤ་ལུ། 鼻息肉 20.0079

སྣ་བུག་དར། 鼻煽 19.0089

སྣ་སྦྱོང་། 鼻泄法 15.0034

སྣ་སྨན་གྱི་བཅོས། 鼻通疗法 15.0033

སྣ་རྩེའི་ཆུ་བ། 鼻尖韧带 04.0295

སྣ་རྩེའི་རྩ། 鼻尖脉 16.0019

སྣ་ཚོགས་མཁྲིས་བསྡུས། 各种胆汁 13.1095

སྣ་ཞོམ། 鼻陷 10.0168

སྣ་བཤལ། 鼻泻法 20.0087

སྣ་སུབས། 鼻塞症 20.0077

སྣ་སེལ་འགྲོག་ཐང་། 探肠汤 11.0032

སྣ་སེལ་ཐང་། 探腹汤 15.0011

སྣག་ཆེན་གཉེར་རིང་། 臀长纹 28.0338

སྣག་པོ་ཆེ། 臀大肌 04.0292

སྣག་ཚ་ཆད་འདྲ། 似墨汁色 10.0236

སྣག་ཚའི་ཟ་ཁུ། 墨样萨酷 23.0086

སྣའི་ཁྲུང་རུས། 鼻软骨 04.0223

སྣུམ་བཅས། 微腻 04.0362

སྣུམ་འཚོས། 油疗法 15.0001

སྣུམ་ནན། 油毡灸 28.0212

སྣུམ་པ། 腻 13.0020

སྣེ་ཚོད། 藜菜 07.0049

སྣེ་བཞི། 四窝 20.0082

སྣེ་ས་ཁུད། 腹股沟 04.0197

སྣེའུ་ལྷགས། 窝肿大 23.0149

སྣོད་ཀ 肘正中静脉 16.0036

སྣོད་ཀྱི་མཁྲིས་པ། 脏之赤巴（胆囊） 17.0082

སྣོད་འཁྲུ། 腑痢 19.0178

སྣོད་གླང་། 腑绞痛 23.0032

སྣོད་དུ་ལྷུང་བ། 落入六腑 05.0057

སྣོད་དྲུག 六腑 04.0023

སྣོད་གནད། 要害腑府 28.0023

སྣོད་ཟགས། 腑漏 18.0101

བརྣངས་པ། 噎食 23.0029

བརྣབ་སེམས། 贪念 06.0018

བསྣད་པ། 中伤 28.0143

བསྣད་འོར། 伤性下坠水肿 18.0089

བསྣོལ་ཆིངས། 交叉缚 28.0306

པ

པ་ཏོ་ལ། 白及 13.0547

པ་ཏྲ། 石决明 13.0074

པགས་རྒྱ་ཉམས། 肌缝衰退 28.0202

པགས་པ་འཆུས། 皮肤褶皱 16.0081

པགས་པའི་ནད། 皮肤病 23.0128

པགས་བྱེར། 皮下扩散 28.0036

པགས་མཛེ། 皮肤癞 27.0083

པགས་རོ། 死皮 27.0068

པགས་ལ་གྲམ་པ། 散入皮肤 05.0052

པད་རྩ། 莲藕 13.0446

པད་རག་མདོག་ལྡན། 白热朵丹丸 14.0268

པདྨ་གེ་སར། 木棉花瓣 13.0252

པདྨ་རཱ་ག 红宝石 13.0046

པར་པ་ཏ། 角茴香 13.0416

པཉྩ་གཉིས། 二巴尼 27.0016

པཉྩ་གསུམ། 三叶 13.1182

པི་པི་ལིང་། 荜茇 13.0211

པིར་ཀྱི་རུས་པ། 鳖甲 13.1103

པུ་ཙེ་ཤེལ། 布泽协 13.0387

པུ་ཤུད། 戴胜 13.0967

པུ་ཤུད་སྒོ་ང་། 戴胜蛋 13.0970

པུ་ཤུད་སྒྲོ། 戴胜羽 13.0969

པུ་ཤུད་ཤ 戴胜肉 13.0968

པུ་ཤེལ་ཙེ། 石斛 13.0409

པུཥྐར་མཱུ་ལ། 总状木香 13.0315

པུཥྤའི་སྦྲང་ཆང་། 花蜜酒 14.0343

པུས་མོའི་སྒོ་བཞི། 膝盖四门 16.0129

པོད་དམར། 红卷书 02.0212

པྲན་རྩེ། 腕骨/跗骨 04.0326

པྲི་ཡང་ཀུ། 甘青青兰 13.0486

དཔངས་གྲང་། 寒幅脉 10.0135

དཔངས་ཚ། 热幅脉 10.0132

དཔའ་རྒོད། 垂序商陆 13.0397

དཔའ་བོ། 英雄 12.0056

དཔའ་བོ་དཀར་པོ། 商陆 13.0395

དཔའ་བོ་ཆེན་པོ། 人参 13.0398

དཔའ་བོ་ཉེར་ལྔ། 二十五味商陆丸 14.0244

དཔའ་བོ་དྲུག་སྦྱོར། 六味勇士丸 14.0270

དཔའ་བོ་གཙུག་ལག་ཕྲེང་བ། 巴吾•祖拉成瓦 02.0097

དཔའ་བོ་སེར་པོ། 轮叶獐牙菜 13.0396

དཔའ་བོས་དགྲ་འདུལ་གྱི་གསོ་ཚུལ།
勇士歼敌法 11.0028

དཔལ་ཁབ་གསང་། 吉祥穴 28.0258

དཔལ་ལྡན་རྒྱུད་བཞིའི་བླ་བརྒྱུད་དང་ཕྱག་ལེན་མན་ངག་གི་རིམ་པ་རིན་ཆེན་ཕྲེང་བ།
四部医典师承和实践秘诀宝串 02.0228

དཔུང་ཀང་རུས་པ། 肱骨 04.0247

དཔུང་པ་གཡར། 觅友 09.0007

དཔུང་རྩ། 肱静脉 16.0031

དཔུང་འཛུམ། 肩纹处 20.0083

དཔོན་ཆེན་བསོད་ནམས་རིན་ཆེན། 奔钦•索朗仁青 02.0089

དཔོན་ཚང་ཡེ་ཤེས། 奔仓益西 02.0122

དཔྱད། 外治法 08.0002

དཔྱད་འཕྱང་བསལ་བ། 鉴别 10.0039

དཔྱི་མིག 髋臼 23.0119

དཔྱི་རུས། 髋骨 04.0234

དཔྱི་ལེབ། 髋骨面 23.0125

དཔྱིད་ཀ 春季 05.0028

དཔྱིད་ཉིན་མཚན་མཉམ་པ། 春分 06.0034

དཔྱོད་པ། 伺察 12.0013

དཔྲལ་རྩ། 额脉 20.0042

དཔྲལ་རུས། 额骨 04.0210

ལྤགས་དེབ། 皮垫 28.0288

སྤ་འབྲུམ། 香柏籽 13.0233

སྤ་ཡག་རྩ་བ། 肉果草根 13.0525

སྤང་རྒྱན་དཀར་པོ། 白花龙胆 13.0435

སྤང་རྒྱན་སྔོན་པོ། 短柄龙胆 13.0436

སྤང་རྒྱན་བཅོ་ལྔ། 十五味龙胆花丸 14.0223

སྤང་རྒྱན་ནག་པོ། 蓝玉簪龙胆 13.0437

སྤང་རྒྱན་བཞི་ཐང་། 四味龙胆汤 14.0044

སྤང་སྤོས། 甘松 13.0528

སྤང་བླང་མུ་བཞིར་བརྟག་པ། 四取舍诊断 10.0029

སྤང་མ། 孔雀石 13.0152

སྤང་རྩི་བཅུ་གཉིས། 十二味翼首散 14.0148

སྤང་རྩི་གཉིས་ཐང་། 二味翼首汤 14.0023

སྤང་རྩི་དོ་པོ། 翼首草 13.0522

སྤང་རམ། 狭叶圆穗蓼 13.0500

སྤའུ། 瓦坯 13.0183

སྤར་གང་། 一把 04.0108

སྤུ་སྐྲན། 毛瘤 18.0048

སྤུ་འགགས་ནད། 毛性尿闭症 23.0073

སྤུ་དུགས། 毛敷 16.0135

སྤུ་དེབ། 毛垫 28.0290

སྤུ་སྦྱོར་དུག 毛配毒 29.0012

སྤུ་བརྩེ། 毛敏 05.0068

སྤུ་གསུམ། 三毛 27.0066

སྤུན་མདངས། 指骨/趾骨 04.0327

སྤེན་དཀར། 银露梅 13.0254

སྤེན་ཐལ། 露梅灰 18.0113

སྤེན་ནག 金露梅 13.0255

སྤོ། 峰 09.0005

སྤོ་ལ་དར་འཕྱར་གྱི་གསོ་ཚུལ། 山顶竖旗法 11.0023

སྤོ་ལ་གདོན་པ། 山顶亮物 10.0024

སྤོད། 佐料 07.0030

སྤོད་ནན། 佐料糊 28.0211

སྤོར། 老鹳草 13.0548

སྤོས་དཀར། 琥珀 13.0295

སྤོས་དཀར་བཅུ་པ། 十味琥珀散 14.0141

སྤོས་ཁྱུང་བཅོ་ལྔ། 十五味琥鹏丸 14.0224

སྤྱང་ཀི། 狼 13.0721

སྤྱང་ཀིའི་གྲེ་བ། 狼喉 13.0727

སྤྱང་ཀིའི་ལྕེ། 狼舌 13.0722

སྤྱང་ཀིའི་སྤུ། 狼毛 13.0725

སྤྱང་ཀིའི་ཕོ་བ། 狼胃 13.0723

སྤྱང་ཀིའི་ཤ 狼肉 13.0724

སྤྱང་དུག་པ། 姜豆巴 13.0393

སྤྱང་ཐུན། 狼粪 13.0726

སྤྱང་ཚེར། 飞廉 13.0358

སྤྱན་རས་གཟིགས་དབང་ཕྱུག 观音菩萨 02.0022

སྤྱི་རྒྱུ། 总因 05.0004

སྤྱི་འཇོམས་མན་ངག་རིལ་བུ། 广治秘诀丸 14.0269

སྤྱི་ཐེར་ནད། 秃顶症 20.0012

སྤྱི་བོ། 首顶 25.0002

སྤྱི་བོའི་སྦུད་སྒོ། 百会聚门 04.0205

སྤྱི་གཙུག 头顶 16.0106

སྤྱི་གཙུག་ཤ 百会肌 04.0272

སྤྱི་རིང་། 长顶型头 28.0084

སྤྱི་ལ་གཅེས་པའི་སྨན་རྟ་གསུམ། 常用三引药 13.1153

སྤྱི་ལེབ། 顶平型头 28.0090

སྤྱི་བཤལ། 通泻 15.0009

སྤྱིན། 胶 13.1159

སྤྱིའི་གསོ་ཚུལ། 总治则 11.0002

སྤྱོད་རེད། 起居性感染 28.0027

སྤྲ་ཐོག 火绒草 13.0515

སྤྲ་ཚིལ། 蜂蜡 23.0028

སྤྲ་ལྷག 灸灰 16.0120

སྤྲི། 初乳 07.0015

སྤྲི་བཙན། 脑膜挫伤 28.0132

སྤྲིས་མ། 尿浮酯 10.0217

སྤྲུ་ནག་ཉི་ཤུ། 二十味羌活丸 14.0233

སྤྲུ་ནག་ཉེར་དགུ། 二十九味羌活散 14.0173

སྤྲུ་འབུ། 羌活虫 13.1075

སྤྲུ་མ། 羌活 13.0366

སྤྲུགས་སྐད། 荡动音 28.0151

སྤྲུལ་པའི་སྲས་གསུམ། 三神医 02.0036

སྤྲེའུ། 猴 13.0864

སྤྲེའུ་སྙིང་། 猴心 13.0865

སྤྲེའུ་དྲི་ཆུ། 猴尿 13.0868

སྤྲེའུ་བྲུན། 猴粪 13.0867

སྤྲེའུ་རུས། 猴骨 13.0866

ཕ

ཕ་ཡང་ཟོང་བུ། 自然铜 13.0108

ཕག 猪 13.0744

ཕག་ཁྲག 猪血 13.0751

ཕག་མཁྲིས། 猪胆 13.0746

ཕག་གི་རྐང་མར། 猪髓 13.0749

ཕག་བྲུ། 帕朱散 14.0195

ཕག་མགོ 猪首石 13.0123

ཕག་རྒོད། 野猪 13.0754

ཕག་རྒོད་མཆེ་བ། 野猪獠牙 13.0755

ཕག་རྒོད་ཤ 野猪肉 13.0756

ཕག་ལྕེ། 猪舌 13.0745

ཕག་ཐོད། 猪顶骨 13.0747

ཕག་ནག་སྣ་ཁྲག 黑猪鼻血 13.0752

ཕག་བྲུན། 猪粪 13.0757

ཕག་ཚིལ། 猪脂 13.0750

ཕག་རུས། 猪骨 13.0748

ཕག་ཤ 猪肉 13.0753

ཕད་རྩེ། 毛袋 10.0147

ཕན་བདེའི་བསིལ་ཟེར་སྤྲོ་བའི་ཟླ་གསར། 利乐清凉月光 02.0232

ཕན་གནོད་གོམས་པ། 益害习性 17.0039

ཕན་པ་ཀུན་ལྡན། 百益丸 14.0271

ཕབས། 酒曲 25.0068

ཕར་ཕྱིན་དྲུག 六度 12.0067

ཕུག་པའི་བགྲུངས་ཆུ། 洞土澄水 13.0168

ཕུག་པའི་རྨ། 戳穿伤 28.0013
ཕུག་རོན། 岩鸽 13.0953
ཕུག་རོན་ཀླད་པ། 岩鸽脑 13.0954
ཕུག་རོན་མགོ། 岩鸽头 13.0958
ཕུག་རོན་སྒྲོ། 岩鸽羽 13.0956
ཕུག་རོན་བྲུན། 岩鸽粪 13.0957
ཕུག་རོན་ཤ 岩鸽肉 13.0955
ཕུགས་འཆས། 深刺脓积 28.0014
ཕུགས་འཚོལ། 探源 19.0100
ཕུང་པོ། 蕴 04.0071
ཕུན་གང་། 一分 04.0109
ཕུར་མར་ཆགས། 潴留 18.0068
ཕུར་མོང་། 普芒 13.0376
ཕུར་མོང་ཐལ་བ། 普芒灰 14.0323
ཕུལ་གང་། 一捧 14.0004
ཕེའུ། 土坯 13.0182
ཕོ་སྐྲན། 男致宫瘤 26.0048
ཕོ་གག 雄白喉 19.0194
ཕོ་གླང་། 胃绞痛 23.0036
ཕོ་རྒུད་ཀྱི་ནད། 胃衰症 21.0114
ཕོ་ལྕམ། 蜀葵 13.0335
ཕོ་ཉ། 使者 04.0412
ཕོ་ཉ་བརྟག་པ། 询察信使 04.0394
ཕོ་ཐེར། 胃缘 21.0118
ཕོ་དེབ། 雄垫 28.0295
ཕོ་མདུང་རྩ། 中指脉 16.0057
ཕོ་ནད་མཁྲིས་ལུད། 胆溢性胃病 21.0108
ཕོ་ནད་མཆིན་ཁྲག་ལུད་པ། 肝血性胃病 21.0109
ཕོ་བ། 胃 04.0024
ཕོ་བ་སྐྱོང་བུའི་ནད། 隐痛胃病 21.0115
ཕོ་བ་ལྟེམ། 胃胀满 18.0114
ཕོ་བ་དུག་ཐབས་ཀྱི་ནད། 类毒胃病 21.0105
ཕོ་བ་གུར་ཡའི་ནད། 日形疮胃病 21.0107
ཕོ་བའི་གབ་ཚད། 胃隐热 19.0095
ཕོ་བའི་གཉན་སྐྲང་ནད། 犄顶胃病 21.0106
ཕོ་བའི་དར་ཤ 腹膜 21.0119
ཕོ་བའི་ནད། 胃病 21.0104
ཕོ་བའི་མེ་དྲོད། 胃火 18.0110
ཕོ་བའི་དམུ་རྫིང་གི་ནད། 腹水性胃病 21.0110
ཕོ་བའི་རྫིམས། 胃襞 21.0116
ཕོ་བའི་ཟགས་ཆུ། 胃漏性腹水 18.0102
ཕོ་བའི་ར་རྩ། 腹角静脉 16.0061
ཕོ་བའི་ལྷུང་ཚབས། 胃隆婇病 26.0040
ཕོ་བའི་སྲིན་ནད། 胃蛀病 21.0111
ཕོ་བྲང་། 王宫 04.0083
ཕོ་འབྲས། 胃哲 24.0011
ཕོ་རྩ། 雄脉 10.0074
ཕོ་རྩ་ཀ་བ། 柱状胃脉 04.0180
ཕོ་རྩ་བོང་རྔེད། 驴鞯胃脉 04.0181
ཕོ་རྩ་སྦྲུལ་མིག 蛇眼胃脉 04.0179
ཕོ་ཚོམས་གཅིག 一握 28.0249
ཕོ་མཚན། 阴茎 22.0002
ཕོ་མཚན་གྱི་ནད། 阴茎病 22.0003
ཕོ་མཚན་འགྲམ་རྩ། 阴茎边脉 16.0062
ཕོ་མཛེ། 雄麻风 29.0034
ཕོ་རུས། 雄骨 28.0107
ཕོ་ལྷུང་། 胃隆病 17.0035
ཕོ་ལོག་གི་ནད། 胃痨病 21.0113
ཕོ་ལྷ། 男神 10.0259
ཕོག་གསང་། 中械穴 28.0253
ཕོངས་པ། 贫穷 12.0039
ཕོལ་མིག 轮形疹 19.0029

འཕྲིན་པ་རྩ། 通信脉 10.0042

འཕྲུལ་ཐང་། 催汤 14.0090

འཕྲུལ་ཐུར། 导尿针 08.0041

འཕྲུལ་འཇོག 妙泻 18.0132

འཕྲེད་གཙུས། 横扭法 16.0191

འཕྲེད་ཐིག 横线 28.0247

འཕྲོད་པར་སྦྱར་བ། 合理配伍 14.0379

བ

བ། 母黄牛 13.0897

བ་ཆུ། 母黄牛尿 13.0904

བ་ཆུའི་ཁནྡ། 牛溲膏 14.0333

བ་དན། 旗 10.0245

བ་དུག 虫叮毒 29.0074

བ་ཙུ། 箭石 13.0139

བ་སྤུའི་སྐྱི་ཁྲུས་ཇུལ་འདོན། 发汗法 19.0109

བ་སྤུའི་བུ་ག 毛孔 04.0142

བ་སྤྲུ། 喜马拉雅紫茉莉 13.0332

བ་བླ། 雌黄 13.0136

བ་མར། 黄牛酥油 13.0906

བ་མེན། 印度黄牛 13.0679

བ་མེན་རྭ། 印度黄牛角 13.0680

བ་མེན་ཤ 印度黄牛肉 13.0681

བ་དམར་ཟལ། 黄色母黄牛 18.0013

བ་ཚྭ། 硝泥 13.0582

བ་ཚྭ་ཅན་གྱི་ཆུ། 咸水 07.0069

བ་འོ། 黄牛乳 13.0905

བ་ཡི་རྣམ་ལྔ། 黄牛五出 10.0179

བ་རུ་ར། 毛诃子 13.0201

བ་ལང་ཤ 黄牛肉 13.0901

བ་ལུ། 樱草杜鹃叶 13.0261

བ་ལེ་ཀ 西藏马兜铃 13.0274

བ་ཤ་ཀ 鸭嘴花 13.0313

བ་སུ་རིགས་དྲུག་གི་ནད 六类巴司魔病 27.0052

བ་སེར་ཁྲག 黄色母黄牛血 13.0900

བ་སེར་མཁྲིས་པ། 黄色母黄牛胆 13.0898

བ་སེར་ལྕི་བ། 黄色母黄牛鲜粪 13.0902

བ་སེར་མཆེར་པ། 黄色母黄牛脾 13.0899

བ་གསར་ལྕི་བ། 母黄牛犊鲜粪 13.0903

བག་དང་ལྡན་པ། 检点 12.0073

བགས་འབྱུང་གི་ཟ་ཁུ། 漫流萨酷 23.0083

བང་ཚད། 产褥热 26.0068

བད་ཀན། 培根 04.0093

བད་ཀན་སྐྱ་བོ། 灰色培根病 17.0112

བད་ཀན་སྐྲན། 培根瘤 18.0040

བད་ཀན་གྱི་ནད། 培根病 17.0100

བད་ཀན་གྱི་ལྦ་བ། 培根性颈瘿 20.0131

བད་ཀན་གྱི་མི། 培根型人 04.0385

བད་ཀན་གྱི་མཚན་ཉིད། 培根性相 04.0366

བད་ཀན་གྲུམ་བུ་དཀར་པོ། 白痹培根病 17.0105

བད་ཀན་མགུལ་འགགས། 喉阻培根病 17.0104

བད་ཀན་ལྕགས་དྲེག 铁逅培根病 17.0102

བད་ཀན་འཛུ་སྐེམས། 消瘦培根病 17.0106

བད་ཀན་རྟེན་བྱེད། 能依培根 04.0351

བད་ཀན་སྙོངས་པ། 培根虚热 19.0081

བད་ཀན་འབྱོར་བྱེད། 能合培根 04.0355

བད་ཀན་མེ་ཉམས། 火衰培根病 17.0103

བད་ཀན་མྱག་བྱེད། 能糜培根 04.0352

བད་ཀན་མྱོང་བྱེད། 能尝培根 04.0353

བད་ཀན་ཚིམ་བྱེད། 能足培根 04.0354

བད་ཀན་ཞུ་འཁྱགས། 培根融冻界 19.0049

བོ་དོང་ཕྱོགས་ལས་རྣམ་རྒྱལ།
博顿•却列朗杰 02.0081

བོག་རྣ། 茸 13.0605

བོང་དཀར་བཅུ་གསུམ། 十三味榜嘎散 14.0152

བོང་ཁྲག 驴血 13.0762

བོང་ང་དཀར་པོ། 榜莪嘎布 13.0389

བོང་ང་བདུན་ཐང་། 七味榜那汤 14.0074

བོང་ང་ནག་པོ། 榜莪那布 13.0392

བོང་ང་དམར་པོ། 榜莪玛布 13.0390

བོང་ང་སེར་པོ། 金莲花 13.0391

བོང་མཆུ། 兔唇切 28.0155

བོང་ནག་སྦངས། 黑驴鲜粪 13.0764

བོང་བུ། 驴 13.0758

བོང་བུའི་ལྕེ། 驴舌 13.0759

བོང་བུའི་མཇུག་ཁྲག 驴尾血 13.0761

བོང་བུའི་འོ་མ། 驴乳 13.0765

བོང་རྨིག 驴蹄 13.0766

བོང་རྨིག་གཡས་བཞུར། 驴右蹄削片 13.0812

བོང་ཚིལ། 驴脂 13.0760

བོང་ཤ 驴肉 13.0763

བོང་གསེབ་ཆུ། 种驴尿 13.0767

བོད་ཀྱི་སྨན་སྦྱོར་རིག་པ། 藏药方剂学 01.0004

བོད་ཀྱི་གསོ་དཔྱད། 藏医 01.0001

བོད་ཀྱི་གསོ་བ་རིག་པ། 藏医药学 01.0003

བོད་ཀྱི་གསོ་རིག་མཁས་ཅན་གྱི་བཞེད་སྲོལ།
藏医名家学说 01.0071

བོད་ཀྱི་གསོ་རིག་གི་མི་ཆོས་རིག་པ།
藏医人文学 01.0070

བོད་ཀྱི་གསོ་རིག་གི་རྨང་གཞིའི་རིག་གཞུང་།
藏医学基础理论 01.0007

བོད་ཀྱི་གསོ་རིག་གི་ཡིག་ཚང་རིག་པ།
藏医药文献学 01.0067

བོད་ཀྱི་གསོ་རིག་གི་ལུགས་ཆེན་གཉིས།
藏医学两大派系 02.0278

བོད་ཀྱི་གསོ་རིག་གི་སེམས་ཁམས་རིག་པ།
藏医心理学 01.0069

བོད་ཀྱི་གསོ་རིག་དོ་དམ་ཅུས།
藏医药管理局 01.0078

བོད་ཀྱི་གསོ་རིག་ལོ་རྒྱུས། 藏医学史 01.0066

བོད་མཁས་པ་མི་ཕམ་དགེ་ལེགས་རྣམ་རྒྱལ།
蕃克巴•米旁格列朗杰 02.0111

བོད་ལྗམ། 冬葵 13.0337

བོད་སྙེ། 藜 13.0507

བོད་ཕྱི་ཟུང་འབྲེལ། 藏西医结合 01.0006

བོད་སྨན། 藏药 01.0002

བོད་སྨན་མཁས་པ་མི་དགུ། 吐蕃九圣医 02.0041

བོད་སྨན་འདུལ་སྦྱོང་རིག་པ། 藏药炮制学 01.0063

བོད་སྨན་དབྱེ་འབྱེད་རིག་པ། 藏药鉴别学 01.0062

བོད་སྨན་སྦྱོར་བཟོའི་རིག་པ། 藏药制剂学 01.0064

བོད་སྨན་སྨན་སྦྱོར་དབྱེ་ཞིབ།
藏药制剂分析 01.0065

བོད་ཚྭ། 藏盐 29.0049

བོད་ལུགས་སྨན་གཉེར་བ། 藏药师 01.0074

བོད་ལུགས་སྨན་པ། 藏医医师 01.0073

བོན་ཆོས། 苯教 10.0182

བྱ་ཁྱུང་བཅུ་པ། 十味鹏鸟丸 14.0217

བྱ་ཁྲ། 隼 13.1012

བྱ་ཁྲའི་སྒོ་ང་། 隼蛋 13.1016

བྱ་ཁྲའི་མཇུག་སྒྲོ། 隼尾羽 13.1014

བྱ་ཁྲའི་བྲུན། 隼粪 13.1015

བྱ་ཁྲའི་ཤ 隼肉 13.1013

བྱ་རྒོད། 秃鹫 13.0707

བྱ་རྒོད་མཁྲིས་པ། 秃鹫胆 13.0710

བྱ་རྒོད་གྲེ་བ། 秃鹫喉 13.0708

བྱ་རྒོད་སྙིང་། 秃鹫心 13.0709

བྱ་རྒོད་སྤོས། 囊距翠雀 13.0488

བྱ་རྒོད་ཕོ་བ། 秃鹫胃 13.0711

བྱ་རྒོད་བྲུན། 秃鹫粪 13.0714

བྱ་རྒོད་མིག 秃鹫眼 13.0715

བྱ་རྒོད་རུས་པ། 秃鹫骨 13.0712

བྱ་རྒོད་ཤ 秃鹫肉 13.0713

བྱ་རྒོད་སུག་པ། 水母雪莲 13.0544

བྱ་ཆད། 探报中断 28.0237

བྱ་ཛེས། 网格 28.0248

བྱ་འདབ་རུས་པ། 横突 04.0244

བྱ་པ། 探子 12.0055

བྱ་ཕོ་ཙི་ཙི། 小角柱花 13.0373

བྱ་ཕོའི་ངར་སྒོང་། 公鸡蛋 13.0829

བྱ་ཕོའི་ཕྱི་སྡེར། 鸡距 13.0822

བྱ་ཕོའི་ཟེ་ཁྲག 公鸡冠血 13.0828

བྱ་ཕོའི་ཨོག་ཞོལ་ཁྲག 公鸡肉垂血 13.0827

བྱ་བ་སྤྱོད་ལམ་གྱི་གནས། 起居论 01.0023

བྱ་བ་ལ་བརྩོན། 勤奋 12.0016

བྱེད་སྨན་པའི་གནས། 医者论 01.0030

བྱ་འབྲུམ། 鸡皮疹 28.0374

བྱ་མ་བྱི། 飞鼠 13.0937

བྱ་མ་བྱིའུ་རུས། 飞鼠骨 13.0938

བྱ་མ་བྱིའུ་ཤ 飞鼠肉 13.0939

བྱ་མོ་ནག་མོའི་ཤ 黑母鸡肉 13.0824

བྱ་མོའི་སྒོ་ང་། 鸡蛋 13.0823

བྱ་རྒྱང་། 伸懒腰 23.0099

བྱ་རྫོགས་སྐད་ཅིག 事边际刹那 15.0036

བྱ་ཤང་། 藏马鸡 13.0984

བྱ་ཤང་བྲུན། 藏马鸡粪 13.0986

བྱ་ཤང་ཤ 藏马鸡肉 13.0985

བྱ་རོག 渡鸦 13.0971

བྱ་རོག་སྒྲོ། 渡鸦羽 13.0974

བྱ་རོག་མཇུག་སྒྲོ། 渡鸦尾羽 13.0973

བྱ་རོག་ཞུང་མ། 拉萨风毛菊 13.0505

བྱ་རོག་མིག 渡鸦眼穴 28.0260

བྱ་རོག་ཤ 渡鸦肉 13.0972

བྱ་ལིབ་སྒྲོ། 飞鼠羽 13.0940

བྱ་ལོག་སྐྲངས། 反向作肿 28.0283

བྱ་ཤོར། 探报泄露 28.0238

བྱ་སྙིའི་མིག་ཐུར། 剔瘤针/拨翳针 08.0033

བྱང་ཁོག 体腔 04. 0328

བྱང་ཁོག་རྨ། 躯干创伤 28.0214

བྱང་ཁོག་ཡུལ་ཐིག 体腔区位线 01.0055

བྱང་བགྲོད། 北行 06.0030

བྱང་ངོས་ནང་སོ་དར་རྒྱས།

强欧•朗索达杰 02.0114

བྱང་ཆུབ་ཀྱི་སེམས། 菩提心 12.0005

བྱང་ཆུབ་སེམས་རྩ། 菩提脉 10.0076

བྱང་ལྷུས་ས། 北向土 29.0055

བྱང་ཐེམ་བྱ། 垫压板夹 28.0372

བྱང་པ། 斑蝥 13.1076

བྱང་པ་རྣམ་རྒྱལ་གྲགས་བཟང་།

强巴•朗杰札桑 02.0082

བྱང་བ་བཅུ་གཅིག 十一味斑蝥丸 14.0218

བྱང་མའི་གཤོལ་ལྕགས། 铧铁 16.0142

བྱང་སེམས་དཀར་དམར། 强僧嘎玛 18.0136

བྱད་དགྲོལ་བ། 禳咒 27.0029

བྱད་ལམ། 尿纹占 10.0267

བྱད་ཤ་སྐྲངས། 面浮肿 21.0069

བྱམས་པ། 慈心 12.0009

བྱར་པོ་པཎ་ཆེན་རྡོ་རྗེ་ཕ་ལམ།
恰波班钦•多吉帕朗 02.0093

བྱར་རོང་ཨེ་ཡི་སྨན་པ་ཉི་འོད་གསལ།
恰荣艾益曼巴•尼奥赛 02.0071

བྱི་དང་ག 酸藤果 13.0212

བྱི་དང་བདུན་པ། 七味酸藤果散 14.0120

བྱི་ཕུར་ཀྱི་སྤྲོ། 豪猪毛 13.1045

བྱི་སྡེར། 猫爪脉 04.0157

བྱི་བ། 鼠 13.0716

བྱི་བའི་མཁྲིས་པ། 鼠胆 13.0718

བྱི་བའི་པགས་རློན། 鼠鲜皮 13.0719

བྱི་བའི་མིག 鼠目 13.0717

བྱི་བྲུན། 鼠粪 13.0720

བྱི་ཚེར། 苍耳子 13.0279

བྱི་ཟེ། 鸟冠状夹板 28.0318

བྱི་བཟུང་། 牛蒡 13.0382

བྱི་རུག 香薷 13.0514

བྱི་རུག་བརྒྱད་པ། 八味香薷散 14.0131

བྱི་ལ། 猫 13.0925

བྱི་ལ་འཛབ་པའི་གསོ་ཚུལ། 猫逮老鼠法 11.0022

བྱི་ལའི་མཇུག་ཧོ། 猫尾骨 13.0926

བྱི་ལའི་པགས་པ། 猫皮 13.0928

བྱི་ལའི་རུས་པ། 猫骨 13.0927

བྱི་ཤང་དཀར་མོ། 长苞灯心草 13.0503

བྱི་ས། 鼠穴土 13.0175

བྱི་སའི་དུགས། 鼠穴土敷 16.0139

བྱིང་པོར་སྨྲ། 含糊其词 10.0028

བྱིང་བའི་རྩ། 沉脉 10.0090

བྱིང་བྱིང་ཕུ་ལུ། 地鳖 13.1077

བྱིད་པོ། 吉布 10.0065

བྱིན་ཀྱོག 胫后静脉 16.0053

བྱིན་པའི་ལྷ་སྙིང་། 腓肠肌 04.0291

བྱིན་གཞུག 胫尾静脉 16.0052

བྱིན་བརླབས། 加持 10.0184

བྱིན་ལོང་རྩ། 胫踝脉 16.0056

བྱིན་སུལ། 小腿肌间隙 21.0100

བྱིའུ་མགོ 石燕 13.0124

བྱིའུ་སྒོག 高山韭 13.0540

བྱིའུ་ལ་ཕུག 蚓果芥 13.0532

བྱིའུ་སྤྲད་མ། 歪头菜 13.0556

བྱིས་གདོན། 小儿魔病 25.0081

བྱིས་གདོན་བཅུ་གཉིས། 十二儿魔 25.0024

བྱིས་པ། 儿童 04.0378

བྱིས་པ་ཉེར་སྐྱོད། 小儿护养 25.0001

བྱིས་པ་གསོ་བའི་སྐབས། 儿病诊疗篇 01.0040

བྱིས་པའི་ཁ་ནད་བཙའ་ཐོར། 婴儿口疹 25.0057

བྱིས་པའི་ཁ་ནད་བསེན་ཐོར། 婴儿白口疹 25.0058

བྱིས་པའི་གྲང་སྐྱུག 小儿寒吐 25.0042

བྱིས་པའི་གྲང་འཁྲུ། 小儿寒泻 25.0040

བྱིས་པའི་གློ་ནད་ཐང་པོ། 小儿唐布肺病 25.0036

བྱིས་པའི་གློ་ནད་ཚ་གཟེར། 小儿热痛肺病 25.0034

བྱིས་པའི་གློ་ནད་ཚ་སུབས། 小儿热阻肺病 25.0035

བྱིས་པའི་མཆིན་ནད་གྲང་བབས།
小儿寒降肝病 25.0038

བྱིས་པའི་མཆིན་ནད་ཚ་བབས།
小儿热降肝病 25.0037

བྱིས་པའི་ལྟེ་མཁྲང་། 小儿脐实症 25.0044

བྱིས་པའི་ལྟེ་མཁྲེགས། 小儿脐硬症 25.0046

བྱིས་པའི་ལྟེ་འཁོར། 小儿脐周症 25.0045

བྱིས་པའི་ལྟེ་ནད། 小儿脐病 25.0043

བྱིས་པའི་ལྟེ་རྣག 小儿脐脓症 25.0047
བྱིས་པའི་ནད། 小儿病 25.0023
བྱིས་པའི་ཕུགས་རྡེ། 小儿底砾 25.0048
བྱིས་པའི་ཕོལ་ནད། 小儿轮形疮 25.0052
བྱིས་པའི་ཕྲ་བའི་ནད་བརྒྱད། 小儿八小病 25.0025
བྱིས་པའི་འཕྱོ་རྡེ། 小儿浮砾 25.0050
བྱིས་པའི་བྲང་ནད་གྲང་བ། 小儿寒性胸病 25.0033
བྱིས་པའི་བྲང་ནད་གཏོད་པ། 小儿峻胸病 25.0030
བྱིས་པའི་བྲང་ནད་ཚ་བ། 小儿热性胸病 25.0032
བྱིས་པའི་བྲང་ནད་གཡུང་བ། 小儿缓胸病 25.0031
བྱིས་པའི་མིག་ནད་འཕྲལ་ཚག
小儿突发沙眼病 25.0056
བྱིས་པའི་ཚ་སྐྱུག 小儿热吐 25.0041
བྱིས་པའི་ཚ་འཁྲུ། 小儿热泻 25.0039
བྱིས་པའི་ཞིབ་ཚགས་ནད་བརྒྱད།
小儿八细病 25.0027
བྱིས་པའི་རགས་པའི་ནད་བརྒྱད།
小儿八大病 25.0026
བྱིས་པའི་ལམ་རྡེ། 小儿道砾 25.0049
བྱིས་པའི་ཤ་ནད། 小儿黄菇样腹泻症 25.0059
བྱུ་དམར་ཉེར་ལྔ། 二十五味珊瑚丸 14.0361
བྱུ་རུ། 珊瑚 13.0066
བྱུག་པ་བྱ་ཁྱུང་སྔོན་པོ། 青鹏涂剂 14.0289
བྱུག་པ་རྩ་དཀར་ཀུན་སེལ། 白脉普清涂剂 14.0288
བྱུག་པའི་བཙོས། 涂擦疗法 16.0174
བྱུང་ཕོར་གཞུག 复位 28.0373
བྱུར་ལྦ། 灾性颈瘿 20.0135
བྱེ་ཆག 裂折痛 17.0045
བྱེ་བྲག་གི་གསོ་ཚུལ། 具体治则 11.0003
བྱེ་འབྲས། 雀蛋样哲 24.0016
བྱེ་མ་རིག་གཙོད། 砂岩 13.0162
བྱེ་མའི་དུགས། 沙敷 16.0136
བྱེ་མའི་ཟ་ཁྲུ། 沙粒样萨酷 23.0081
བྱེ་མའི་ལུམས། 沙浴 16.0155
བྱེ་ལེབ་སེར་ཁྲ། 金凤蝶 13.1088
བྱེའུ་ཙུར་པ། 丘欧巴 10.0064
བྱེར་ཆུ། 散布性腹水 18.0092
བྱེར་བ། 扩撒 18.0007
བྱེར་བའི་ནད། 扩散病 10.0222
བྲ་བོ། 荞麦 13.1124
བྲ་མ། 短叶锦鸡儿 13.0281
བྲག་སྐྱ་ད་བོ། 卷丝苣苔 13.0341
བྲག་གི་སྐམ་ཚ། 岩干嚓 13.0581
བྲག་སྔོག 昌都韭 13.0536
བྲག་ལྕམ་པ། 圆叶报春 13.0338
བྲག་རྫི། 岩赤石 13.0160
བྲག་སྤོས། 瓦韦 13.0340
བྲག་ཞུན། 岩精 13.0196
བྲག་ཞུན་ཁནྡ། 岩精膏 14.0332
བྲག་ཞུན་དགུ་པ། 九味岩精丸 14.0139
བྲག་ཞུན་ལྔ་ཐང་། 五味岩精汤 14.0056
བྲག་ཞུན་ལྔ་པ། 五味岩精散 14.0102
བྲག་ཞུན་རིགས་ལྔ། 五岩精 13.1226
བྲང་སྐམས་ཆེ་ཆུང་། 大小胸穴 19.0114
བྲང་གི་ནུ་ཤ 胸大肌 04.0279
བྲང་མགོ་རུས་པ། 胸骨柄 04.0228
བྲང་ཏི་རྒྱལ་བ་བཟང་པོ། 昌迪•杰瓦桑布 02.0076
བྲང་ཏི་འཇམ་དཔལ་བཟང་པོ།
昌迪•绛班桑布 02.0075
བྲང་ཏི་དཔལ་ལྡན་རྒྱལ་མཚན།
昌迪•班丹坚参 02.0078
བྲང་ཏི་དཔལ་ལྡན་འཚོ་བྱེད། 昌迪•班丹措切 02.0077

བྲང་ནད། 胸病 25.0029

བྲང་ཚིགས་རུས་པ། 胸椎骨 04.0239

བྲང་ཞོལ། 剑突下 04.0318

བྲང་གཞུང་དཀར་ནག་མཚམས། 胸际穴 16.0094

བྲང་རུས། 胸骨 04.0227

བྲམ་ཟེའི་རིགས་ཀྱི་གདོན་ནད། 婆罗门魔病 27.0055

བྲུན་བཞི། 四粪 28.0285

བྲེ་ག 菥蓂 13.0473

བྲེ་ག་བཅུ་གསུམ། 十三味菥蓂子散 14.0153

བྲེ་གང་། 一升 14.0006

བྲེ་དོར་གཏུ། 浓缩熬 14.0354

བྲེད་དངངས། 惊恐 04.0407

བྲོ་བའི་ཁྲལ་འདེད། 讨债 04.0408

བླ། 魂 10.0187

བླ་འཆོལ། 谵语 28.0144

བླ་གཉན་ནད། 并发症 05.0108

བླ་རྫོལ། 胡言 28.0388

བླ་གནས། 魂位 16.0008

བླ་མའི་གདོན་ནད། 上师魔 27.0006

བླ་སྨན། 御医 02.0280

བླ་སྨན་ཆེན་པོ་ཐབས་མཁས། 大御医•塔凯 02.0132

བླ་སྨན་བྱ་ཕྱུག་པ་དམ་ཆོས་དཔལ་ལྡན།
御医恰布巴•丹曲班旦 02.0145

བླ་སྨན་ཨོ་རྒྱན་བསྟན་འཛིན་རྒྱ་མཚོ།
御医邬坚丹增嘉措 02.0144

བླ་རྩ། 魂脉 10.0188

བློ་ཆེ་བ། 渊博 12.0017

བློ་བརྟན་པ། 志坚 12.0018

བློ་ལྡན། 智慧 12.0003

བློ་བཞག་དྲུག 六意念 12.0020

བློ་གཟིག་པ། 思敏 12.0019

བློ་གསལ་དབང་པོ་པདྨ་དཀར་པོ།
洛塞旺布白玛噶布 02.0101

བློན་པོ་གསུམ་སྦྱོར། 三臣散 14.0100

བྷ་ར་དྷ་ཛ། 巴拉达札 02.0031

བྷ་རོ་ཕྱག་རྡུམ། 巴如恰董 02.0056

བྷཻ་རོ། 欧珀 13.0062

བྷཻཀྲ་ཙྪེ་ར་ཛྙ་ཡ། 贝卡则冉杂亚 12.0037

དབང་བསྐུར། 灌顶 27.0076

དབང་པོ་སྒོ་ལྔ། 五官孔窍 04.0073

དབང་པོ་ལྔ། 五官 04.0028

དབང་པོ་གཡུང་། 识觉迟钝 19.0060

དབང་པོ་རིལ་བུ། 旺玻日宝 13.0195

དབང་པོ་ལག་པ། 手掌参 13.0327

དབང་རིལ་ཞེར་ལྔ། 十五味旺日丸 14.0360

དབང་རིལ་ཏ་རི་མ། 旺日达日玛丸 14.0364

དབང་ལག་བཅུ་པ། 十味手参散 14.0142

དབལ་ལྡན་ཐུར་མ། 四棱探针 08.0056

དབལ་ལྡན་ཤ་ཁབ། 缝合针 08.0049

དབུ་མ། 沃麻 12.0064

དབུགས་ཀྱིས་ཐེག 气喘 21.0047

དབུགས་རྒོད། 气急 19.0073

དབུགས་ངན། 屁 17.0071

དབུགས་ཟམས། 气短 19.0072

དབུགས་གཅིག 一息 10.0155

དབུགས་སྙོམས། 呼吸均匀 10.0051

དབུགས་ཐུང་། 气短 18.0124

དབུགས་མལ་ཚུད། 气息平稳 10.0154

དབུགས་མི་བདེ་བ་ཕྲན་ཚེགས། 短小性哮喘 23.0025

དབུགས་མི་བདེ་བ་མུན་ཅན། 暗性哮喘 23.0026

དབུགས་མི་བདེ་བའི་ནད། 哮喘 23.0024

དབུགས་བརྫིགས། 气叠 28.0272

དབུགས་གཞན། 气衰 28.0271

དབུས་པ་དར་གྲགས། 卫巴•达札 02.0050

དབོན་པོ་ནམ་མཁའ་བདེ་ལེགས།
温布•朗卡德勒 02.0103

དབྱར་སྐད། 夏音 10.0059

དབྱར་ཁ། 夏季 05.0030

དབྱར་ཉི་ལྡོག 夏至 06.0031

དབྱར་པ། 白杨 13.0290

དབྱར་རྩྭ་དགུན་འབུ། 冬虫夏草 13.0197

དབྱི་མོང་། 铁线莲 13.0280

དབྱིག་དུག 珍宝毒 29.0008

དབྱུང་ཚད། 放血量 16.0017

དབྱེ་ཐང་། 分离汤 19.0020

དབྱེ་གསང་། 析穴 16.0187

དབྱེན་སྦྱོར། 离间 06.0057

དབྲི་བ། 削减 16.0072

དབྲི། 臊垢/月经 20.0124

འབམ་པོ། 蕨叶藁本 13.0368

འབམ་པོའི་ཁནྡ། 蕨叶藁本膏 14.0338

འབའ་ཚ། 油渣 13.1141

འབའ་སམ་སྨན་མར། 巴桑药油丸 14.0296

འབུ་སྒྲོགས། 田螺壳 13.1099

འབུ་སུ་ཧང་། 花苜蓿 13.0489

འབུམ་ཁུ་ཚུར། 医学精要十万拳 02.0178

འབུམ་ཆུང་གསལ་སྒྲོན། 本琼明灯 02.0186

འབུམ་ནག་གསལ་སྒྲོན། 本纳明灯 02.0185

འབུར་ཚུགས་བལྟ། 瞪视 10.0163

འབོགས། 传授 10.0046

འབོལ་སྨན་བདུན་པ། 七味消肿丸 14.0213

འབྱམས་པ་གཅོད་པ། 止崩泻 15.0055

འབྱར། 贴糊 28.0264

འབྱར་བག་ཅན། 粘 04.0367

འབྱིན་རྔུབ། 呼吸 04.0371

འབྱིན་སྡོམ། 排控 04.0372

འབྱུང་པོ། 邪魅魔 27.0002

འབྱུང་པོའི་ནད། 邪魅病 27.0001

འབྱུང་བ། 原 04.0008

འབྱུང་བ་ལྔ། 五原 04.0010

འབྱུང་བ་ལྔ་ལྡན་གྱི་ཟས། 五原食物 07.0005

འབྲ་གོ། 海枣 13.0317

འབྲས། 大米 13.1108

འབྲས་ཆང་། 米酒 07.0060

འབྲས་ཆན། 再煮米 07.0032

འབྲས་ཐབས། 类哲 16.0181

འབྲས་ཐུག 米粥 07.0031

འབྲས་ནད། 哲病 24.0001

འབྲས་སྣ་གསུམ། 三实 13.1171

འབྲས་ཕྱེའི་ཟ་ཁུ། 米粉样萨酷 23.0079

འབྲས་བུ་གསུམ། 三果 13.1170

འབྲས་བུ་གསུམ་གྱི་སྨན་མར། 三果药油丸 14.0298

འབྲས་བུ་གསུམ་ཐང་། 三果汤 14.0031

འབྲས་རྨེན། 淋巴哲 24.0035

འབྲས་ཡོས། 炒米 07.0033

འབྲས་ཡོས་གསུམ་ཐང་། 三味炒米汤 14.0033

འབྲི། 母牦牛 13.0997

འབྲི་གུང་གཅེས་བསྡུས། 直贡集要 02.0220

འབྲི་གུང་ཆོས་གྲགས། 直贡•曲扎 02.0109

འབྲི་ཏ་ས་འཛིན། 短穗兔耳草 13.0527

འབྲི་མར། 母牦牛酥油 13.1000

འབྲི་མོག 藏紫草 13.0405

འབྲི་ཚུགས་ལྟ། 瞪眼 27.0077

འབྲི་འོ། 母牦牛乳 13.0999

སྦོ་ལྡེམ། 鼓胀 28.0383
སྦོ་མ། 爆谷花 20.0059
སྦོད་པོར་གཡོ། 浮肿 18.0066
སྦྱར་ཐབས། 配法 14.0001
སྦྱར་དུག 配制毒 29.0002
སྦྱིག་པོར་སྐྲངས། 凸肿 28.0389
སྦྱིན་པ། 布施 12.0068
སྦྱིན་སྲེག 火供 27.0010
སྦྱོང་བྱེད། 泄法 11.0066
སྦྱོང་བྱེད་ལས་ཀྱི་མདོ། 泄疗经 01.0050
སྦྱོང་སྨན། 泄药 15.0007
སྦྱོར་བ་བརྒྱ་པ། 方剂百集 02.0158
སྦྱོར་བ་སྨན་གྱི་གནས། 药物论 01.0025
སྦྱོར་བ་མཚུངས་པ། 治患相同 05.0125
སྦྱོར་ཚད། 配量 14.0095
སྦྲང་གི་ཟ་ཁྲུ། 蜂蜜样萨酷 23.0094
སྦྲང་ཆང་། 蜜酒 14.0342
སྦྲང་རྩི། 蜂蜜 13.1156
སྦྲན་དུག 食克毒 18.0038
སྦྲིད་ཆིལ། 麻胀 16.0015
སྦྲིད་པ། 麻木/喷嚏 20.0085
སྦྲུམ་མ། 孕者 07.0082
སྦྲུལ། 蛇 13.0907
སྦྲུལ་གྱི་སྟོད་ཤ 蛇前体 13.0915
སྦྲུལ་གྱི་ནོར་བུ། 蛇宝 13.0056
སྦྲུལ་ཆེན་མཁྲིས་པ། 蟒胆 13.0908
སྦྲུལ་དུག 蛇毒 29.0069
སྦྲུལ་ལྤགས། 蛇皮 13.0916
སྦྲུལ་ཚིལ། 蛇脂 13.0909
སྦྲེ་དྲི་མནམ། 味臊 10.0212

མ

མ་སྐྱོར་བུ་ལ་མི་གནོད། 刺母不伤儿法 16.0197
མ་གལ། 银白杨 13.0288
མ་མགལ་རུས་པ། 下颌骨 04.0215
མ་ངེས་པའི་འཆི་ལྟས། 不定死兆 04.0392
མ་གཅིས་སེམས། 未尿感 05.0075
མ་གདན། 基垫 28.0266
མ་ནིང་། 中性人 04.0033
མ་ནིང་རུས་པ། 中性骨 28.0109
མ་ནུ་པ་ཏྲ། 藏木香 13.0314
མ་ནུ་བཞི་ཐང་། 四味藏木香汤 14.0045
མ་ནུ་ཤུ་ཏྲར། 山姜 13.0318
མ་བུ་དགྲ་གྲོགས། 母子敌友 10.0078
མ་བྱིན་ལེན་པ། 偷窃 06.0016
མ་མ་མིག 蛙卵 13.0885
མ་མོ། 玛姆 19.0001
མ་སྨིན་མགོ་ཕྱིགས། 未熟热培根盛 19.0066
མ་སྨིན་ཆུ་སེར་པ། 未熟热黄水盛 19.0067
མ་སྨིན་བྲ་ཤོར། 未熟热隆泄 19.0064
མ་སྨིན་བྱེར་བ། 未熟热热散 19.0065
མ་སྨིན་ཚ་བ། 未熟热 19.0058
མ་སྨིན་རིམས། 未熟瘟 19.0155
མ་རྩ། 母脉 10.0081
མ་ཚང་བའི་རྩ། 不全脉 10.0103
མ་ཞུ་དུག་འདྲ། 不化类毒症 18.0021
མ་ཞུ་བ། 不消化 18.0009
མ་ཞུ་བད་ཀན། 不化培根症 18.0017
མ་ཞུ་བའི་གནས། 未消化部位 05.0049
མ་ཞུ་བེ་སྣབས། 不化粘液症 18.0018

མ་ཞུ་ཤིང་འདྲ། 不化木僵症 18.0020

མ་ཞུ་བསུད་ནད། 不化萎症 18.0019

མ་རིག་པ། 无明 05.0006

མ་ཏུ་ཙེ། 紫矿子 13.0213

མ་རླུང་བུ་ལ་ཤོར་བའི་མགོ་ནད།
母隆传子头病 20.0008

མ་ལ་བུ་ཐོགས་ཆག 母携子型骨折 28.0339

མ་ལ་ཡའི་དཀའ་འགྲེལ། 玛拉雅释难 02.0196

མ་ཤ 花豆 13.1120

མ་ཧེ། 水牛 13.0675

མ་ཧེ་འོ་མ། 水牛乳 13.0678

མ་ཧེ་རྭ། 水牛角 13.0676

མ་ཧེ་ཤ 水牛肉 13.0677

མ་ཧཱ་དེ་བ་ཤྲཱི་རལ་པ་ཅན། 吉祥螺髻 02.0018

མང་སྦྱོར་ཆེན་མོ། 芒觉青莫丸 14.0365

མཆིར། 蛇菊石 13.0122

མན་ངག 秘诀 01.0012

མན་ངག་ཀུན་གྱི་སྙིང་པོ་བསྡུས་པ།
秘诀精髓集要 02.0208

མན་ངག་བཀའ་རྒྱ་མ། 秘识秘籍 02.0226

མན་ངག་གུར་གུམ་བཅུ་གསུམ།
秘诀十三味红花散 14.0154

མན་ངག་རྒྱུད། 秘诀部 01.0017

མན་ངག་སྙིང་པོར་བསྡུས་པ་ལག་ལེན་ཀུན་གྱི་
བཅུད་བསྡུས། 秘诀荟萃实践精华汇集 02.0238

མན་ངག་བྱེ་བ་རིང་བསྲེལ། 秘诀千万舍利 02.0200

མན་ངག་རིན་ཆེན་གཏེར་མཛོད། 秘诀宝库 02.0206

མན་ངག་རིན་ཆེན་འབྱུང་གནས། 秘诀宝源 02.0243

མན་ངག་བསིལ་སྦྱོར། 秘诀清凉散 14.0196

མར། 油 07.0008

མར་ཀླད། 油状脑 28.0092

མར་དཀར། 白酥油 16.0182

མར་བཅུད། 油补方 26.0021

མར་ཆང་། 酥油酒 14.0344

མར་ནག 芥菜油 13.1134

མར་ཟུར། 下角 10.0061

མརྐད། 祖母绿 13.0051

མས་བཏང་། 导泻 15.0008

མས་འདྲེན། 导下 18.0034

མས་འཛེག་གཏར། 逐上放血 16.0077

མི་ཀླད། 弥莱 13.1043

མི་ཁྲག 弥查 13.1036

མི་མཁྲིས། 弥赤 13.1041

མི་དགེ་བའི་ལས། 恶业 04.0374

མི་འགྱོད་རྟོག་གཏད། 深思 06.0058

མི་རྒྱུ་བའི་དུག 静毒 29.0067

མི་ཆོས་མཁས། 善于人道 12.0036

མི་འཇིགས་མཚོན་ཆ། 无畏武器 02.0164

མི་ན་གནས་པ། 未病 09.0001

མི་འཕྲོད་པའི་དུག 相克毒 29.0061

མི་འཕྲོད་པའི་ཟས། 不宜食物 07.0004

མི་གཙང་མནོལ་བ། 中污秽 27.0058

མི་ཚངས་སྤྱོད་པ། 淫乱 06.0017

མི་རུས། 弥骨 13.1023

མི་རུས་བཙའ་མ། 陈骨 13.1028

མི་རུས་བཙའ་མའི་ལུམས། 陈骨浴 16.0156

མི་ཤ 弥夏 13.1037

མི་ཤ་འཕྲང་འཕྲད་ཀྱི་གསོ་ཚུལ། 狭路逢敌法 11.0026

མི་སྲུན། 野蛮人 06.0054

མིག 眼 04.0029

མིག་སྐྱག 眼眵 20.0041

མིག་གི་ཁྱིམ་བཞི། 眼四宫 20.0053

མིག་གི་རྒྱལ་མོ། 瞳仁 20.0051
མིག་གི་ཨ་འབྲས། 眼球 25.0064
མིག་འགྲིབས་ཀྱི་ནད། 眼障 20.0024
མིག་ལྤགས། 眼睑 18.0061
མིག་མཆུ། 眼皮 20.0055
མིག་མཆུའི་ནད། 眼睑病 20.0020
མིག་རྟུལ་བ། 目钝 20.0056
མིག་ལྡོག 目上翻 10.0169
མིག་ལྡོང་། 眼瞎 29.0057
མིག་ནད། 眼病 20.0019
མིག་ནད་སྐམ་ཚག 干沙眼病 20.0027
མིག་ནད་སྒྲ་ངན། 恶声眼病 20.0026
མིག་ནད་སྦུ་རིབ། 膜遗障 20.0037
མིག་ནད་གདུང་གྱུར། 栋觉眼病 20.0029
མིག་ནད་ནང་འགྲིབས། 内障症 20.0032
མིག་ནད་ཕྱི་འགྲིབས། 外障症 20.0031
མིག་ནད་བར་འགྲིབས། 中障症 20.0033
མིག་ནད་དམར་ཚག 赤沙眼病 20.0039
མིག་ནད་རྩ་དྲ། 脉网障 20.0036
མིག་ནད་རབ་རིབ། 朦胧症 20.0023
མིག་ནད་ལིང་ཐོག 云翳 20.0022
མིག་ནད་ལིང་རོ། 翳遗障 20.0038
མིག་ནད་ཤ་མཛེར། 肉钉障 20.0035
མིག་ནད་ཤ་ལྷག 赘肉障 20.0034
མིག་ནད་གཤེར་ཚག 湿沙眼病 20.0028
མིག་ནད་སྲིན་གྱུར། 蛀性眼病 20.0025
མིག་ནད་སྲོད་ལོང་། 夜盲症 20.0030
མིག་གནོན། 压眼圈 08.0064
མིག་སྤྲིན། 巩膜 20.0049
མིག་ཕམ། 弱视 29.0076
མིག་ཕོར། 眼眶 20.0040
མིག་དབྲག་རུས་པ། 眉间骨 04.0212
མིག་འཁོར་རུས་པ། 泪骨 04.0219
མིག་འབྲས་དཀར་ནག 黑白睛 20.0048
མིག་མང་། 方格 10.0249
མིག་སྨན་འདེབས་ཐུར། 眼药勺 08.0063
མིག་རྩ། 眼脉 16.0028
མིག་རྩ་གྱུང་། 眼脉突显 19.0088
མིག་རྩ་རྒོད། 眼脉暴突 21.0013
མིག་ཚག་གི་ནད 沙眼 20.0021
མིག་ཞུ། 瞳散 20.0046
མིག་གཡུང་། 视弱 05.0084
མིག་རུས། 眶骨 20.0047
མིག་རྭ། 眼球厚化 20.0052
མིག་ཧར། 盯视 17.0072
མིང་ཅན། 臭蚤草 13.0381
མིང་དོན་བརྡ་སྤྲོད་རྣམ་ལྔ། 词义注释五部 02.0173
མིད་འཆུས་སྤྱི་སྨན། 阻通丸 14.0275
མིད་རུས། 喉骨 04.0214
མིའི་ཀང་མར། 弥岗玛 13.1039
མིའི་ཀླ་གཞོབ། 血余炭 13.1019
མིའི་མཆེ་བ། 弥切瓦 13.1038
མིའི་ཉི་མ་མཐོང་བ་དོན་ལྡན།
弥尼玛彤瓦顿丹 02.0083
མིའི་དུར་ཐོད། 天灵盖 13.1021
མིའི་དཔྱི་རུས། 弥髋骨 13.1025
མིའི་ཕྲུ་མ། 弥胎衣 13.1032
མིའི་མིག་འབྲས། 弥眼珠 13.1020
མིའི་འོ་མ། 人乳 13.1017
མུ་ཁྲིད་འཛིན། 持辐 02.0011
མུ་ཅོར་སྨྲ། 妄言 21.0020
མུ་ཏིག 珍珠 13.0072

སུ་ཏིག་ཉེར་ལྔ། 二十五味珍珠丸 14.0362
མུ་སྟེགས། 外道 02.0271
མུ་མེན། 青金石 13.0067
མུ་ཟི་དཀར་པོ། 白硫黄 13.0177
མུ་ཟི་ལྗང་ཁུ། 绿硫黄 13.0179
མུ་ཟི་ནག་པོ། 黑硫黄 13.0180
མུ་ཟི་སེར་པོ། 黄硫黄 13.0178
མུ་ཟིའི་རྡོ། 硫黄石 13.0114
མུན་སྨྲོས་སེམས། 昏暗感 21.0018
མུན་བསྲེགས། 暗烧 14.0304
མུར་གོང་། 颞颥 20.0050
མུར་གོང་རུས་པ། 蝶骨大翼 04.0213
མུར་གོང་ཤ 颞肌 04.0275
མུར་འགྲམ། 腮颊 20.0014
མེ་ཁམས། 火原 04.0014
མེ་ལྕེ་ཚད་འདྲའི་རྩ། 焰状脉 10.0097
མེ་ཆུ་གོ་ལྡོག 火水颠倒 10.0108
མེ་ཉམས་གསང་། 火衰穴 16.0097
མེ་ཏོག་གླང་རྣ། 伞房马先蒿 13.0452
མེ་ཏོག་ཏིང་བཞི། 四当花 13.1204
མེ་ཏོག་སྣ་ཚོགས་ཀྱི་ལུམས། 花浴 16.0160
མེ་ཏོག་ལུག་མིག 紫菀 13.0558
མེ་ཏོག་སེར་ཆེན། 金罂粟 13.0458
མེ་ཏོག་གསུམ། 三花 13.1199
མེ་དྲོད། 火温 04.0368
མེ་དྲོད་མཁྲིས་པ། 火性赤巴 17.0081
མེ་བུམ། 火罐 08.0046
མེ་དབལ། 丹毒 24.0028
མེ་དམིགས། 灸穴 16.0088
མེ་སྨན། 火性药 13.0011
མེ་བཙའི་བཅོས། 火灸疗法 16.0087

མེ་བཙས་སྙིག་པ། 微灸 16.0117
མེ་བཙས་བཙོ་བ། 热灸 16.0114
མེ་བཙས་བསྲེག་པ། 烧灸 16.0115
མེ་བཙས་བསྲོ་བ། 烤灸 16.0116
མེ་བཞི། 四火 11.0036
མེ་བཞིན་འཇུག 如入火 02.0010
མེ་གཟའི་ནད། 火曜病 27.0023
མེ་ལེན། 烙垫 08.0066
མེ་ལོང་དཔུངས་ཀྱི་འཁྲོས་ཤ 胛中肌 04.0283
མེ་ཤེལ། 火晶 13.0060
མེ་ལྷོག 火炭疽 19.0183
མེན་ཏྲི། 纱布 28.0280
མེར་མེར་པོ། 稀软状 04.0049
མེས་པོའི་དགོངས་རྒྱན། 祖先意饰 02.0223
མེས་པོའི་ཞལ་ལུང་། 祖先口述 02.0210
མེས་འཚིག་རྨ། 烧伤 23.0144
མོ་གག 雌白喉 19.0195
མོ་ལྷམ། 锦葵 13.0336
མོ་དེབ། 雌垫 28.0294
མོ་རྡེ། 女结石 14.0291
མོ་རྡེའུ། 女结石 13.0147
མོ་ནད་དུག་ཐབས། 类毒产后病 26.0066
མོ་ནད་གསོ་བའི་སྐབས། 妇女病诊疗篇 01.0041
མོ་མྱ། 占卜 29.0053
མོ་རྩ། 雌脉 10.0075
མོ་མཚན་གྱི་ནད། 女阴病 22.0011
མོ་མཛེ། 雌麻风 29.0035
མོ་རུས། 雌骨 28.0108
མོ་གཤམ། 石女 04.0043
མོ་ལྷ། 女神 10.0262
མོན་ཆ་ར། 栎脂 13.0301

མོན་བུ་ལྷས་ཆིངས། 门布编状缚 28.0314
མོན་སྲན་གྲེའུ། 四季豆 13.1131
མོན་སྲན་ལེབ་མོ་དཀར་པོ། 白扁豆 13.1130
མུ་ལ། 木拉 13.0383
མྱ་ངན། 忧伤 05.0040
མྱུགས་པའི་རྨ། 腐创 28.0351
མྱང་རྩི་སྤྲས། 黄连 13.0542
མྱོས་འཐིབས། 昏沉 21.0022
དམངས་རིགས་ཀྱི་གདོན་ནད 戍陀罗魔病 27.0056
དམན་པ། 缺少 05.0022
དམར་སྐྱུར། 酒肉 07.0075
དམར་ཁྲིད། 实教 18.0002
དམར་ཚས། 红药敷料 28.0073
དམར་གཏོར། 红朵尔 27.0031
དམར་འདོན། 红祛隆剂 17.0057
དམར་པོ་དགུ། 九红药 28.0394
དམར་པོ་བདུན། 七红药 28.0395
དམར་པོ་སྤྱི་འཇོམས་བཤལ་སྦྱོར།
红色广泻丸 14.0274
དམར་པོ་བཞི། 四红 13.1188
དམར་པོ་གསུམ། 三红 13.1187
དམར་པོ་གསུམ་ཐང་། 三红汤 14.0035
དམར་ཙོ། 殷红 28.0273
དམུ་ཆུ། 腹水 18.0091
དམུས་ལོང་། 生盲 12.0054
དམེ་ཤ 枚夏 11.0045
དམེ་ཤོར་འབྲུགས་རླུམས་ཀྱི་གསོ་ཚུལ།
冤仇调解法 11.0029
རྨ་ཁ་འཛིག 创口溃裂 28.0058
རྨ་ཁ་འདྲུལ། 创口腐烂 28.0057
རྨ་ཁྲོས། 创伤怒肿 28.0056
རྨ་འཁྲིམས། 集聚伤 28.0380
རྨ་འགྲམས་པ། 外伤发炎 28.0034
རྨ་ཅན། 开放性骨折 28.0342
རྨ་གཅེའུ། 清疮器 08.0071
རྨ་ཚས། 创口敷料 28.0166
རྨ་མཆེད། 伤扩 28.0377
རྨ་ཕབ་པ། 搓打聚性 14.0380
རྨ་ཁྱིད། 创口冻伤 28.0142
རྨ་བྱ། 孔雀 13.0948
རྨ་བྱའི་མཁྲིས་པ། 孔雀胆 13.0952
རྨ་བྱའི་མགྲིན་འདྲ། 硅孔雀石 13.0055
རྨ་བྱའི་མདོངས་སྒྲོ། 孔雀翎 13.0949
རྨ་བྱའི་བྲུན། 孔雀粪 13.0950
རྨ་བྱའི་ཤ 孔雀肉 13.0951
རྨ་བྱེར་བ། 外伤扩散 28.0035
རྨ་མེད། 闭合性骨折 28.0343
རྨ་སྨྱོ། 狂生伤 28.0047
རྨ་སྦྱི། 养身药粉 28.0075
རྨ་གཞའ་བ། 创伤潜愈 28.0042
རྨ་ཡི་རུལ་ཟན། 创蚀骨 28.0055
རྨ་རུབ། 伤愈 28.0379
རྨ་རེད་པ། 创伤感染 28.0025
རྨ་རོགས། 复伤 28.0381
རྨ་ཤེ 伤陷 28.0378
རྨ་ཧྲིད། 创面萎皱 28.0060
རྨ་ཧྲིམ། 创口干瘪 28.0382
རྨི་ལམ་བརྟག་པ། 析梦 04.0395
རྨིག་རླུམ་རྐང་མར། 奇蹄骨髓 13.1105
རྨིགས་བུའི་ཤ 沙蜥肉 13.1060
རྨུགས་པའི་རྩ། 昏脉 10.0091
རྨེ་ཅན། 痣者 10.0107

ཙ

ཙི་ཏི་ཛྙ་ལ། 孜得杂拉 27.0046
ཙི་ཏྲ་ཀ 小米辣 13.0273
ཙི་ཙི། 稷 13.1112
ཙུ་ཏ། 金发石 13.0054
ཙེ་གསུམ། 三孜药 13.1186
ཙོག་མི་ཟུག 难端坐 23.0126
གཙགས་གདན། 扎刺垫 08.0065
གཙགས་བུ། 放血刀 08.0008
གཙགས་བུ་ཚ་གྲི། 利刃刀 08.0021
གཙགས་བུ་ལྕག་ཉལ། 斜刃刀 08.0018
གཙགས་བུ་སྟ་རེ་ཁ། 斧刃刀 08.0019
གཙགས་བུ་བྱིའུ་སྒྲ་གུའི་སྒྲོ་འདྲ། 羽状刀 08.0020
གཙགས་བུ་བྲང་བ་ཅན། 膛形刀 08.0023
གཙགས་བུ་ཟེ་སྐྱུར། 月牙刀 08.0024
གཙགས་བུ་ཟོར་དབྱིབས། 镰形刀 08.0022
གཙང་ཆབ་རྡེའུ་ཞིབ། 河白砂 13.0148
གཙང་སྟོད་དར་མ་མགོན་པོ།
藏堆•塔玛贡布 02.0057
གཙང་སྟོད་ཟིན་ཐིག་དང་ཡང་ཐིག
藏堆札记和札记精要 02.0180
གཙང་སྨན་ཡེ་ཤེས་བཟང་པོ།
藏曼•益西桑布 02.0133
གཙང་གཡེར། 江椒 13.1139
གཙུབ་ཤིང་། 燧木 04. 0059
གཙོ་བོ་བརྒྱད་པ། 八味主药散 14.0133
གཙོ་བོ་ཉེར་ལྔ། 二十五味主药丸 14.0247
གཙོ་བོའི་མེ་དྲོད། 主胃火 05.0063
གཙོད། 藏羚羊 13.0624
གཙོད་ཁྲག 藏羚羊血 13.0626
གཙོད་གྲི། 藏羚羊喉 13.0628
གཙོད་རྭ། 藏羚羊角 13.0625
གཙོད་ཤ 藏羚羊肉 13.0627
བཙག 赤石脂 13.0143
བཙག་བཅད། 除杂质 14.0295
བཙན། 赞 10.0244
བཙས་ཁྲག་མ་ཆོད། 产后失血 26.0064
བཙོ་ཐལ། 佐太 14.0368
བཙོང་སྔོག 葱 13.0534
བཙོད། 梵茜草 13.0282
བཙོད་ཀྱི་མེ་བཙའ། 茜草灸 25.0079
བཙོད་ཁུའི་ཟ་ཁུ། 茜草汁样萨醋 23.0089
བཙོས་ཟན། 糌粑煮食 07.0043
རྩ་དཀར། 白脉 04.0143
རྩ་དཀར་གྱི་ནད། 白脉病 23.0116
རྩ་བཀྲ། 脉暴露 18.0125
རྩ་ཀྱལ་བ། 浮脉 10.0138
རྩ་ལྷུགས། 脉伤性喑哑 28.0138
རྩ་སྐྲན། 脉瘤 18.0047
རྩ་སྐྲན་ཟགས་ཆུ། 脉瘤漏性腹水 18.0105
རྩ་སྐྲན་ལིང་པ། 产后脉瘤 26.0050
རྩ་ཁྲུས། 洗脉 15.0043
རྩ་མཁྲང་བ། 实脉 10.0118
རྩ་མཁྲིས་བ་སོ་ཁ། 禾叶风毛菊 13.0443
རྩ་འཁྱིག་པ། 箍脉 10.0180
རྩ་འཁྲུག 脉刺痛 19.0108
རྩ་གྱུད་པ། 弱脉 10.0122
རྩ་གྲིམས་པ། 弦脉 10.0117
རྩ་སྒྲང་། 脉绞痛 23.0033
རྩ་མགྱོགས་པ། 疾脉 10.0116
རྩ་རྒོད། 脉猛 19.0056
རྩ་རྒྱས་པ། 昂脉 10.0114
རྩ་རྒྱུག་པ། 急脉 10.0140

ཙ་རྒྱུད་ཀྱི་འགྲེལ་པ་རྒྱུད་དོན་གསལ་བའི་ཉི་མ། 根本部明释太阳之光 02.0204
ཙ་རྒྱུད་འགྱུར་བ། 脉象变异 10.0162
ཙ་རྒྱུད་ཆུང་ཐུང་། 弱短脉 10.0177
ཙ་རྒྱུད་ཆེ་རིང་། 洪长脉 10.0176
ཙ་རྒྱུད་འཚོལ་བ། 乱脉 10.0151
ཙ་རྒྱུད་མི་གསུང་། 不显脉 10.0178
ཙ་གཅོད་པ། 结脉 10.0129
ཙ་འཇུར། 脉弱 23.0046
ཙ་གཉན། 危脉 28.0204
ཙ་ཉམས། 脉痹 23.0104
ཙ་སྟོང་པ། 虚脉 10.0125
ཙ་སྟོངས། 脉虚热 19.0076
ཙ་ཐག་བཅུ་དྲུག 十六味鸢尾子散 14.0167
ཙ་ཐང་བ། 紧脉 10.0130
ཙ་ཐིགས། 脉伤滴漏 28.0205
ཙ་འཐེན་པ། 掣脉 10.0128
ཙ་དྲག་པ། 洪脉 10.0113
ཙ་མདུད། 脉结 16.0007
ཙ་མདོ། 脉经 10.0038
ཙ་འདར་བ། 颤脉 10.0143
ཙ་འདེགས། 脉悬 19.0055
ཙ་འདྲིལ་བ། 滑脉 10.0115
ཙ་སྡོད་པ། 间歇脉 10.0164
ཙ་ནག 黑脉 04.0144
ཙ་ནད། 经脉病 26.0004
ཙ་ནད་ཚ་རྒྱས། 热盛脉病 28.0359
ཙ་གནད། 要害脉 28.0024
ཙ་གནད་བྱེར་བ། 要害肌窜肿 28.0354
ཙ་དཔངས། 脉幅 10.0072
ཙ་སྤུན་པ། 短促脉 10.0150
ཙ་ཕྲ་བ། 细脉 10.0139
ཙ་འཕྲིག 颤涩脉 10.0153
ཙ་བ་ལྔ། 五根 13.1212
ཙ་བ་མདོ་ཡི་གནས། 总纲论 01.0020
ཙ་བ་བཞི། 四根药 28.0186
ཙ་བའི་མཁྲིས་པ་ལྔ། 五根本赤巴 04.0344
ཙ་བའི་རྒྱུད། 根本部 01.0015
ཙ་བའི་བད་ཀན་ལྔ། 五根本培根 04.0350
ཙ་བའི་རླུང་ལྔ། 五根本隆 04.0338
ཙ་བུལ་བ། 松脉 10.0123
ཙ་བྱིང་བ། 沉脉 10.0121
ཙ་བྱེར། 脉内扩散 28.0041
ཙ་དབྱིབས། 脉状 10.0127
ཙ་འབུར་བ། 凸脉 10.0142
ཙ་འབྲས། 脉哲 24.0004
ཙ་འབྲུམ། 脉疹 24.0021
ཙ་སྦུབས། 脉管 18.0011
ཙ་སྦོམ་ལ་ཁེངས་པ། 粗满脉 10.0141
ཙ་སྦྱོངས་ཀྱི་བཅོས། 脉泄疗法 15.0042
ཙ་མིག 脉道 18.0016
ཙ་དམའ་བ། 跌幅脉 10.0157
ཙ་རྨེན། 脉淋巴疮 24.0034
ཙ་ཞན་པ། 微脉 10.0120
ཙ་ཡིག་ཉི་ཟེར་སྒྲོན་མེ། 脉书日光明灯 02.0156
ཙ་གཡོ་བ། 飘脉 10.0156
ཙ་རུ་རྒྱུ་བ། 穿入脉道 05.0054
ཙ་ལ་བལྟ་བའི་དུས། 诊脉时间 10.0044
ཙ་ལམ། 脉道 15.0045
ཙ་གཤེར། 泻脉法 26.0014
ཙ་བཤལ། 泻脉 15.0006
ཙ་སྟོད་པ། 散脉 10.0124

རྩངས་པ། 鬣蜥 13.0892
རྩངས་པའི་ཀླད་པ། 鬣蜥脑 13.0894
རྩངས་པའི་མཁྲིས་པ། 鬣蜥胆 13.0893
རྩངས་པའི་ཤ 鬣蜥肉 13.0895
རྩད། 西藏棱字芹 13.0343
རྩམ་པ། 糌粑 07.0039
རྩམ་པ་འབྲུ། 食物样泻 18.0037
རྩམ་ལོང་། 横结肠 21.0143
རྩི་ཉམས་ཟོས། 蚀泽 24.0019
རྩི་དུག 精华毒 29.0005
རྩི་སྦྱོར། 精药方 19.0026
རྩི་སྦྱོར་དུག 精华配毒 29.0013
རྩི་མར། 酥油 18.0012
རྩི་སྨན། 精华药 13.0184
རྩི་བཞི། 四甘露 13.1209
རྩི་གསུམ། 三精 28.0184
རྩི་ཏོག་སྲེག 煨制 14.0327
རྩིབ་ཐུང་། 短肋 04.0232
རྩིབ་མ། 肋骨 04.0230
རྩིབ་མའི་གོ་བར། 肋间隙 16.0208
རྩིབ་རིང་། 长肋 04.0231
རྩིབ་ལོགས། 胁肋 18.0027
རྩུབ་འཚོས། 粗疗 15.0002
རྩུབ་པ། 糙 13.0024
རྩུབ་དཔྱད། 峻外治法 08.0005
རྩེ་བཅིལ། 抑病势 19.0043
རྩེ་ཆུང་། 颈外静脉 16.0030
རྩེ་འཇམ། 微温 19.0157
རྩེ་འདྲ། 尖状脉 04.0147
རྩེ་ནག 黑尖脉 28.0233
རྩེ་མོ་གསུམ། 三顶 27.0064
རྩེའུ་འགྲེང་། 颈脉暴张 26.0058
རྩོལ་བཅག 运动 11.0065
རྩྭ་མཁྲིས། 粉苞苣 13.0442
རྩྭ་དེབ། 草垫 28.0289
རྩྭ་ཟན་སྦྲུན། 食草兽粪 13.1093
བརྩོན་འགྲུས། 精进 12.0071

ཚ

ཚ་ལྐུགས། 热性喑哑 19.0034
ཚ་སྐྲན། 热瘤 18.0058
ཚ་ཁྲིས། 热怒肿 28.0345
ཚ་མཁྲིས། 热性赤巴病 17.0088
ཚ་འཁྲུགས། 血性紊乱热 19.0122
ཚ་གྲང་གལ་མདོ། 寒热要点 10.0273
ཚ་གླང་། 热性绞痛 23.0039
ཚ་འགྲམས། 扩散性紊乱热 19.0126
ཚ་རྒྱས། 盛热性紊乱热 19.0123
ཚ་ཆུ། 热病尿 10.0251
ཚ་ཆུ་རྒྱས་ཐེབས། 热水盛蔓 18.01
ཚ་ཉོགས། 热性浊热 19.0106
ཚ་སྟོངས། 热虚性紊乱热 19.0131
ཚ་ཐང་། 热汤 14.0015
ཚ་ཐུར། 热针 16.0184
ཚ་ཐུར་གྱི་གྲང་ཐུར། 灸后冷刺 16.0201
ཚ་ཐུར་སྦྲགས་མ། 热刺兼灸 16.0202
ཚ་དུགས། 热罨 16.0134
ཚ་དུས། 暑季 05.0025
ཚ་རྡོལ། 脉溃性紊乱症 19.0127
ཚ་བ། 辛 13.0007
ཚ་བ་ཁོང་ཤོར། 热侵脏腑 10.0228

ཚ་བ་ལྔ། 五辛 13.1166

ཚ་བ་སྟོངས་པ། 热空虚 19.0086

ཚ་བ་སྟོབས་ཅན། 甚热症 11.0037

ཚ་བ་བདའ་དྲགས། 清热过盛 19.0050

ཚ་བ་བདུན། 七辛 13.1168

ཚ་བ་ཐྲི། 退热 19.0117

ཚ་བ་མེས་གདུས་པ། 煅烧药 13.1150

ཚ་བ་རི་ཐང་མཚམས། 山原界热 19.0046

ཚ་བ་ལ་འདས་པ། 热病过极 05.0128

ཚ་བ་གསུམ། 三辛 13.1165

ཚ་བམ། 热麻 28.0348

ཚ་བའི་ནད། 热症 05.0095

ཚ་བའི་སྤྱི་རྩ་དྲུག 热症六脉 10.0112

ཚ་འཕྱམས། 热崩泻 15.0020

ཚ་འབྲབ། 笞痛 26.0056

ཚ་སྦྱོར་གྱི་དུག 热性配毒 29.0016

ཚ་མིག 菜粥 07.0051

ཚ་མྱག 烧灼 23.0114

ཚ་རྒྱུགས། 蚀肺性紊乱症 19.0128

ཚ་སྨྱོ། 热性疯病 19.0031

ཚ་གཞབ། 热邪潜愈 28.0045

ཚ་ཡེར། 热性失眠 19.0036

ཚ་གཡའ། 灼痒 15.0052

ཚ་རིམས། 瘟热性紊乱热 19.0129

ཚ་རོང་དཔལ་ལྡན་རྒྱལ་མཚན།
嚓荣•班丹坚参 02.0102

ཚ་ལ། 硼砂 13.0568

ཚ་ལའི་འཕྲུལ་བཤལ། 硼砂下泻丸 14.0272

ཚ་ལོག 寒变热 16.0198

ཚ་སེལ། 除热 14.0097

ཚ་སེལ་གྱི་ཐང་། 清热汤 14.0016

ཚངས་ཐིག 中枢线 28.0243

ཚངས་པ། 梵天 02.0017

ཚངས་པའི་སྐུད་པ། 囟门线脉 04.0151

ཚངས་པའི་བུ་ག 囟门孔 04.0072

ཚད་གཉའ་བཅག 镇热势 19.0084

ཚད་པ་གསོ་བའི་སྐབས། 热病诊疗篇 01.0034

ཚད་མེད་བཞི། 四无量 12.0066

ཚད་གཞུག་འབུད། 隆煽余热 19.0085

ཚད་རོ་གདོན། 清余热 19.0134

ཚད་རོ་ལུས། 热残留 19.0063

ཚད་རླུང་ནད། 热隆病 19.0007

ཚན་ཆེ། 强力 09.0008

ཚན་དོ། 热敷料 28.0173

ཚབས་སྐྲན། 媣瘤 26.0042

ཚབས་ནད། 媣病 26.0026

ཚར་བོང་། 沙蒿 13.0379

ཚར་འབྲུམ། 枸籽 13.0232

ཚས་ཀྱིས་གསོ། 滋养 04. 0060

ཚིག་དོན་ཟླ་ཟེར། 句义月光 02.0161

ཚིག་རྫུན། 谎言 06.0044

ཚིག་མི་ཐར། 失语 23.0009

ཚིག་རྩུབ། 粗语 06.0021

ཚིགས། 关节 04.0119

ཚིགས་འཁོར། 关节积脓 28.0064

ཚིགས་ཆེན། 大关节 04.0121

ཚིགས་ཕྲན། 小关节 04.0120

ཚིགས་བྱེར། 关节间扩散 28.0040

ཚིལ། 脂 04.0098

ཚིལ་གྱུར་སྐད་འགགས། 脂性喑哑 23.0007

ཚིལ་གྱུར་ཐྲིག་རྒྱུགས། 脂肪疝 24.0040

ཚིལ་གཉིས། 二脂 13.1217

ཚིལ་གནད། 要害脂肪 28.0018

ཚིལ་བྱེར། 脂层扩散 28.0038

ཚིལ་ལྦ། 脂性颈瘿 20.0132

ཚིལ་རྨེན། 脂淋巴疮 24.0033

ཚིལ་ལུམས། 脂浴 16.0166

ཚུལ་ཁྲིམས། 持戒 12.0069

ཚུལ་ཕྱེད། 疾病显象 05.0119

ཚེ། 寿 30.0001

ཚེ་བརྐྱང་བ། 延寿 06.0009

ཚེ་སྒྲུབ། 长寿仪轨 10.0192

ཚེ་གཅིག་ལུས་གཉིས། 蝌蚪 13.1104

ཚེ་ཆོག 延寿仪轨 10.0189

ཚེ་འདིའི་ཉེས་པ་རྣམ་གཉིས། 二邪 05.0090

ཚེ་ཟད། 寿尽 09.0002

ཚེ་ཡི་རྩ། 寿脉 04.0127

ཚེར་སྔོན། 多刺绿绒蒿 13.0430

ཚོ་ཁུ། 肥肉汤 15.0022

ཚོ་ཁུ་མེ་མ་འཕྲད་པ། 离火肥肉汤 07.0054

ཚོ་ཆེས། 肥胖 16.0143

ཚོགས་པ་ཆད་འདྲ། 似烂菜色 10.0232

ཚོགས་པ་དྲུག་ལྡན། 六德俱全 12.0040

ཚོགས་བསགས། 积善 04.0404

ཚོད་ལེན། 试验 28.0079

ཚོན། 寸 10.0052

ཚོན་གང་། 一寸 04.0111

ཚོམས་ཕྱེ། 湿炒青稞面 17.0061

ཚོས་པ་སྐྱེན། 易熟 16.0126

ཚོས་ལུམས། 煮汁浴 16.0164

ཚོས་གསུམ། 三颜 13.1185

ཚྭ་སྣ་ལྔ། 五盐 13.1170

ཚྭ་སྣ་གསུམ། 三盐 13.1169

ཚྭ་དམར་བྲག་ཚྭ། 红岩盐 13.0583

ཚྭ་བསྲེགས། 煅盐灰药 14.0322

མཚང་འདྲི་བ། 套问 10.0019

མཚན་གུང་། 午夜 17.0053

མཚན་ཉིད་ཤེས་བྱ། 掌握性相 10.0018

མཚན་གཉིས་མ་ནིང་། 两性人 04.0035

མཚན་དང་དཔེ་བྱད། 相好 12.0026

མཚན་བར་རྫོལ་བ། 会阴瘘 24.0044

མཚན་དབྲག 会阴 24.0045

མཚན་དབྲག་དབུས་ཀྱི་ཆུ་རྩ། 会阴间水脉 04.0182

མཚན་དབྲག་གཡས་ཀྱི་སྲོག་རྩ། 会阴右命脉 04.0184

མཚན་དབྲག་གཡོན་གྱི་སྲིད་རྩ། 会阴左殖脉 04.0183

མཚན་མའི་ནད། 妊娠病 26.0059

མཚན་མའི་འཕར་རྩ། 生殖动脉 04.0198

མཚན་མེད་མ་ནིང་། 无性人 04.0036

མཚན་མོར་བཏང་བ། 夜服 11.0020

མཚལ། 朱砂 13.0111

མཚལ་ཆད་འདྲ། 似朱砂色 10.0234

མཚལ་ཐལ། 朱砂灰 13.0112

མཚལ་ཚྭ། 朱红盐 13.0589

མཚལ་ལུ་མཁྲིས་པ། 红鸡胆 13.0825

མཚལ་ལུའི་བྲུན། 红鸡粪 13.0826

མཚུན་གཏོར། 祭祖 04.0406

མཚུལ་འགྲམ་འཕར་རྩ། 鼻窦动脉 04.0301

མཚུལ་པ། 鼻窦 20.0090

མཚུལ་པ་ཤུ། 鼻窦哨 20.0086

མཚུལ་རྩ། 鼻窦脉 04.0300

མཚུལ་རུས། 鼻骨 04.0218

མཚེ་ལྡུམ། 麻黄 13.0375

མཚེ་མ། 孪生 04.0039

མཚེར་སྐྱོང་ས། 畜圈底土 13.0171

མཚོ་འཁྲོམས་པ། 脑震伤 28.0130
མཚོ་སྨན། 龙女 10.0175
མཚོ་ཚྭ། 海盐 13.0566
མཚོགས་མ། 囟门 25.0003
མཚོགས་མའི་ཤ 囟门肌 04.0273
མཚོགས་མའི་སྦྲུབས། 囟门缝 25.0004
མཚོགས་གསང་། 囟门穴 04.0206
མཚོགས་གསང་གི་རྩ། 囟门脉 16.0018
མཚོན་ཆའི་དུག 兵器毒 29.0003
མཚོན་འབྲས། 伤哲 24.0017
མཚོན་རྨ་གསོ་བའི་སྐབས། 创伤诊疗篇 01.0043
འཚིང་སྐྲིག 胀嗝 21.0121
འཚོ་ཁུ། 营养液 16.0086
འཚོ་བ་ཟས་ཀྱི་གནས། 饮食论 01.0024
འཚོ་བ་གསུམ་ཟད་པ། 三缘尽失 05.0123
འཚོ་བྱེད། 措且 12.0081
འཚོ་བྱེད་དར་རྩ། 养脑脉 28.0116
འཚོ་བྱེད་རྡོ་རྗེ་རྒྱལ་མཚན། 措且•多吉坚参 02.0147
འཚོ་བྱེད་བློ་གྲོས་བརྟན་པ། 措且•洛智丹巴 02.0113
འཚོ་བྱེད་གཞོན་ནུ། 耆婆 02.0025
འཚོ་སྨན། 愈疮药 28.0071
འཚོ་མཛད་སྨན་པའི་རྒྱལ་པོ། 济世药王 12.0024

ཛ

ཛཱ་ཏི། 肉豆蔻 13.0186
མཛུབ་གང་། 六指 04.0114
མཛུབ་ཆུང་འགུལ་རྩ། 小指动脉 04.0188
མཛུབ་མོ། 食指、食趾 04.0322
མཛེ་ཁ་བརྒྱ། 百口癞 27.0090
མཛེ་སྤྲང་ཤུ། 癣状癞 27.0081
མཛེ་ཐོད་པ་འདྲ་བ། 额状癞 27.0078
མཛེ་དུག 麻风毒 29.0018
མཛེ་ནད། 麻风病 27.0047
མཛེ་པགས་པ་རྨུགས་པ། 皮腐癞 27.0094
མཛེ་པདྨ་དཀར་པོ། 白莲癞 27.0091
མཛེ་བྲེར། 蔓延癞 27.0086
མཛེ་འབྲས། 哲癞 27.0085
མཛེ་འབྲུམ། 疹癞 27.0084
མཛེ་འབྲུམ་བུ། 疹癞 27.0092
མཛེ་ཚྭ། 含水芒硝 13.0570
མཛེ་ཟླུམ་པོ། 椭状癞 27.0080
མཛེ་འོལ་སེ་འདྲ་བ། 桃儿七状癞 27.0095
མཛེ་གཡན་པ། 疥疮癞 27.0093
མཛེ་རི་ཤའི་ལྕེ། 日夏舌状癞 27.0082
མཛེ་ཤ་བཀྲ། 肉斑癞 27.0088
མཛེ་ཤུ་བ། 疱疹癞 27.0089
མཛེ་སེར་ག 皲裂癞 27.0087
མཛེ་ཨུ་དུམ་ཝ་ར། 莲状癞 27.0079
མཛེའི་མཁར་བརྒྱད། 八麻风府 27.0062
མཛེར་པ། 疣 23.0134
མཛེས་བྱེད་མཆེ་བ། 犬齿 04.0259
མཛོ། 公犏牛 13.0691
མཛོ་ཁལ་ལུག་ཁལ་གྱི་གསོ་ཚུལ། 牛驮羊驮法 11.0030
མཛོ་ལྕི། 犏牛粪 13.0696
མཛོ་མར། 犏牛酥油 13.0695
མཛོ་མོ་དྲུག་ཐང་། 六味锦鸡儿汤 14.0068
མཛོ་མོ་ཤིང་། 藏锦鸡儿 13.0270
མཛོ་འོ། 犏牛乳 13.0694
མཛོ་རྭ། 公犏牛角 13.0692
མཛོད་བུ་ཆུང་། 坐布琼 28.0334
མཛོའི་ཁོང་ཁྲག 公犏牛内腔血 13.0693

འཛིབ་བུ་ཀ། 孜布嘎 13.0578

འཛིམ་ནག 青甘韭 13.0537

འཛིང་། 花岗岩 13.0157

རྫ་མའི་འབྲུལ་འཁོར། 陶罐罨敷法 20.0017

རྫས་སྦྱོར་དུག 物配毒 29.0007

རྫི་འཁོར། 失嗅 15.0035

རྫི་ཆར། 风雨 06.0050

རྫི་དུག 风毒 29.0038

རྫི་མ་ཆག 倒睫 23.0047

རྫིམས་འཛིན། 贲门 21.0117

ཝ

ཝ། 狐 13.0869

ཝ་ཀླད། 狐脑 13.0872

ཝ་གློ། 狐肺 13.0871

ཝ་གློ་ཉེར་ལྔ། 二十五味狐肺散 14.0171

ཝ་གཅིན། 狐尿 13.0874

ཝ་སྙིང་། 狐心 13.0870

ཝ་ཏ། 瓦达 13.0385

ཝ་གདོང་རུས་པ། 骶骨 04.0245

ཝ་བྲུན། 狐粪 13.0873

ཝ་ལུང་། 槽状创 28.0126

ཝ་ས། 水槽底土 13.0169

ཞ

ཞ་ཉེ། 铅 13.0095

ཞ་འཐེང་། 跛瘸 17.0046

ཞ་བོ། 肢残者 04.0084

ཞག 酯 04.0133

ཞག་གི་ཟ་ཁྲུ། 油脂样萨酷 23.0092

ཞག་དུག 日发毒 29.0030

ཞང་སྟོན་རྡོ་རྗེ་བདུད་འདུལ།
象仑金刚护法 02.0273

ཞང་གཟི་བརྗིད་འབར། 祥•斯吉巴 02.0052

ཞི་བ། 平息 05.0020

ཞི་བྱེད། 平息 11.0056

ཞི་བྱེད་བཅུ་གཅིག 十一味能消散 14.0147

ཞི་བྱེད་ཉེར་དགུ། 二十九味能消散 14.0174

ཞི་བྱེད་དྲུག་པ། 六味安消散 14.0108

ཞི་བྱེད་སྨན་གྱི་མདོ། 平息药剂经 01.0049

ཞིམ་ཐིག་ལེ། 夏至草 13.0490

ཞིམ་ཤིང་གསུམ་ཐང་། 三味星夏汤 14.0037

ཞུ་མཁན་ལོ་མ། 山矾叶 13.0259

ཞུ་རྗེས། 消化后 13.0016

ཞུ་རྗེས་བསྡེབས། 化味配伍 13.0039

ཞུ་རྗེས་གསུམ། 三化味 13.0017

ཞུ་དང་མ་ཞུ་བའི་གནས།
消化与未消化部位 05.0050

ཞུ་བའི་གནས། 消化部位 05.0048

ཞུན། 涂糊 28.0262

ཞུན་མར། 熔酥油 07.0010

ཞེ་འཕྲུན། 呕呻 21.0015

ཞེ་སྡང་། 瞋 05.0010

ཞོ། 酸奶 07.0017

ཞོ་ཀླད། 酪状脑 28.0095

ཞོ་བཀྲ། 乳诊 25.0051

ཞོ་སྐྱ། 脱脂酸奶 07.0016

ཞོ་ཁ་ཆུ། 酸奶水 07.0018

ཞོ་གང་། 一钱 14.0008

ཞོ་སྤྲིས། 酪皮 07.0020

ཟས་ཀྱིས་ངོར། 厌食 15.0030

ཟས་སྐྲན། 食积瘤 18.0041

ཟས་ཁམ། 食药交替 11.0015

ཟས་སྔོན། 饭前 11.0012

ཟས་བཅས། 药食同进 11.0018

ཟས་མཐའ། 饭后 11.0014

ཟས་དུག 食毒 29.0040

ཟས་བསྲམ་པ། 饮食禁忌 07.0002

ཟས་མནན། 夹食服 11.0019

ཟས་དབུས། 饭中 11.0013

ཟས་མ་ཟོས། 未食 11.0011

ཟས་སྨན་བཅུ་པ། 十味消食散 14.0143

ཟས་ཚུལ། 饮食法 07.0001

ཟས་མཚམས། 消食期 11.0016

ཟས་རིམ། 食物性感染 28.0061

ཟི་ཚམ། 恍惚 20.0018

ཟི་ལྀ། 斯得虫 25.0066

ཟི་ན་ངག་དབང་ཚུལ་ཁྲིམས་དར་རྒྱས།
司纳•阿旺慈成达杰 02.0131

ཟི་ར་དཀར་པོ། 孜然芹 13.0464

ཟི་ར་ནག་པོ། 黑种草 13.0465

ཟི་ར་སེར་པོ། 柴胡 13.0466

ཟི་ལ། 锡镴 13.0097

ཟིན་ཏིག 白苞筋骨草 13.0510

ཟིན་ཏིག་བདུད་རྩིའི་ཐིགས་པ།
札记甘露之滴 02.0245

ཟིན་ཏིག་མཛེས་རྒྱན་བདུད་རྩིའི་སྨན་མཛོད།
札记美饰甘露药库 02.0247

ཟུག་རྔུ། 刺痛/异物 10.0158

ཟུག་རྔུ་བརྟག་པའི་ཆ་བྱད། 异物探测器 08.0006

ཟུག་རྔུ་འབྱིན་པའི་ཆ་བྱད། 剔物器 08.0070

ཟུག་རྔུ་ལུས་པ། 异物遗留 28.0015

ཟུག་རྔུའི་རུལ་ཟན། 异物蚀骨 28.0053

ཟུག་སྲི། 疼痛缓解 28.0371

ཟུང་འཇུག་རླུང་། 双入隆 11.0051

ཟུངས། 精 04.0089

ཟུངས་ཀྱིས་མི་ཐུབ་པ། 体力不支 05.0130

ཟུངས་ཁྲག 正血 16.0006

ཟུངས་ཆུ། 润液 28.0375

ཟུངས་ཟད། 精耗损 23.0022

ཟུངས་གསུམ། 三精华 18.0060

ཟུར་མཁར་ལོ་རྒྱུས། 苏喀医史概论 02.0209

ཟུར་མཁར་མཉམ་ཉིད་རྡོ་རྗེ།
苏喀•娘尼多吉 02.0090

ཟུར་མཁར་བློ་གྲོས་རྒྱལ་པོ།
苏喀•洛追杰布 02.0098

ཟུར་ཐིག 侧线 28.0245

ཟུར་གསང་། 侧穴 16.0091

ཟེ་ཚྭ། 火硝 13.0586

ཟེར་དུག 光毒 29.0037

ཟེར་མོ། 血雉 13.0941

ཟེར་མོའི་རུས་པ། 血雉骨 13.0942

ཟེར་མོའི་ཤ 血雉肉 13.0943

ཟོ་ཆགས། 奶桶垢 17.0140

ཟོ་མར། 桶油 07.0009

ཟོམ་རྩི། 桶壁酥油 15.0015

ཟོར་ཁ། 施食 10.0195

ཟྭ་ཕྱི་ཨ་ཡ། 高原荨麻 13.0371

ཟྭ་འབྲུམ། 荨麻籽 13.0370

ཟྭ་ཚོད། 荨麻菜 07.0047

ཟླ་དུག 月发毒 29.0031

ཟླ་མཆོད། 月供 25.0011

ཟླ་མཚན། 月经 22.0012

ཟླ་མཚན་འཁྱིལ་བ། 月经滞留 22.0015

ཟླ་མཚན་འབྱུང་། 崩漏 26.0008

ཟླ་མཚན་ཀླུགས་པ། 月经崩漏 22.0014

ཟླ་འོད་ནོར་ཁྱུང་། 月光宝鹏丸 14.0279

ཟླ་ཤེལ་ཆེན་མོ། 大月晶丸 14.0276

ཟླ་ཤེལ་བདུད་རྩི་མ། 月晶甘露丸 14.0278

ཟླ་ཤེལ་བདུད་རྩིའི་ཐིགས་པ།
月晶甘露滴丸 14.0277

ཟླ་ཤེལ་སྨྱུ་གུ 月晶禾苗 14.0366

ཟླུམ་འཆོས། 调治法 28.0167

གཟའ་ཆོག 星曜仪轨 27.0033

གཟའ་དུག་ནག་པོ། 苞叶雪莲 13.0512

གཟའ་ནད། 星曜病 27.0022

གཟི་ཧྲིང་། 九眼珠 13.0068

གཟིག 豹 13.0791

གཟིག་གི་མཆེ་བ། 豹犬齿 13.0792

གཟིག་སྤུ། 豹毛 13.0795

གཟིག་རུས། 豹骨 13.0793

གཟིག་ཤ 豹肉 13.0794

གཟུ་བ། 中正人 12.0059

གཟུགས་ཁམས། 色界 27.0074

གཟུགས་ངན། 矮人 04.0118

གཟུགས་བརྙན། 身影 10.0241

གཟུགས་མི་སྡུག 畸形/残疾 04.0067

གཟུགས་མེད་ཀྱི་ཁམས། 无色界 27.0075

གཟུགས་མོ། 豪猪 13.1044

གཟུགས་མོའི་ཀླད་པ། 豪猪脑 13.1048

གཟུགས་མོའི་ཁྲག 豪猪血 13.1049

གཟུགས་མོའི་མཁྲིས་པ། 豪猪胆 13.1047

གཟུགས་མོའི་མཆིན་པ། 豪猪肝 13.1046

གཟུགས་མོའི་བྲུན། 豪猪粪 13.1050

གཟུངས་ཆེན་གྲྭ་ལྔ། 五部陀罗尼咒 20.0058

གཟེ་ཆང་། 蒺藜酒 14.0345

གཟེ་མ། 蒺藜 13.0333

གཟེ་མ་གསུམ་ཐང་། 三味蒺藜汤 14.0038

གཟེར་འཁྲུག 闪痛 19.0016

གཟེར་འཇོམས་གསུམ། 三镇痛药 13.1197

གཟེར་འདྲིལ། 拧痛 19.0017

གཟེར་འགྲོ། 游走性痛 19.0087

གཟེར་བ་བཅག་པ། 止痛 15.0049

བཟང་པོ་དྲུག 六良 13.1164

བཟང་པོ་བཞི། 四良 13.1163

བཟང་པོ་གསུམ། 三良 13.1162

བཟོད་པ། 忍辱 12.0070

འ

འ་ཞའི་སྨན་པ། 阿夏曼巴 02.0028

ཨུ་སུ། 芫荽 13.0462

ཨུག་སྒྲོ། 雕鸮羽 13.1010

ཨུག་པ། 雕鸮 13.1008

ཨུག་པའི་ཤ 雕鸮肉 13.1009

ཨུག་བྲུན། 雕鸮粪 13.1011

འོ་ཀླད། 乳状脑 28.0096

འོ་མ་ཤེ་འདྲ། 似腐乳色 10.0235

འོ་མའི་ཁྲག་ཚབས། 侵乳汁血娱病 26.0034

འོ་ཛོང་བློ་བཟང་སྦྱིན་པ། 欧宗•洛桑晋巴 02.0140

འོ་ཟན། 奶糊 25.0078

འོ་རྣོན། 生乳 29.0063

འོ་སེའི་འབྲས་བུ། 变叶海棠果 13.0246

འོག་སྒོ་གཉིས། 两阴窍 04.0074

འོག་རླུང་། 浊气 07.0074

འོད་སྐོར། 光环 10.0247

འོད་ལྡན། 优越虎耳草 13.0517

འོན་པ། 耳聋 20.0063

འོམ་བུ། 水柏叶 13.0262

འོར་ཁུང་། 水道 18.0112

འོར་སྒོ། 下坠水肿穴 18.0081

འོར་ནད། 下坠水肿 18.0083

འོལ་སྐྱོམ། 油面 07.0042

འོལ་ཁ་བསྒྱུར། 改渠法 20.0084

འོལ་བའི་ཤ 鸢肉 13.1066

འོལ་མོ་སེ། 桃儿七 13.0530

འོལ་སེ་ཉེར་ལྔ། 二十五味桃儿七丸 14.0249

ཡ

ཡ་བཀྵ་ར། 无水芒硝 13.0571

ཡ་ག 恶语 11.0080

ཡ་ག་ཙན། 亚嘎尖 27.0003

ཡ་མགལ་རུས་པ། 上颌骨 04.0222

ཡ་ཐོད། 前额 04.0306

ཡ་མ། 亚马 23.0055

ཡང་ཏིག་སྨན་གྱི་སྦྱོར་སྡེ་འཆི་མེད་བདུད་རྩིའི་བཅུད་ལེན། 精粹方剂长寿甘露精华 02.0248

ཡང་དེབ། 重垫 28.0296

ཡང་བ། 轻 13.0023

ཡན་ལག་བརྒྱད། 八支 01.0010

ཡན་ལག་བརྒྱད་པའི་སྙིང་པོ་བསྡུས་པ། 八支精要集 02.0159

ཡན་ལག་བརྒྱད་པའི་གཞུང་ལས་བསྡུས་པ་ནོར་བུའི་ཕྲེང་བ། 八支汇集宝串 02.0175

ཡན་ལག་བརྒྱད་པའི་རང་འགྲེལ། 八支自释 02.0160

ཡན་ལག་རྨ། 肢体创伤 28.0281

ཡབ་ཆ། 用器 16.0073

ཡམ་ཤུད། 延须 10.0264

ཡམས་ཐབས། 类瘟 19.0133

ཡམས་ནད། 疠瘟 19.0238

ཡར་ཟུར། 上角 10.0060

ཡས་གླུད། 替身供品 25.0014

ཡས་ལྤིབས། 上睑 20.0054

ཡས་བབས་གཏར། 逐下放血 16.0076

ཡས་བྱིན། 祭供 10.0173

ཡི་ག་འགག 无食欲 05.0076

ཡི་ག་འཆུས་པའི་ནད། 无食欲症 23.0010

ཡི་ག་ལྡོག་པ། 厌食 18.0025

ཡི་ག་འབྱེད། 开胃 23.0011

ཡི་དམ། 本尊 04.0405

ཡིད་ཀྱི་ཉེས་པ། 意孽 05.0016

ཡིད་འཇུག་བུ་ག 灵窍 04.0399

ཡིད་གཞུངས། 聪颖/正直 04.0066

ཡིད་བཞིན་ནོར་བུ། 如意宝 13.0059

ཡིབ་མ། 馊 18.0031

ཡུ་གུ་ཤིང་། 川西合耳菊 13.0372

ཡུ་མོ་མདེའུ་འབྲིན། 拟耧斗菜 13.0521

ཡུགས། 豆状赭石 13.0144

ཡུང་བ། 姜黄 13.0321

ཡུང་བ་གཉིས་ཐང་། 二味姜黄汤 14.0024

ཡུང་བ་གསུམ་ཐང་། 三味姜黄汤 14.0039

ཡུངས་ཀར། 白芥子 13.1133

ཡུངས་ཀར་ཉེར་ལྔ། 二十五味白芥丸 14.0250

ཡུངས་མར། 芥子油 07.0011

གཡེར་ཤིང་པ། 齿叶玄参 13.0374

གཡོ། 谲诈 12.0075

གཡོ་བ། 动 04.0360

གཡོས་སྦྱར། 烹调 07.0029

ར

ར། 山羊 13.0650

ར་ཀླད། 山羊脑 13.0659

ར་སྐྱེས། 种山羊 13.0667

ར་ཁྲག 山羊血 13.0661

ར་མཁྲིས། 山羊胆 13.0655

ར་གན། 黄铜 13.0093

ར་གློ། 山羊肺 13.0653

ར་རྒོད། 斑羚 13.0670

ར་མཆིན། 山羊肝 13.0654

ར་མཆེར། 山羊脾 13.0656

ར་མཉེ། 黄精 13.0330

ར་མཉེ་ལྔ་ཐང་། 五味黄精汤 14.0057

ར་སྙིང་། 山羊心 13.0652

ར་ཐུག་ཆུ། 种山羊尿 13.0666

ར་དུག་དམར་པོ། 赤芍 13.0394

ར་ལྤགས་རློན་པ། 山羊鲜皮 13.0663

ར་སྤུ། 山羊毛 13.0664

ར་མར། 山羊酥油 13.0668

ར་ཚིལ། 山羊脂 13.0660

ར་འོ། 山羊乳 13.0667

ར་རིལ། 山羊粪 13.0665

ར་རུ། 山羊角 13.0651

ར་རུས། 山羊骨 13.0657

ར་རོ་གཉིས་པ། 中醉 07.0058

ར་རོ་དང་པོ། 浅醉 07.0057

ར་རོ་གསུམ་པ། 深醉 07.0059

ར་ཤ 山羊肉 13.0662

ར་སྒྲོ། 山羊胃糜 13.0669

ར་གསུམ། 三子 13.1169

རཀྟ་མིག་མེད། 拉恰目麦 13.1090

རག་དུད། 黄铜灰 20.0061

རག་རྡོ། 锌矿 13.0105

རག་ཤ 野桃核 13.0240

རང་རྒྱུད་ཅན། 自系 05.0106

རང་གནས། 本位 05.0035

རང་རྩ། 本脉 10.0080

རང་བཞིན། 自性 04.0381

རང་བཞིན་དུག 自然毒 29.0065

རང་བཞིན་བདུན། 七自性 04.0382

རང་གསང་། 自穴 28.0251

རཏྣ། 然纳 04.0312

རཏྣ་བསམ་འཕེལ། 然纳桑培丸 14.0367

རབ་ཏུ་འཕྱང་བའི་རྨ། 骨断肉连伤 28.0010

རབ་འཕེལ། 最盛 05.0111

རབ་ཟད། 最衰 05.0114

རམ་བུ། 珠芽蓼 13.0499

རམས། 蓝靛 13.0166

རའི་དཔྱི་རུས། 山羊髋骨 13.0658

རས་འཇག 布条 28.0198

རས་བལ་ས་བོན། 棉种子 20.0016

རས་འབྲས། 草棉 13.0249

རི་སྒོག 蓝苞葱 13.0535

རི་དྭགས་གཉན། 盘羊 13.0671

རི་དྭགས་རྭ། 野生动物角 13.0598

རི་བོ་གངས་ཅན། 岗坚山 02.0255

རི་བོ་སྤོས་ངད་ལྡན། 贝艾丹山 02.0258

རི་བོ་འབིགས་བྱེད། 博吉山 02.0256

རི་བོ་མ་ལ་ཡ། 玛拉雅山 02.0257

རི་བོང་། 野兔 13.0858

རི་བོང་ཀླད་པ། 野兔脑 13.0860

རི་བོང་སྙིང་། 野兔心 13.0859

རི་བོང་རིལ་མ། 野兔粪 13.0862

རི་བོང་ཤ 野兔肉 13.0863

རི་བོང་གསོན་པོའི་སྤུ་ར། 活野兔须 13.0861

རི་གྲོ། 黄帚橐吾 13.0360

རིག་འཛིན། 持明 12.0021

རིགས་ཀྱི་དབྱེ་བ། 类别分 05.0103

རིགས་ཀྱི་ཚ་བ་བཞི། 类分四热病 10.0146

རིགས་གསུམ་མགོན་པོ། 三怙主 02.0272

རིང་རྒྱུ། 远因 05.0002

རིང་བའི་འཆི་ལྟས། 远死兆 04.0390

རིང་བྱེར། 远窜 28.0355

རིངས། 急忙 05.0078

རིན་ཆེན་གྲང་སྦྱོར་རིལ་ནག་ཆེན་མོ། 仁青常觉大黑丸 14.0359

རིན་ཆེན་ཚ་སྦྱོར། 仁青嚓觉丸 14.0358

རིན་ཆེན་རིགས་ཀྱི་བསྙེན་ཐབས། 珍宝类药的制法 14.0357

རིན་པོ་ཆེའི་སྦྱོར་དུག 珍宝配毒 29.0009

རིན་པོ་ཆེའི་སྦྱོར་བ། 珍宝药剂 14.0355

རིན་པོ་ཆེའི་སྨན། 珍宝药 13.0041

རིམ་གྲོ། 禳解 04.0400

རིམས། 瘟病 19.0137

རིམས་རྒྱས། 瘟热盛 19.0069

རིམས་ཆམ། 瘟感冒 19.0235

རིམས་སྟོངས། 瘟虚热 19.0078

རིམས་འདེབས། 患疫 06.0056

རིམས་ནད་རྒྱུ་འཁྲོལ། 肠鸣痢 19.0174

རིམས་ནད་རྒྱུ་གཟེར། 瘟痢 19.0172

རིམས་ཚད། 瘟热 19.0139

རིལ་དཀར། 洁白丸 14.0280

རིལ་དཀར་པད་སྟོང་། 百东洁白丸 14.0281

རིལ་བུ། 丸 14.0205

རིལ་དམར། 红丸 14.0282

རུ་རྟ། 广木香 13.0316

རུ་རྟ་ལྔ་ཐང་། 五味广木香汤 14.0058

རུ་རྟ་ཉེར་གཅིག 二十一味木香丸 14.0235

རུ་རྟ་གཉིས་ཐང་། 二味广木香汤 14.0025

རུ་རྟ་དྲུག་པ། 六味木香散 14.0109

རུ་ཐུང་། 如通脉 16.0037

རུག་སྒོག 太白韭 13.0541

རུལ་སྐྱིག 臭嗝 23.0048

རུལ་ཟན། 腐蚀 28.0051

རུས་ལྐུགས། 骨伤性喑哑 28.0137

རུས་ཁུ། 骨汤 11.0078

རུས་བཅུད་གསུམ། 三骨精汤 11.0050

རུས་ཆང་། 骨酒 14.0346

རུས་གཉན། 危骨 28.0203

རུས་ཧྲེབ། 触骨感 28.0330

རུས་ཧྲེམ། 骨痹 23.0103

རུས་གནད། 要害骨骼 28.0019

རུས་པ། 骨 04.0099

རུས་པའི་འཕང་ལོ། 脊柱 04.0242

རུས་པའི་ཚ་བམ། 骨热麻 28.0360

རུས་པའི་རུལ་ཟན། 残骨腐蚀 28.0052

རུས་ཕྲན། 小块骨 04.0303

རུས་བྱེར། 骨间扩散 28.0039

རུས་འབྲས། 骨哲 24.0003

རུས་སྦལ། 乌龟 13.0875

རུས་སྦལ་སྙིང་། 乌龟心 13.0876

རུས་སྦལ་རུས་པ། 龟骨 13.0877

རུས་སྨྱོ། 骨狂生 28.0050

རུས་རྩ། 颅骨脉 28.0113

རུས་རྩ་སྒྲིད་དུ། 三足灶状骨脉 04.0267

རུས་ཚས། 滋骨品 28.0160

རུས་འཛེར། 骨刺 28.0016

རུས་གཞབ། 骨伤潜愈 28.0044

རུས་ཟན། 骨蚀 28.0376

རུས་རིགས་ཉེར་གསུམ། 二十三种骨块 04.0123

རུས་རོ། 死骨 27.0070

རུས་ལ་ཞེན་པ། 渗入骨骼 05.0055

རུས་ལུམས། 骨浴 16.0157

རུས་ཤིང་། 骨架 27.0018

རུས་གསུམ། 三骨 28.0187

རེ་སྐོན། 尼泊尔黄堇 13.0519

རེ་ལྕག་པ། 瑞香狼毒 13.0357

རེ་ལྡེ། 热德 28.0178

རེ་ལྡེ་ཆིངས། 毛织缚 28.0308

རེ་རལ་གསུམ། 三日惹 13.1178

རེག་པ་རྩ་ལ་བརྟག་པ། 切脉诊断 10.0040

རེག་པའི་བརྟག་པ། 触诊 10.0010

རེག་པའི་དུག 触毒 27.0042

རེག་བྱ། 触觉 04.0009

རེག་བྱ་དཔྱད་ཀྱི་སྨེ། 外用火药 13.1149

རེག་བྱའི་ཆུ། 外用水 13.1144

རེག་ཟིག་ནེའུ་ལེའི་རྒྱལ་པ། 笔记吐宝兽囊 02.0235

རེང་བུ། 药栓 06.0042

རོ། 味 13.0001

རོ་བཀྲ། 人体结构示意图 04.0079

རོ་དྲུག 六味 13.0002

རོ་བསྡེབས། 味配伍 13.0037

རོ་སྦྱོར་དྲུག་ཅུ་རྩ་གསུམ། 六十三种味配 14.0002

རོ་མ། 若玛 10.0016

རོ་ཙ་བ། 滋阳 31.0003

རོ་ཙ་ཡོན་ཏན་རྒྱ་མཚོ། 海阔壮阳散 14.0198

རོ་ཙ་གསོ་བའི་སྐབས། 性保健篇 01.0046

རོ་ཚན་གསུམ། 三尸粪 13.1193

རོག་པོ་འཛོམས་སྐྱེས། 美花草 13.0509

རོག་མ། 如玛 26.0075

རོག་མ་ཕྱིན། 胎衣滞留 26.0062

ར་རྒྱངས་ཆིངས། 展角缚 28.0309

ར་འདྲ། 羊角菊石 13.0133

ར་ལྡེབས། 顶骨角 28.0077

ར་ཚ། 角盐 13.0587

ར་ཚུགས། 角敷 08.0045

རླངས་དུག 汽毒 29.0039

རླངས་དུགས། 熏蒸 16.0140

རླངས་ལུམས། 蒸浴 16.0154

རླིག་པ། 睾丸 24.0038

རླིག་རླུགས། 疝气 24.0037

རླུང་། 隆 04.0091

རླུང་སྐྲན། 隆瘤 18.0057

རླུང་ཁམས། 风原 04.0015

རླུང་ཁྱབ་བྱེད། 遍布隆 04.0341

རླུང་ཁྲག་གཉིས་འདོམས་ཀྱི་འཕར་རྩ།
隆血动脉 04.0145

རླུང་འཁྱིམས། 隆旋积 23.0023

རླུང་འཁྱིལ་ཆུ་འགགས་ནད། 隆旋尿闭症 23.0066

རླུང་གི་མི། 隆型人 04.0383

རླུང་གི་མཚན་ཉིད། 隆的性相 04.0356

རླུང་གི་ཞུ་འཁྱགས། 隆融冻界 19.0047

རླུང་གྱུར་སྐད་འགགས། 隆性喑哑 23.0002

རླུང་གྱེན་རྒྱུ། 上行隆 04.0340

རླུང་སྟོངས། 隆虚热 19.0077

རླུང་ཐུར་སེལ། 下行隆 04.0343

རླུང་དུས། 隆发时 19.0053

རླུང་ལྡན་ཚ་བ། 隆热病 19.0006

རླུང་ནད། 隆病 17.0001

རླུང་ནད་རྐང་པ་ཚ་བ། 足灼隆症 17.0021

རླུང་ནད་རྐང་བརྗེ། 足痠隆症 17.0020

རླུང་ནད་སྐམས་པ། 干萎症 17.0024

རླུང་ནད་སྐྲ་ཐབ། 隆性浮肿 18.0077

རླུང་ནད་ཁ་ཡན། 自发隆病 16.0123

རླུང་ནད་ཁ་ལི། 卡力隆症 17.0019

རླུང་ནད་འཁུམས་པ། 拘挛症 17.0023

རླུང་ནད་འགྲམ་པ་ཉམས་པ། 颊瘫隆症 17.0005

རླུང་ནད་ཅེ་སྤྱང་མགོ། 豺头隆症 17.0016

རླུང་ནད་ལྕེ་ཐིབ། 结舌隆症 17.0006

རླུང་ནད་ད་ཀན་ནང་གུག 达干前俯隆症 17.0004

རླུང་ནད་ད་ཀན་ཕྱིར་དགྱེ། 达干后仰隆症 17.0003

རླུང་ནད་དཔུང་འཛལ། 臂瘫隆症 17.0012

རླུང་ནད་འཕྱེས་པ། 跖跛症 17.0026

རླུང་ནད་འཕྱོས་པ། 浮躁症 17.0028

རླུང་ནད་བི་ཤ་ཅི། 布夏孜隆症 17.0013

རླུང་ནད་བོག་པ། 昏迷症 17.0029

རླུང་ནད་སྦོས་པ། 肿胀症 17.0025

རླུང་ནད་ཙ་འཛིན། 匝曾隆症 17.0008

རླུང་ནད་ཚེར་མ། 刺痛隆症 17.0017

རླུང་ནད་གཞོགས་གཅིག་གུག་པ།
侧弯隆症 17.0007

རླུང་ནད་གཞོགས་ཕྱེད་སྐམས་པ།
单侧萎缩隆症 17.0009

རླུང་ནད་གཟུགས་འཁུམས། 躯缩隆症 17.0018

རླུང་ནད་གཟེར་བ། 刺痛症 17.0027

རླུང་ནད་རེངས་པ། 僵直症 17.0022

རླུང་ནད་བརླ་རེངས། 股僵隆症 17.0015

རླུང་ནད་ལུས་ཀུན་སྐམས་པ།
全身萎缩隆症 17.0010

རླུང་ནད་ཤིང་རེངས། 木僵隆症 17.0011

རླུང་ནད་སྲ་འཁྱིང་། 僵跛隆症 17.0014

རླུང་ནད་ཨ་ཝརྟ། 阿哇达隆症 17.0002

རླུང་འཕྱོས། 隆厥 19.0027

རླུང་ལྦ། 隆性颈瘿 20.0128

རླུང་མེ་མཉམ། 伴火隆 04.0342

རླུང་སྨན། 风性药 13.0012

རླུང་ཚབས། 隆嫘病 26.0006

རླུང་གཟའི་ནད། 风曜病 27.0026

རླུང་གཟེར། 隆性刺痛 19.0040

རླུང་འོར། 隆性下坠水肿 18.0085

རླུང་རིམས། 隆瘟 19.0141

རླུང་རིམས་འདར་བུ། 隆瘟达布 19.0143

རླུང་རིམས་ཡེར་བུ། 隆瘟也布 19.0142

རླུང་ཤོ་སྐྲངས། 声带肿大 28.0276

རླུང་སྲིན་ནད། 隆蛀病 23.0051

རླུང་སྲོག་འཛིན། 维命隆 04.0339

རླུང་གསང་སྟོད་སྨད། 上下隆穴 17.0074

རླུང་ལྷོག 风炭疽 19.0185

སྐྱོན་སྐྱོ། 欲吐 23.0015

བརླ་རྐང་རུས་པ། 股骨 04.0252

བརླ་ནང་ཙ་བོ་ཆེ། 大隐静脉 16.0049

བརླ་སྲུལ། 大腿肌间隙 21.0099

ལ

ལ་ཀྲ། 火漆 13.0300

ལ་ཕུག 萝卜 13.1137

ལ་ཕུག་གཞོན་ནུ། 鲜萝卜 07.0076

ལ་ཕུག་ས་བོན། 萝卜子 13.1138

ལ་ཡོགས། 栽赃 06.0011

ལ་ལ་ཕུད། 茴香 13.0467

ལ་ཤན། 区分 10.0250

ལག་ངར་ཆེ་ཆུང་གི་རུས་པ། 桡尺骨 04.0248

ལག་ངར་ཞྭ་སྙིང་། 肱绕肌 04.0285

ལག་མཐིལ་རུས་པ། 手掌骨 04.0249

ལག་འཇུད་མ་སྦྱ། 不宜早触 09.0009

ལག་ལེན་གཅེས་བཏུས། 实践集要 02.0239

ལང་ཐང་ཙེ། 天仙子 13.0326

ལན་ཚྭ། 盐 13.0569

ལན་ཚྭ་བ། 咸 13.0005

ལབ་བཅོས། 萝卜疗法 24.0043

ལར་ན། 总之 10.0230

ལས་ཀྱི་རྣམ་སྨིན། 因果报应 27.0060

ལས་གོམས་ཀྱི་སྨན་པ། 技承医师 12.0048

ལས་ངན་སད། 报应 05.0045

ལས་མཐའ་རིང་། 懈怠 05.0073

ལས་དབང་། 命运 12.0060

ལི། 响铜 13.0091

ལི་ཁྲི། 黄丹 13.0165

ལི་ཤི། 丁香 13.0187

ལི་ཤི་དྲུག་པ། 六味丁香散 14.0112

ལིག་བུ་མིག 娄布目 13.0142

ལིང་ཚེ། 格子 10.0238

ལིང་ཚེ་དགུ། 九宫格 10.0239

ལུ་མ། 庐玛 10.0271

ལུ་མའི་ཆུ། 沼泽水 10.0213

ལུག 绵羊 13.0632

ལུག་ཀླད། 绵羊脑 13.0643

ལུག་ཀླད་རིལ་བུ། 羊脑丸 14.0273

ལུག་མཁྲིས། 绵羊胆 13.0637

ལུག་གི་མིག་འབྲས། 绵羊眼 13.0635

ལུག་གྲེ། 绵羊喉 13.0648

ལུག་ངལ། 齿苞黄堇 13.0495

ལུག་ཆུང་། 狗娃花 13.0559

ལུག་མཆིན། 绵羊肝 13.0636

ལུག་མཇེ། 玉竹 13.0331

ལུག་ཐུག་ར། 种羊角 13.0633

ལུག་ཐོང་མཁལ་མ། 二岁绵羊肾 13.0639

ལུག་ཐོད། 绵羊头骨 13.0642

ལུག་མར། 绵羊酥油 13.0647

ལུག་མུར། 螃蟹甲 13.0348

ལུག་མུར་བདུན་པ། 七味螃蟹甲丸 14.0212

ལུག་གཞུག 羊尾肌 04.0284

ལུག་ཞོ། 绵羊乳 13.0646

ལུག་རིལ། 绵羊粪 13.0645

ལུག་རུ། 绵羊角 13.0634

ལུག་རུ་དམར་པོ། 极丽马先蒿 13.0450

ལུག་རུ་སྨུག་པོ། 扭盔马先蒿 13.0449

ལུག་རུ་སེར་པོ། 斑唇马先蒿 13.0451

ལུག་རུས། 绵羊骨 13.0640

ལུག་ཤ 绵羊肉 13.0644

ལུག་ཤོ། 毛裂蜂斗菜 13.0363

ལུགས་ཆེན་གསུམ། 三大系派 02.0281

ལུགས་འབྱུང་སྐྱེས། 顺产 25.0019

ལུང་ཏོང་། 无患子 13.0239
ལུང་མ་བསྟན་པའི་ལས། 无记业 04.0375
ལུང་རིགས་བསྟན་དར། 龙热丹达 02.0142
ལུད་ཤ་མང་། 墨汁鬼伞 13.0483
ལུས། 身体 03.0002
ལུས་ཀྱི་ཆགས་ཚུལ། 胚胎形成 04.0001
ལུས་ཀྱི་ཉེས་པ། 身孽 05.0014
ལུས་ཀྱི་འདྲ་དཔེ། 人体比喻 04.0070
ལུས་ཀྱི་གནས་ལུགས། 人体生理 04.0087
ལུས་ཀྱི་མཚན་ཉིད། 身体性相 04.0330
ལུས་སྙོམ། 慵懒 05.0079
ལུས་སྟོད་ཀྱི་ནད་གསོ་བའི་སྐབས།
上体病诊疗篇 01.0035
ལུས་ཞིག 体虚 05.0085
ལུས་ཟུངས། 体精 04.0094
ལེ་བརྒན། 万寿菊 13.0448
ལེ་ལོ། 懒惰 12.0032
ལེགས་བཤད་གསེར་གྱི་ཐུར་མ། 善说金针 02.0224
ལེའུ། 章 01.0014
ལོ་ཁྱིན་རིལ་བུ། 流感丸 14.0283
ལོ་བརྒྱད་དྲི་ཆུ། 八岁童尿 13.1035
ལོ་ཆེན་རིན་ཆེན་བཟང་པོ།
仁钦桑布大译师 02.0044
ལོ་དུག 年发毒 29.0032
ལོ་མར། 陈酥油 11.0057
ལོ་ཤ 陈年肉 07.0079
ལོ་བཤུར། 陈叶 05.0042
ལོག་རྗེས། 变后 10.0225
ལོག་ལྟ། 邪见 06.0020
ལོག་གནོན། 罗暖 16.0186
ལོག་པ། 相反 05.0024
ལོག་པའི་གོལ་ས་བཞི། 四歧途 12.0065
ལོག་སྤྱོར། 逆行 05.0034
ལོང་སྐྲན། 大肠瘤 18.0056
ལོང་སྐྲན་སེ་འབྲུ་བཅུ་གསུམ།
十三味消痞散 14.0156
ལོང་ག 大肠 04.0026
ལོང་གི་ཐུར་གསང་ལྔ། 大肠针刺五穴 16.0207
ལོང་གི་ནད། 大肠病 21.0134
ལོང་གི་ཟགས་ཆུ། 大肠漏性腹水 18.0103
ལོང་གི་གསང་། 大肠背穴 25.0069
ལོང་གཟེར། 大肠绞痛 23.0038
ལོང་སྟོད་ལུ་གུ་མགོ། 盲肠 21.0145
ལོང་ཐེར། 大肠降部 21.0246
ལོང་ཐེར་གསང་། 大肠腹穴 16.0099
ལོང་ནད་གྲང་འཁྱིངས། 大肠寒滞病 21.0136
ལོང་ནད་གྲང་སྦོས། 大肠寒胀病 21.0135
ལོང་ནད་འཇུ་སྐེམས། 干消性大肠病 21.0138
ལོང་ནད་ཚ་རྙིངས། 嚓娘大肠病 21.0137
ལོང་ནད་རླངས་པ་ཅན། 水浸大肠病 21.0139
ལོང་ཕུགས་གསང་། 大肠端穴 16.0100
ལོང་བ། 盲 25.0054
ལོང་བུའི་རུས་པ། 踝骨 04.0256
ལོང་འབྲས། 大肠哲 24.0013
ལོང་རྩ། 内踝静脉 16.0055
ལོང་ཚིགས། 踝关节 28.0336
ལོང་རྫིམས། 肠襞 28.0337
ལོང་རླུང་། 大肠隆病 17.0036
ལོང་རླུང་སེ་འབྲུ་བཅུ་གཉིས།
十二味平隆散 14.0157

ཤ

ཤ 肉 04.0097

ཤ་ཀླད། 肉状脑 28.0091

ཤ་བཀྲ། 白斑病 23.0129

ཤ་སྐྲན་བེམ་པོ། 肌宫瘤 26.0046

ཤ་ཇ་མས། 肌肉厚度 10.0056

ཤ་བཅུད། 肉补方 26.0017

ཤ་གཉིས། 二肉 13.1219

ཤ་ཉམས། 肉痹 23.0102

ཤ་མདངས། 肤泽 26.0023

ཤ་དུག 肉毒 29.0062

ཤ་གདན། 骨膜 28.0001

ཤ་འདྲོགས། 肌暴肿 28.0168

ཤ་གནད། 要害肌肉 28.0017

ཤ་གནད་ཁྲོས་པ། 要害肌暴肿 28.0344

ཤ་གནད་བམ་པ། 要害肌麻木 28.0347

ཤ་གནད་རུལ་བ། 要害肌腐烂 28.0350

ཤ་སྣ་གཉིས། 二肉 21.0101

ཤ་ལྤགས་བཙེ། 皮肤酸麻 23.0108

ཤ་བ། 马鹿 13.0608

ཤ་བའི་ཁྲག 鹿血 13.0611

ཤ་བའི་ཚིལ། 鹿脂 13.0610

ཤ་བའི་རྭ། 鹿角 13.0609

ཤ་བའི་ཤ 鹿肉 13.0612

ཤ་བའི་སྒྲོ། 鹿胃糜 13.0613

ཤ་བེམ། 肌肉麻木 17.0130

ཤ་བྱེར། 肌层扩散 28.0037

ཤ་འབྲས། 肉哲 24.0002

ཤ་འབྲོས། 消瘦 21.0123

ཤ་སྦྱོར་བརྒྱད་པ། 八味鹊肉散 14.0134

ཤ་སྦྱོར་དུག 肉配毒 29.0011

ཤ་མ། 胎盘 26.0073

ཤ་མང་པ། 蘑菇 13.0477

ཤ་མང་སྨུག་པོ། 贝内什蘑菇 13.0480

ཤ་ཚེན། 肉淋巴疮 24.0032

ཤ་སྨྱོ། 肉怒狂生 28.0048

ཤ་རྩ། 肌脉 28.0114

ཤ་ཚོས། 滋肌品 28.0161

ཤ་གཞལ། 肌伤潜愈 28.0043

ཤ་ཟན་པོ་བ། 食肉动物胃 13.1096

ཤ་ཟའི་བྱ་རིགས་བྲུན། 食肉禽粪 13.1091

ཤ་རུས་འཁོལ། 骨肉沸痛 23.0109

ཤ་རོ། 腐肉 24.0020

ཤ་རྗེན། 生肉 07.0077

ཤ་ལ་རྒྱས་པ། 扩入肌肉 05.0053

ཤང་དྲིལ་དཀར་པོ། 锡金报春 13.0454

ཤང་དྲིལ་དམར་པོ། 偏花报春 13.0453

ཤང་དྲིལ་སྨུག་པོ། 雪山报春 13.0455

ཤང་དྲིལ་སེར་པོ། 巨伞钟报春 13.0456

ཤང་ཚེ། 播娘蒿 13.0472

ཤང་ལེན་སྨུག་པོ། 绵参 13.0545

ཤའུ། 肉芽 28.0190

ཤའུ་རྣམ་གསུམ། 三鲜芽 28.0189

ཤི་པོ། 西布 11.0081

ཤིང་ཀུན། 阿魏 13.0292

ཤིང་ཀུན་ཉེར་ལྔ། 二十五味阿魏散 14.0172

ཤིང་ཀུན་བཞི་ཐང་། 四味阿魏汤 14.0046

ཤིང་མངར། 甘草 13.0349

ཤིང་མངར་དྲུག་པ། 六味甘草丸 14.0211

ཤིང་མཆོག་གསུམ། 三佳木 13.1195

ཤིང་གཞན། 木煞 27.0040
ཤིང་ཏ་མོའི་ཤ 啄木鸟肉 13.1068
ཤིང་དེ་ཡ། 山杨 13.0441
ཤིང་དེབ། 木垫 28.0292
ཤིང་སྨན། 木药 13.0198
ཤིང་ཚ། 肉桂 13.0283
ཤིང་ཤ་མང་། 獐子菌 13.0481
ཤུ་དྷི། 黑芫荽 13.0463
ཤུ་དག 藏菖蒲 13.0322
ཤུ་བ། 疱疹 23.0132
ཤུ་མོ་ཟ། 胡芦巴 13.0469
ཤུ་ཡིས་འདེབས། 叹气 21.0021
ཤུག་པ་ཚེར་ཅན། 刺柏 13.0260
ཤུག་པའི་ཁནྡ། 柏子膏 14.0335
ཤུགས་བཀག་བཅུ་གསུམ། 十三强忍 06.0036
ཤུགས་རིང་འཐེན། 长吁 17.0049
ཤེ་ཏུལ། 腐肉汁 28.0361
ཤེལ། 晶石 13.0065
ཤེལ་གོང་། 晶珠本草 02.0236
ཤེལ་ཏ། 松香 13.0297
ཤེལ་ཕྲེང་། 晶珠本草释义 02.0237
ཤེས་པ་འཁྱོ། 心神不定 21.0019
ཤེས་པ་བྱིང་། 神志愚钝 19.0099
ཤེས་པ་གཡུང་། 神识迟钝 19.0156
ཤོ་མང་། 酸模 13.0359
ཤོ་རེ། 兔唇 20.0095
ཤོག་དེབ། 纸垫 28.0291
ཤོག་དྲིལ་སྐོར་གསུམ། 三秘卷 02.0183
ཤྲཱི་ཁནྡ། 干漆 13.0219
གཤགས་པའི་རྨ། 纵割伤 28.0007
གཤའ་དཀར། 锡 13.0094
གཤའ་དཀར་རྡོ། 锡矿石 13.0107
གཤིན་པོ། 亡人 04.0398
གཤེར་འཁོར། 湿扭转 28.0363
གཤེར་སྒྲོགས། 湿夹板 28.0324
གཤེར་བ། 湿 04.0365
གཤེར་བྱེར། 湿散骨 28.0141
གཤོལ་བརྙས། 犁状创 28.0127
གཤོལ་འགྲོ་སྐྱེས། 犁行生 02.0013
བཤང་བ། 大便 04.0102
བཤང་ལམ། 肛道 24.0027
བཤད་པའི་རྒྱུད། 论说部 01.0016
བཤད་པའི་རྒྱུད་ཀྱི་རྩ་བ་བཞི།
论说部四根本 03.0005
བཤད་པའི་རྒྱུད་ཀྱི་ཡན་ལག་བཅུ་གཅིག
论说部十一支 03.0006
བཤལ་གྱི་བཅོས། 下泻疗法 15.0003
བཤལ་འཁྱིངས་པ། 泻滞 15.0018
བཤལ་བརྒྱལ་བ། 反泻 15.0016
བཤལ་སྟོར་བ། 泻失 15.0017
བཤལ་འབྱམས་པ། 崩泻 15.0019
བཤལ་སྨན། 泻药 15.0004
བཤུལ་ཆགས་ཚིལ། 奇蹄脂 13.1054
བཤུལ་ཆགས་རུས་པ། 奇蹄骨 13.1053
བཤུལ་ཆགས་ཤ 奇蹄肉 13.1052
བཤུལ་ཤ 脊肌/奇蹄类肉 07.0078
བཤུལ་ཤ་ཁྲིད། 脊肌牵痛 21.0098
བཤུས་པའི་རྨ། 剥脱伤 28.0006
བཤོས་བུ། 小供品 25.0012

ས

སེ་ཏུལ། 旧墙碱土 13.0174
སེང་གེ་དྲུག་ཆིངས། 狮六缚 28.0311
སེང་གེའི་ཤ 狮子肉 13.1056
སེང་ལྡེང་། 西藏猫乳 13.0271
སེང་ལྡེང་ཁཎྜ། 猫乳膏 14.0336
སེང་ལྡེང་ཉེར་ལྔ། 二十五味西藏猫乳丸 14.0252
སེན་མོ། 指甲 04.0251
སེན་མོ་འདྲུག 甲钝 25.0073
སེམས། 心识 04.0005
སེམས་ཀྱི་བདེ་སྐྱིད། 安神散 14.0203
སེམས་བསྐྱེད། 发心 12.0006
སེམས་ཅན་ཐམས་ཅད། 众生 06.0012
སེམས་འཁྱོ། 心神不宁 17.0070
སེམས་ལས། 劳心 10.0047
སེམས་ལས་ཆེ། 劳心过度 21.0023
སེའུ། 乳牙/骨痂 28.0191
སེར་ཅན། 未熟果谷 05.0046
སེར་ཆས། 黄涂剂 28.0391
སེར་པོ་དགུ། 九黄药 28.0397
སེར་པོ་དགུ་སྦྱོར། 九味黄药丸 14.0216
སེར་པོ་གཉིས། 二黄药 23.0141
སེར་པོ་བདུན། 七黄药 28.0398
སེར་པོ་གསུམ། 三黄 13.1189
སེར་སྦྱོར། 黄药剂 28.0396
སེར་སྦྱོར། 黄药散 14.0204
སེར་སྦྱོར་ནས། 黄固糊 28.0399
སེར་མོ་ཉེར་ལྔ། 二十五味色莫丸 14.0251
སེར་མཚུར། 黄矾 13.0577
སོ་ཆ། 娑罗子 13.0217
སོ་འཆལ། 磨牙 17.0050
སོ་ཐིག 铁精 19.0193
སོ་ལྕེམས། 咬齿 25.0071
སོ་ནད། 牙病 20.0100
སོ་ཕག 瓦 13.0181
སོ་བ། 大麦 13.1119
སོ་བྱ། 鸬鹚 13.0814
སོ་བྱའི་གྲེ་བ། 鸬鹚喉 13.0815
སོ་བྱའི་མཇུག་སྒྲོ། 鸬鹚尾翎 13.0819
སོ་བྱའི་སྒྲོ་གཞོབ། 鸬鹚焦羽 13.0818
སོ་བྱའི་རུས་པ། 鸬鹚骨 13.0816
སོ་བྱའི་ཤ 鸬鹚肉 13.0817
སོ་འབྲས། 牙哲 20.0101
སོ་མ་རྙིངས་པ། 保持新鲜 14.0376
སོ་མ་ར་ཛ། 黄葵子 13.0221
སོ་རྩ། 齿脉 16.0029
སོ་རྩ་ལྡད་བྱེད། 咀嚼齿脉 04.0266
སོ་སྲིན། 齿蛀 20.0102
སོག་ཀ་བ། 荠菜 13.0474
སོག་ཐལ། 胛骨灰 13.1022
སོག་པའི་ཁ་འཁོར་ཀྱི་འདར་ཤ 胛缘肌 04.0282
སོག་པའི་གཉེན་ཐག 肩关节韧带 28.0269
སོག་པའི་སྟ་ཟུར་ཏྲ་ཤ 肩胛下肌 04.0278
སོག་པའི་མེ་ལོང་། 胛骨镜 04.0304
སོག་དབྱུག 肩胛间 28.0268
སོག་ཚིགས། 麦秸节 13.1113
སོག་ཡུ། 胛骨柄 04.0305
སོག་རུས། 胛骨 04.0226
སོག་ལེ། 锯 08.0037
སོབས་སུ་ བླུད། 补血 16.0085
སོར་གང་། 一指 04.0110
སོར་མོའི་བར་རྩ། 指间脉 16.0048
སོར་མོའི་རུས་པ། 趾指骨 04.0250

གསེར་སྦྲུལ་ཤ 锦蛇肉 13.0910
གསེར་ཅ་ཀ་གདུང་། 柱梁金脉 04.0199
གསེར་ཟིལ། 黄铁矿 13.0127
གསེར་ཤ་མང་། 皇菇 13.0479
གསོ་དཀའ་བ། 难治 10.0032
གསོ་ཐབས། 疗法 11.0046
གསོ་ཐབས་ལག་ལེན་བཅོ་བརྒྱད།
十八实践疗法 14.0010
གསོ་དཔྱད། 医疗 18.0035
གསོ་དཔྱད་རྒྱལ་པོའི་དཀོར་མཛོད།
医疗国王宝库 02.0188
གསོ་དཔྱད་སྔོའི་མན་ངག་སྔོ་འབུམ།
医疗秘诀本草 02.0172
གསོ་དཔྱད་གཅེས་བསྡུས་རིན་ཆེན་ཕྲེང་བ།
医疗集要宝串 02.0216
གསོ་དཔྱད་བདུད་རྩིའི་ཆུ་རྒྱུན།
医学甘露源流 02.0240
གསོ་བ་པོ། 诊治者 12.0001
གསོ་བ་སྤང་བ། 放弃治疗 10.0034
གསོ་བ་ཙམ། 敷衍治疗 10.0033
གསོ་བ་རིག་པ་རྒྱན་གྱི་མེ་ཏོག
医疗美饰之花 02.0189
གསོ་བྱ། 受治体 03.0003
གསོ་བྱེད་ཉི་མའི་དཀྱིལ་འཁོར། 日轮散 14.0110
གསོ་བྱེད་ཐབས་ཀྱི་གནས། 治疗论 01.0029
གསོ་ཚུལ། 治则 11.0001
གསོ་ཚུལ་དགུ། 九项治则 11.0021
གསོ་ཡུལ། 治疗对象 11.0047
གསོ་རིག་དགོས་པ་ཀུན་འབྱུང་།
医学所需如愿 02.0213
གསོ་རིག་རྒྱུད་བཞི། 四部医典 02.0174
གསོ་རིག་ནོར་བུའི་བུམ་བཟང་། 医学宝瓶 02.0219
གསོ་རིག་འབུམ་བཞི། 苯医四续 02.0151
གསོ་སླ་བ། 易治 10.0031
གསོག་དུས། 蓄积期 11.0006
གསོག་པ། 蓄积 05.0018
གསོད་ཐང་། 消杀汤 19.0022
གསོན་ཁྲག 活血 16.0069
གསོན་ཆིངས། 活缚 28.0299
གསོན་གཤིན་སྦྱོད། 腐鲜对接 28.0134
གསོར། 钻 08.0010
གསོར་ལྗིམ་པ། 水葫芦苗 13.0421
བསམ་པ་དཀར་བ། 善心 12.0004
བསམ་པའི་དུག 意念毒 27.0045
བསམ་འཕེལ་ནོར་བུ། 如意宝丸 14.0284
བསམ་སེའུ། 桑木塞 04.0045
བསིལ་སྐྱོགས། 凉夹板 28.0321
བསིལ་ཆས། 凉性敷料 28.0072
བསིལ་འཛིབས། 凉性吸伏法 28.0068
བསིལ་དུགས། 冷敷 16.0132
བསིལ་དྲགས། 过凉 19.0097
བསིལ་དྲོད་བསྣོལ། 寒热交替 26.0080
བསིལ་བ། 凉 13.0021
བསིལ་བ་ཆུས་གདུས་པ། 水熬药 13.1151
བསིལ་བའི་ཟ་ཁྲུ། 凉性萨酷 23.0082
བསིལ་སྦྱོར། 凉剂 10.0276
བསིལ་བཞི། 四凉 13.1161
བསིལ་ལུམས། 凉浴 16.0151
བསིལ་གསུམ། 三凉 13.1160
བསུར་བདུག 烟熏法 20.0089
བསེ་ཀོ། 犀牛皮 13.0603
བསེ་ཁྲབ་ཆིངས། 犀甲缚 28.0302

ཧ

ལྷའི་སྨན་པ་སྐྱེ་རྒྱུའི་བདག་པོ་སྨྱུར་བ།
神医毕宿 02.0005
ལྷའི་སྨན་པ་ཐ་སྐར། 神医娄宿 02.0006
ལྷས་ཆིངས། 编状缚 28.0307
ལྷིང་སྐྲན། 变瘤 18.0044
ལྷིང་ཚ། 朗嚓 28.0169
ལྷུ་ཚིགས། 肢节 04.0122
ལྷུང་བའི་རྨ། 断离伤 28.0011
ལྷུང་བཟེད། 钵盂 12.0025
ལྷུན་སྡིངས་བདུད་རྩི་འགྱུར་མེད།
伦丁•堆孜久美 02.0105
ལྷུན་སྡིངས་རྣམ་རྒྱལ་རྡོ་རྗེ། 伦丁•朗杰多吉 02.0106
ལྷུན་སྡིངས་ལེགས་གྲུབ་དཔལ། 伦丁•勒珠白 02.0096
ལྷེན་སྐྲན། 剑突瘤 18.0042
ལྷེན་སྣའི་རུས་པ། 剑突 04.0229
ལྷེན་གསང་། 剑突穴 16.0096
ལྷོ་བགྲོད། 南行 06.0029
ལྷོག་རྦོད། 猛炭疽 19.0189
ལྷོག་ཐབས་སྐྲངས། 类炭疽肿 28.0282
ལྷོག་པ། 炭疽 19.0180
ལྷོག་པ་དཀར་པོ། 白炭疽 19.0186
ལྷོག་པ་ཁྲ་བོ། 花炭疽 19.0188
ལྷོག་པ་ནག་པོ། 黑炭疽 19.0187
ལྷོག་པ་ཡང་རྦོད། 极猛炭疽 19.0190
ལྷོག་པ་ཡམ་བུ། 延布炭疽 19.0191
ལྷོག་པ་ཡུ་མོ། 玉莫炭疽 19.0192

ཨ

ཨ་ཀྲོང་། 阿仲 13.0380
ཨ་གར་བརྒྱད་པ། 八味沉香散 14.0135
ཨ་གར་བཅོ་ལྔ། 十五味沉香丸 14.0226
ཨ་གར་ཉི་ཤུ། 二十味沉香丸 14.0234
ཨ་གར་རིགས་གསུམ། 三香木 13.1196
ཨ་གར་སོ་ལྔ། 三十五味沉香丸 14.0257
ཨ་བི་ཁ། 梭砂贝母 13.0524
ཨ་བྱག་དྲུག་ཐང་། 六味打箭菊汤 14.0070
ཨ་བྱག་གཟེར་འཇོམས། 打箭菊 13.0429
ཨ་ཧི་དྲུག་ཐང་། 六味阿毕汤 14.0071
ཨ་འབྲས། 芒果核 13.0207
ཨ་འབྲས་བཟློག 眼球上翻 25.0018
ཨ་སྨྲུར། 阿厥 07.0044
ཨ་ཤ། 洼瓣花 13.0415
ཨ་ཡ་བོན་པོ་ལྷ་འབུམ། 阿雅苯波拉蚌 02.0055
ཨ་རུ་ལྔ་ཐང་། 五味诃子汤 14.0060
ཨ་རུ་བཅུ་པ། 十味诃子散 14.0145
ཨ་རུ་བཅོ་བརྒྱད། 十八味诃子散 14.0169
ཨ་རུ་ལྕགས་ཕྱེ། 诃子铁粉 13.0200
ཨ་རུ་བདུན་པ། 七味诃子散 14.0122
ཨ་རུ་བཞི་ཐང་། 四味诃子汤 14.0049
ཨ་རུ་ར། 诃子 13.0199
ཨ་རུ་སོ་ལྔ། 三十五味诃子丸 14.0258
ཨ་ཤྭ་གྷ་ར། 青色种马尿 13.0850
ཨ་ས་བ། 阿萨娃 24.0036
ཨ་སོ་ལི་ཀ 阿索里嘎 04.0190
ཨན་སྟོང་། 大椎/椎间隙 16.0093
ཨར་སྐྱ། 白木香 13.0267
ཨར་ནག 沉香 13.0268
ཨར་ནག་བཞི་ཐང་། 四味沉香汤 14.0048
ཨར་དམར། 香樟 13.0269
ཨིནྡྲ་བཅོ་ལྔ། 十五味恩扎散 14.0166
ཨིནྡྲ་ནཱི་ལ། 蓝宝石 13.0044

རྒྱ་བོད་ཤན་སྦྱར་གྱི་མིང་བཏུ། 汉藏名词索引

A

B

本脉 རང་རྩ། 10.0080
本纳明灯 འབུམ་ནག་གསལ་སྒྲོན། 02.0185
本琼明灯 འབུམ་ཆུང་གསལ་སྒྲོན། 02.0186
本体/依处 རྟེན། 04.0376
本位 རང་གནས། 05.0035
本质热 རྒྱུའི་ཚ་བ། 19.0011
本尊 ཡི་དམ། 04.0405
苯教 བོན་ཆོས། 10.0182
苯医四续 གསོ་རིག་འབུམ་བཞི། 02.0151
崩漏 ཟླ་མཚན་འབྱུང་། 26.0008
崩泻 བཤལ་འབྱམས་པ། 15.0019
崩泻 འབྲུ་བ་འབྱམས། 16.0124
绷扎 འཇག་གིས་དཀྲིས། 28.0387
鼻 སྣ། 04.0030
鼻病 སྣ་ནད། 20.0076
鼻窦 མཚུལ་པ། 20.0090
鼻窦动脉 མཚུལ་འགྲམ་འཕར་རྩ། 04.0301
鼻窦脉 མཚུལ་རྩ། 04.0300
鼻窦哨 མཚུལ་པ་ཤུ། 20.0086
鼻感冒 སྣ་ཆམ། 19.0236
鼻骨 མཚུལ་རུས། 04.0218
鼻尖脉 སྣ་རྩེའི་རྩ། 16.0019
鼻尖韧带 སྣ་རྩེའི་ཆུ་བ། 04.0295
鼻脓症 སྣ་ནད་རྣག་འཛག 20.0080
鼻衄 སྣ་ཁྲག་གཡོ་བ། 19.0105
鼻衄症 སྣ་ནད་ཁྲག་འཛག 20.0081
鼻软骨 སྣའི་ཁྲུང་རུས། 04.0223
鼻塞症 སྣ་སུབས། 20.0077
鼻煽 སྣ་བུག་དར། 19.0089
鼻通疗法 སྣ་སྣུན་གྱི་བཅོས། 15.0033
鼻息肉 སྣ་ནད་ཤ་ལྕུ། 20.0079
鼻陷 སྣ་ཞོམ། 10.0168
鼻泄法 སྣ་སྦྱོང་། 15.0034
鼻泻法 སྣ་བཤལ། 20.0087
鼻血自用 སྣ་ཁྲག་རང་ལོག 13.1055
鼻疹 སྣ་ནད་འབྲུམ་བུར། 20.0078
笔记吐宝兽囊 རིག་ཐིག་ནེའུ་ལེའི་རྐྱལ་པ། 02.0235
笔尖型骨折 སྨྱུ་གུ་ཁ་ཆག 28.0340
闭垂 འཐམས་འཕྱང་། 17.0047
闭合性骨折 རྨ་མེད། 28.0343
荜茇 པི་པི་ལིང་། 13.0211
痹症 གྲུམ་བུའི་ནད། 23.0100
痹症汤 གྲུམ་ཐང་། 14.0086
痹症镇痛丸 གྲུམ་བུའི་ཟུག་གཙོག་ཆེན་མོ། 14.0259
碧玉 ཁྲུང་སྨུགས། 13.0063
避风 བསེར་གྱིས་མ་ཞིག 14.0382
避孕药 བུ་རྫི། 31.0005
臂瘫隆症 རླུང་ནད་དཔུང་འཇབ། 17.0012
边臼齿 མཐའ་བཞིའི་སོ་ཆུང་། 04.0261
编状缚 ལྕམ་ཆིངས། 28.0307
扁青 མཐིང་སྔོན། 13.0153
变后 ལོག་རྗེས། 10.0225
变瘤 སྙིང་སྐྲན། 18.0044
变色赤巴 མཁྲིས་པ་མདངས་སྒྱུར། 04.0346
变式 ལྡོག་ཚུལ། 10.0224
变性人 འགྱུར་བ་མ་ནིང་། 04.0034
变叶海棠果 འོ་སེའི་འབྲས་བུ། 13.0246
便秘 དྲི་མ་འགགས་པ། 23.0061
便燥 རྒྱུན་སྐམ། 11.0008
便阻 དྲི་མ་ཐོགས། 05.0072
遍布隆 རླུང་ཁྱབ་བྱེད། 04.0341
遍入天 ཁྱབ་འཇུག 02.0019

C

昌迪·班丹坚参 བྲང་ཏི་དཔལ་ལྡན་རྒྱལ་མཚན། 02.0078
昌迪·绛班桑布 བྲང་ཏི་འཇམ་དཔལ་བཟང་པོ། 02.0075
昌迪·杰瓦桑布 བྲང་ཏི་རྒྱལ་བ་བཟང་པོ། 02.0076
昌都韭 བྲག་སྒོག 13.0536
肠襞 ལོང་རྗེམས། 28.0337
肠穿性腹水 རྒྱུ་རྫོལ་ཆུ། 18.0109
肠绞痛病 རྒྱུ་གཟེར་གྱི་ནད། 21.0130
肠鸣 རྒྱུ་འཁྲོག 15.0014
肠鸣病 རྒྱུ་ཁྲོལ་གྱི་ནད། 21.0126
肠鸣痢 རིམས་ནད་རྒྱུ་འཁྲོལ། 19.0174
肠拧病 རྒྱུ་འཁྲིལ་གྱི་ནད། 21.0127
肠拧痢 རྒྱུ་འཁོར། 19.0173
肠哑痢 རྒྱུ་ལྐུགས། 19.0175
肠滞病 རྒྱུ་འགྲིངས་ཀྱི་ནད། 21.0128
肠阻病 རྒྱུ་འགགས་ཀྱི་ནད། 21.0129
常春藤果 འབྲུག་ཤིང་འབྲས་བུ། 13.0243
常量 ལྡང་ཚད། 04.0105
常脉 རྒྱུན་རྩ། 10.0109
常松八味沉香散 དྲང་སྲོང་ཨར་བརྒྱད། 14.0128
常松杰普赤西 དྲང་སྲོང་དཔྱད་བུ་ཁྲི་ཤེས། 02.0026
常泻 འཁྲུ་བ་རྒྱུན་འབྱམས། 23.0060
常用三引药 སྤྱི་ལ་གཅེས་པའི་སྨན་ཁ་གསུམ། 13.1153
巢状脑 བུང་ཚང་ཀླད་པ། 28.0093
炒米 འབྲས་ཡོས། 07.0033
炒青稞酒 ཡོས་ཆང་། 07.0062
炒青稞粥 ཡོས་ཐུལ། 07.0035
掣脉 རྩ་འཐེན་པ། 10.0128
瞋 ཞེ་སྡང་། 05.0010
辰砂 ཙོག་ལ་མ། 13.0109
沉脉 བྱིང་བའི་རྩ། 10.0090
沉脉 རྩ་བྱིང་བ། 10.0121
沉稳 ཅམ་ལ་བརླིང་བ། 06.0051
沉香 ཨར་ནག 13.0268
沉愚 ལྡི་རྨོངས། 19.0044
陈骨 མི་རུས་བཙའ་མ། 13.1028
陈骨浴 མི་རུས་བཙའ་མའི་ལུམས། 16.0156
陈酒 ཆང་ནར་སྨིན། 11.0055
陈旧热 རྙིངས་ཚད། 19.0101
陈年肉 ལོ་ཤ 07.0079
陈酥油 ལོ་མར། 11.0057
陈血 ཁྲག་རྙན། 16.0144
陈叶 ལོ་བཤུར། 05.0042
晨星水 སྐར་ཆུ། 16.0141
成就 དངོས་གྲུབ། 12.0030
成年 དར་མ། 04.0379
承浆 ཨོལ་འཛུམ། 16.0107
承浆侧穴 ཨོལ་འཛུམ་ཟུར་གསང་། 16.0108
承诺 ཆད་དོན། 06.0055
澄清酒 སྦྱངས་ཆང་། 14.0349
鸱鸺 སྲིན་བྱ། 13.0981
鸱鸺肉 སྲིན་བྱའི་ཤ 13.0982
鸱鸺羽 སྲིན་བྱའི་སྒྲོ། 13.0983
笞痛 ཚ་འབྲབ། 26.0056
笞育之子 འཚོབ་སྐྱོང་གི་བུ། 02.0012
痴 གཏི་མུག 05.0011
持辐 མུ་ཁྱུད་འཛིན། 02.0011
持戒 ཚུལ་ཁྲིམས། 12.0069
持明 རིག་འཛིན། 12.0021
持续钝痛 ན་འགྱུང་། 21.0132
尺下土 ཁྲུ་གང་འོག་ས། 16.0169

处世之道 འཇིག་རྟེན་མི་ཆོས། 06.0002
畜圈底土 མཚེར་སྙིང་ས། 13.0171
触毒 རེག་པའི་དུག 27.0042
触骨感 རུས་ཧྲིབ། 28.0330
触觉 རེག་བྱ། 04.0009
触筋感 ཆུ་ཧྲིབ། 28.0329
触诊 རེག་པའི་བརྟག་པ། 10.0010
触镞感 མདེ་ཧྲིབ། 28.0331
川西合耳菊 ཡུ་གུ་ཤིང་། 13.0372
川西绿绒蒿 སྨུག་ཆུང་མདན་ཡོན། 13.0526
川西獐牙菜 ཟངས་ཏིག 13.0310
穿刺疗法 ཐུར་མའི་བཅོས། 16.0183
穿孔骨折 རྡོལ་བ། 28.0124
穿入脉道 རྩ་རུ་རྒྱུ་བ། 05.0054
穿透法 ཙུར་འབྲིན། 16.0194
传染病 འགོ་ནད། 25.0028
传授 འདོགས། 10.0046
喘急 ཛམ་རྐོད། 21.0014
创口冻伤 རྨ་ཕྱིད། 28.0142
创口敷料 རྨ་ཆས། 28.0166
创口腐烂 རྨ་ཁ་འདྲུལ། 28.0057
创口干瘪 རྨ་སྐྱེམ། 28.0382
创口溃裂 རྨ་ཁ་འཇིག 28.0058
创口痊愈 རྨིན་པ་འདྲུབ། 28.0059
创面萎皱 རྨ་སྐྱིད། 28.0060
创伤感染 རྨ་རིད་པ། 28.0025
创伤怒肿 རྨ་ཁྲོས། 28.0056
创伤潜愈 རྨ་གཞའ་བ། 28.0042
创伤诊疗篇 མཚོན་རྨ་གསོ་བའི་སྐབས། 01.0043
创蚀骨 རྨ་ཡི་རུལ་ཟན། 28.0055
吹螺肺脉 གློ་རྩ་དུང་འབུད། 04.0173
垂果蒜芥 སྐང་ཐོག་པ། 13.0470
垂舌子肺 གློ་བུ་དགུ་ལྕེ། 28.0226
垂头虎耳草 གུར་ཏིག 13.0312
垂头菊菜 སོ་སྐའི་ཚ་བ། 07.0050
垂序商陆 དཔའ་རྐོད། 13.0397
春分 དཔྱིད་ཉིན་མཚན་མཉམ་པ། 06.0034
春季 དཔྱིད་ཀ 05.0028
唇病 མཆུ་ནད། 20.0092
唇垂 མཆུ་འཕྱངས། 10.0171
唇皴 ཁ་ཤྲུ། 20.0098
唇疹 གཅེན། 20.0096
醇酒 གར་ཆང་། 11.0064
戳穿伤 ཕུག་པའི་རྨ། 28.0013
词义注释五部 མིང་དོན་བརྡ་སྤྲོད་རྣམ་ལྔ། 02.0173
慈心 བྱམས་པ། 12.0009
磁石 ཁབ་ལེན། 13.0100
雌白喉 མོ་གག 19.0195
雌垫 མོ་དེབ། 28.0294
雌骨 མོ་རུས། 28.0108
雌黄 བ་བླ། 13.0136
雌麻风 མོ་མཛེ། 29.0035
雌脉 མོ་རྩ། 10.0075
次生菱镁矿 རྡོ་བ་འབྲུག་སྣད། 13.0131
刺柏 ཤུག་པ་ཚེར་ཅན། 13.0260
刺道 ཐུར་ལམ། 16.0206
刺度 ཐུར་ཚད། 16.0205
刺儿不伤母法 བུ་སྙོར་མ་ལ་མི་གནོད། 16.0196
刺母不伤儿法 མ་སྙོར་བུ་ལ་མི་གནོད། 16.0197
刺痛/异物 ཟུག་རྔུ། 10.0158
刺痛隆症 རླུང་ནད་ཚེར་མ། 17.0017
刺痛症 རླུང་ནད་གཟེར་བ། 17.0027

刺胃伤肝 མཆིན་པའི་ཛ་ལོག 16.0209

刺误 ཐུར་ལོག 16.0200

刺针 ཐུར་མ། 08.0009

刺状脉 སྐྱེར་ཚེར་འདྲ་བའི་རྩ། 10.0095

葱 བཙོང་སྔོག 13.0534

聪颖/正直 ཡིད་གཞུངས། 04.0066

粗根韭 ཀླུང་སྔོག་ཀེ་ཛི། 13.0539

粗茎秦艽 ཀྱི་ལྕེ་ནག་པོ། 13.0434

粗疗 རྩུབ་འཚོས། 15.0002

粗鲁 ཐོ་ཅོ། 12.0080

粗满脉 རྩ་སྡོམ་ལ་ཁེངས་པ། 10.0141

粗语 ཚིག་རྩུབ། 06.0021

催汤 འཕྲུལ་ཐང་། 14.0090

催吐疗法 སྐྱུགས་ཀྱི་བཅོས། 15.0031

催吐药 སྐྱུགས་སྨན། 15.0032

催泻 ཞུག་བཏང་བ། 15.0029

脆 ཀྲོན། 28.0199

脆骨 སྐྲོན་རུས། 04.0208

翠青蛇肉 གཡུ་སྦྲུལ་ཤ 13.0912

寸 ཚོན། 10.0052

搓擦 དྲིལ་ཕྱིས། 06.0008

搓打聚性 རྫ་ཕབ་པ། 14.0380

搓面 ཕྱི་འཕུར། 17.0064

措且 འཚོ་བྱེད། 12.0081

措且・多吉坚参 འཚོ་བྱེད་རྡོ་རྗེ་རྒྱལ་མཚན།
02.0147

措且・洛智丹巴 འཚོ་བྱེད་བློ་གྲོས་བརྟན་པ།
02.0113

错乱 ཚ་རོལ། 10.0181

D

褡裢 གལ་ཏེ། 10.0266

达仓译师・西绕仁青 སྟག་ཚང་ལོ་ཙཱ་བ་ཤེས་རབ་
རིན་ཆེན། 02.0088

达醋 དར་མཚུར། 13.0575

达尔哇 དར་བ། 07.0024

达尔哇水 ཕྱུར་ཁུ། 07.0026

达干后仰隆症 རླུང་ནད་ད་ཀན་ཕྱིར་དགྱེ། 17.0003

达干前俯隆症 རླུང་ནད་ད་ཀན་ནང་གུག 17.0004

达玛郭喀 དྲྭ་ཙ་ཀོ་ཁ། 02.0033

达曼 དར་སྨན། 28.0197

达莫曼让巴・洛桑曲扎 དར་མོ་སྨན་རམས་པ་བློ་
བཟང་ཆོས་གྲགས། 02.0117

达那都药王城 སྨན་གྱི་གྲོང་ཁྱེར་ལྟ་ན་སྡུག
02.0254

达那都药王寺 སྨན་གྱི་དགོན་པ་ལྟ་ན་སྡུག 02.0262

达斯玛保丸 ཏ་ཟི་དམར་པོ། 14.0266

达索 སྟ་ཟུར། 04.0314

达突脉 ཏ་མཐུར་རྩ། 16.0051

达西木布 ད་བྱིད་སྨུག་པོ། 13.1097

达西肉 ད་བྱིད་ཤ 13.1059

达夏 སྟག་ཤ 13.1081

达雄木 ལྟག་ཞོང་མོ། 16.0113

达杂 ཏ་ཙ། 18.0135

打箭菊 ཨ་བྱག་གཟེར་འཇོམས། 13.0429

大熬汤 གདུས་ཐང་ཆེན་མོ། 14.0088

大便 བཤང་བ། 04.0102

大肠 ལོང་ག 04.0026

大肠病 ལོང་གི་ནད། 21.0134

大肠端穴 ལོང་ཕུགས་གསང་། 16.0100
大肠寒胀病 ལོང་ནད་གྲང་སྦོས། 21.0135
大肠寒滞病 ལོང་ནད་གྲང་འགྲིངས། 21.0136
大肠降部 ལོང་ཐེར། 21.0246
大肠绞痛 ལོང་གླང་། 23.0038
大肠瘤 ལོང་སྐྲན། 18.0056
大肠隆病 ལོང་རླུང་། 17.0036
大肠漏性腹水 ལོང་གི་ཟགས་ཆུ། 18.0103
大肠背穴 ལོང་གི་གསང་། 25.0069
大肠腹穴 ལོང་ཐེར་གསང་། 16.0099
大肠哲 ལོང་འབྲས། 24.0013
大肠针刺五穴 ལོང་གི་ཐུར་གསང་ལྔ། 16.0207
大成就者・唐东杰布尊追桑布 གྲུབ་ཐོབ་ཐང་སྟོང་རྒྱལ་པོ་བརྩོན་འགྲུས་བཟང་པོ། 02.0080
大丁草 ཁྲིག་ཆུང་བ། 13.0419
大关节 ཚིགས་ཆེན། 04.0121
大果大戟 ཐར་ནུ། 13.0351
大黄 ལྕུམ་རྩ། 13.0354
大戟膏 ཐར་ནུའི་ཁནྡ། 14.0330
大戟良制 ཐར་ནུ་བཟང་འདུལ། 14.0311
大戟猛制 ཐར་ནུ་དྲག་འདུལ། 14.0312
大戟锐制 ཐར་ནུ་རྣོ་འདུལ། 14.0310
大戟润制 ཐར་ནུ་འཇམ་འདུལ། 14.0309
大戟速制 ཐར་ནུ་མྱུར་འདུལ། 14.0313
大戟威制 ཐར་ནུ་ངར་འདུལ། 14.0314
大戟细制 ཐར་ནུ་རྒྱས་འདུལ། 14.0315
大间小间 གོ་ཆེན་གོ་ཆུང་། 23.0027
大居冈散 ཅུ་གང་བདེ་བྱེད་ཆེན་པོ། 14.0191
大力士 གྱད་པ། 04.0085
大麻 སྲོ་མ་ནག་པོ། 13.0492
大麦 སོ་བ། 13.1119

大米 འབྲས། 13.1108
大青盐 ལྕེ་མྱང་ཚྭ། 13.0565
大蒜 སྒོག་སྐྱ། 13.0533
大蒜灰 སྒོག་སྐྱའི་ཐལ་བ། 14.0324
大蒜药油丸 སྒོག་སྐྱའི་སྨན་མར། 14.0299
大腿肌间隙 བརླ་སུལ། 21.0099
大托叶云实 འཇམ་འབྲས། 13.0209
大象 གླང་ཆེན། 13.0773
大小胸穴 བྲང་སྐས་ཆེ་ཆུང་། 19.0114
大泻腹法 ལྟོ་གཞེར་ཆེན་པོ། 26.0012
大隐静脉 བརླ་ནང་རྩ་བོ་ཆེ། 16.0049
大御医・塔凯 བླ་སྨན་ཆེན་པོ་ཐབས་མཁས། 02.0132
大月晶丸 ཟླ་ཤེལ་ཆེན་མོ། 14.0276
大椎/椎间隙 ཨན་སྟོང་། 16.0093
大籽蒿 འཁན་པ། 13.0378
大籽蒿浴 འཁན་སྐྱའི་ལུམས། 16.0158
戴胜 ཕུ་ཤུད། 13.0967
戴胜蛋 ཕུ་ཤུད་སྒོ་ང་། 13.0970
戴胜肉 ཕུ་ཤུད་ཤ 13.0968
戴胜羽 ཕུ་ཤུད་སྒྲོ། 13.0969
丹毒 མེ་དབལ། 24.0028
丹毒疠 གཉན་མེ་དབལ། 19.0220
单侧萎缩隆症 རླུང་ནད་གཞོགས་ཕྱེད་སྐམས་པ།
17.0009
单味汤 ཆིག་ཐང་། 14.0018
单一病 རྐྱང་པའི་ནད། 05.0092
胆囊膜 མཁྲིས་པའི་རྗི། 17.0091
胆青玛瑙 ཟེ་ཡི་སྙིང་པོ། 13.0053
胆散性腹水 མཁྲིས་བྱེར་ཆུ། 18.0094
胆溢性胃病 ཕོ་ནད་མཁྲིས་ལུད། 21.0108
胆溢症 མཁྲིས་པ་ཁ་ལུད། 17.0084

煅灰润药 ཐལ་སྨན་འཇམ་པོ། 14.0317
煅烧 ཏར་བསྲེགས། 14.0303
煅烧药 ཚ་བ་མེས་གདུས་པ། 13.1150
煅盐灰药 ཚྭ་བསྲེགས། 14.0322
堆敦・贡觉嘉 སྟོད་སྟོན་དཀོན་ཅོག་སྐྱབས། 02.0051
堆龙吉那 སྟོད་ལུང་སྐྱིད་སྣ། 02.0259
对治 གཉེན་པོ། 11.0054
钝 རྟུལ་བ། 13.0022
钝叶蔷薇内皮 སེ་རྒོད་བར་ཤུན། 13.0286
多刺绿绒蒿 ཚེར་སྔོན། 13.0430
多谷浴 འབྲུ་སྣའི་ལུམས། 16.0159
多花黄芪 སྲད་དཀར། 13.0550
多眠 གཉིད་མི་ཐུབ། 05.0087
朵尔马 གཏོར་མ། 25.0013
朵拉 ཏོ་ར། 13.0050
朵如穴 མདོ་རོ་གསང་ཆེན། 26.0025

E

鹅卵石 རྒྱ་མཚོའི་རྡོ་བ། 13.0158
额达娘热・尼玛奥色 མངའ་བདག་ཉང་རལ་ཉི་
　　མ་འོད་ཟེར། 02.0063
额骨 དཔྲལ་རུས། 04.0210
额脉 དཔྲལ་རྩ། 20.0042
额状癞 མཛེ་ཐོད་པ་འདྲ་བ། 27.0078
呃逆症 སྐྱིགས་བུའི་ནད། 23.0016
恶寒 ཐུམ་སེར་ཁྱིར། 05.0069
恶露不下 ནད་གཞུག་ལུས། 26.0065
恶念 གནོད་སེམས། 06.0019
恶声眼病 མིག་ནད་སྒྲ་ངན། 20.0026
恶业 མི་དགེ་བའི་ལས། 04.0374
恶语 ངག་འཆལ། 06.0023
恶语 ཡ་ག 11.0080
饿鬼 ཡི་དྭགས་འགོང་། 10.0255
腭病 ཀན་ནད། 20.0106
腭垂肿大 ལྕེ་ཆུང་བབས་པ། 20.0107
腭根 ཀན་ཕུགས། 20.0122
腭骨 ཀན་རུས། 04.0224
腭脓症 ཀན་རྣེན། 20.0112
腭疹 ཀན་འབྲུམ། 20.0109
儿病诊疗篇 བྱིས་པ་གསོ་བའི་སྐབས། 01.0040
儿童 བྱིས་པ། 04.0378
鲕状赭石 སྒྲུག་པོ་སྤྲལ་རྒྱབ། 13.0115
耳 རྣ། 04.0031
耳病 རྣ་ནད། 20.0062
耳垂 རྣ་ཤལ། 20.0073
耳垂下窝 རྣ་ཤལ་འོག་གཞོང་། 20.0075
耳后脉 རྣ་བའི་ཕྱི་ལྡོན། 16.0021
耳廓后贴 རྣ་བ་རྫིད་འབྱར། 04.0410
耳聋 འོན་པ། 20.0063
耳脉象 རྣ་སྤྲ། 25.0077
耳鸣 རྣ་བ་འུར། 05.0086
耳鸣聋 སྒྲ་བཅས་འོན། 20.0069
耳前 རྣ་དྲུང་། 20.0074
耳前脉 རྣ་བའི་ནང་ལྡོན། 16.0022
二巴尼 པཱེ་གཉིས། 27.0016
二甘露 བདུད་རྩི་གཉིས། 09.0006
二果格 གུ་གུལ་གཉིས། 13.1207
二合病 ལྡན་པའི་ནད། 05.0093
二合热 ལྡན་ཚད། 19.0005
二合型人 ལྡན་པའི་རང་བཞིན་གྱི་མི། 04.0386
二合性头病 ལྡན་པའི་མགོ་ནད། 20.0006

二黄药 སེར་པོ་གཉིས། 23.0141

二苦行 དཀའ་གཉིས་སྤྱོད། 02.0014

二力 སྟོབས་གཉིས། 13.0029

二联性呃逆症 སྐྱིགས་བུ་ཟུང་འབྱུང་ནད། 23.0019

二茸 ཀྭ་དོར་གཉིས། 13.1194

二肉 ཤ་གཉིས། 13.1219

二肉 ཤ་སྣ་གཉིས། 21.0101

二十八味槟榔丸 གོ་ཡུ་ཉེར་བརྒྱད། 14.0256

二十九味姜活散 སྦྲུ་ནག་ཉེར་དགུ། 14.0173

二十九味能消散 ཞི་བྱེད་ཉེར་དགུ། 14.0174

二十三种骨块 རུས་རིགས་ཉེར་གསུམ། 04.0123

二十味沉香丸 ཨ་གར་ཉི་ཤུ། 14.0234

二十味姜活丸 སྦྲུ་ནག་ཉི་ཤུ། 14.0233

二十五味阿魏散 ཤིང་ཀུན་ཉེར་ལྔ། 14.0172

二十五味白芥丸 ཡུངས་ཀར་ཉེར་ལྔ། 14.0250

二十五味冰片散 ག་བུར་ཉེར་ལྔ། 14.0170

二十五味大鹏丸 ཁྲུང་ཆེན་ཉེར་ལྔ། 14.0237

二十五味大汤 ཐང་ཆེན་ཉེར་ལྔ། 14.0083

二十五味蒂达丸 ཏིག་ཏ་ཉེར་ལྔ། 14.0241

二十五味感冒汤 ཆམ་ཐང་ཉེར་ལྔ། 14.0082

二十五味硅灰石丸 མདུང་རྡེ་ཉེར་ལྔ། 14.0242

二十五味寒水石丸 ཅོང་ཞི་ཉེར་ལྔ། 14.0239

二十五味狐肺散 ཝ་གློ་ཉེར་ལྔ། 14.0171

二十五味居冈散 ཅུ་གང་ཉེར་ལྔ། 14.0165

二十五味敛汤 སྡུད་ཐང་ཉེར་ལྔ། 14.0084

二十五味驴血丸 མགྲིན་མཚལ་ཉེར་ལྔ། 14.0246

二十五味绿绒蒿丸 ཨུཏྤལ་ཉེར་ལྔ། 14.0255

二十五味明目丸 གསལ་བྱེད་ཉེར་ལྔ། 14.0254

二十五味色莫丸 སེར་མོ་ཉེར་ལྔ། 14.0251

二十五味珊瑚丸 བྱུ་དམར་ཉེར་ལྔ། 14.0361

二十五味商陆丸 དཔའ་བོ་ཉེར་ལྔ། 14.0244

二十五味石灰丸 རྡོ་ཐལ་ཉེར་ལྔ། 14.0243

二十五味水银丸 དངུལ་ཆུ་ཉེར་ལྔ། 14.0238

二十五味松石丸 གཡུ་སྙིང་ཉེར་ལྔ། 14.0363

二十五味桃儿七丸 འོལ་སེ་ཉེར་ལྔ། 14.0249

二十五味铜灰丸 ཟངས་ཐལ་ཉེར་ལྔ། 14.0248

二十五味西藏猫乳丸 སེང་ལྡེང་ཉེར་ལྔ། 14.0252

二十五味犀角丸 བསེ་རུ་ཉེར་ལྔ། 14.0253

二十五味小大黄丸 ཆུ་རྩི་ཉེར་ལྔ། 14.0240

二十五味盐麸果丸 ད་ཡིག་ཉེར་ལྔ། 14.0245

二十五味余甘子丸 སྐྱུ་རུ་ཉེར་ལྔ། 14.0236

二十五味珍珠丸 མུ་ཏིག་ཉེར་ལྔ། 14.0362

二十五味主药丸 གཙོ་བོ་ཉེར་ལྔ། 14.0247

二十一味木香丸 རུ་རྟ་ཉེར་གཅིག 14.0235

二岁绵羊肾 ལུག་ཐོང་མཁལ་མ། 13.0639

二岁羊 ཐོང་ཚེར། 13.0638

二味草果汤 ཀོ་ལ་གཉིས་ཐང་། 14.0022

二味广木香汤 རུ་རྟ་གཉིས་ཐང་། 14.0025

二味姜黄汤 ཡུང་བ་གཉིས་ཐང་། 14.0024

二味翼首汤 སྤང་རྩི་གཉིས་ཐང་། 14.0023

二邪 ཚེ་འདིའི་ཉེས་པ་རྣམ་གཉིས། 05.0090

二血 ཁྲག་གཉིས། 28.0180

二烟 དུ་བ་གཉིས། 28.0181

二脂 ཚིལ་གཉིས། 13.1217

F

发病机理 ནད་ཀྱི་གྱུར་ཚུལ། 18.0010

发汗 རྔུལ་དབྱུང་། 11.0074

发汗 རྔུལ་འདོན། 19.0062

发汗法 བ་སྤུའི་སྒྲི་ཁྲུས་རྔུལ་འདོན། 19.0109

发竖 སྐྲ་བརྫེས། 27.0099

发竖 སྤུ་ཙ་སིང་། 19.0045

发心 སེམས་བསྐྱེད། 12.0006

发痒 ཟ་འཕྲུག 23.0113

发作 ལྡང་བ། 05.0019

发作期 ལྡང་དུས། 11.0005

法 ཆོས། 12.0052

蕃克巴・米旁格列朗杰 བོད་མཁས་པ་མི་ཕམ་དགེ་ལེགས་རྣམ་རྒྱལ། 02.0111

烦恼 ཉོན་མོངས། 04.0006

反关脉 ཕོང་བརྒྱལ། 10.0131

反向作肿 བྱ་ལོག་སྐྲངས། 28.0283

反泻 བཤལ་བརྒྱལ་བ། 15.0016

饭后 ཟས་མཐའ། 11.0014

饭前 ཟས་སྔོན། 11.0012

饭中 ཟས་དབུས། 11.0013

泛酸 ཆུ་ཚན་བྱུང་། 17.0115

梵茜草 བཙོད། 13.0282

梵天 ཚངས་པ། 02.0017

方格 མིག་མང་། 10.0249

方剂 སྨན་སྦྱོར། 14.0003

方剂百集 སྦྱོར་བ་བརྒྱ་པ། 02.0158

方剂宝串璎珞 སྨན་སྦྱོར་ནོར་བུའི་ཕྲེང་བའི་དོ་ཤལ། 02.0241

方剂甘露宝瓶 སྨན་གྱི་སྦྱོར་དཔེ་བདུད་རྩིའི་བུམ་བཟང་། 02.0252

方剂甘露精华 སྨན་སྦྱོར་བདུད་རྩིའི་ཐིག་ལེ། 02.0249

方条夹板 ཁྲ། 28.0317

方型头 མགོ་དབྱིབས་གྲུ་བཞི། 28.0087

房事 ཉལ་པོ། 06.0005

房事过劳 ཆགས་པས་དུབ། 05.0080

房事性感染 ཆགས་རེད། 28.0031

房檐 མཁར་བད། 04.0086

放弃治疗 གསོ་བ་སྤང་བ། 10.0034

放生 སྲོག་བསླུ། 10.0191

放血刀 གཙགས་བུ། 08.0008

放血分化汤 གཏར་གཞི་འབྱེད་ཐང་། 14.0087

放血功效 གཏར་སྐྱེད། 16.0078

放血量 དབྱུང་ཚད། 16.0017

放血疗法 གཏར་གྱི་བཅོས། 16.0001

飞廉 སྤྱང་ཚེར། 13.0358

飞鼠 བྱ་མ་བྱི། 13.0937

飞鼠骨 བྱ་མ་བྱིའུ་རུས། 13.0938

飞鼠肉 བྱ་མ་བྱིའུ་ཤ 13.0939

飞鼠羽 བྱ་ལེབ་སྒྲོ། 13.0940

非草本药鉴如意宝瓶 ཁྲོག་སྨན་གྱི་འབྱུངས་དཔེ་འདོད་འཛོའི་བུམ་བཟང་། 02.0250

非常用药引 ཡོངས་གྲགས་མིན་པའི་སྨན་རྟ། 13.1157

非天血 ལྷ་མིན་ཁྲག 30.0004

肥胖 ཚོ་ཆེས། 16.0143

肥肉汤 ཚོ་ཁུ། 15.0022

腓肠肌 བྱིན་པའི་ལྟོ་སྙིང་། 04.0291

吠舍魔病 རྗེ་རིགས་ཀྱི་གདོན་ནད། 27.0054

肺病 གློ་བའི་ནད། 21.0030

肺侧穴 གློ་བའི་ཟུར་གསང་། 28.0256

肺充血病 གློ་རྒྱས་ནད། 21.0039

肺穿孔 གློ་རྡོལ། 21.0041

肺肝合脉 གློ་མཆིན་འདོམས་རྩ། 16.0039

肺感冒 གློ་ཆམ། 19.0234

肺痼疾 གློ་གཙོང་། 21.0038

肺管 གློ་སྦུབས། 21.0044

肺隆病 གློ་རླུང་། 17.0033
肺漏性腹水 གློ་བའི་ཟགས་ཆུ། 18.0100
肺热病 གློ་ནད་ཚ་བ། 21.0033
肺热普清散 གློ་ཚད་ཀུན་སེལ། 14.0183
肺瘟血痨 གཉན་གློ་རིམས་ཁྲག་འབྱམས། 19.0205
肺心合脉 གློ་སྙིང་འདོམས་རྩ། 16.0038
肺心虚热 གློ་སྙིང་སྟོངས་པ། 19.0083
肺性浮肿 གློ་བ་སྐྱ་རྦབ། 18.0073
肺脏 གློ་བ། 04.0019
肺哲 གློ་འབྲས། 24.0006
肺之贴边 གློ་བའི་མཐའ་ཆག 28.0227
肺子穴 གློ་བའི་བུ་གསང་། 28.0257
沸状脉 ཆུ་ཚན་ཁོལ་འདྲའི་རྩ། 10.0096
分离汤 དབྱེ་ཐང་། 19.0020
粉/散 ཕྱེ་མ། 14.0093
粉苞苣 རྩ་མཁྲིས། 13.0442
粉碎伤 གྲུམས་པའི་རྨ། 28.0012
粉枝梅 ག་བྲ། 13.0278
风池穴 ལྟག་པའི་སྲུ་འཁྱིལ། 16.0103
风吹性感染 ལྷགས་རེད། 28.0029
风毒 རྫི་དུག 29.0038
风毛菊 ཀོན་པ་གབ་སྐྱེས། 13.0418
风炭疽 རླུང་ལྷོག 19.0185
风性药 རླུང་སྨན། 13.0012
风曜病 རླུང་གཟའི་ནད། 27.0026
风雨 རྫི་ཆར། 06.0050
风原 རླུང་ཁམས། 04.0015
封关 འགྲོས་འཕྲང་བསྡམ། 19.0159
封口 ཁ་བཙད། 14.0370
疯病 སྨྱོ་བ། 19.0030
疯癫 སྨྱོ་འབོག 16.0173
峰 སྦྲོ། 09.0005
蜂巢样肺病 གློ་ནད་བུང་ཚང་ཅན། 21.0040
蜂蜡 སྦྲ་ཚིལ། 23.0028
蜂蜜 སྦྲང་རྩི། 13.1156
蜂蜜样萨酷 སྦྲང་གི་ཟ་ཁུ། 23.0094
缝合针 དབལ་ལྷན་ཤ་ཁབ། 08.0049
凤头百灵 ཅོ་ག 13.0830
凤头百灵喉 ཅོ་གའི་གྲེ་བ། 13.0831
肤黄症 མཁྲིས་པ་ཤ་སེར། 17.0086
肤泽 ཤ་མདངས། 26.0023
敷衍治疗 གསོ་བ་ཙམ། 10.0033
伏脉 གཞའ་ཁུག 04.0155
芙蓉石 གཟླི། 13.0052
浮颤 འཕྱོ་འདར། 17.0051
浮砾性尿闭症 འཚོལ་རྡེའི་ནད། 23.0071
浮脉 རྩ་རྒྱལ་བ། 10.0138
浮躁症 རླུང་ནད་འཕྱོས་པ། 17.0028
浮肿病 སྐྱ་རྦབ། 18.0072
浮肿 སྦོད་པོར་གཡོ། 18.0066
浮肿肺病 གློ་ནད་སྐྱ་རྦབ། 21.0032
幅 སྦུགས། 10.0198
福分 ཟ་ཐང་། 27.0036
福性颈瘿 གཡང་ལྦ། 20.0134
福泽 བསོད་ནམས། 12.0078
斧刃刀 གཙགས་བུ་སྟ་རེ་ཁ། 08.0019
辅胃火 འཁོར་གྱི་མེ་དྲོད། 05.0064
腑绞痛 སྣོད་གླང་། 23.0032
腑痢 སྣོད་འབྲུ། 19.0178
腑漏 སྣོད་ཟགས། 18.0101
腐创 རྨུགས་པའི་རྨ། 28.0351
腐脑 ཀླད་རུལ། 25.0067

腐肉 ཤ་རོ། 24.0020

腐肉汁 ཤེ་རུལ། 28.0361

腐蚀 རུལ་ཟན། 28.0051

腐酸奶 ཞོ་ཤི། 10.0223

腐鲜对接 གསོན་གཤིན་སྦྲད། 28.0134

妇科诊疗篇 མོ་ནད་གསོ་བའི་སྐབས། 01.0041

复剖法 ཉིས་ལེན། 16.0067

复伤 ཟླ་རོགས། 28.0381

复位 བྱུང་ཤོར་གཞུག 28.0373

腹沉感 གསུས་པ་ལྡིག 18.0116

腹股沟 སྒེ་ས་ཁུད། 04.0197

腹股窝 ཐེར་ཁུག 19.0054

腹角静脉 ཕོ་བའི་རུ་རྩ། 16.0061

腹疽血崩痨 གཉན་ཁོང་ལྷོག་ཁྲག་འབྱམས། 19.0209

腹空 ལྟོ་དགུག 26.0077

腹脉凸显 གསུས་པའི་རྩ་བཀྲ། 21.0112

腹膜 ཕོ་བའི་དར་ཤ 21.0119

腹水 དམུ་ཆུ། 18.0091

腹水性胃病 ཕོ་བའི་དམུ་རྫིང་གི་ནད། 21.0110

缚带 ཆིངས། 28.0297

缚浴 བཅིངས་ལུམས། 16.0150

G

嘎布丘土 དཀར་པོ་ཆིག་ཐུབ། 13.0117

嘎林诺 ག་ལིས་ནོས། 02.0032

嘎洛红药丸 ཀ་ལོ་སྨན་དམར། 14.0262

噶玛·额顿丹增成列绕杰 ཀརྨ་ངེས་དོན་བསྟན་འཛིན་འཕྲིན་ལས་རབ་རྒྱས། 02.0134

噶玛·额勒丹增 ཀརྨ་ངེས་ལེགས་བསྟན་འཛིན། 02.0129

噶玛·晋美却吉森格 ཀརྨ་འཇིགས་མེད་ཆོས་ཀྱི་སེངྒེ་། 02.0146

噶玛·让琼多吉 ཀརྨ་རང་བྱུང་རྡོ་རྗེ། 02.0069

噶瓦·释迦旺久 སྐ་བ་ཤཱཀྱ་དབང་ཕྱུག 02.0094

改渠法 འོལ་ཁ་བསྒྱུར། 20.0084

盖多肺脉 སྒྲོ་རྩ་སྙེ་དོར། 04.0165

甘 མངར་བ། 13.0003

甘草 ཤིང་མངར། 13.0349

甘露 བདུད་རྩི། 01.0008

甘露法药 བདུད་རྩི་ཆོས་སྨན། 13.1158

甘露寿瓶 བདུད་རྩིའི་ཚེ་བུམ། 02.0170

甘露天母 ལྷ་མོ་བདུད་རྩི་མ། 02.0008

甘露小瓶 བདུད་རྩི་བུམ་ཆུང་། 02.0169

甘露药修持 བདུད་རྩི་སྨན་སྒྲུབ། 02.0279

甘露源流 བདུད་རྩིའི་ཆུ་རྒྱུན། 02.0195

甘青青兰 ཁྲི་ཡང་ཀུ། 13.0486

甘松 སྤང་སྤོས། 13.0528

肝病 མཆིན་པའི་ནད། 21.0049

肝胆合脉 མཆིན་མཁྲིས་འདོམས་རྩ། 16.0040

肝端穴 མཆིན་སྣེ། 25.0062

肝海 མཆིན་པའི་མཚོ། 21.0072

肝绞痛 མཆིན་གླང་། 23.0034

肝镰状韧带 མཆིན་པའི་ལུང་ཆེན། 04.0302

肝隆病 མཆིན་རླུང་། 17.0034

肝漏性腹水 མཆིན་པའི་ཟགས་ཆུ། 18.0098

肝脉邦秦 མཆིན་པའི་དཔང་ཆེན། 16.0034

肝脉邦琼 མཆིན་པའི་དཔང་ཆུང་། 16.0033

肝旁穴 མཆིན་པའི་ཟུར་གསང་། 19.0115

肝衰病 མཆིན་རྒུད་ནད། 21.0064

骨酒 རུས་ཆང་། 14.0346
骨狂生 རུས་སྨྱོ། 28.0050
骨露伤 རྣམ་པར་བཅད་པའི་རྨ། 28.0009
骨密质 གདུང་། 28.0110
骨膜 ཤ་གདན། 28.0001
骨热麻 རུས་པའི་ཚ་བམ། 28.0360
骨肉沸痛 ཤ་རུས་འཁོལ། 23.0109
骨伤潜愈 རུས་གཞལ། 28.0044
骨伤性喑哑 རུས་ལྐུགས། 28.0137
骨蚀 རུས་ཟན། 28.0376
骨松质 ལྷ་བ། 28.0111
骨松质脉 ལྷ་རྩ། 28.0118
骨髓 རྐང་མར། 07.0013
骨碎补 ལྷམ་བུ་རི་རལ། 13.0339
骨汤 རུས་ཁུ། 11.0078
骨血对接 ལྷ་དོ་སྦྱོད། 28.0158
骨血接合 ལྷ་ཁྲག་སྦྱོད། 28.0157
骨浴 རུས་ལུམས། 16.0157
骨折 ཆག་པ། 28.0121
骨哲 རུས་འབྲས། 24.0003
鼓胀 སྦོ་ལྡེམ། 28.0383
固定缚 ཆག་ཆིངས། 28.0298
固糊 ནན། 28.0263
固脉 བསྙལ་ཐབས། 16.0009
固脉垫 བསྙལ་གདན། 16.0010
固脉绳 བསྙལ་ཐག 16.0011
固痛 ཐེར་ཟུག་ན། 18.0028
痼疾 གཙོང་ནད། 18.0003
卦象 སྤྲུ། 10.0068
关 ཀན། 10.0053
关布 སྐོམ་པོ། 13.0597

关节 ཚིགས། 04.0119
关节积脓 ཚིགས་འཁོར། 28.0064
关节间扩散 ཚིགས་བྱེར། 28.0040
观点 ལྟ་བ། 12.0063
观毒 མཐོང་བའི་དུག 27.0043
观修行 ལྟ་སྒོམ་སྤྱོད་གསུམ། 12.0062
观音菩萨 སྤྱན་རས་གཟིགས་དབང་ཕྱུག 02.0022
管状水脉 ཆུ་རྩ་སྦུ་གུ་ཅན། 04.0265
管状铜钉痘 འབྲུམ་བུ་ཟངས་གཟེར་སྦུ་གུ་ཅན། 19.0166
灌肠器 གཅིའུ། 08.0043
灌顶 དབང་བསྐུར། 27.0076
光毒 ཟེར་དུག 29.0037
光环 འོད་སྐོར། 10.0247
光明盐 རྒྱམ་ཚྭ། 13.0562
光明盐独味汤 རྒྱམ་ཚྭའི་ཅིག་ཐང་། 14.0021
广解无垢明示 འགྲེལ་ཆེན་དྲི་མེད་ཀུན་གསལ། 02.0198
广木香 རུ་རྟ། 13.0316
广枣 སྙིང་ཟོ་ཤ། 13.0203
广治秘诀丸 སྤྱི་འཇོམས་མན་ངག་རིལ་བུ། 14.0269
龟骨 རུས་སྦལ་རུས་པ། 13.0877
龟头 དཀྲི། 04.0329
龟样腭症 རྐན་ནད་རུས་སྦལ་ཅན། 20.0111
硅孔雀石 རྨ་བྱའི་མགྲིན་འདྲ། 13.0055
诡谲诊断 ངན་གཡོ་སྐྱོན་བརྟག 10.0017
鬼祟水 འདྲེ་ཆུ། 18.0126
鬼蜮相斗 འདྲེ་གཡོས། 17.0079
贵要静脉 དྲུག་མགོ། 16.0035
国家中医药管理局 རྒྱལ་ཁབ་ཀྲུང་ལུགས་གསོ་རིག་དོ་དམ་ཅུས། 01.0075

腘静脉 སྐབ་རྩ། 16.0050

腘韧带 སྒྲིད་ཆུ། 04.0297

腘窝 སྒྲིད་ཁུག 04.0081

腘窝水脉 སྒྲིད་ཁུག་ཆུ་རྩ། 04.0270

果玛卡散 རྒོད་མ་ཁའི་སྦྱོར་བ། 14.0185

过度 ཧུན་ངས། 05.0044

过凉 བསིལ་དྲགས། 19.0097

过热 དྲོད་དྲགས། 19.0098

过盛 ཁ་ཐལ། 19.0019

过盛 ཐང་ལ་ལྷགས་པ། 05.0117

过剩 ལྷག་པ། 05.0023

H

哈努曼塔嬉戏 ཧ་ནུ་མནྟའི་རོལ་རྩེད། 02.0207

蛤蚧肉 ནགས་སྦལ་ཤ 13.0896

海金沙 གསེར་གྱི་བྱེ་མ། 13.0163

海韭菜 ན་རམ། 13.0498

海阔壮阳散 རོ་ཙ་ཡོན་ཏན་རྒྱ་མཚོ། 14.0198

海蓝宝石 ཆུ་ཆུང་ནཱི་ལ། 13.0048

海螺 དུང་། 13.0075

海螺石 དུང་འདྲ། 13.0125

海螺厣爪 ཆུ་སྲིན་སེར་མོ། 13.1070

海南蒲桃 སྲུ་འབྲས། 13.0208

海螵蛸 རྒྱ་མཚོའི་ལྦུ་བ། 13.0167

海盐 མཚོ་ཚྭ། 13.0566

海枣 འབྲ་གོ། 13.0317

害食 འཇིག་ཟས། 18.0139

鼾 ཧུར་པ། 06.0048

含糊其词 བྱིང་པོར་སྨྲ། 10.0028

含水芒硝 མཇོ་ཚྭ། 13.0570

韩文海 ཧན་ཡན་ཧད། 02.0030

寒 གྲང་བ། 04.0357

寒崩泻 གྲང་འབྱམས། 15.0021

寒变热 ཚ་ལོག 16.0198

寒病过极 གྲང་བ་གཏིང་འཁར་བ། 05.0129

寒病尿 གྲང་ཆུ། 10.0252

寒伏脉 སྦུགས་གྲང་། 10.0137

寒幅脉 དཔངས་གྲང་། 10.0135

寒季 གྲང་དུས། 05.0026

寒瘤 གྲང་སྐྲན། 18.0059

寒麻 གྲང་བམ། 28.0349

寒蔓延 གྲང་བ་འབྱམས། 10.0229

寒怒肿 གྲང་ཁྲོས། 28.0346

寒热交替 བསིལ་དྲོད་བསྟོལ། 26.0080

寒热要点 ཚ་གྲང་གལ་མདོ། 10.0273

寒盛隐热 གབ་ཚད་གྲང་སྟོབས་ཅན། 19.0093

寒数脉 གྲངས་གྲང་། 10.0136

寒水石 ཅོང་ཞི། 13.0120

寒水石冷制 ཅོང་ཞི་གྲང་འདུལ། 14.0307

寒水石猛制 ཅོང་ཞི་རྒོད་འདུལ། 14.0305

寒水石平制 ཅོང་ཞི་སྙོམས་ཕབ། 14.0308

寒水石热制 ཅོང་ཞི་ཚ་འདུལ། 14.0306

寒水石散 ཅོང་ཞི་ཅུར་ནིས། 14.0188

寒水石神灰 ཅོང་ཞི་འཕྲུལ་ཐལ། 14.0187

寒象 ལྟར་སྣང་གྲང་། 10.0227

寒邪潜愈 གྲང་གཞའ། 28.0046

寒性赤巴病 གྲང་མཁྲིས། 17.0089

寒性疯病 གྲང་སྨྱོ། 19.0032

寒性绞痛 གྲང་གླང་། 23.0040

寒性配毒 གྲང་སྦྱོར་གྱི་དུག 29.0017

寒性失眠 གྲང་ཡེར། 19.0037

寒性喑哑 གྲང་ལྐུགས། 19.0035
寒性浊热 གྲང་རྙོགས། 19.0107
寒虚性紊乱热症 གྲང་སྟོངས། 19.0132
寒战 གྲང་ཤུམ། 19.0061
寒胀肝病 མཆིན་ནད་གྲང་སྦོས། 21.0067
寒症 གྲང་བའི་ནད། 05.0096
寒症六脉 གྲང་བའི་སྤྱི་རྩ་དྲུག 10.0119
焯菜 སྙེ་ཚེ། 13.0471
汗 རྔུལ། 04.0104
汗臭味 རྔུལ་དྲི་མནམ། 19.0071
汗后发冷 རྔུལ་གྲང་། 17.0138
汗流不止 རྔུལ་འབྱམས། 16.0179
旱地蔓菁 ཆར་ཉུང་། 29.0059
旱獭 འཕྱི་བ། 13.0897
旱獭胆 འཕྱི་བའི་མཁྲིས་པ། 13.0801
旱獭肝 འཕྱི་བའི་མཆིན་པ། 13.0800
旱獭犬齿 འཕྱི་བའི་མཆེ་བ། 13.0898
旱獭肉 འཕྱི་བའི་ཤ 13.0803
旱獭心 འཕྱི་བའི་སྙིང་། 13.0899
旱獭脂 འཕྱི་ཚིལ། 13.0802
豪猪 གཟུགས་མོ། 13.1044
豪猪胆 གཟུགས་མོའི་མཁྲིས་པ། 13.1047
豪猪粪 གཟུགས་མོའི་བྲུན། 13.1050
豪猪肝 གཟུགས་མོའི་མཆིན་པ། 13.1046
豪猪毛 བྱི་ཐུར་གྱི་སྤྱི། 13.1045
豪猪脑 གཟུགས་མོའི་ཀླད་པ། 13.1048
豪猪血 གཟུགས་མོའི་ཁྲག 13.1049
耗精痼疾 གཙོང་ཆེན་ཟད་བྱེད། 18.0141
诃子 ཨ་རུ་ར། 13.0199
诃子铁粉 ཨ་རུ་ལྕགས་ཕྱེ། 13.0200
呵颤 གཡལ་འདར། 28.0139
呵欠 གླལ་བ། 17.0066
呵展 གཡལ་རྒྱང་། 05.0077
禾叶风毛菊 རྩ་མཁྲིས་བ་མོ་ཁ། 13.0443
合规干燥 སྐམ་གསེད་ལེགས་པ། 14.0375
合理配伍 འཕྲོད་པར་སྦྱར་བ། 14.0379
和尚马哈帝瓦 ཧྭ་ཤང་མ་ཧཱ་དེ་བ། 02.0029
和尚玛哈亚那 ཧྭ་ཤང་མ་ཧཱ་ཡ་ན། 02.0034
河白砂 གཙང་ཆབ་རྡེའུ་ཞིབ། 13.0148
河水 ཆུ་ཀླུང་ཆུ། 07.0066
河乌肉 ཆ་བྱིའི་ཤ 13.1067
核桃 སྟར་ག 13.0238
涸药 སྙིམ་སྨན། 15.0028
颌唇沟 ཀོས་ཀོ། 28.0147
褐铁矿 རྡོ་སྨན་གྱི་བཞི། 13.0129
鹤 ཁྲུང་ཁྲུང་། 13.0929
鹤骨 ཁྲུང་ཁྲུང་རུས་པ། 13.0930
鹤肉 ཁྲུང་ཁྲུང་ཤ 13.0931
黑白睛 མིག་འབྲས་དཀར་ནག 20.0048
黑痹 ཏྲིམ་ནག 23.0107
黑痹肝病 མཆིན་གྲུམ་ནག་པོ། 21.0058
黑冰片 ག་བུར་ནག་པོ། 14.0325
黑动脉 འགུལ་རྩ་ནག་པོ། 04.0201
黑痘 འབྲུམ་བུ་ནག་པོ། 19.0163
黑痘天灵盖 འབྲུམ་ནག་རང་ཞིའི་ཐོད་པ། 13.1026
黑腹疽疠 གཉན་ཁོང་ལྷོག་ནག་པོ། 19.0207
黑隔肝病 མཆིན་དྲི་ནག་པོའི་ནད། 21.0061
黑膈膜 མཆིན་དྲི་ནག་པོ། 28.0228
黑腘脉 སྙབ་རྩ་ནག་པོ། 04.0195
黑黄牛胆 གླང་ནག་མཁྲིས་པ། 13.0685
黑黄水病 ཆུ་སེར་ནག་པོའི་ནད། 23.0112
黑尖脉 རྩེ་ནག 28.0233

茴香 ལ་ལ་ཕུད། 13.0467
会阴 མཚན་དབྱུག 24.0045
会阴间水脉 མཚན་དབྱུག་དབུས་ཀྱི་ཆུ་རྩ། 04.0182
会阴瘘 མཚན་བར་རྡོལ་བ། 24.0044
会阴右命脉 མཚན་དབྱུག་གཡས་ཀྱི་སྲོག་རྩ། 04.0184
会阴左殖脉 མཚན་དབྱུག་གཡོན་གྱི་སྲིད་རྩ། 04.0183
秽物 དྲི་མ། 04.0090
喙尾琵琶甲 བསེ་སྦུར། 13.1073
昏暗感 མུན་སྲོས་སེམས། 21.0018
昏沉 སྨྱོས་འཐིབས། 21.0022
昏厥恶疠 གཉན་ནག་པོ་རྒྱུག་འགྲེལ། 19.0201
昏脉 རྒྱུགས་པའི་རྩ། 10.0091
昏迷症 རླུང་ནད་ཐོག་པ། 17.0029
混浊液 ཁུ་ཚིགས་ཅན། 28.0182
魂 བླ། 10.0187
魂脉 བླ་རྩ། 10.0188
魂位 བླ་གནས། 16.0008
活缚 གསོན་ཆིངས། 28.0299
活红色种黄牛鲜血 གླང་དམར་ཕྱུག་པོའི་གསོན་ཁྲག་རྡོན་མོ། 13.0689
活虎须 སྟག་གསོན་སྨ་ར། 13.1082
活血 གསོན་ཁྲག 16.0069
活野兔须 རི་བོང་གསོན་པོའི་སྨ་ར། 13.0861
火供 སྦྱིན་སྲེག 27.0010
火罐 མེ་བུམ། 08.0046
火晶 མེ་ཤེལ། 13.0060
火灸疗法 མེ་བཙའི་བཅོས། 16.0087
火漆 ལ་ཀྲ། 13.0300
火绒草 སྤྲ་རྩོག 13.0515
火衰培根病 བད་ཀན་མེ་ཉམས། 17.0103
火衰穴 མེ་ཉམས་གསང་། 16.0097
火水颠倒 མེ་ཆུ་གོ་ལྡོག 10.0108
火炭疽 མེ་ལྷོག 19.0183
火温 མེ་དྲོད། 04.0368
火硝 ཟེ་ཚྭ། 13.0586
火性赤巴 མེ་དྲོད་མཁྲིས་པ། 17.0081
火性药 མེ་སྨན། 13.0011
火曜病 མེ་གཟའི་ནད། 27.0023
火原 མེ་ཁམས། 04.0014
霍灸 ཧོར་གྱི་མེ་བཙའ། 11.0073

J

肌暴肿 ཤ་འདྲོགས། 28.0168
肌层扩散 ཤ་བྱེར། 28.0037
肌端 ཉ་མགོ། 04.0290
肌缝衰退 ཕགས་རྒྱ་ཉམས། 28.0202
肌宫瘤 ཤ་སྐྲན་སེམ་པོ། 26.0046
肌间缝 ཟུལ་སྨྲོ། 28.0286
肌腱 རྒྱུས་པ། 04.0135
肌僵肝病 མཆིན་ནད་གཞུང་རེངས། 21.0057
肌疠 ཉ་ལོག 23.0143
肌脉 ཤ་རྩ། 28.0114
肌肉厚度 ཤ་ཟམས། 10.0056
肌肉麻木 ཤ་སེམ། 17.0130
肌肉萎缩 ཉ་འཐྲོས། 23.0044
肌伤潜愈 ཤ་གཞབ། 28.0043
鸡 ཁྱིམ་བྱ། 13.0820
鸡蛋 བྱ་མོའི་སྒོང་། 13.0823

鸡蛋参 སྲི་བ། 13.0491
鸡胭子肺 གློ་བུ་བྱ་སྣབ། 28.0223
鸡距 བྱ་ཕོའི་ཕྱི་སྡེར། 13.0822
鸡皮疹 བྱ་འབྲུམ། 28.0374
鸡肉 ཁྱིམ་བྱའི་ཤ 13.0821
鸡足脾脉 མཆེར་རྩ་བྱ་རྐང་། 04.0176
积德 བསོད་ནམས་བསག 10.0186
积善 ཚོགས་བསགས། 04.04054
基垫 མ་གདན། 28.0266
基脉 གཞི་རྩ། 10.0111
犄顶胃病 ཕོ་བའི་གཉན་སྐྲང་ནད། 21.0106
畸形/残疾 གཟུགས་མི་སྡུག 04.0067
激脉 འབྲུབ་པའི་རྩ། 10.0093
激药 མདུང་སྨན། 15.0044
吉布 བྱིད་པོ། 10.0065
吉祥螺髻 མ་ཎྜ་དེ་བ་ཤྲི་རལ་པ་ཅན། 02.0018
吉祥穴 དཔལ་ཁབ་གསང་། 28.0258
极丽马先蒿 ལུག་རུ་དམར་པོ། 13.0450
极猛炭疽 ལྷོག་པ་ཡང་རྒོད། 19.0190
势盛 དཀྱིལ་དུ་གྱུར་པ། 05.0089
极盛 མཆོག་འཕེལ། 05.0110
极衰 མཆོག་ཟད། 05.0113
急病诊疗 དོས་དྲག་ནད་གསོ་བ། 01.0057
急搏心脉 སྙིང་རྩ་མྱུར་བ། 04.0187
急脉 རྩ་རྒྱུག་པ། 10.0140
急忙 རིངས། 05.0078
急痛肺热 གློ་ཚ་གཟེར་ཐུང་། 06.0202
急痛疫 གཉན་གཟེར་ཐུང་། 06.0203
急增 འཕེལ་སྐྱེན། 18.0067
疾病初象 སྔར་ཚུལ། 05.0118
疾病盛象 དཀྱིལ་གྱུར། 05.0120
疾病外缘 ནད་ཀྱི་རྐྱེན། 05.0013
疾病显象 ཚུལ་བྱེད། 05.0119
疾病性相 ནད་ཀྱི་མཚན་ཉིད། 05.0059
疾病性质 ནད་ཀྱི་ངོ་བོ། 05.0012
疾脉 རྩ་མགྱོགས་པ། 10.0116
疾余 ནད་རོ། 31.0007
集聚伤 རྨ་འཁྱིམས། 28.0380
集要利乐宝库 གཅེས་བསྡུས་ཕན་བདེའི་ནོར་བུའི་བང་མཛོད། 02.0233
集要十万利乐 གཅེས་བསྡུས་ཕན་བདེ་འབུམ་ཕྲག 02.0234
蒺藜 གཟེ་མ། 13.0333
蒺藜酒 གཟེ་ཆང་། 14.0345
虮状脓 སྲོ་མ་ཅན། 28.0063
脊肌/奇蹄类肉 བཤུལ་ཤ 07.0078
脊肌牵痛 བཤུལ་ཤ་ཁྲིད། 21.0098
脊临肺脉 གློ་རྩ་ཚིགས་འགྲམས། 04.0162
脊髓 གཞུང་པ། 04.0040
脊髓 བརྒྱུངས་པ། 04.0313
脊柱 རུས་པའི་འཕང་ལོ། 04.0242
脊椎 སྒལ་ཚིགས། 04.0236
脊椎骨 སྒལ་ཚིགས་རུས་པ། 04.0237
记忆减退 དྲན་པ་ཉམས་པ། 27.0013
技承医师 ལས་གོམས་ཀྱི་སྨན་པ། 12.0048
季脉 དུས་རྩ། 10.0079
剂量 ཐུན་ཚད། 14.0094
济世药王 འཚོ་མཛད་སྨན་པའི་རྒྱལ་པོ། 12.0024
祭供 ཡས་བྱིན། 10.0173
祭祖 མཆུན་གཏོར། 04.0406
稷 ཅི་ཅི། 13.1112
加持 བྱིན་བརླབས། 10.0184

加量 ཐུན་བསྐྱེད། 19.0171

家鸡 དེ་ཕོ། 13.0944

家鸡脑 དེ་ཕོའི་ཀླད་པ། 13.0945

家鸡肉 དེ་ཕོའི་ཤ 13.0946

家鸡头 དེ་ཕོའི་མགོ 13.0947

家课 ཁྲིམ་སྦྱ། 10.0085

夹板 སྒྲོགས། 28.0316

夹食服 ཟས་མནན། 11.0019

荚类谷物 གང་བུ་ཅན་གྱི་འབྲུ། 07.0006

颊瘫隆症 རླུང་ནད་འགྲམ་པ་ཉམས་པ། 17.0005

甲次 རྒྱ་ཚིལ། 13.0705

甲钝 སེན་མོ་འདུག 25.0073

甲协水脉 ཆུ་རྩ་འཛའ་བྱེད། 04.0264

胛骨 སོག་རུས། 04.0226

胛骨柄 སོག་ཡུ། 04.0305

胛骨灰 སོག་ཐལ། 13.1022

胛骨镜 སོག་པའི་མེ་ལོང་། 04.0304

胛型头 མགོ་དབྱིབས་སོག་ཀ 28.0086

胛缘肌 སོག་པའི་ཁ་འཁོར་གྱི་འདར་ཤ 04.0282

胛中肌 མེ་ལོང་དབུས་ཀྱི་འཁྲིས་ཤ 04.0283

假象 ལྟར་སྣང་། 10.0279

假象病 ལྟར་སྣང་འཕྲུལ་གྱི་ནད། 05.0101

架状夹板 སྒྲོམ་སྒྲོགས། 28.0319

尖弯针 ཐུར་མ་རྩེ་ཀྱོག 08.0042

尖状脉 རྩེ་འདྲ། 04.0147

坚 སྲ་བ། 04.0359

坚参白桑 རྒྱལ་མཚན་དཔལ་བཟང་། 02.0062

间歇脉 རྩ་སྟོད་པ། 10.0164

肩部 ཐལ་གོང་། 21.0070

肩峰窝 ཤུ་ཟུར་ཁ། 04.0207

肩关节韧带 སོག་པའི་གཉེན་ཐག 28.0269

肩胛间 སོག་དབྲག 28.0268

肩胛勺 སྐྱོགས་ར། 04.0185

肩胛下肌 སོག་པའི་སྣ་ཟུར་རྟ་ཤ 04.0278

肩颈肌 ཐལ་གོང་གཉའ་ཤ 04.0281

肩上韧带 ཕྲག་གོང་ཆུ་བ། 04.0296

肩纹处 དཔུང་འཛུམ། 20.0083

兼治 ཕྱིང་དྲིལ་བཅོས། 19.0135

煎汤 བསྐོལ་ཐང་། 14.0019

柬巴 ལྦུམ་པ། 13.0334

柬巴菜 ཉི་དགའི་འདབ་ཚོད། 07.0052

检点 བག་དང་ལྡན་པ། 12.0073

减量 ཐུན་སྐྱུངས། 18.0036

睑球隙 གྲ་མཚམས། 20.0045

简略秘籍明灯 མདོར་བསྡུས་གསང་ཏིག་སྒྲོན་མ། 02.0155

碱花 བུལ་ཏོག 13.0572

剑突 ལྷེན་སྣའི་རུས་པ། 04.0229

剑突瘤 ལྷེན་སྐྲན། 18.0042

剑突培根病 བད་ཀན་ལྷེན། 17.0101

剑突下 བྲང་ཚེལ། 04.0318

剑突穴 ལྷེན་གསང་། 16.0096

健忘症 བརྗེད་བྱེད་ཀྱི་ནད། 27.0017

鉴别 དཔྱད་འཕྲང་བསལ་བ། 10.0039

箭石 བ་རྒྱུ། 13.0139

箭穴 མདའ་གསང་། 28.0252

箭镞缚 འདར་ཆས་ཆིངས། 28.0301

江椒 གཙང་གཡེར། 13.1139

姜豆巴 སྐྱང་དུག་པ། 13.0393

姜黄 ཡུང་བ། 13.0321

浆水 སྐྱུར་པོ། 07.0045

僵跛隆症 རླུང་ནད་སྲ་འཐེང་། 17.0014

九黑药 ནག་པོ་དགུ། 28.0392
九红药 དམར་པོ་དགུ། 28.0394
九黄药 སེར་པོ་དགུ། 28.0397
九绝症 སྲོག་གཅོད་ནད་དགུ། 05.0122
九窍 བུ་ག་སྒོ་དགུ། 04.0052
九味黑药散 ནག་པོ་དགུ་སྦྱོར། 14.0138
九味黄药丸 སེར་པོ་དགུ་སྦྱོར། 14.0216
九味牛黄丸 གི་ཝံ་དགུ་པ། 14.0137
九味青鹏散 ཁྱུང་སྔོན་དགུ་པ། 14.0136
九味岩精丸 བྲག་ཞུན་དགུ་པ། 14.0139
九味獐牙菜汤 ཏིག་ཏ་དགུ་ཐང་། 14.0078
九项治则 གསོ་ཚུལ་དགུ། 11.0021
九眼珠 གཟི་རྙིང་། 13.0068
九御医 རྒྱལ་པོའི་ལྷ་སྨན་དགུ། 02.0035
久琼 མཇུག་ཆུང་། 13.1030
久泻肠病 རྒྱུ་ཀན་གྱི་ནད། 21.0131
久孜 འཇུ་རྩི། 28.0196
灸后冷刺 ཚ་ཐུར་གྱི་གྲང་ཐུར། 16.0201
灸灰 ཐྲ་ལྷྭག 16.0120
灸围针刺 གོར་དབུས་བཙེག 16.0210
灸穴 མེ་དམིགས། 16.0088
灸压 ཞུར་ལ་མནན། 28.0384
酒补方 ཆང་བཅུད། 26.0018
酒浸石子 རྡེའུ་ཆང་བྲན། 13.0161
酒痨 ཆང་ནད། 07.0056
酒醅 སླུམ། 14.0340
酒醅 ཆང་འགག་སྦང་མ། 28.0065
酒曲 ཆང་རྩི། 13.1140
酒曲 ཕབས། 25.0068
酒肉 དམར་སྐྱུར། 07.0075
酒样萨酷 ཆང་གི་ཟ་ཁུ། 23.0078
酒糟 སིངས་པོའི་སྦང་མ། 28.0066
酒糟敷料 སྦང་འཇིབས། 28.0174
酒糟精 སྦང་གར། 28.0076
酒糟仁 སླུམ་ཀླད། 28.0193
酒糟浴 སྦངས་ལུམས། 16.0163
旧墙碱土 སེ་ཏུལ། 13.0174
臼齿 གཅོད་བྱེད་འགྲམ་སོ། 04.0260
就范 གཅུད་ལ་བོར་བ། 10.0022
拘挛症 རྐྱུང་ནད་འཁྱུམས་པ། 17.0023
居・米旁绛央朗杰嘉措 འཇུ་མི་ཕམ་འཇམ་དབྱངས་རྣམ་རྒྱལ་རྒྱ་མཚོ། 02.0139
居冈 ཅུ་གང་། 13.0190
居尼 ཅུར་ནིས། 11.0076
居卓脉 རྒྱུ་གྲོག་རྩ། 10.0208
居孜 ཇུ་ཙེ། 28.0070
驹目子肺 སྒོ་བུ་རྟེ་མིག 28.0225
咀嚼齿脉 སོ་རྩ་ལྡད་བྱེད། 04.0266
举足肾脉 མཁལ་རྩ་རྐང་འདེགས། 04.0193
巨柏 དེ་བ་དྷ་རུ། 13.0264
巨大性呃逆 སྐྱིགས་བུ་ཆེན་པོའི་ནད། 23.0020
巨伞钟报春 ཤང་དྲིལ་སེར་པོ། 13.0456
句义月光 ཚིག་དོན་ཟླ་ཟེར། 02.0161
具毒食物 དུག་ལྡན་ཟས། 07.0003
具体病因 ཁྱད་པར་གྱི་རྒྱུ། 05.0005
具体泻法 སྒོས་བཤལ། 15.0010
具体治则 བྱེ་བྲག་གི་གསོ་ཚུལ། 11.0003
剧烈活动 དྲག་ཤུལ། 10.0026
剧痛 ཀར་ཀར་ན། 05.0074
距骨 རྐང་མཐིལ་རུས་པ། 04.0257
惧毒 སྐྲག་པའི་དུག 29.0071
锯 སོག་ལེ། 08.0037

K

藜菜 སྙེ་ཚོད། 07.0049

里牵 ནང་ཁྲིད། 28.0358

厉鬼病 འགོང་པོའི་ནད། 27.0050

利乐清凉月光 ཕན་བདེའི་བསིལ་ཟེར་སྤྲོ་བའི་ཟླ་གསར། 02.0232

利刃刀 གཙགས་བུ་ཆུ་གྲི། 08.0021

疠白喉 གཉན་གག 19.0197

疠病 གཉན་ནད། 19.0038

疠绞痛 གཉན་སྒང་། 23.0042

疠瘟 ཡམས་ནད། 19.0238

疠瘟诊疗 གཉན་རིམས་གསོ་བ། 19.0136

疠哲 གཉན་འབྲས། 19.0214

栎叶杜鹃 སྟག་མ། 13.0256

栎脂 སོན་ཆ་ར། 13.0301

痢疾亡骨 རྒྱུ་གཟེར་གྱིས་ཤི་བའི་རུས་པ། 13.1027

连服法 ལྟག་སྦྱོད། 11.0039

连接脉 འབྲེལ་བའི་རྩ། 04.0126

莲花生大师 སློབ་དཔོན་པདྨ་འབྱུང་གནས། 02.0039

莲藕 པད་རྩ། 13.0446

莲状癞 མཛེ་ཨུ་དུམ་ཝ་ར། 27.0079

镰形刀 གཙགས་བུ་ཟོར་དབྱིབས། 08.0022

良姜 དོང་གྲ། 13.0384

良医 སྨན་པ་མཆོག 12.0053

凉 བསིལ་བ། 13.0021

凉茶 ཇ་འབྲུག 17.0075

凉剂 བསིལ་སྦྱོར། 10.0276

凉夹板 བསིལ་སྒྲོགས། 28.0321

凉开水 བསྐོལ་གྲངས། 11.0062

凉尿 དྲི་ཆུ་གྲང་བ། 10.0204

凉性敷料 བསིལ་ཆས། 28.0072

凉性萨酷 བསིལ་བའི་ཟ་ཁུ། 23.0082

凉性吸伏法 བསིལ་འཇིབས། 28.0068

凉浴 བསིལ་ལུམས། 16.0151

凉月除瘤散 སྨན་འཛོམས་ཟླ་བསིལ། 14.0177

两性人 མཚན་གཉིས་མ་ནིང་། 04.0035

两阴窍 འོག་སྒོ་གཉིས། 04.0074

疗法 གསོ་ཐབས། 11.0046

疗效误点 བཅོས་སྐྱིད་ལྟར་སྣང་འཁྲུལ་སོ། 10.0284

獠牙毒 མཆེ་བའི་དུག 29.0072

列干肝病 མཆིན་ནད་ལེ་བཀན། 21.0050

烈马驱道法 རྟ་རྒོད་དཀྲུས་འཛུད་ཀྱི་གསོ་ཚུལ། 11.0024

裂折痛 བྲེ་ཆག 17.0045

鬣羚 རྒྱ། 13.0703

鬣羚角 རྒྱ་རུ། 13.0704

鬣羚肉 རྒྱ་ཤ 13.0706

鬣蜥 རྩངས་པ། 13.0892

鬣蜥胆 རྩངས་པའི་མཁྲིས་པ། 13.0893

鬣蜥脑 རྩངས་པའི་ཀླད་པ། 13.0894

鬣蜥肉 རྩངས་པའི་ཤ 13.0895

邻友 བསྟེན་ཟི། 06.0052

临时起居 གནས་སྐབས་སྤྱོད་ལམ། 06.0035

淋巴 རྨེན་བུ། 04.0136

淋巴疮 རྨེན་བུའི་ནད། 24.0031

淋巴疠 གཉན་རྨེན་བུ། 19.0213

淋巴伤瘘 རྨེན་བུ་ཞར། 28.0209

淋巴性咽病 གྲེ་ནད་རྨེན་བུ། 20.0119

淋巴样宫瘤 རྨེན་སྐྲན། 26.0047

淋巴哲 འབྲས་རྨེན། 24.0035

灵魂 རྣམ་ཤེས། 04.0004

灵窍 ཡིད་འཇུག་བུ་ག 04.0399

羚牛肉 སྦྱུག་གླང་གི་ཤ 13.1057
零星隆 ཐོར་བུའི་རླུང་། 19.0051
流产 མངལ་འཛིག 04.0063
流感丸 ལོ་རྒྱུན་རིལ་བུ། 14.0283
琉璃 བཻ་ཌཱུརྻ། 13.0045
琉璃草 ནད་མ། 13.0504
琉璃光佛 བཻ་ཌཱུརྻ་འོད་ཀྱི་རྒྱལ་པོ། 12.0023
琉璃明镜 བཻ་ཌཱུརྻའི་མེ་ལོང་། 02.0207
硫黄石 མུ་ཟིའི་རྡོ། 13.0114
瘤 སྐྲན། 18.0039
瘤漏性腹水 སྐྲན་ཟགས། 18.0104
瘤状硅灰石 དཀར་པོ་སྦལ་རྒྱབ། 13.0116
六道众生 འགྲོ་དྲུག 03.0001
六德俱全 ཚོགས་པ་དྲུག་ལྡན། 12.0040
六度 ཕར་ཕྱིན་དྲུག 12.0067
六分 དྲུག་ཡར། 11.0053
六腑 སྣོད་དྲུག 04.0023
六季 དུས་དྲུག 06.0026
六类巴司魔病 བ་སུ་རིགས་དྲུག་གི་ནད 27.0052
六良 བཟང་པོ་དྲུག 13.1164
六面童子 གཞོན་ནུ་གདོང་དྲུག 02.0020
六内病 ཁོང་ནད་སྐྱི་དྲུག 18.0144
六浓味 དྲི་ཅན་དྲུག 13.1218
六锐散 རྣོ་མཆོག་དྲུག་པ། 14.0107
六十三种味配 རོ་སྦྱོར་དྲུག་ཅུ་རྩ་གསུམ། 14.0002
六位蜀葵汤 ལྷམ་ཐང་དྲུག་པ། 14.0065
六味 རོ་དྲུག 13.0002
六味阿毕汤 ཨ་ཤྭི་དྲུག་ཐང་། 14.0071
六味安消散 ཞི་བྱེད་དྲུག་པ། 14.0108
六味白药散 དཀར་པོ་དྲུག་སྦྱོར། 14.0104
六味打箭菊汤 ཨ་བྲག་དྲུག་ཐང་། 14.0070

六味丁香散 ལི་ཤི་དྲུག་པ། 14.0112
六味甘草丸 ཤིང་མངར་དྲུག་པ། 14.0211
六味寒水石散 ཅོང་ཞི་དྲུག་པ། 14.0105
六味红花汤 གུར་གུམ་དྲུག་ཐང་། 14.0063
六味锦鸡儿汤 མཛེ་སེ་དྲུག་ཐང་། 14.0068
六味木香散 རུ་རྟ་དྲུག་པ། 14.0109
六味铁粉汤 ལྕགས་ཕྱེ་དྲུག་ཐང་། 14.0064
六味兔耳草汤 ཧོང་ལེན་དྲུག་ཐང་། 14.0069
六味雄黄汤 ལྡོང་རོས་དྲུག་ཐང་། 14.0066
六味岩白菜汤 ག་དུར་དྲུག་ཐང་། 14.0062
六味勇士丸 དཔའ་བོ་དྲུག་སྦྱོར། 14.0270
六味云实散 འཇམ་འབྲས་དྲུག་པ། 14.0106
六味竹沥汤 སྨྱུག་ཙི་དྲུག་ཐང་། 14.0067
六意念 བློ་བཞག་དྲུག 12.0020
六原 ཁམས་དྲུག 04.0011
六指 མཛུབ་གང་། 04.0114
龙 ཀླུ། 10.0257
龙朵尔 ཀླུ་གཏོར། 27.0015
龙骨 འབྲུག་རུས། 13.0790
驴右蹄削片 བོང་རྨིག་གཡས་བཞུར། 13.0812
龙魔病 ཀླུའི་གདོན་ནད 27.0005
龙女 མཚོ་སྨན། 10.0175
龙犬齿 འབྲུག་གི་མཆེ་བ། 13.0811
龙热丹达 ལུང་རིགས་བསྟན་དར། 02.0142
龙虱 སྦུར་མགྱོགས། 13.1074
龙仪轨 ཀླུ་ཆོག 27.0021
龙爪稷 ཁྲ་མ། 13.1110
隆 རླུང་། 04.0091
隆病 རླུང་ནད། 17.0001
隆病逾期而命隆中断 དུས་འདས་རླུང་ནད་སྲོག་རྗེན་ཆད་པ། 05.0127

轮流 ཐང་རེ། 04.0057

轮形疹 ཕོལ་མིག 19.0029

轮叶棘豆 སྔོ་སྔགས་ཤ 13.0414

轮叶獐牙菜 དཔའ་བོ་སེར་པོ། 13.0396

轮子展翅缚 འཁོར་ལོ་གཤོག་རྒྱང་ཆིངས། 28.0304

论说部十一支 བཤད་པའི་རྒྱུད་ཀྱི་ཡན་ལག་བཅུ་གཅིག 03.0006

论说部四根本 བཤད་པའི་རྒྱུད་ཀྱི་རྩ་བ་བཞི། 03.0005

论说部 བཤད་པའི་རྒྱུད། 01.0016

罗暖 ལོག་གནོན། 16.0186

萝卜 ལ་ཕུག 13.1137

萝卜疗法 ལབ་བཅོས། 24.0043

萝卜子 ལ་ཕུག་ས་བོན། 13.1138

瘰疬疠 གཉན་འབྲུམ་པོ། 19.0225

洛塞旺布白玛噶布 བློ་གསལ་དབང་པོ་པདྨ་དཀར་པོ། 02.0101

骆驼 རྔ་མོང་། 13.0932

骆驼骨 རྔ་མོང་རུས་པ། 13.0933

骆驼乳 རྔ་མོའི་འོ་མ། 13.0936

落入六腑 སྣོད་དུ་ལྷུང་བ། 05.0057

驴 བོང་བུ། 13.0758

驴鞧胃脉 ཕོ་རྩ་བོང་རྐེད། 04.0181

驴肉 བོང་ཤ 13.0763

驴乳 བོང་བུའི་འོ་མ། 13.0765

驴舌 བོང་བུའི་ལྕེ། 13.0759

驴蹄 བོང་རྨིག 13.0766

驴尾血 བོང་བུའི་མཇུག་ཁྲག 13.0761

驴血 བོང་ཁྲག 13.0762

驴脂 བོང་ཚིལ། 13.0760

绿矾 ནག་མཚུར། 13.0576

绿硫黄 མུ་ཟི་ལྗང་ཁུ། 13.0179

绿绒蒿 ཨུཏྤལ། 13.0428

绿松石 གཡུ། 13.0043

绿玉髓 ཞེལ་སྔོན། 13.0121

M

麻风病 མཛེ་ནད། 27.0047

麻风毒 མཛེ་དུག 29.0018

麻花秦艽 ཀྱི་ལྕེ་དཀར་པོ། 13.0433

麻黄 མཚེ་ལྡུམ། 13.0375

麻木/喷嚏 སྦྲིད་པ། 20.0085

麻雀 མཆིལ་པ། 13.0959

麻雀脑 མཆིལ་པའི་ཀླད་པ། 13.0960

麻雀肉 མཆིལ་པའི་ཤ 13.0961

麻痛 ཟེར་བ། 20.0120

麻胀 སྦྲིད་ཆིལ། 16.0015

麻疹大汤 སིབ་ཐང་ཆེན་མོ། 14.0091

麻疹厚痘 སིབ་བུ་ཀོབ་ཅེ། 19.0169

马 རྟ། 13.0838

马勃 འདྲི་ཤ་མང་། 13.0484

马附蝉 རྟ་བོན་པ། 13.0846

马骨 རྟའི་རུས་པ། 13.0852

马喉 རྟའི་གྲེ་བ། 13.0839

马鹿 ཤ་བ། 13.0608

马毛毒 རྟ་སྤུའི་དུག 29.0073

马尿泡 ཐང་ཕྲོམ་དཀར་པོ། 13.0323

马钱子 ལྡུམ་སྔགས 13.0344

马肉 རྟ་ཤ 13.0844

马乳 རྟའི་འོ་མ། 13.0851

马肾 རྟའི་མཁལ་མ། 13.0841

猫 བྱི་ལ། 13.0925

猫逮老鼠法 བྱི་ལ་འཛབ་པའི་གསོ་ཚུལ། 11.0022

猫骨 བྱི་ལའི་རུས་པ། 13.0927

猫皮 བྱི་ལའི་པགས་པ། 13.0928

猫乳膏 སེང་ལྡེང་ཁནྡ། 14.0336

猫尾骨 བྱི་ལའི་མཇུག་ཧོ། 13.0926

猫爪脉 བྱི་སྡེར། 04.0157

毛翠雀 ག་སྤུར་ཉིས་ལོ། 13.0508

毛袋 ཕད་རྩེ། 10.0147

毛垫 སྤུ་དེབ། 28.0290

毛敷 སྤུ་དུགས། 16.0135

毛果婆婆纳 ལྕམ་ནག་དོམ་མཁྲིས། 13.0513

毛诃子 བ་རུ་ར། 13.0201

毛孔 བ་སྤུའི་བུ་ག 04.0142

毛裂蜂斗菜 ལུག་ཤོ། 13.0363

毛瘤 སྤུ་སྐྲན། 18.0048

毛敏 སྤུ་བཙེ། 05.0068

毛配毒 སྤུ་སྦྱོར་དུག 29.0012

毛性尿闭症 སྤུ་འགགས་ནད། 23.0073

毛织缚 རེ་ལྡེ་ཆིངས། 28.0308

矛头针 ཐུར་མ་མདུང་རྩེ་མོ། 08.0032

矛状脉 མདུང་ཚུགས་གཟེར་རྩ། 04.0152

茅秸 འཇག་སོག 10.0211

玫瑰红绿宝石 ནལ། 13.0058

枚夏 དམེ་ཤ 11.0045

眉间骨 མིག་དབྲག་རུས་པ། 04.0212

眉毛卷结 སྨིན་མ་ཚོམ། 10.0170

梅毒 བསེ་མོག 29.0036

煤 རྡོ་སོལ། 13.0137

美花草 རོག་པོ་འཛོམས་སྐྱེས། 13.0509

门布编状缚 མོན་བུ་ལྷས་ཆིངས། 28.0314

门齿 སྣ་བྱེད་མདུན་སོ། 04.0258

门如肝脉 མཆིན་རྩ་མོན་རུ། 04.0175

门押 སྒོ་གཏའ། 25.0010

焖烧 ནུས་བསྲེགས། 14.0302

朦胧症 མིག་ནད་རབ་རིབ། 20.0023

朦脉 འཐིབས་པའི་རྩ། 10.0092

猛柔 རྒོད་གཡུང་། 13.0040

猛炭疽 ལྷོག་རྒོད། 19.0189

猛外治法 དྲག་དཔྱད། 08.0004

弥查 མི་ཁྲག 13.1036

弥赤 མི་མཁྲིས། 13.1041

弥岗玛 མིའི་རྐང་མར། 13.1039

弥骨 མི་རུས། 13.1023

弥髋骨 མིའི་དཔྱི་རུས། 13.1025

弥莱 མི་གླད། 13.1043

弥尼玛彤瓦顿丹 མིའི་ཉི་མ་མཐོང་བ་དོན་ལྡན། 02.0083

弥切瓦 མིའི་མཆེ་བ། 13.1038

弥胎衣 མིའི་ཕྲུ་མ། 13.1032

弥夏 མི་ཤ 13.1037

弥眼珠 མིའི་མིག་འབྲས། 13.1020

糜烂 འདྲུལ། 17.0099

米粉样萨酷 འབྲས་ཕྱེའི་ཟ་ཁུ། 23.0079

米酒 འབྲས་ཆང་། 07.0060

米粥 འབྲས་ཐུག 07.0031

觅友 དཔུང་པ་གཡར། 09.0007

秘榜那 གསང་འཛོམ། 19.0200

秘诀 མན་ངག 01.0012

秘诀宝库 མན་ངག་རིན་ཆེན་གཏེར་མཛོད། 02.0206

秘诀宝源 མན་ངག་རིན་ཆེན་འབྱུང་གནས། 02.0243
秘诀部 མན་ངག་རྒྱུད། 01.0017
秘诀荟萃实践精华汇集 མན་ངག་སྙིང་པོར་བསྡུས་པ་ལག་ལེན་ཀུན་གྱི་བཅུད་བསྡུས། 02.0238
秘诀精髓集要 མན་ངག་ཀུན་གྱི་སྙིང་པོ་བསྡུས་པ། 02.0208
秘诀千万舍利 མན་ངག་བྱེ་བ་རིང་བསྲེལ། 02.0200
秘诀清凉散 མན་ངག་བསིལ་སྦྱོར། 14.0196
秘诀十三味红花散 མན་ངག་གུར་གུམ་བཅུ་གསུམ། 14.0154
秘密 གསང་བ། 01.0011
秘识秘籍 མན་ངག་བཀའ་རྒྱ་མ། 02.0226
密蜡 སྦུར་ལེན། 13.0070
蜜酒 སྦྲང་ཆང་། 14.0342
绵参 ཤང་ལེན་སྨུག་པོ། 13.0545
绵羊 ལུག 13.0632
绵羊胆 ལུག་མཁྲིས། 13.0637
绵羊粪 ལུག་རིལ། 13.0645
绵羊肝 ལུག་མཆིན། 13.0636
绵羊骨 ལུག་རུས། 13.0640
绵羊喉 ལུག་གྲེ། 13.0648
绵羊角 ལུག་རུ། 13.0634
绵羊脑 ལུག་ཀླད། 13.0643
绵羊肉 ལུག་ཤ 13.0644
绵羊乳 ལུག་འོ། 13.0646
绵羊酥油 ལུག་མར། 13.0647
绵羊头骨 ལུག་ཐོད། 13.0642
绵羊眼 ལུག་གི་མིག་འབྲས། 13.0635
棉种子 རས་བལ་ས་བོན། 20.0016
面斑 ངོ་ཤིག 23.0135
面肿 གདོང་འཛིལ། 17.0043
面浮肿 བྱད་ཤ་སྐྲངས། 21.0069
妙泻 འཕྲུལ་འཇོག 18.0132
灭兆 འཇིག་ལྟས། 04.0388
敏慈 སྨྲིན་བརྩེ། 10.0035
敏捷 སྐྲིན་པ། 10.0099
明目丸 གསལ་བྱེད་ལྷུགས་རིལ། 14.0286
明色赤巴 མཁྲིས་པ་མདོག་གསལ། 04.0349
明智大仙 དྲང་སྲོང་རིག་པའི་ཡེ་ཤེས། 02.0003
命 སྲོག 30.0002
命隆 སྲོག་གི་རླུང་། 04.0128
命脉 སྲོག་རྩ། 04.0051
命脉癫穴 སྲོག་རྩ་སྨྱོས་བྱེད་ཀྱི་གསང་། 16.0189
命运 ལས་དབང་། 12.0060
膜遗障 མིག་ནད་སྐྱོ་རིབ། 20.0037
磨牙 སོ་འཆའ། 17.0050
蘑菇 ཤ་མང་པ། 13.0477
魔 གདོན། 12.0031
魔歇脉 འདྲེ་སྡོད། 10.0166
末冬 དགུན་སྨད། 05.0033
末法五百年 ལྔ་བརྒྱ་ཐ་མའི་དུས། 27.0041
墨样萨酷 སྣག་ཚོའི་ཟ་ཁུ། 23.0086
墨汁鬼伞 ལུད་ཤ་མང་། 13.0483
母黄牛 བ། 13.0897
母黄牛犊鲜粪 བ་གསར་ལྕི་བ། 13.0903
母黄牛尿 བ་ཆུ། 13.0904
母隆传子头病 མ་རླུང་བུ་ལ་ཤོར་བའི་མགོ་ནད། 20.0008
母脉 མ་རྩ། 10.0081
母牦牛 འབྲི། 13.0997
母牦牛肉 འབྲི་ཤ 13.0998

N

乌冠状夹板 ཐྱི་ཐེ། 28.0318
尿 གཅི། 04.0103
尿闭症 གཅིན་འགགས་ནད། 23.0063
尿变 ཆུ་ལྡོག་པ། 10.0218
尿道粘连症 སྦུབས་འབྱར་ནད། 22.0007
尿浮酯 སྤྲིས་མ། 10.0217
尿经 ཆུ་མདོ། 10.0200
尿泡 དྲི་ཆུའི་མེ་ཏོག 10.0215
尿频十八味诃子散 གཅིན་སྙི་ཨ་རུ་བཅོ་བརྒྱད། 14.0161
尿频症 གཅིན་སྙིའི་ནད། 23.0074
尿汽 དྲི་ཆུའི་རླངས་པ། 10.0214
尿色 ཆུ་མདོག 10.0210
尿色误点 ཆུ་མདོག་ལྟར་སྣང་འཁྲུལ་སོ། 10.0285
尿涩 གཅིན་སྲི་བ། 23.0064
尿疝 གཅིན་གྱུར་ཀླིག་རླུགས། 24.0041
尿失禁 དྲི་ཆུ་བླུགས། 23.0127
尿纹占 བྱད་ལམ། 10.0267
尿液 དྲི་ཆུ། 18.0063
镊子 སྐམ་པ་ཙུ་མོ་ཏི། 08.0017
颞骨 ན་ལྷན་རུས་པ། 04.0217
颞骨松质间脉 ལྷ་ཟ་བོན་པོའི་ཐོད། 28.0119
颞肌 མུར་གོང་ཤ 04.0275
颞脉 ལྟག་རལ། 16.0024
颞颥 མུར་གོང་། 20.0050
拧痛 གཟེར་འདྲིལ། 19.0017
牛蒡 ཐོ་བཙུང་། 13.0382
牛黄 གི་ཝང་། 13.0192
牛黄利水散 གླང་ཆེན་གང་གཱ་ཆུ་བསྐྱུར། 14.0184
牛颈样痘 འབྲུམ་བུ་སྐྲངས་པ་གླང་གཞལ། 19.0164
牛皮癣 གླང་ཤུ། 23.0130
牛皮癣涂剂 གླང་ཤུ་བྱུག་སྨན། 14.0290
牛舌状铜针 ཟངས་ཁྱེར་འབྲི་ལྕེ་ཁ། 08.0031
牛溲膏 བ་ཆུའི་ཁནྡ། 14.0333
牛舔疮 བས་ལྡགས། 23.0140
牛驮羊驮法 མཛོ་ཁལ་ལུག་ཁལ་གྱི་གསོ་ཚུལ། 11.0030
扭盔马先蒿 ལུག་རུ་སྨུག་པོ། 13.0449
扭连钱 གཞན་འདུལ་བ། 13.0426
浓缩熬 བྲེ་དོར་གདུ། 14.0354
脓 རྣག 10.0159
脓包 རྣག་འབུམས། 31.0009
脓断黄 ཆད་ཆུ། 28.0366
脓狂生 རྣག་སྨྱོ། 28.0062
脓流不止 རྣག་འབྱམས་པ། 24.0030
脓瘤 རྣག་སྐྲན། 18.0051
脓囊 རྣག་རྒྱ། 28.0278
脓蚀骨 རྣག་གི་རུལ་ཟན། 28.0054
脓胎不出 རྣག་ཤ་མ་ཐོན་པ། 28.0153
脓象 རྣག་ཐྲ། 28.0277
怒容 ངམ་ནག 28.0279
暖夹板 དྲོད་སྒྲོགས། 28.0322
女结石 མོ་རྡེ། 14.0291
女结石 མོ་རྡེའུ། 13.0147
女魅 གྲི་མོ། 10.0254
女神 མོ་ལྷ། 10.0262
女阴病 མོ་མཚན་གྱི་ནད། 22.0011

O

欧珀 རྡེ་རོ། 13.0062
欧宗・洛桑晋巴 འོ་ཛོང་བློ་བཟང་སྦྱིན་པ། 02.0140

鸥 མཐིང་རིལ། 10.0067

呕呻 ཞེ་འཁུན། 21.0015

呕吐症 སྐྱུགས་པའི་ནད། 23.0056

P

帕朱散 ཕག་གྲུ། 14.0195

排控 འབྱིན་སྡོམ། 04.0372

盘羊 རི་དྭགས་གཉན། 13.0671

盘羊肺 གཉན་གློ། 13.0673

盘羊角 གཉན་རྭ། 13.0672

盘羊肉 གཉན་ཤ 13.0674

膀胱 ལྒང་པ། 04.0027

膀胱体 ལྒང་པའི་ཐེར། 28.0235

膀胱哲 ལྒང་འབྲས། 24.0015

螃蟹 སྡིག་སྲིན་དཀར་པོ། 13.1078

螃蟹甲 ལུག་མུར། 13.0348

狍 ཁ་ཤ 13.0604

狍肺 ཁ་ཤའི་གློ་བ། 13.0606

狍肉 ཁ་ཤའི་ཤ 13.0607

疱疹 ཤུ་བ། 23.0132

疱疹癞 མཛེ་ཤུ་བ། 27.0089

胚胎形成 ལུས་ཀྱི་ཆགས་ཚུལ། 04.0001

醅汁/小鱼 ཉེའུ། 28.0192

培根 བད་ཀན། 04.0093

培根病 བད་ཀན་གྱི་ནད། 17.0100

培根瘤 བད་ཀན་སྐྲན། 18.0040

培根融冻界 བད་ཀན་ཞུ་འཁྲུགས། 19.0049

培根瘟 བད་རིམས། 19.0147

培根瘟哑结 བད་རིམས་ལྐུགས་པ། 19.0149

培根夏让脉 བད་ཀན་གཤའ་རིངས། 16.0041

培根型人 བད་ཀན་གྱི་མི། 04.0385

培根性唇病 བད་མཆུ། 20.0093

培根性耳病 རྣ་ནད་བད་གྱུར། 20.0067

培根性颈瘿 བད་ཀན་གྱི་ལྦ་བ། 20.0131

培根性头病 མགོ་ནད་བད་གྱུར། 20.0005

培根性紊乱热 འཛམ་འཁྲུགས། 19.0121

培根性下坠水肿 བད་འོར། 18.0088

培根性相 བད་ཀན་གྱི་མཚན་ཉིད། 04.0366

培根性咽病 གྲེ་ནད་བད་གྱུར། 20.0116

培根性喑哑 བད་གྱུར་སྐད་འགགས། 23.0005

培根虚热 བད་ཀན་སྟོངས་པ། 19.0081

培根蛀病 བད་སྲིན་ནད། 23.0050

培瘟芒布 བད་རིམས་རྫོངས་བུ། 19.0148

配法 སྦྱོར་ཐབས། 14.0001

配量 སྦྱོར་ཚད། 14.0095

配制毒 སྦྱོར་དུག 29.0002

喷撒 ཁ་སྦུ་གདབ། 16.0080

烹调 གཡོས་སྦྱོར། 07.0029

硼砂 ཚ་ལ། 13.0568

硼砂下泻丸 ཚ་ལའི་འཕྲུལ་བཤལ། 14.0272

皮垫 ལྤགས་དེབ། 28.0288

皮肤病 པགས་པའི་ནད། 23.0128

皮肤癞 པགས་མཛེ། 27.0083

皮肤酸麻 ཤ་ལྤགས་བརྗེ། 23.0108

皮肤褶皱 པགས་པ་འཆུས། 16.0081

皮腐癞 མཛེ་པགས་པ་རྨུགས་པ། 27.0094

皮下扩散 པགས་བྱེར། 28.0036

皮屑 སྒྲོག་ཤུ། 27.0097

毗卢遮那 བཻ་རོ་ཙ་ན། 02.0040

脾边缘 མཆེར་པའི་མུ། 21.0082

Q

强巴·朗杰札桑 བྱང་པ་རྣམ་རྒྱལ་གྲགས་བཟང་། 02.0082
强挤 ནན་གྱིས་བཙིར་བ། 06.0043
强力 ཚན་ཆེ། 09.0008
强欧·朗索达杰 བྱང་དོས་ནང་སོ་དར་རྒྱས། 02.0114
强派二十一味寒水石散 སྟོད་ལུགས་ཅོང་ཞི་ཉེར་གཅིག 14.0164
强僧嘎玛 བྱང་སེམས་དཀར་དམར། 18.0136
强中 སོས་ཟིན་ནད། 22.0004
蔷薇果 སེ་བའི་འབྲས་བུ། 13.0228
蔷薇花 སེ་བའི་མེ་ཏོག 13.0257
呛水 ངལ་ཆུ། 21.0043
乔岁 ཁྱིའུ་སུས། 18.0128
荞麦 བྲ་བོ། 13.1124
荞麦状探针 ཐུར་མ་བྲ་བོ་འདྲ་བ། 08.0052
荞麦状铜针 ཟངས་ཐུར་བྲ་བོ་ཁ། 08.0030
切断法 དོལ་ཆོད། 16.0066
切脉诊断 རེག་པ་རྩ་ལ་བརྟག་པ། 10.0040
茄参 ཐང་ཕྲོམ་གཡུང་བ། 13.0324
且玛 ཁྱི་མ། 23.0138
钦绕诺布 མཁྱེན་རབ་ནོར་བུ། 02.0149
侵胆血婇病 མཁྲིས་པའི་ཁྲག་ཚབས། 26.0031
侵肺血婇病 གློ་བའི་ཁྲག་ཚབས། 26.0028
侵肝血婇病 མཆིན་པའི་ཁྲག་ཚབས། 26.0029
侵精华瘟 རྒྱུན་རིམས། 19.0151
侵乳房血婇病 ནུ་མའི་ཁྲག་ཚབས། 26.0035
侵乳汁血婇病 འོ་མའི་ཁྲག་ཚབས། 26.0034
侵入五脏 དོན་ལ་བབས་པ། 05.0056
侵肾血婇病 མཁལ་མའི་ཁྲག་ཚབས། 26.0032
侵小肠血婇病 རྒྱུ་མའི་ཁྲག་ཚབས། 26.0033
侵心血婇病 སྙིང་གི་ཁྲག་ཚབས། 26.0027
侵血脾婇病 མཆེར་པའི་ཁྲག་ཚབས། 26.0030
侵血瘟 རྟག་པའི་རིམས། 19.0152
亲骨肾脉 མཁལ་རྩ་རུས་ཞེན། 04.0192
亲婚女 ནལ་མ། 10.0106
亲婚子/私生子 ནལ་བུ། 26.0070
秦皮 སྟབ་སེང་། 13.0284
勤奋 བྱ་བ་ལ་བརྩོན། 12.0016
噙 མཁུར་བཀང་། 06.0040
青甘韭 འཛོམ་ནག 13.0537
青谷粒 སྨུས། 07.0038
青谷粒粥 སྨུས་ཐུག 07.0037
青海黄芪 སྲད་སྔོན། 13.0552
青金石 མུ་མེན། 13.0067
青稞酒 ནས་ཆང་། 07.0061
青稞醅 ཆན་བསྲེས་སླུམ། 14.0353
青稞粥 ཚག་ཚོ། 11.0058
青稞饭 ནས་ཐུག 07.0034
青鹏涂剂 ཁྱུག་པ་བྱ་ཁྱུང་སྔོན་པོ། 14.0289
青色种马尿 ཨ་ཤྭ་གླ་ར། 13.0850
青色种马鲜粪 རྟ་གསེབ་སྔོན་པོའི་སྟངས། 13.0849
青蒜 སྒོག་སྔོན། 13.0560
青铜 འཁར་བ། 13.0092
青头淋巴 རྨེན་བུ་མགོ་སྔོན། 04.0137
轻 ཡང་བ། 13.0023
清疮器 རྨ་གཙེའུ། 08.0071
清肺止咳散 འབྲུགས་གློ་ཀུན་སེལ། 14.0181
清热过盛 ཚ་བ་བདའ་དྲགས། 19.0050
清热汤 ཚ་སེལ་གྱི་ཐང་། 14.0016
清余热 ཚད་རོ་གདོན། 19.0134

R

热德 རེ་ལྡེ། 28.0178

热敷 རྫོད་དུགས། 16.0133

热敷料 ཚན་དོ། 28.0173

热伏脉 སྦུགས་ཚ། 10.0134

热幅脉 དཔངས་ཚ། 10.0132

热灸 མེ་བཙས་བཙོ་བ། 16.0114

热聚心病 སྙིང་ཚད་ཚ་འཁྱིལ། 21.0012

热空虚 ཚ་བ་སྟོངས་པ། 19.0086

热瘤 ཚ་སྐྲན། 18.0058

热隆病 ཚད་རླུང་ནད། 19.0007

热麻 ཚ་བམ། 28.0348

热纳水脉 ཆུ་རྩ་རནྡྷ། 04.0263

热尿 དྲི་ཆུ་ཚན་དེ། 10.0202

热怒肿 ཚ་ཁྲོས། 28.0345

热侵脏腑 ཚ་བ་ཁོང་ཤོར། 10.0228

热盛脉病 རྩ་ནད་ཚ་རྒྱས། 28.0359

热盛心病 སྙིང་ཚད་ཚ་རྒྱས། 21.0011

热盛隐热 གབ་ཚད་ཚ་སྟོབས་ཅན། 19.0092

热数脉 གྲངས་ཚ། 10.0133

热水盛蔓 ཚ་ཆུ་རྒྱས་ཐེབས། 18.0123

热汤 ཚ་ཐང་། 14.0015

热痛肺病 གློ་ནད་ཚ་གཟེར། 21.0035

热象 ལྟར་སྣང་ཚ། 10.0226

热邪潜愈 ཚ་གཞབ། 28.0045

热性赤巴病 ཚ་མཁྲིས། 17.0088

热性疯病 ཚ་སྨྱོ། 19.0031

热性绞痛 ཚ་གླང་། 23.0039

热性配毒 ཚ་སྦྱོར་གྱི་དུག 29.0016

热性失眠 ཚ་ཡེར། 19.0036

热性喑哑 ཚ་ལྐུགས། 19.0034

热性浊热 ཚ་རྙོགས། 19.0106

热虚性紊乱热 ཚ་སྟོངས། 19.0131

热罨 ཚ་དུགས། 16.0134

热浴 རྫོད་ལུམས། 16.0152

热糌粑 ཟན་རྫོན། 11.0063

热针 ཚ་ཐུར། 16.0184

热症 ཚ་བའི་ནད། 05.0095

热症六脉 ཚ་བའི་རྒྱུ་རྩ་དྲུག 10.0112

热阻肺病 གློ་ནད་ཚ་སུབས། 21.0034

人参 དཔའ་བོ་ཆེན་པོ། 13.0398

人乳 མིའི་འོ་མ། 13.1017

人体比喻 ལུས་ཀྱི་འདྲ་དཔེ། 04.0070

人体结构示意图 རི་བཀྲ། 04.0079

人体论 གྲུབ་པ་ལུས་ཀྱི་གནས། 01.0021

人体生理 ལུས་ཀྱི་གནས་ལུགས། 04.0087

仁钦桑布大译师 ལོ་ཆེན་རིན་ཆེན་བཟང་པོ། 02.0044

仁青嚓觉丸 རིན་ཆེན་ཚ་སྦྱོར། 14.0358

仁青常觉大黑丸 རིན་ཆེན་གྲང་སྦྱོར་རིལ་ནག་ཆེན་མོ། 14.0359

忍冬果 འཕང་མའི་འབྲས་བུ། 13.0230

忍辱 བཟོད་པ། 12.0070

韧带 ཆུ་བ། 04.0134

妊娠病 མཚན་མའི་ནད། 26.0059

日常起居 རྒྱུན་སྤྱོད། 06.0001

日发毒 ཞག་དུག 29.0030

日轮散 གསོ་བྱེད་ཉི་མའི་དཀྱིལ་འཁོར། 14.0110

日晒性感染 ཉི་རེད། 28.0028

日夏舌状癞 མཛེ་རི་ཤའི་ལྕེ། 27.0082

日形疮 སུར་ཡའི་ནད། 24.0029

日形疮胃病 ཕོ་བ་སུར་ཡའི་ནད། 21.0107

茸 ཐོག་རྭ། 13.0605

S

三水 ཆུ་གསུམ། 29.0050
三水失禁 ཆུ་གསུམ་བོ་བ། 27.0067
三水穴 ཆུ་གསང་རྣམ་གསུམ། 18.0082
三死兆 འཆི་བའི་བྱ་གཏོང་གསུམ། 28.0236
三酸汁 སྐྱུར་ཁུ་གསུམ། 13.1214
三胎粪 ཕྲུ་ཚན་གསུམ། 13.1192
三味炒米汤 འབྲས་ཡོས་གསུམ་ཐང་། 14.0033
三味大黄汤 ལྕུམ་རྩ་གསུམ་ཐང་། 14.0028
三味甘露散 བདུད་རྩི་གསུམ་སྦྱོར། 14.0099
三味光明盐汤 རྒྱམ་ཚྭ་གསུམ་ཐང་། 14.0027
三味蒺藜汤 གཟེ་མ་གསུམ་ཐང་། 14.0038
三味姜黄汤 ཡུང་བ་གསུམ་ཐང་། 14.0039
三味龙骨汤 འབྲུག་རུས་གསུམ་ཐང་། 14.0034
三味绿矾汤 ནག་མཚུར་གསུམ་ཐང་། 14.0029
三味没药汤 གུལ་ནག་གསུམ་ཐང་། 14.0026
三味檀香汤 ཙན་དན་གསུམ་ཐང་། 14.0036
三味星夏汤 ཞིམ་ཤིང་གསུམ་ཐང་། 14.0037
三温汤 དྲོད་གསུམ་ཐང་། 14.0030
三鲜品 གསར་བཅུད་རྣམ་གསུམ། 28.0195
三鲜芽 ཤའུ་རྣམ་གསུམ། 28.0189
三香木 ཨ་གར་རིགས་གསུམ། 13.1196
三肖夏 ཞོ་ཤ་གསུམ། 13.1172
三邪 ཉེས་པ་གསུམ། 04.0335
三邪实诊法 ཉེས་པ་དངོས་སྟོན་བརྟག་པ། 10.0001
三邪诊疗篇 ཉེས་གསུམ་གསོ་བའི་སྐབས། 01.0032
三辛 ཚ་བ་གསུམ། 13.1165
三辛草药 སྔོ་ཡི་ཚ་བ་གསུམ། 13.1167
三血 ཁྲག་གསུམ། 28.0188
三盐 ཚྭ་སྣ་གསུམ། 13.1169
三颜 ཚོས་གསུམ། 13.1185
三叶 པཏྲ་གསུམ། 13.1182
三缘尽失 འཚོ་བ་གསུམ་ཟད་པ། 05.0123
三泽 མདངས་གསུམ། 27.0065
三爪 སྡེར་མོ་གསུམ། 13.1208
三镇痛药 གཟེར་འཇོམས་གསུམ། 13.1197
三中皮汤 བར་ཤུན་གསུམ་ཐང་། 14.0032
三孜药 ཙེ་གསུམ། 13.1186
三子 ར་གསུམ། 13.1169
三足灶状骨脉 རུས་རྩ་སྒྲེད་པུ། 04.0267
伞房马先蒿 མེ་ཏོག་སྣང་སྣ། 13.0452
散布性腹水 བྲིར་ཆུ། 18.0092
散脉 རྩ་ལྡོད་པ། 10.0124
散入皮肤 པགས་ལ་གྲམ་པ། 05.0052
桑木塞 བསམ་སེའུ། 04.0045
桑椹 དར་ཤིང་། 13.0244
桑孜巴 ཟངས་རྩི་བ། 13.0496
瘙僵 གཡའ་མཁྲང་། 05.0088
瘙痒 གཡའ་བ། 23.0098
臊垢/月经 དྲི། 20.0124
色界 གཟུགས་ཁམས། 27.0074
色吾 སེའུ། 25.0015
涩 བསྐ་བ། 13.0008
涩脉 སྡོད་འཐེན་གྱི་རྩ། 10.0104
杀生 སྲོག་གཅོད་པ། 06.0015
沙敷 བྱེ་མའི་དུགས། 16.0136
沙蒿 ཚར་བོང་། 13.0379
沙棘膏 སྟར་བུའི་ཁཎྜ། 14.0334
沙棘果 སྟར་བུ། 13.0226
沙粒样萨酷 བྱེ་མའི་ཟ་ཁུ། 23.0081
沙蜥肉 རྫིགས་བུའི་ཤ 13.1060
沙眼 མིག་ཚག་གི་ནད 20.0021
沙浴 བྱེ་མའི་ལུམས། 16.0155

上角 ཡར་ཟུར། 10.0060
上隆 སྟེང་རླུང་། 18.0023
上隆紊乱 སྟེང་རླུང་འཁྲུགས། 23.0058
上升期 གྱེན་འདྲེན་དུས། 14.0383
上师 སློབ་དཔོན། 12.0022
上师魔 བླ་མའི་གདོན་ནད། 27.0006
上体病诊疗篇 ལུས་སྟོད་ཀྱི་ནད་གསོ་བའི་སྐབས། 01.0035
上下隆穴 རླུང་གསང་སྟོད་སྨད། 17.0074
上斜刺法 ཐོད་སྐོར། 16.0193
烧灸 མེ་བཙས་བསྲེག་པ། 16.0115
烧伤 མེས་འཚིག་རྨ། 23.0144
烧灼 ཚ་མྱུག 23.0114
少量多次 དུས་མེད་ཅི་གུར། 11.0017
猞猁 གཡི། 13.0917
猞猁肠 གཡིའི་རྒྱུ་མ། 13.0918
猞猁毛 གཡི་སྤུ། 13.0920
猞猁肉 གཡི་ཤ 13.0919
舌 ལྕེ། 04.0032
舌病 ལྕེ་ནད། 20.0103
舌下左右脉 ལྕེ་རྩ་ར་མ་ལུག 16.0027
舌叶垂头菊 སྣ་ནོ། 13.0365
舌肿 ལྕེ་སྐྲངས། 20.0105
蛇 སྦྲུལ། 13.0907
蛇宝 སྦྲུལ་གྱི་ནོར་བུ། 13.0056
蛇毒 སྦྲུལ་དུག 29.0069
蛇菊石 མཆིར། 13.0122
蛇皮 སྦྲུལ་ལྤགས། 13.0916
蛇前体 སྦྲུལ་གྱི་སྟོད་ཤ 13.0915
蛇头淋巴 རྨེན་བུ་སྦྲུལ་མགོ་གདེངས་པ། 04.0141
蛇头针 ཐུར་མ་སྦྲུལ་མགོ། 08.0040
蛇眼探针 ཐུར་མ་སྦྲུལ་མིག 08.0054
蛇眼胃脉 ཕོ་རྩ་སྦྲུལ་མིག 04.0179
蛇脂 སྦྲུལ་ཚིལ། 13.0909
舍心 བཏང་སྙོམས། 12.0011
摄回汤 དགུག་ཐང་། 19.0024
麝 གླ་བ། 13.1001
麝宝 གླ་བའི་ནོར་བུ། 13.0077
麝粪 གླ་རིལ། 13.1003
麝粪浴 གླ་རིལ་ལུམས། 16.0161
麝皮搭桥法 ཟམ་བུ་བཏང་། 28.0078
麝肉 གླ་བའི་ཤ 13.1002
麝香 གླ་རྩི། 13.0193
伸懒腰 བྱ་རྒྱང་། 23.0099
伸屈 བརྐྱང་བསྐུམ། 17.0062
身孽 ལུས་ཀྱི་ཉེས་པ། 05.0014
身体 ལུས། 03.0002
身体性相 ལུས་ཀྱི་མཚན་ཉིད། 04.0330
身形适中 ཉམས་འཚམ་རན་པ། 07.0071
身影 གཟུགས་བརྙན། 10.0241
呻吟 འཁུན་པ། 17.0037
深部瘤 གཏིང་སྐྲན། 18.0055
深查细究 ལྷ་རྟོག་འཐེམས། 10.0269
深沉性呃逆症 སྐྱིགས་བུ་ཟབ་མོའི་ནད། 23.0021
深刺脓积 ཕུགས་འཆས། 28.0014
深蓝疠 གཉན་མཐིང་ནག 19.0211
深思 མི་འགྱོད་རྟོག་གཏད། 06.0058
深醉 ར་རོ་གསུམ་པ། 07.0059
神识迟钝 ཤེས་པ་གཡུང་། 19.0156
神医毕宿 ལྷའི་སྨན་པ་སྐྱེ་རྒྱུའི་བདག་པོ་སྨིན་དྲུག 02.0005
神医娄宿 ལྷའི་སྨན་པ་ཐ་སྐར། 02.0006

神志病诊疗篇 གདོན་ནད་གསོ་བའི་སྐབས། 01.0042

神志愚钝 ཤེས་པ་བྱིང་། 19.0099

肾 མཁལ་མ། 04.0022

肾痹病 མཁལ་གྲུམ་གྱི་ནད། 21.0095

肾病 མཁལ་མའི་ནད། 21.0085

肾痼病 མཁལ་གཙོང་། 21.0087

肾黑脉 མཁལ་མའི་རྩ་ནག 23.0124

肾隆病 མཁལ་རླུང་། 21.0086

肾隆媃病 མཁལ་མའི་རླུང་ཚབས། 26.0039

肾热病 མཁལ་ཚད་ཀྱི་ནད། 21.0089

肾系带 མཁལ་ཐག 28.0234

肾隐热 མཁལ་མའི་གབ་ཚད། 19.0096

肾哲 མཁལ་འབྲུམ། 24.0010

肾脂 མཁལ་ཚིལ། 21.0103

甚寒症 གྲང་བ་སྟོབས་ཅན། 11.0038

甚热症 ཚ་བ་སྟོབས་ཅན། 11.0037

渗漏性腹水 ཟགས་ཆུ། 18.0096

渗入骨骼 རུས་ལ་ཞེན་པ། 05.0055

升结肠 ཁྲག་ལོང་། 21.0142

升麻 རྒྱ་རྩི། 13.0369

生发 སྐྱེ་མཆེད། 05.0017

生盲 དམུས་ལོང་། 12.0054

生肉 ཤ་རློན། 07.0077

生乳 འོ་རློན། 29.0063

生食 རྗེན་ཟས། 10.0027

生铁 ཁྲོ་ནག 13.0098

生殖动脉 མཚན་མའི་འཕར་རྩ། 04.0198

声带肿大 རླུང་ཤོ་སྐྲངས། 28.0276

声抑 སྐད་གཉའ། 25.0022

圣人魔病 དྲང་སྲོང་གི་གདོན་ནད། 27.0007

圣医 ལྷ་རྗེ། 12.0044

盛 འཕེལ་བ། 05.0060

盛热 རྒྱས་ཚད། 19.0068

盛热性紊乱热 ཚ་རྒྱས། 19.0123

盛衰 སྐྱེ་འགྲིབ། 25.0072

盛紊热类毒症 རྒྱས་འཁྲུགས་དུག་ཐབས། 19.0125

盛紊热热哑症 རྒྱས་འཁྲུགས་ཚ་ལྐུགས། 19.0124

盛症 འཕེལ་རྟགས། 05.0065

失华肝病 མཆིན་ནད་ཆུ་ཤོར། 21.0053

失眠 གཉིད་ཡེར། 19.0015

失温期 ངད་ཡལ་དུས། 10.0221

失嗅 དྲི་འཁོར། 15.0035

失音 སྐད་འགགས་དས་ཆད། 23.0008

失语 ཚིག་མི་ཐར། 23.0009

师承精医 རྗེས་སྦྱངས་ཀྱི་སྨན་པ། 12.0047

狮口钳 སྐམ་པ་སེང་གེ་ཁ། 08.0012

狮六缚 སེང་གེ་དྲུག་ཆིངས། 28.0311

狮子肉 སེང་གེའི་ཤ 13.1056

施食 ཏོར་ཁ། 10.0195

施药十法 སྨན་གྱི་བཏང་ཚུལ་བཅུ། 11.0010

湿 གཤེར་བ། 04.0365

湿炒青稞面 ཚོམས་ཕྱེ། 17.0061

湿寒肝病 མཆིན་ནད་རླན་གྲངས། 21.0065

湿夹板 གཤེར་སྒྲིགས། 28.0324

湿扭转 གཤེར་འཁོར། 28.0363

湿散骨 གཤེར་བྲེར། 28.0141

湿沙眼病 མིག་ནད་གཤེར་ཚག 20.0028

湿性肾病 མཁལ་ནད་ཆུ་ཤོར། 21.0090

湿研 འདམ་བཏགས། 14.0206

十八实践疗法 གསོ་ཐབས་ལག་ལེན་བཅོ་བརྒྱད། 14.0010

十八味党参丸 ཀླུ་བདུད་བཅོ་བརྒྱད། 14.0228

十字切 བཞི་ཐོར། 28.0156

石斛 སྦུ་ཤེལ་ཅེ། 13.0409

石灰粉 རྡོ་ཞུན། 14.0369

石灰石 རྡོ་ཐལ། 13.0145

石决明 པ་ཧྲ། 13.0074

石榴宝伞散 སེ་འབྲུ་དར་གདུགས། 14.0201

石榴普安散 སེ་འབྲུ་ཀུན་ཕན་བདེ་བྱེད། 14.0202

石榴子 སེ་འབྲུ། 13.0225

石瘤 རྡོ་སྐྲན། 18.0043

石棉 རྡོ་རྒྱུས། 13.0140

石墨 སོལ་རྡོ། 13.0138

石女 མོ་གཤམ། 04.0043

石配毒 རྡོ་སྦྱོར་དུག 29.0010

石珀 རྡོ་སྤོས། 13.0149

石煞 རྡོ་གཉན། 27.0038

石性尿闭症 རྡེ་འགགས་ནད། 23.0069

石燕 བྱིའུ་མགོ། 13.0124

石药 རྡོ་སྨན། 13.0099

时令 དུས། 06.0025

时令起居 དུས་སྤྱོད། 06.0024

时令热 དུས་ཀྱི་ཚ་བ། 19.0009

时序六热病 གནས་སྐབས་ཀྱི་ཚ་བ་དྲུག 10.0152

时运 རླུང་རྟ། 12.0077

识觉迟钝 དབང་པོ་གཡུང་། 19.0060

实毒 དངོས་དུག 29.0014

实践集要 ལག་ལེན་གཅེས་བཏུས། 02.0239

实教 དམར་ཁྲིད། 18.0002

实脉 རྩ་མཁྲང་བ། 10.0118

实心青稞状针 སྦུབས་མེད་ནས་འདྲ། 08.0028

实心蛙头针 སྦུབས་མེད་སྦལ་མགོ 08.0029

食草兽粪 རྩྭ་ཟན་བྲུན། 13.1093

食毒 ཟས་དུག 29.0040

食谷禽粪 འབྲུ་ཟན་བྱ་རིགས་བྲུན། 13.1092

食积瘤 ཟས་སྐྲན། 18.0041

食急性呃逆症 སྐྱིགས་བུ་ཟས་བྱུང་ནད། 23.0017

食克毒 སྦྱན་དུག 18.0038

食糜浴 སྙོ་ལུམས། 16.0162

食肉动物胃 ཤ་ཟན་ཕོ་བ། 13.1096

食肉禽粪 ཤ་ཟའི་བྱ་རིགས་བྲུན། 13.1091

食土病 ས་ཟོས་ནད། 25.0060

食物性感染 ཟས་རེད། 28.0061

食物样泻 རྩམ་པ་འཁྲུ། 18.0037

食药交替 ཟས་ཁམ། 11.0015

食欲不佳 དང་ག་མི་བདེ། 06.0038

食欲不振 དང་ག་ཞན། 18.0030

食指、食趾 མཛུབ་མོ། 04.0322

蚀鼻虫毒病 དུག་ནད་སྲིན་བུ་སྣ་ཟན། 29.0024

蚀创 ཟ་རྨ། 28.0352

蚀肺性紊乱症 ཚ་རྒྱུགས། 19.0128

蚀泽 རྩི་ཉམས་ཟོས། 24.0019

矢气 འཕྲིན། 18.0142

矢气不禁 ཕྲིན་མི་ཐུབ། 16.0127

使者 ཕོ་ཉ། 04. 0412

屎干 རྟུག་པ་སྐམ། 17.0093

世间 འཇིག་རྟེན། 12.0061

世袭御医 གནང་རིགས་ཀྱི་སྨན་པ། 12.0046

似腐乳色 འོ་མ་ཤི་འདྲ། 10.0235

似烂菜色 ཚོགས་པ་ཆད་འདྲ། 10.0232

似墨汁色 སྣག་ཚ་ཆད་འདྲ། 10.0236

似舌症 ལྕེ་འདྲའི་ནད། 20.0108

似穗序大黄色 ཆུ་རྩ་ཆད་འདྲ། 10.0233

似朱砂色 མཚལ་ཆད་འདྲ། 10.0234

水缚法 ཆུ་ཆིངས། 18.0137
水供 ཆབ་གཏོར། 20.0060
水葫芦苗 གསེར་ལྗིམ་པ། 13.0421
水击 ཆུ་ལྷག 11.0034
水浸大肠病 ལོང་ནད་རླངས་པ་ཅན། 21.0139
水晶 ཆུ་ཤེལ། 13.0061
水疗法 ཆུ་ཡི་འཕྲུལ་འཁོར། 11.0075
水瘤漏性腹水 ཆུ་སྐྲན་ཟགས་ཆུ། 18.0107
水龙病 ཀླུ་ནད། 27.0035
水龙王 ཀླུ་ཡི་རྒྱལ་པོ། 27.0059
水门穴 ཆུ་སྒོ། 19.0116
水绵 ཉ་ལྩིབས། 13.0422
水母雪莲 བྱ་རྒོད་སུག་པ། 13.0544
水牛 མ་ཧེ། 13.0675
水牛角 མ་ཧེ་རུ། 13.0676
水牛肉 མ་ཧེ་ཤ 13.0677
水牛乳 མ་ཧེ་འོ་མ། 13.0678
水鸥 སྐྱར་མོ། 13.0987
水鸥肉 སྐྱར་མོའི་ཤ 13.0988
水鸥羽 སྐྱར་མོའི་སྒྲོ། 13.0989
水排 ཆུ་སྦྱོངས། 18.0131
水泡 ཆུ་བུར། 18.0069
水疱 ཆུ་སྐྲང་། 27.0098
水疱腭症 ཀན་ནད་ཆུ་བུར་ཅན། 20.0110
水疱性宫瘤 མངལ་སྐྲན་ཆུ་བུར་ཅན། 26.0044
水泼法 ཆུ་མདའ། 25.0074
水呛肺病 གློ་ནད་ཆུ་ཤོར། 21.0036
水鼩鼱肉 ཆུ་བྱིའི་ཤ 13.1061
水散性腹水 ཆུ་བྲེར། 18.0095
水煞 ཆུ་གཉན། 27.0039
水生动物胆 ཆུར་གནས་མཁྲིས་པ། 13.1094
水獭 སྲམ། 13.0777
水獭粪 སྲམ་བྲུན། 13.0783
水獭肝 སྲམ་གྱི་མཆིན་པ། 13.0779
水獭骨 སྲམ་རུས། 13.0781
水獭犬齿 སྲམ་གྱི་མཆེ་བ། 13.0778
水獭肉 སྲམ་ཤ 13.0782
水獭尾骨 སྲམ་གྱི་མཇུག་ཧོ། 13.0780
水苔 དྲུད་པ་བྱ་བལ་མ། 17.0113
水炭疽 ཆུ་སྔོག 19.0184
水象 ཆུ་གྲུ། 18.0138
水泻 ཆུ་བཤལ། 18.0130
水性药 ཆུ་སྨན། 13.0010
水盐 ཆུ་ཚྭ། 13.0585
水样呕吐 ཆུ་ཐབས་སྐྱུགས། 23.0057
水样萨酷 ཆུའི་ཟ་ཁུ། 23.0076
水曜病 ཆུ་གཟའི་ནད། 27.0024
水银 དངུལ་ཆུ། 13.0082
水银矿石 དངུལ་ཆུའི་རྡོ། 13.0113
水银炼制术 དངུལ་ཆུ་གྲུབ་པའི་བསྟན་བཅོས 02.0201
水银洗炼实践记录隐义明释 དངུལ་ཆུ་བཙོ་བཀྲུ་ཆེན་མོའི་ལག་ལེན་ཟིན་བྲིས་སྦས་དོན་ཀུན་གསལ། 02.0221
水银洗炼实践亲传 དངུལ་ཆུ་བཙོ་བཀྲུ་ཆེན་མོའི་ལག་ལེན་མཐོང་བརྒྱུད། 02.0253
水浴 ཆུ་ལུམས། 16.0149
水原 ཆུ་ཁམས། 04.0013
水蛭 སྲིན་བུ་པད་མ། 13.1071
水状脑 ཆུ་ཀླད། 28.0097
睡脉 གཉིད་ལོག་རྩ། 04.0146
睡眠性感染 གཉིད་རིད། 28.0030

T

特殊治则 ཁྱད་པར་གྱི་གསོ་ཚུལ། 11.0004

疼痛缓解 ཟུག་སྲི། 28.0371

疼无定处 ཆ་མེད་ན་བ། 17.0110

藤夹板 སྦ་སྒྲོགས། 28.0320

剔瘤针/拨翳针 བྱ་སྣའི་མིག་ཐུར། 08.0033

剔物器 ཟུག་རྫུ་འབྱིན་པའི་ཆ་བྱད། 08.0070

体 ཁམས། 04.0334

体精 ལུས་ཟུངས། 04.0094

体力不支 ཟུངས་ཀྱིས་མི་ཐུབ་པ། 05.0130

体腔 བྱང་ཁོག 04. 0328

体腔区位线 བྱང་ཁོག་ཡུལ་ཐིག 01.0055

体虚 ལུས་ཞིག 05.0085

替身供品 ཡས་གླུད། 25.0014

天杵缚 རྡོ་རྗེའི་རྒྱ་ཆིངས། 28.0313

天痘 ལྷ་འབྲུམ། 19.0170

天秽气 སྙིང་གྲིབ། 27.0100

天灵盖 མིའི་དུར་ཐོད། 13.1021

天龙 ཀླུ་སྲིན། 10.0101

天门冬 ཉེ་ཤིང་། 13.0329

天魔病 ལྷའི་གདོན་ནད། 27.0004

天母 ལྷ་མོ། 10.0246

天母瘟 བལ་ནད། 19.0140

天南星根 དྭ་བའི་རྩ་བ། 13.0346

天神相斗 ལྷ་བསྡོལ། 17.0078

天神众 ལྷའི་འཁོར། 02.0267

天王帝释 ལྷའི་དབང་པོ་བརྒྱ་བྱིན། 02.0007

天文历算学 གནམ་རིག་སྐར་རྩིས། 01.0068

天仙子 ལང་ཐང་རྩེ། 13.0326

天押 གནམ་གཏའ། 25.0007

天阉 ཉམས་པ་མ་ནིང་། 04.0037

田螺壳 འབུ་སྐྲོགས། 13.1099

调和药性 འཇམ་བཙལ་བ། 14.0378

调治法 ཐྲུམ་འཚོས། 28.0167

贴糊 འབྱར། 28.0264

铁 ལྕགས། 13.0084

铁布肺病 སྤྲོ་ནད་ཐེས་པོ། 21.0037

铁锉 ལྕགས་སག 08.0062

铁豆脉 ལྕགས་ཀྱི་སྲན་མ། 04.0200

铁逅培根病 བད་ཀན་ལྕགས་དྲེག 17.0102

铁精 སོ་ཐོག 19.0193

铁矿石 ལྕགས་ཀྱི་རྡོ་བ། 13.0103

铁落 ལྕགས་དྲེག 13.0087

铁线莲 དབྱི་མོང་། 13.0280

铁锈 ལྕགས་ཀྱི་བཙའ། 13.0086

铁液 ལྕགས་ཁུ། 13.0090

通达 བརྡ་སྦྱོར། 10.0041

通孔 རྒྱུ་ལམ་བུ་ག 04.0130

通塞 འགགས་པ་བསལ་བ། 15.0050

通泻 སྦྱི་བཤལ། 15.0009

通信脉 འཕྲིན་པ་རྩ། 10.0042

同伴 བསྟོངས་ཟླ། 19.0013

同盛 མཉམ་འཕེལ། 05.0112

同衰 མཉམ་ཟད། 05.0115

同心环状玛瑙 ཁྲ་མན། 13.0064

铜 ཟངས། 13.0083

铜号探针 ཐུར་མ་ཟངས་དུང་ཁ་འདྲ། 08.0055

铜灰 ཟངས་ཐལ། 14.0320

铜矿石 ཟངས་རྡོ། 13.0104

童子 ཁྱེའུ། 04.0053

瞳仁 མིག་གི་རྒྱལ་མོ། 20.0051

瞳散 མིག་ཞུ། 20.0046

桶壁酥油 ཟོམ་རྩི། 15.0015

桶油 ཟོ་མར། 07.0009

痛风病 དྲེག་ནད། 23.0097

痛哭 ག་ཆད་ངུས་པ། 05.0038

痛苦 སྡུག་བསྔལ། 12.0007

偷窃 མ་བྱིན་ལེན་པ། 06.0016

头病 མགོ་ནད། 20.0001

头部创伤 མགོ་རྨ། 28.0080

头部生理 མགོ་བོའི་གནས་ལུགས། 28.0082

头顶 སྤྱི་གཙུག 16.0106

头盖骨 ཀ་པཱ་ལ། 28.0149

头盖骨 ཐོད་རུས། 04.0216

头骨 མགོ་རུས། 13.1031

头急痛骨 མགོ་གཟེར་རུས་པ། 13.1029

头淋巴哲病 མགོ་བོའི་ཆེན་འབྲས་ནད། 20.0009

头隆病 མགོ་རླུང་། 17.0031

头隆婇病 མགོའི་རླུང་ཚབས། 26.0037

头屑症 མགོ་ནད་སྒྲོག་པ་ཅན། 20.0010

头型 མགོ་དབྱིབས། 28.0083

凸脉 རྩ་འབུར་བ། 10.0142

凸肿 སྦྲིག་པོར་སྐྲངས། 28.03389

凸状心脉 སྙིང་རྩ་དངུལ་གྱི་འབུ་རུ། 04.0159

秃顶症 སྤྱི་ཐེར་ནད། 20.0012

秃鹫 བྱ་རྒོད། 13.0707

秃鹫胆 བྱ་རྒོད་མཁྲིས་པ། 13.0710

秃鹫粪 བྱ་རྒོད་བྲུན། 13.0714

秃鹫骨 བྱ་རྒོད་རུས་པ། 13.0712

秃鹫喉 བྱ་རྒོད་གྲེ་བ། 13.0708

秃鹫肉 བྱ་རྒོད་ཤ 13.0713

秃鹫胃 བྱ་རྒོད་ཕོ་བ། 13.0711

秃鹫心 བྱ་རྒོད་སྙིང་། 13.0709

秃鹫眼 བྱ་རྒོད་མིག 13.0715

突发伤 གློ་བུར་རྨ། 28.0002

突发外因 འཕྲལ་རྐྱེན། 11.0007

涂擦按摩 བསྐུ་བྱུག 06.0007

涂擦疗法 བྱུག་པའི་བཅོས། 16.0174

涂糊 ཞུན། 28.0262

涂摩 བསྐུ་མཉེ། 16.0175

土坯 ཕེའུ། 13.0182

土煞 ས་གཉན། 27.0037

土炭疽 ས་ལྷོག 19.0182

土性药 ས་སྨན། 13.0009

土曜病 ས་གཟའི་ནད། 27.0025

土原 ས་ཁམས། 04.0012

吐蕃九圣医 བོད་སྨན་མཁས་པ་མི་དགུ། 02.0041

兔唇 ཐོ་རེ། 20.0095

兔唇切 ཐོང་མཚུ། 28.0155

兔耳草 ཧོང་ལེན། 13.0388

颓萎 རྒྱུ་བ། 04.0065

退热 ཚ་བ་བྲི། 19.0117

臀 འཕོངས་ཚོས། 04.0078

臀部 ཨོང་དོ། 04.0307

臀大肌 སྟག་པོ་ཆེ། 04.0292

臀长纹 སྟག་ཆེན་གཉེར་རིང་། 28.0338

托贾 ཐོག་ལྷགས། 13.0089

脱发症 སྐྲ་བྱིའི་ནད། 20.0011

脱麸面 དྲུས་ཕྱེ། 30.0003

脱肛 གཞང་ལུག 16.0145

脱溃 འདྲུགས་པ། 23.0115

脱脂酸奶 ཞོ་སྐྱ། 07.0016

驼毛 རྔ་མོང་སྤུ། 13.0935

椭软状 ནར་ནར་པོ། 04.0050

椭状癞 མཛེ་ཟླུམ་པོ། 27.0080

W

洼瓣花 ཨ་ཤ། 13.0415

洼水 ཀོ་ཆུ། 10.0270

蛙 སྦལ་པ། 13.0881

蛙步缝 སྦལ་འགྲོས་བཙེམ། 28.0250

蛙卵 མ་མ་སིག 13.0885

蛙头韧带 སྦལ་མགོ་གཉིས། 04.0299

瓦 སོ་ཕག 13.0181

瓦达 ཝ་ཏ། 13.0385

瓦坯 སྤུ། 13.0183

瓦韦 བྲག་སྤོས། 13.0340

歪头菜 ཁྲིའུ་སྲད་མ། 13.0556

外榜那 ཕྱི་འཛེམ། 19.0198

外道 མུ་སྟེགས། 02.0271

外道众 ཕྱི་པའི་འཁོར། 02.0269

外行肺脉 གློ་རྩ་ཕྱིར་རྒྱུག 04.0167

外踝 ཕྱི་ལོང་། 16.0104

外夹板 ཕྱི་སྒྲོགས། 28.0325

外扩散伤热 ཕྱི་འགྲམས། 19.0113

外瘤 ཕྱི་སྐྲན། 18.0052

外脉 ཕྱི་རྩ། 23.0118

外气 ཕྱི་དབུགས། 04.0402

外牵 ཕྱི་ཁྲིད། 28.0357

外窍 ཕྱི་ཡི་བུ་ག 04.0309

外伤发炎 རྨ་འགྲམས་པ། 28.0034

外伤溃破 ཕྱི་རྨ་རྫོལ་བ། 28.0003

外伤扩散 རྨ་ཁྲེར་བ། 28.0035

外水 ཕྱི་ཆུ། 18.0119

外泻脉法 ཕྱི་ཡི་རྩ་གཞེར། 26.0015

外溢肝病 མཆིན་ནད་ཁ་ལུད། 21.0056

外用火药 རེག་བྱ་དཔྱད་ཀྱི་མེ། 13.1149

外用水 རེག་བྱའི་ཆུ། 13.1144

外缘 རྐྱེན། 04.0003

外障症 མིག་ནད་ཕྱི་འགྲིབས། 20.0031

外治法 དཔྱད། 08.0002

外治经 འཇམ་རྩུབ་དཔྱད་ཀྱི་མདོ། 01.0051

豌豆 སྲན་མ། 13.1125

豌豆花 སྲན་མའི་མེ་ཏོག 13.1126

丸 རིལ་བུ། 14.0205

宛布肺脉 གློ་རྩ་སྔོན་བུ། 04.0171

万寿菊 ལེ་བཀྲན། 13.0448

腕骨/跗骨 སྲན་རྩེ། 04.0326

亡人 གཤིན་པོ། 04.0398

王宫 ཕོ་བྲང་། 04.0083

网兜止血法 རྒྱ་འཁྲིམས། 28.0206

网格 དྲ་རྗེས། 28.0248

网状缚 དྲ་བ་ཆིངས། 28.0310

罔效 བཅོས་རྡུགས། 19.0041

妄言 མུ་ཅོར་སྨྲ། 21.0020

妄语 ཁ་ཁྲེར། 09.0010

旺玻日宝 དབང་པོ་རིལ་བུ། 13.0195

旺日达日玛丸 དབང་རིལ་ཧྲ་རི་མ། 14.0364

望诊 བལྟ་བའི་བརྟག་པ། 10.009

危骨 རུས་གནད། 28.0203

危脉 རྩ་གནད། 28.0204

威力 མཐུ། 13.0028

微 ཕྲ་བ། 04.0358

微病 ཕྲན་བུའི་ནད། 23.0142

微灸 མེ་བཙས་སྲིག་པ། 16.0117

微脉 རྩ་ཞན་པ། 10.0120

微腻 སྣུམ་བཅས། 04.0362
微温 ཇེ་འཇམ། 19.0157
微陷骨折 ཞོམ་པ། 28.0122
煨制 ཇི་ཇོག་སྲེག 14.0327
维命隆 རླུང་སྲོག་འཛིན། 04.0339
维命隆病 སྲོག་རླུང་ནད། 17.0030
尾骨 གཞུག་ཆུང་རུས་པ། 04.0246
尾骨 གཞུག་ཧོ། 11.0083
尾穗苋 རྒྱ་སྣེ། 13.0506
卫巴・达札 དབུས་པ་དར་གྲགས། 02.0050
未病 མི་ན་གནས་པ། 09.0001
未病变 རྣམ་པར་མ་གྱུར་པ། 04.0336
未分离血 ཁྲག་མ་ཕྱེད། 16.0004
未酵酸奶 ཞོ་མ་ལངས། 07.0023
未尿感 མ་གཅིས་སེམས། 05.0075
未食 ཟས་མ་ཟོས། 11.0011
未熟果谷 སེར་ཅན། 05.0046
未熟热 མ་སྨིན་ཚ་བ། 19.0058
未熟热黄水盛 མ་སྨིན་རྫོགས་པ། 19.0067
未熟热隆泄 མ་སྨིན་བྲ་ཤོར། 19.0064
未熟热培根盛 མ་སྨིན་མགོ་ཤིགས། 19.0066
未熟热热散 མ་སྨིན་བྱེར་བ། 19.0065
未熟瘟 མ་སྨིན་རིམས། 19.0155
未消化部位 མ་ཞུ་བའི་གནས། 05.0049
味 རོ། 13.0001
味臭 དྲི་མ་དུགས། 10.0207
味配伍 རོ་བསྡེབས། 13.0037
味臊 སྦྲི་དྲི་མནམ། 10.0212
胃 ཕོ་བ། 04.0024
胃襞 ཕོ་བའི་རྫེམས། 21.0116
胃病 ཕོ་བའི་ནད། 21.0104
胃火 ཕོ་བའི་མེ་དྲོད། 18.0110
胃绞痛 ཕོ་གླང་། 23.0036
胃剧痛痨 གཉན་གླང་གཟེར་འབབ། 19.0208
胃痨病 ཕོ་ལོག་གི་ནད། 21.0113
胃隆病 ཕོ་རླུང་། 17.0035
胃隆媃病 ཕོ་བའི་རླུང་ཚབས། 26.0040
胃漏性腹水 ཕོ་བའི་ཟགས་ཆུ། 18.0102
胃衰症 ཕོ་རྒུད་ཀྱི་ནད། 21.0114
胃隐热 ཕོ་བའི་གབ་ཚད། 19.0095
胃缘 ཕོ་ཐེར། 21.0118
胃胀满 ཕོ་བ་ལྟེམ། 18.0114
胃哲 ཕོ་འབྲས། 24.0011
胃蛀病 ཕོ་བའི་སྲིན་ནད། 21.0111
温 དྲོ་བ། 13.0032
温补品 དྲོད་བག 17.0092
温补嘱 དྲོད་ལ་བསྙོར། 21.0071
温布・朗卡德勒 དབོན་པོ་ནམ་མཁའ་བདེ་ལེགས། 02.0103
温剂 དྲོད་སྦྱོར། 10.0275
温尿 དྲི་ཆུ་དད་ཡལ། 10.0203
温泉 ཆུ་ཚན། 16.0170
温泉舍利 ཆུ་ཚན་རིང་བསྲེལ། 13.0079
温顺 དུལ་བ། 12.0027
温性吸伏法 དྲོད་འཛིབས། 28.00669
瘟病 རིམས། 19.0137
瘟感冒 རིམས་ཆམ། 19.0235
瘟类毒病 དུག་ནད་རིམས་ནད་རྩ་བྱེར། 29.0027
瘟痢 རིམས་ནད་རྒྱུ་གཟེར། 19.0172
瘟热 རིམས་ཚད། 19.0139
瘟热盛 རིམས་རྒྱས། 19.0069
瘟热性紊乱热 ཚ་རིམས། 19.0129

瘟虚热 རིམས་སྟོངས། 19.0078
文殊本草 འཇམ་དབྱངས་སྟོ་འབུམ། 02.0152
文殊菩萨 འཕགས་པ་འཇམ་དཔལ། 02.0021
闻距 རྒྱང་གྲགས། 10.0062
紊乱 འཁྲུགས་པ། 05.0062
紊乱热 འཁྲུགས་ཚད། 19.0118
紊乱热盛 འཁྲུགས་རྒྱས། 19.0070
稳 བརྟན་པ། 13.0033
稳缓水 བརྟན་གཡུང་ཆུ། 07.0070
问诊 དྲི་བའི་བརྟག་པ། 10.0011
瓮口管 སྣུབས་ཅན་ཞེམ་བུ་ཁ། 08.0059
窝肿大 སྙིའུ་ལྷགས། 23.0149
蜗牛 ན་བུན་བུ་མོ། 13.1100
沃麻 དབུ་མ། 12.0064
卧床不起 བཅར་ལ་ཐེབས། 19.0130
卧脉 ལྷ་རྩ་འཕྲེད་ཉལ། 04.0153
乌龟 རུས་སྦལ། 13.0875
乌龟心 རུས་སྦལ་སྙིང་། 13.0876
乌奴龙胆 གང་གླ་ཆུང་། 13.0432
乌梢蛇肉 ལྕགས་སྦྲུལ་ཤ 13.0911
乌鸦 ཁྭ་ཏ། 13.0975
乌鸦肉 ཁྭ་ཏའི་ཤ 13.0976
乌鸦羽 ཁྭ་ཏའི་སྒྲོ། 13.0977
诬陷 ཁ་ཡོགས། 10.0197
无病 ནད་མེད། 05.0037
无毒三榜阿 དུག་མེད་བོང་ང་སྔོན་གསུམ། 13.1191
无患子 ལུང་ཏོང་། 13.0239
无记业 ལུང་མ་བསྟན་པའི་ལས། 04.0375
无隆陈旧热 རྙིངས་ཚད་རླུང་མེད། 19.0103
无名指、无名趾 སྲིན་ལག 04.00324
无名指背脉 སྲིན་ལག་རྒྱབ་རྩ། 16.0046
无明 མ་རིག་པ། 05.0006
无色界 གཟུགས་མེད་ཀྱི་ཁམས། 27.0075
无食欲 ཡི་ག་འགག 05.0076
无食欲 དང་ག་འགག 06.0037
无食欲症 ཡི་ག་འཆུས་པའི་ནད། 23.0010
无水芒硝 ཡ་བགླ་ར། 13.0571
无畏武器 མི་འཇིགས་མཚོན་ཆ། 02.0164
无我 བདག་མེད། 05.0007
无性人 མཚན་མེད་མ་ནིང་། 04.0036
无性欲人 ཟ་མ་མ་ནིང་། 04.0038
无序脉 ལྷ་རྩ་འཁྲུམ་པོ། 04.0154
五部陀罗尼咒 གཟུངས་ཆེན་གྲྭ་ལྔ། 20.0058
五甘露 བདུད་རྩི་ལྔ། 13.1210
五根 རྩ་བ་ལྔ། 13.1212
五根本赤巴 རྩ་བའི་མཁྲིས་པ་ལྔ། 04.0344
五根本隆 རྩ་བའི་རླུང་ལྔ། 04.0338
五根本培根 རྩ་བའི་བད་ཀན་ལྔ། 04.0350
五官 དབང་པོ་ལྔ། 04.0028
五官孔窍 དབང་པོ་སྒོ་ལྔ། 04.0073
五行 ཁམས་ལྔ། 10.0063
五秽 དྲི་མ་ལྔ། 10.0008
五精华 དྭངས་མ་ལྔ། 13.1211
五境 ཡུལ་ལྔ། 10.0007
五母肺 སློ་བ་མ་ལྔ། 28.0215
五鹏丸 ཁྱུང་ལྔ་རིལ་བུ། 14.0209
五世达赖喇嘛洛桑嘉措 རྒྱལ་དབང་ལྔ་པ་བློ་
　　བཟང་རྒྱ་མཚོ། 02.0110
五突发病 སློ་བུར་ནད་ལྔ། 06.0013
五味波罗汤 ཨུག་ཆོས་ལྔ་ཐང་། 14.0061
五味蒂达汤 ཏིག་ཏ་ལྔ་ཐང་། 14.0055
五味甘露浴 བདུད་རྩི་ལྔ་ལུམས། 16.0153

X

洗缓泻 བཀྲུ་འཇམ། 15.0039
洗脉 རྩ་ཁྲུས། 15.0043
洗脑法 ཀླད་ཁྲུས། 28.0135
洗泻法 ཁྲུས་གཞིར། 26.0009
洗药 བཀྲུ་སྨན། 13.0015
喜乐 དགའ་བ། 12.0010
喜马拉雅大戟 དུར་བྱིད། 13.0350
喜马拉雅紫茉莉 བ་སྤྲུ། 13.0332
喜鹊 སྐྱ་ག 13.0592
喜鹊粪 སྐྱ་གའི་བྲུན། 13.0594
喜鹊肉 སྐྱ་གའི་ཤ 13.0593
喜散步 འཆག་འདོད། 28.0274
细赤脉 མཁྲིས་རྩ་ཕྲན་བུ། 16.0047
细脉 རྩ་ཕྲ་བ། 10.0139
细疹 འབྲུམ་ཕྲན། 20.0044
狭路逢敌法 མི་ཤ་འཕྲང་འཕྲད་ཀྱི་གསོ་ཚུལ། 11.0026
狭叶圆穗蓼 སྤང་རམ། 13.0500
下腹坠胀 དཀྱུ་ལྟེ། 04.0068
下行 ཐུར་འགྲོ། 14.0352
下行隆 རླུང་ཐུར་སེལ། 04.0343
下颌骨 མ་མགལ་རུས་པ། 04.0215
下降期 གཏིང་འགྲོའི་དུས། 14.0384
下角 མར་ཟུར། 10.0061
下结紫培根 སྨུག་པོ་མས་ཆགས། 17.0117
下落肾病 མཁལ་ནད་འོར་ལྷུང་། 21.0088
下母肺 སློ་མ་གཞམ། 28.0219
下斜刺法 སྟ་སྐབ། 16.0192
下泄隆逆反 ཐུར་སེལ་ལོག་པ། 23.0062
下泻疗法 བཤལ་གྱི་བཅོས། 15.0003
下泻症 འཁྲུ་བའི་ནད། 23.0059
下坠水肿 འོར་ནད། 18.0083
下坠水肿穴 འོར་སྨི། 18.0081
夏季 དབྱར་ཁ། 05.0030
夏拉加夏痘 འབྲུམ་བུ་ཤ་ར་སྐྱ་ཤར། 19.0167
夏如肝脉 མཆིན་རྩ་ཤ་རུ། 04.0174
夏音 དབྱར་སྐད། 10.0059
夏至 དབྱར་ཉི་ལྡོག 06.0031
夏至草 ཞིམ་ཐིག་ལེ། 13.0490
仙草七姊妹传 སྤོ་ཡི་བུ་མོ་སྤུན་བདུན་གྱི་རྟོགས་བརྗོད། 02.0167
仙人众 དྲང་སྲོང་གི་འཁོར། 02.0268
先备 སྔོན་འགྲོ། 10.0043
鲜肝 མཆིན་པ་རློན་པོ། 13.1106
鲜萝卜 ལ་ཕུག་གཞོན་ནུ། 07.0076
鲜乳酪汁 ཕྲུམ་གསར། 07.0014
弦脉 རྩ་གྲིམས་པ། 10.0117
弦松脉 ཐང་ལྷོད་ཀྱི་རྩ། 10.0105
咸 ལན་ཚྭ་བ། 13.0005
咸水 བ་ཚྭ་ཅན་གྱི་ཆུ། 07.0069
涎样萨酷 ཁ་ཆུའི་ཟ་ཁུ། 23.0084
显痛 ཕྱོང་རེ་ན་བ། 17.0108
线条分明 སྐབས་ཕྱེད། 06.0049
腺女娄菜 སུག་པ་དག་བྱེད། 13.0411
相表里 འབྲེལ་འཁོར། 10.0126
相反 ལོག་པ། 05.0024
相好 མཚན་དང་དཔེ་བྱད། 12.0026
相克毒 མི་འཕྲོད་པའི་དུག 29.0061
相思子 མདའ་རྒྱུས། 13.0476
香柏籽 ཤུ་འབྲུམ། 13.0233
香薷 བྱི་རུག 13.0514
香熏 དུད་རྫོན། 06.0039

香樟 ཨར་དམར། 13.0269

祥・斯吉巴 ཞང་གཟི་བརྗིད་འབར། 02.0052

响铜 ལི། 13.0091

象仑金刚护法 ཞང་བློན་རྡོ་རྗེ་བདུད་འདུལ། 02.0273

象尿样萨酷 གླང་ཆེན་ཟ་ཁུ། 23.0093

象皮 གླང་ཆེན་ཀོ་ལྤགས། 13.0776

象肉 གླང་ཆེན་ཤ 13.0775

象牙 ག་ཛ་དནྟ། 13.0076

消化部位 ཞུ་བའི་གནས། 05.0048

消化后 ཞུ་རྗེས། 13.0016

消化与未消化部位 ཞུ་དང་མ་ཞུ་བའི་གནས། 05.0050

消杀汤 གསོད་ཐང་། 19.0022

消食期 ཟས་མཚམས། 11.0016

消瘦 ཤ་འབྲོས། 21.0123

消瘦培根病 བད་ཀན་འཇུ་སྙེམས། 17.0106

硝泥 བ་ཚྭ། 13.0582

小便淋漓 ཆུ་ཁ་སྙི། 22.0013

小檗膏 སྐྱེར་པའི་ཁནྡ། 14.0337

小檗花 སྐྱེར་པའི་མེ་ཏོག 13.0258

小檗内皮 སྐྱེར་པའི་བར་ཤུན། 13.0285

小铲刀 ཆན་པ། 08.0038

小肠 རྒྱུ་མ། 04.0025

小肠病 རྒྱུ་མའི་ནད། 21.0125

小肠绞痛 རྒྱུ་གླང་། 23.0037

小肠隆婇病 རྒྱུ་མའི་རླུང་ཚབས། 26.0041

小肠疝 རྒྱུ་རྨུགས། 24.0039

小肠上穴 རྒྱུ་སྟོད་གསང་། 16.0101

小肠下穴 རྒྱུ་སྨད་གསང་། 16.0102

小肠粘膜 རྒྱུ་མའི་རྫི། 18.0111

小肠哲 རྒྱུ་མའི་འབྲས། 24.0012

小大黄 ཆུ་མ་རྩི། 13.0356

小儿八大病 བྱིས་པའི་རགས་པའི་ནད་བརྒྱད། 25.0026

小儿八细病 བྱིས་པའི་ཞིབ་ཚགས་ནད་བརྒྱད། 25.0027

小儿八小病 བྱིས་པའི་ཕྲ་བའི་ནད་བརྒྱད། 25.0025

小儿病 བྱིས་པའི་ནད། 25.0023

小儿道砾 བྱིས་པའི་ལམ་རྡེ། 25.0049

小儿底砾 བྱིས་པའི་ཞུགས་རྡེ། 25.0048

小儿浮砾 བྱིས་པའི་འཕྱོ་རྡེ། 25.0050

小儿寒降肝病 བྱིས་པའི་མཆིན་ནད་གྲང་བབས། 25.0038

小儿寒吐 བྱིས་པའི་གྲང་སྐྱུག 25.0042

小儿寒泻 བྱིས་པའི་གྲང་འཁྲུ། 25.0040

小儿寒性胸病 བྱིས་པའི་བྲང་ནད་གྲང་བ། 25.0033

小儿护养 བྱིས་པ་ཉེར་སྤྱོད། 25.0001

小儿缓胸病 བྱིས་པའི་བྲང་ནད་གཡུང་བ། 25.0031

小儿黄菇样腹泻症 བྱིས་པའི་ཤ་ནད། 25.0059

小儿峻胸病 བྱིས་པའི་བྲང་ནད་རྒོད་པ། 25.0030

小儿轮形疮 བྱིས་པའི་ཕོལ་ནད། 25.0052

小儿魔病 བྱིས་གདོན། 25.0081

小儿脐病 བྱིས་པའི་ལྟེ་ནད། 25.0043

小儿脐脓症 བྱིས་པའི་ལྟེ་རྣག 25.0047

小儿脐实症 བྱིས་པའི་ལྟེ་མཁྲང་། 25.0044

小儿脐硬症 བྱིས་པའི་ལྟེ་མཁྲིགས། 25.0046

小儿脐周症 བྱིས་པའི་ལྟེ་འཁོར། 25.0045

小儿热降肝病 བྱིས་པའི་མཆིན་ནད་ཚ་བབས། 25.0037

心隆病 སྙིང་རླུང་། 17.0032
心隆媬病 སྙིང་གི་རླུང་ཚབས། 26.0038
心闷症 སྙིང་འཐིབས་ཀྱི་ནད། 21.0006
心拧 སྙིང་འཚུས། 21.0028
心旁穴 སྙིང་ཡོགས། 21.0027
心热症 སྙིང་ཚད་ཀྱི་ནད། 21.0004
心上部 སྙིང་སྟོད། 21.0026
心神不定 ཤེས་པ་འཁྱོ། 21.0019
心神不宁 སེམས་འཁྱོ། 17.0070
心识 སེམས། 04.0005
心水症 སྙིང་ཆུའི་ནད། 21.0005
心速 སྙིང་བརྡུངས། 21.0016
心悬感 སྙིང་འདེགས། 18.0115
心穴 སྙིང་གསང་། 28.0254
心隐热 སྙིང་གི་གབ་ཚད། 19.0094
心脏 སྙིང་། 04.0018
心脏病 སྙིང་གི་ནད། 21.0001
心哲 སྙིང་འབྲས། 24.0007
心蛀症 སྙིང་གི་སྲིན་བུའི་ནད། 21.0007
辛 ཚ་བ། 13.0007
锌 ཏི་ཚ་དཀར་པོ། 13.0096
锌矿 རག་རྫོ། 13.0105
新房劳 ཁྱིམ་གསར་དུབ། 11.0079
新酒 ཆང་གསར་འཛམ། 07.0063
新鲜果谷 གསར་ཐོག 05.0081
囟门 མཚོགས་མ། 25.0003
囟门缝 མཚོགས་མའི་སྦུབས། 25.0004
囟门肌 མཚོགས་མའི་ཤ 04.0273
囟门孔 ཚངས་པའི་བུ་ག 04.0072
囟门脉 མཚོགས་གསང་གི་རྩ། 16.0018
囟门线脉 ཚངས་པའི་སྐུད་པ། 04.0151
囟门穴 མཚོགས་གསང་། 04.0206
囟陷 འཕར་སྒོ། 25.0065
信仰 དད་པ། 12.0012
星曜病 གཟའ་ནད། 27.0022
星曜毒病 དུག་ནད་འབྲུམ་པོ་གཟའ་ནད། 29.0029
星曜仪轨 གཟའ་ཆོག 27.0033
形式分 རྣམ་པའི་དབྱེ་བ། 05.0105
性保健篇 རོ་ཙ་གསོ་བའི་སྐབས། 01.0046
性效 ནུས་པ། 13.0027
凶死 གྲི་ཏུ་འཆི། 10.0196
胸病 བྲང་ནད། 25.0029
胸大肌 བྲང་གི་ནུ་ཤ 04.0279
胸骨 བྲང་རུས། 04.0227
胸骨柄 བྲང་མགོ་རུས་པ། 04.0228
胸际穴 བྲང་གཞུང་དཀར་ནག་མཚམས། 16.0094
胸束扎法 ག་ཤལ། 16.0074
胸锁关节 སྒྲོག་ཆར། 04. 0319
胸锁乳突肌 རྒྱངས་ཤ་ལས་བྱེད། 04.0276
胸椎骨 བྲང་ཚིགས་རུས་པ། 04.0239
雄白喉 ཕོ་གག 19.0194
雄垫 ཕོ་དེབ། 28.0295
雄骨 ཕོ་རུས། 28.0107
雄黄 ལྡོང་རོས། 13.0135
雄麻风 ཕོ་མཛེ། 29.0034
雄脉 ཕོ་རྩ། 10.0074
熊 དོམ། 13.0784
熊胆 དོམ་མཁྲིས། 13.0194
熊脑 དོམ་ཀླད། 13.0786
熊犬齿 དོམ་གྱི་མཆེ་བ། 13.0785
熊肉 དོམ་ཤ 13.0787
熊尾毛 དོམ་གྱི་མཇུག་སྤུ། 13.0788

修土魔病 གྲུབ་པའི་གདོན་ནད། 27.0009
宿业 སྔོན་ལས། 04.0007
宿业病 གཞན་དབང་སྔོན་ལས་ཀྱི་ནད། 05.0098
绣线菊 སྐྱག་ཤད། 13.0263
须臾 ཐང་ཅིག 06.0028
虚脉 རྩ་སྟོང་པ། 10.0125
虚热 སྟོངས་ཚད། 19.0075
续 རྒྱུད། 01.0013
续义深解 ཟབ་མོ་ནང་དོན། 02.0191
蓄发咒师 གོས་དཀར་ལྕང་ལོ། 10.0183
蓄积 གསོག་པ། 05.0018
蓄积期 གསོག་དུས། 11.0006
悬钩木 ཀནྟ་ཀ་རི། 13.0277
旋积性腹水 འཁྲིམས་ཆུ། 18.0108
旋痛 འཁོར་བར་ན། 21.0097
癣状癞 མཛེ་སྣང་ཤུ། 27.0081
眩晕 ཕྱི་ཡུལ་འཁྲོམ། 17.0139
削减 དབྲི་བ། 16.0072
穴位 གདབ་དམིགས། 16.0013
穴位 གསང་དམིགས། 16.0089
雪豹 གསའ། 13.0596
雪鸡 གོང་མོ། 13.1004
雪鸡粪 གོང་བྱུན། 13.1006
雪鸡肉 གོང་མོའི་ཤ 13.1007
雪鸡尾羽 གོང་མོའི་མཇུག་སྒྲོ། 13.1005
雪山报春 ཤང་དྲིལ་སྨུག་པོ། 13.0455
雪水 གངས་ཆུ། 07.0065
血 ཁྲག 04.0096
血病 ཁྲག་ནད། 10.0144
血补方 ཁྲག་བཅུད། 26.0020
血紊病 ཁྲག་ཚབས། 26.0005
血界 ཁྲག་ཞབས། 16.0082
血狂生 ཁྲག་སྐྱེས། 28.0332
血力 ཁྲག་ཤེད། 23.0043
血瘤 ཁྲག་སྐྲན། 18.0045
血瘤漏性腹水 ཁྲག་སྐྲན་ཟགས་ཆུ། 18.0106
血隆病 ཁྲག་རླུང་ནད། 17.0076
血路断止 ཁྲག་ལམ་ཆོད་པ། 17.0135
血路未断 ཁྲག་ལམ་མ་ཆོད་པ། 17.0134
血落肝病 མཆིན་ནད་འོར་ལྷུང་། 21.0055
血脉 གཏར་རྩ། 16.0003
血凝血紊病 ཁྲག་ཚབས་གོར་པ། 26.0036
血热 ཁྲག་ཚད། 28.0033
血散性腹水 ཁྲག་ཐྱེར་ཆུ། 18.0093
血骚普清散 ཁྲག་འཁྲུགས་ཀུན་སེལ། 14.0180
血象 ཁྲག་སྲ། 16.0016
血性刺痛 ཁྲག་གཟེར། 19.0038
血性耳病 རྣ་ནད་ཁྲག་སྐྱུར། 20.0066
血性颈瘿 ཁྲག་ལྦ། 20.0130
血性头病 མགོ་ནད་ཁྲག་སྐྱུར། 20.0004
血性紊乱热 ཚ་འཁྲུགས། 19.0122
血性下坠水肿 ཁྲག་འོར། 18.0086
血性心绞痛 སྙིང་ནད་ཁྲག་གཟེར། 21.0009
血性喑哑 ཁྲག་སྐྱུར་སྐད་འགགས། 23.0004
血虚热 ཁྲག་སྟོངས། 19.0079
血样萨酷 ཁྲག་གི་ཟ་ཁྲུ། 23.0090
血逸 ཁྲག་འབྲོས། 21.0063
血余炭 མིའི་སྐྲ་གཞོབ། 13.1019
血糟 ཁྲག་རོ། 31.0008
血雉 ཟེར་མོ། 13.0941
血雉骨 ཟེར་མོའི་རུས་པ། 13.0942
血雉肉 ཟེར་མོའི་ཤ 13.0943

Y

眼睑 མིག་ལྤགས། 18.0061

眼睑病 མིག་མཆུའི་ནད། 20.0020

眼眶 མིག་ཕོར། 20.0040

眼脉 མིག་རྩ། 16.0028

眼脉暴突 མིག་རྩ་རྨོད། 21.0013

眼脉突显 མིག་རྩ་གྲུང་། 19.0088

眼皮 མིག་མཆུ། 20.0055

眼球 མིག་གི་ཨ་འབྲས། 25.0064

眼球厚化 མིག་ན། 20.0052

眼球上翻 ཨ་འབྲས་བཟློག 25.0018

眼四宫 མིག་གི་ཁྱིམ་བཞི། 20.0053

眼瞎 མིག་ལོང་། 29.0057

眼药勺 མིག་སྨན་འདེབས་ཐུར། 08.0063

眼障 མིག་འགྲིབས་ཀྱི་ནད། 20.0024

罨敷疗法 དུགས་ཀྱི་བཅོས། 16.0130

厌食 ཟས་ཀྱིས་ཕོར། 15.0030

厌食 ཡི་ག་ལོག་པ། 18.0025

厌药 སྨན་སུན། 15.0023

验方百篇 ཉམས་ཡིག་བརྒྱ་རྩ། 02.0215

焰状脉 མེ་ལྕེ་ཚད་འདྲའི་རྩ། 10.0097

燕肺 ཁུག་རྟའི་གློ་བ། 13.0879

燕粪 ཁུག་རྟའི་བྲུན། 13.0880

燕麦 སྲེ་ད། 13.1118

燕子 ཁུག་རྟ། 13.0878

羊角菊石 ར་འདྲ། 13.0133

羊脑丸 ལུག་ཀླད་རིལ་བུ། 14.0273

羊头汤 མགོ་ཁྲོལ། 11.0068

羊尾肌 ལུག་གཞུག 04.0284

阳脉 གདགས་རྩ། 10.0049

阳起石 དངུལ་ཟིལ། 13.0128

杨树 ལྕང་མ། 13.0289

仰视 ལྟག་མིག་བལྟ། 19.0074

仰卧 གན་རྐྱལ། 25.0017

养老益寿篇 རྒས་པ་གསོ་བའི་སྐབས། 01.0045

养脑脉 འཚོ་བྱེད་དར་རྩ། 28.0116

养身药粉 རྩ་རྩི། 28.0075

养生保健论 ཐ་མལ་ནད་མེད་ཀྱི་གནས། 01.0027

痒疮 གཡན་པ། 23.0139

痒烂 གཡའ་འབྲུལ། 20.0123

腰椎骨 སྙིད་ཚིགས་རུས་པ། 04.0240

咬齿 སོ་ལྡེམ། 25.0071

药/益 སྨན། 12.0041

药病相争 སྨན་ནད་འཐབ་པ། 10.0277

药补方 སྨན་བཅུད། 26.0019

药材别名集 སྨན་མིང་སྣ་སྦྱོར་ངེས་པ། 02.0162

药材识别学 སྨན་ངོ་ངོས་འཛིན་རིག་པ། 01.0059

药铲 སྨན་ཁྱིམ། 08.0067

药锉 སྨན་སག 08.0061

药糊 ལྡེ་གུ། 14.0287

药鉴松石串 འབྲུངས་དཔེ་གཡུ་ཡི་ཕྲེང་བ། 02.0153

药酒 སྨན་ཆང་། 14.0339

药名之海 སྨན་མིང་རྒྱ་མཚོ། 02.0190

药筛 སྨན་ཚགས། 08.0068

药失 སྨན་སྟོར། 15.0025

药师佛 སངས་རྒྱས་སྨན་བླ། 02.0001

药食同进 ཟས་བཅས། 11.0018

药匙 སྨན་ཐུར། 08.0060

药刷 སྨན་ཕྱགས། 08.0069

药栓 རིང་བུ། 06.0042

药水 སྨན་ཆུ། 13.1143

药王山利众院 ལྕགས་རི་རིག་བྱེད་འགྲོ་ཕན་གླིང་། 02.0264

翳遗障 མིག་ནད་ཡིང་རོ། 20.0038
臆邪病 ཀུན་བཏགས་གདོན་ནད། 05.0099
翼首草 སྤང་རྩི་དོ་བོ། 13.0522
因果报应 ལས་ཀྱི་རྣམ་སྨིན། 27.0060
因缘前兆 རྟེན་འབྲེལ་ལ་ཉེ། 10.0110
阴部病诊疗篇 གསང་ནད་གསོ་བའི་སྐབས། 01.0037
阴部疾病 གསང་ནད། 22.0001
阴干 གྲིབ་སྐམ། 14.0096
阴茎 ཕོ་མཚན། 22.0002
阴茎边脉 ཕོ་མཚན་འགྲམ་རྩ། 16.0062
阴茎病 ཕོ་མཚན་གྱི་ནད། 22.0003
阴茎芒刺症 གྲ་མ་ཅན་གྱི་ནད། 22.0008
阴茎疹子 འབྲུམ་པ་ཅན་གྱི་ནད། 22.0005
阴脉 སྲིབས་རྩ། 10.0050
阴阳 གདགས་སྲིབས། 10.0048
阴阳精华 ཉི་མ་ཟླ་བའི་དྭངས་མ། 04.0046
阴痒 འདོམས་གཡའ། 26.0057
阴卓 ཡི་འདྲོག 10.0071
音断 སྒྲ་ཆད། 10.0172
殷红 དམར་ཅ། 28.0273
喑哑 ལྐུགས་པ། 19.0033
喑哑病 སྐད་འགགས་ཀྱི་ནད། 23.0001
银 དངུལ། 13.0081
银白杨 མ་གལ། 13.0288
银环蛇肉 ཐག་སྦྲུལ་ཤ 13.0914
银灰 དངུལ་ཐལ། 14.0321
银矿石 དངུལ་རྡོ། 13.0102
银露梅 སྤེན་དཀར། 13.0254
银矛脉 དངུལ་མདུང་། 16.0026
银朱 ད་ཚུ། 13.0110
淫乱 མི་ཚངས་སྤྱོད་པ། 06.0017
龈病 རྙིལ་ནད། 20.0099
引发因 སློང་བ་རྒྱུ། 17.0038
引流带 ཐེམ་ཐག 28.0176
引流器 ཐེམ་བུ། 28.0175
引流栓 ཐེམ་ཚངས། 28.0177
引吐药 གྱེན་འདྲེན་སྨན། 13.0013
引药 སྣ་ཁྲིད་སྨན། 29.0047
引药 སྨན་རྟ། 13.1152
饮品性感染 སྣོམ་རིད། 28.0026
饮食法 ཟས་ཚུལ། 07.0001
饮食禁忌 ཟས་བསྲམ་པ། 07.0002
饮食论 འཚོ་བ་ཟས་ཀྱི་གནས། 01.0024
饮用水 བཏུང་བའི་ཆུ། 13.1142
蚓果芥 བྲིའུ་ལ་ཕུག 13.0532
隐藏 གུད་དུ་སྦས། 14.0326
隐发病 རྒུན་བུའི་ནད། 10.0278
隐热 གབ་ཚད། 19.0091
隐热肝病 མཆིན་ནད་རྒུན་བུ། 21.0054
隐痛 དིང་དེ་ན། 21.0124
隐痛胃病 ཕོ་བ་སྔོང་བུའི་ནད། 21.0115
印度黄牛 བ་མེན། 13.0679
印度黄牛角 བ་མེན་རྭ། 13.0680
印度黄牛肉 བ་མེན་ཤ 13.0681
印度獐牙菜 རྒྱ་ཏིག 13.0305
印楝 ནིམ་པ། 13.0275
印堂 སྨིན་དཀྱུག 20.0088
英雄 དཔའ་བོ། 12.0056
婴儿白口疹 བྱིས་པའི་ཁ་ནད་བསེན་ཐོར། 25.0058
婴儿恶声眼病 སྐྱེས་འཕྲུལ་མིག་ནད་སྒྲ་ངན། 25.0055
婴儿口疹 བྱིས་པའི་ཁ་ནད་བཙའ་ཐོར། 25.0057
樱草杜鹃 ད་ལི། 13.0253

Z

谵语 ཀླ་འཆོལ། 28.0144

展角缚 ར་རྒྱངས་ཆིངས། 28.0309

占卜 མོ་ཕྱྭ། 29.0053

战神 དགྲ་ལྷ། 10.0260

章 ལེའུ། 01.0014

獐子菌 ཤིང་ཤ་མང་། 13.0481

樟木秋海棠 སུ་མི་དམར་པོ། 13.0399

长苞灯心草 ཁྲི་ཤང་དཀར་མོ། 13.0503

长顶型头 སྤྱི་རིང་། 28.0084

长角糖芥 གསེར་ཏིག 13.0308

长肋 རྩིབ་རིང་། 04.0231

长毛风毛菊 བི་ཏུན་འདབ། 13.0420

长寿宝串 འཆི་མེད་ནོར་ཕྲེང་། 02.0244

长寿甘露宝瓶 འཆི་མེད་བདུད་རྩི་བུམ་པ། 02.0168

长寿仪轨 ཚེ་སྒྲུབ། 10.0192

长吁 ཤུགས་རིང་འབྱིན། 17.0049

长者魔病 རྒན་པོའི་གདོན་ནད། 27.0008

掌握性相 མཚན་ཉིད་ཤེས་བྱ། 10.0018

胀嗝 འཚོང་སྐྱིག 21.0121

胀鸣 སྦོ་འཁྲོག 21.0140

胀滞 སྦོ་འགྱིང་། 21.0141

爪 སྡེར། 07.0080

沼泽水 ལུ་མའི་ཆུ། 10.0213

哲病 འབྲས་ནད། 24.0001

哲癞 མཛེ་འབྲས། 27.0085

者散 ཇེས་སམ། 11.0077

蔗汁样萨酷 བུར་ཞིང་གི་ཟ་ཁུ། 23.0077

针刺穴 ཐུར་གསང་། 16.0188

针铁矿 སྣུག་པོ་ཆིག་ཐུབ། 13.0118

针状心脉 སྙིང་རྩ་ཁྲ་ཁབ། 04.0158

珍宝毒 དབྱིག་དུག 29.0008

珍宝类药的制法 རིན་ཆེན་རིགས་ཀྱི་བསྐྱེད་ཐབས། 14.0357

珍宝配毒 རིན་པོ་ཆེའི་སྦྱོར་དུག 29.0009

珍宝药 རིན་པོ་ཆེའི་སྨན། 13.0041

珍宝药剂 རིན་པོ་ཆེའི་སྦྱོར་བ། 14.0355

珍贵珍珠串 གཅེས་པ་མུ་ཏིག་ཕྲེང་བ། 02.0181

珍珠 མུ་ཏིག 13.0072

珍珠母 ཉ་ཕྱིས། 13.0073

真言 བདེན་བདར། 27.0019

诊断对象 བརྟག་ཡུལ། 10.0003

诊断方法 བརྟག་ཚུལ། 10.0005

诊断论 ངོས་བཟུང་རྟགས་ཀྱི་གནས། 01.0028

诊断途径 བརྟག་སྒོ། 10.0004

诊法 བརྟག་ཐབས། 10.0014

诊脉时间 རྩ་ལ་བལྟ་བའི་དུས། 10.0044

诊脉诊尿经 བརྟག་པ་རྩ་ཆུའི་མདོ། 01.0048

诊尿九项 ཆུ་ལ་བརྟག་པའི་ཚུལ་དགུ། 10.0206

诊尿三时 ཆུ་ལ་བརྟག་པའི་དུས་གསུམ། 10.0201

诊治者 གསོ་བ་པོ། 12.0001

枕骨 ལྟག་རུས། 04.0211

枕静脉 ལྟག་རྩ། 16.0023

枕突型头 ལྟག་འབུར། 28.0085

疹癞 མཛེ་འབྲུམ་བུ། 27.0092

疹癞 མཛེ་འབྲུམ། 27.0084

圳 ཉེམ། 23.0101

阵发 ལྷང་དུབ། 18.0065

阵痛 དུམ་རེ་ན་བ། 17.0132

镇呕 རྐྱལ་བ་མནན་པ། 15.0046

镇热势 ཚད་གཉའ་བཅག 19.0084

蒸浴 རླངས་ལུམས། 16.0154

猪胆 ཕག་མཁྲིས། 13.0746

猪顶骨 ཕག་ཐོད། 13.0747

猪粪 ཕག་བྲུན། 13.0757

猪骨 ཕག་རུས། 13.0748

猪肉 ཕག་ཤ 13.0753

猪舌 ཕག་ལྕེ། 13.0745

猪首石 ཕག་མགོ 13.0123

猪髓 ཕག་གི་རྐང་མར། 13.0749

猪血 ཕག་ཁྲག 13.0751

猪脂 ཕག་ཚིལ། 13.0750

潴留 ཕུར་མར་ཆགས། 18.0068

竹夹 སྨྱུག་སྐམ། 16.0071

竹沥 སྨྱུག་སྔོན་ཚི་བ། 13.0294

逐上放血 མས་འཛེག་གཏར། 16.0077

逐下放血 ཡས་བབས་གཏར། 16.0076

主胃火 གཙོ་བོའི་མེ་དྲོད། 05.0063

煮酸奶 ཞོ་བཙོས། 07.0022

煮汁浴 ཆོས་ལུམས། 16.0164

柱梁金脉 གསེར་རྩ་ཀ་གདུང་། 04.0199

柱状胃脉 ཕོ་རྩ་ཀ་བ། 04.0180

转变期 ལྡོག་དུས། 10.0219

转化毒 གྱུར་དུག 29.0060

转筋痨 གཉན་ཉ་ལོག 19.0221

椎间盘 མཁར་མཚམས། 04.0243

椎体 སྒལ་པའི་མཁར། 04.0241

坠马身亡 རྟ་གྲི། 29.0041

坠痛 འཕྱོངས་ནས་ན། 21.0068

坠崖身亡 གཡང་གྲི། 29.0044

赘肉障 མིག་ནད་ཤ་ལྷག 20.0034

灼痒 ཚ་གཡབ། 15.0052

卓盖肺脉 གློ་རྩ་གྲོག་སྐེད། 04.0164

浊尿滴沥 གཅིན་བག་འཛག 17.0041

浊气 འོག་རླུང་། 07.0074

浊热 རྙོགས་ཚད། 19.0104

啄木鸟肉 ཤིང་རྟ་མོའི་ཤ 13.1068

孜布嘎 འཛིབ་བུ་ཀ 13.0578

孜得杂拉 ཙི་ཏྲི་ཛྲ་ལ། 27.0046

孜然芹 ཟི་ར་དཀར་པོ། 13.0464

滋补 བཅུད་ལེན། 09.0003

滋骨品 རུས་ཚས། 28.0160

滋肌品 ཤ་ཚས། 28.0161

滋脑品 ཀླད་ཚས། 28.0159

滋泻法 བཅུད་གཤེར། 26.0010

滋阳 རོ་ཙ་བ། 31.0003

滋养 བརྟ་བྱ། 11.0048

滋养 ཚས་ཀྱིས་གསོ། 04. 0060

子白喉 བུ་གག 19.0196

子肺侧穴 གློ་བུའི་ཟུར་གསང་། 28.0255

子宫 བུ་སྣོད། 04.0041

子宫病 མངལ་ནད། 26.0003

子宫脱垂 བུ་སྣོད་ལུག 26.0063

子宫针 མངལ་ཐུར། 08.0039

子脉 བུ་རྩ། 10.0082

紫草茸 རྒྱ་སྐྱེགས། 13.0299

紫褐 རྒྱ་བཤལ། 10.0220

紫花黄华 གླ་བ་སྲད་མ། 13.0555

紫茎酸模 ཆུ་ཤོ།། 13.0362

紫矿子 མ་རུ་ཙེ། 13.0213

紫淋巴 ཆེན་བུ་སྨུག་པོ། 04.0138

紫露 སྨུག་ཟིལ། 28.0242

紫硇砂 ཁ་རུ་ཚྭ། 13.0563

紫培根本位 སྨུག་པོའི་རང་གནས། 17.0119

图书在版编目（CIP）数据

藏汉对照藏医药学名词：藏汉对照 / 青海省藏医药研究院，西藏自治区藏医院编译．—北京：民族出版社，2018.1

ISBN 978-7-105-15292-6

Ⅰ．①藏⋯ Ⅱ．①青⋯ ②西⋯ Ⅲ．①藏医—词典—藏、汉 Ⅳ．① R291.4-61

中国版本图书馆 CIP 数据核字（2018）第 042340 号

བོད་ཀྱི་གསོ་བ་རིག་པའི་མིང་ཚིག་
བོད་རྒྱ་ཤན་སྦྱར་མ།

藏汉对照藏医药学名词

རྩོམ་སྒྲིག་འགན་འཁུར་པ། བསོད་ནམས་དབང་རྒྱལ།
དེབ་གཞིའི་མཛེས་འཆོས། ཀརྨ་རྡོ་རྗེ་ཚེ་རིང་།

责任编辑：索南黄加
书籍设计：吾要

མི་རིགས་དཔེ་སྐྲུན་ཁང་གིས་དཔེ་སྐྲུན་འགྲེམས་སྤེལ་བྱས།
པེ་ཅིན་གྲོང་ཁྱེར་ཧོ་ཕིང་ལི་བྱང་ལམ་ཨང་14པ། (100013)
http://www.mzpub.com
(010) 64227665 (010) 58130524
པེ་ཅིན་ཧྲེང་ཐུང་པར་འདེབས་མ་རྐང་ཚད་ཡོད་ཀུང་སིས་པར་བཏབ།
ཞིན་ཧྭ་དཔེ་ཚོང་ཁང་གིས་བརྒྱུད་འཚོང་བྱས།

民族出版社 出版发行
北京市和平里北街 14 号 (100013)
http://www.mzpub.com
(010) 64227665 (010) 58130524
北京盛通印刷股份有限公司印刷
新华书店经销

དེབ་ཚད། 787mm×1092mm 1/16
དཔར་ཤོག 45.5
དཔར་གྲངས། 0001-7000
2020ལོའི་ཟླ་4པར་པར་གཞི་དང་པོ་བསྒྲིགས།
2020ལོའི་ཟླ་4པར་པེ་ཅིན་དུ་དཔར་ཐེངས་དང་པོ་བཏབ།

开本：787mm×1092mm 1/16
印张：45.5
印数：0001–7000
2020 年 4 月第 1 版
2020 年 4 月北京第 1 次印刷

ISBN 978-7-105-15292-6/ R · 528（བོད། 291）
རིན་གོང་སྒོར་138.00

ISBN 978-7-105-15292-6/ R · 528（藏 291）
定价：138.00 元